国家出版基金资助项目

中国针灸大成

Zhongguo Zhenjiu Dacheng

Linzhengjuan

临证卷

Compendium of Chinese Acupuncture and Moxibustion

总主编/石学敏
执行主编/王旭东 陈丽云 尚 力

湖南科学技术出版社
·长沙·

扁鹊心书　清乾隆三十年刊本

针经摘英集　元刻济生拔萃本

针灸秘书　日本抄本

针灸经验方　朝鲜仁祖二十二年刻本

针灸便用图考　清光绪二十九年刻本

针灸要诀　朝鲜大正十四年刻本

亲验针灸汇录　清稿本

国家出版基金项目
NATIONAL PUBLICATION FOUNDATION

《中国针灸大成》（第二辑）编委会名单

总 主 编：石学敏（天津中医药大学第一附属医院）

执行主编：王旭东（上海中医药大学）

陈丽云（上海中医药大学）

尚　力（上海中医药大学）

（以下以姓氏笔画为序）

副 主 编：卞金玲（天津中医药大学第一附属医院）

杜宇征（天津中医药大学第一附属医院）

杨丽娜（上海中医药大学）

张建斌（南京中医药大学）

张亭立（上海中医药大学）

倪光夏（南京中医药大学）

编　　委：于莉英　马　泰　马曼华　王旭东　王秋琴　王慕然　卞金玲

卞雅莉　申鹏飞　史慧妍　朱　杰　朱子龙　朱石兵　朱思行

朱蕴菡　庄　艺　衣兰杰　衣兰娟　江杨洋　许　盈　许军峰

孙　增　孙增坤　杜宇征　李　军　李月玮　李星星　杨　杰

杨　涛　杨　萌　杨丽娜　杨艳卓　宋亚芳　张工彧　张卫茜

张建斌　张亭立　陈杞然　陈丽云　陈雨荟　陈昕悦　林怡冰

尚　力　周　围　周　敏　周文娟　赵炜程　赵晓峰　俞欣雨

施庆武　晁　敏　倪光夏　徐松元　奚飞飞　彭娟娟　戴晓矞

学术秘书：马　泰　宋亚芳　张亭立

序

是书初成，岁在庚子；壬寅将尽，又创续编。华夏天清，神州日朗，国既昌泰，民亦心安。抚胸额首，朋辈相聚酒酣；笑逐颜开，握手道故纵谈。谈古论今，喜看中医盛况；数典读书，深爱针灸文献。针矣砭矣，历史班班可考；焫焉爇焉，成就历历在目。针灸之术，盖吾一生足迹之所跬步蹒跚；集成先贤，乃吾多年夙愿之所魂牵梦绕。湖南科学技术出版社，欲集历代针灸文献于一编，甚合我意，大快我心。吾素好书，老而弥笃，幸喜年将老而体未衰，又得旭东教授鼎力相助，丽云、尚力诸君共同协力，《大成》之作，蒐材博远，体例创新，备而不烦，详而有体。历代针灸著述，美不胜收；各种理论技法，宛在心目。吾深知翰墨之苦，寻书之难；珍本善本，岂能易得？尤其影校对峙，瑕疵不容，若无奉献精神，哪能至此？吾忝列榜首，只是出谋划策；出版社与诸同道，方为编书栋梁。夫万种医书，内外妇儿皆有；针灸虽小，亦医学宝库一脉。《针经》之《问难》，《甲乙》之《明堂》，皇甫谧、王惟一，《标幽赋》《玉龙经》，书集一百一十四种。论、图、歌、文，连类而相继。文献详备，版亦珍奇，法国朝鲜，日本越南，宋版元刻，明清官坊，见善必求，虽远必访。虽专志我针灸，亦合之国策，活我古籍，壮我中华；弘扬国粹，继承发展。故见是书，已无憾。书适成，可以献国家而备采择，供专家而作查考，遗学子而为深耘。吾固知才疏学浅，难为针灸之不刊之梓，尚需方家润色斧削。盼师长悯我诚恳，实乃真心忧，非何求，赐我良教，点我迷津，开我愚钝，正我讹误，使是书趋善近美，助中医药学飞腾世界医学之巅，则善莫大矣！

中国工程院院士
国　医　大　师　石学敏
《中国针灸大成》总主编

穷神极变出针砭　万壑春云一冰台

——代前言

重新认识针灸学

20世纪初，笔者于欧洲巡医，某国际体育大赛前一日，一体育明星腰伤，四壮汉抬一担架，透迤辗转，访遍当地名医，毫无起色。万般无奈之下，求针灸一试，作死马活马之想。笔者银针一枚，刺入人中，原本动则锥心、嗷嗷呼痛之世界冠军，当即挺立行走，喜极而泣。随行记者瞠目结舌，医疗团队大惊失色——在西方医生的知识储备里，穷尽所有聪明才智，也想不出鼻唇沟和腰部有什么关系，“结构决定功能”的“真理”被人中沟上的一根银针击碎了！

这在中医行业内最平常的针灸技术，却被欧洲人看成“神操作”，恰恰展示了中国传统医学引以为豪的价值观：“立象尽意”。以人类的智慧发现外象与内象的联系，以功能（疗效）作为理论的本源。笔者以为，这是针灸学在诊治疾病之外，对于人类认知世界的重大贡献。亦即：针灸学远远不只是诊疗疾病，更是人类发现世界真理的另一个重要途径。

2018年3月28日，*Science Reports* 杂志发表一篇科学报告，证明了笔者上述观点。国内外媒体宣称美国科学家发现了人体内一个未知的器官，而且是人体中面积最大的一个器官。这一发现能够显著地提高现有医学对癌症以及其他诸多疾病的认知。而这一器官体内的密集结缔组织，实际上是充满流体的间质（interstitium）网络，并发挥着“减震器”的作用。科学家首次建议将该间质组织归为一个完整的器官。也就是说它拥有独立的生理作用和构成部分，并执行着特殊任务，如人体中的心脏、肝脏一样。

基于上述发现是对人体普遍联系方式的一种描述，所以研究中医的学者认为经络就是这样一种结构。人体的十四经脉主要是由组织间隙组成，上连神经和血管，下接局部细胞，直接关系着细胞的生死存亡。经络与间质组织一样无处不在，所有细胞都浸润在组织液中，整体的普遍联系就是通过全身运行的“水”来实现的。事实上，中药就是疏通经络来治病的，这与西药直接杀死病变细胞的药理有着根本的不同。可以这样说，证明了经络的存在，也就间接证明了中药药理的科学性，可以理解为什么癌症在侵袭某些人体部位后更容易蔓延。

笔者认为，中医学者对美国科学家的发现进行相似性印证，或许不那么贴切和完全对应，但是，从整体观念而言，这种发现无疑是西方医学的进步。这也佐证了针灸学知识领域内，古老而晦涩的语言文字里，隐含着朦胧而内涵深远的知识，有待我们深入挖掘研究。

应用现有的科学认知来评价针灸的科学性，我们已经吃尽苦头。“经络研究”进行了几十年，花费无数人力、物力、财力，最终却是一无所获。因为这些研究一直是以西方科学的知识结构、价值观和思维方式来检验古代的成果，犯了本质的错误。“人中”和腰椎、腰肌的关系，任何现代医学知识都是无法证实的，但是我们却硬要在实验室寻找物质基础和有形的联系，终究是没有结果的。古代针刺合谷催产，谁能找到合谷和子宫的关联？若是我们以针灸学的认知为线索，将会获得全新启示，能找到人中与腰部联系通道的人，获得诺贝尔生理学或医学奖将是一件很容易的事。因此，包括中医药学界的学者专家，并未能完全认识到针灸学术的深邃和伟大。我们欠针灸学术一个客观的评价。

不过，尽管科学在不断证实着针灸学的伟大和深奥，但是，在中国传统医学的版图上，无论是古代还是现代，针灸学术的地位，一直处于从属、次要的地位。笔者只有在外国才从事针灸工作，回到中国境内，便重归诊脉开方之途。其中种种隐曲不便展开，但业内视针灸为带有劳作性质的小科的潜意识，却是真实的存在。

再以现存古籍为例，现代中医古籍目录学著作如《中国中医古籍总目》《中医图书联合目录》，收录古籍都在万种以上，但1911年以前的针灸类著作数量却不到200种。郭霭春先生、黄龙祥先生等针灸文献学家都做过类似的统计，如郭先生《现存针灸医籍》129种，黄先生《针灸名著集成》180种（含日本所藏）。且大多是转抄、辑录、类编、汇编、节抄之类，学术含量较高的也就30多种。

如今，“中医走向世界”已成为业内共识，但是，准确的说法应该是“针灸走向世界”，遍布欧美、东南亚，乃至非洲、大洋洲的“TCM”，其实都是针灸诊所。由于用药受到种种限制，中药方剂至今未被世界各国广泛接受。中医对世界人民的贡献，针灸至少占90%以上。因此，全方位审视针灸学的历史地位和医学价值，是中医界必须要做的工作。

此次湖南科学技术出版社策划，针灸学大师石学敏院士领衔，收集现存针灸古籍，编纂一套集成性的针灸文献丛书，为医学界提供相对系统的原生态古典针灸文献，虽然达不到集大成的要求，但至少能满足针灸学者们从事文献研究时看到古籍原貌的愿望，以历史真实的遗存来实现针灸文献的权威性。

历尽坎坷的针灸发展史

从针灸文献的数量和质量上，可以看出针灸学术的地位。其实轻慢针灸技术，这不是现代才有的问题，历史上也曾多次发生类似问题。有高潮也有低谷。

针灸学术最辉煌的时期，莫过于历史的两头，即中医学知识体系的形成阶段和20世纪美国总统尼克松访华至今。

一、高光时刻：春秋战国至两汉

春秋战国到西汉时期，是中医学初步成形的时期，药物和药剂的应用还没有成熟，对药物不良反应的认识也不充分，因此，药物的使用受到极大的限制，即便是医学经典著作，《黄帝内经》中也只有13首方剂。而此时的针灸技术相对成熟得多，《灵枢》中针灸理论和技术的内容占比高达80%，文献记载当时针灸主治的疾病几乎涉及人类的所有病种。从现有文献来看，这一时期应该是针灸技术最为辉煌的时期。

汉代，药物学知识日渐丰富，在《黄帝内经》理论指导下，药物配伍理论也得到长足的发展。东汉末年，医圣张仲景著《伤寒杂病论》，完善了《黄帝内经》六经辨治理论，形成了外感热病诊疗体系。该书也是方剂药物运用比较纯熟的标志。仲景治疗疾病的主要方法是方药、针灸，呈针、药并重的态势。至于魏晋皇甫谧之《针灸甲乙经》，则是对先秦两汉针灸学辉煌盛世的全面总结。

此后，方药的发展突飞猛进，势不可挡。诚如笔者在《中医方剂大辞典》第2版“感言”中所述：“《录验方》《范汪方》《删繁方》《小品方》，追随道家气质；《僧深方》《波罗门》《耆婆药》《经心录》，兼修佛学思想……《抱朴子》《肘后方》，为长寿学先导，传急救学仙方。《肘后备急》，成就诺奖；《巢氏病源》，医道大全。《食经》《产经》《素女经》，《崔公》《徐公》《廪丘公》，录诸医经验，载民间验方，百花齐放，蔚为大观……”方药学术，一片繁荣，逐渐成为治疗疾病的主流技术。到了唐代，孙思邈、王焘等人在强盛国力和社会文明的催促下，对方药治疗的盛况进行了总结，《千金要方》《外台秘要》等大型方书是方药技术成为医学主流的写照。

二、初受重创：中唐以降

方药兴起，一段时间内与针灸并驾齐驱，针灸技术在初唐时期在学术界还具有较高地位。杨上善整理《黄帝明堂经》，著《黄帝内经太素》，孙思邈推崇针灸，《千金要方》《外台秘要》中也载录了不少针灸学著作，但都是沿袭前人，未见新作。不仅没有创新，而且出现了对针灸非常不利的信号：王焘在《外台秘要》卷三十九中对针刺治病提出了质疑，贬低针刺的疗效，“汤药攻其内，以灸攻其外，则病无所逃。知火艾之功，过半于汤药矣。其针法，古来以为深奥，今人卒不可解。经云：针能杀生人，不能起死人。若欲录之，恐伤性命。今并不录《针经》，唯取灸法”。这里，王焘大肆鼓吹艾灸，严重质疑针刺，明确提出：我的《外台秘要》只收灸学著作《黄帝明堂经》，不收《针经》，因为针刺会死人！《外台秘要》这样一部权威著作，竟然提出这样的观点，对社会的负面影响可想而知！以至于中唐之后很长一段时间内，社会上只见艾灸，少见针刺，针灸学文献只有灸学著作而无针学之书。这种现象甚至波及日本，当时的唐朝，在日本人心目中可是神圣般的国度，唐风所及，日本的灸疗蔚然成风。

三、再度辉煌：两宋金元

宋代确是中国历史上文化最为繁荣的时代，人文科技在政府的高度重视下得到全面发展。笔者认为，北宋医学最醒目的成就，除了世人熟知的校正医书局对中医古籍的保存和整理之外，

王惟一铸针灸铜人，宋徽宗撰《圣济经》，成为三项标志性的成果。

其一，宋代官方设立校正医书局，宋以前所有医学著作得到收集整理，其中包括《针灸甲乙经》等珍贵针灸著作。同时，政府组织纂修的大型综合性医学著作《太平圣惠方》《圣济总录》等，也保留了大量珍贵针灸典籍。

其二，北宋太医院医官王惟一在官方支持下，设计并主持铸造针灸铜人孔穴模型两具，撰《铜人腧穴针灸图经》与之呼应。该书与铜人模型完成了宋以前针灸理论及临床技术的全面总结，对我国针灸学的发展具有深远而重大的影响。

其三，宋徽宗亲自撰述《圣济经》，将儒家思想、伦理秩序全面注入医学知识体系，促进整体思想和辨证论治法则在中医学理论和临床运用等全方位的贯彻运用。在中国五千年历史中，除了《黄帝内经》托黄帝之名外，这是唯一由帝王亲自撰稿的医学书籍。

宋代是中国历史上商品经济、文化教育、科学创新高度繁荣的时代。陈寅恪言："华夏民族之文化，历数千载之演进，造极于赵宋之世。"民间的富庶与社会经济的繁荣实远超盛唐。虽然重文轻武的治国方略导致外族侵略而亡国，但是这个历史时期为人类文明创造了无数辉煌而不朽的文化遗产，其中就包括针灸技术的中兴。

两宋时期，针灸学术的传承和发展是多方位的，不仅有针灸铜人之创新，具有《太平圣惠方》《圣济总录》之存古，更有《针灸资生经》之集大成。

时至金元，窦默（汉卿）在针灸领域独树一帜，成为针灸史上一位标志性人物。其所著《标幽赋》《通玄指要赋》等，完成了对针刺手法的系统总结，印证了《黄帝内经》对手法论述的正确性。并且采用歌赋的形式把幽冥隐晦、深奥难懂的针灸理论表达出来，文字精练，叙述准确，对后世医家影响很大。

由于金元时期针灸书散佚较多，虽然大多内容被明清针灸著作所引录，但终究不利于后世对这一历史时期针灸学成就的认知。就现有文献的学术水平来看，当时对针灸腧穴、刺灸法的研究程度，已经达到了历史最高水平，腧穴主治的内容都已定型，可以作为针灸临床的规范和标准，且高度成熟，一直影响到现在。

因此，可以毫不夸张地说，两宋金元时期是中国针灸从中兴走向成熟的时代，创造了针灸学术的又一个盛世景象。

四、惯性沿袭：明代

明代，开国皇帝朱元璋出身草莽，颇为亲民，对前朝文化兼收并蓄，故针灸术在窦汉卿的总结和普及下，成为解除战火之余灾病之得力手段，而在民间盛行。在临床技艺、操作手法等方面则越来越纯熟。

例如，明初泉石心在《金针赋》中提出了烧山火、透天凉等复式补泻手法，以及青龙摆尾、白虎摇头、苍龟探穴、赤凤迎源等飞经走气法。此后又有徐凤、高武等针灸名家闻名于世，并有著作传世。尤其是杨继洲、靳贤所撰《针灸大成》，是继《针灸甲乙经》《针灸资生经》以后又一集大成者，内容最为详尽，具有较高的学术价值和实用价值。该书被翻译成德文、日

文等文字，在世界范围内受到推崇。

明代的针灸学术具有鲜明的特色，即临床较多，理论较少；文献辑录较多，理论创新较少。明代雕版印刷技术发达，书坊林立，针灸书得以广泛传播，但也因此造成了大量抄袭，或抄中有改，抄后改编，单项辑录，多项类编等以取巧、取利、窃名为目的的书籍。大部分存世针灸书都是抄来抄去。从文献的意义上来说，确实起到了存续及传播的作用，但是，就学术发展而言，却缺乏发皇古义之推演、融会新知之发挥。

五、惨遭废止：清代

时至清代，统治在政权稳固后，对中华传统文化的传承和践行，较之前朝有过之而无不及。针灸学术在清代前期尚可延续，乾隆年间的《医宗金鉴》集中医药学之大成，其中《刺灸心法要诀》等，系统记录了古代针灸医学的主要内容，是对针灸学术的最后一次官方总结。道光二年（1882），皇帝发布禁令：废止针灸科。任锡庚《太医院志职掌》："针刺火灸，终非奉君之所宜，太医院针灸一科，着永远停止。"这一禁令，将针灸科、祝由科逐出医学门墙。此后，针灸的学术传承被拦腰斩断，伴随着"嘉道中衰"，针灸医生完全没有了社会地位，只是因为疗效和廉价，悄悄地转入民间。

从本书收录的文献来看，情况也确实如此，《医宗金鉴》之后，几乎没有像样的针灸类刻本传世，大多是手录之抄本、辑本、节本，再就是日本的各种传本。清晚期，针灸有再起之象，业界出现了公开出版物，但是，比起明代的普及，清代针灸学术几乎没有发展。针灸医生的社会地位彻底沦为下九流，难登大雅之堂，而正是这些民间针灸医生的存在，才使得传统针灸并没有完全失传。

六、现代复兴：近代以来

晚清至民国时期，针灸学开始复兴，民间的针灸医生崭露头角，医界的名家大力提倡，出版书籍，成立学校，开设专科，编写教材……各种针灸文献如雨后春笋，层出不穷。晚清以前数千年流传下来的针灸古籍只有100多种，而同治以后铅字排版、机器印刷迅速普及，仅几十年时间，到1949年新中国成立前的文献综述已达到400多种。

个人以为，晚清以后的针灸复兴，与西学东渐的时代潮流密切相关，当西方的解剖学、生理学理论，临床诊断、外科手术之类的技术成为社会常态时，针灸操作暴露身体之"不雅"就完全不值一提。加之针灸学术的历史积淀和现实疗效，更因为其简便实用和价格优势，自然成为中西医学家青睐的治疗技术。

综上所述，针灸学术发展并非一帆风顺，而是多灾多难。这与使用药物的中医其他分支有很大区别。金代阎明广注何若愚《流注指微赋》言："古之治疾，特论针石，《素问》先论刺，后论脉；《难经》先论脉，后论刺。刺之与脉，不可偏废。昔之越人起死，华佗愈躄，非有神哉，皆此法也。离圣久远，后学难精，所以针之玄妙，罕闻于世。今时有疾，多求医命药，用针者寡矣。"反复强调前代的针药并用，夸耀名医针技之神奇，而后世的针灸越来越不景气，以至于患者只能"求医命药"，以药为主。其实，金代的针灸学术氛围并不消沉，还是个不错的历

史时期，阎明广尚且如此慨叹，可见其他朝代更加严重。究其原因，不外乎以下三个方面。

医生：针灸的操作性很强，需要工匠精神和手工劳作。在中国古代文化传统的“重文轻技”的观念下，凡是能开方治病的，当然不愿动手操作。俗语“君子动口不动手”就是这种观念的世俗化表述。除了出自民间，且为了提高疗效的大医之外，大多数医生多少是有这样的想法。南宋王执中在《针灸资生经》卷二中言：“世所谓医者，则但知有药而已，针灸则未尝过而问焉。人或诘之，则曰是外科也，业贵精不贵杂也。否则曰富贵之家，未必肯针灸也。皆自文其过尔。”“自文其过”，正是这种心态的真实写照。

患者：畏惧针灸是老百姓的普遍心理。《扁鹊心书·进医书表》：“无如叔世衰离，只知耳食，性喜寒凉，畏恶针灸，稍一谈及，俱摇头咋舌，甘死不受。”说是社会上的人只知道道听途说，只要听说施用针灸，死都不肯。除了怕疼怕苦以外，不愿暴露身体，也是畏惧针灸的原因之一。

官府：道光皇帝废止针灸科，理由只有一个，“非奉君之所宜”。也就是中国传统文化中的“忠君”“奉亲”，儒家理学强调“身体发肤，受之父母，不敢毁伤”，针要穿肤，灸要烂肉，这都有违圣人之道，对自已尚且如此，更不用说用这种技术来治疗“君”“亲”之病。除了“不敢毁伤”外，“男不露脐，女不露皮”，暴露身体也是有违圣训的。所以，不惜用强制手段加以禁绝。

其实，无论是平民百姓，还是士者医官，乃至皇帝朝廷，轻视针灸的根本原因，都是根源于儒家伦理纲常。在“独尊儒术”之前，或者儒术不振之时，针灸术就会昌盛。春秋战国百花齐放，所以是针灸的高光时刻；北宋文化昌盛，包罗万象，儒学并未成为主宰，所以平等对待针灸学术；金元外族主政，儒学偃伏，刀兵之下，医学不继，自然推崇针灸。唯有南宋理学兴起，明代理学当道，孔孟之道统治社会，针灸学就会受到制约。这种情况在清代中期到了无以复加的地步，非禁绝不能平其意。

旧时代的伦理确实对针灸术的发展造成了一定的阻碍，但是正如本文标题所说，这是一门学问，是人类认识世界的丰硕成果，正如魏晋时期皇甫谧在《针灸甲乙经·序》中所总结的，“穷神极变，而针道生焉”。穷神极变并不是绞尽脑汁，而是在“内考五脏六腑，外综经络血气色候，参之天地，验之人物……”种种努力之后，方可达成。此类基于天地本质的生命活动，却不是人力所能阻挡。中国针灸，以其原生态的顽强，一直在延续中为人民服务。

200多年前，日本人平井庸信在《名家灸选大成》序言中，已经把药物、针刺、艾灸的适应范围说得很清楚了，对针灸在医学领域中的地位，也有中肯的评价：“夫医斡旋造化，燮理阴阳，以赞天地之化育也。盖人之有生，惟天是命，而所以不得尽其命者，疾病职之由。圣人体天地好生之心，阐明斯道，设立斯职，使人得保终乎天年也，岂其医小道乎哉！其治病之法，则有导引、行气、膏摩、灸熨、刺焫、饮药之数者，而毒药攻其中，针、艾治其外，此三者乃其大者已。《内经》之所载，服饵仅一二，而灸者三四，针刺十居其七。盖上古之人，起居有常，寒暑知避，精神内守，虽有贼风虚邪，无能深入，是以惟治其外，病随已。自兹而降，风

化愈薄，适情任欲，病多生于内，六淫亦易中也。故方剂盛行，而针灸若存若亡。然三者各有其用，针之所不宜，灸之所宜；灸之所不宜，药之所宜，岂可偏废乎？非针、艾宜于古，而不宜于今，抑不善用而不用也。在昔本邦针灸之传达备，然贵权豪富，或恶热，或恐疼，惟安甘药补汤，是以针灸之法，寖以陵迟。”而文末所述，是针灸之术在当时日本的态势。鉴于日本社会受伦理纲常的约束较少，所以针灸发展中除了患者畏痛外，实在要比中国简单得多，正因为如此，所以如今我们要跑到日本去寻访针灸古籍。

针灸文献概览

回望历史，中医药古籍琳琅满目，人们常以“汗牛充栋”来形容中医宝库之丰富，但是，针灸文献之数量，只能以凋零、寒酸来形容。如前所述，在现存一万多种中医古籍中，针灸学文献占比还不到百分之二。就本书收载的114种古籍而论，大致有以下几种类型。

一、最有价值的针灸文献

最有价值的针灸文献，指原创，或原创性较高，对推进针灸学术发展作用巨大的著作，如《十一脉灸经》《灵枢》《针灸甲乙经》《针灸资生经》《黄帝明堂经》《铜人腧穴针灸图经》《十四经发挥》《针灸大成》等。

（一）《十一脉灸经》

《十一脉灸经》由马王堆出土帛书《足臂十一脉灸经》《阴阳十一脉灸经》组成，是我国现存最早的经络学和灸学专著，反映了汉代以前医学家对人体生理和疾病的认知状态，与后来发达的中医理论比较，《十一脉灸经》呈现的经脉形态非常原始，还没有形成上下纵横联络成网的经络系统，但是却可以明确看出其与后代经络学说之间的渊源关系，是针灸经络学的祖本，为了解《黄帝内经》成书前的经络形态提供了宝贵的资料。

（二）《黄帝明堂经》

《黄帝明堂经》又名《明堂》《明堂经》，约成书于西汉末至东汉初（公元前138年至公元106年），约在唐以后至宋之初即已亡佚。书虽不存，但却在中国针灸学历史上开创了一个完整的学术体系——腧穴学，是腧穴学乃至针灸学的开山鼻祖。

“明堂”，是上古黄帝居所，也是黄帝观测天象地形和举行重要政治经济文化活动的场所，具有中国文化源头的象征性意义，在远古先民心目中的地位极其崇高。随着文明的发展进步，学术日渐繁荣，人们发现了经络、腧穴，形成对人体生理功能的理性认知，建立了针灸学的基础理论：经络和腧穴。黄帝居于明堂，明堂建有十二宫，黄帝每月轮流居住，与十二经循环相类。黄帝于明堂观察天地时令，又与腧穴流注的时令节律类似。基于明堂功用与经络、腧穴的基本特性的相似性，将记载经络、腧穴特性的书籍命名为《明堂经》。沿袭日久，不断演变，但“明堂”作为腧穴学代名词和腧穴学文献的象征符号，却被历史固定了下来。

《黄帝明堂经》的内容，是将汉以前医学著作中有关腧穴的所有知识，如穴位名称、部位、取穴方法、主治病症、刺法灸法等，加以归纳、梳理、分类、总结，形成了独立的、

完整的知识体系。因此，该书是针灸学术发展的标志性成果，也是宋以前最权威的针灸学教科书和腧穴学行业标准。晋皇甫谧编撰综合性针灸著作《针灸甲乙经》，其中腧穴部分多来源于该书。

盛唐时期，政府两次重修该书，形成了两个新的版本，一是甄权的《明堂图》，一是杨上善的《黄帝内经明堂》，又名《黄帝内经明堂类成》。后者较好地保留了《黄帝明堂经》三卷的内容。唐末以后，明堂类著作迅速凋零，几乎荡然无存，所幸本书随鉴真东渡时带至日本，然至唐景福年间（893年前后）亦仅残存一卷，内容为《明堂序》和第一卷全文。目前日本保存多个该残本的抄本，其中永仁抄本、永德抄本为较早期之抄本，藏于日本京都仁和寺，被日本政府定为“国宝”。清末国人黄以周到日本访书时，得永仁抄本，此书得以回归。本书影印校录了仁和寺的两个版本，这两个版本的书影在国内流传不广，故弥足珍贵。

（三）《针经》和《灵枢》

先秦至汉，我国先后流传过多种名为《针经》的著作，如《黄帝针经》九卷、《黄帝针灸经》十二卷、《针经并孔穴虾蟆图》三卷、《杂针经》四卷、《针经》六卷、《偃侧杂针灸经》三卷、《涪翁针经》、《赤乌神针经》……这些著作现在都已经失传了，在现代中医人心目中，凡是说到《针经》，那一定是指《灵枢》。几乎所有的工具书都称《灵枢》为《针经》。如，今人读张仲景《伤寒论·序》“撰用《素问》《九卷》”，注《九卷》为《灵枢》；读孙思邈《千金要方·大医习业》“凡欲为大医，必须谙《甲乙》《素问》《黄帝针经》、明堂流注……”，注《黄帝针经》为《灵枢》……现今已是定规，固化为中医学的思维定式。

回望历史，这里存在一个难解的历史之谜：在现存历史文献中，《灵枢》作为书名，最早出现在王冰注《素问·三部九候论篇第二十》，此时已是中唐，此前再无痕迹。王冰在《素问》两处不同地方引用了同一段文字，一处称“《针经》曰”，另一处却称“《灵枢经》曰”，全元起《新校正》认为这是王冰的意思：《针经》即《灵枢》。北宋校正医书局则据此将《针经》《灵枢》认定为同一本书而名称不同，并大力推崇，到了南宋史崧编订，《灵枢》已与《素问》等同，登上中医经典的顶峰地位。

更加诡异的是，直到宋哲宗元祐八年（1093）高丽献《黄帝针经》，此前中国从未见到《灵枢》或者相同内容书名不同者。1027年王惟一奉敕修成《铜人腧穴针灸图经》，国家级的纂修而未见到此书，道理上说不过去。而高丽献书之后的《圣济总录》，也不认这部伟大的巅峰之作，“凡针灸腧穴，并根据《铜人经》及《黄帝三部针灸经》参定”。高丽献书后，《宋志》著录既有《黄帝灵枢经》九卷，也有《黄帝针经》九卷，恰好证明此前将《灵枢》《针经》视作同一著作是有疑问的。

后世史论著述和史家评述，均对《灵枢》存疑多多。如晁公武《读书志》、李濂《医史》以及周学海等，或认为是冒名之作，或认为是后人补缀，或认为即使存在其价值也不如《甲乙经》甚至《铜人针灸经》，而更多人则认为王冰以前即便有《灵枢》，也不能将其认作《黄帝针经》。亦有人认为是南宋史崧对《灵枢》进行了大量增改然后冒名顶替《针经》……

最典型的例证，莫过于历代文献学家均不重视《灵枢》。明代《针灸大成》卷一的《针道源流》可谓是针灸历史考源之作，其中对28种重要针灸著作进行了评述，唯独没有《灵枢》。只是在论述《铜人针灸图》三卷时，称该书穴位："比之《灵枢》本输、骨空等篇，颇亦繁杂也。"说明至少在明代针灸学家心目中，《灵枢》地位并不崇高。

以上存疑，尚需我中医学界深入研究。

（四）《针灸甲乙经》

《针灸甲乙经》成书于三国魏甘露元年（256）至晋太康三年（282）之间，是我国现存最早的针灸学经典著作。作者将前代《素问》《针经》《黄帝明堂经》等针灸经典中的文字加以汇辑类编，首次系统记载人体生理、经络、穴位、针灸法，以及临床应用，成为后世历代针灸著作的祖本。

（五）《铜人腧穴针灸图经》

《铜人腧穴针灸图经》可视为官修腧穴学，属针灸名著之一。

（六）《针灸资生经》

《针灸资生经》系综述性针灸临床著述，内容丰富，资料广博，且有腧穴考证和修正。

（七）《十四经发挥》

《十四经发挥》是经络学重要著作。

（八）《针灸大成》

《针灸大成》是明以前针灸著述之集大成者，也是我国针灸学术史上规模较大较全的重要著作。

二、保留已佚原创书的著作

唐《千金要方》《千金翼方》，保留了大量唐代以前已佚针灸书，如已佚之《甄权针经》，又如《小品方》所引《曹氏灸方》，原书、引书均亡（《小品方》仅剩抄本残卷），但书中内容被《千金要方》载录。尤其是《甄权针经》，作者为初唐针灸的大师级人物，临证实验非常丰富，该书即出自甄氏经验，强调刺法且描述明晰，穴位、刺法与主治精准对应，临床价值和学术价值都非常高。可惜早已亡佚，幸得孙思邈《千金翼方》记述了该书主要内容，这对宋以后针灸学术发展意义非常重大。

《外台秘要》保留了已佚崔知悌《骨蒸病灸方》。

《太平圣惠方》卷九十九保留了早已失传的《甄权针经》和已佚的隋唐间重要腧穴书内容，是宋王惟一《铜人腧穴针灸图经》乃至后世所有《针经》之祖本；卷一百则收录唐代失传之《明堂》，其中包括《岐伯明堂经》《扁鹊明堂经》《华佗明堂》《孙思邈明堂经》《秦承祖明堂》和已失传之北宋医官吴复珪《小儿明堂》，后世所有冠以《黄帝明堂灸经》的各种版本，均是从本书录出后冠名印行，故乃存世《明堂》之祖本。可知该两卷实际上是现存针灸典籍之源头。

《圣济总录》引述了已佚之《崔丞相灸劳法》《普济针灸经》。

《医学纲目》转录了大量金元亡佚的针灸书内容。如，完整保存了元代忽泰《金兰循经取穴图解》一书所附的全部四幅“明堂图”。

以上著作多是综合性医著，亦有针灸专门著作中存有失传古籍的，如《针灸集书》中的《小易赋》，可知前代在蒐集资料、保留遗作方面，建有卓越之功。

三、实用性著作

如前所述，针灸学在其发展过程中遭受颇多摧残，学术发展之路并不顺利，多处于民间实用层面，如《针经摘英》内容简要，言简意赅，是一本简易读本；《扁鹊神应针灸玉龙经》为针灸歌诀；《神应经》临床实用价值较大，颇似临床针灸手册。自明代以后直至晚清，针灸学文献多为循经取穴、临床应用、歌赋韵文等内容，基本上与《针灸大成》大同小异。如《针灸逢源》《针方六集》。另外，辑录、类编、抄录前代文献的著作较多，如《针灸聚英》《针灸素难要旨》等。

再如《徐氏针灸大全》《杨敬斋针灸全书》《勉学堂针灸集成》等，虽然内容都是互相转抄，但是却起到了传播和普及针灸学术的作用。

四、值得研究的针灸文献

上述重要针灸文献都是需要后世深入研究的宝库，如前述《灵枢》的形成发展源流和真相。除此之外，还有一些貌似不重要，其实深藏内涵的文献。

《黄帝虾蟆经》，分9章，借“月中有兔与虾蟆”之古训，记述逐日、逐月、逐年、四时等不同阶段虾蟆和兔在月球上所处位置，与之相应，人体不同穴位、不同经络的血气分布亦不同，由此指出针灸禁刺、禁忌图解、补泻方式等与针灸推拿相关的基础知识。其中有较多费解之处，文字难读，术语生涩。虽列入针灸门类，但是与针灸临床的关系，尚需深入考证和研究。

《子午流注针经》，现代人认为子午流注属古代的时间医学、时间针灸学，但该书内容如何应用到临床，以及其客观评价，亦须深入研究。

《存真环中图》《尊生图要》《人体经穴脏腑图》等彩绘针灸图，可以从古代画师的角度，研究历史氛围下的古代身体观及相关文化。

关于灸学文献

本文标题有“万壑春云一冰台”之句，“冰台”，即艾草。《博物志》：“削冰令圆，举而向日，以艾承其影则得火，故艾名冰台。”在相当长的一个历史阶段内，灸学在针灸领域内占据着统治地位。

现存最早的针灸文献《十一脉灸经》，便是以“灸”命名。有学者据此认为灸法早于针法。但这仅仅是灸法、针法两种医疗技术形成过程中的先后次序问题。待到针法成熟，与灸法并行，广泛运用于临床之后，针灸学术史上有过“崇灸、抑针”的历史现象，而此风至晋唐始盛：晋代《小品》，唐代《外台》，均大肆宣传“针能杀人”，贬针经，崇明堂，甚至以“明堂”作为艾灸疗法的专用定语。这一现象存续多年，历史上也留存有相当数量的灸学专著，或仅以“灸”

字命名的著作。最典型的就是《黄帝明堂灸经》，沿袭者如《西方子明堂灸经》，也有临床灸学如《备急灸法》，甚至单穴灸书，如《灸膏肓腧穴法》。此风东传，唐以后日本有专门的灸家和流派，灸学著作众多，如《名家灸选》《灸草考》《灸焫要览》等灸学专著。明清时期，也曾出现过艾灸流行的小高潮，出现了《采艾编》《采艾编翼》《神灸经纶》等著作。

其实，有识之士一直提倡多法并举，根据病人需要而采用不同疗法。约在公元前581年(鲁成公十年)，《左传》记载医缓治晋侯疾，称“疾不可为也，在膏之上，肓之下，攻之不可，达之不及”，据杜预注，此处的“攻”即灸，“达”即针。《灵枢·官能》：“针所不为，灸之所宜”。可见，一个全面的医生，应该针灸并重，各取所长。如果合理使用，效果很好，如《孟子·离娄·桀纣章》：“今之欲王者，尤七年之病，求三年之艾。”

不过，文献记载中的艾灸，尽管有种种神奇疗效的宣传，但却和现代艾灸是完全不同的治疗方法。尽管现代针灸学著作上介绍艾灸有“直接灸”“间接灸”两大类，但如今直接灸几乎绝迹，临床全都是温和舒适的间接灸。

古代多用直接灸、化脓灸，用大艾炷直接烧灼皮肤，结果是皮焦肉烂，感染化脓，然后等待灸疮结痂。灸学著作中还要告诫医患双方：“灸不三分，是谓徒冤。”——烧得不到位，等于白白受罪。因此，此法无异于酷刑加身。为了减轻患者痛苦，古人只得麻醉患者，让他们服用曼陀罗花和火麻花制成的“睡圣散”，麻翻后再灸。

“睡圣散”之类的麻醉药只能减轻当时疼痛，灸后化脓成疮，依旧难熬，因此，到了清代，终于有人加以变革，产生了“太乙神针”之法，此法类似于后世“间接灸”。这种创新，在崇古尊经的时代，容易遭受攻击，被指离经叛道，于是编造出种种神话故事，或称紫霞洞天之异人秘授，或称得之汉阴丛山之壁神授古方……都是时人假托古圣之名，标榜源远流长，以示正宗之惯用套路。尽管此法经过不断渲染，裹上神秘的面纱，但其本质却很简单：药艾条、间接灸而已。此类书籍有《太乙神针心法》《太乙神针》《太乙离火感应神针》等。

古代的直接灸（化脓灸）过于痛苦，现今已不再用，而是采用艾条、温针，更有为方便而设计出温灸器。即便用直接灸的方法，也不会让艾炷烧到皮肉，而是患者感觉热烫，即撤除正在燃烧的艾炷，另换一炷，生怕烫伤，有医院将烫伤起泡都要算作医疗事故。其实，古代的烧灼皮肉虽然痛苦，但真的能够治疗顽疾，诸如寒痹（风湿性关节炎、类风湿关节炎）、顽固性哮喘等，忍受一两次痛苦，可换取顽疾消除。如何取舍？我以为更应以患者意愿为主。

总之，古今艾灸文献中同样蕴含着无数值得探索的秘密，即便是温和的间接灸，也有无穷无尽的待解之谜。笔者常用艾灸治疗子宫内膜异位症所致顽固痛经，仅用足三里、三阴交两个穴位，较之西医的激素、止痛药更为有效，而现今流行的“冬病夏治”三伏药灸，防治“老寒腿”“老寒喘”“老寒泻”，更是另有玄机。

本书编纂概述

2016年，石学敏院士领衔，湖南科学技术出版社组织申报，《中国针灸大成》入选“十三

五”国家重点图书出版规划项目，2022年又获国家出版基金资助，自立项始，距今已有7年。笔者在石院士领导下，在三所院校数十位师生的大力协助下，为此书工作了整整6年。至此雏形初现之时，概述梗概，以志备考。

一、本书的体例和版式

石院士、出版社决定采用影印加校录的体例，颇有远见卓识。但凡古籍整理者，最忌讳的就是这种整理方式，因为读者不仅能看到现代简体汉字标点校录的现代文本和相关校注，更能看到古代珍贵版本的书影，只要整理者功力不足，出现任何错漏，读者立马可以通过对照原书书影而发现。上半部分的书影如同照妖镜，要求录写、断句、标点、校勘不能出一点错误。因此，这种出版形式，对校订者要求极高。出版物面世后，一定会招致方家吹毛求疵，因此具有一定的风险。然而，总主编和出版社明知如此，仍然采用影校对照形式，一是要以此体现本书整理者和出版社编校水平，二是从长远计，错误难免，但是可以通过未来的修订增减，终将成为各种针灸古籍的最佳版本。

本书收录历代针灸古籍共114种，上至秦汉，下至清末，基本涵盖中医史上各个朝代的代表性针灸文献，为全面反映古代针灸学的国际传播，还选收了部分日本、朝鲜、越南等国家的针灸古籍。全书兼收并蓄，溯源求本，是历史上最全面的针灸文献大成。

每种古籍由三部分组成：原书书影、简体汉字录写及标点、校勘与注释。在古籍整理领域，这些内容本应分属影印、点校等不同形式的出版方式，本书将其合为一体，于一页之中得窥原貌和整理状况，信息量是普通古籍整理的数倍。

中医古籍中的文字极不规范，通假、古今、繁简、避讳、俗字等异位字比比皆是，较之正统古籍，中医的世俗化、平民化特点则使得刻书、抄书者求简、求便、求速，更是导致文字混杂，诸如：

“文、纹”“掖、腋”“齐、脐”“王、旺”“鬲、膈”“支、肢”“已、以”“指、趾”“旁、傍”“写、泻”“大、太”“宛、脘”“宛、腕”“窌、髎”“腧、俞、输”“虐、疟”“契、瘈”“累历、瘰疬”……

本书所收古籍中，上述文字互用、代用、混用现象十分严重，如果原字照录，则录写出来的文字必定混乱不堪，影响现代读者阅读；若按照一般古籍校注规范，分别予以注释，则因版面所限，注不胜注。因此，本书录写部分遵循通行原则，在不产生歧义的原则上，予以规范化处理，或在首见处标注，以方便现代学者阅读。

二、本书的版本访求和呈现

为体现本书作者发皇针灸古籍的初心，对版本选择精益求精，千方百计获取珍本善本图书。这在当前一些藏书单位自矜珍秘、秘不示人，或者高价待沽、谋求私利的现状下，珍贵版本的访求难上加难。本书收录的114种古籍书影，虽不能尽善尽美，但已经殚精竭虑，尽呈所能，半数以上都是行业内难以见到的古籍。将如此众多珍贵底本展示给读者，凸显了本书的特色。

学术研究到了一定水平，学者最大的心愿便是阅读原书，求索珍本。石院士、出版社倾尽心力，决心以版本取胜，凸显特色。特别是为了方便学者研究，对一些版本的选择独具匠心，如《针灸甲乙经》，校订者在拥有近10种版本的基础上，大胆选用明代蓝格抄本，就是为学界提供珍稀而不普及的资料。

此外，本书首次刊行面世的，有不少是最新发现的孤本或海外珍藏本，有些版本连《中国中医古籍总目》等目录学著作中都未曾收录。现举例如下。

《铜人腧穴针灸图经》三卷：明正统八年（1443）刻本，该版本为明代早期刻本，仅存孤本，藏于法国国家图书馆。而国内现存最早版本为明代天启年间（1621年后）三多斋刻本。

《神农皇帝真传针灸经》与《神农皇帝真传针灸图》合编：著者不详，成书于明代。此二书国内无传本，无著录，仅日本国立公文书馆内阁文库及京都大学图书馆各有一抄本，亦为本书访得。

《十四经穴歌》：未见著录，《中国中医古籍总目》等中医目录学著作亦无著录。本书收载底本为清代精抄本。

《针灸集书》：成书于明正德十年（1515）。书中“小易赋”则是已经失传的珍贵资料。卷下“经络起止腧穴交会图解”，以十四经为单位，介绍循行部位和所属腧穴。此与《针灸资生经》等前代针灸书以身体部位排列腧穴的方式有明显不同。本书国内仅存残本（明刻朝鲜刊本卷下）一册，足本仅有日本国立公文书馆藏江户时期抄本一部，故本书所收实际上就是孤本，弥足珍贵，亦为首发。

《十四经合参》：国内失传，《中医联合目录》《中国中医古籍总目》等目录学著作均未著录，现仅存抄本为当今孤本，藏于日本宫内厅书陵部。此次依照该本影印刊出。

《经络考略》：清抄孤本，《中医联合目录》《中国中医古籍总目》等目录学著作均无著录。原书有多处缺文、缺页、装订错误导致的错简，现均已据相关资料补出或乙正。

《节穴身镜》二卷：张星余撰。张氏生平里籍无考，书成何时亦无考。但该书第一篇序言作者为“娄东李继贞”，李氏乃明万历年间兵部侍郎兼右都御史，其余两篇序言亦多次提及“大中丞李公”，则此书必成于万历崇祯年间无疑。惜世无传承，现仅有孤抄本存世，抄年不详。本书首次整理出版。

《经穴指掌图》：湖南中医药大学图书馆藏有明崇祯十二年（1639）抄本残卷18页。现访得日本国立公文书馆内阁文库藏有明崇祯年华亭施衎啬斋藏板，属全帙。本书即以该版录出并点校刊印。

《凌门传授铜人指穴》：未见文献著录，仅存抄本。本书首次点校。

《治病针法》：是《医学统宗》之一种。《医学统宗》目前国内仅存残本一部。现访得日本京都大学图书馆藏明隆庆三年（1569）刊本，属全帙，今以此本出版。

《针灸法总要》：抄本，越南阮朝明命八年（1827）作品。藏越南国家图书馆。国内无著录，本书首次刊出。

《选针三要集》一卷：日本杉山和一著，约成书于日本明治二十年（1887）。国内仅有1937年东方针灸书局铅印本及《皇汉医学丛书》等排印本。今据富士川家藏本抄本影印。

《针灸捷径》两卷：约成书于明代正统至成化年间（1439—1487）。本书未见于我国古籍著录，亦未见藏本记载。书中有现存最早以病证为纲的针灸图谱，颇具临床价值，亦合乎书名“捷径”之称。此次刊印，以日本宫内厅藏明正德嘉靖间建阳刊本为底本，该藏本为海外孤本，有较高的针灸文献学价值。

《太平圣惠方·针灸》：本书采用宋代刻（配抄）本为底本，该版本极其珍贵，此次是该版本首次以印刷品形式面世。

以上所列书目，或首次面世，或版本宝贵，仅此一项，已无愧于学界，造福读者。

三、针灸文献的学术传承和素质养成

目前中医药领域西化严重，一切上升渠道都要凭借实验研究、临床研究，而文献整理挖掘研究的现状，只能用“惨不忍睹”来形容。俗语有“心不在马”之譬，原本形容不学无术之人，本书编纂之初，文献专业的研究生居然实证了这个俗语：交来的稿子中，所有的“焉”字全都录作“马”字！而且不是个别人！此情此景，看似搞笑，实则心酸。

通过6年多的工作，老师们不断审核，学生们不断修改，目前的书稿，至少在繁体字识读上，参与者的水平与6年前判若两人。实践出真知，实战锻炼人，本书编委会所有成员有共同体会：在当前的学术大环境下，此书并不能带来业绩，然而增长学问，养成素质，却是实验研究和SCI论文中得不到的。

文献、文化研究的学术氛围，目前依然不是很景气。本书编纂一半之时，本人年届退休，因有重大项目在身，必须完成后方可离任，书记因此热情挽留，约谈返聘，然最终还是不了了之，其中因果未明。本书编纂也因此陷入困境。所幸上海中医药大学青睐，礼聘于我，在人力、物力上大力支持，陈丽云、尚力教授亲力亲为，彰显了一流大学重视人才的气度和心胸，也使得本书得以顺利完成。谨此向上海中医药大学致敬、致谢！

成稿之余，颇有感慨，现代人多称“医者仁心”，其实，仅仅靠“仁心”是当不好医生的。明代裴一中在《言医·序》中言：“学不贯古今，识不通天人，才不近仙，心不近佛者，宁耕田织布取衣食耳，断不可作医以误世。”本书所收所有古籍，都可以让我们学贯古今，识通天人，有神仙之能，有慈悲之心，成为一名真正的医者。

上海中医药大学科技人文研究院教授
《中国针灸大成》执行主编 **王旭东**

目录

扁鹊心书

［宋］窦材 撰　王旭东 校订

清乾隆三十年刊本

《扁鹊心书》三卷，附《神方》一卷。成书年代不详，旧题宋代窦材撰于南宋绍兴十六年（1146），然书中有褒贬刘河间、朱丹溪等金元人士之语，又有注引明代李时珍之法，则该书疑为明清人托名窦材，或窦氏原著经后人增益而成。本书上卷论经络、灸法等，中、下卷分述伤寒与各科杂病的针灸治疗及若干治验。书中强调扶阳法则，禁用寒凉之剂。收录“神方”94首，其中不乏有价值如麻醉方剂“睡圣散”等。本次整理以清乾隆三十年（1765）王琢崖刻本为底本。

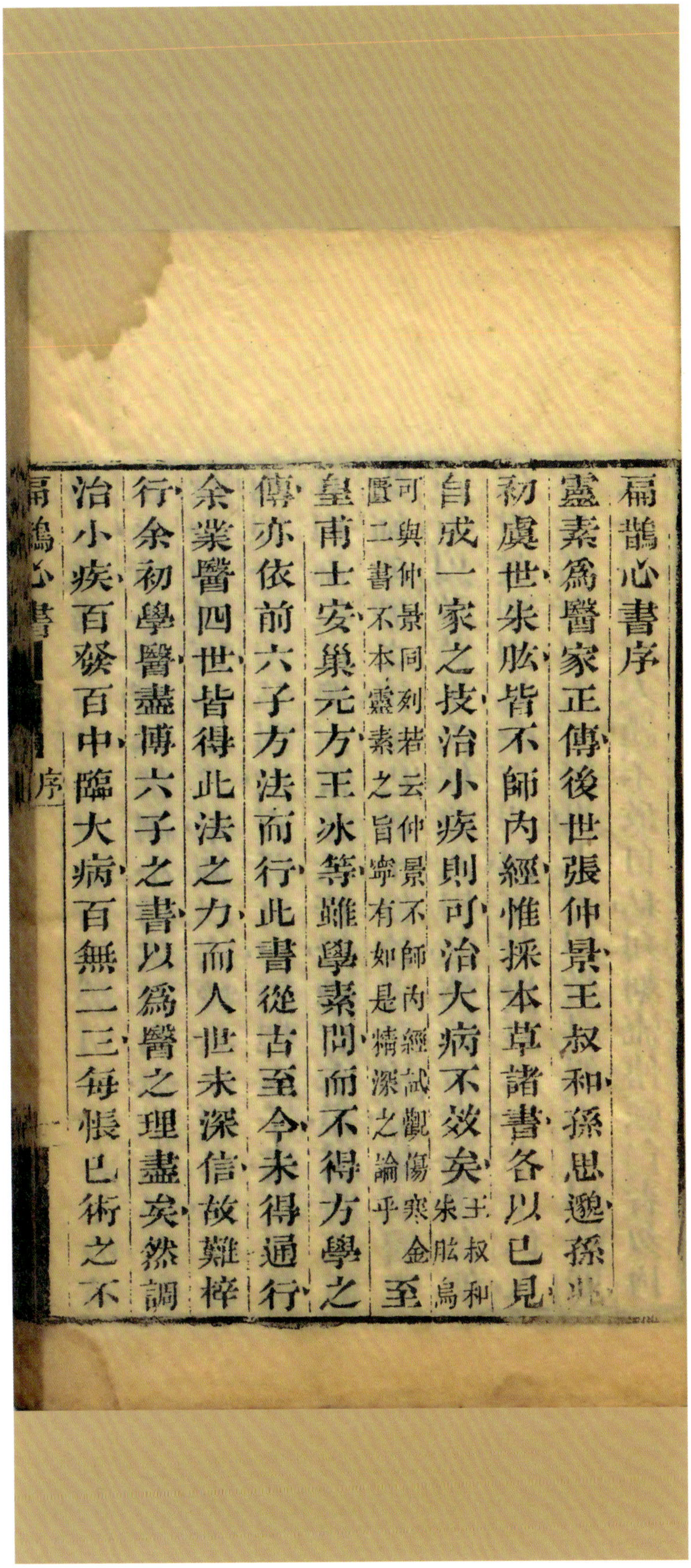
扁鵲心書序

靈素爲醫家正傳後世張仲景王叔和孫思邈孫兆初虞世朱肱皆不師內經惟採本草諸書各以已見自成一家之技治小疾則可治大病不效矣王叔和朱肱烏可與仲景同列若云仲景不師內經試觀傷寒金匱二書不本靈素之旨寧有如是精深之論乎至皇甫士安巢元方王冰等雖學素問而不得方學之傳亦依前六子方法而行此書從古至今未得通行余業醫四世皆得此法之力而人世未深信故難梓行余初學醫盡博六子之書以爲醫之理盡矣然調治小疾百發百中臨大病百無二三每悵已術之不

扁鵲心書　序

扁鹊心书序

《灵》《素》为医家正传，后世张仲景、王叔和、孙思邈、孙兆、初虞世、朱肱，皆不师《内经》，惟采本草诸书，各以己见，自成一家之技，治小疾则可，治大病不效矣。王叔和、朱肱乌可与仲景同列，若云仲景不师《内经》，试观《伤寒》《金匮》二书，不本《灵》《素》之旨，宁有如是精深之论乎？至皇甫士安、巢元方、王冰等，虽学《素问》，而不得方学之传，亦依前六子方法而行。此书从古至今，未得通行。余业医四世，皆得此法之力，而人世未深信，故难梓行。余初学医，尽博六子之书，以为医之理尽矣。然调治小疾，百发百中；临大病，百无二三，每怅己术之不

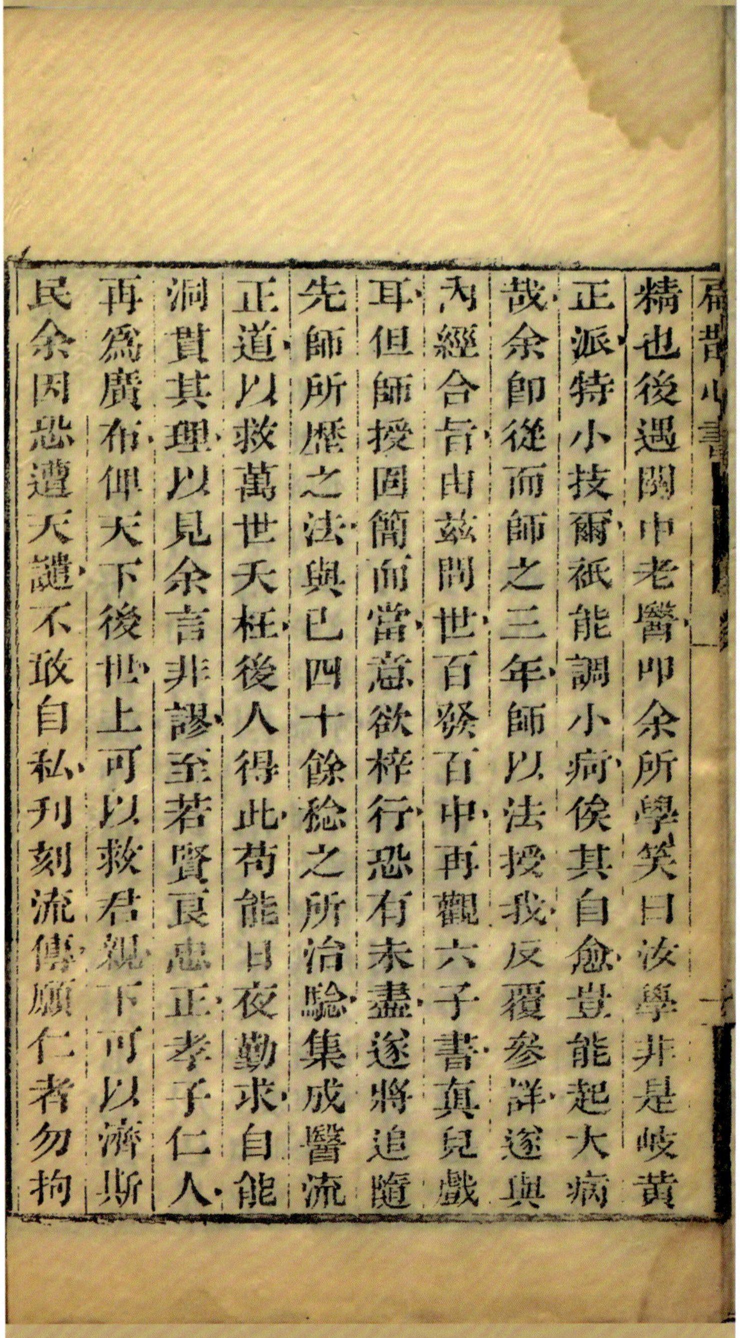
扁鵲心書

精也後遇關中老醫叩余所學笑曰汝學非是岐黃正派特小技爾祇能調小疴俟其自愈豈能起大病哉余卽從而師之三年師以法授我反覆參詳遂與內經合旨由茲問世百發百中再觀六子書眞兒戲耳但師授固簡而當意欲梓行恐有未盡遂將追隨先師所歷之法與己四十餘稔之所治驗集成醫流正道以救萬世夭枉後人得此苟能日夜勤求自能洞貫其理以見余言非謬至若賢良忠正孝子仁人再爲廣布俾天下後世上可以救君親下可以濟斯民余因恐遭天譴不敢自私刊刻流傳願仁者勿拘

精也。后遇关中老医，叩余所学，笑曰：汝学非是岐黄正派，特小技尔。只能调小疴，俟其自愈，岂能起大病哉。余即从而师之三年。师以法授我，反复参详，遂与《内经》合旨，由兹问世，百发百中，再观六子书，真儿戏耳。但师授固简而当，意欲梓行，恐有未尽。遂将追随先师所历之法，与己四十余稔之所治验，集成医流正道，以救万世夭枉。后人得此，苟能日夜勤求，自能洞贯其理，以见余言非谬。至若贤良忠正、孝子仁人，再为广布，俾天下后世，上可以救君亲，下可以济斯民。余因恐遭天谴，不敢自私，刊刻流传，愿仁者勿拘

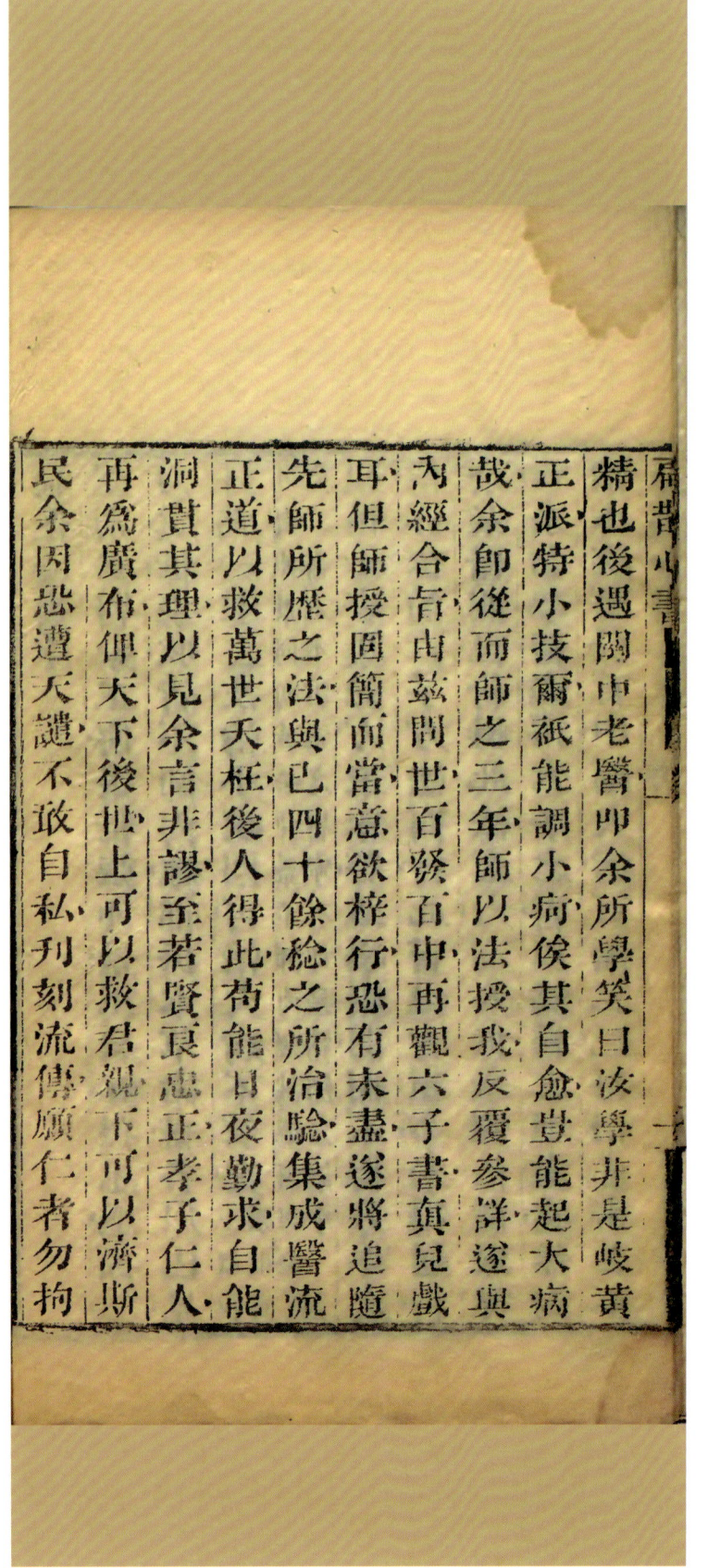

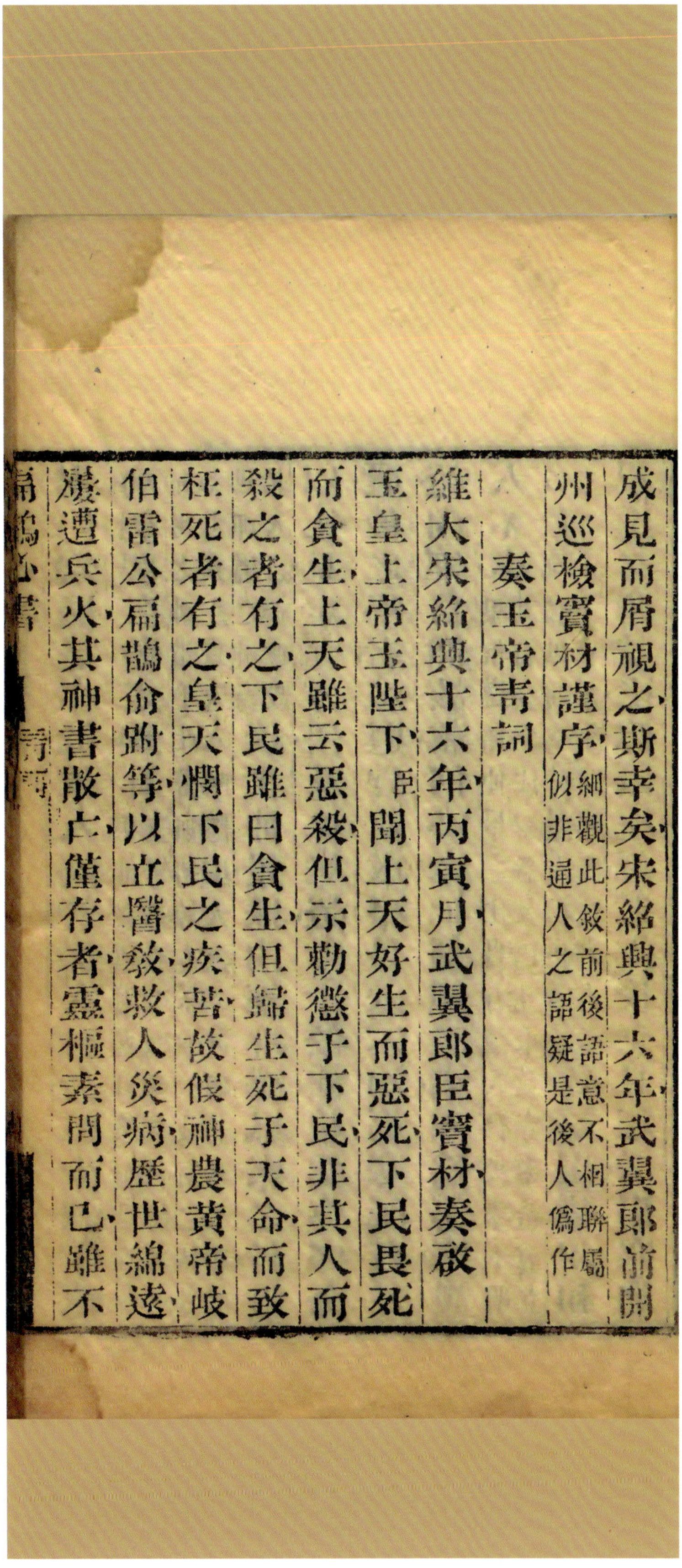
成見而眉視之斯幸矣宋紹興十六年武翼郎前開
州巡檢竇材謹序細觀此敘前後語意不相聯屬似非通人之語疑是後人僞作
奏玉帝青詞
維大宋紹興十六年丙寅月武翼郎臣竇材奏啟
玉皇上帝玉陛下臣聞上天好生而惡死下民畏死
而貪生上天雖云惡殺但示勸懲于下民非其人而
殺之者有之下民雖曰貪生但歸生死于天命而致
枉死者有之皇天憫下民之疾苦故假神農黄帝岐
伯雷公扁鵲俞跗等以立醫教救人災病歷世綿遠
屢遭兵火其神書散亡僅存者靈樞素問而已雖不

成见而眉视之，斯幸矣。

宋绍兴十六年武翼郎前开州巡检窦材谨序

细观此叙前后语意不相联属，似非通人之语，疑是后人伪作。

奏玉帝青词

维大宋绍兴十六年丙寅月，武翼郎臣窦材奏启：

玉皇上帝玉陛下：臣闻上天好生而恶死，下民畏死而贪生，上天虽云恶杀，但示劝惩于下民，非其人而杀之者有之。下民虽曰贪生，但归生死于天命，而致枉死者有之。皇天悯下民之疾苦，故假神农、黄帝、岐伯、雷公、扁鹊、俞跗等，以立医教，救人灾病。历世绵远，屡遭兵火，其神书散亡，仅存者《灵枢》《素问》而已，虽不

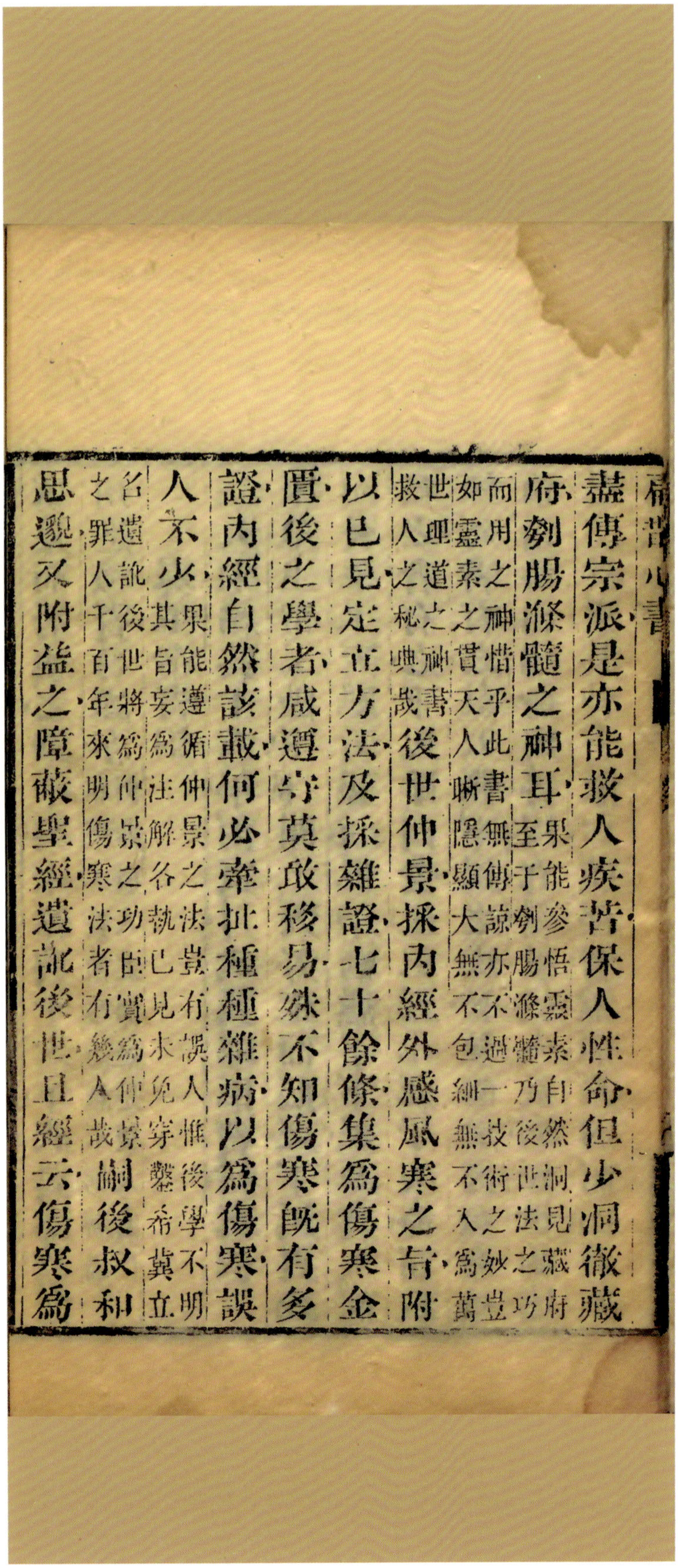
扁鵲心書

盡傳宗派是亦能救人疾苦保人性命但少洞徹藏府刳腸滌髓之神耳果能參悟靈素自然洞見藏府至於刳腸滌髓乃後世法之巧而用之神惜乎此書無傳諒亦不過一技術之妙豈如靈素之貫天人晰隱顯大無不包細無不入為萬世理道之神書救人之秘典哉後世仲景採內經外感風寒之旨附以己見定立方法及採雜證七十餘條集為傷寒金匱後之學者咸遵守莫敢移易殊不知傷寒既有多證內經自然該載何必牽扯種種雜病以為傷寒誤人不少果能遵循仲景之法豈有誤人惟後學不明其旨妄為注解各執己見未免穿鑿希冀立名遺訛後世將為仲景之功臣實為仲景之罪人千百年來明傷寒法者有幾人哉嗣後叔和思邈又附益之障蔽聖經遺訛後世且經云傷寒為

尽传宗派，是亦能救人疾苦，保人性命，但少洞彻脏腑，刳肠涤髓之神耳。果能参悟《灵》《素》，自然洞见脏腑，至于刳肠涤髓，乃后世法之巧，而用之神。惜乎此书无传，谅亦不过一技术之妙，岂如《灵》《素》之贯天人，晰隐显，大无不包，细无不入，为万世理道之神书，救人之秘典哉。后世仲景采《内经》外感风寒之旨，附以己见，定立方法，及采杂证七十余条，集为《伤寒》《金匮》，后之学者咸遵守，莫敢移易。殊不知伤寒既有多证，《内经》自然该载，何必牵扯种种杂病，以为伤寒，误人不少。果能遵循仲景之法，岂有误人。惟后学不明其旨，妄为注解，各执己见，未免穿凿，希冀立名，遗讹后世，将为仲景之功臣，实为仲景之罪人。千百年来，明伤寒法者有几人哉？嗣后叔和、思邈又附益之，障蔽圣经，遗讹后世。且《经》云：伤寒为

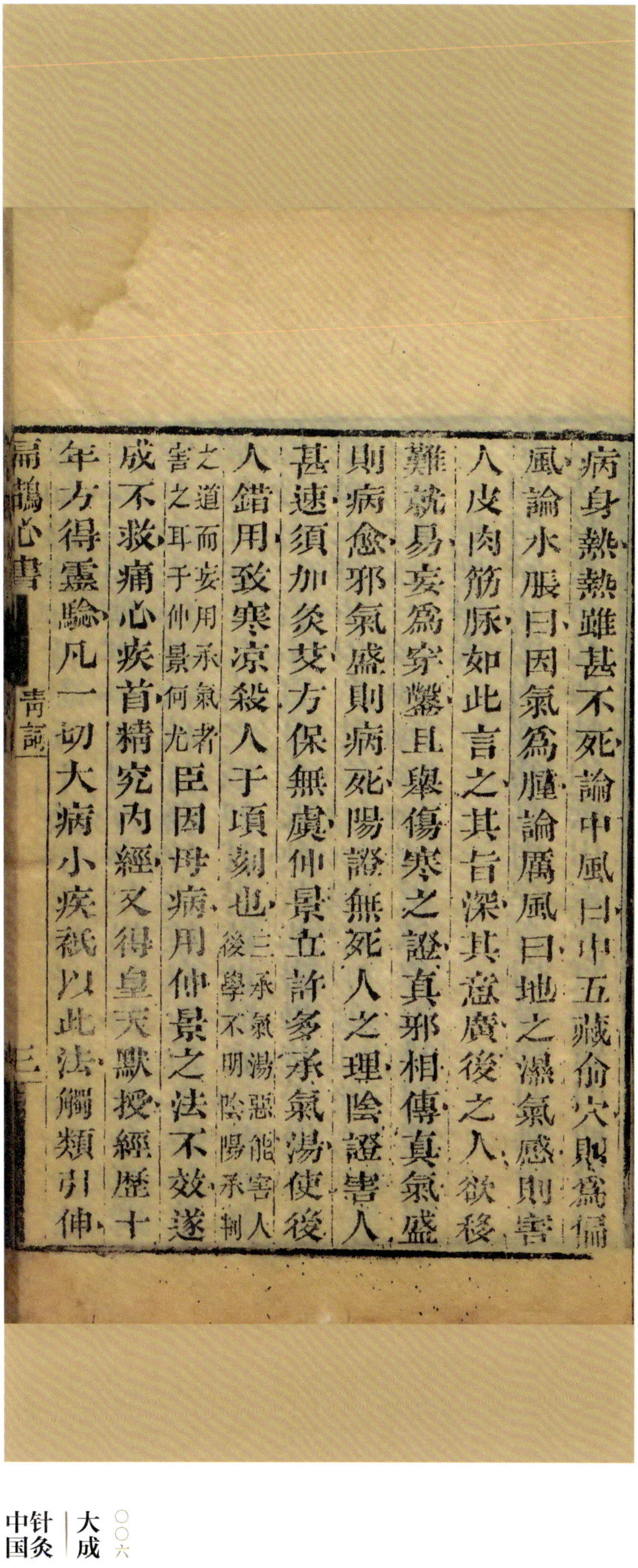
病身熱，熱雖甚不死；論中風曰中五藏俞穴，則爲偏風；論水脹曰因氣爲腫；論厲風曰地之濕氣，感則害人皮肉筋脉。如此言之，其旨深，其意廣，後之人欲移難就易，妄爲穿鑿。且舉傷寒之證，真邪相傳，真氣盛則病愈，邪氣盛則病死；陽證無死人之理，陰證害人甚速，須加灸艾，方保無虞。仲景立許多承氣湯，使後人錯用，致寒涼殺人于頃刻也。三承氣湯惡能害人？後學不明陰陽承制之道，而妄用承氣者害之耳，于仲景何尤？臣因母病，用仲景之法不效，遂成不救，痛心疾首，精究內經，又得皇天默授，經歷十年方得靈驗。凡一切大病小疾，祇以此法，觸類引伸，

扁鵲心書　青詞　三

病身热，热虽甚不死；论中风曰，中五脏俞穴，则为偏风；论水胀曰，因气为肿；论厉风曰，地之湿气，感则害人皮肉筋脉。如此言之，其旨深，其意广，后之人欲移难就易，妄为穿凿。且举伤寒之证，真邪相传，真气盛则病愈，邪气盛则病死；阳证无死人之理，阴证害人甚速，须加灸艾，方保无虞。仲景立许多承气汤，使后人错用，致寒凉杀人于顷刻也。三承气汤恶能害人？后学不明阴阳承制之道，而妄用承气者害之耳，于仲景何尤？

臣因母病，用仲景之法不效，遂成不救，痛心疾首，精究《内经》，又得皇天默授，经历十年方得灵验。凡一切大病小疾，只以此法，触类引伸，

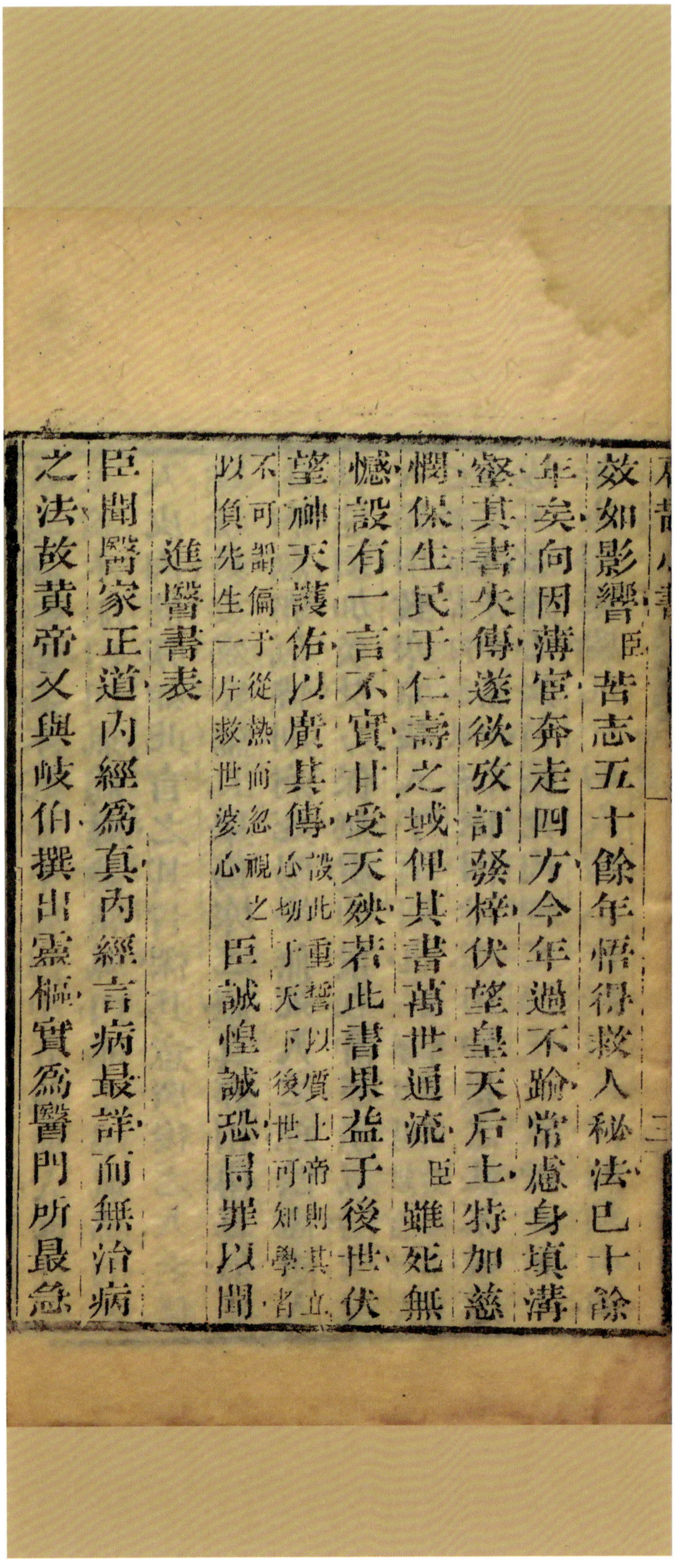
效如影響臣苦志五十餘年悟得救人秘法已十餘年矣向因薄宦奔走四方今年過不踰常慮身填溝壑其書失傳遂欲攷訂發梓伏望皇天后土特加慈憫保生民于仁壽之域俾其書萬世通流臣雖死無憾設有一言不實甘受天殃若此書果益于後世伏望神天護佑以廣其傳設此重誓以質上帝則其立心切于天下後世可知學者不可謂偏于從熱而忽視之以負先生一片救世婆心臣誠惶誠恐冒罪以聞

進醫書表

臣聞醫家正道內經爲真內經言病最詳而無治病之法故黄帝又與岐伯撰出靈樞實爲醫門所最急

效如影响。臣苦志五十余年，悟得救人秘法已十余年矣。向因薄宦，奔走四方，今年过不踰，常虑身填沟壑，其书失传，遂欲考订发梓，伏望皇天后土，特加慈悯，保生民于仁寿之域，俾其书万世通流，臣虽死无憾。设有一言不实，甘受天殃。若此书果益于后世，伏望神天护佑，以广其传。设此重誓，以质上帝，则其立心切于天下后世可知。学者不可谓偏于从热而忽视之，以负先生一片救世婆心。臣诚惶诚恐，冒罪以闻。

进医书表

臣闻：医家正道，《内经》为真。《内经》言病最详，而无治病之法，故黄帝又与岐伯撰出《灵枢》，实为医门所最急

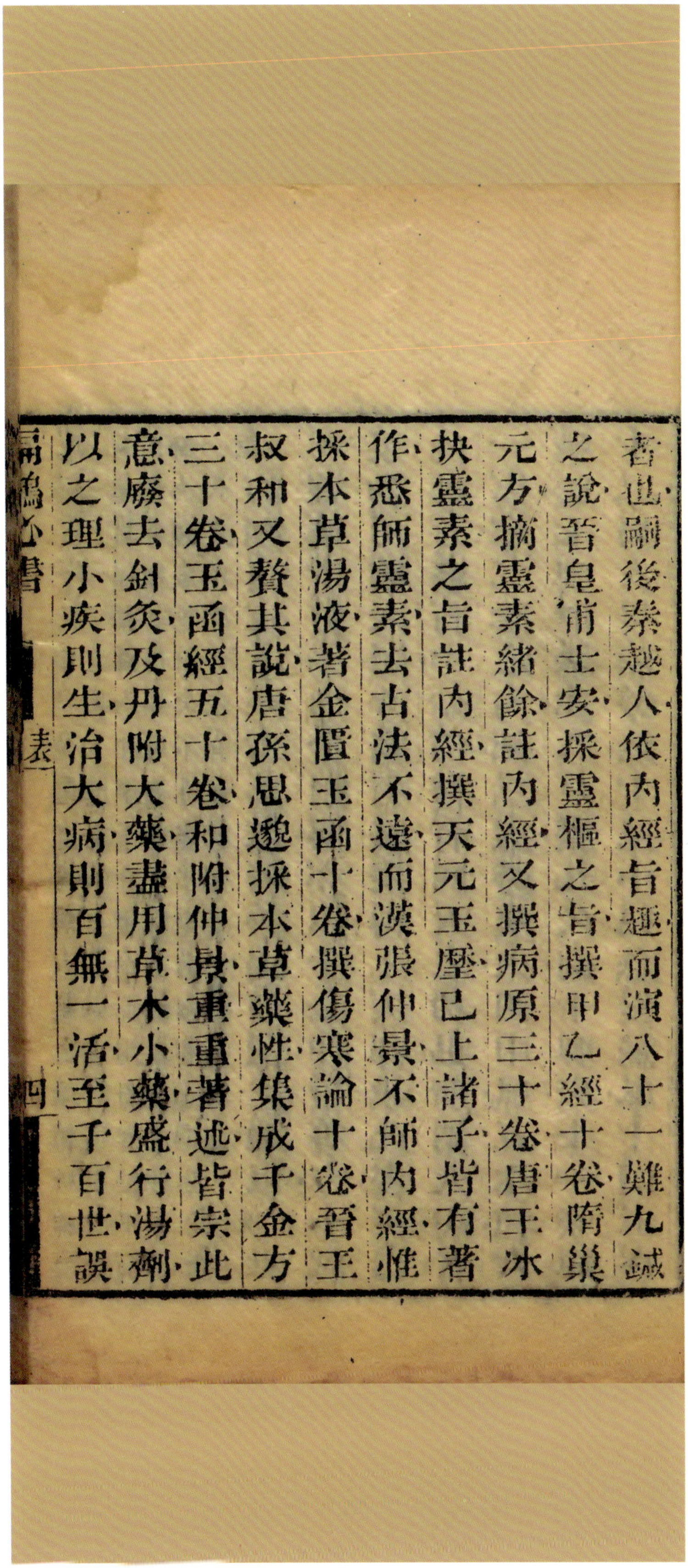

者也嗣後秦越人依內經旨趣而演八十一難九鍼之說晉皇甫士安採靈樞之旨撰甲乙經十卷隋巢元方摘靈素緒餘註內經又撰病原三十卷唐王冰抉靈素之旨註內經撰天元玉曆已上諸子皆有著作悉師靈素去古法不遠而漢張仲景不師內經惟採本草湯液著金匱玉函十卷撰傷寒論十卷晉王叔和又贊其說唐孫思邈採本草藥性集成千金方三十卷玉函經五十卷和附仲景重重著述皆宗此意廢去鍼灸及丹附大藥盡用草木小藥盛行湯劑以之理小疾則生治大病則百無一活至千百世誤

扁鵲心書　四

者也。嗣后，秦越人依《内经》旨趣，而演《八十一难》《九针》之说。晋皇甫士安采《灵枢》之旨，撰《甲乙经》十卷。隋巢元方摘《灵》《素》绪余，注《内经》，又撰《病原》三十卷。唐王冰抉《灵》《素》之旨注《内经》，撰《天元玉历》。以上诸子皆有著作，悉师《灵》《素》，去古法不远。而汉张仲景不师《内经》，惟采《本草》《汤液》，著《金匮玉函》十卷，撰《伤寒论》十卷。晋王叔和又赘其说。唐孙思邈采本草药性，集成《千金方》三十卷、《玉函经》五十卷，和附仲景。重重著述，皆宗此意。废去针灸及丹附大药，尽用草木小药，盛行汤剂，以之理小疾则生，治大病则百无一活，至千百世，误

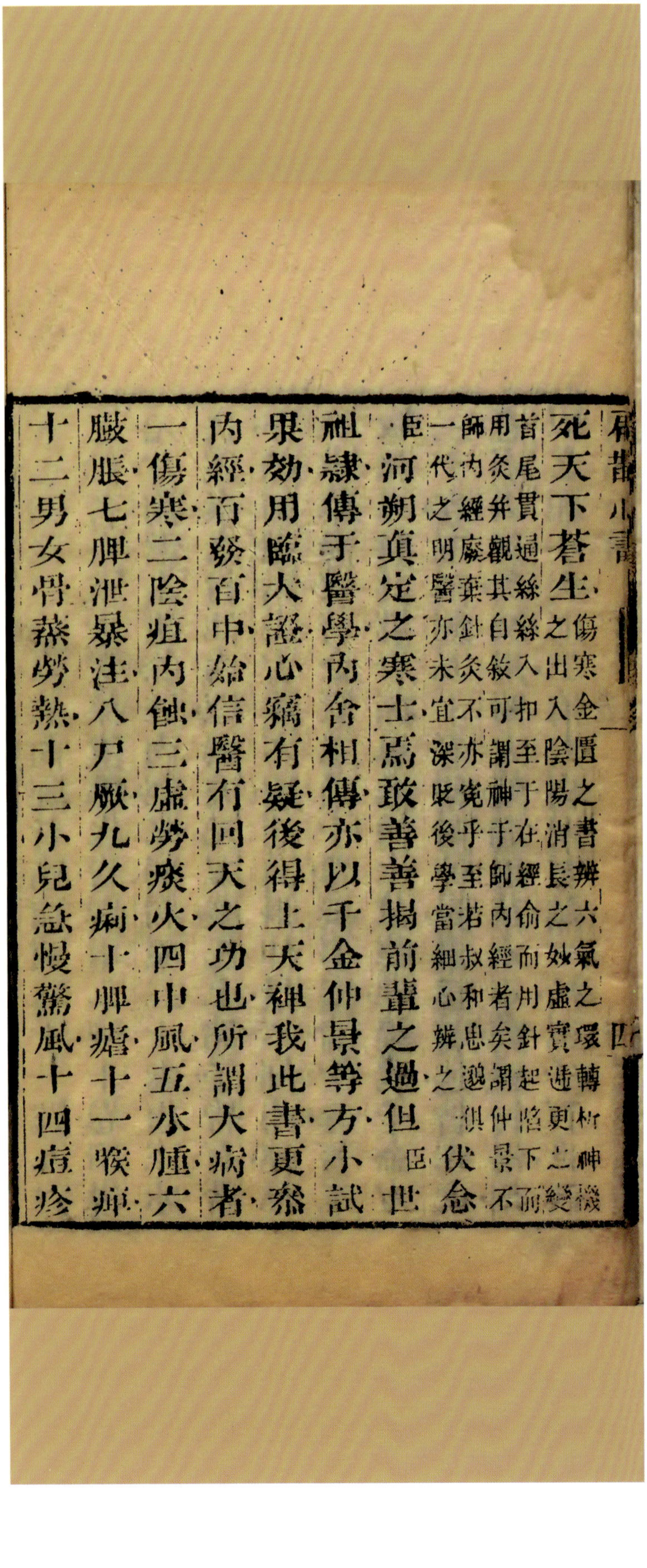
扁鵲心書
死天下蒼生傷寒金匱之書辨六氣之環轉析神機之出入陰陽消長之妙虛實遞更之變首尾貫通絲絲入扣至于在經俞而用針起陷下而用灸并觀其自敘可謂神于師內經者矣謂仲景不師內經廢棄針灸不亦寃乎至若叔和思邈俱一代之明醫亦未宜深貶後學當細心辨之伏念
臣河朔真定之寒士焉敢善善揭前輩之過但臣世
祖隸傳于醫學內舍相傳亦以千金仲景等方小試
果効用臨大證心竊有疑後得上天祼我此書更參
內經百發百中始信醫有回天之功也所謂大病者
一傷寒二陰疽內蝕三虛勞痰火四中風五水腫六
臟脹七脾泄暴注八尸厥九久痢十脾瘧十一喉痺
十二男女骨蒸勞熱十三小兒急慢驚風十四痘疹

死天下苍生。《伤寒》《金匮》之书，辨六气之环转，析神机之出入，阴阳消长之妙，虚实递更之变，首尾贯通，丝丝入扣。至于在经俞而用针，起陷下而用灸，并观其自叙，可谓神于师《内经》者矣。谓仲景不师《内经》，废弃针灸，不亦冤乎。至若叔和、思邈，俱一代之明医，亦未宜深贬，后学当细心辨之。伏念臣河朔真定之寒士，焉敢善善揭前辈之过。但臣世祖隶传于医学，内舍相传，亦以《千金》仲景等方，小试果效，用临大证，心窃有疑。后得上天裨我此书，更参《内经》，百发百中，始信医有回天之功也。所谓大病者，一伤寒，二阴疽内蚀，三虚劳痰火，四中风，五水肿，六臌胀，七脾泄暴注，八尸厥，九久痢，十脾疟，十一喉痹，十二男女骨蒸劳热，十三小儿急慢惊风，十四痘疹

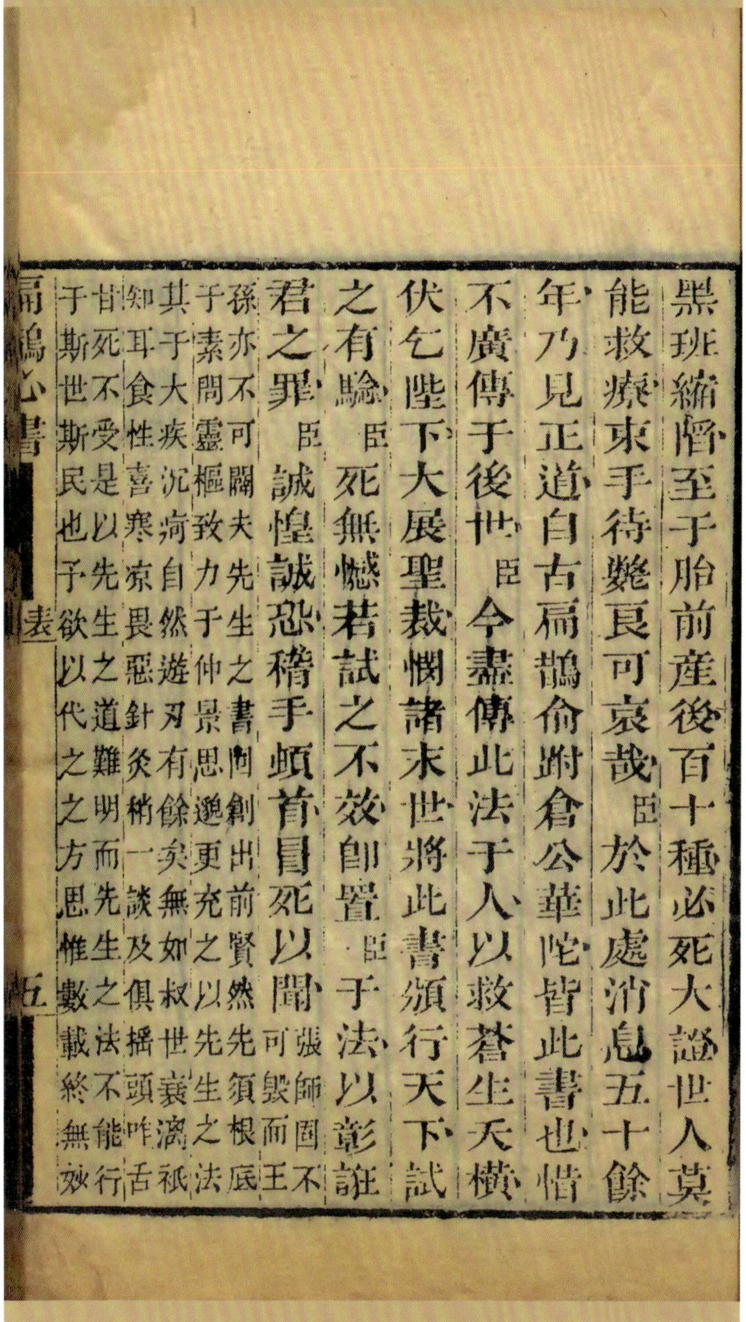
黑班縮陷至于胎前產後百十種必死大證世人莫能救療束手待斃良可哀哉臣於此處消息五十餘年乃見正道自古扁鵲俞跗倉公華陀皆此書也惜不廣傳于後世臣今盡傳此法于人以救蒼生夭橫伏乞陛下大展聖裁憫諸末世將此書頒行天下試之有驗臣死無憾若試之不效即置臣于法以彰誑君之罪臣誠惶誠恐稽手頓首冒死以聞張師固不可毀而王孫亦不可闢夫先生之書創出前賢然先須根底于素問靈樞致力于仲景思邈更充之以先生之法其于大疾沉痾自然遊刃有餘矣無如叔世衰漓祇知耳食性喜寒凉畏惡針灸稍一談及俱搖頭咋舌甘死不受是以先生之道難明而先生之法不能行于斯世斯民也予欲以代之之方思惟數載終無妙

扁鵲心書　表　五

黑斑缩陷。至于胎前产后百十种必死大证，世人莫能救疗，束手待毙，良可哀哉。臣于此处消息五十余年，乃见正道，自古扁鹊、俞跗、仓公、华佗，皆此书也，惜不广传于后世。臣今尽传此法于人，以救苍生夭横，伏乞陛下，大展圣裁，悯诸末世，将此书颁行天下，试之有验，臣死无憾。若试之不效，即置臣于法，以彰诳君之罪。臣诚惶诚恐，稽手顿首，冒死以闻。张师固不可毁，而王、孙亦不可辟。夫先生之书，固创出前贤，然先须根底于《素问》《灵枢》，致力于仲景、思邈，更充之以先生之法，其于大疾沉痾，自然游刃有余矣。无如叔世衰漓，只知耳食，性喜寒凉，畏恶针灸，稍一谈及，俱摇头咋舌，甘死不受。是以先生之道难明，而先生之法不能行于斯世斯民也。予欲以代之之方，思惟数载，终无妙

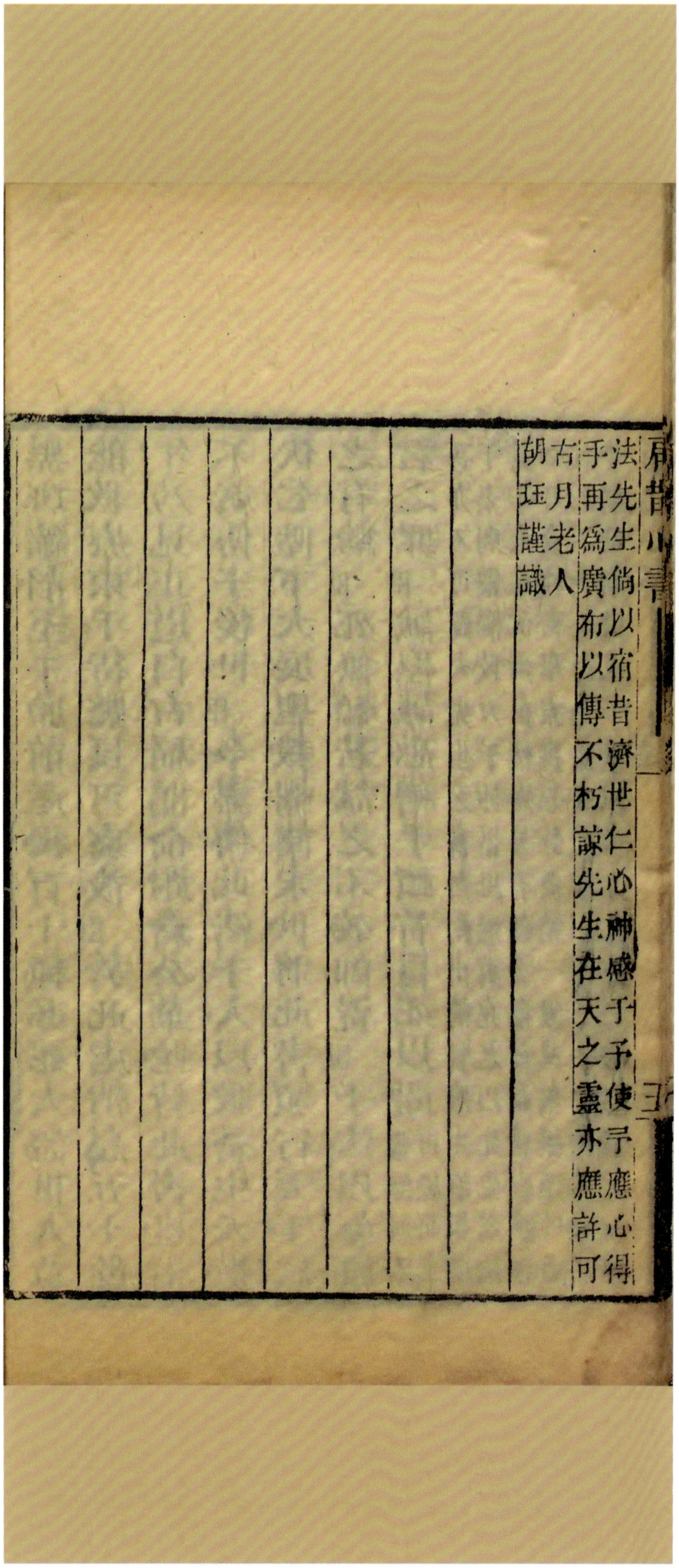
法先生倘以宿昔濟世仁心神感于予使予應心得
手再爲廣布以傳不朽諒先生在天之靈亦應許可
古月老人
胡珏謹識

法。先生倘以宿昔济世仁心神感于予，使予应心得手，再为广布，以传不朽，谅先生在天之灵，亦应许可。古月老人胡珏谨识。

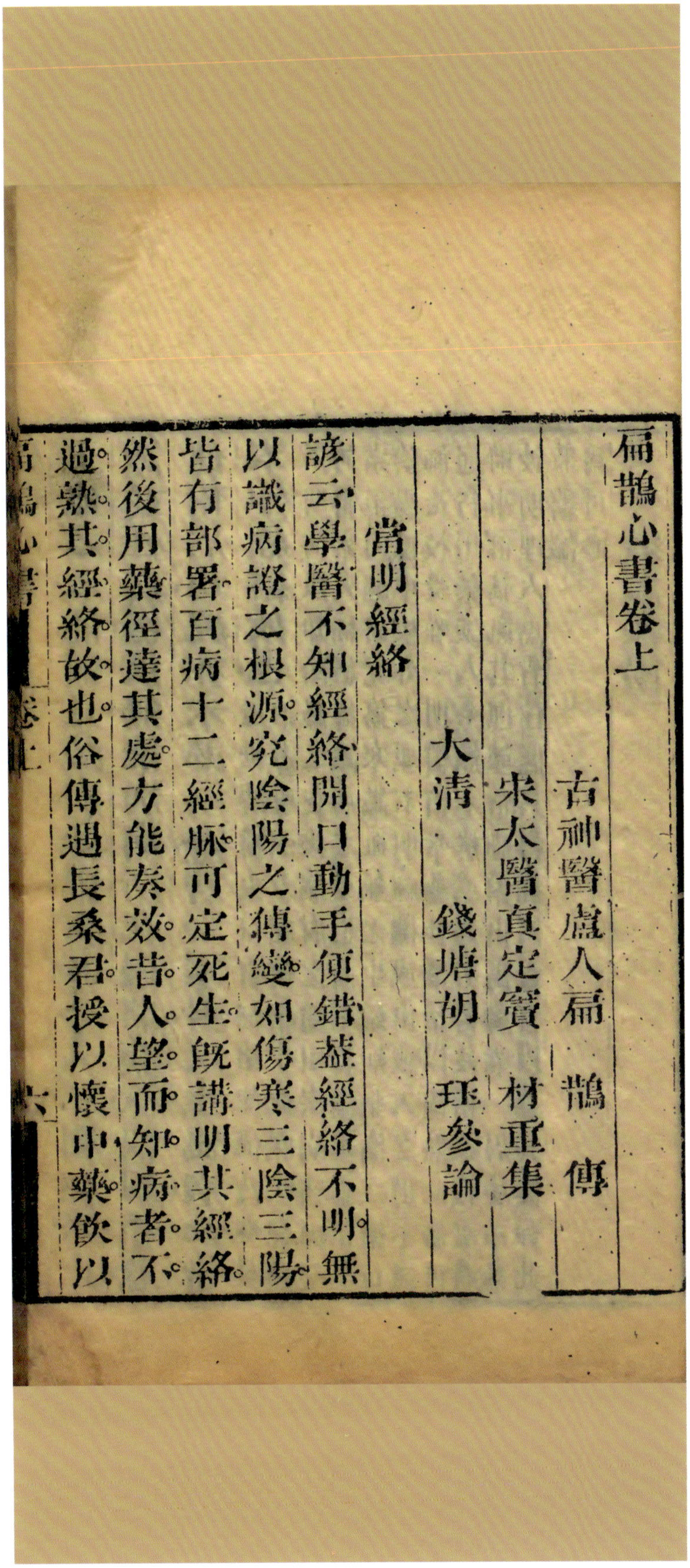
扁鵲心書卷上

古神醫盧人扁鵲傳

宋太醫真定竇材重集

大清錢塘胡珏參論

當明經絡

諺云學醫不知經絡開口動手便錯蓋經絡不明無以識病證之根源究陰陽之傳變如傷寒三陰三陽皆有部署百病十二經脈可定死生既講明其經絡然後用藥徑達其處方能奏效昔人望而知病者不過熟其經絡故也俗傳遇長桑君授以懷中藥飲以

扁鵲心書　卷上　六

扁鹊心书卷上

古神医卢人　扁鹊　传

宋太医真定　窦材　重集

大清钱塘　胡珏　参论

当明经络

谚云：“学医不知经络，开口动手便错。”盖经络不明，无以识病证之根源，究阴阳之传变。如伤寒三阴三阳，皆有部署，百病十二经脉可定死生。既讲明其经络，然后用药径达其处，方能奏效。昔人望而知病者，不过熟其经络故也。俗传遇长桑君，授以怀中药，饮以

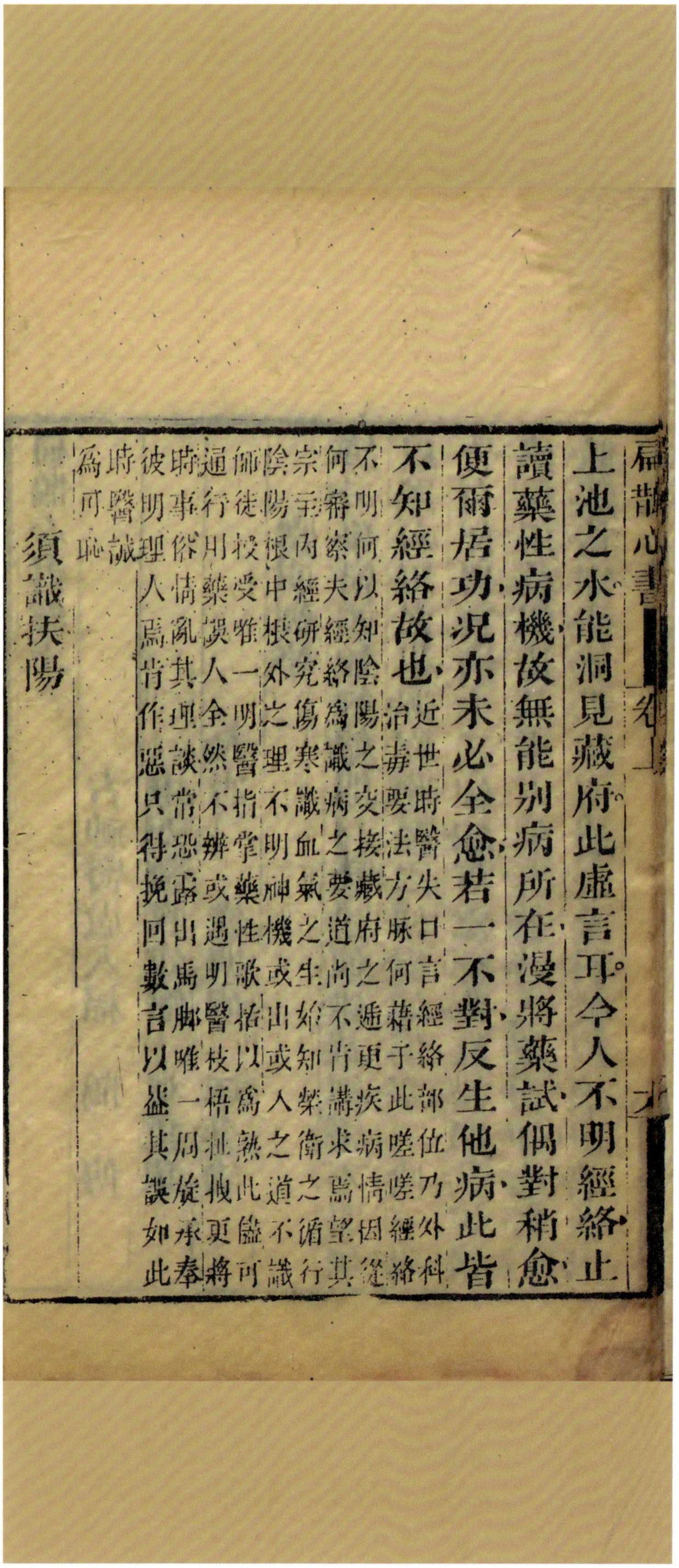

上池之水，能洞见脏腑，此虚言耳。今人不明经络，止读药性病机，故无能别病所在。漫将药试，偶对稍愈，便尔居功，况亦未必全愈；若一不对，反生他病，此皆不知经络故也。近世时医失口，言经络部位乃外科治毒要法，方脉何藉于此。嗟嗟！经络不明，何以知阴阳之交接，脏腑之递更，疾病情因从何审察？夫经络为识病之要道，尚不肯讲求，焉望其宗主《内经》，研究《伤寒》，识血气之生始，知荣卫之循行？阴阳根中根外之理不明，神机或出或入之道不识，师徒授受惟一《明医指掌》《药性歌括》，以为熟此尽可通行，用药误人全然不辨。或遇明医，枝梧扯拽，更将时事俗情乱其理谈，常恐露出马脚，惟一周旋承奉。彼明理人焉肯作恶，只得挽回数言，以盖其误。如此时医，诚为可耻。

须识扶阳

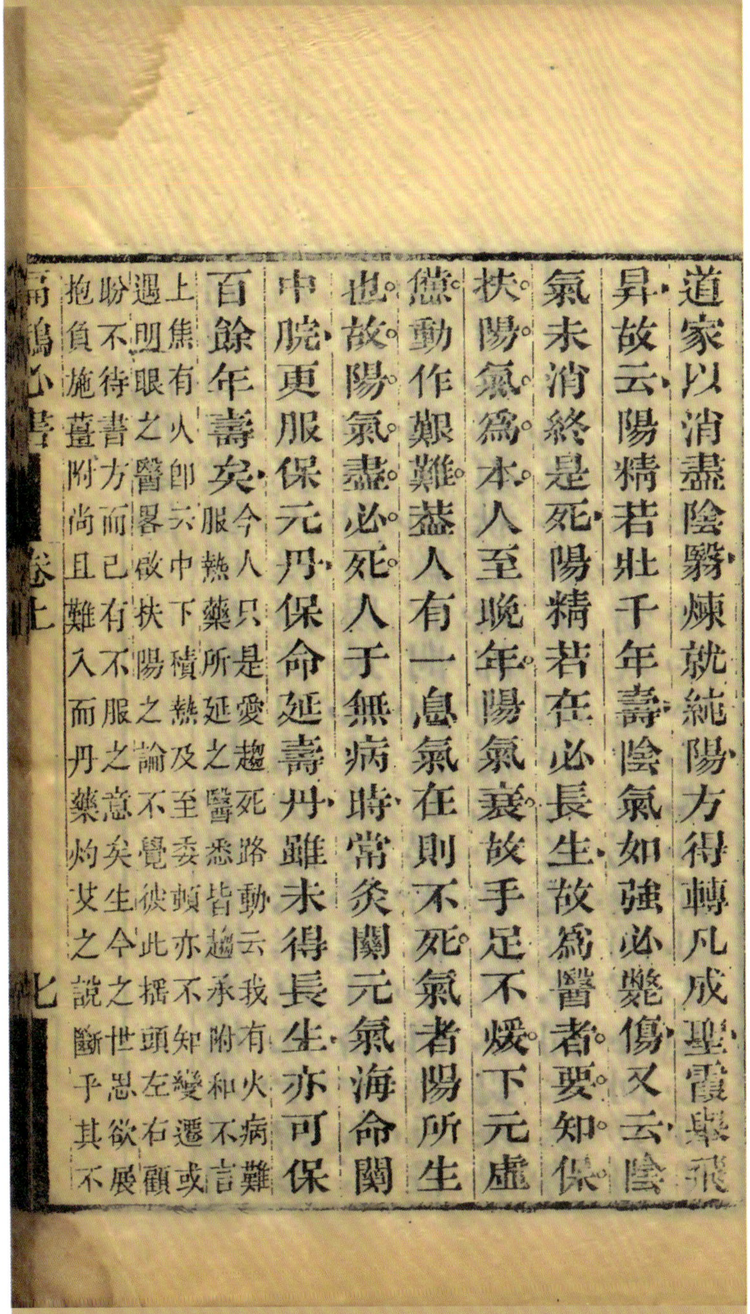

道家以消盡陰翳，煉就純陽，方得轉凡成聖，霞舉飛昇。故云：陽精若壯千年壽，陰氣如強必斃傷。又云：陰氣未消終是死，陽精若在必長生。故為醫者，要知保扶陽氣為本。人至晚年，陽氣衰，故手足不煖，下元虛憊，動作艱難。蓋人有一息氣在則不死。氣者陽所生也，故陽氣盡必死。人于無病時，常灸關元、氣海、命關、中脘，更服保元丹、保命延壽丹，雖未得長生，亦可保百餘年壽矣。今人只是愛趨死路，動云我有火病，難服熱藥。所延之醫，悉皆趨承附和，不言上焦有火，卽云中下積熱，及至委頓，亦不知變遷。或遇明眼之醫，略啟扶陽之論，不覺彼此搖頭，左右顧盼，不待書方，而已有不服之意矣。生今之世，思欲展抱負，施蓋附尚且難入，而丹藥灼艾之說，斷乎其不

扁鵲心書 卷上 七

道家以消尽阴翳，炼就纯阳，方得转凡成圣，霞举飞升。故云：“阳精若壮千年寿，阴气如强必毙伤。”又云：“阴气未消终是死，阳精若在必长生。”故为医者，要知保扶阳气为本。人至晚年，阳气衰，故手足不暖，下元虚惫，动作艰难。盖人有一息气在则不死。气者阳所生也，故阳气尽必死。人于无病时，常灸关元、气海、命关、中脘，更服保元丹、保命延寿丹，虽未得长生，亦可保百余年寿矣。今人只是爱趋死路，动云：我有火病，难服热药。所延之医，悉皆趋承附和，不言上焦有火，即云中下积热，及至委顿，亦不知变迁。或遇明眼之医，略启扶阳之论，不觉彼此摇头，左右顾盼，不待书方，而已有不服之意矣。生今之世，思欲展抱负，施姜附尚且难入，而丹药、灼艾之说，断乎其不

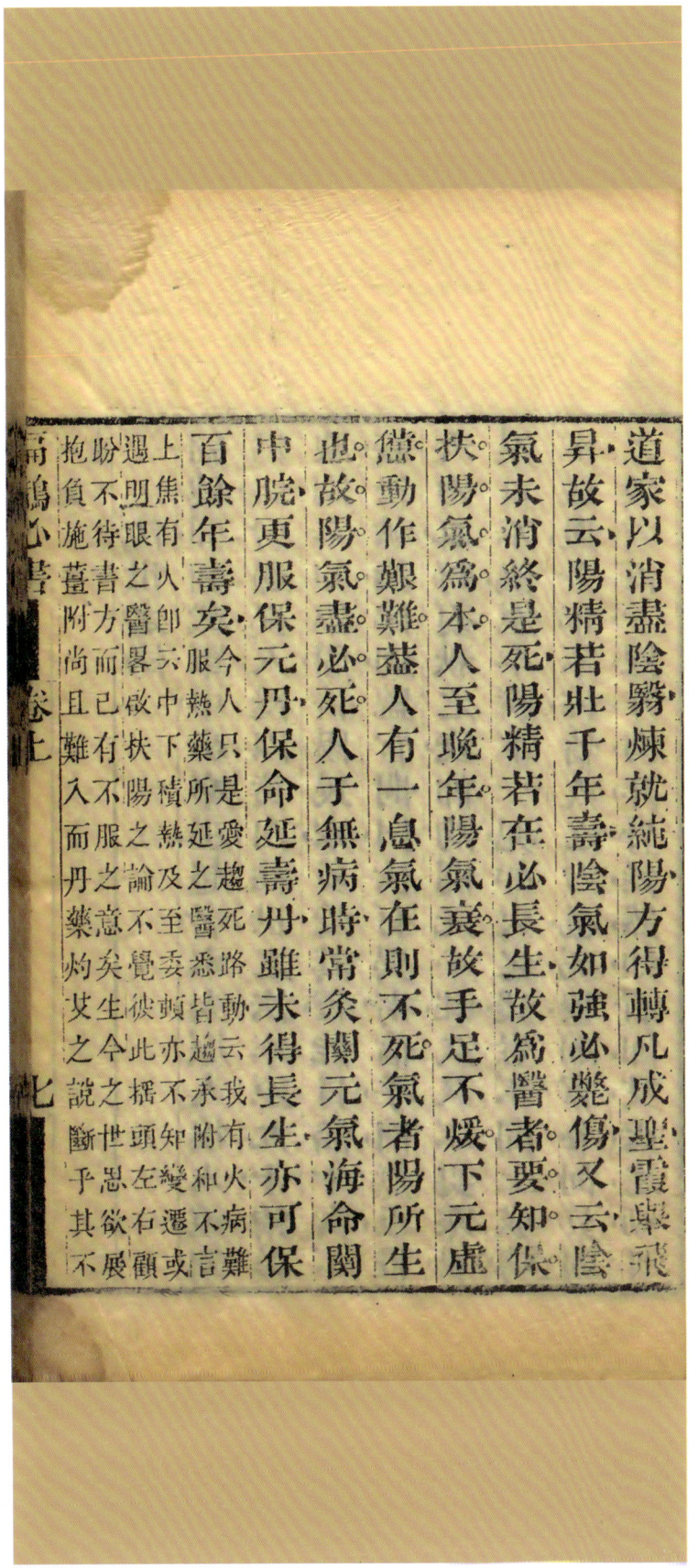

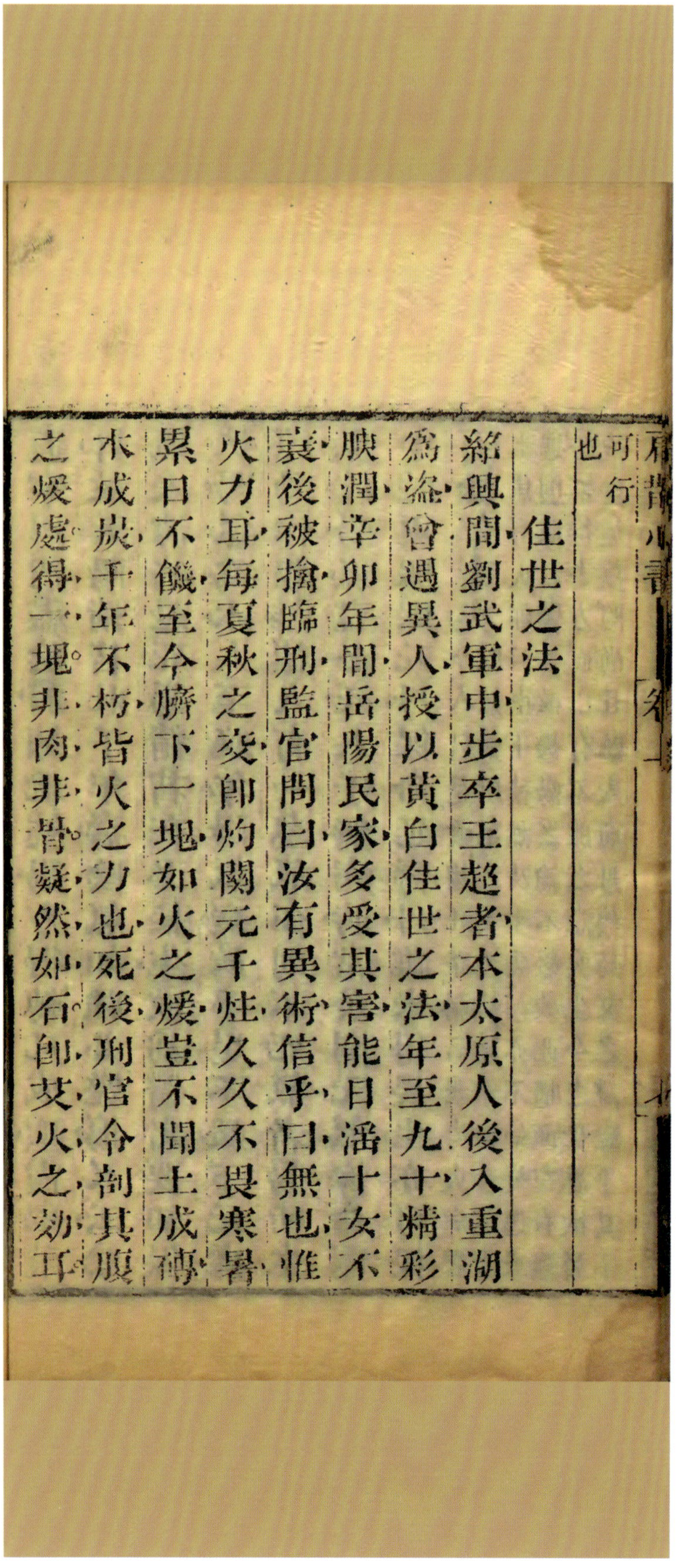
可行
也
住世之法
紹興間劉武軍中步卒王超者本太原人後入重湖
爲盜曾遇異人授以黃白住世之法年至九十精彩
腴潤辛卯年間岳陽民家多受其害能日淫十女不
衰後被擒臨刑監官問曰汝有異術信乎曰無也惟
火力耳每夏秋之交即灼關元千炷久久不畏寒暑
累日不饑至今臍下一塊如火之煖豈不聞土成磚
木成炭千年不朽皆火之力也死後刑官令剖其腹
之煖處得一塊非肉非骨凝然如石即艾火之效耳

可行也。

住世之法

绍兴间刘武军中步卒王超者，本太原人，后入重湖为盗，曾遇异人，授以黄白住世之法，年至九十，精彩腴润。辛卯年间，岳阳民家，多受其害，能日淫十女不衰。后被擒，临刑，监官问曰：汝有异术，信乎？曰：无也，惟火力耳。每夏秋之交，即灼关元千炷，久久不畏寒暑，累日不饥。至今脐下一块，如火之暖。岂不闻土成砖，木成炭，千年不朽，皆火之力也。死后，刑官令剖其腹之暖处，得一块非肉非骨，凝然如石，即艾火之效耳。

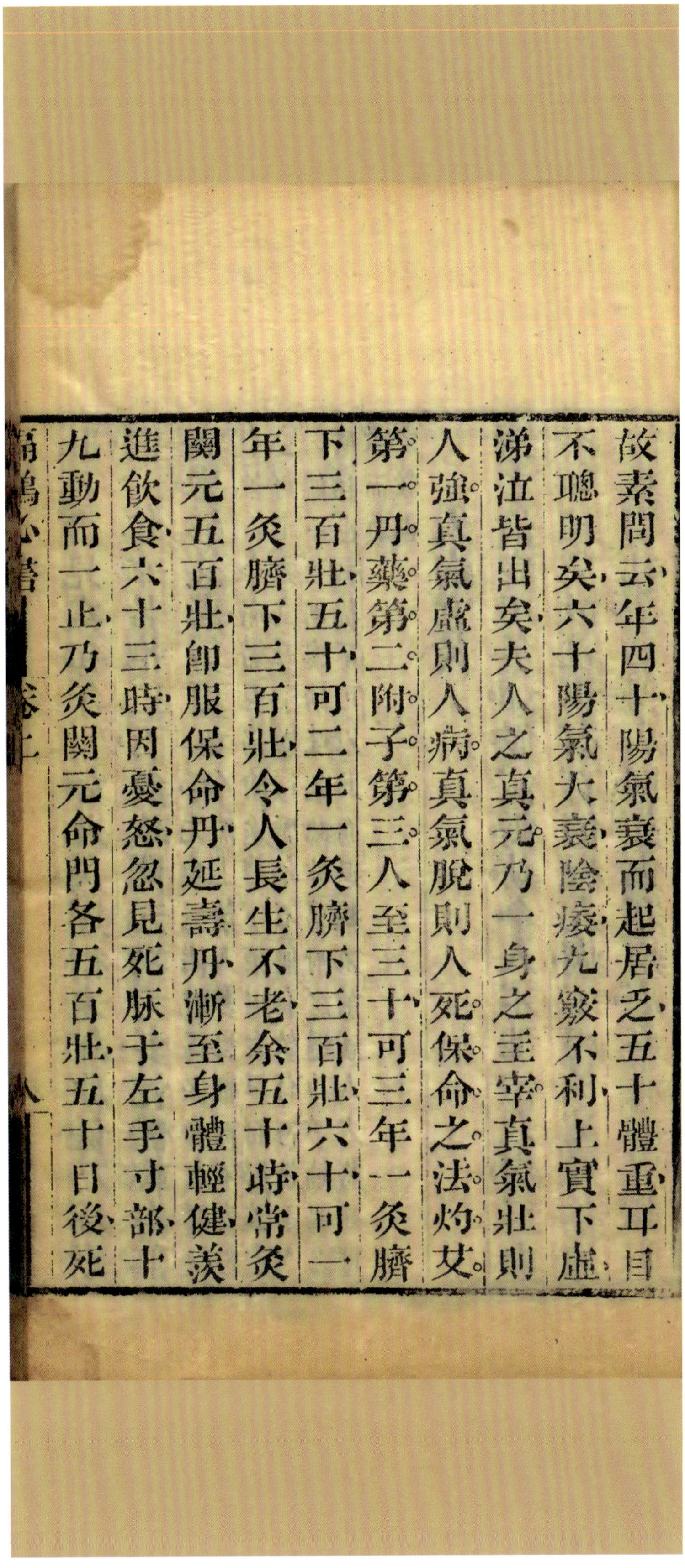
故素問云年四十陽氣衰而起居乏五十體重耳目不聰明矣六十陽氣大衰陰痿九竅不利上實下虛涕泣皆出矣夫人之真元乃一身之主宰真氣壯則人強真氣虛則人病真氣脫則人死保命之法灼艾第一丹藥第二附子第三人至三十可三年一灸臍下三百壯五十可二年一灸臍下三百壯六十可一年一灸臍下三百壯令人長生不老余五十時常灸關元五百壯即服保命丹延壽丹漸至身體輕健羨進飲食六十三時因憂怒忽見死脉于左手寸部十九動而一止乃灸關元命門各五百壯五十日後死

扁鵲心書　卷上　八

故《素问》云：年四十，阳气衰，而起居乏；五十体重，耳目不聪明矣；六十阳气大衰，阴痿，九窍不利，上实下虚，涕泣皆出矣。夫人之真元乃一身之主宰，真气壮则人强，真气虚则人病，真气脱则人死。保命之法：灼艾第一，丹药第二，附子第三。人至三十，可三年一灸脐下三百壮；五十，可二年一灸脐下三百壮；六十，可一年一灸脐下三百壮，令人长生不老。余五十时，常灸关元五百壮，即服保命丹、延寿丹，渐至身体轻健，羡进饮食。六十三时，因忧怒，忽见死脉于左手寸部，十九动而一止，乃灸关元、命门各五百壮。五十日后，死

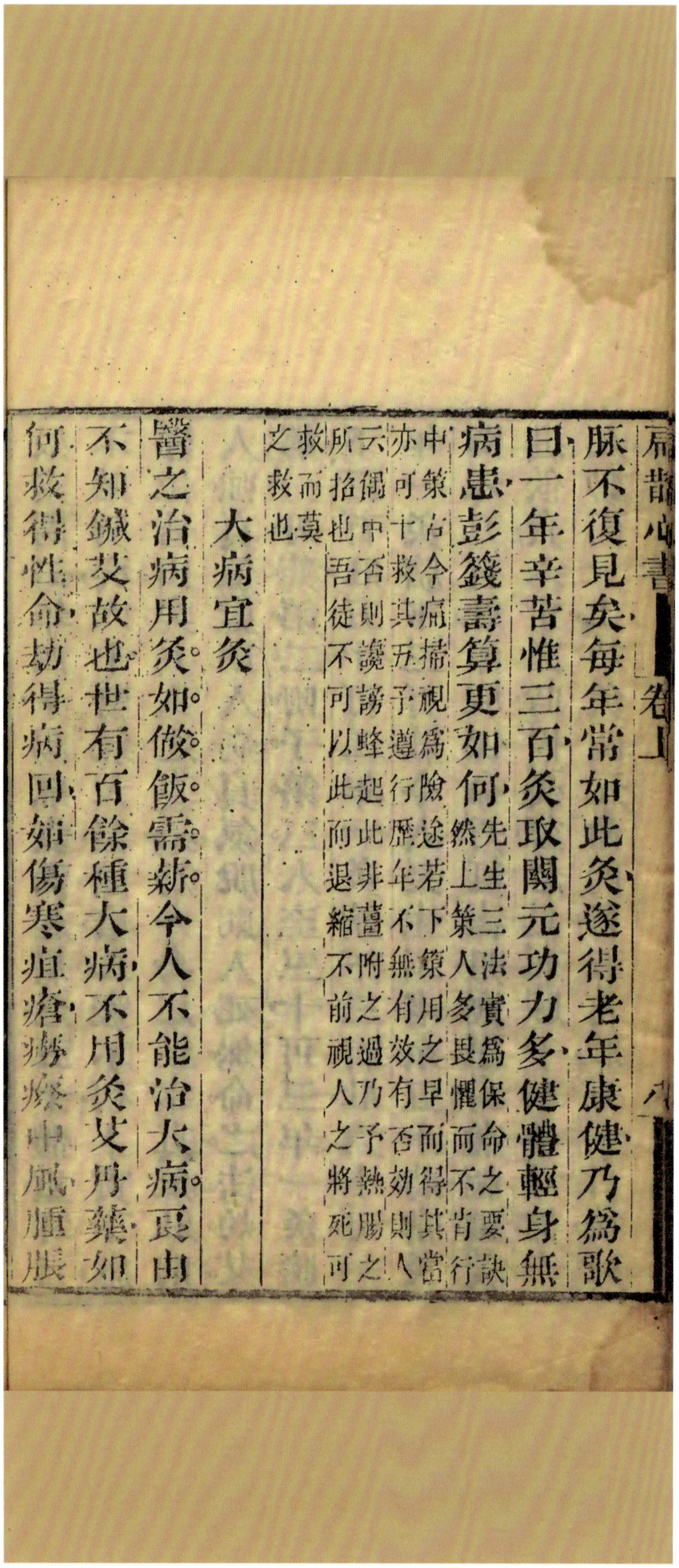
扁鵲心書 卷上 八

脉不復見矣每年常如此灸遂得老年康健乃爲歌曰一年辛苦惟三百灸取關元功力多健體輕身無病患彭籛壽算更如何先生三法實爲保命之要訣然上策人多畏懼而不肯行中策古今痛掃視爲險途若下策用之早而得其當亦可十救其五予遵行歷年不無有效有否効則人云偶中否則讒謗蜂起此非薑附之過乃予熱腸之所招也吾徒不可以此而退縮不前視人之將死可救而莫之救也

大病宜灸

醫之治病用灸如做飯需薪今人不能治大病良由不知鍼艾故也世有百餘種大病不用灸艾丹藥如何救得性命劫得病回如傷寒疽瘡勞瘵中風腫脹

脉不复见矣。每年常如此灸，遂得老年康健。乃为歌曰：一年辛苦惟三百，灸取关元功力多，健体轻身无病患，彭篯寿算更如何。先生三法实为保命之要诀，然上策人多畏惧而不肯行；中策古今痛扫，视为险途；若下策用之早而得其当，亦可十救其五。予遵行历年，不无有效有否。效则人云偶中，否则谗谤蜂起，此非姜附之过，乃予热肠之所招也。吾徒不可以此而退缩不前，视人之将死，可救而莫之救也。

大病宜灸

医之治病用灸，如做饭需薪，今人不能治大病，良由不知针艾故也。世有百余种大病，不用灸艾、丹药，如何救得性命，劫得病回？如伤寒、疽疮、劳瘵、中风、肿胀、

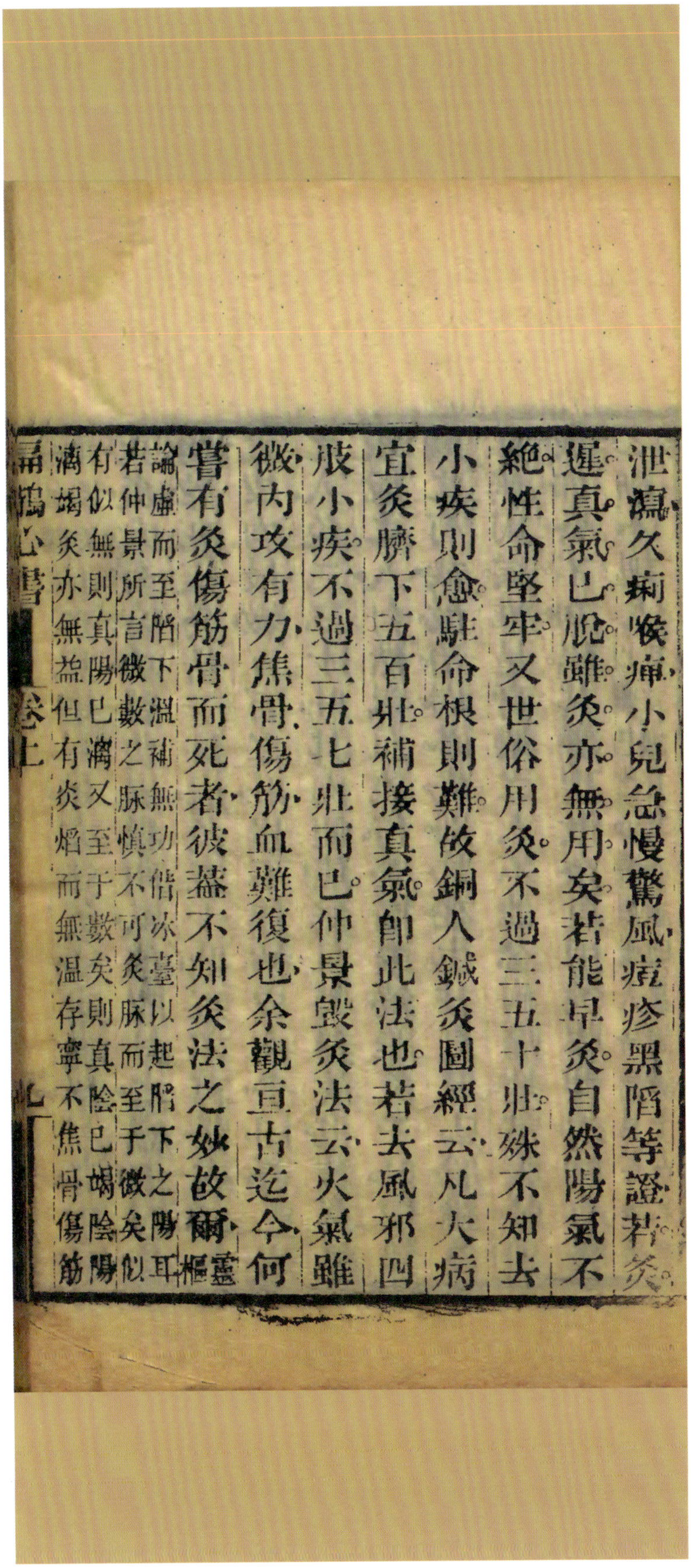

泄瀉久痢喉痺小兒急慢驚風痘疹黑陷等證若灸
遲真氣已脫雖灸亦無用矣若能早灸自然陽氣不
絕性命堅牢又世俗用灸不過三五十壯殊不知去
小疾則愈駐命根則難故銅人鍼灸圖經云凡大病
宜灸臍下五百壯補接真氣即此法也若去風邪四
肢小疾不過三五七壯而已仲景毀灸法云火氣雖
微內攻有力焦骨傷筋血難復也余觀亙古迄今何
嘗有灸傷筋骨而死者彼蓋不知灸法之妙故爾靈樞
論虛而至陷下溫補無功借冰臺以起陷下之陽耳
若仲景所言微數之脉慎不可灸脉而至于微矣似
有似無則真陽已離又至于數矣則真陰已竭陰陽
離竭灸亦無益但有灸焰而無溫存寧不焦骨傷筋
扁鵲心書　卷上

泄泻、久痢、喉痹、小儿急慢惊风、痘疹黑陷等证。若灸迟，真气已脱，虽灸亦无用矣；若能早灸，自然阳气不绝，性命坚牢。又世俗用灸，不过三五十壮，殊不知去小疾则愈，驻命根则难。故《铜人针灸图经》云：凡大病宜灸脐下五百壮。补接真气，即此法也。若去风邪四肢小疾，不过三、五、七壮而已。仲景毁灸法云：火气虽微，内攻有力，焦骨伤筋，血难复也。余观亘古迄今，何尝有灸伤筋骨而死者？彼盖不知灸法之妙故尔。《灵枢》论虚而至陷下，温补无功，借冰台以起陷下之阳耳。若仲景所言微数之脉，慎不可灸。脉而至于微矣，似有似无，则真阳已离；又至于数矣，则真阴已竭。阴阳离竭，灸亦无益。但有炎焰而无温存，宁不焦骨伤筋

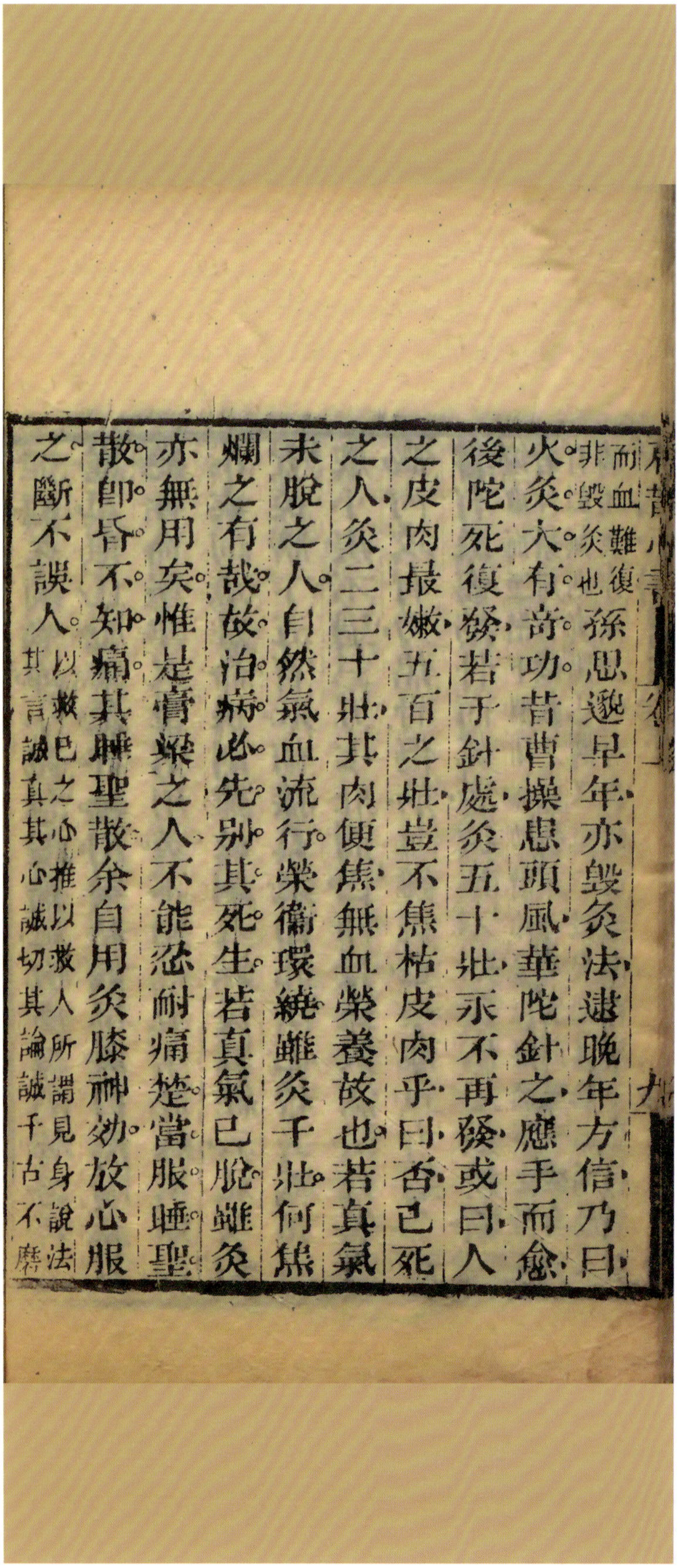
而血難復非毀灸也孫思邈早年亦毀灸法逮晚年方信乃曰火灸大有奇功昔曹操患頭風華佗針之應手而愈後佗死復發若于針處灸五十壯永不再發或曰人之皮肉最嫩五百之壯豈不焦枯皮肉乎曰否已死之人灸二三十壯其肉便焦無血榮養故也若真氣未脫之人自然氣血流行榮衛環繞雖灸千壯何焦爛之有哉故治病必先別其死生若真氣已脫雖灸亦無用矣惟是膏粱之人不能忍耐痛楚當服睡聖散即昏不知痛其睡聖散余自用灸膝神效放心服之斷不誤人以救己之心推以救人所謂見身說法其言誠真其心誠切其論誠千古不磨

而血难复？非毁灸也。

孙思邈早年亦毁灸法，逮晚年方信，乃曰：火灸，大有奇功。昔曹操患头风，华佗针之，应手而愈，后佗死复发。若于针处灸五十壮，永不再发。或曰：人之皮肉最嫩，五百之壮，岂不焦枯皮肉乎？曰：否。已死之人，灸二三十壮，其肉便焦，无血荣养故也。若真气未脱之人，自然气血流行，荣卫环绕，虽灸千壮，何焦烂之有哉。故治病必先别其死生，若真气已脱，虽灸亦无用矣。惟是膏粱之人，不能忍耐痛楚，当服睡圣散，即昏不知痛，其睡圣散余自用灸膝神效，放心服之，断不误人。以救己之心，推以救人。所谓见身说法，其言诚真，其心诚切，其论诚千古不磨

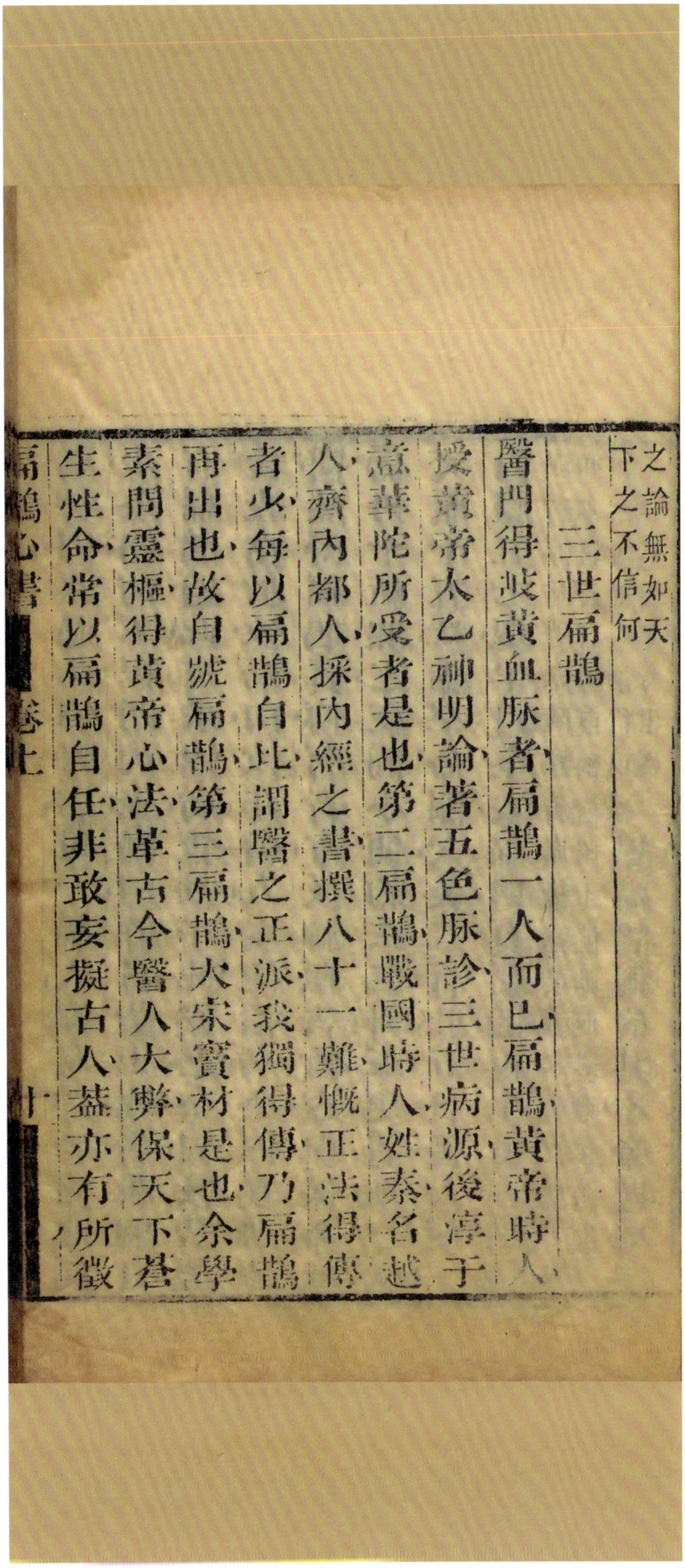
之論無如天下之不信何
三世扁鵲
醫門得岐黃血脉者扁鵲一人而已扁鵲黃帝時人授黃帝太乙神明論著五色脉診三世病源後淳于意華陀所受者是也第二扁鵲戰國時人姓秦名越人齊內都人採內經之書撰八十一難慨正法得傳者少每以扁鵲自比謂醫之正派我獨得傳乃扁鵲再出也故自號扁鵲第三扁鵲大宋竇材是也余學素問靈樞得黃帝心法革古今醫人大弊保天下蒼生性命常以扁鵲自任非敢妄擬古人蓋亦有所徵
扁鵲心書 卷上 廿

之论，无如天下之不信何。

三世扁鹊

医门得岐黄血脉者，扁鹊一人而已。扁鹊，黄帝时人，授黄帝《太乙神明论》，著《五色脉诊》《三世病源》，后淳于意、华佗所受者是也。第二扁鹊，战国时人，姓秦名越人，齐内都人，采《内经》之书，撰《八十一难》，慨正法得传者少，每以扁鹊自比，谓医之正派，我独得传，乃扁鹊再出也，故自号扁鹊。第三扁鹊，大宋窦材是也，余学《素问》《灵枢》，得黄帝心法，革古今医人大弊，保天下苍生性命，常以扁鹊自任，非敢妄拟古人，盖亦有所征

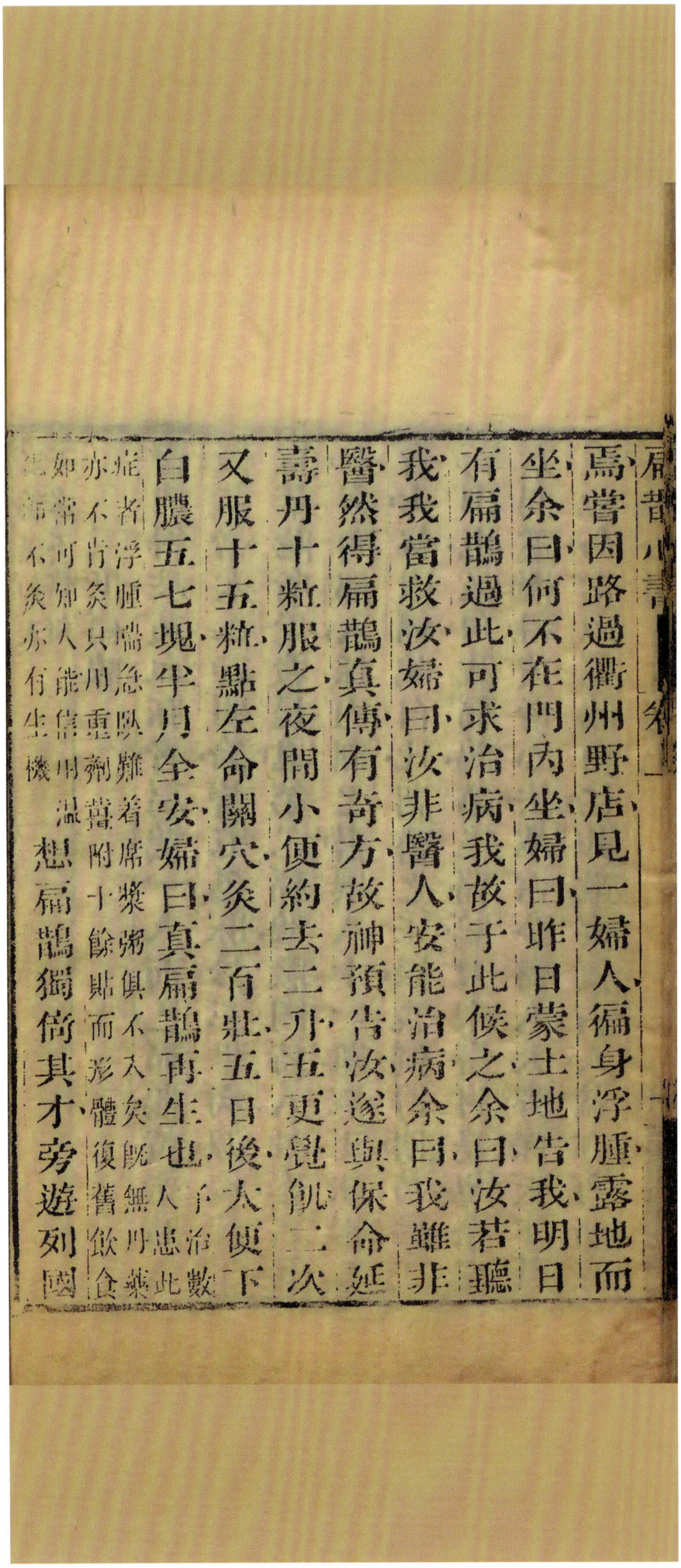
扁鵲心書　卷

焉嘗因路過衢州野店見一婦人徧身浮腫露地而坐余曰何不在門內坐婦曰昨日蒙土地告我明日有扁鵲過此可求治病我故于此候之余曰汝若聽我我當救汝婦曰汝非醫人安能治病余曰我雖非醫然得扁鵲真傳有奇方故神預告汝遂與保命延壽丹十粒服之夜間小便約去二升五更覺飢二次又服十五粒點左命關穴灸二百壯五日後大便下白膿五七塊半月全安婦曰真扁鵲再生也予治數人患此症者浮腫喘急臥難着席漿粥俱不入矣既無丹藥亦不肯灸只用重劑薑附十餘貼而形體復舊飲食如常可知人能信用溫化即不灸亦有生機想扁鵲獨倚其才旁遊列國

焉。尝因路过衢州野店，见一妇人遍身浮肿，露地而坐。余曰：何不在门内坐？妇曰：昨日蒙土地告我，明日有扁鹊过此，可求治病，我故于此候之。余曰：汝若听我，我当救汝。妇曰：汝非医人，安能治病？余曰：我虽非医，然得扁鹊真传，有奇方，故神预告汝。遂与保命延寿丹十粒服之，夜间小便约去二升，五更觉饥。二次又服十五粒，点左命关穴，灸二百壮。五日后，大便下白脓五七块，半月全安。妇曰：真扁鹊再生也。予治数人患此症者，浮肿，喘急，卧难着席，浆粥俱不入矣。既无丹药，亦不肯灸，只用重剂姜附十余贴，而形体复旧，饮食如常，可知人能信用温化，即不灸亦有生机。想扁鹊独倚其才，旁游列国

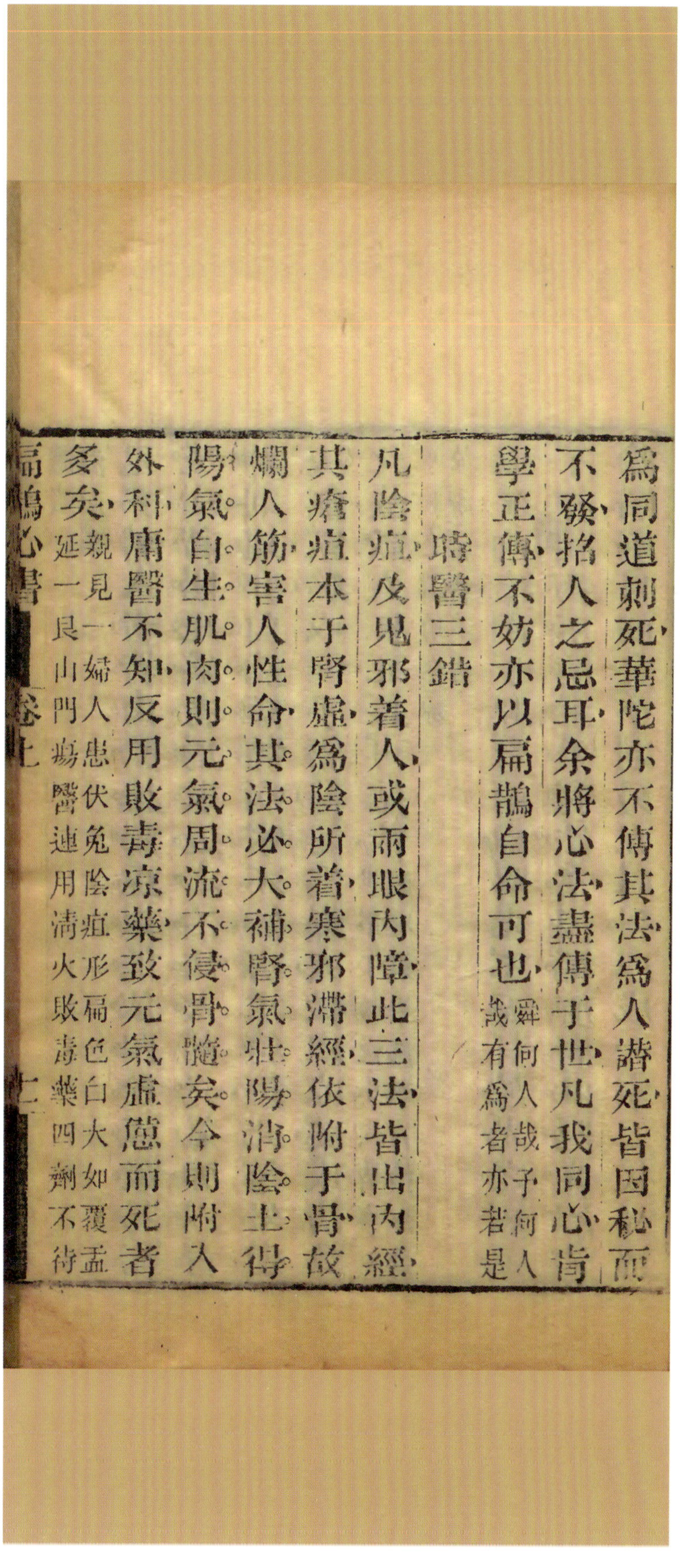
扁鵲心書　卷上　二

爲同道刺死華陀亦不傳其法爲人譖死皆因秘而不發招人之忌耳余將心法盡傳于世凡我同心肯學正傳不妨亦以扁鵲自命可也舜何人哉予何人哉有爲者亦若是

時醫三錯

凡陰疽及鬼邪着人或兩眼內障此三法皆出內經其瘡疽本于腎虛爲陰所着寒邪滯經依附于骨故爛人筋害人性命其法必大補腎氣壯陽消陰土得陽氣自生肌肉則元氣周流不侵骨髓矣今則附入外科庸醫不知反用敗毒涼藥致元氣虛憊而死者多矣親見一婦人患伏兔陰疽形扁色白大如覆盂延一良山門瘍醫連用清火敗毒藥四劑不待

为同道刺死，华佗亦不传其法，为人谮死，皆因秘而不发，招人之忌耳。余将心法尽传于世，凡我同心肯学正传，不妨亦以扁鹊自命可也。舜何人哉，予何人哉，有为者亦若是。

时医三错

凡阴疽及鬼邪着人，或两眼内障，此三法皆出《内经》。其疮疽本于肾虚，为阴所着，寒邪滞经，依附于骨，故烂人筋，害人性命。其法必大补肾气，壮阳消阴，土得阳气，自生肌肉，则元气周流不侵骨髓矣。今则附入外科，庸医不知，反用败毒凉药，致元气虚惫而死者多矣。亲见一妇人患伏兔阴疽，形扁色白，大如覆盂，延一良山门疡医，连用清火败毒药四剂，不待

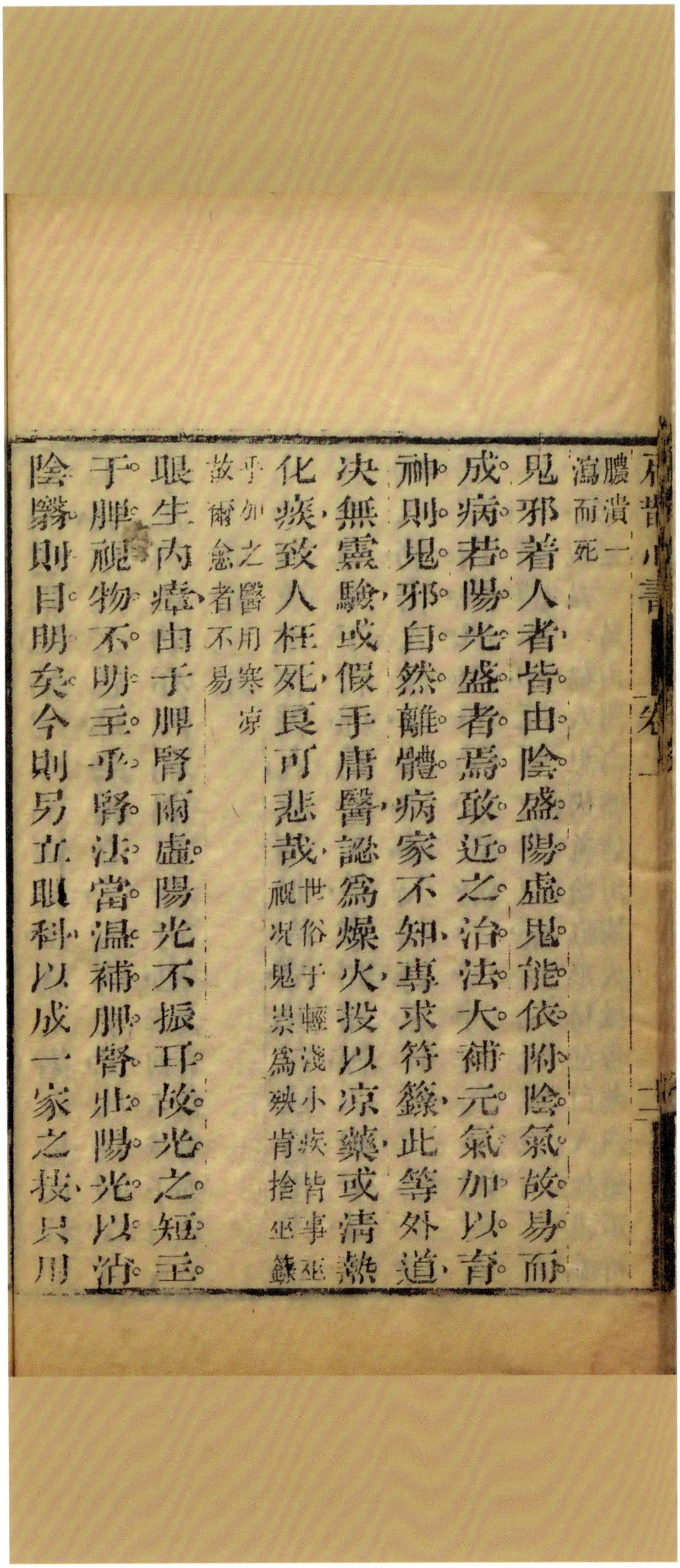

膿潰一瀉而死

鬼邪着人者皆由陰盛陽虛鬼能依附陰氣故易而成病若陽光盛者焉敢近之治法大補元氣加以育神則鬼邪自然離體病家不知專求符籙此等外道決無靈驗或假手庸醫認為燥火投以涼藥或清熱化痰致人枉死良可悲哉世俗于輕淺小疾皆事巫祝況鬼祟為殃肯捨巫籙乎加之醫用寒涼故爾愈者不易

眼生內障由于脾腎兩虛陽光不振耳故光之短主于脾視物不明主乎腎法當溫補脾腎壯陽光以消陰翳則目明矣今則另立眼科以成一家之技只用

脓溃，一泻而死。

鬼邪着人者，皆由阴盛阳虚。鬼能依附阴气，故易而成病，若阳光盛者焉敢近之。治法大补元气，加以育神，则鬼邪自然离体。病家不知，专求符箓，此等外道，决无灵验。或假手庸医，认为燥火，投以凉药，或清热化痰，致人枉死，良可悲哉。世俗于轻浅小疾皆事巫祝，况鬼祟为殃，肯舍巫箓乎。加之医用寒凉，故尔愈者不易。

眼生内障由于脾肾两虚，阳光不振耳。故光之短主于脾，视物不明主乎肾。法当温补脾肾，壮阳光以消阴翳，则目明矣。今则另立眼科以成一家之技，只用

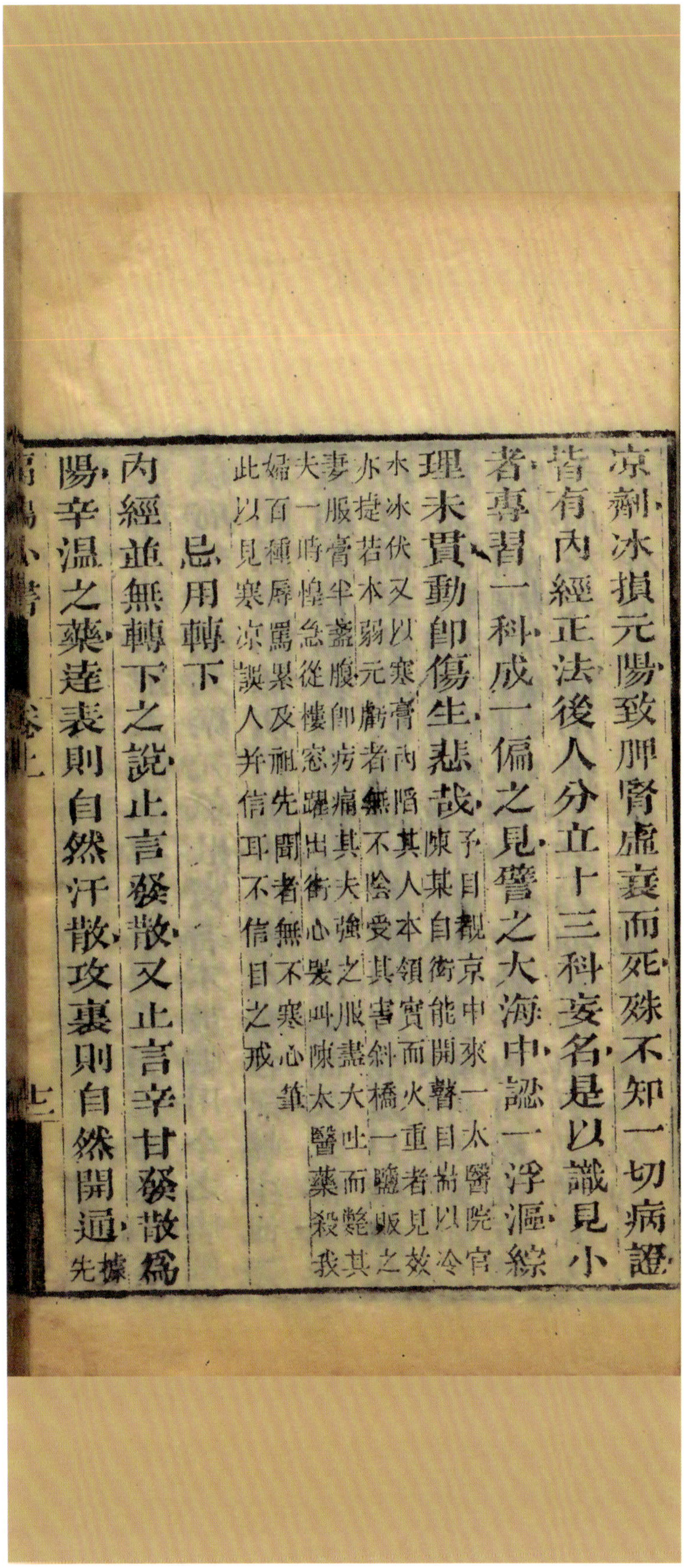
扁鵲心書　卷上　七

凉劑，冰損元陽，致脾腎虛衰而死，殊不知一切病證皆有內經正法。後人分立十三科妄名，是以識見小者專習一科，成一偏之見，譬之大海中認一浮漚，綜理未貫，動即傷生，悲哉。予目覩京中來一太醫院官陳某，自衒能開瞽目，專以冷水冰伏，又以寒膏內陷。其人本領實而火重者見效亦捷；若本弱元虧者，無不陰受其害。斜橋一鹽販之妻服膏半盞，腹即疞痛，其夫強之服盡，大吐而斃。其夫一時惶急，從樓窗躍出街心。哭叫：陳太醫藥殺我婦。百種辱罵累及祖先，聞者無不寒心。筆此以見寒涼誤人，并信耳不信目之戒。

忌用轉下

內經並無轉下之說，止言發散，又止言辛甘發散爲陽。辛溫之藥，達表則自然汗散，攻裏則自然開通。據先

凉剂，冰损元阳，致脾肾虚衰而死，殊不知一切病证皆有《内经》正法。后人分立十三科妄名，是以识见小者，专习一科，成一偏之见，譬之大海中认一浮沤，综理未贯，动即伤生，悲哉。予目睹京中来一太医院官陈某，自衒能开瞽目，专以冷水冰伏，又以寒膏内陷。其人本领，实而火重者见效亦捷；若本弱元亏者，无不阴受其害。斜桥一盐贩之妻服膏半盏，腹即疞痛，其夫强之服尽，大吐而毙。其夫一时惶急，从楼窗跃出街心。哭叫：陈太医药杀我妇。百种辱骂累及祖先，闻者无不寒心。笔此以见寒凉误人，并信耳不信目之戒。

忌用转下

《内经》并无转下之说，止言发散，又止言辛甘发散为阳。辛温之药达表则自然汗散，攻里则自然开通。据先

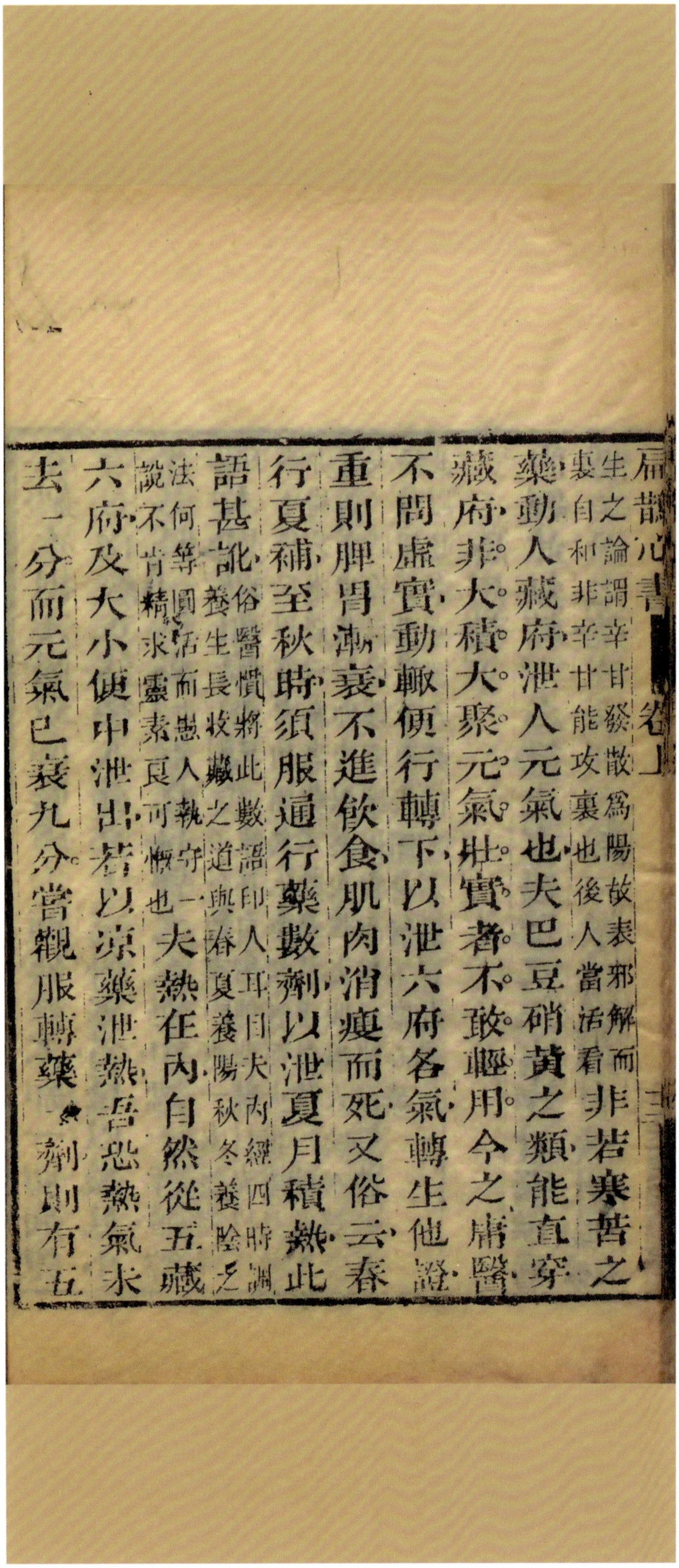

扁鵲心書　卷上

生之論謂辛甘發散爲陽故表邪解而裏自和非辛甘能攻裏也後人當活看非若寒苦之藥動人藏府泄人元氣也夫巴豆硝黄之類能直穿藏府非大積大聚元氣壯實者不敢輕用今之庸醫不問虛實動輙便行轉下以泄六府各氣轉生他證重則脾胃漸衰不進飲食肌肉消瘦而死又俗云春行夏補至秋時須服通行藥數劑以泄夏月積熱此語甚訛俗醫慣將此數語印人耳目夫內經四時調養生長收藏之道與春夏養陽秋冬養陰之法何等圓活而愚人執守一說不肯精求靈素良可慨也夫熱在內自然從五藏六府及大小便中泄出若以涼藥泄熱吾恐熱氣未去一分而元氣已衰九分嘗觀服轉藥一劑則有五

生之论谓辛甘发散为阳，故表邪解而里自和，非辛甘能攻里也，后人当活看。非若寒苦之药，动人脏腑，泄人元气也。夫巴豆、硝黄之类能直穿脏腑，非大积大聚，元气壮实者，不敢轻用。今之庸医，不问虚实，动辄便行转下，以泄六腑各气，转生他证。重则脾胃渐衰，不进饮食，肌肉消瘦而死。又俗云：春行夏补，至秋时须服通行药数剂，以泄夏月积热，此语甚讹。俗医惯将此数语印人耳目，夫《内经》四时调养，生长收藏之道，与春夏养阳，秋冬养阴之法，何等圆活，而愚人执守一说，不肯精求《灵》《素》，良可慨也。夫热在内，自然从五脏六腑及大小便中泄出。若以凉药泄热，吾恐热气未去一分，而元气已衰九分。尝观服转药一剂，则有五

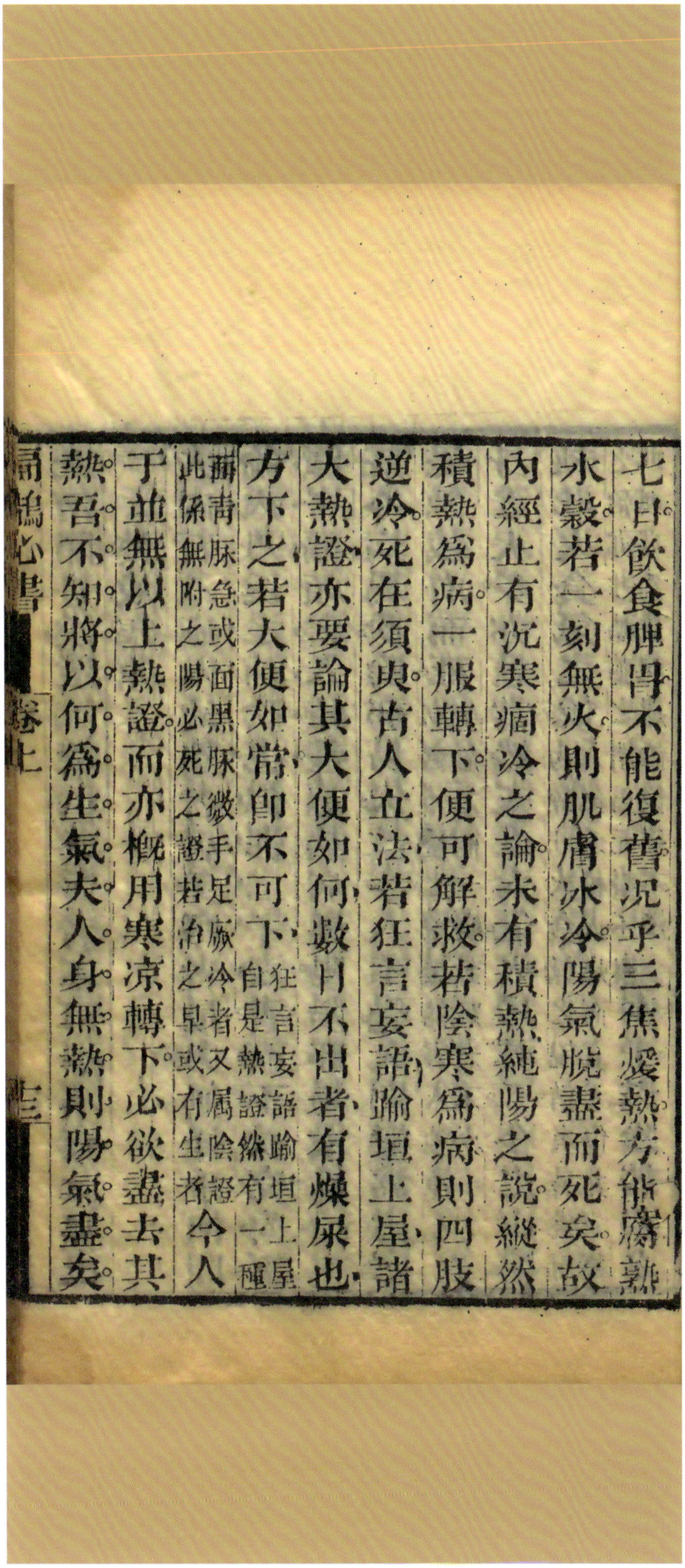
扁鵲心書　卷上

七日飲食脾胃不能復舊況乎三焦煖熱方能腐熟水穀若一刻無火則肌膚冰冷陽氣脫盡而死矣故內經止有沉寒痼冷之論未有積熱純陽之說縱然積熱爲病一服轉下便可解救若陰寒爲病則四肢逆冷死在須臾古人立法若狂言妄語踰垣上屋諸大熱證亦要論其大便如何數日不出者有燥屎也方下之若大便如常即不可下狂言妄語踰垣上屋自是熱證然有一種面青脉急或面黑脉微手足厥冷者又屬陰證此係無附之陽必死之證若治之早或有生者今人于並無以上熱證而亦概用寒涼轉下必欲盡去其熱吾不知將以何爲生氣夫人身無熱則陽氣盡矣

七日，饮食脾胃不能复旧。况乎三焦暖热，方能腐熟水谷，若一刻无火则肌肤冰冷，阳气脱尽而死矣。故《内经》止有沉寒痼冷之论，未有积热纯阳之说。纵然积热为病，一服转下，便可解救。若阴寒为病，则四肢逆冷，死在须臾。古人立法，若狂言妄语，逾垣上屋诸大热证，亦要论其大便如何。数日不出者，有燥屎也，方下之；若大便如常，即不可下。狂言妄语，逾垣上屋，自是热证，然有一种面青脉急，或面黑脉微，手足厥冷者，又属阴证。此系无附之阳，必死之证，若治之早，或有生者。今人于并无以上热证，而亦概用寒凉转下，必欲尽去其热，吾不知将以何为生气。夫人身无热则阳气尽矣。

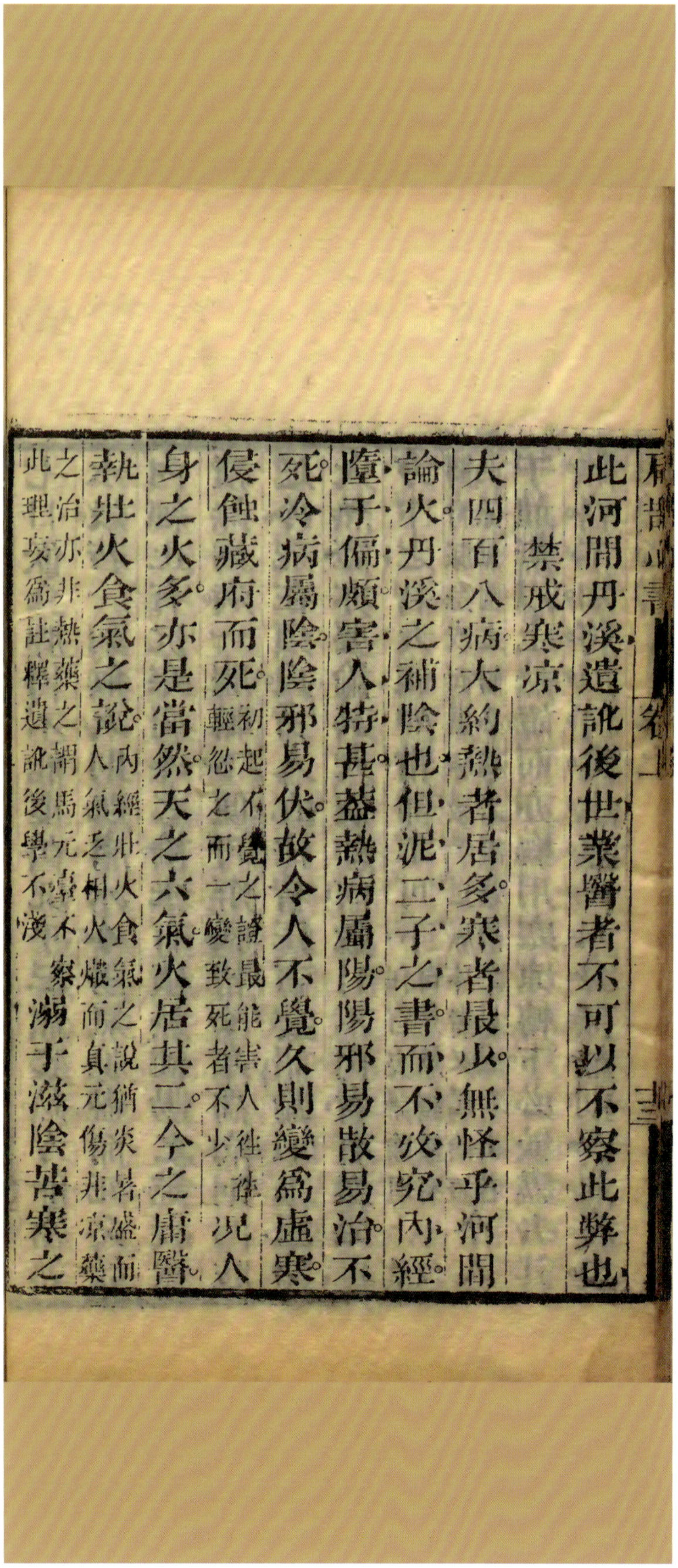
此河間丹溪遺訛後世業醫者不可以不察此弊也
禁戒寒涼
夫四百八病大約熱者居多寒者最少無怪乎河間論火丹溪之補陰也但泥二子之書而不考究內經墮于偏頗害人特甚蓋熱病屬陽陽邪易散易治不死冷病屬陰陰邪易伏故令人不覺久則變爲虛寒侵蝕藏府而死初起不覺之證最能害人往往輕忽之而一變致死者不少況人身之火多亦是當然天之六氣火居其二今之庸醫執壯火食氣之說內經壯火食氣之說猶炎暑盛而人氣乏相火熾而真元傷非涼藥之治亦非熱藥之謂馬元臺不察此理妄爲註釋遺訛後學不淺溺于滋陰苦寒之

此河间、丹溪遗讹后世，业医者不可以不察此弊也。

禁戒寒凉

夫四百八病，大约热者居多，寒者最少。无怪乎河间论火，丹溪之补阴也。但泥二子之书而不考究《内经》，堕于偏颇，害人特甚。盖热病属阳，阳邪易散，易治不死；冷病属阴，阴邪易伏，故令人不觉，久则变为虚寒，侵蚀脏腑而死。初起不觉之证，最能害人，往往轻忽之，而一变致死者不少。

况人身之火多，亦是当然，天之六气，火居其二。今之庸医，执壮火食气之说，《内经》壮火食气之说，犹炎暑盛而人气乏，相火炽而真元伤，非凉药之治，亦非热药之谓，马元台不察此理，妄为注释，遗讹后学不浅。溺于滋阴苦寒之

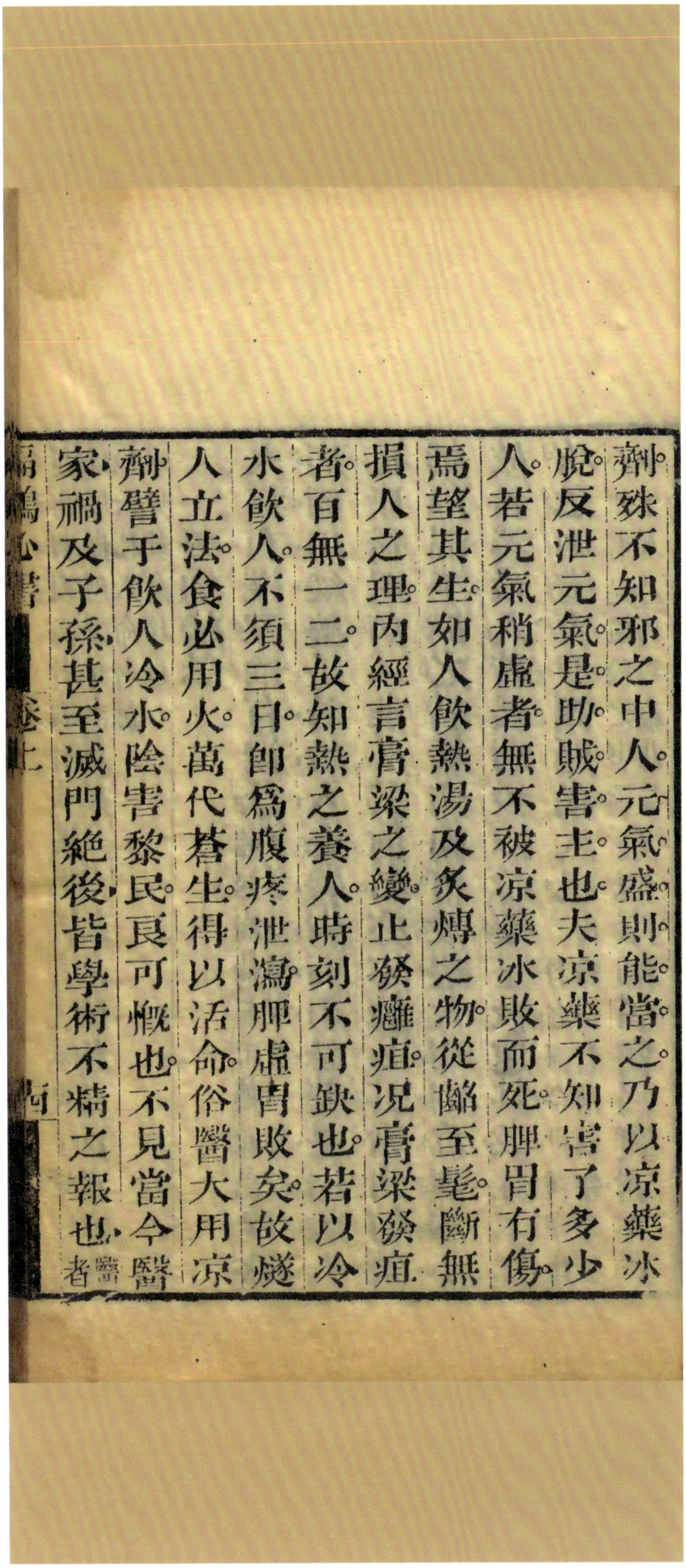
扁鵲心書　卷上

劑殊不知邪之中人元氣盛則能當之乃以涼藥冰
脫反泄元氣是助賊害主也夫涼藥不知害了多少
人若元氣稍虛者無不被涼藥冰敗而死脾胃有傷
焉望其生如人飲熱湯及炙煿之物從齠至髦斷無
損人之理內經言膏粱之變止發癰疽況膏粱發疽
者百無一二故知熱之養人時刻不可缺也若以冷
水飲人不須三日即爲腹疼泄瀉脾虛胃敗矣故燧
人立法食必用火萬代蒼生得以活命俗醫大用涼
劑譬于飲人冷水陰害黎民良可慨也不見當今醫
家禍及子孫甚至滅門絕後皆學術不精之報也醫者

剂，殊不知邪之中人，元气盛则能当之，乃以凉药冰脱，反泄元气，是助贼害主也。夫凉药不知害了多少人。若元气稍虚者，无不被凉药冰败而死，脾胃有伤，焉望其生？如人饮热汤及炙煿之物，从龆至髦，断无损人之理。《内经》言膏粱之变，止发痈疽，况膏粱发疽者，百无一二。故知热之养人，时刻不可缺也。若以冷水饮人，不须三日，即为腹疼泄泻，脾虚胃败矣。故燧人立法，食必用火，万代苍生得以活命。俗医大用凉剂，譬于饮人冷水，阴害黎民，良可慨也。不见当今医家，祸及子孙，甚至灭门绝后，皆学术不精之报也。医者

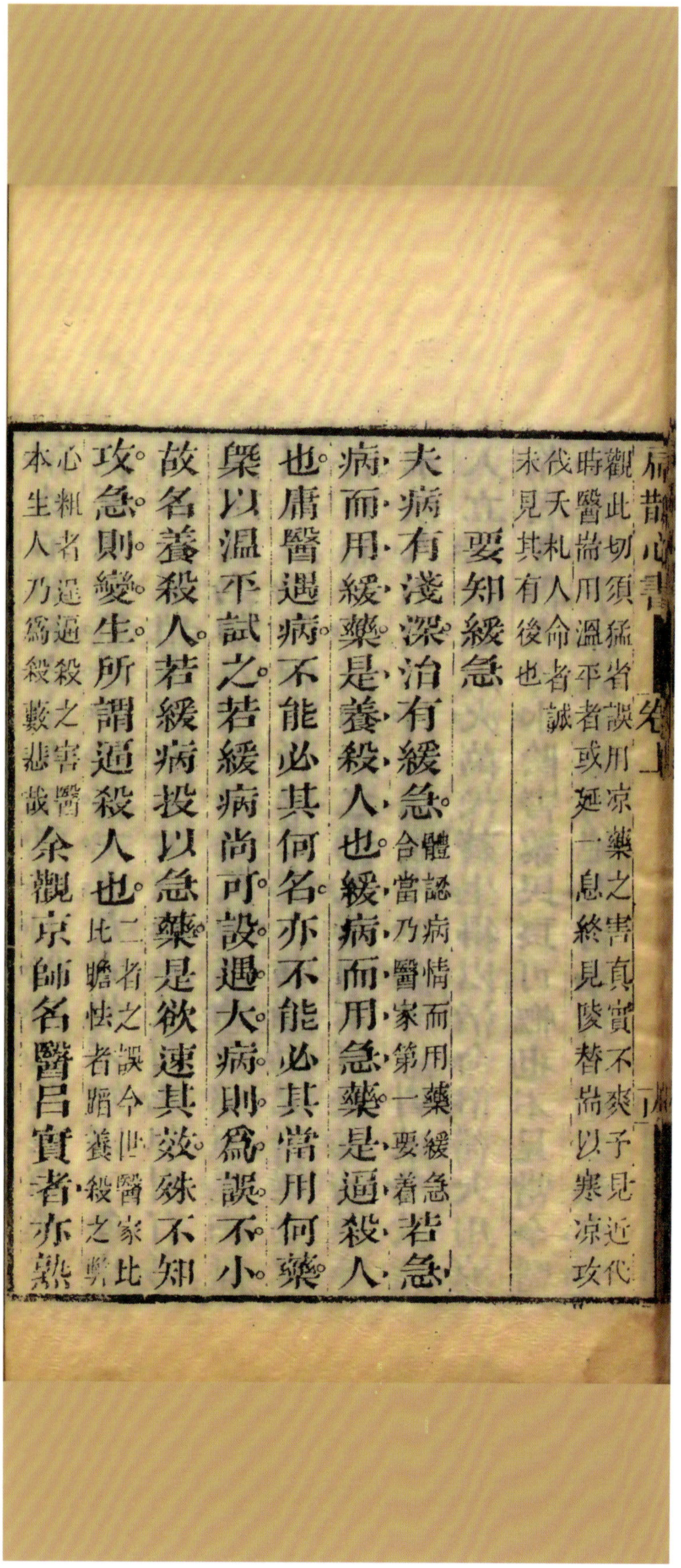

扁鵲心書 卷上

觀此切須猛省誤用涼藥之害眞實不爽予見近代時醫耑用溫平者或延一息終見陵替耑以寒涼攻伐夭札人命者誠未見其有後也

要知緩急

夫病有淺深治有緩急。體認病情而用藥緩急合當乃醫家第一要着若急病而用緩藥是養殺人也緩病而用急藥是逼殺人也庸醫遇病不能必其何名亦不能必其當用何藥槩以溫平試之若緩病尚可設遇大病則爲誤不小故名養殺人若緩病投以急藥是欲速其效殊不知攻急則變生所謂逼殺人也二者之誤今世醫家比比膽怯者蹈養殺之弊心粗者逞逼殺之害醫本生人乃爲殺藪悲哉余觀京師名醫呂實者亦熟

观此切须猛省，误用凉药之害真实不爽，予见近代时医专用温平者，或延一息，终见陵替。专以寒凉攻伐，夭札人命者，诚未见其有后也。

要知缓急

夫病有浅深，治有缓急。体认病情，而用药缓急合当，乃医家第一要着。若急病而用缓药，是养杀人也。缓病而用急药，是逼杀人也。庸医遇病，不能必其何名，亦不能必其当用何药，概以温平试之。若缓病尚可，设遇大病则为误不小，故名养杀人；若缓病投以急药，是欲速其效，殊不知攻急则变生，所谓逼杀人也。二者之误，今世医家比比，胆怯者蹈养杀之弊，心粗者逞逼杀之害。医本生人，乃为杀薮，悲哉。余观京师名医吕实者，亦熟

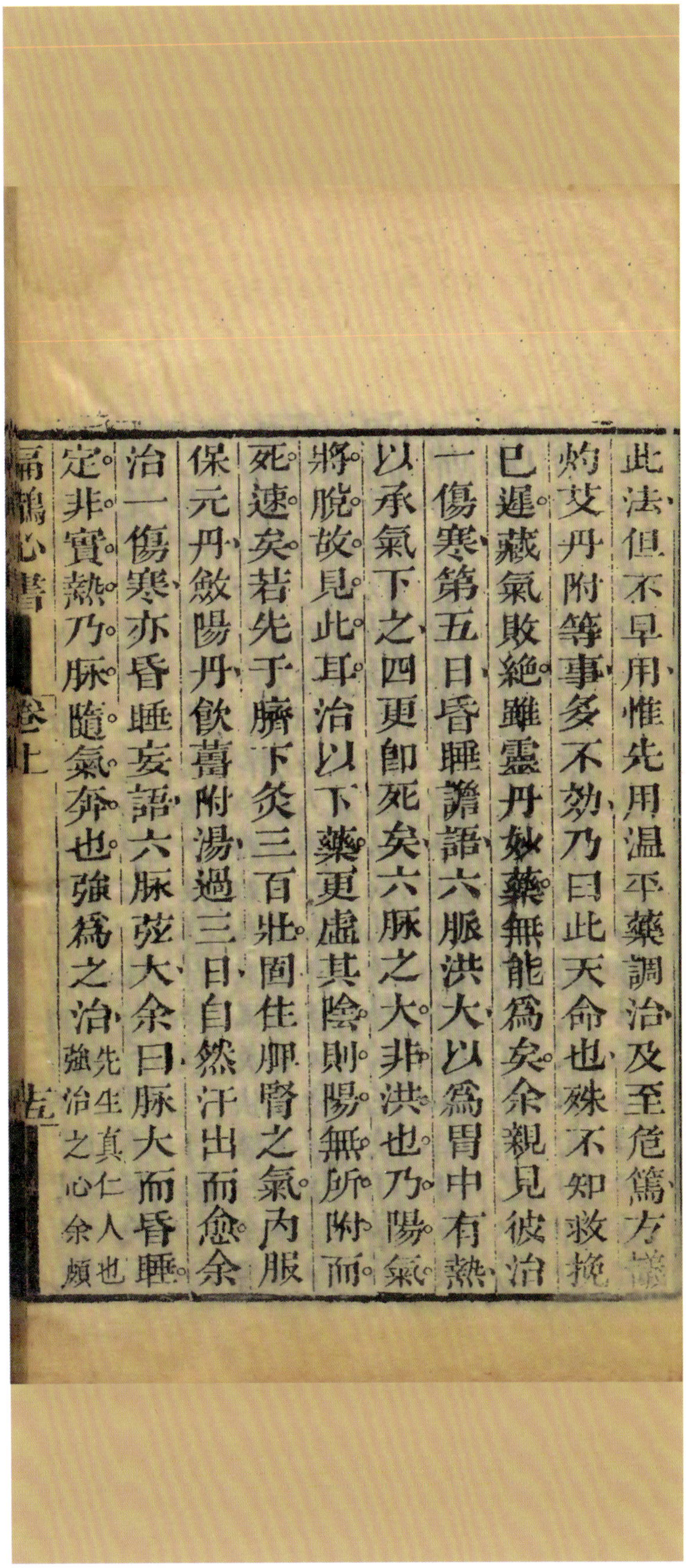
扁鵲心書　卷上

此法但不早用惟先用溫平藥調治及至危篤方議灼艾丹附等事多不効乃曰此天命也殊不知救挽已遲藏氣敗絕雖靈丹妙藥無能爲矣余親見彼治一傷寒第五日昏睡譫語六脉洪大以爲胃中有熱以承氣下之四更即死矣六脉之大非洪也乃陽氣將脫故見此耳治以下藥更虛其陰則陽無所附而死速矣若先于臍下灸三百壯固住脾腎之氣內服保元丹斂陽丹飲薑附湯過三日自然汗出而愈余治一傷寒亦昏睡妄語六脉弦大余曰脉大而昏睡定非實熱乃脉隨氣奔也強爲之治先生真仁人也強治之心余頗

此法，但不早用，惟先用温平药调治，及至危笃，方议灼艾丹附等事，多不效。乃曰：此天命也。殊不知救挽已迟，脏气败绝，虽灵丹妙药，无能为矣。余亲见彼治一伤寒第五日，昏睡谵语，六脉洪大，以为胃中有热，以承气下之，四更即死矣。六脉之大，非洪也，乃阳气将脱，故见此耳。治以下药，更虚其阴，则阳无所附而死速矣。若先于脐下灸三百壮，固住脾肾之气，内服保元丹、敛阳丹，饮姜附汤，过三日，自然汗出而愈。余治一伤寒，亦昏睡妄语，六脉弦大。余曰脉大而昏睡。定非实热，乃脉随气奔也，强为之治。先生真仁人也，强治之心，余颇

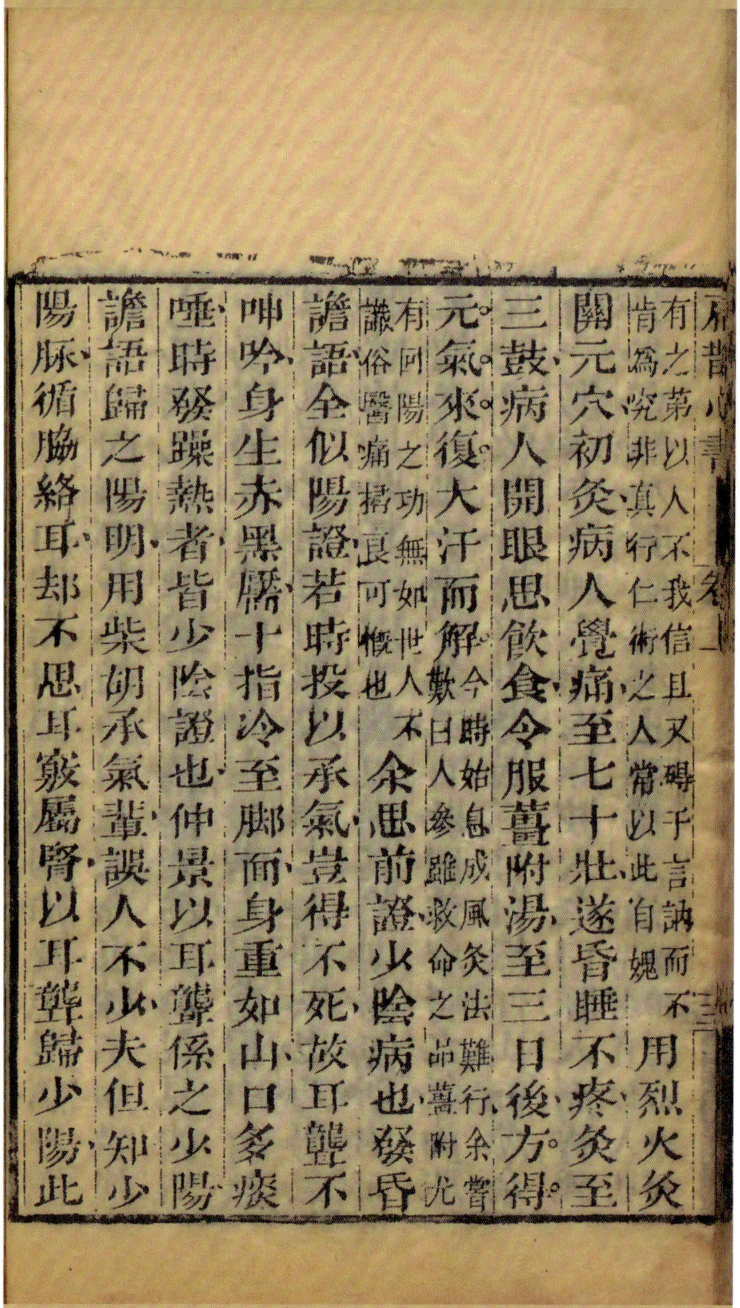
扁鵲心書　卷上

有之第以人不我信且又礙于言訥而不肯爲究非真行仁術之人常以此自媿用烈火灸關元穴初灸病人覺痛至七十壯遂昏睡不疼灸至三鼓病人開眼思飲食令服薑附湯至三日後方得元氣來復大汗而解今時姑息成風灸法難行余嘗歎曰人參雖救命之品薑附尤有回陽之功無如世人不識俗醫痛掃良可慨也余思前證少陰病也發昏譫語全似陽證若時投以承氣豈得不死故耳聾不呻吟身生赤黑靨十指冷至脚面身重如山口多痰唾時發躁熱者皆少陰證也仲景以耳聾係之少陽譫語歸之陽明用柴胡承氣輩誤人不少夫但知少陽脈循脇絡耳却不思耳竅屬腎以耳聾歸少陽此

有之，第以人不我信，且又碍于言讷而不肯为，究非真行仁术之人，常以此自愧。用烈火灸关元穴，初灸病人觉痛，至七十壮遂昏睡不疼，灸至三鼓，病人开眼，思饮食，令服姜附汤。至三日后，方得元气来复，大汗而解。今时姑息成风，灸法难行，余尝叹曰：人参虽救命之品，姜附尤有回阳之功，无如世人不识，俗医痛扫，良可慨也。余思前证，少阴病也。发昏谵语，全似阳证，若时投以承气，岂得不死。故耳聋不呻吟，身生赤黑靥，十指冷至脚面，身重如山，口多痰唾，时发躁热者，皆少阴证也。仲景以耳聋系之少阳，谵语归之阳明，用柴胡承气辈误人不少。夫但知少阳脉循胁络耳，却不思耳窍属肾，以耳聋归少阳，此

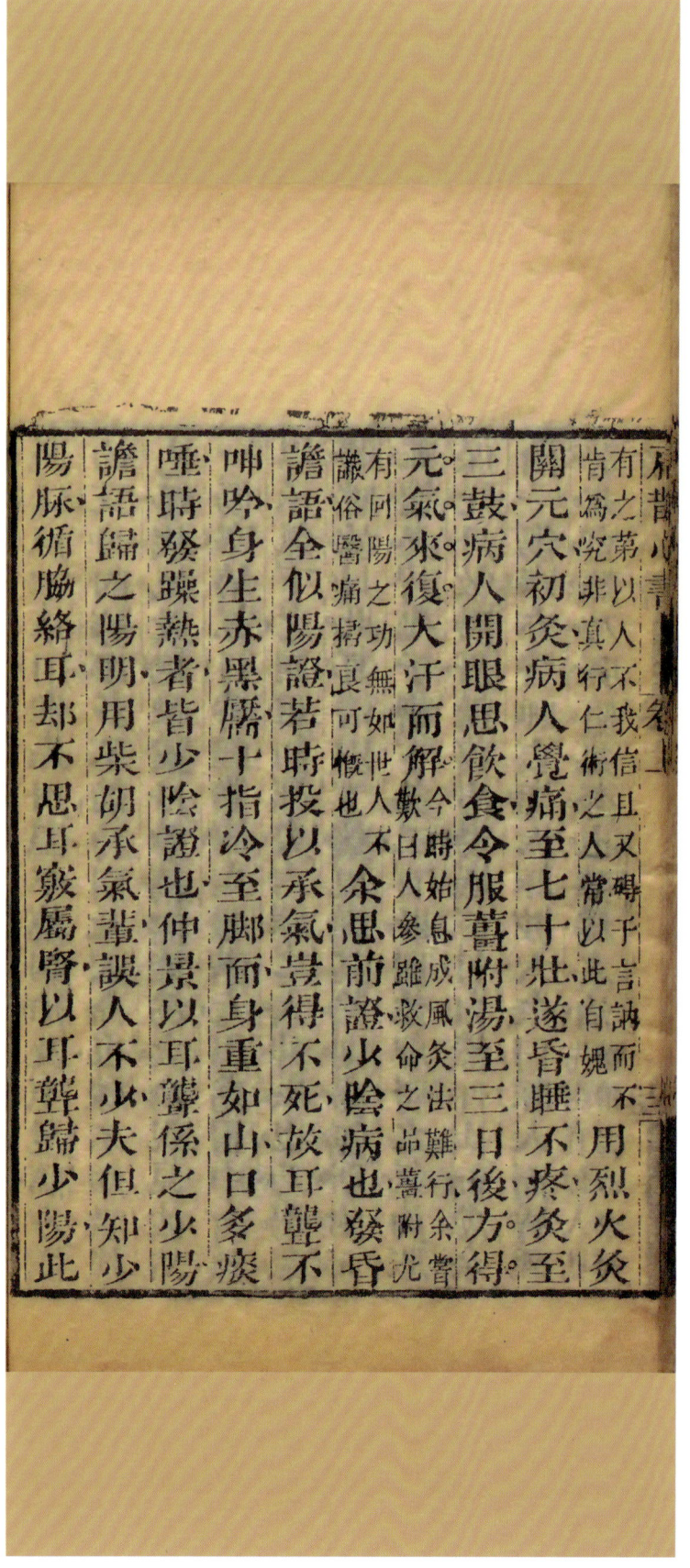

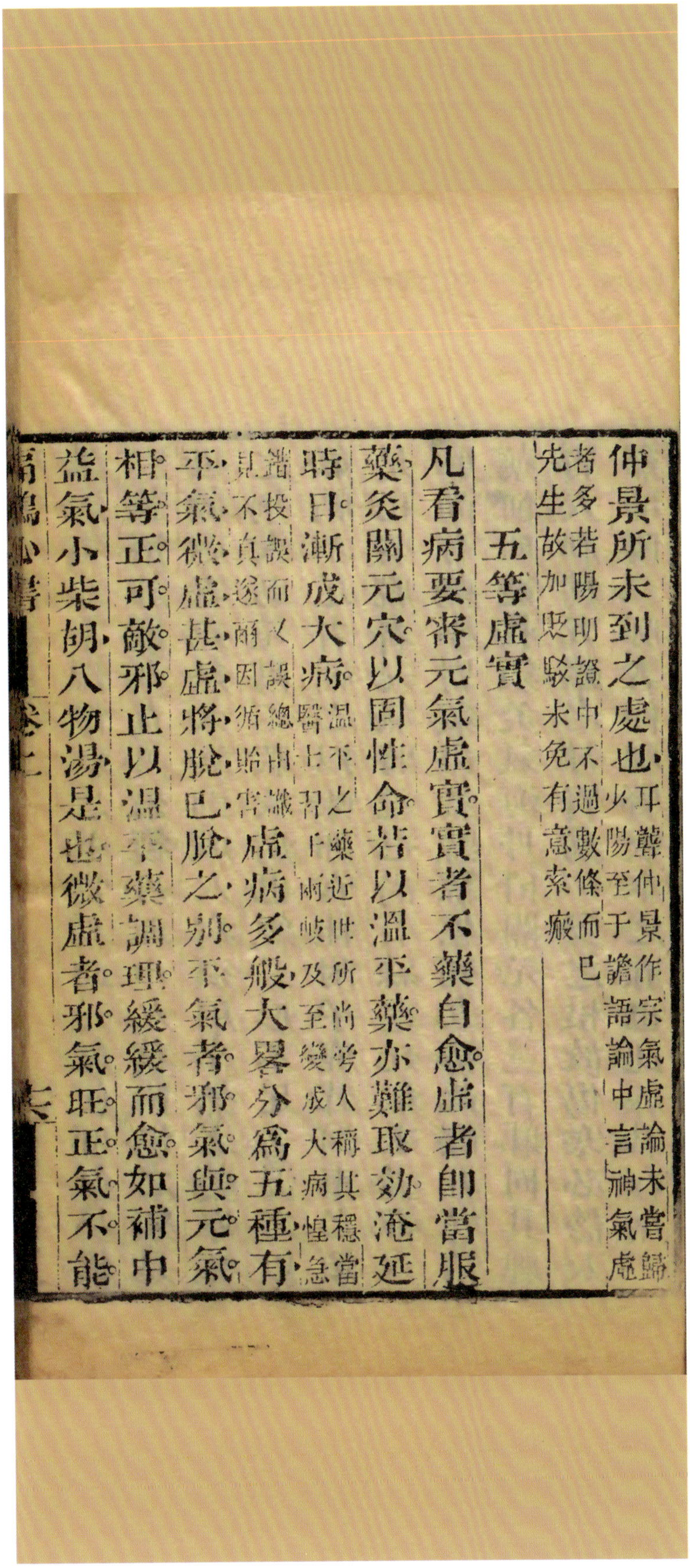
仲景所未到之處也耳聾仲景作宗氣虛論未嘗歸少陽至于譫語論中言神氣虛者多若陽明證中不過數條而已先生故加貶駁未免有意索瘢

五等虛實

凡看病要審元氣虛實實者不藥自愈虛者卽當服藥灸關元穴以固性命若以溫平藥亦難取效淹延時日漸成大病溫平之藥近世所尚旁人稱其穩當醫士習于兩岐及至變成大病惶急錯投誤而又誤總由識見不真遂爾因循貽害虛病多般大畧分為五種有平氣微虛甚虛將脫已脫之別平氣者邪氣與元氣相等正可敵邪止以溫平藥調理緩緩而愈如補中益氣小柴胡八物湯是也微虛者邪氣旺正氣不能

扁鵲心書　卷上

仲景所未到之处也。耳聋仲景作宗气虚论，未尝归少阳。至于谵语，论中言神气虚者多，若阳明证中不过数条而已，先生故加贬驳，未免有意索瘢。

五等虚实

凡看病要审元气虚实，实者不药自愈，虚者即当服药，灸关元穴以固性命。若以温平药，亦难取效，淹延时日，渐成大病。温平之药，近世所尚，旁人称其稳当，医士习于两岐，及至变成大病，惶急错投，误而又误。总由识见不真，遂尔因循贻害。虚病多般，大略分为五种，有平气、微虚、甚虚、将脱、已脱之别。平气者，邪气与元气相等，正可敌邪，只以温平药调理，缓缓而愈，如补中益气、小柴胡、八物汤是也。微虚者，邪气旺，正气不能

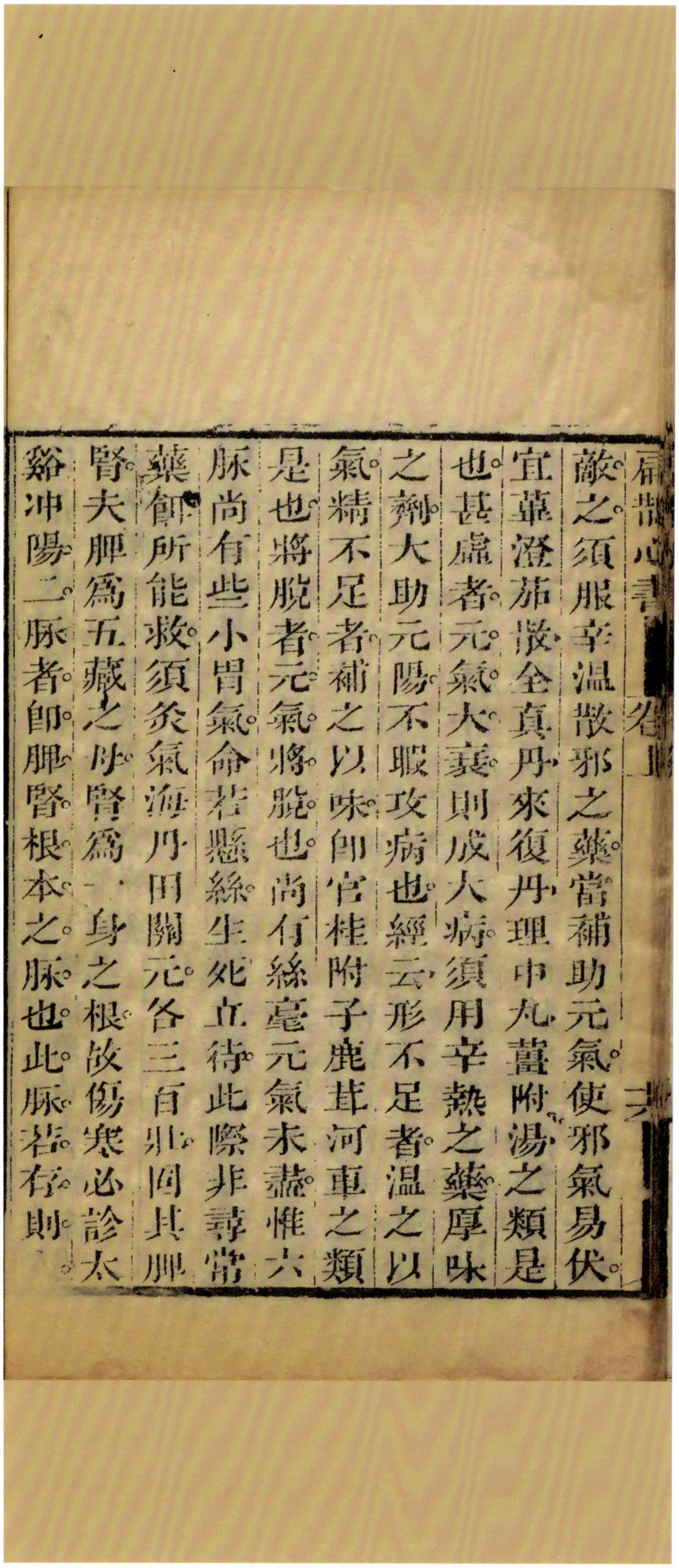
扁鵲心書　卷上

敵之須服辛溫散邪之藥當補助元氣使邪氣易伏宜蓽澄茄散全真丹來復丹理中丸薑附湯之類是也甚虛者元氣大衰則成大病須用辛熱之藥厚味之劑大助元陽不暇攻病也經云形不足者溫之以氣精不足者補之以味即官桂附子鹿茸河車之類是也將脫者元氣將脫也尚有絲毫元氣未盡惟六脈尚有些小胃氣命若懸絲生死立待此際非尋常藥餌所能救須灸氣海丹田關元各三百壯固其脾腎夫脾爲五藏之母腎爲一身之根故傷寒必診太谿冲陽二脈者即脾腎根本之脈也此脈若存則

敌之，须服辛温散邪之药，当补助元气，使邪气易伏，宜荜澄茄散、全真丹、来复丹、理中丸、姜附汤之类是也。甚虚者，元气大衰则成大病，须用辛热之药，厚味之剂，大助元阳，不暇攻病也。《经》云：形不足者，温之以气；精不足者，补之以味。即官桂、附子、鹿茸、河车之类是也。将脱者，元气将脱也，尚有丝毫元气未尽，惟六脉尚有些小胃气，命若悬丝，生死立待，此际非寻常药饵所能救，须灸气海、丹田、关元各三百壮，固其脾肾。夫脾为五脏之母，肾为一身之根。故伤寒必诊太溪、冲阳。二脉者，即脾肾根本之脉也。此脉若存则人

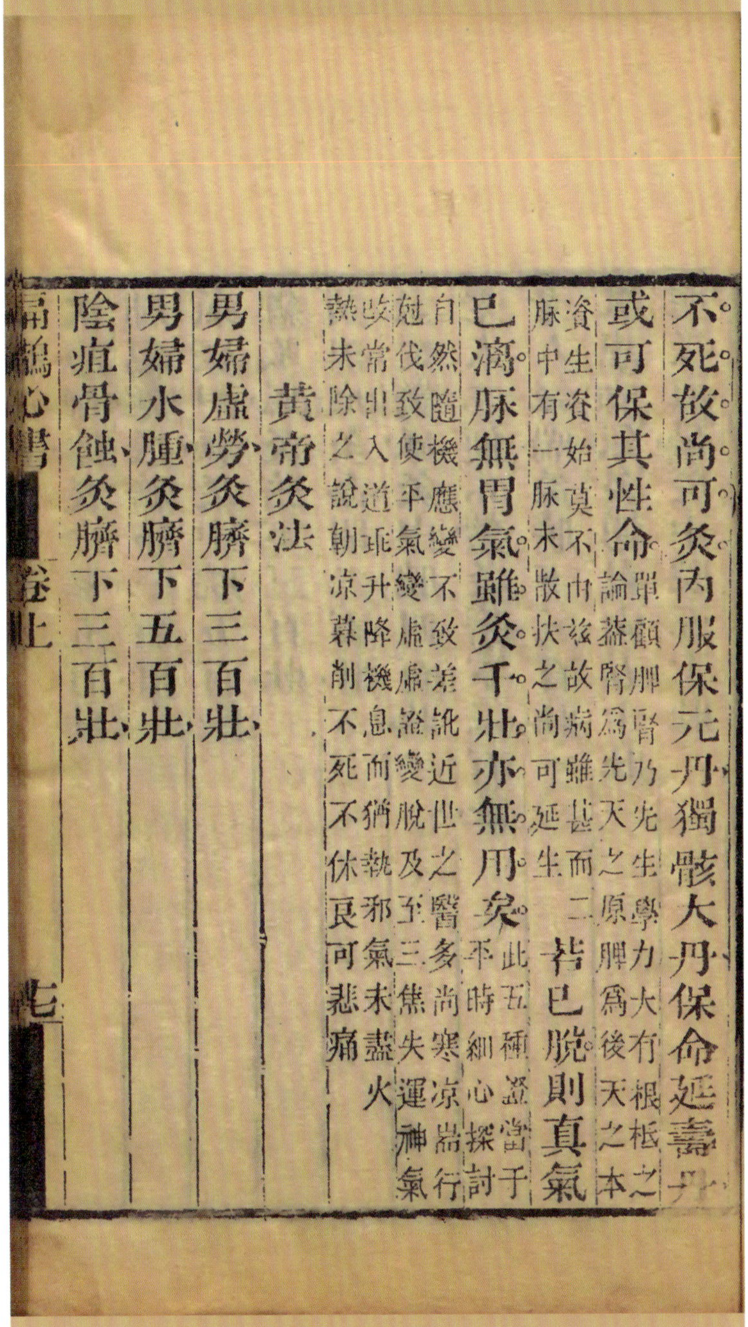
不死故尚可灸內服保元丹獨骸大丹保命延壽丹或可保其性命單顧脾腎乃先生學力大有根柢之論蓋腎爲先天之原脾爲後天之本資生資始莫不由茲故病雖甚而二脉中有一脉未散扶之尚可延生若已脫則真氣已離脉無胃氣雖灸千壯亦無用矣此五種證當于平時細心探討自然隨機應變不致差訛近世之醫多尚寒涼專行克伐致使平氣變虛虛證變脫及至三焦失運神氣改常出入道乖升降機息而猶執邪氣未盡火熱未除之說朝涼暮削不死不休良可悲痛

黃帝灸法

男婦虛勞灸臍下三百壯

男婦水腫灸臍下五百壯

陰疽骨蝕灸臍下三百壯

不死，故尚可灸，内服保元丹、独骸大丹、保命延寿丹，或可保其性命。单顾脾肾，乃先生学力大有根柢之论，盖肾为先天之原，脾为后天之本，资生资始，莫不由兹，故病虽甚而二脉中有一脉未散，扶之尚可延生。若已脱则真气已离，脉无胃气，虽灸千壮，亦无用矣。此五种证当于平时细心探讨，自然随机应变，不致差讹。近世之医，多尚寒凉，专行克伐，致使平气变虚，虚证变脱，及至三焦失运，神气改常，出入道乖，升降机息，而犹执邪气未尽，火热未除之说，朝凉暮削，不死不休，良可悲痛。

黄帝灸法

男妇虚劳，灸脐下三百壮。

男妇水肿，灸脐下五百壮。

阴疽骨蚀，灸脐下三百壮。

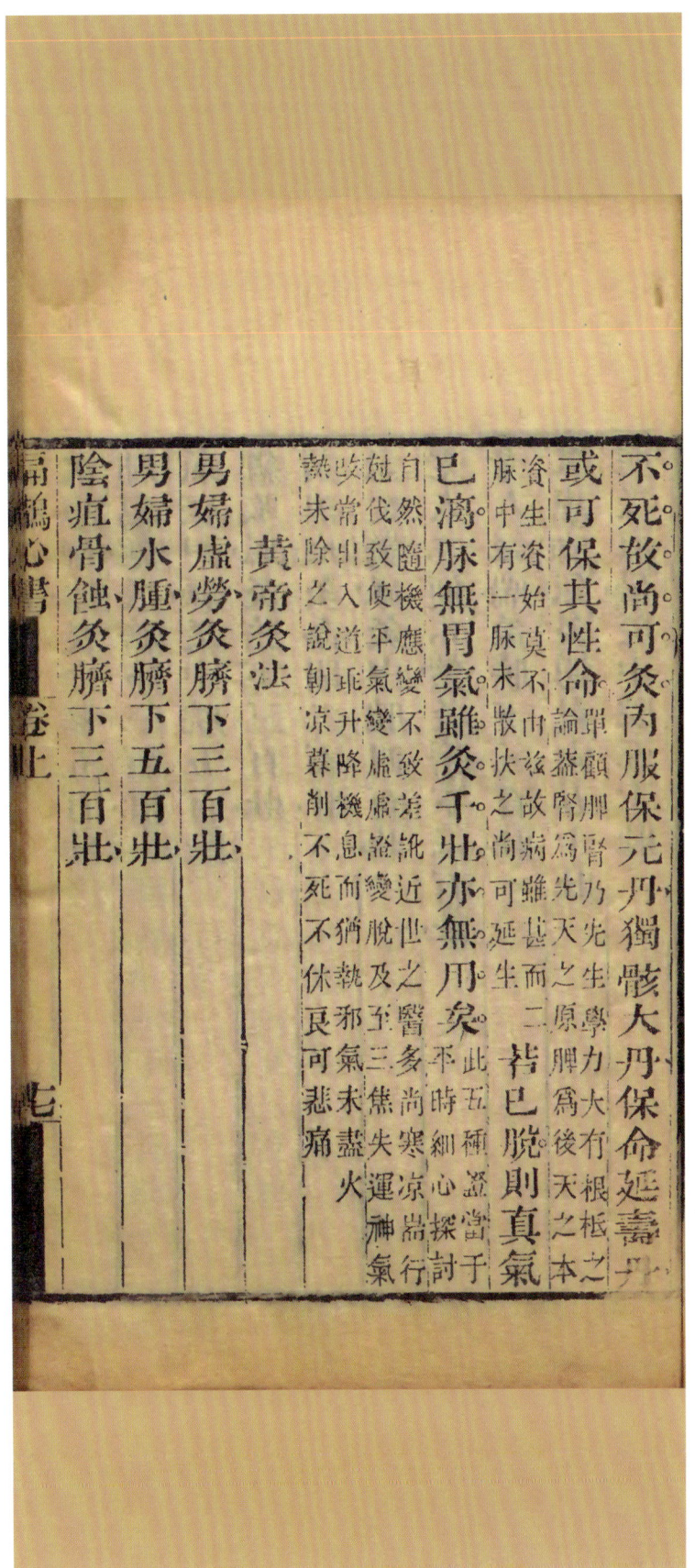

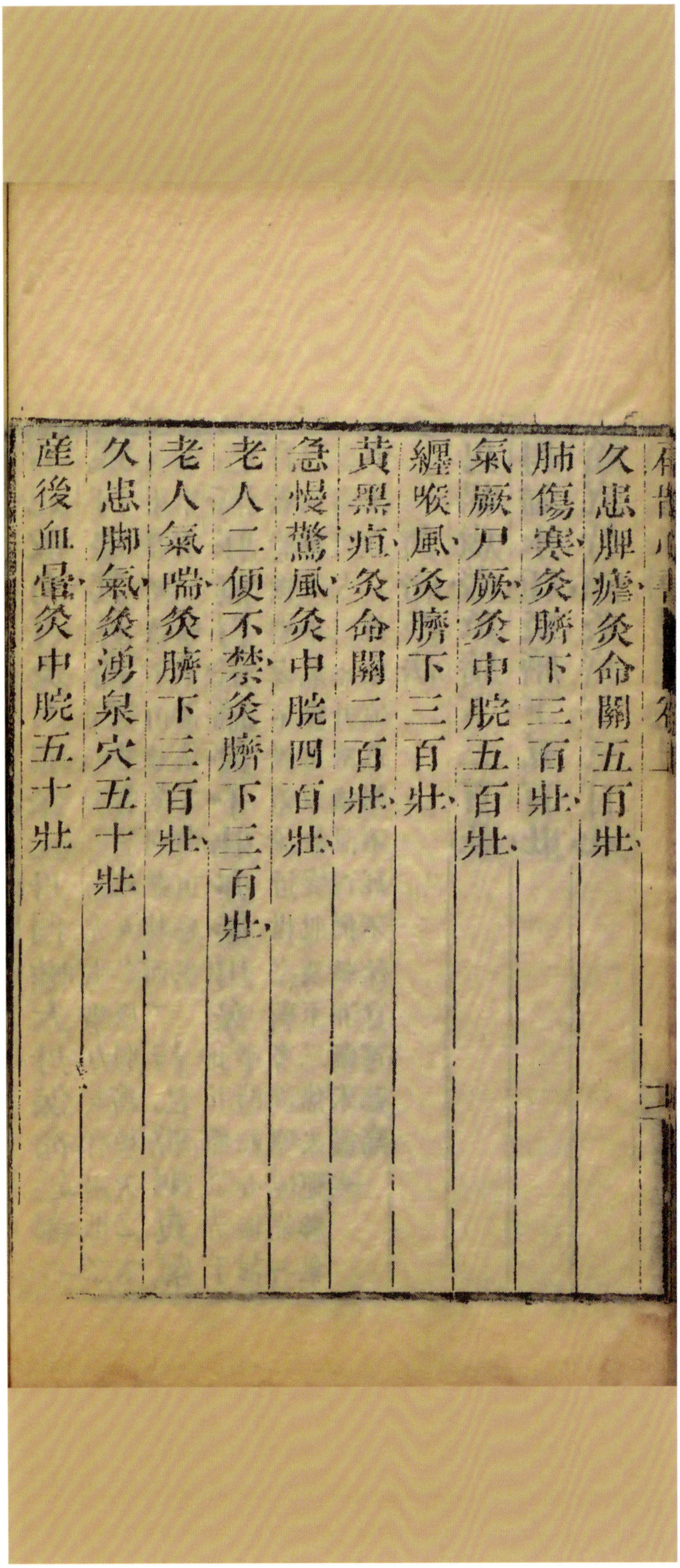
久患脾瘧，灸命關五百壯。
肺傷寒，灸臍下三百壯。
氣厥、尸厥，灸中脘五百壯。
纏喉風，灸臍下三百壯。
黃黑疸，灸命關二百壯。
急慢驚風，灸中脘四百壯。
老人二便不禁，灸臍下三百壯。
老人氣喘，灸臍下三百壯。
久患脚氣，灸湧泉穴五十壯。
産後血暈，灸中脘五十壯。

久患脾疟，灸命关五百壮。

肺伤寒，灸脐下三百壮。

气厥，尸厥，灸中脘五百壮。

缠喉风，灸脐下三百壮。

黄黑疸，灸命关二百壮。

急慢惊风，灸中脘四百壮。

老人二便不禁，灸脐下三百壮。

老人气喘，灸脐下三百壮。

久患脚气，灸涌泉穴五十壮。

产后血晕，灸中脘五十壮。

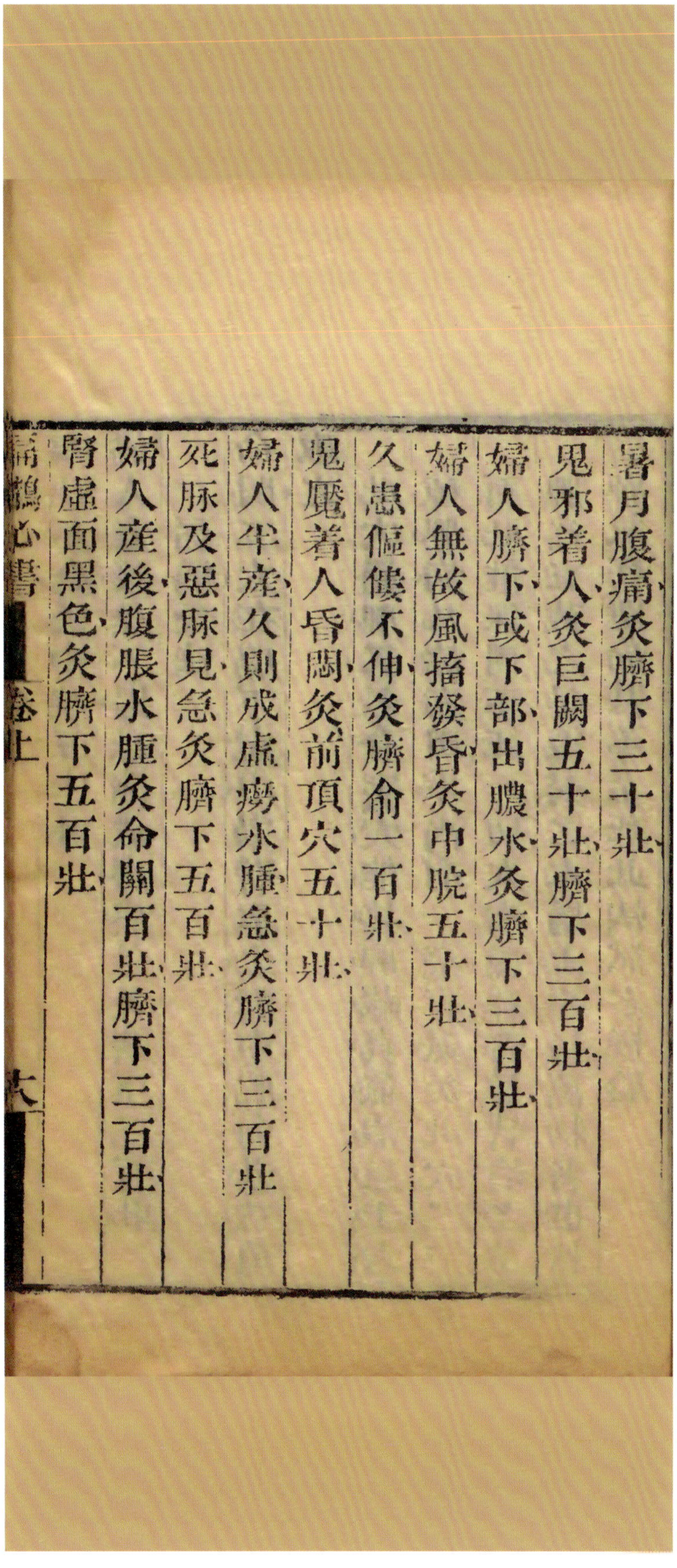
暑月腹痛灸臍下三十壯
鬼邪着人灸巨闕五十壯臍下三百壯
婦人臍下或下部出膿水灸臍下三百壯
婦人無故風搐發昏灸中脘五十壯
久患傴僂不伸灸臍俞一百壯
鬼魘着人昏悶灸前頂穴五十壯
婦人半産久則成虚癆水腫急灸臍下三百壯
死脉及惡脉見急灸臍下五百壯
婦人産後腹脹水腫灸命關百壯臍下三百壯
腎虚面黑色灸臍下五百壯
扁鵲心書　卷上　六

暑月腹痛，灸脐下三十壮。

鬼邪着人，灸巨阙五十壮，脐下三百壮。

妇人脐下或下部出脓水，灸脐下三百壮。

妇人无故风搐发昏，灸中脘五十壮。

久患伛偻不伸，灸脐俞一百壮。

鬼魇着人昏闷，灸前顶穴五十壮。

妇人半产，久则成虚劳水肿，急灸脐下三百壮。

死脉及恶脉见，急灸脐下五百壮。

妇人产后腹胀水肿，灸命关百壮，脐下三百壮。

肾虚面黑色，灸脐下五百壮。

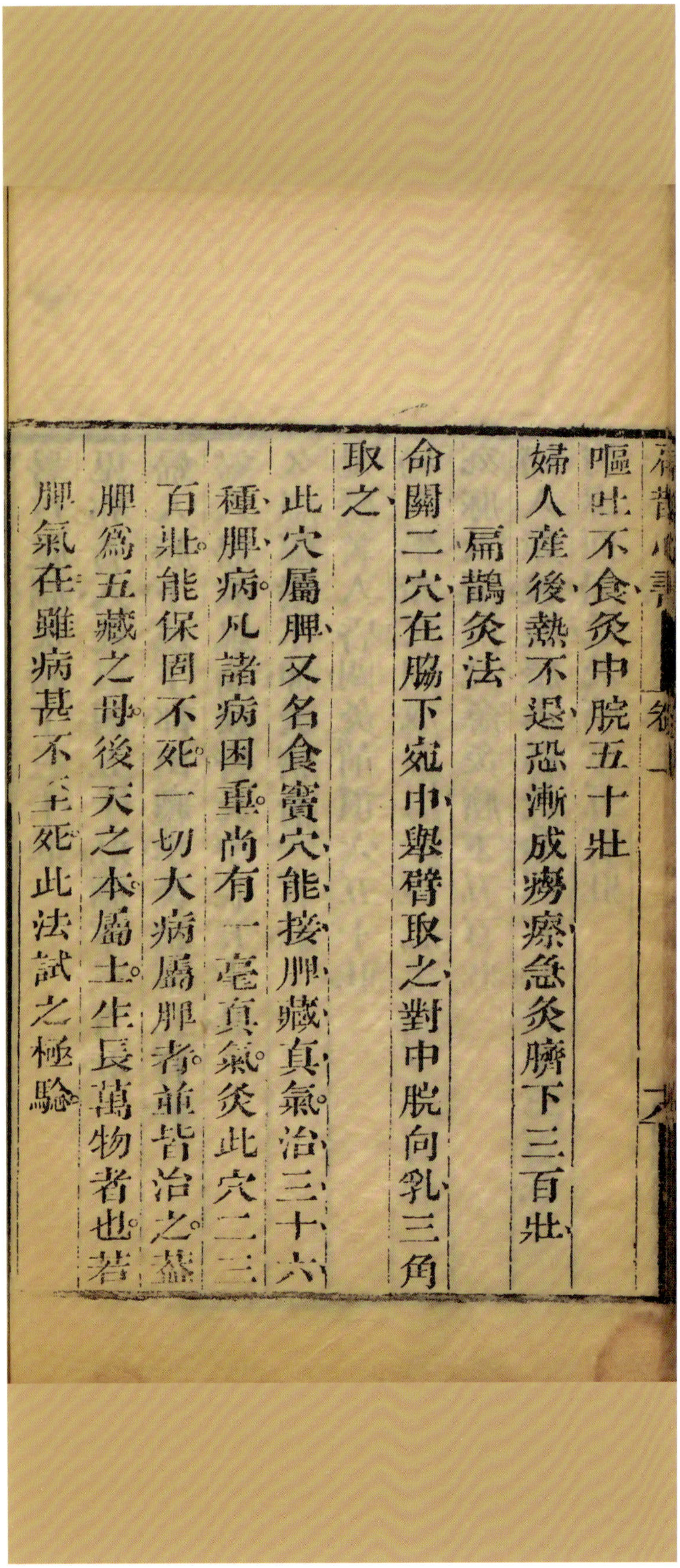
嘔吐不食灸中脘五十壯
婦人產後熱不退恐漸成癆瘵急灸臍下三百壯
扁鵲灸法
命關二穴在脇下宛中舉臂取之對中脘向乳三角
取之
此穴屬脾又名食竇穴能接脾藏真氣治三十六
種脾病凡諸病困重尚有一毫真氣灸此穴二三
百壯能保固不死一切大病屬脾者並皆治之蓋
脾爲五藏之母後天之本屬土生長萬物者也若
脾氣在雖病甚不至死此法試之極驗

呕吐不食，灸中脘五十壮。

妇人产后热不退，恐渐成痨瘵，急灸脐下三百壮。

扁鹊灸法

命关二穴：在胁下宛中，举臂取之，对中脘向乳三角取之。

此穴属脾，又名食窦穴，能接脾脏真气，治三十六种脾病。凡诸病困重，尚有一毫真气，灸此穴二三百壮，能保固不死。一切大病属脾者，并皆治之。盖脾为五脏之母，后天之本，属土，生长万物者也。若脾气在，虽病甚不至死，此法试之极验。

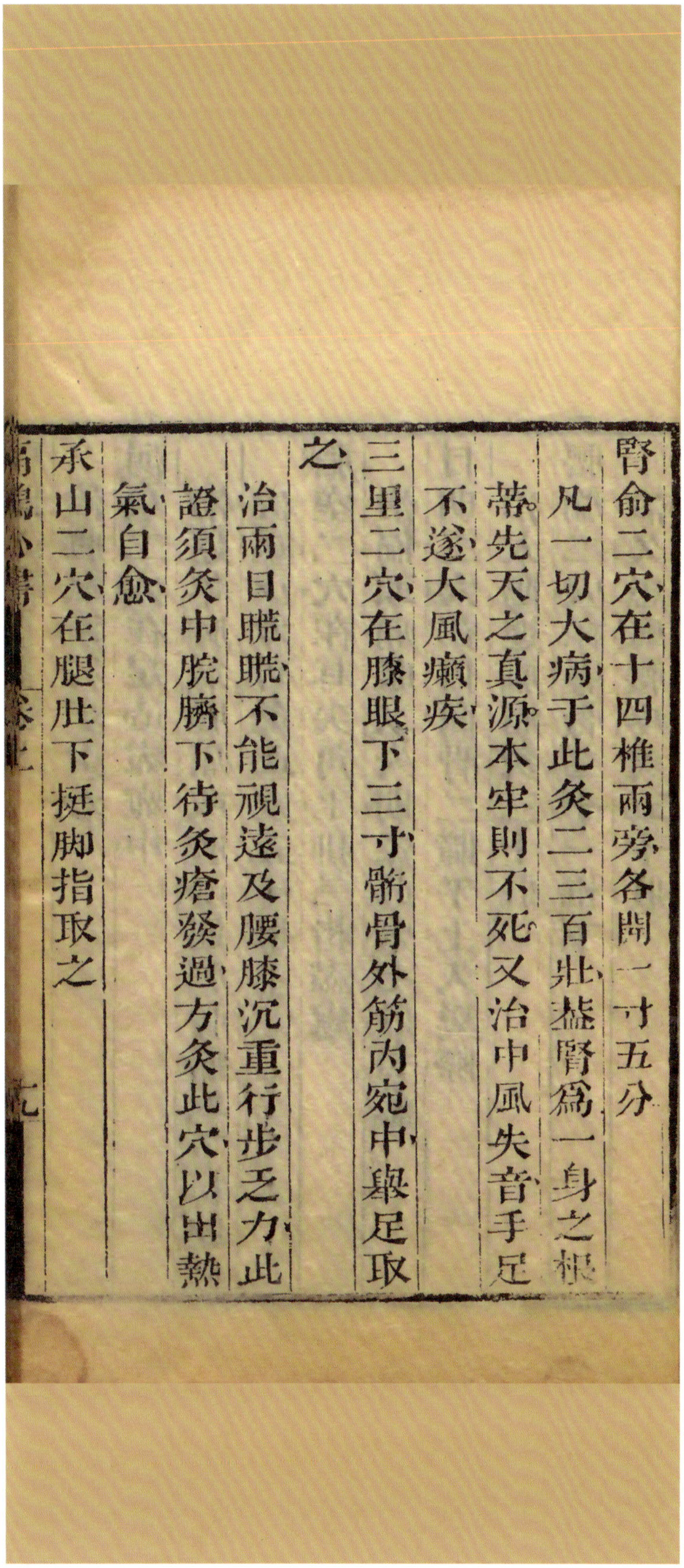
腎俞二穴在十四椎兩旁各開一寸五分
凡一切大病于此灸二三百壯葢腎爲一身之根蔕先天之真源本牢則不死又治中風失音手足不遂大風癩疾
三里二穴在膝眼下三寸骱骨外筋内宛中舉足取之
治兩目䀮䀮不能視遠及腰膝沉重行步乏力此證須灸中脘臍下待灸瘡發過方灸此穴以出熱氣自愈
承山二穴在腿肚下挺脚指取之
扁鵲心書　卷上　七

肾俞二穴：在十四椎两旁各开一寸五分。

凡一切大病于此灸二三百壮。盖肾为一身之根蒂，先天之真源，本牢则不死，又治中风失音，手足不遂，大风癞疾。

三里二穴：在膝眼下三寸，骱骨外筋内宛中，举足取之。

治两目䀮䀮不能视远，及腰膝沉重，行步乏力，此证须灸中脘、脐下，待灸疮发过方灸此穴，以出热气自愈。

承山二穴：在腿肚下，挺脚指取之。

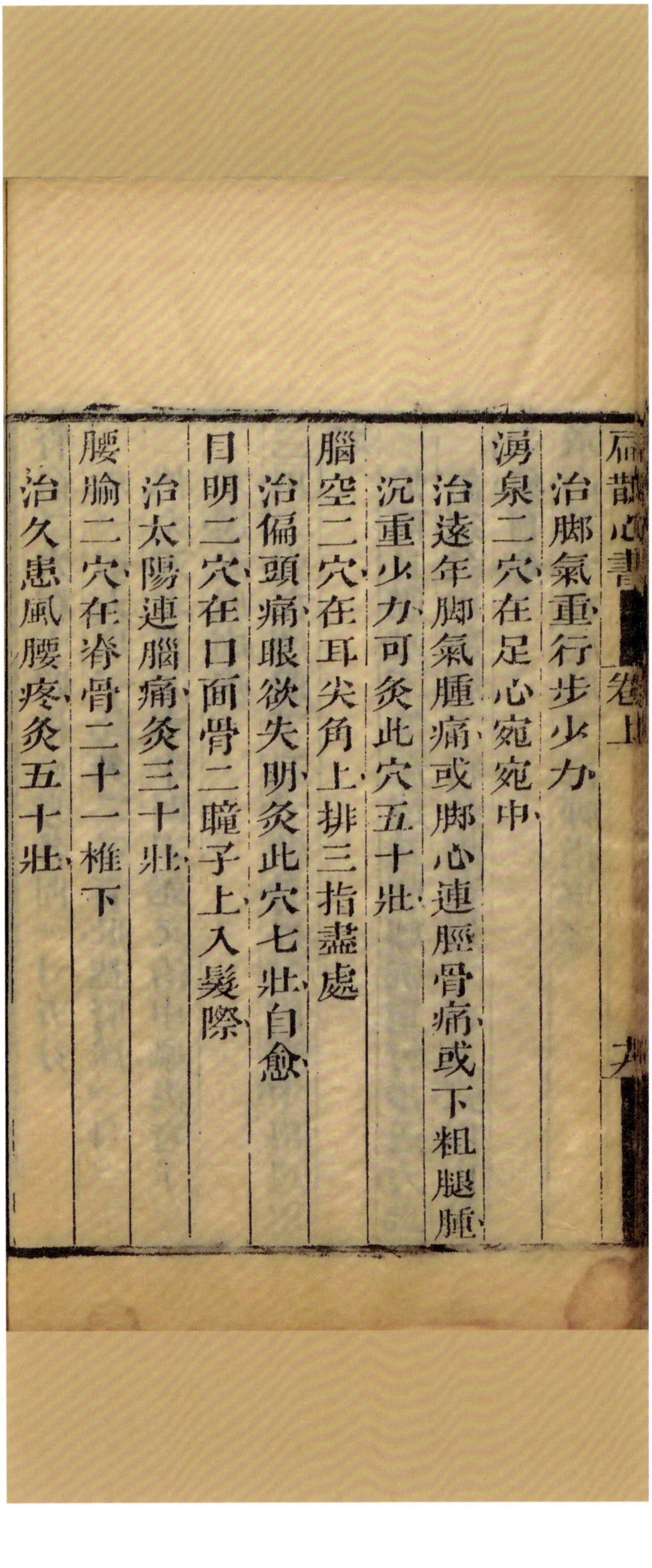

扁鵲心書　卷上　九

治脚氣重行步少力

湧泉二穴在足心宛宛中

治遠年脚氣腫痛或脚心連脛骨痛或下粗腿腫

沉重少力可灸此穴五十壯

腦空二穴在耳尖角上排三指盡處

治偏頭痛眼欲失明灸此穴七壯自愈

目明二穴在口面骨二瞳子上入髮際

治太陽連腦痛灸三十壯

腰腧二穴在脊骨二十一椎下

治久患風腰疼灸五十壯

治脚气重，行步少力。

涌泉二穴：在足心宛宛中。

治远年脚气肿痛，或脚心连胫骨痛，或下粗腿肿，沉重少力，可灸此穴五十壮。

脑空二穴：在耳尖角上，排三指尽处。

治偏头痛，眼欲失明，灸此穴七壮自愈。

目明二穴：在口面骨二瞳子上，入发际。

治太阳连脑痛，灸三十壮。

腰俞二穴：在脊骨二十一椎下。

治久患风腰疼，灸五十壮。

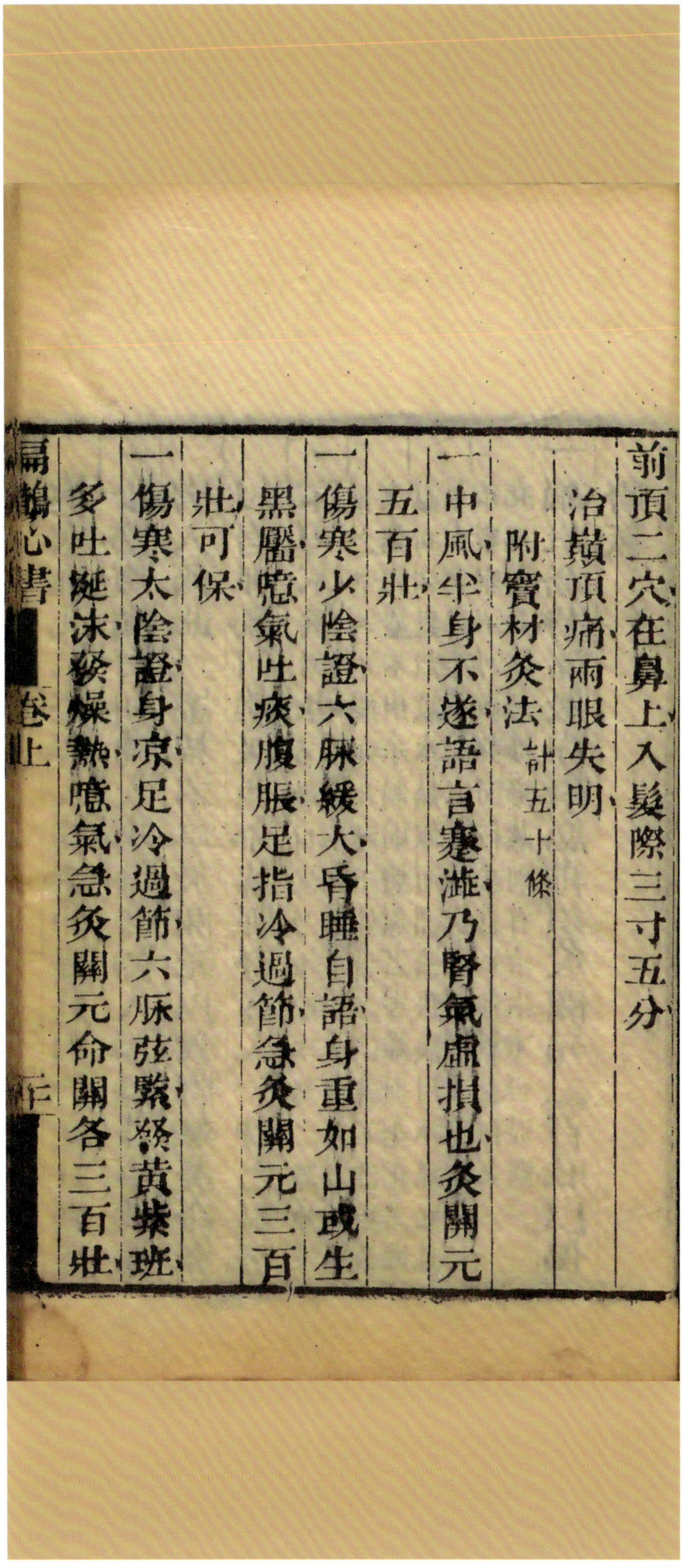
前頂二穴在鼻上入髮際三寸五分
治巔頂痛兩眼失明
附竇材灸法 計五十條
一中風半身不遂語言蹇澁乃腎氣虛損也灸關元五百壯
一傷寒少陰證六脉緩大昏睡自語身重如山或生黑靨噫氣吐痰腹脹足指冷過節急灸關元三百壯可保
一傷寒太陰證身凉足冷過節六脉弦緊發黃紫斑多吐涎沫發燥熱噫氣急灸關元命關各三百壯
扁鵲心書 卷上

前顶二穴，在鼻上，入发际三寸五分。治巅顶痛，两眼失明。

附：窦材灸法计五十条

◎中风半身不遂，语言謇涩，乃肾气虚损也，灸关元五百壮。

◎伤寒少阴证，六脉缓大，昏睡自语，身重如山，或生黑靥，噫气，吐痰，腹胀，足指冷过节，急灸关元三百壮可保。

◎伤寒太阴证，身凉足冷过节，六脉弦紧，发黄紫斑，多吐涎沫，发燥热，噫气，急灸关元、命关各三百壮。

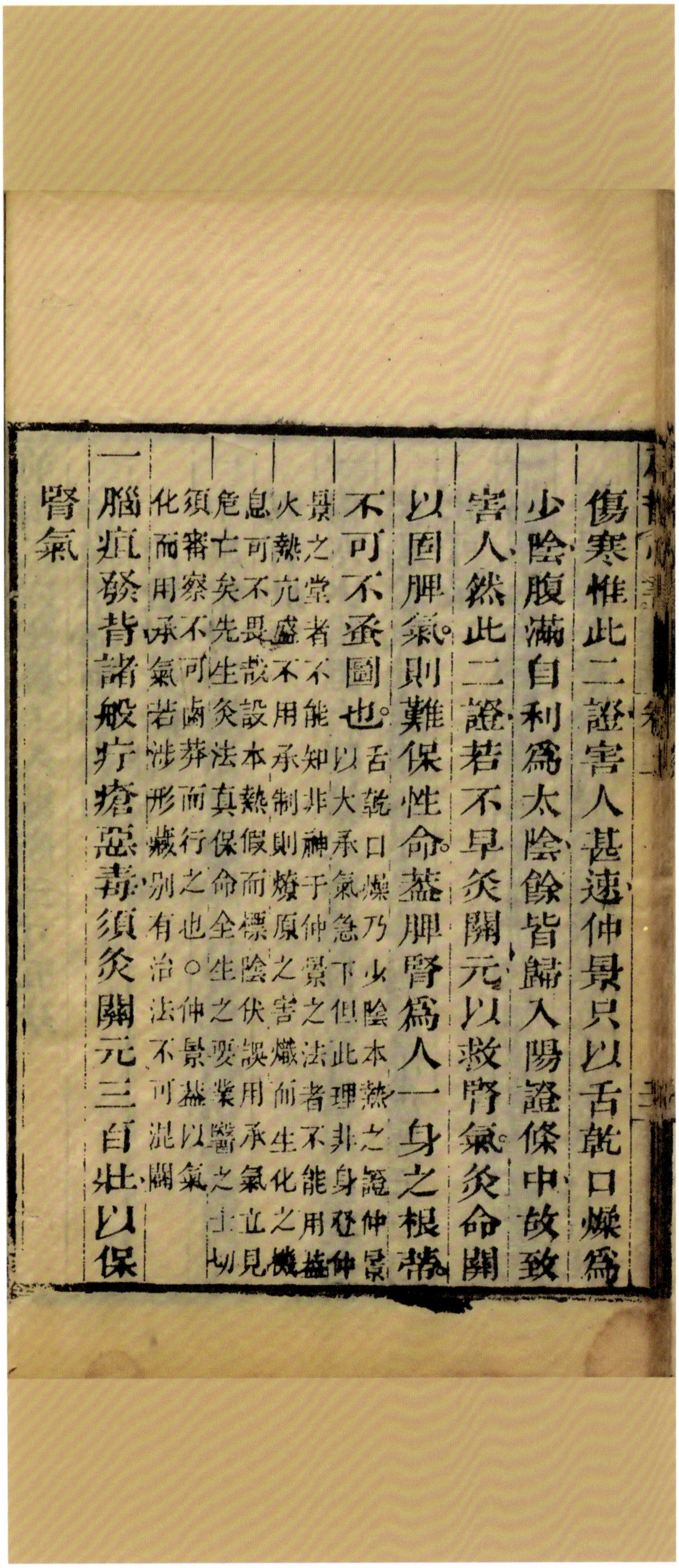
傷寒惟此二證害人甚速仲景只以舌乾口燥爲少陰腹滿自利爲太陰餘皆歸入陽證條中故致害人然此二證若不早灸關元以救腎氣灸命關以固脾氣則難保性命。葢脾腎爲人一身之根蔕不可不蚤圖也。舌乾口燥乃少陰本熱之證仲景以大承氣急下但此理非身登仲景之堂者不能知非神於仲景之法者不能用葢火熱亢盛不用承制則燎原之害熾而生化之機息可不畏哉設本熱假而標陰伏誤用承氣立見危亡矣先生灸法真保命全生之要業醫之士切須審察不可鹵莽而行之也○仲景葢以氣化而用承氣若涉形臟別有治法不可混闢

一腦疽發背諸般疔瘡惡毒須灸關元三百壯以保腎氣

伤寒惟此二证害人甚速，仲景只以舌干口燥为少阴，腹满自利为太阴，余皆归入阳证条中，故致害人。然此二证若不早灸关元以救肾气，灸命关以固脾气，则难保性命。盖脾肾为人一身之根蒂，不可不早图也。舌干口燥乃少阴本热之证，仲景以大承气急下，但此理非身登仲景之堂者不能知，非神于仲景之法者不能用，盖火热亢盛不用承制，则燎原之害炽而生化之机息，可不畏哉。设本热假而标阴伏，误用承气，立见危亡矣。先生灸法真保命全生之要，业医之士切须审察，不可卤莽而行之也。仲景盖以气化而用承气，若涉形脏，别有治法，不可混辟。

◎脑疽发背，诸般疔疮恶毒，须灸关元三百壮，以保肾气。

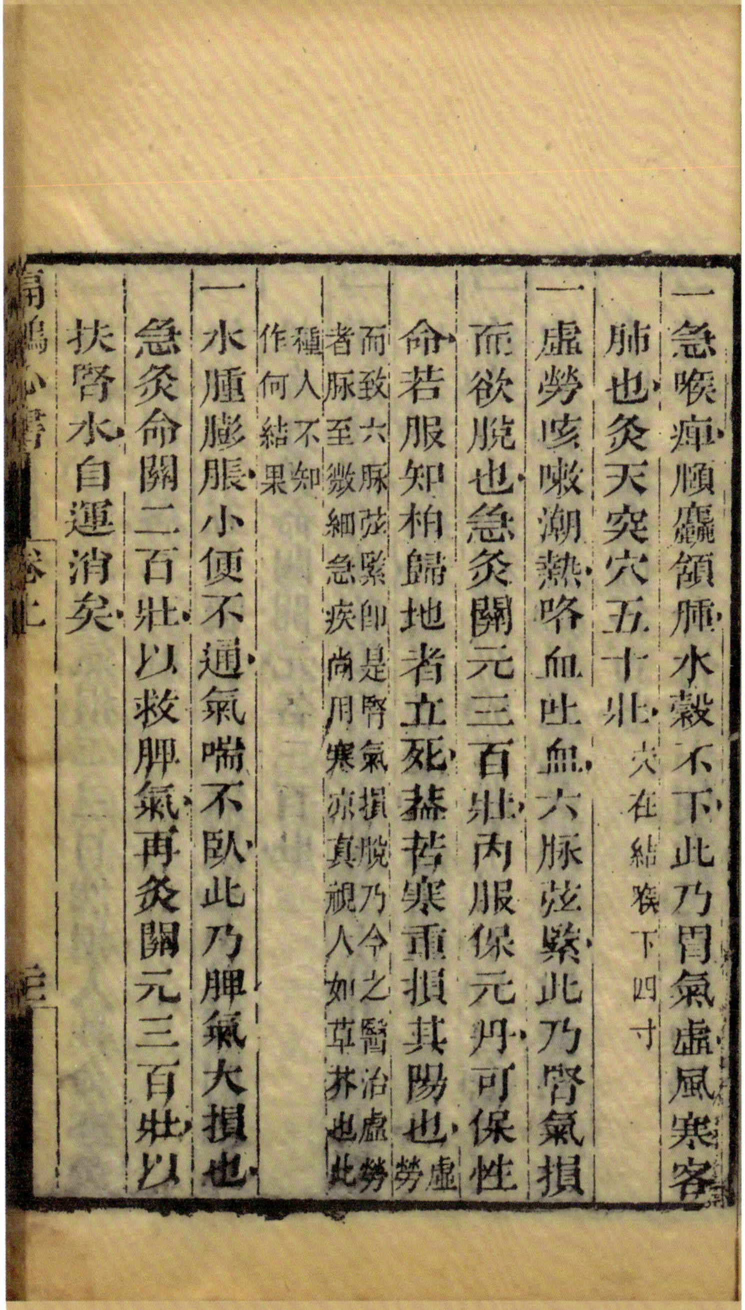
扁鵲心書　卷上

一急喉痺，頤麤，頷腫，水穀不下，此乃胃氣虚，風寒客肺也，灸天突穴五十壯。穴在結喉下四寸

一虚勞咳嗽，潮熱，咯血吐血，六脉弦緊，此乃腎氣損而欲脱也，急灸關元三百壯，内服保元丹可保性命。若服知柏歸地者，立死。蓋苦寒重損其陽也。虚勞而致六脉弦緊，即是腎氣損脱。乃今之醫治虚勞者，脉至微細急疾，尚用寒凉，真視人如草芥也，此種人不知作何結果

一水腫膨脹，小便不通，氣喘不臥，此乃脾氣大損也，急灸命關二百壯，以救脾氣，再灸關元三百壯，以扶腎水，自運消矣。

◎急喉痹，颐粗，颔肿，水谷不下，此乃胃气虚，风寒客肺也，灸天突穴五十壮。穴在结喉下四寸。

◎虚劳咳嗽，潮热，咯血吐血，六脉弦紧，此乃肾气损而欲脱也，急灸关元三百壮，内服保元丹可保性命。若服知柏归地者，立死。盖苦寒重损其阳也。虚劳而致六脉弦紧，即是肾气损脱。乃今之医治虚劳者，脉至微细急疾，尚用寒凉，真视人如草芥也，此种人不知作何结果。

◎水肿膨胀，小便不通，气喘不卧，此乃脾气大损也，急灸命关二百壮，以救脾气，再灸关元三百壮，以扶肾水，自运消矣。

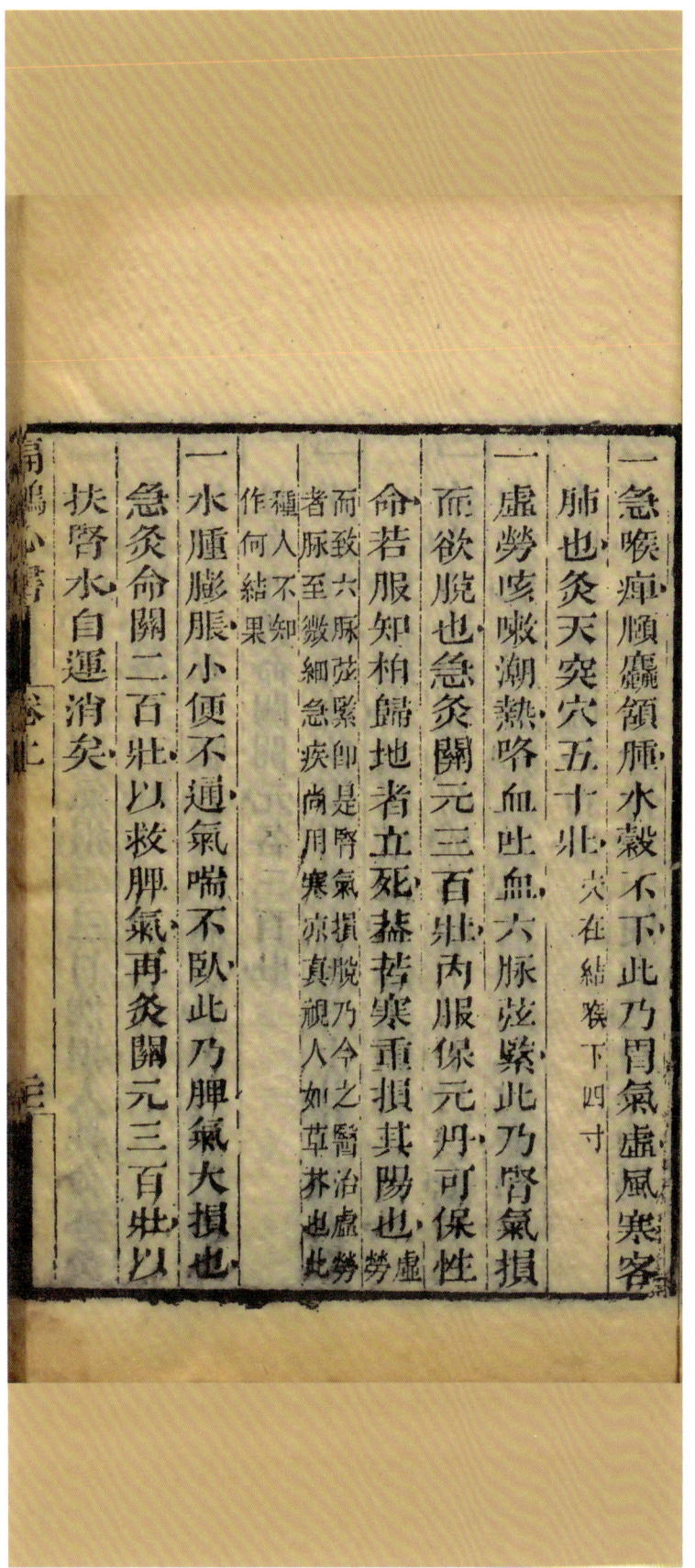

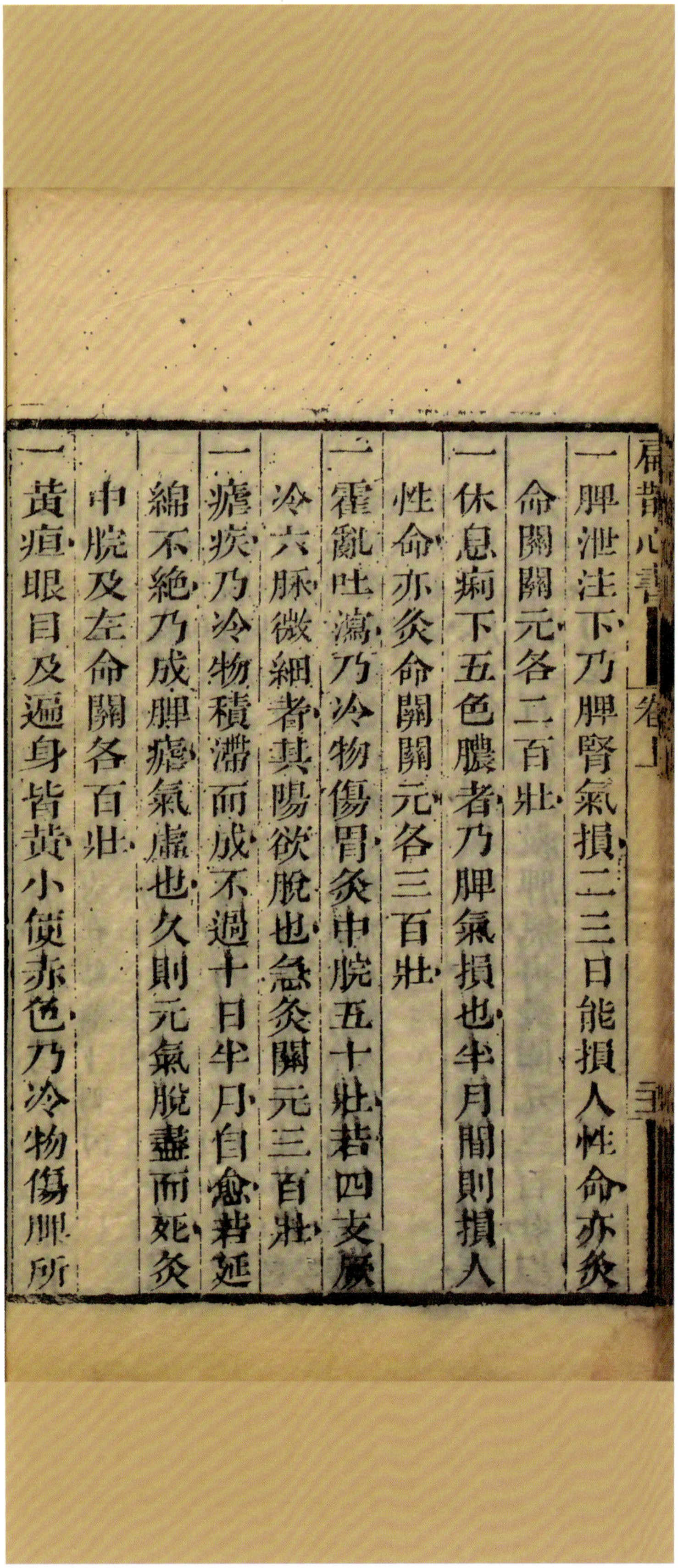
扁鵲心書　卷上　三

一脾泄注下乃脾腎氣損二三日能損人性命亦灸命關關元各二百壯

一休息痢下五色膿者乃脾氣損也半月間則損人性命亦灸命關關元各三百壯

一霍亂吐瀉乃冷物傷胃灸中脘五十壯若四支厥冷六脉微細者其陽欲脫也急灸關元三百壯

一瘧疾乃冷物積滯而成不過十日半月自愈若延綿不絕乃成脾瘧氣虛也久則元氣脫盡而死灸中脘及左命關各百壯

一黄疸眼目及遍身皆黄小便赤色乃冷物傷脾所

◎脾泄注下，乃脾肾气损，二三日能损人性命，亦灸命关、关元各二百壮。

◎休息痢下五色脓者，乃脾气损也，半月间则损人性命，亦灸命关、关元各三百壮。

◎霍乱吐泻，乃冷物伤胃，灸中脘五十壮，若四肢厥冷，六脉微细者，其阳欲脱也，急灸关元三百壮。

◎疟疾乃冷物积滞而成，不过十日、半月自愈。若延绵不绝乃成脾疟，气虚也，久则元气脱尽而死，灸中脘及左命关各百壮。

◎黄疸眼目及遍身皆黄，小便赤色，乃冷物伤脾所

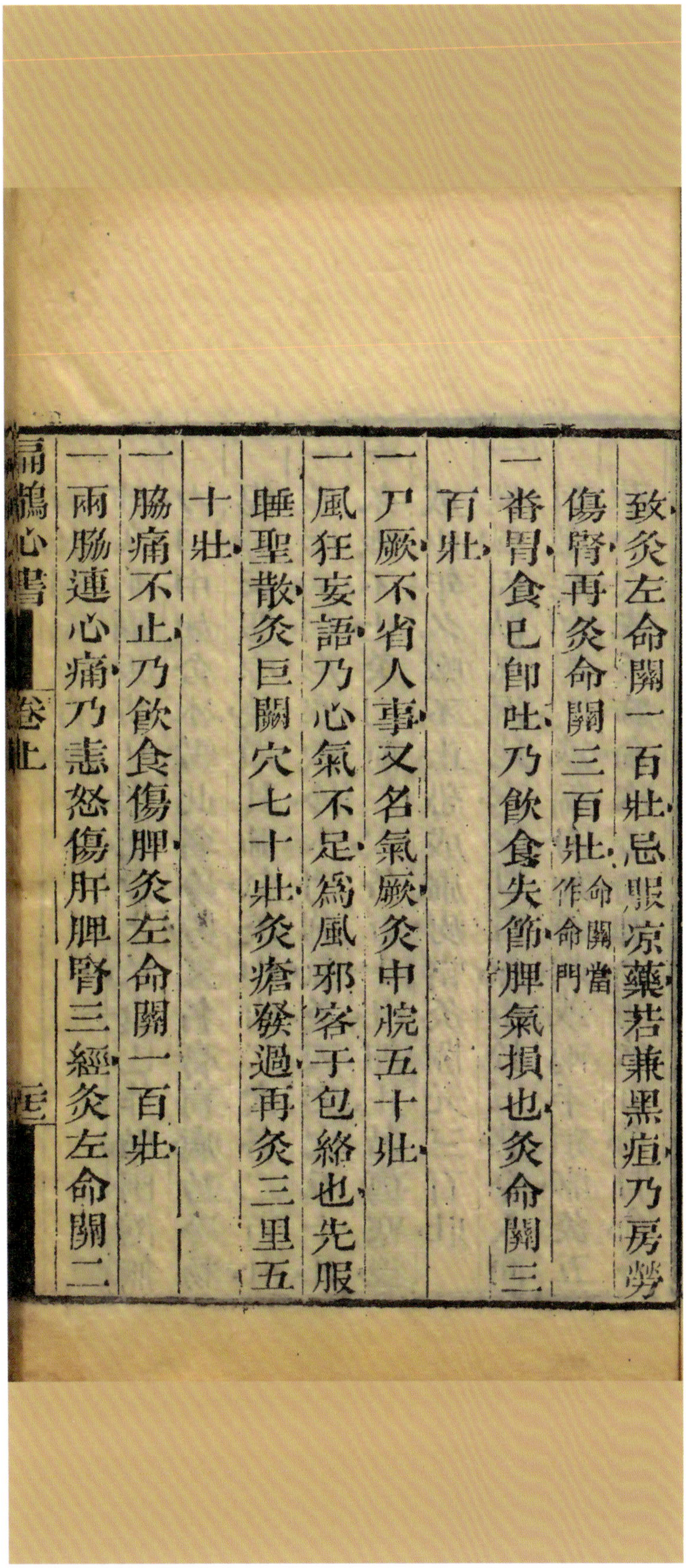
扁鵲心書　卷上

致灸左命關一百壯忌服凉藥若兼黑疸乃房勞
傷腎再灸命關三百壯命關當作命門
一番胃食已即吐乃飲食失節脾氣損也灸命關三
百壯
一尸厥不省人事又名氣厥灸中脘五十壯
一風狂妄語乃心氣不足爲風邪客于包絡也先服
睡聖散灸巨闕穴七十壯灸瘡發過再灸三里五
十壯
一脇痛不止乃飲食傷脾灸左命關一百壯
一兩脇連心痛乃恚怒傷肝脾腎三經灸左命關二

致，灸左命关一百壮，忌服凉药。若兼黑疸，乃房劳伤肾，再灸命关三百壮。命关当作命门。

◎翻胃，食已即吐，乃饮食失节，脾气损也，灸命关三百壮。

◎尸厥不省人事，又名气厥，灸中脘五十壮。

◎风狂妄语，乃心气不足，为风邪客于包络也，先服睡圣散，灸巨阙穴七十壮，灸疮发过，再灸三里五十壮。

◎胁痛不止，乃饮食伤脾，灸左命关一百壮。

◎两胁连心痛，乃恚怒伤肝、脾、肾三经，灸左命关二

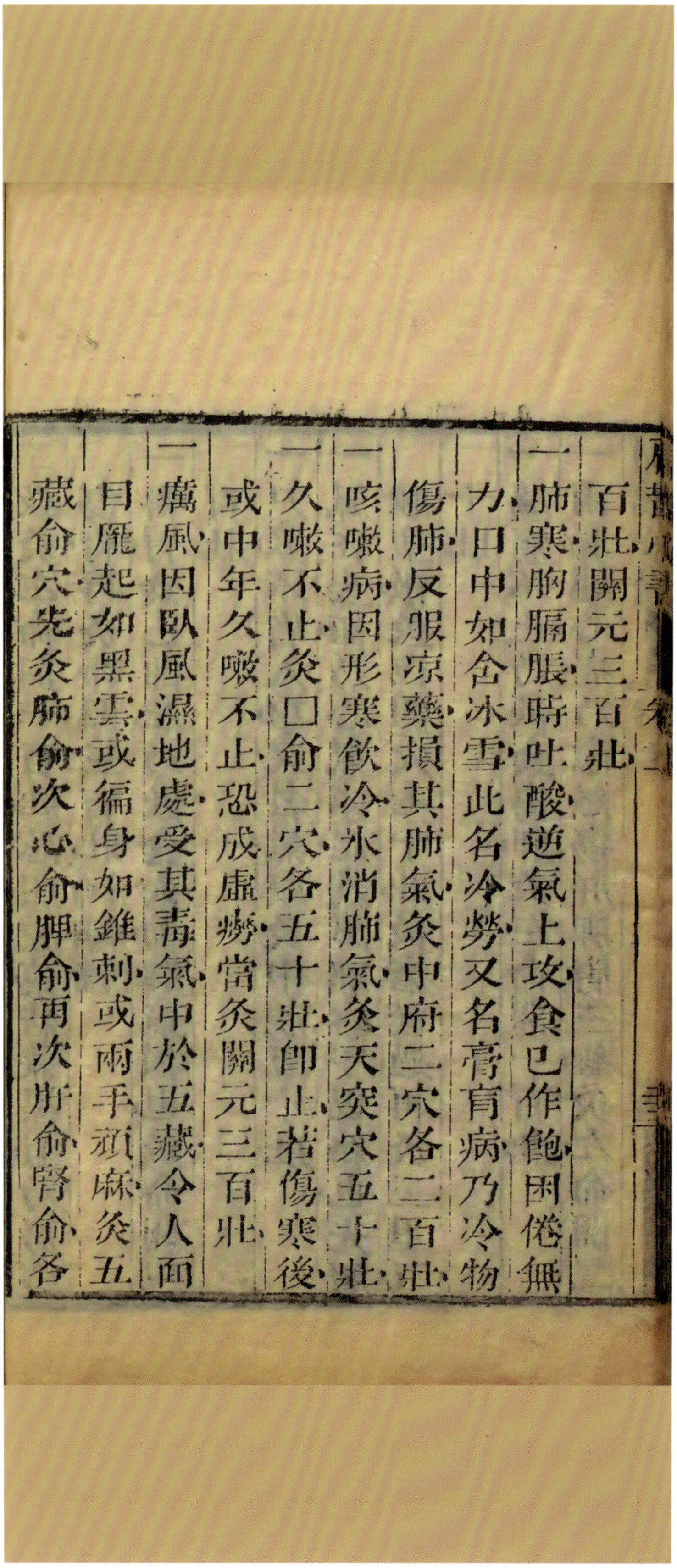
百壯關元三百壯
一肺寒胸膈脹時吐酸逆氣上攻食已作飽困倦無
力口中如含冰雪此名冷勞又名膏肓病乃冷物
傷肺反服凉藥損其肺氣灸中府二穴各二百壯
一咳嗽病因形寒飲冷冰消肺氣灸天突穴五十壯
一久嗽不止灸□俞二穴各五十壯即止若傷寒後
或中年久嗽不止恐成虛勞當灸關元三百壯
一癘風因卧風濕地處受其毒氣中於五藏令人面
目龎起如黑雲或徧身如錐刺或兩手頑麻灸五
藏俞穴先灸肺俞次心俞脾俞再次肝俞腎俞各

百壮，关元三百壮。

◎肺寒胸膈胀，时吐酸，逆气上攻，食已作饱，困倦无力，口中如含冰雪，此名冷劳，又名膏肓病。乃冷物伤肺，反服凉药，损其肺气，灸中府二穴各二百壮。

◎咳嗽病，因形寒饮冷，冰消肺气，灸天突穴五十壮。

◎久嗽不止，灸□[1]俞二穴各五十壮即止。若伤寒后或中年久嗽不止，恐成虚劳，当灸关元三百壮。

◎疠风，因卧风湿地处，受其毒气，中于五脏，令人面目庞[2]起如黑云，或遍身如锥刺，或两手顽麻，灸五脏俞穴。先灸肺俞，次心俞、脾俞，再次肝俞、肾俞，各

①□：缺文，据文义疑为“肺”。
②庞：据文义疑为“痝”（máng）。

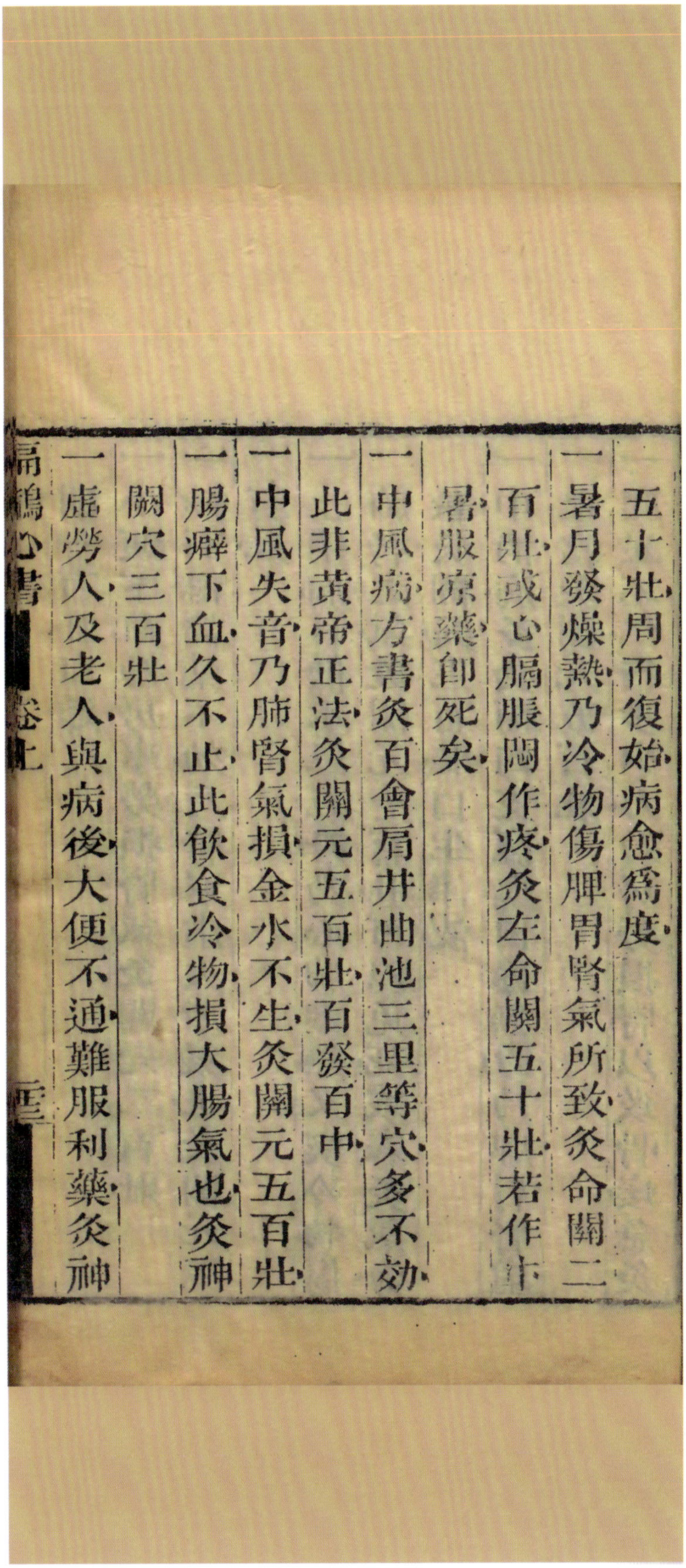
五十壯周而復始病愈爲度
一暑月發燥熱乃冷物傷脾胃腎氣所致灸命關二
百壯或心膈脹悶作疼灸左命關五十壯若作中
暑服涼藥卽死矣
一中風病方書灸百會肩井曲池三里等穴多不効
此非黃帝正法灸關元五百壯百發百中
一中風失音乃肺腎氣損金水不生灸關元五百壯
一腸澼下血久不止此飲食冷物損大腸氣也灸神
闕穴三百壯
一虛勞人及老人與病後大便不通難服利藥灸神
扁鵲心書　卷上　三

五十壮，周而复始，病愈为度。

◎暑月发燥热，乃冷物伤脾胃肾气所致，灸命关二百壮。或心膈胀闷作疼，灸左命关五十壮。若作中暑，服凉药即死矣。

◎中风病，方书灸百会、肩井、曲池、三里等穴，多不效，此非黄帝正法。灸关元五百壮，百发百中。

◎中风失音，乃肺肾气损，金水不生，灸关元五百壮。

◎肠澼下血，久不止，此饮食冷物损大肠气也，灸神阙穴三百壮。

◎虚劳人及老人与病后大便不通，难服利药，灸神

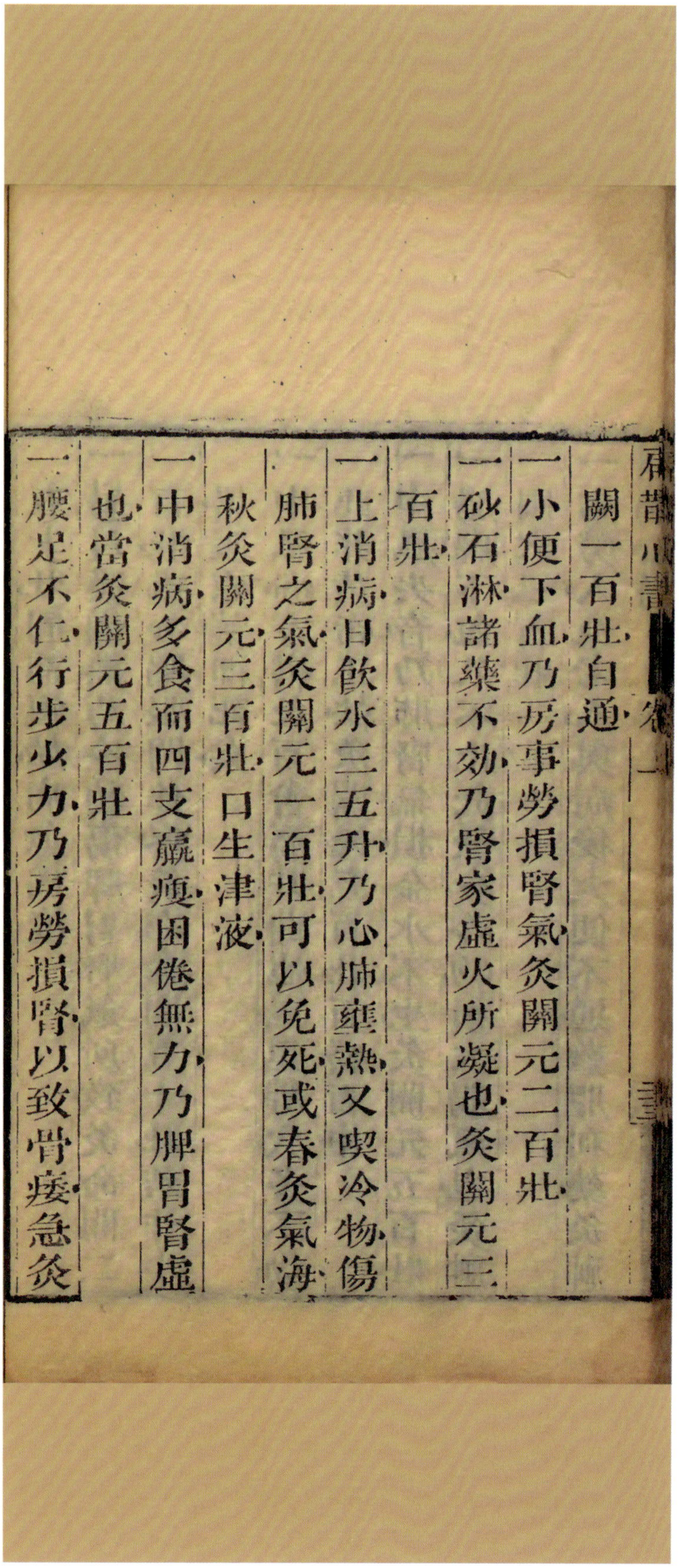
扁鵲心書　卷上

闕一百壯自通
一小便下血乃房事勞損腎氣灸關元二百壯
一砂石淋諸藥不効乃腎家虛火所凝也灸關元三
百壯
一上消病日飲水三五升乃心肺壅熱又喫冷物傷
肺腎之氣灸關元一百壯可以免死或春灸氣海
秋灸關元三百壯口生津液
一中消病多食而四支羸瘦困倦無力乃脾胃腎虛
也當灸關元五百壯
一腰足不仁行步少力乃房勞損腎以致骨痿急灸

阙一百壮自通。

◎小便下血，乃房事劳损肾气，灸关元二百壮。

◎砂石淋诸药不效，乃肾家虚火所凝也，灸关元三百壮。

◎上消病，日饮水三五升，乃心肺壅热，又吃冷物，伤肺肾之气，灸关元一百壮，可以免死。或春灸气海，秋灸关元三百壮，口生津液。

◎中消病，多食而四肢羸瘦，困倦无力，乃脾胃肾虚也，当灸关元五百壮。

◎腰足不仁，行步少力，乃房劳损肾，以致骨痿，急灸

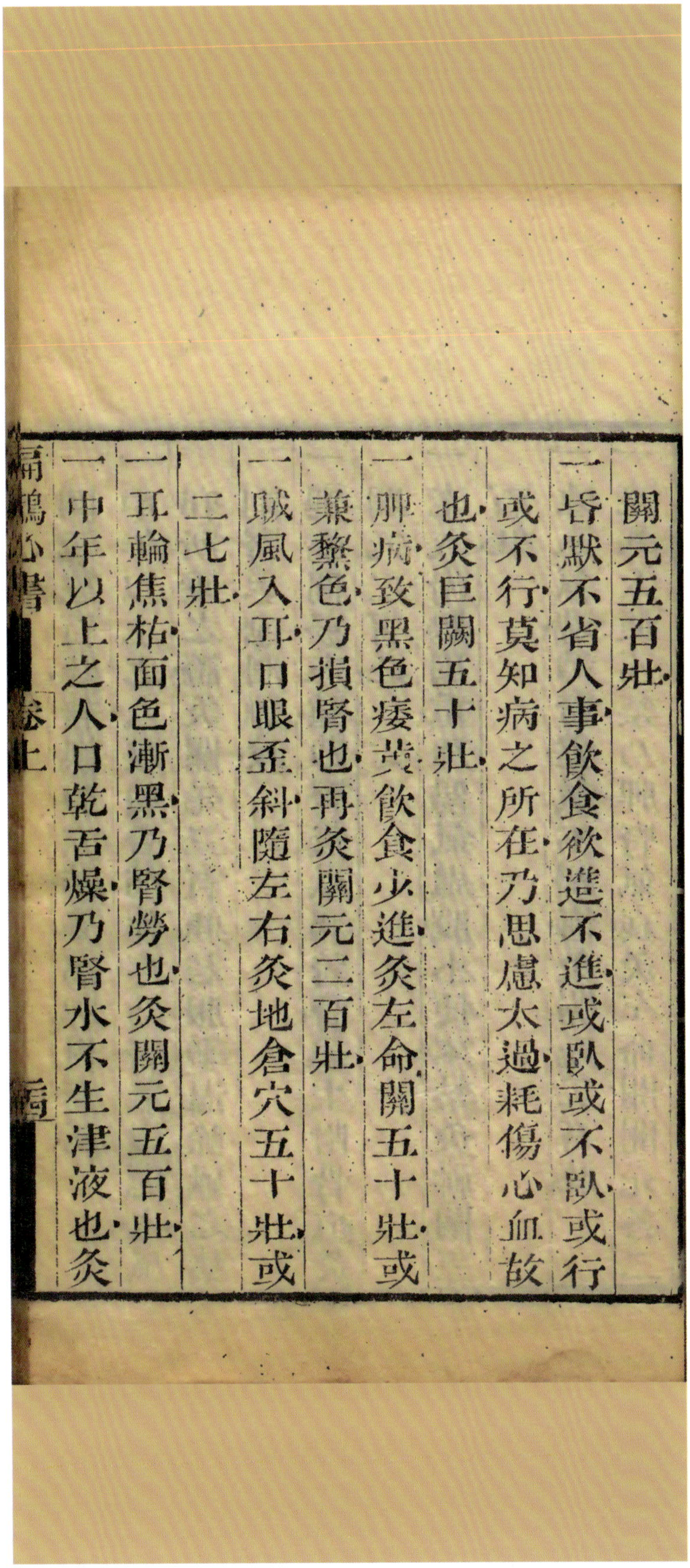
關元五百壯
一昏默不省人事飲食欲進不進或臥或不臥或行或不行莫知病之所在乃思慮太過耗傷心血故也灸巨闕五十壯
一脾病致黑色痿黄飲食少進灸左命關五十壯或兼黧色乃損腎也再灸關元二百壯
一賊風入耳口眼歪斜隨左右灸地倉穴五十壯或二七壯
一耳輪焦枯面色漸黑乃腎勞也灸關元五百壯
一中年以上之人口乾舌燥乃腎水不生津液也灸

扁鵲心書　卷上

关元五百壮。

◎昏默不省人事，饮食欲进不进，或卧或不卧，或行或不行，莫知病之所在，乃思虑太过，耗伤心血故也，灸巨阙五十壮。

◎脾病致黑色痿黄，饮食少进，灸左命关五十壮。或兼黧色，乃损肾也，再灸关元二百壮。

◎贼风入耳，口眼歪斜，随左右灸地仓穴五十壮，或二七壮。

◎耳轮焦枯，面色渐黑，乃肾劳也，灸关元五百壮。

◎中年以上之人，口干舌燥，乃肾水不生津液也，灸

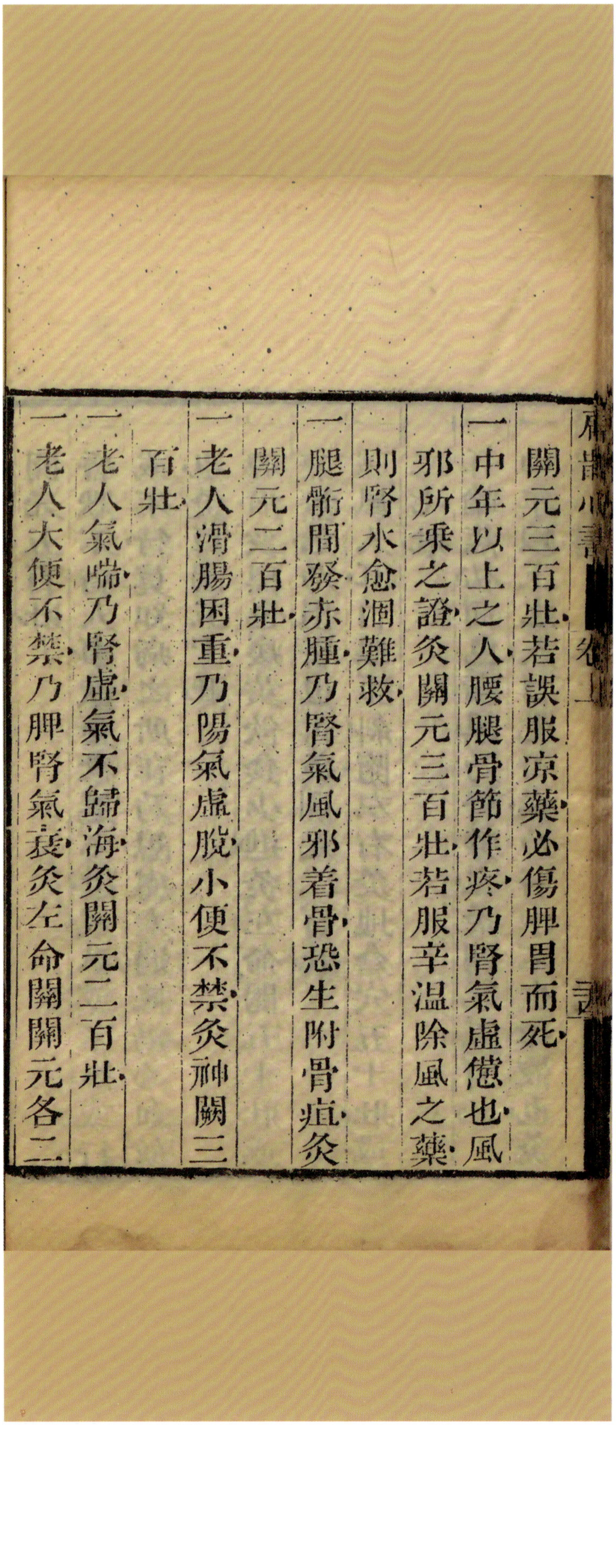

扁鵲心書　卷上

關元三百壯若誤服涼藥必傷脾胃而死

一中年以上之人腰腿骨節作疼乃腎氣虛憊也風
邪所乘之證灸關元三百壯若服辛溫除風之藥
則腎水愈涸難救

一腿骱間發赤腫乃腎氣風邪着骨恐生附骨疽灸
關元二百壯

一老人滑腸困重乃陽氣虛脫小便不禁灸神闕三
百壯

一老人氣喘乃腎虛氣不歸海灸關元二百壯

一老人大便不禁乃脾腎氣衰灸左命關關元各二

关元三百壮，若误服凉药，必伤脾胃而死。

◎中年以上之人，腰腿骨节作疼，乃肾气虚惫也，风邪所乘之证，灸关元三百壮。若服辛温除风之药，则肾水愈涸，难救。

◎腿骱间发赤肿，乃肾气风邪着骨，恐生附骨疽，灸关元二百壮。

◎老人滑肠困重，乃阳气虚脱，小便不禁，灸神阙三百壮。

◎老人气喘，乃肾虚气不归海，灸关元二百壮。

◎老人大便不禁，乃脾肾气衰，灸左命关、关元各二

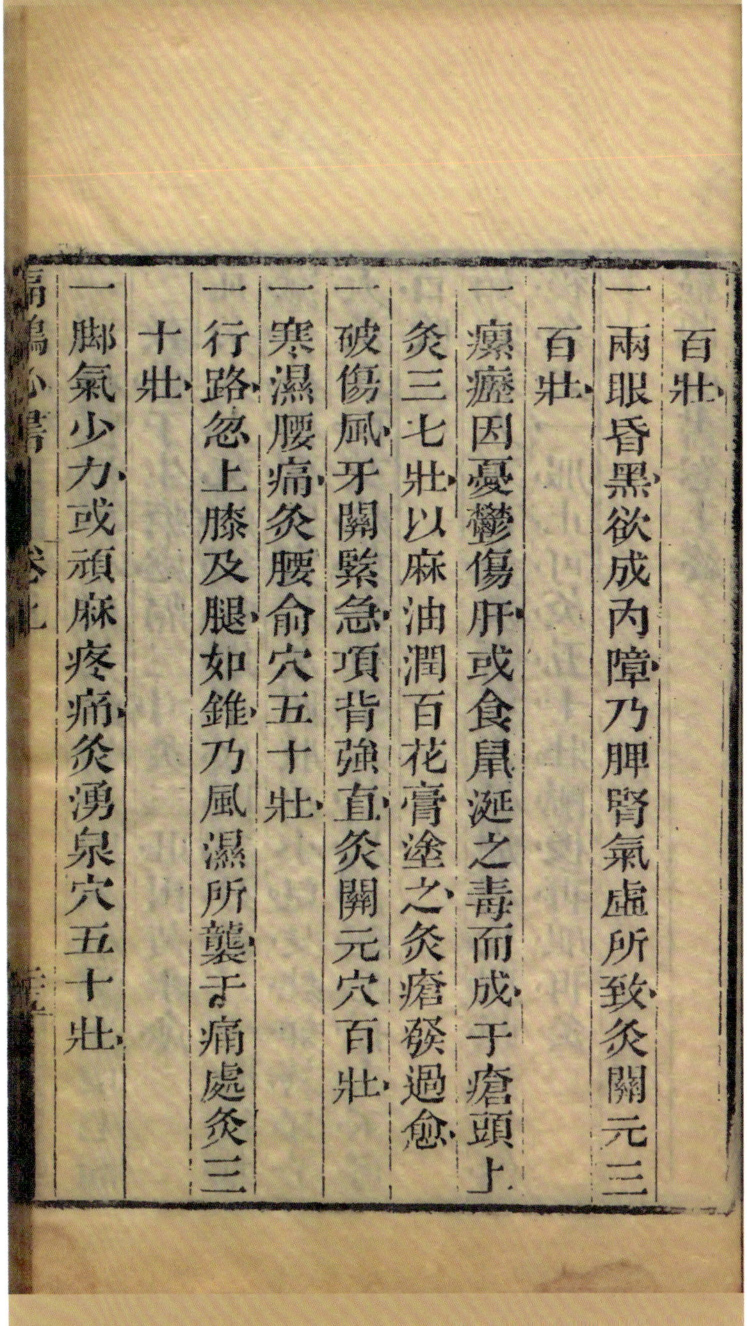
百壯
一兩眼昏黑欲成內障乃脾腎氣虛所致灸關元三
百壯
一瘰癧因憂鬱傷肝或食鼠涎之毒而成于瘡頭上
灸三七壯以麻油潤百花膏塗之灸瘡發過愈
一破傷風牙關緊急項背強直灸關元穴百壯
一寒濕腰痛灸腰俞穴五十壯
一行路忽上膝及腿如錐乃風濕所襲于痛處灸三
十壯
一脚氣少力或頑麻疼痛灸湧泉穴五十壯
扁鵲心書　卷上

百壮。

◎两眼昏黑，欲成内障，乃脾肾气虚所致，灸关元三百壮。

◎瘰疬因忧郁伤肝，或食鼠涎之毒而成，于疮头上灸三七壮，以麻油润百花膏涂之，灸疮发过愈。

◎破伤风，牙关紧急，项背强直，灸关元穴百壮。

◎寒湿腰痛灸腰俞穴五十壮。

◎行路忽上膝及腿如锥，乃风湿所袭，于痛处灸三十壮。

◎脚气少力或顽麻疼痛，灸涌泉穴五十壮。

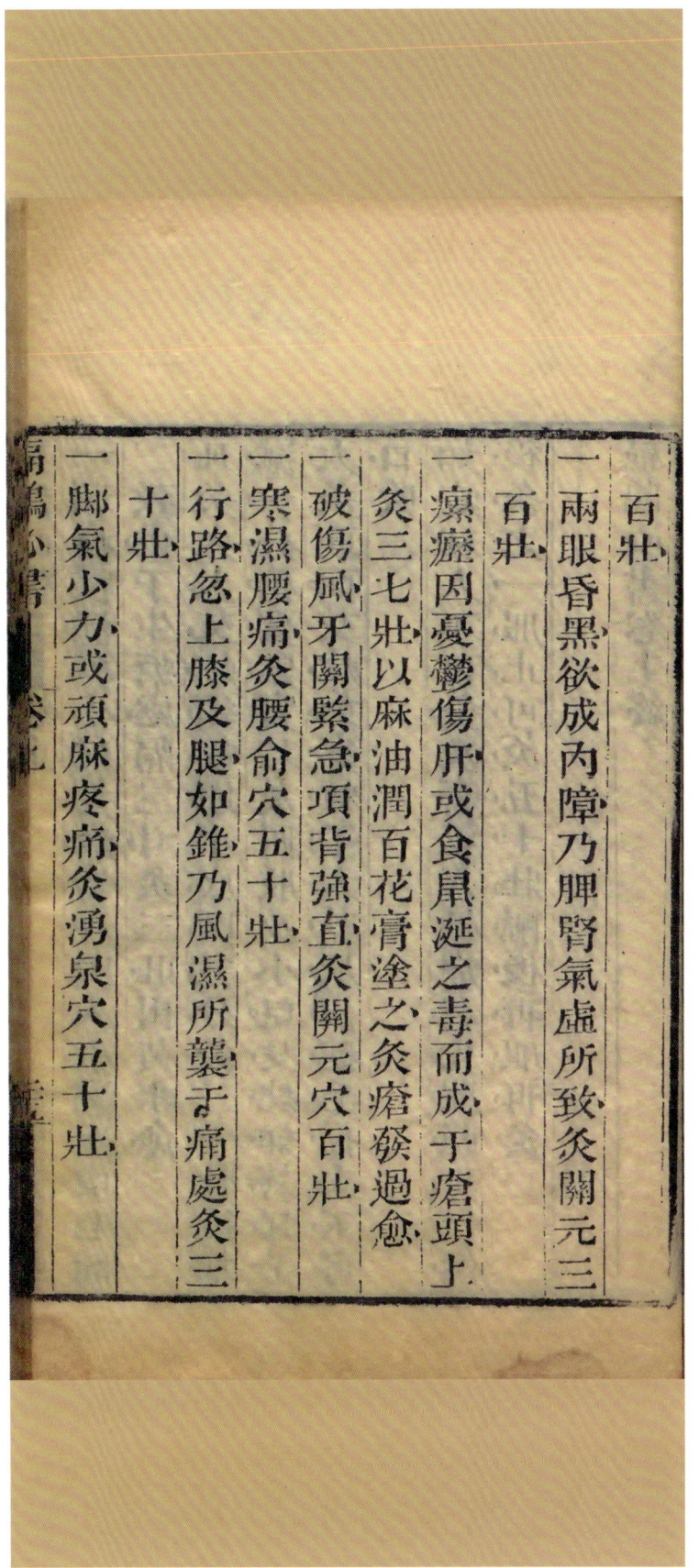

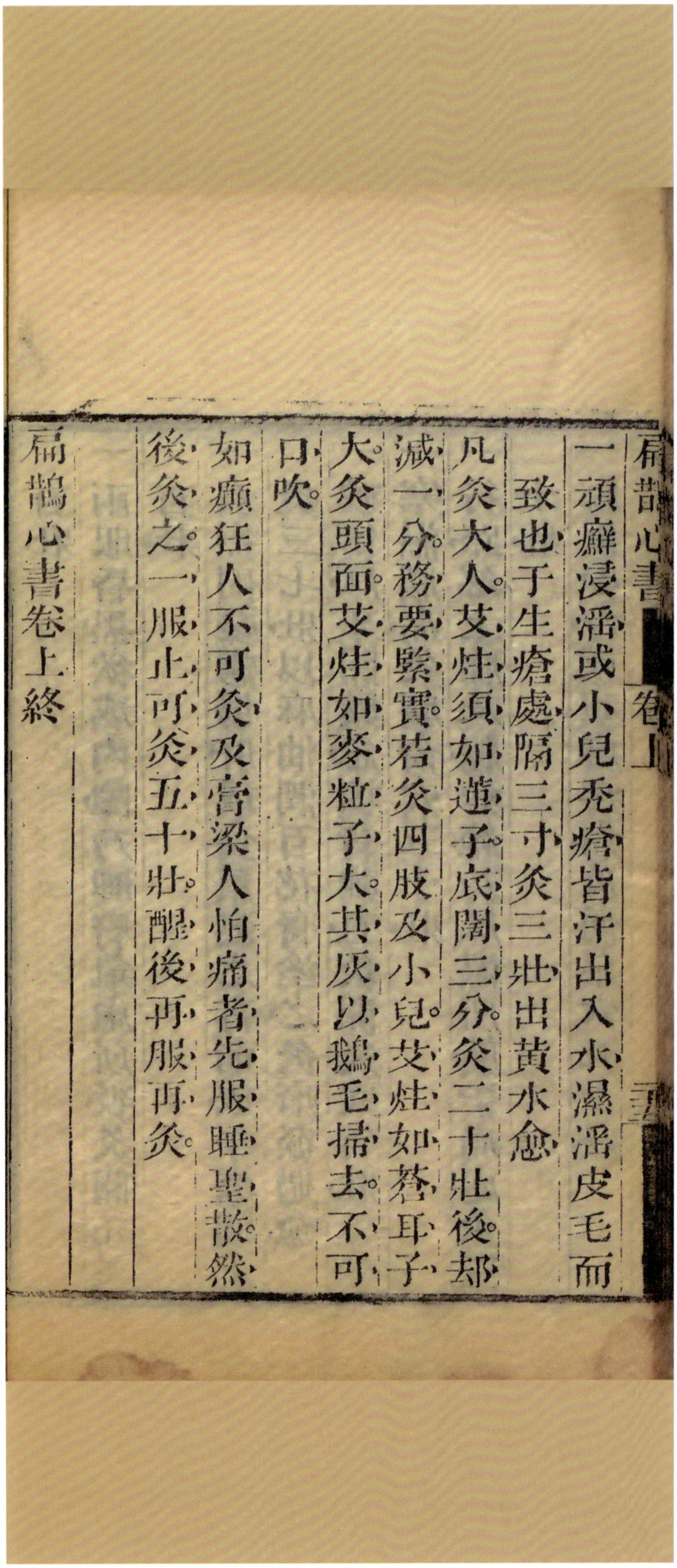
扁鵲心書　卷上

一頑癬浸淫或小兒禿瘡皆汗出入水濕淫皮毛而致也于生瘡處隔三寸灸三壯出黃水愈

凡灸大人艾炷須如蓮子底闊三分灸二十壯後却減一分務要緊實若灸四肢及小兒艾炷如蒼耳子大灸頭面艾炷如麥粒子大其灰以鵝毛掃去不可口吹

如癲狂人不可灸及膏粱人怕痛者先服睡聖散然後灸之一服止可灸五十壯醒後再服再灸

扁鵲心書卷上終

◎顽癣浸淫或小儿秃疮，皆汗出入水，湿淫皮毛而致也，于生疮处，隔三寸灸三壮，出黄水愈。

凡灸大人，艾炷须如莲子，底阔三分，灸二十壮后，却减一分，务要紧实。若灸四肢及小儿，艾炷如苍耳子大。灸头面，艾炷如麦粒子大。其灰以鹅毛扫去，不可口吹。

如癫狂人不可灸，及膏粱人怕痛者，先服睡圣散，然后灸之。一服止可灸五十壮，醒后再服、再灸。

扁鹊心书卷上终

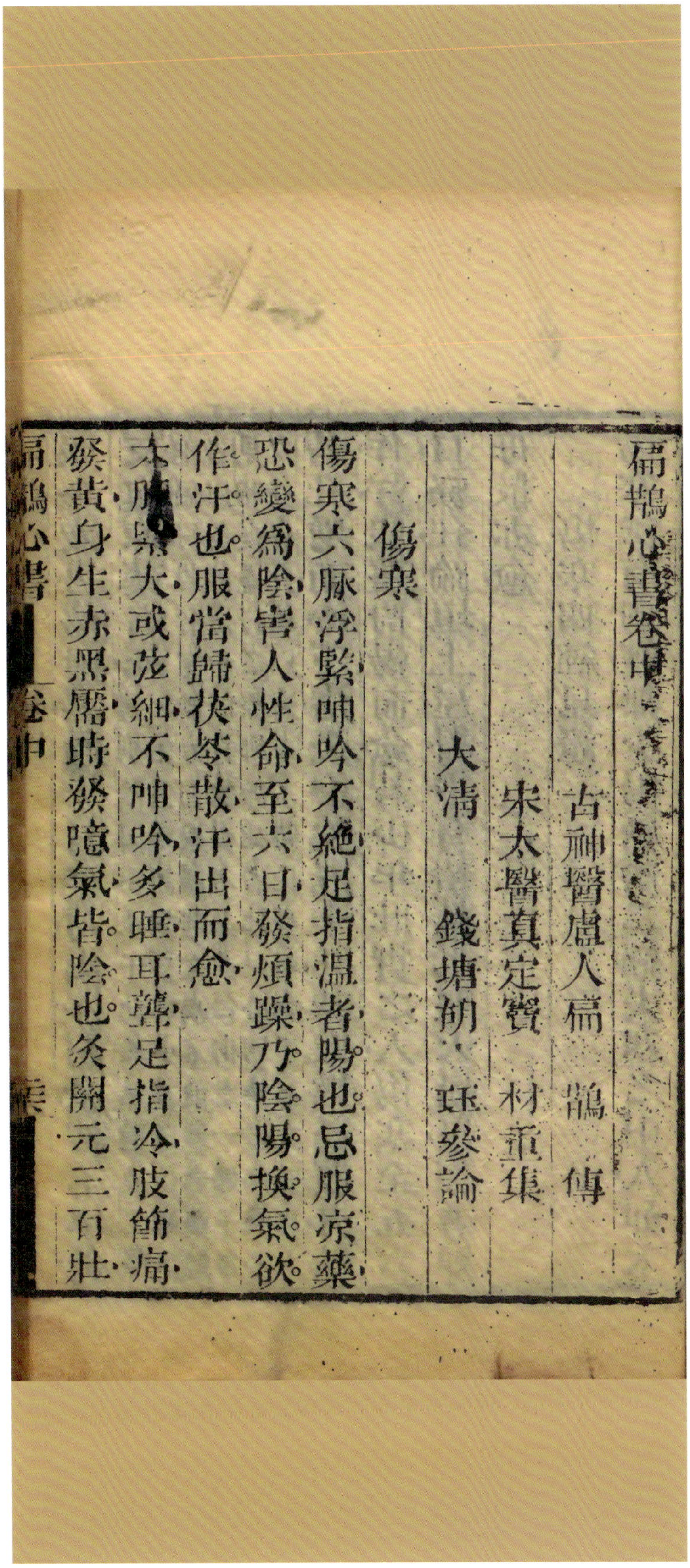

扁鹊心书卷中

古神医卢人 扁鹊 传

宋太医真定 窦材 重集

大清钱塘 胡珏 参论

伤寒

伤寒六脉浮紧，呻吟不绝，足指温者，阳也；忌服凉药，恐变为阴，害人性命。至六日发烦躁，乃阴阳换气，欲作汗也，服当归茯苓散，汗出而愈。

六脉紧大，或弦细，不呻吟，多睡耳聋，足指冷，肢节痛，发黄，身生赤黑靥，时发噫气，皆阴也，灸关元三百壮，

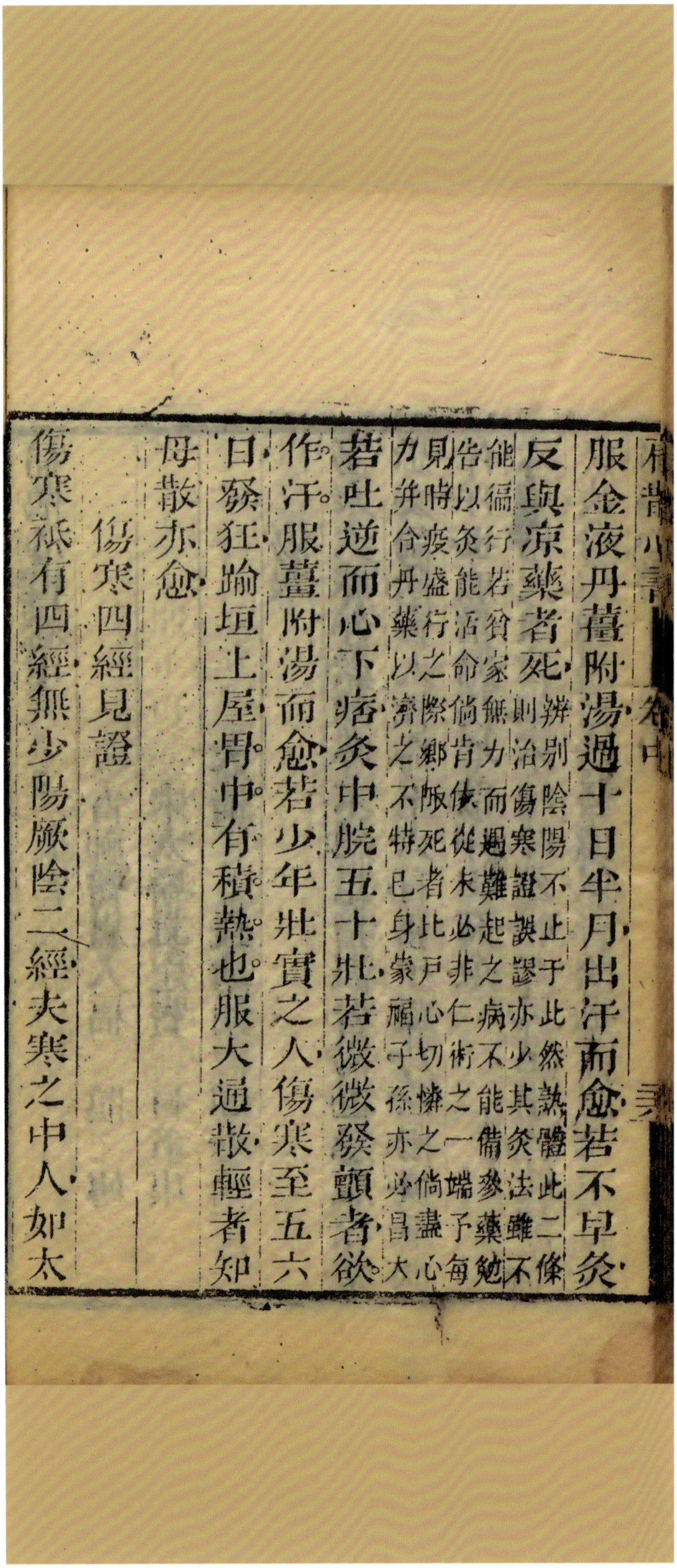
扁鵲心書 卷中

服金液丹薑附湯過十日半月出汗而愈若不早灸
反與凉藥者死辨別陰陽不止于此然熟體此二條則治傷寒證誤謬亦少其灸法雖不能遍行若貧家無力而遇難起之病不能備參藥勉告以灸能活命倘肯依從未必非仁術之一端予每見時疫盛行之際鄉陬死者比戶心切憐之倘盡心力并合丹藥以濟之不特已身蒙福子孫亦必昌大
若吐逆而心下痞灸中脘五十壯若微微發顫者欲
作汗服薑附湯而愈若少年壯實之人傷寒至五六
日發狂踰垣上屋胃中有積熱也服大通散輕者知
母散亦愈

傷寒四經見證

傷寒祇有四經無少陽厥陰二經夫寒之中人如太

服金液丹、姜附汤，过十日半月，出汗而愈。若不早灸，反与凉药者，死。辨别阴阳不止于此，然熟体此二条，则治伤寒证误谬亦少。其灸法虽不能遍行，若贫家无力而遇难起之病，不能备参药，勉告以灸能活命，倘肯依从，未必非仁术之一端。予每见时疫盛行之际，乡陬死者比户，心切怜之，倘尽心力并合丹药以济之，不特己身蒙福，子孙亦必昌大。

若吐逆而心下痞，灸中脘五十壮。若微微发颤者，欲作汗，服姜附汤而愈。若少年壮实之人，伤寒至五六日，发狂逾垣上屋，胃中有积热也，服大通散，轻者知母散亦愈。

伤寒四经见证

伤寒只有四经，无少阳、厥阴二经。夫寒之中人，如太

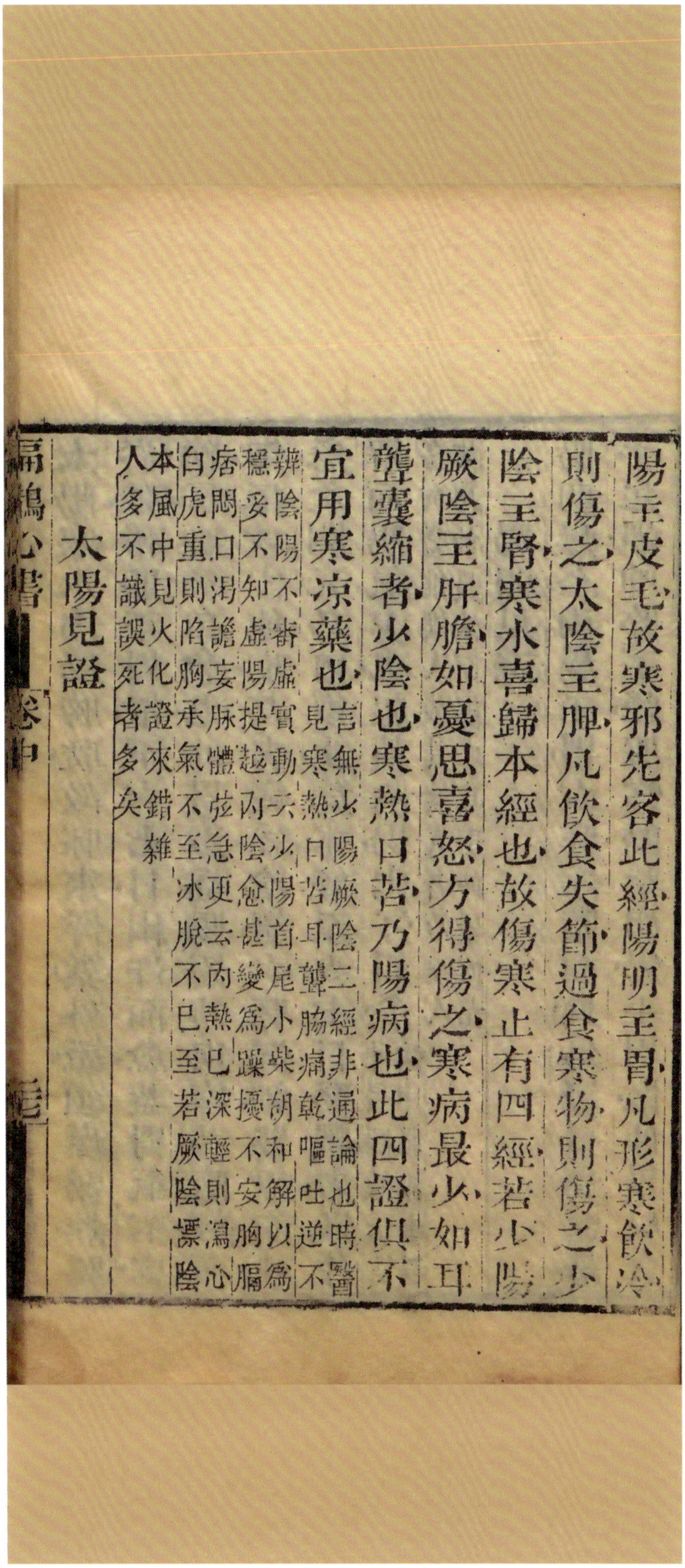

扁鵲心書　卷中

陽主皮毛，故寒邪先客此經；陽明主胃，凡形寒飲冷則傷之；太陰主脾，凡飲食失節，過食寒物則傷之；少陰主腎，寒水喜歸本經也。故傷寒止有四經，若少陽、厥陰主肝膽，如憂思喜怒方得傷之，寒病最少。如耳聾囊縮者，少陰也，寒熱口苦，乃陽病也，此四證俱不宜用寒涼藥也。言無少陽、厥陰二經，非通論也，時醫見寒熱口苦，耳聾脇痛，乾嘔吐逆，不辨陰陽，不審虛實，動云少陽，首尾小柴胡和解以爲穩妥，不知虛陽提越，內陰愈甚，變爲躁擾不安，胸膈痞悶，口渴譫妄，脈體弦急；更云內熱已深，輕則瀉心、白虎，重則陷胸、承氣，不至冰脫不已。至若厥陰，標陰本風，中見火化，證來錯雜，人多不識，誤死者多矣。

太陽見證

阳主皮毛，故寒邪先客此经；阳明主胃，凡形寒饮冷则伤之；太阴主脾，凡饮食失节，过食寒物则伤之；少阴主肾，寒水喜归本经也。故伤寒止有四经，若少阳、厥阴主肝胆，如忧思喜怒方得伤之，寒病最少。如耳聋囊缩者，少阴也，寒热口苦，乃阳病也，此四证俱不宜用寒凉药也。言无少阳、厥阴二经，非通论也，时医见寒热口苦，耳聋胁痛，干呕吐逆，不辨阴阳，不审虚实，动云少阳，首尾小柴胡和解以为稳妥，不知虚阳提越，内阴愈甚，变为躁扰不安，胸膈痞闷，口渴谵妄，脉体弦急；更云内热已深，轻则泻心、白虎，重则陷胸、承气，不至冰脱不已。至若厥阴，标阴本风，中见火化，证来错杂，人多不识，误死者多矣。

太阳见证

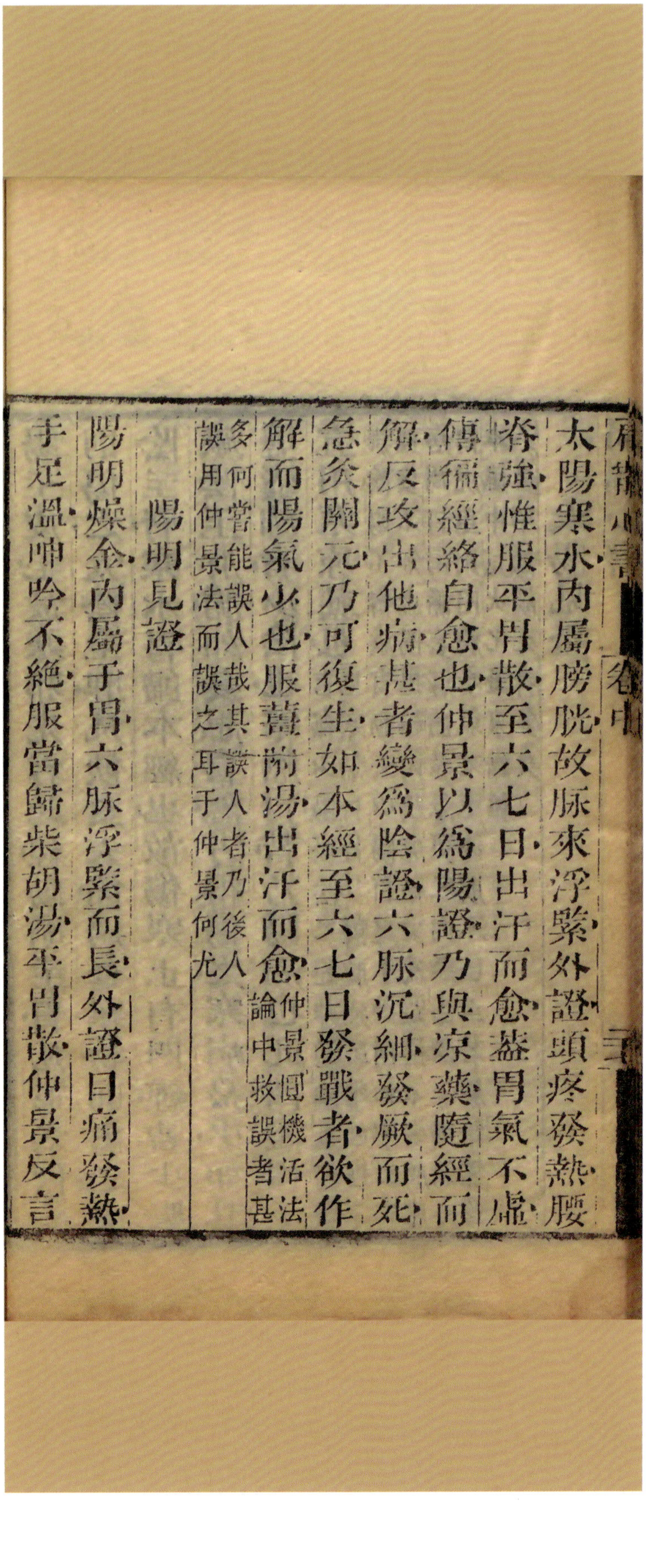
扁鵲心書　卷中

太陽寒水內屬膀胱故脉來浮緊外證頭疼發熱腰脊强惟服平胃散至六七日出汗而愈蓋胃氣不虛傳徧經絡自愈也仲景以爲陽證乃與凉藥隨經而解反攻出他病甚者變爲陰證六脉沉細發厥而死急灸關元乃可復生如本經至六七日發戰者欲作解而陽氣少也服薑附湯出汗而愈仲景圓機活法論中救誤者甚多何嘗能誤人哉其誤人者乃後人誤用仲景法而誤之耳于仲景何尤

陽明見證

陽明燥金內屬于胃六脉浮緊而長外證目痛發熱手足溫呻吟不絕服當歸柴胡湯平胃散仲景反言

太阳寒水，内属膀胱，故脉来浮紧，外证头疼发热，腰脊强，惟服平胃散，至六七日，出汗而愈。盖胃气不虚，传遍经络自愈也。仲景以为阳证，乃与凉药随经而解，反攻出他病，甚者变为阴证，六脉沉细，发厥而死，急灸关元，乃可复生。如本经至六七日发战者，欲作解而阳气少也，服姜附汤出汗而愈。仲景圆机活法，论中救误者甚多，何尝能误人哉。其误人者，乃后人误用仲景法而误之耳，于仲景何尤？

阳明见证

阳明燥金内属于胃，六脉浮紧而长，外证目痛发热，手足温，呻吟不绝，服当归柴胡汤、平胃散。仲景反言

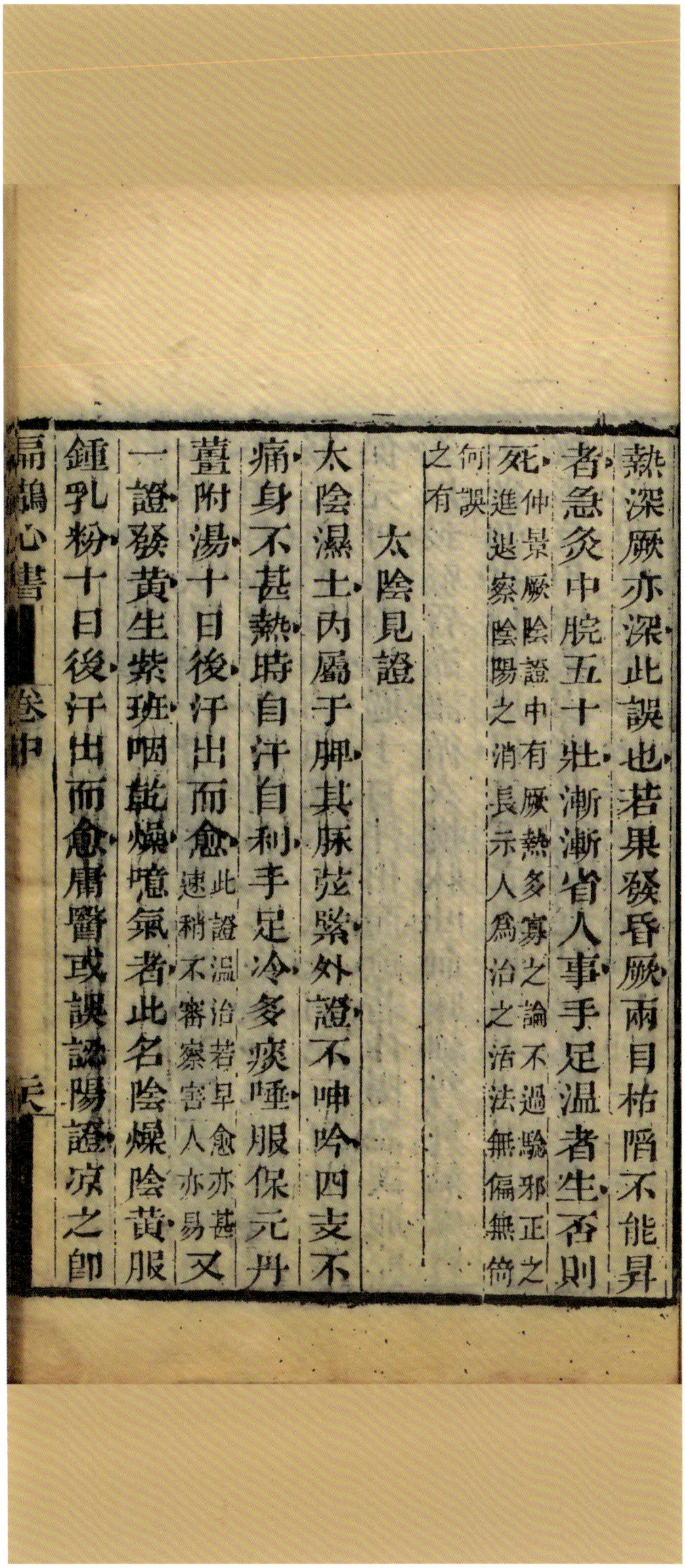

熱深厥亦深此誤也若果發昏厥兩目枯陷不能昇者急灸中脘五十壯漸漸省人事手足溫者生否則死。仲景厥陰證中有厥熱多寡之論不過驗邪正之進退察陰陽之消長示人爲治之活法無偏無倚何誤之有

太陰見證

太陰濕土內屬于脾其脉弦緊外證不呻吟四支不痛身不甚熱時自汗自利手足冷多痰唾服保元丹薑附湯十日後汗出而愈。此證溫治若早愈亦甚速稍不審察害人亦易又一證發黃生紫斑咽乾燥噫氣者此名陰燥陰黃服鍾乳粉十日後汗出而愈庸醫或誤認陽證凉之即

扁鵲心書　卷中

热深厥亦深，此误也。若果发昏厥，两目枯陷不能升者，急灸中脘五十壮，渐渐省人事，手足温者生，否则死。仲景厥阴证中，有厥热多寡之论，不过验邪正之进退，察阴阳之消长，示人为治之活法，无偏无倚，何误之有？

太阴见证

太阴湿土内属于脾，其脉弦紧，外证不呻吟，四肢不痛，身不甚热，时自汗自利，手足冷多痰唾，服保元丹、姜附汤，十日后汗出而愈。此证温治若早，愈亦甚速，稍不审察，害人亦易。又一证发黄生紫斑，咽干燥噫气者，此名阴燥、阴黄，服钟乳粉，十日后汗出而愈。庸医或误认阳证，凉之即

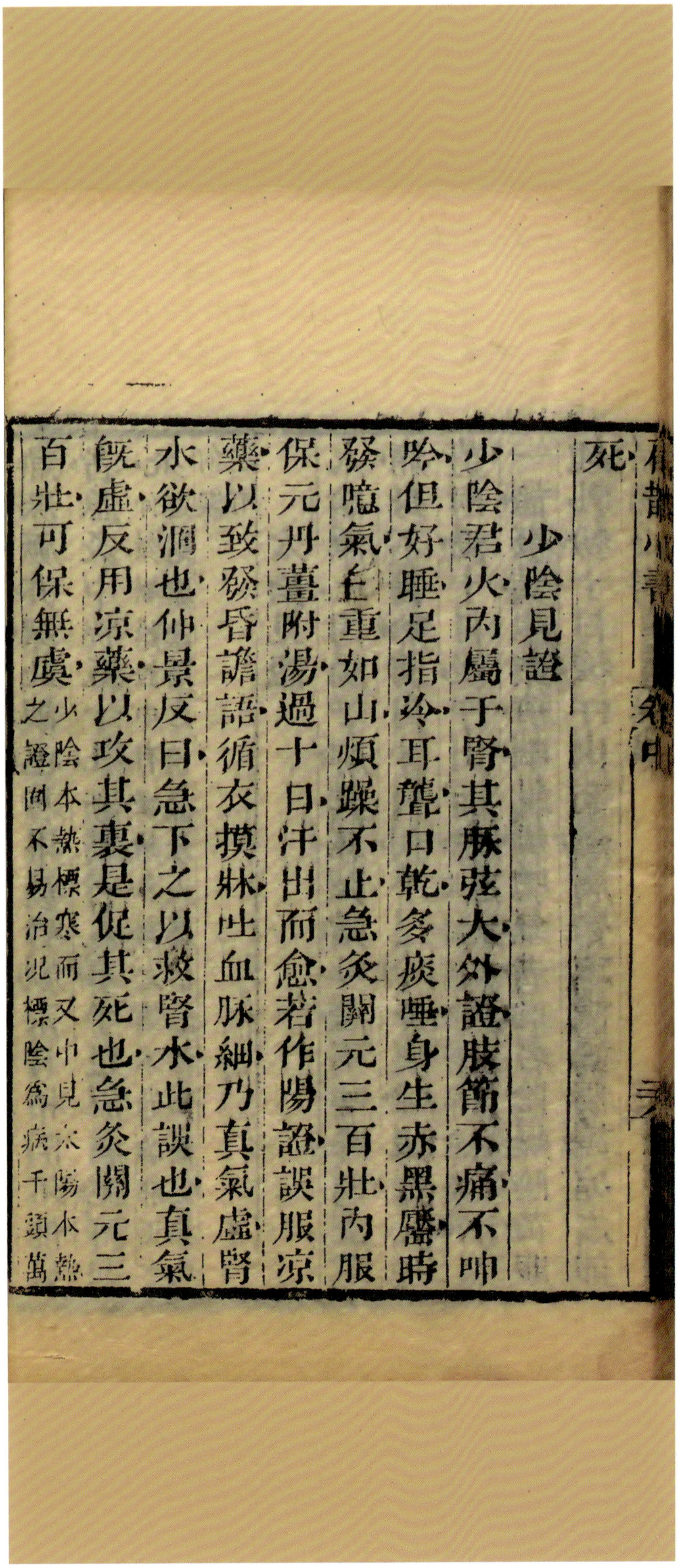

死

少陰見證

少陰君火內屬于腎其脉弦大外證肢節不痛不呻吟但好睡足指冷耳聾口乾多痰唾身生赤黑靨時發噫氣身重如山煩躁不止急灸關元三百壯內服保元丹薑附湯過十日汗出而愈若作陽證誤服涼藥以致發昏譫語循衣摸牀吐血脉細乃真氣虛腎水欲涸也仲景反曰急下之以救腎水此誤也真氣既虛反用涼藥以攻其裏是促其死也急灸關元三百壯可保無虞少陰本熱標寒而又中見太陽本熱之證固不易治況標陰為病千頭萬

死。

少阴见证

少阴君火内属于肾，其脉弦大，外证肢节不痛，不呻吟，但好睡，足指冷，耳聋，口干，多痰唾，身生赤黑靥，时发噫气，身重如山，烦躁不止。急灸关元三百壮，内服保元丹、姜附汤，过十日汗出而愈。若作阳证，误服凉药，以致发昏谵语，循衣摸床，吐血脉细，乃真气虚，肾水欲涸也。仲景反曰：急下之，以救肾水。此误也。真气既虚，反用凉药，以攻其里，是促其死也。急灸关元三百壮，可保无虞。少阴本热标寒而又中见太阳，本热之证，固不易治，况标阴为病，千头万

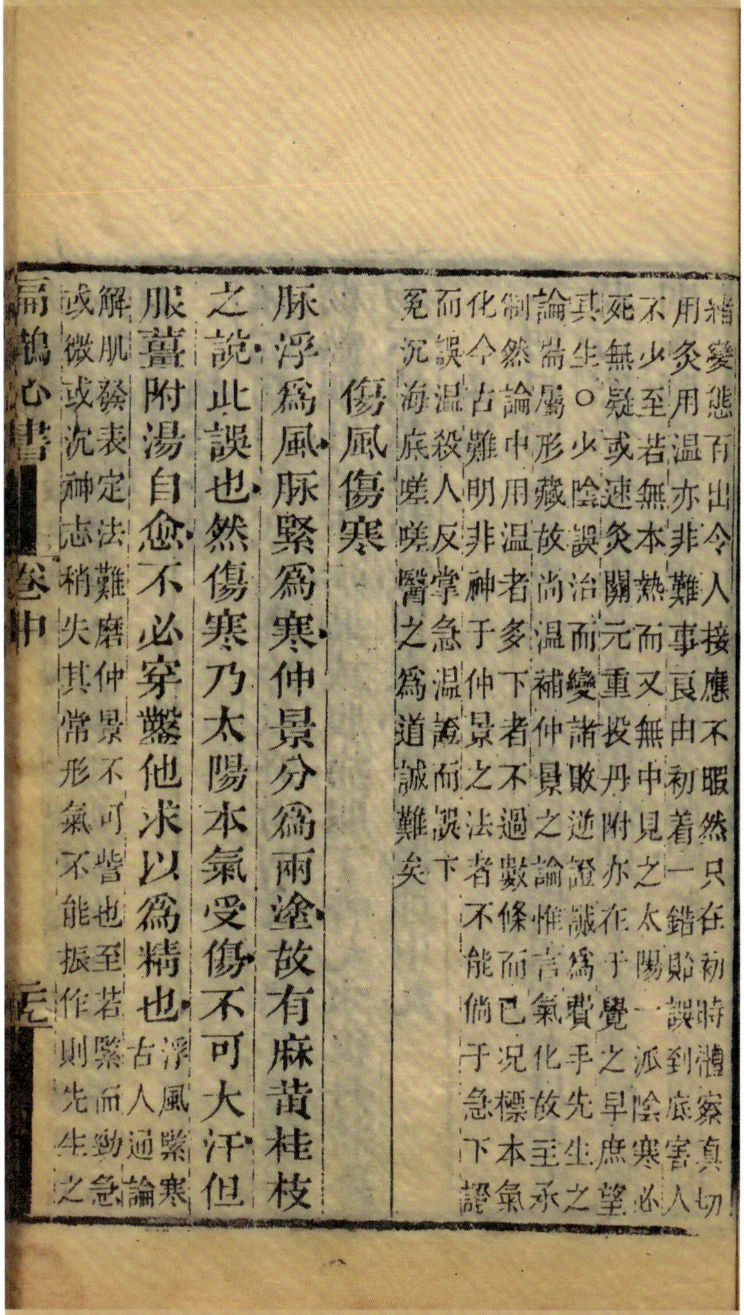
扁鵲心書　卷中

緒變態百出令人接應不暇然只在初時體察真切用灸用溫亦非難事良由初着一錯貽誤到底害人不少至若無本熱而又無中見之太陽一派陰寒必死無疑或速灸關元重投丹附亦在于覺之早庶望其生○少陰誤治而變諸敗逆證誠為費手先生之論專屬形藏故尚溫補仲景之論惟言氣化故主承制然論中用溫者多下者不過數條而已況標本氣化今古難明非神于仲景之法者不能倘于急下證而誤溫殺人反掌急溫證而誤下冤沉海底嗟嗟醫之為道誠難矣

傷風傷寒

脉浮為風，脉緊為寒，仲景分為兩途，故有麻黃、桂枝之說，此誤也。然傷寒乃太陽本氣受傷，不可大汗，但服薑附湯自愈，不必穿鑿他求，以為精也。浮風緊寒古人通論解肌發表定法難磨仲景不可訾也至若緊而勁急或微或沉神志稍失其常形氣不能振作則先生之急

绪，变态百出，令人接应不暇。然只在初时体察真切，用灸用温，亦非难事。良由初着一错，贻误到底，害人不少。至若无本热，而又无中见之太阳，一派阴寒，必死无疑。或速灸关元，重投丹附，亦在于觉之早，庶望其生。少阴误治而变诸败逆证，诚为费手。先生之论，专属形脏，故尚温补；仲景之论，惟言气化，故主承制。然论中用温者多，下者不过数条而已，况标本气化，今古难明，非神于仲景之法者不能，倘于急下证而误温，杀人反掌；急温证而误下，冤沉海底。嗟嗟！医之为道诚难矣。

伤风伤寒

脉浮为风，脉紧为寒，仲景分为两涂，故有麻黄、桂枝之说，此误也。然伤寒乃太阳本气受伤，不可大汗，但服姜附汤自愈，不必穿凿他求，以为精也。浮风紧寒，古人通论，解肌发表，定法难磨，仲景不可訾也。至若紧而劲急，或微，或沉，神志稍失其常，形气不能振作，则先生之

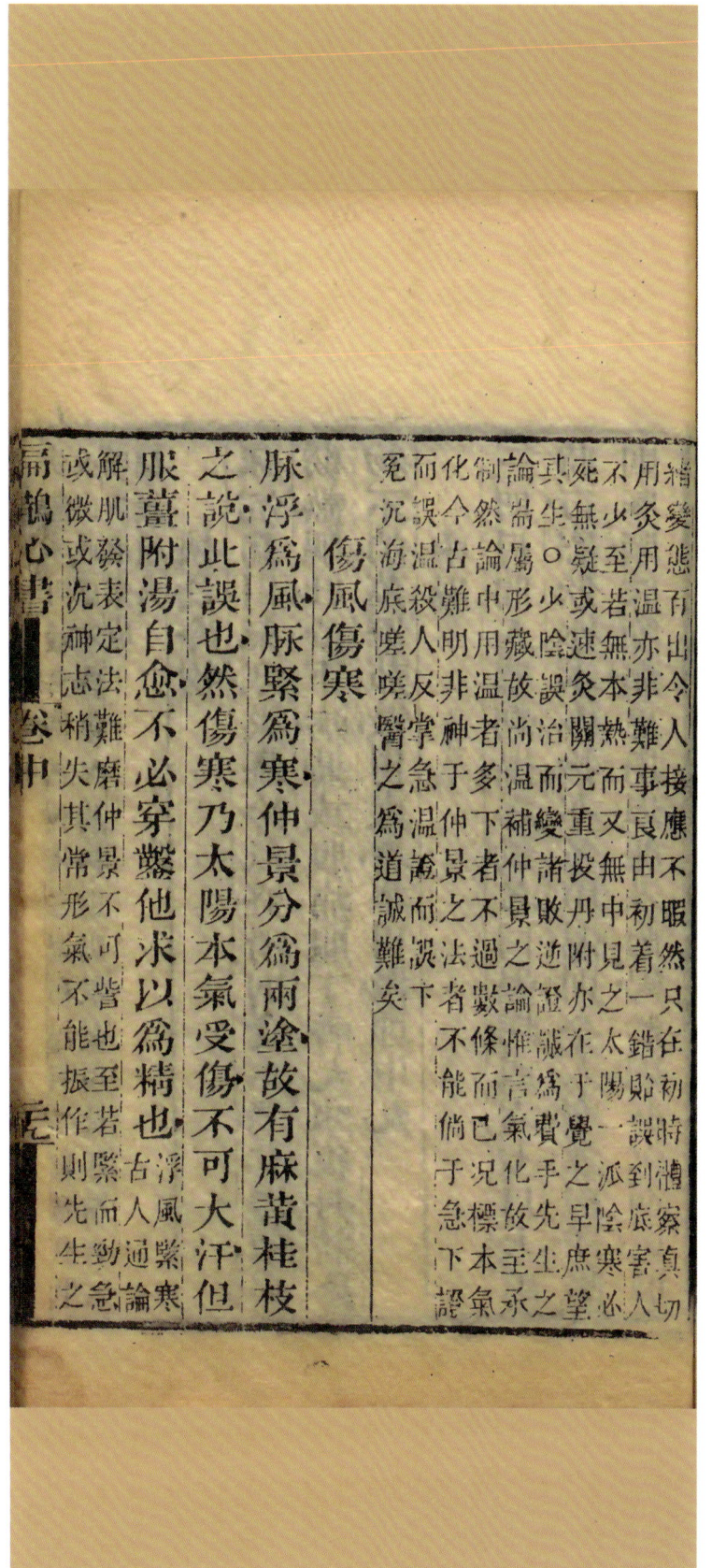

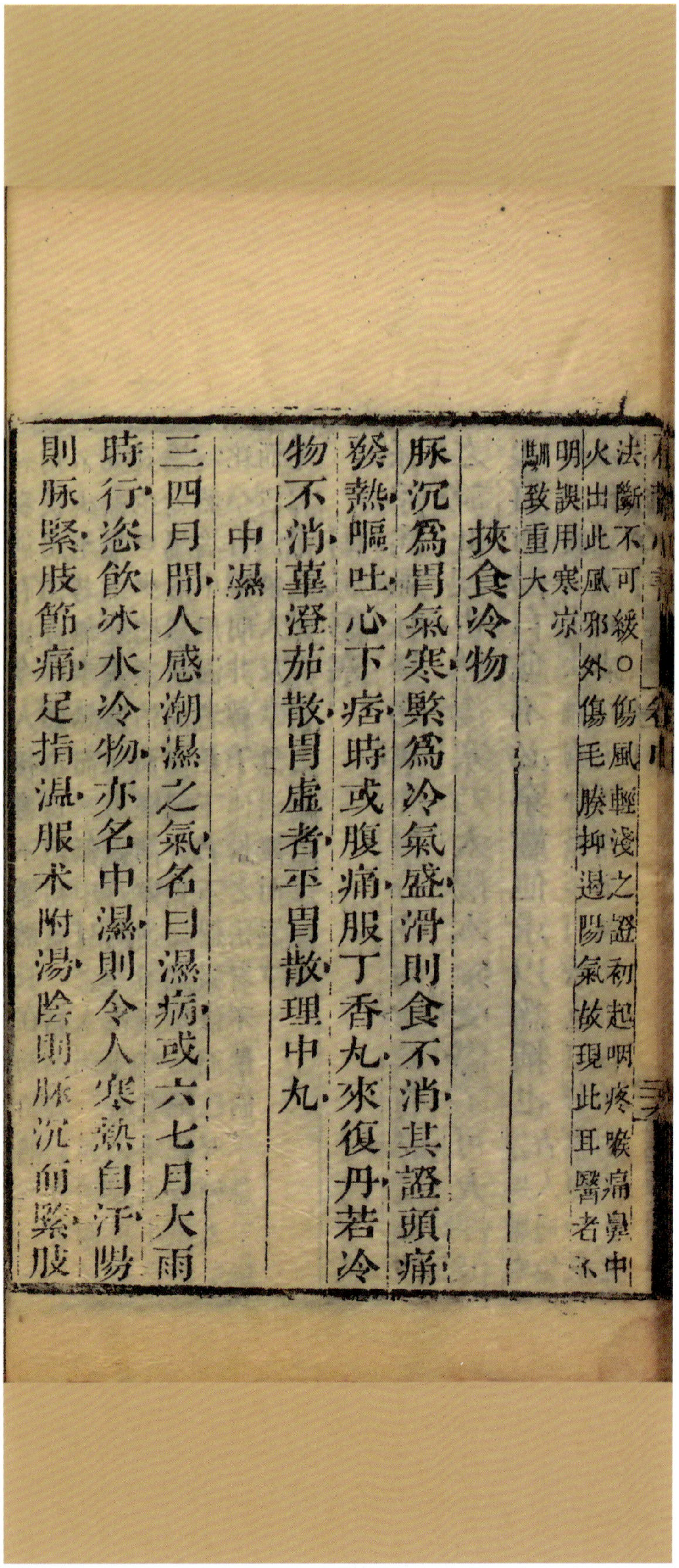
法斷不可緩○傷風輕淺之證初起咽疼喉痛鼻中火出此風邪外傷毛腠抑遏陽氣故現此耳醫者不明誤用寒凉馴致重大

挾食冷物

脉沉爲胃氣寒緊爲冷氣盛滑則食不消其證頭痛發熱嘔吐心下痞時或腹痛服丁香丸來復丹若冷物不消蓽澄茄散胃虛者平胃散理中丸

中濕

三四月間人感潮濕之氣名曰濕病或六七月大雨時行恣飲冰水冷物亦名中濕則令人寒熱自汗陽則脉緊肢節痛足指温服术附湯陰則脉沉而緊肢

法，断不可缓。伤风轻浅之证，初起咽疼喉痛，鼻中火出，此风邪外伤毛腠，抑遏阳气，故现此耳。医者不明，误用寒凉，驯致重大。

挟食冷物

脉沉为胃气寒，紧为冷气盛，滑则食不消。其证头痛发热，呕吐心下痞，时或腹痛，服丁香丸、来复丹；若冷物不消，荜澄茄散；胃虚者，平胃散、理中丸。

中湿

三四月间，人感潮湿之气，名曰湿病；或六七月，大雨时行，恣饮冰水冷物，亦名中湿，则令人寒热自汗。阳则脉紧，肢节痛，足指温，服术附汤；阴则脉沉而紧，肢

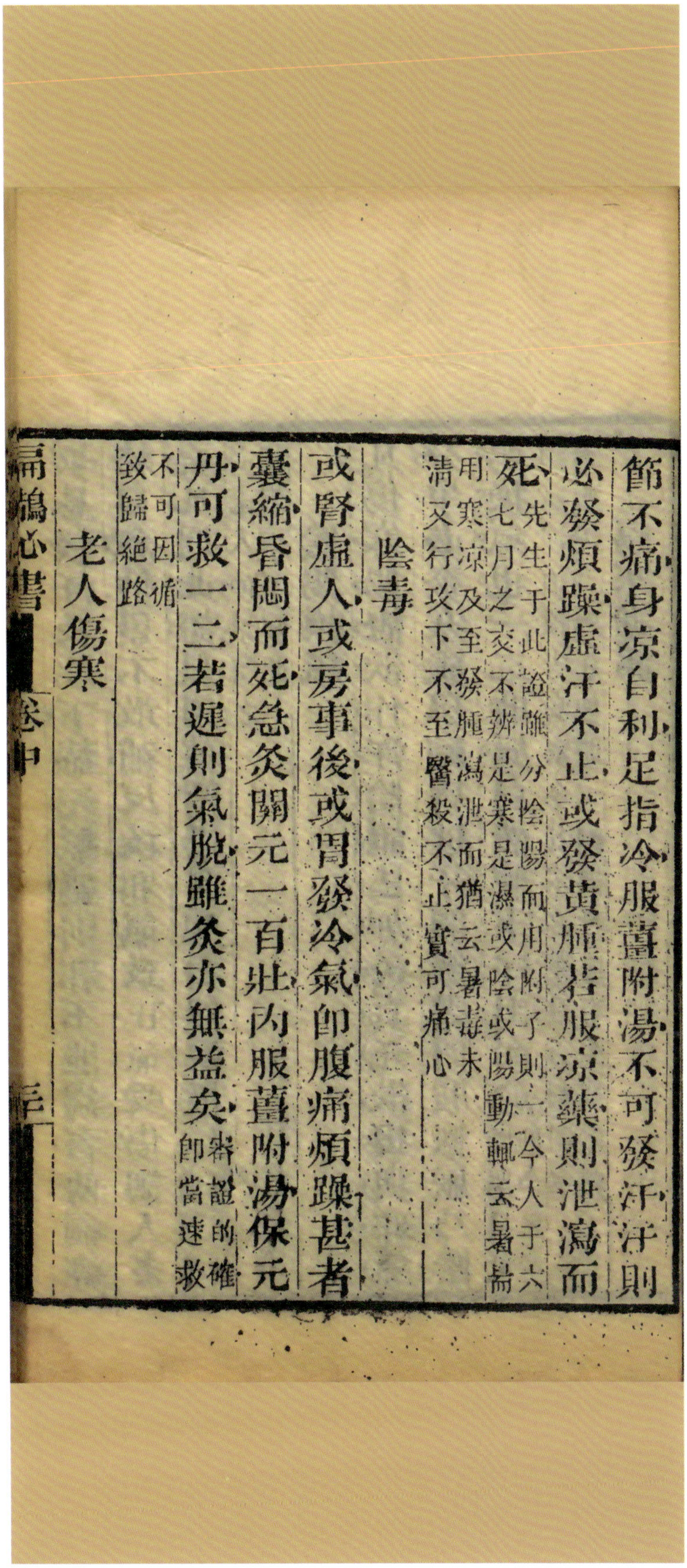
扁鵲心書　卷中　三

節不痛身凉自利足指冷服薑附湯不可發汗汗則必發煩躁虛汗不止或發黃腫若服凉藥則泄瀉而死先生于此證雖分陰陽而用附子則一今人于六七月之交不辨是寒是濕或陰或陽動輙云暑專用寒凉及至發腫瀉泄而猶云暑毒未清又行攻下不至醫殺不止實可痛心

陰毒

或腎虛人或房事後或胃發冷氣即腹痛煩躁甚者囊縮昏悶而死急灸關元一百壯内服薑附湯保元丹可救一二若遲則氣脫雖灸亦無益矣審證的確即當速救不可因循致歸絕路

老人傷寒

节不痛，身凉自利，足指冷，服姜附汤。不可发汗，汗则必发烦躁，虚汗不止，或发黄肿。若服凉药，则泄泻而死。先生于此证虽分阴阳，而用附子则一，今人于六七月之交，不辨是寒、是湿，或阴、或阳，动辄云暑，专用寒凉，及至发肿泻泄，而犹云暑毒未清，又行攻下，不至医杀不止，实可痛心。

阴毒

或肾虚人，或房事后，或胃发冷气，即腹痛烦躁，甚者囊缩，昏闷而死。急灸关元一百壮，内服姜附汤、保元丹可救一二。若迟则气脱，虽灸亦无益矣。审证的确，即当速救，不可因循，致归绝路。

老人伤寒

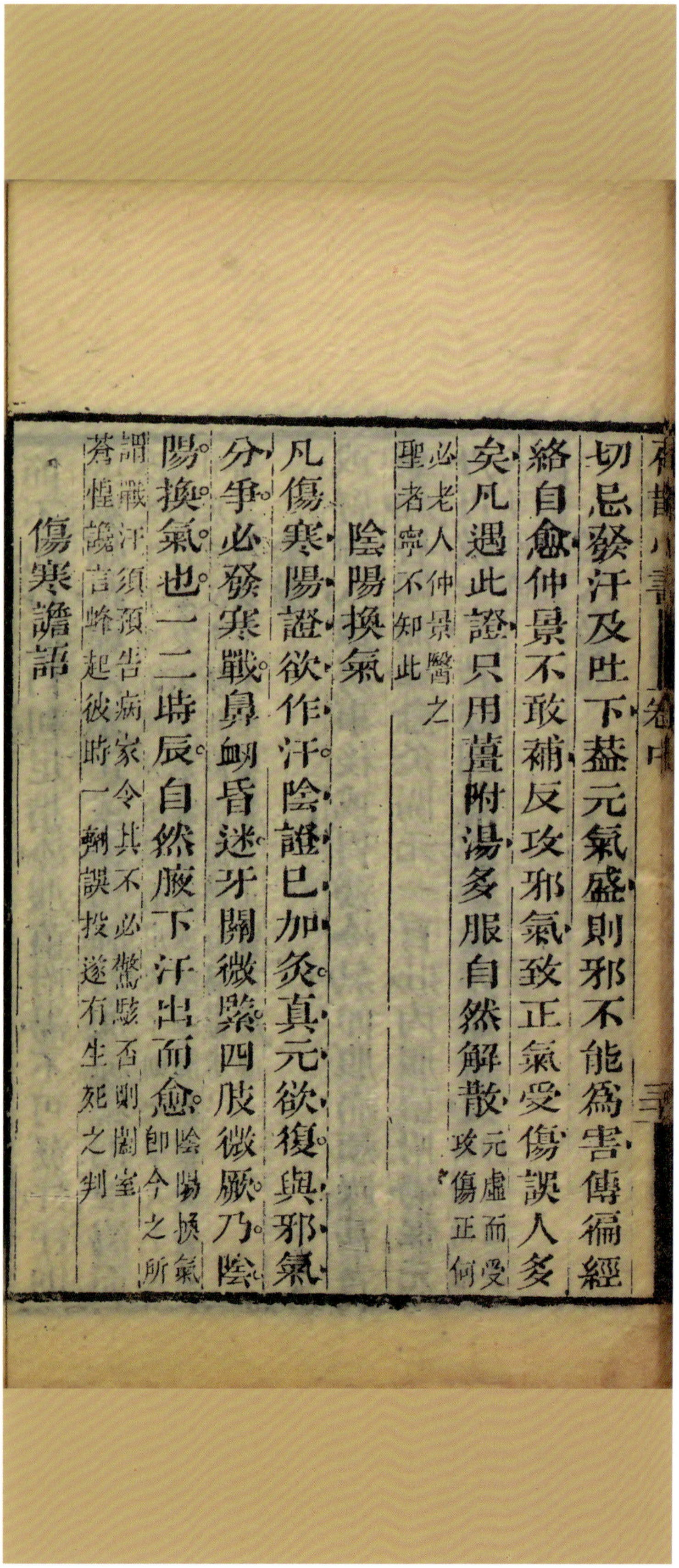
扁鵲心書　卷中

切忌發汗及吐下，葢元氣盛則邪不能爲害，傳徧經絡自愈。仲景不敢補，反攻邪氣，致正氣受傷，誤人多矣。凡遇此證，只用薑附湯多服，自然解散。元虛而受攻傷正，何必老人。仲景，醫之聖者，寧不知此？

陰陽換氣

凡傷寒陽證欲作汗，陰證已加灸，真元欲復，與邪氣分爭，必發寒戰，鼻衄昏迷，牙關微緊，四肢微厥，乃陰陽換氣也。一二時辰，自然腋下汗出而愈。陰陽換氣，即今之所謂戰汗，須預告病家，令其不必驚駭，否則闔室蒼惶，譫言蜂起，彼時一劑誤投，遂有生死之判。

傷寒譫語

切忌发汗及吐下，盖元气盛，则邪不能为害，传遍经络自愈。仲景不敢补，反攻邪气，致正气受伤，误人多矣。凡遇此证，只用姜附汤多服，自然解散。元虚而受攻伤正，何必老人。仲景，医之圣者，宁不知此？

阴阳换气

凡伤寒阳证欲作汗，阴证已加灸，真元欲复，与邪气分争，必发寒战，鼻衄昏迷，牙关微紧，四肢微厥，乃阴阳换气也。一二时辰，自然腋下汗出而愈。阴阳换气，即今之所谓战汗，须预告病家，令其不必惊骇，否则阖室苍惶，谵言蜂起，彼时一剂误投，遂有生死之判。

伤寒谵语

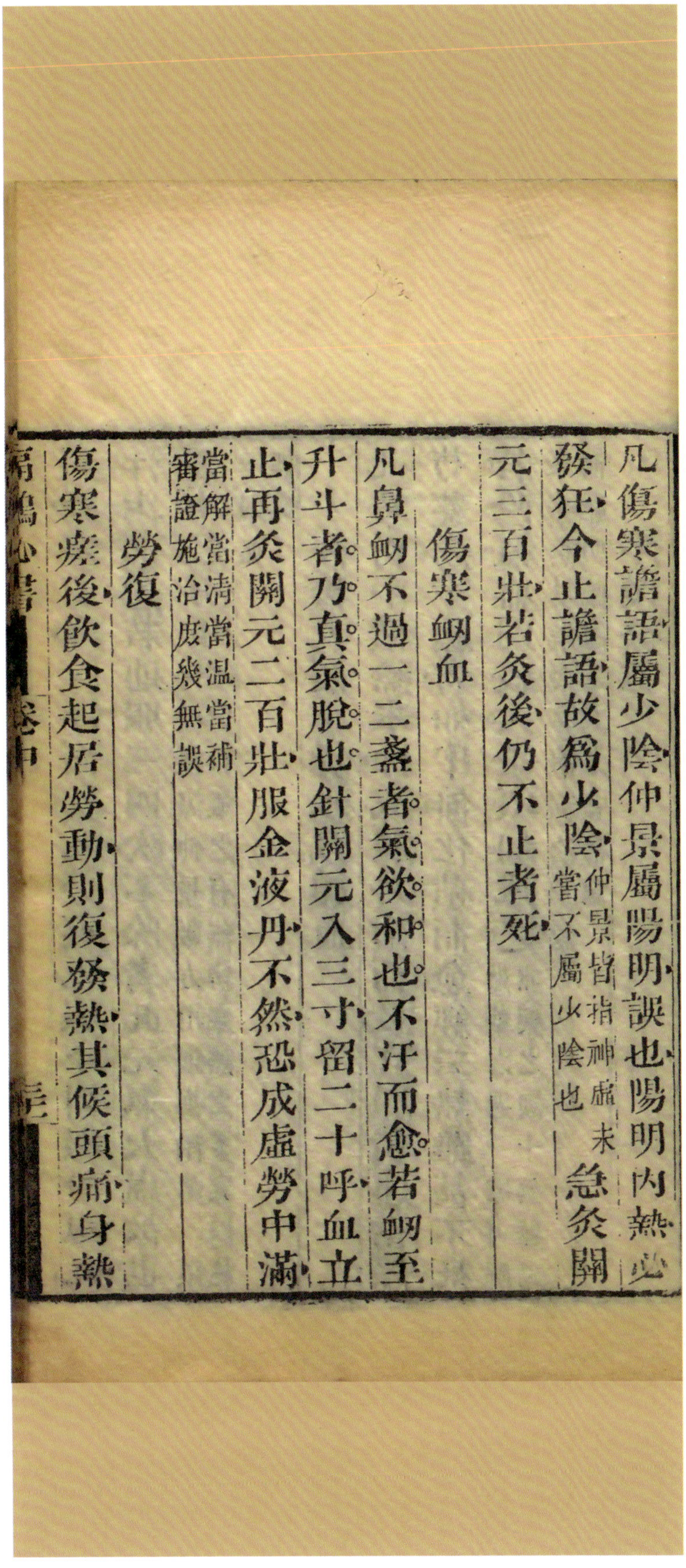
凡傷寒譫語屬少陰仲景屬陽明誤也陽明內熱必發狂今止譫語故爲少陰仲景皆指神虛未嘗不屬少陰也急灸關元三百壯若灸後仍不止者死

傷寒衄血

凡鼻衄不過一二盞者氣欲和也不汗而愈若衄至升斗者乃真氣脫也針關元入三寸留二十呼血立止再灸關元二百壯服金液丹不然恐成虛勞中滿當解當清當溫當補審證施治庶幾無誤

勞復

傷寒瘥後飲食起居勞動則復發熱其候頭痛身熱

凡伤寒谵语，属少阴，仲景属阳明误也。阳明内热必发狂，今止谵语，故为少阴。仲景皆指神虚，未尝不属少阴也。急灸关元三百壮，若灸后仍不止者死。

伤寒衄血

凡鼻衄不过一二盏者，气欲和也，不汗而愈。若衄至升斗者，乃真气脱也，针关元入三寸，留二十呼，血立止；再灸关元二百壮，服金液丹。不然恐成虚劳中满。当解，当清，当温，当补，审证施治，庶几无误。

劳复

伤寒瘥后，饮食起居劳动则复发热。其候头痛，身热，

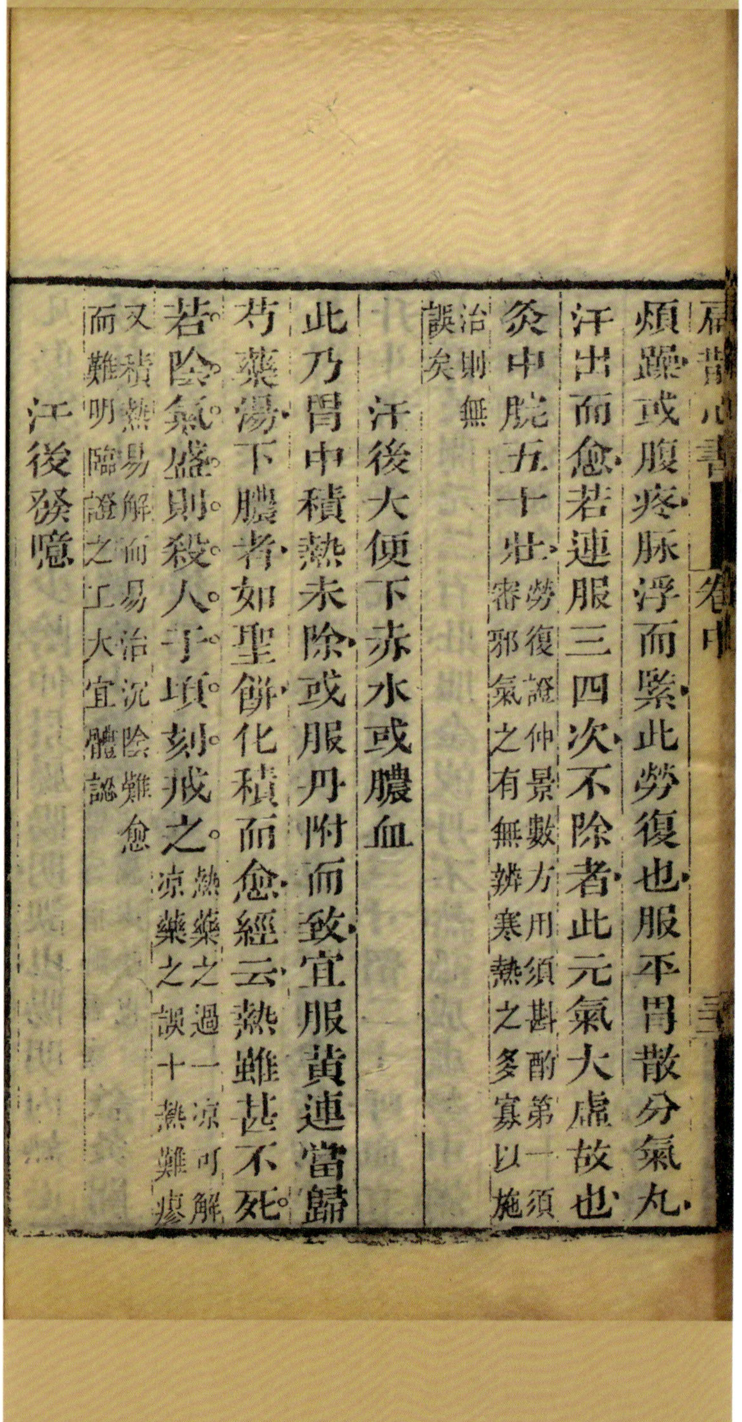
扁鵲心書 卷中 三

煩躁或腹疼脉浮而緊此勞復也服平胃散分氣丸汗出而愈若連服三四次不除者此元氣大虛故也灸中脘五十壯勞復證仲景數方用須斟酌第一須審邪氣之有無辨寒熱之多寡以施治則無誤矣

汗後大便下赤水或膿血

此乃胃中積熱未除或服丹附而致宜服黃連當歸芍藥湯下膿者如聖餅化積而愈經云熱雖甚不死若陰氣盛則殺人于頃刻戒之熱藥之過一涼可解涼藥之誤十熱難瘳又積熱易解而易治沉陰難愈而難明臨證之工大宜體認

汗後發噫

烦躁，或腹疼，脉浮而紧，此劳复也。服平胃散、分气丸，汗出而愈。若连服三四次不除者，此元气大虚故也，灸中脘五十壮。劳复证仲景数方，用须斟酌，第一须审邪气之有无，辨寒热之多寡，以施治则无误矣。

汗后大便下赤水或脓血

此乃胃中积热未除，或服丹附而致，宜服黄连当归芍药汤，下脓者，如圣饼化积而愈。《经》云：热虽甚不死。若阴气盛则杀人于顷刻，戒之。热药之过，一凉可解，凉药之误，十热难瘳。又积热易解而易治，沉阴难愈而难明。临证之工，大宜体认。

汗后发噫

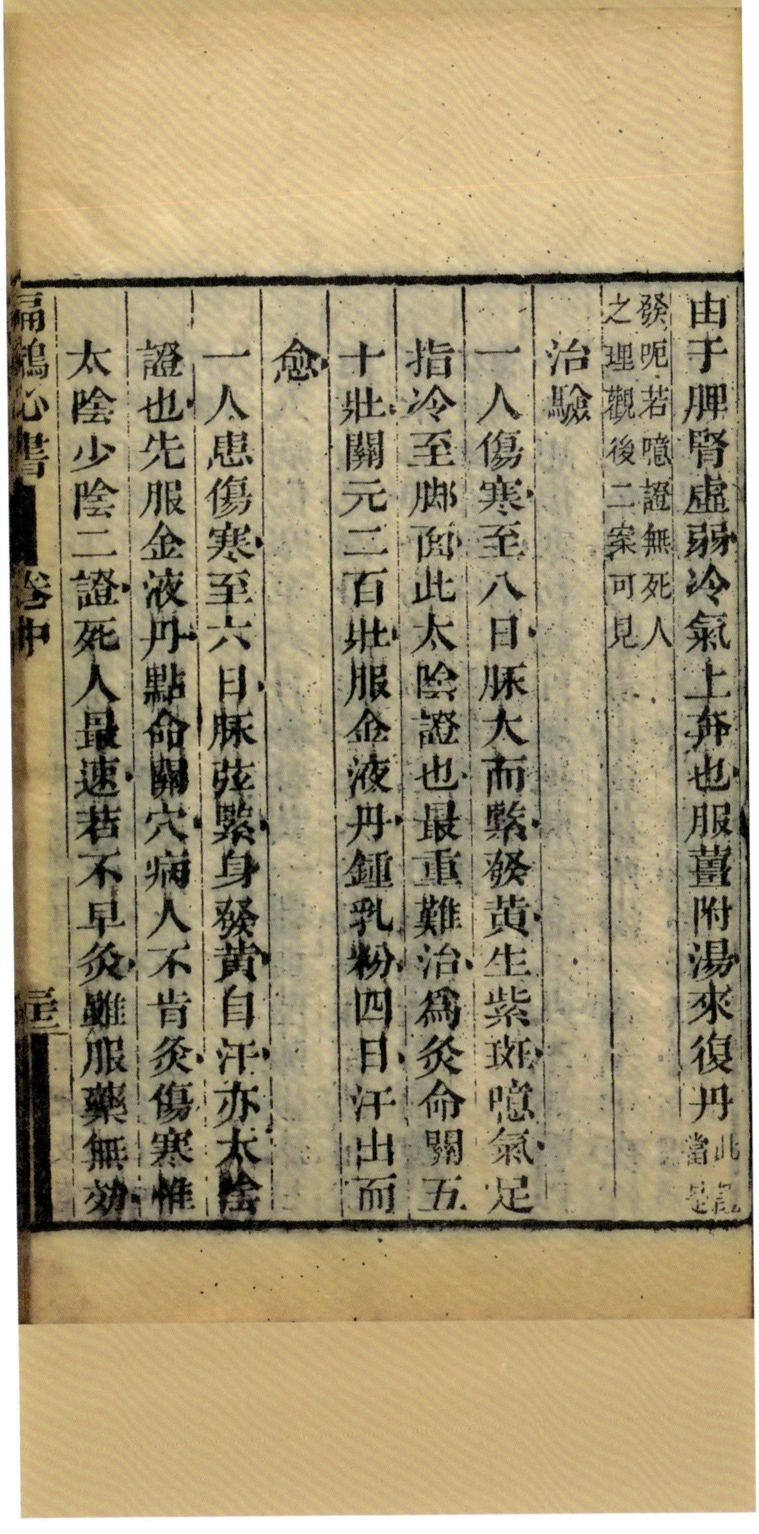

由于脾腎虚弱冷氣上奔也服薑附湯來復丹此證當是發呃若噫證無死人之理觀後二案可見

治驗

一人傷寒至八日脉大而緊發黃生紫斑噫氣足指冷至脚面此太陰證也最重難治爲灸命關五十壯關元二百壯服金液丹鍾乳粉四日汗出而愈

一人患傷寒至六日脉弦緊身發黃自汗亦太陰證也先服金液丹點命關穴病人不肯灸傷寒惟太陰少陰二證死人最速若不早灸雖服藥無效

扁鵲心書　卷中

由于脾肾虚弱，冷气上奔也，服姜附汤、来复丹。此证当是发呃，若噫证无死人之理，观后二案可见。

治验

一人伤寒至八日，脉大而紧，发黄，生紫斑，噫气，足指冷至脚面，此太阴证也，最重难治。为灸命关五十壮，关元二百壮，服金液丹、钟乳粉，四日汗出而愈。

一人患伤寒至六日，脉弦紧，身发黄，自汗，亦太阴证也。先服金液丹，点命关穴。病人不肯灸，伤寒惟太阴、少阴二证死人最速，若不早灸，虽服药无效，

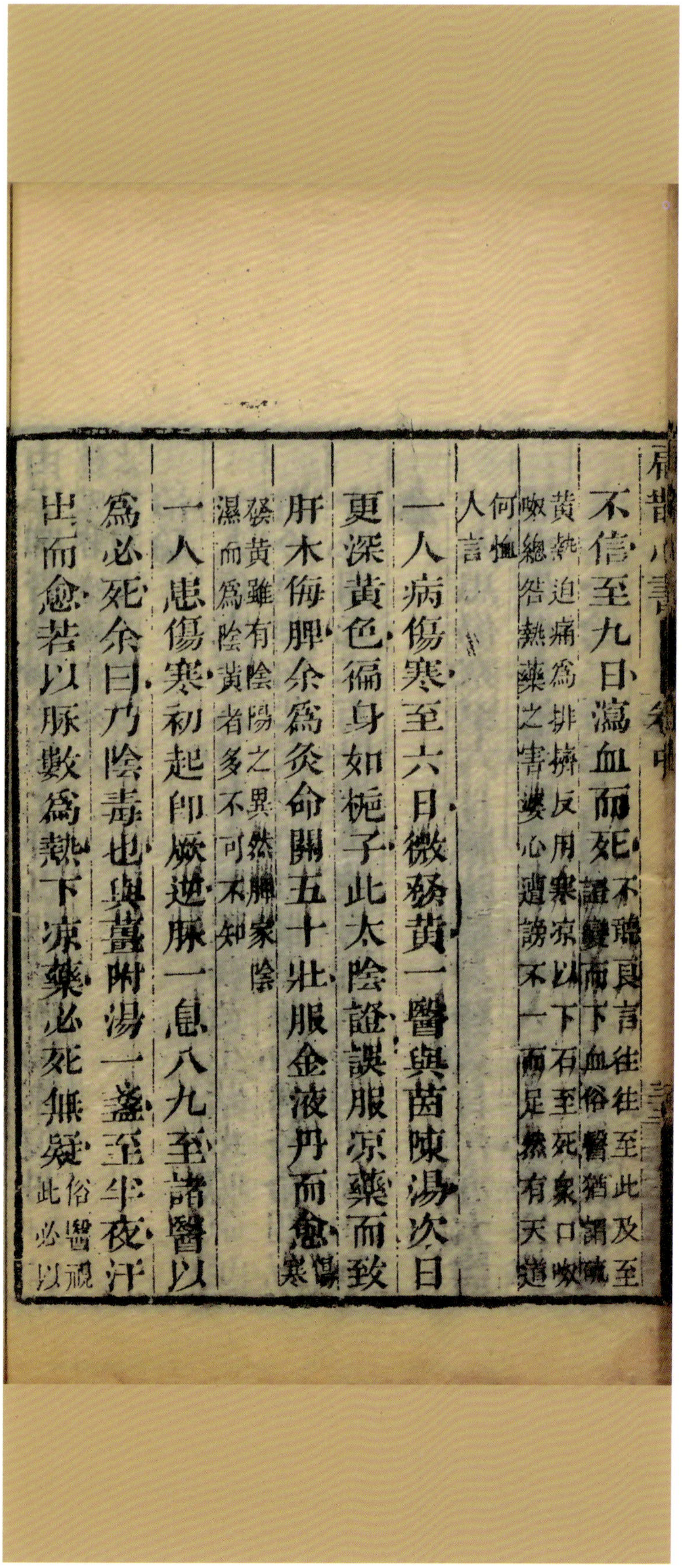
不信至九日瀉血而死不聽良言往往至此及至證變而下血俗醫猶謂硫黄熱迫痛爲排擠反用寒凉以下石至死衆口嗷嗷總咎熱藥之害婆心遭謗不一而足然有天道何恤人言

一人病傷寒至六日微發黄一醫與茵陳湯次日更深黄色徧身如梔子此太陰證誤服凉藥而致肝木侮脾余爲灸命關五十壯服金液丹而愈傷寒發黄雖有陰陽之異然脾家陰濕而爲陰黄者多不可不知

一人患傷寒初起即厥逆脉一息八九至諸醫以爲必死余曰乃陰毒也與薑附湯一盞至半夜汗出而愈若以脉數爲熱下凉藥必死無疑俗醫視此必以

不信，至九日泻血而死。不听良言，往往至此，及至证变而下血，俗医犹谓硫黄热迫，痛为排挤，反用寒凉，以下石，至死众口嗷嗷，总咎热药之害，婆心遭谤，不一而足，然有天道，何恤人言。

一人病伤寒至六日，微发黄，一医与茵陈汤。次日，更深黄色，遍身如栀子，此太阴证误服凉药而致肝木侮脾。余为灸命关五十壮，服金液丹而愈。伤寒发黄，虽有阴阳之异，然脾家阴湿而为阴黄者多，不可不知。

一人患伤寒，初起即厥逆，脉一息八九至，诸医以为必死，余曰：乃阴毒也，与姜附汤一盏，至半夜，汗出而愈。若以脉数为热，下凉药，必死无疑。俗医视此，必以

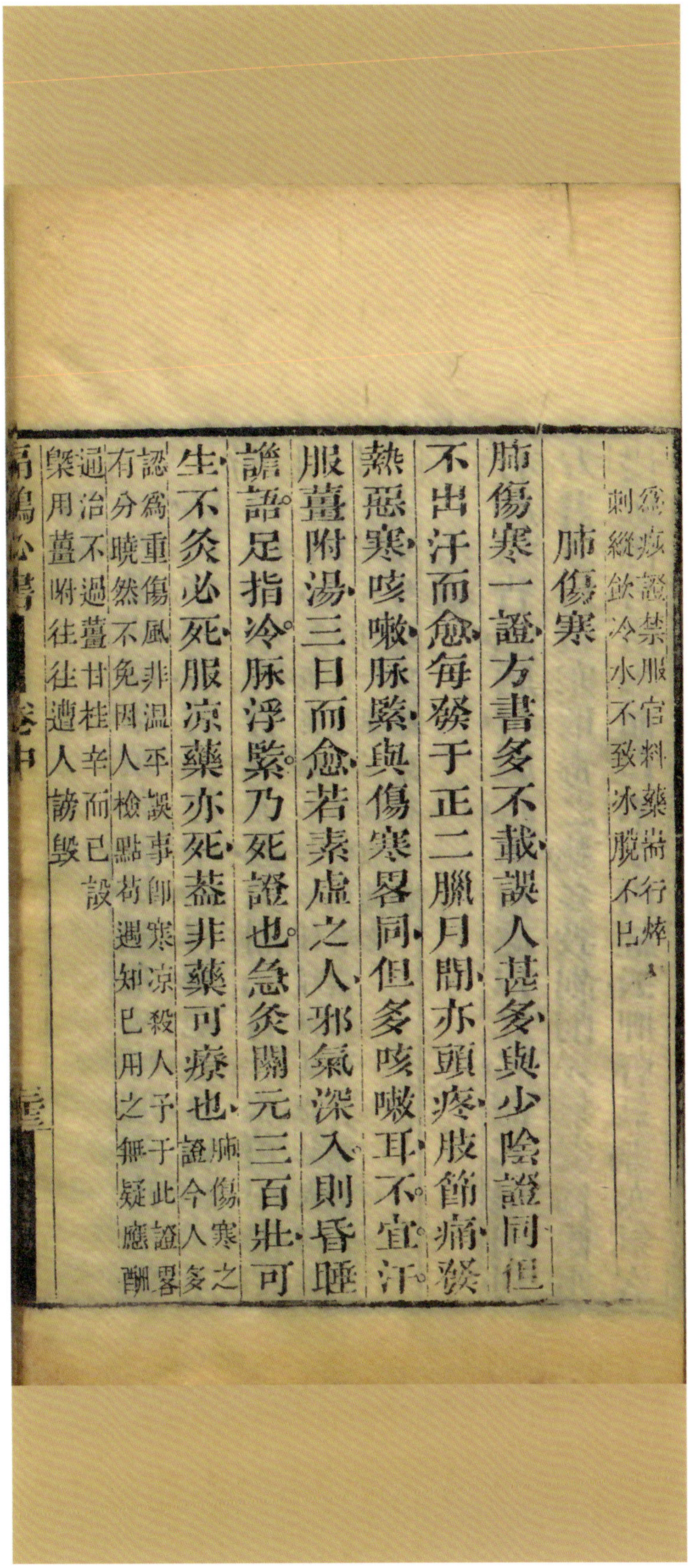
爲痧證禁服官料藥專行焠刺縱飲冷水不致冰脫不已
肺傷寒
肺傷寒一證方書多不載誤人甚多與少陰證同但
不出汗而愈每發于正二臘月間亦頭疼肢節痛發
熱惡寒咳嗽脉緊與傷寒畧同但多咳嗽耳不宜汗
服薑附湯三日而愈若素虛之人邪氣深入則昏睡
譫語足指冷脉浮緊乃死證也急灸關元三百壯可
生不灸必死服涼藥亦死蓋非藥可療也肺傷寒之證今人多
認爲重傷風非溫平誤事即寒涼殺人予于此證畧有分曉然不免因人檢點苟遇知己用之無疑應酬通治不過薑甘桂辛而已設槩用薑附往往遭人謗毀
扁鵲心書　卷中

为痧证，禁服官料药，专行焠刺，纵饮冷水，不致冰脱不已。

肺伤寒

肺伤寒一证，方书多不载，误人甚多，与少阴证同，但不出汗而愈，每发于正二腊月间，亦头疼，肢节痛，发热恶寒，咳嗽脉紧，与伤寒略同，但多咳嗽耳。不宜汗，服姜附汤，三日而愈。若素虚之人，邪气深入，则昏睡谵语，足指冷，脉浮紧，乃死证也。急灸关元三百壮，可生，不灸必死，服凉药亦死，盖非药可疗也。肺伤寒之证，今人多认为重伤风，非温平误事，即寒凉杀人。予于此证略有分晓，然不免因人检点，苟遇知己用之无疑，应酬通治，不过姜甘桂辛而已。设概用姜附，往往遭人谤毁。

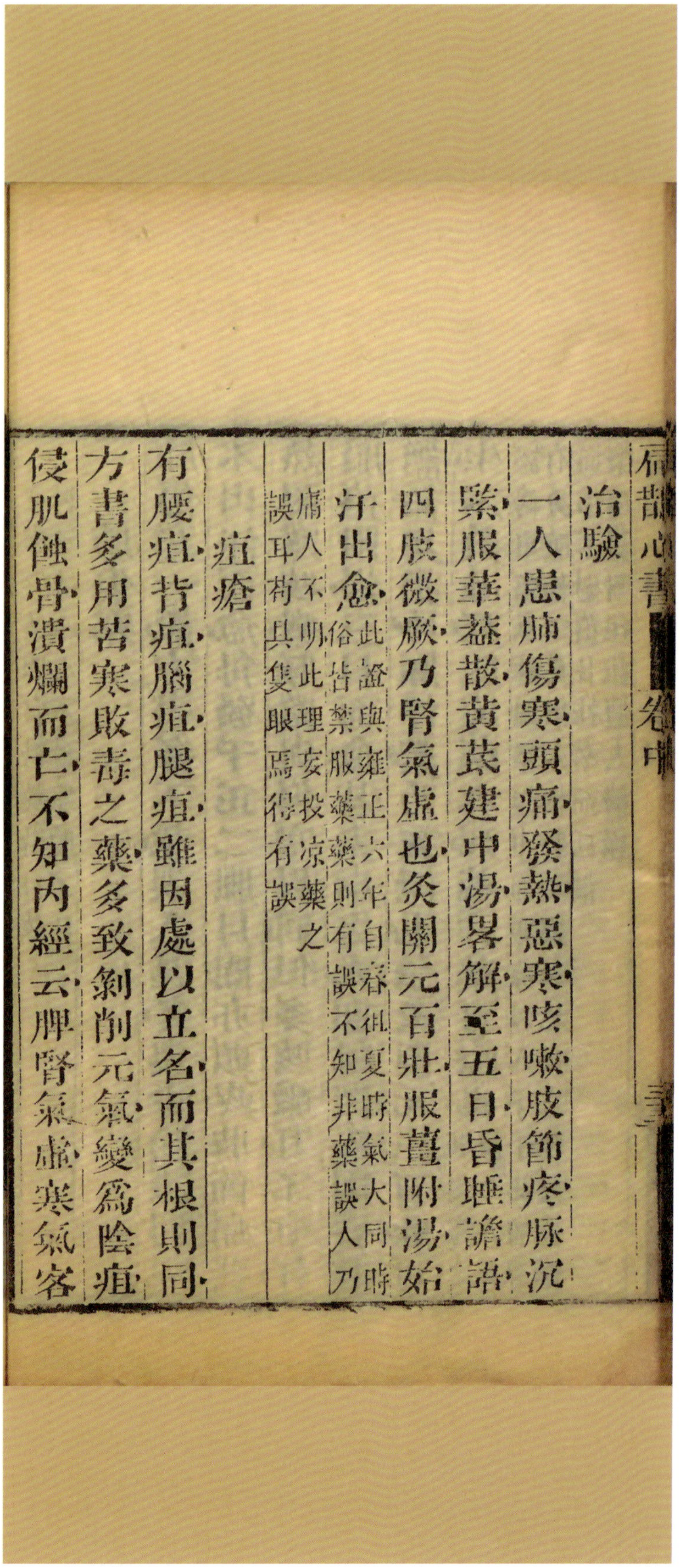
扁鵲心書　卷中

治驗

一人患肺傷寒頭痛發熱惡寒咳嗽肢節疼脈沉緊服華蓋散黃芪建中湯略解至五日昏睡譫語四肢微厥乃腎氣虛也灸關元百壯服薑附湯始汗出愈此證與雍正六年自春徂夏時氣大同時俗皆禁服藥藥則有誤不知非藥誤人乃庸人不明此理妄投涼藥之誤耳苟具隻眼焉得有誤

疽瘡

有腰疽背疽腦疽腿疽雖因處以立名而其根則同方書多用苦寒敗毒之藥多致剝削元氣變爲陰疽侵肌蝕骨潰爛而亡不知內經云脾腎氣虛寒氣客

治验

一人患肺伤寒，头痛发热，恶寒咳嗽，肢节疼，脉沉紧，服华盖散、黄芪建中汤，略解。至五日，昏睡谵语，四肢微厥，乃肾气虚也。灸关元百壮，服姜附汤，始汗出愈。此证与雍正六年自春徂夏时气大同，时俗皆禁服药，药则有误，不知非药误人，乃庸人不明此理，妄投凉药之误耳。苟具只眼，焉得有误。

疽疮

有腰疽、背疽、脑疽、腿疽，虽因处以立名，而其根则同。方书多用苦寒败毒之药，多致剥削元气，变为阴疽，侵肌蚀骨，溃烂而亡。不知《内经》云：脾肾气虚，寒气客

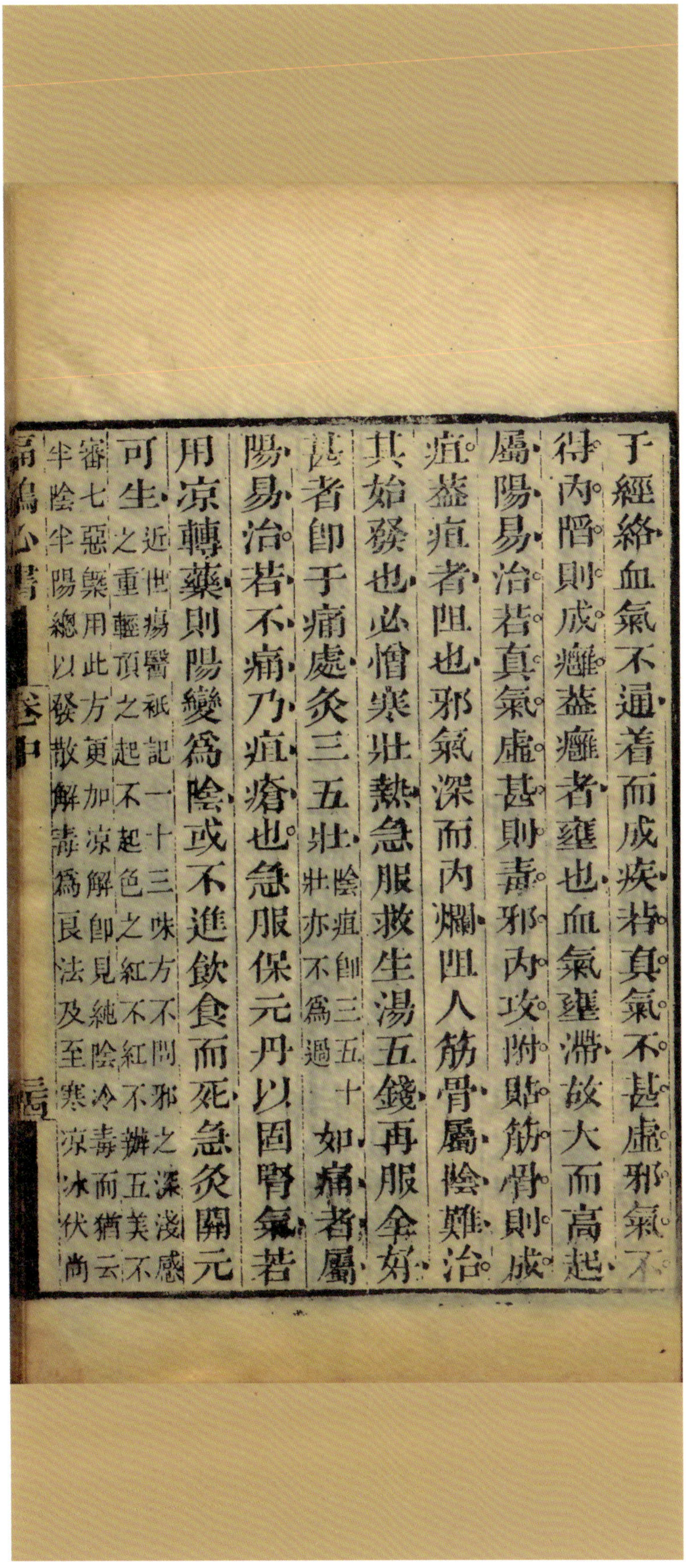

于经络，血气不通，着而成疾。若真气不甚虚，邪气不得内陷，则成痈。盖痈者，壅也。血气壅滞，故大而高起，属阳易治。若真气虚甚，则毒邪内攻，附贴筋骨，则成疽。盖疽者，阻也。邪气深而内烂，阻人筋骨，属阴难治。其始发也，必憎寒壮热，急服救生汤五钱，再服全好。甚者，即于痛处灸三五壮。阴疽即三五十壮，亦不为过。如痛者属阳，易治；若不痛，乃疽疮也，急服保元丹，以固肾气。若用凉转药，则阳变为阴，或不进饮食而死，急灸关元可生。近世疡医，只记一十三味方，不问邪之深浅，感之重轻，顶之起不起，色之红不红，不辨五美，不审七恶，概用此方，更加凉解。即见纯阴冷毒，而犹云半阴半阳，总以发散解毒为良法，及至寒凉冰伏，尚

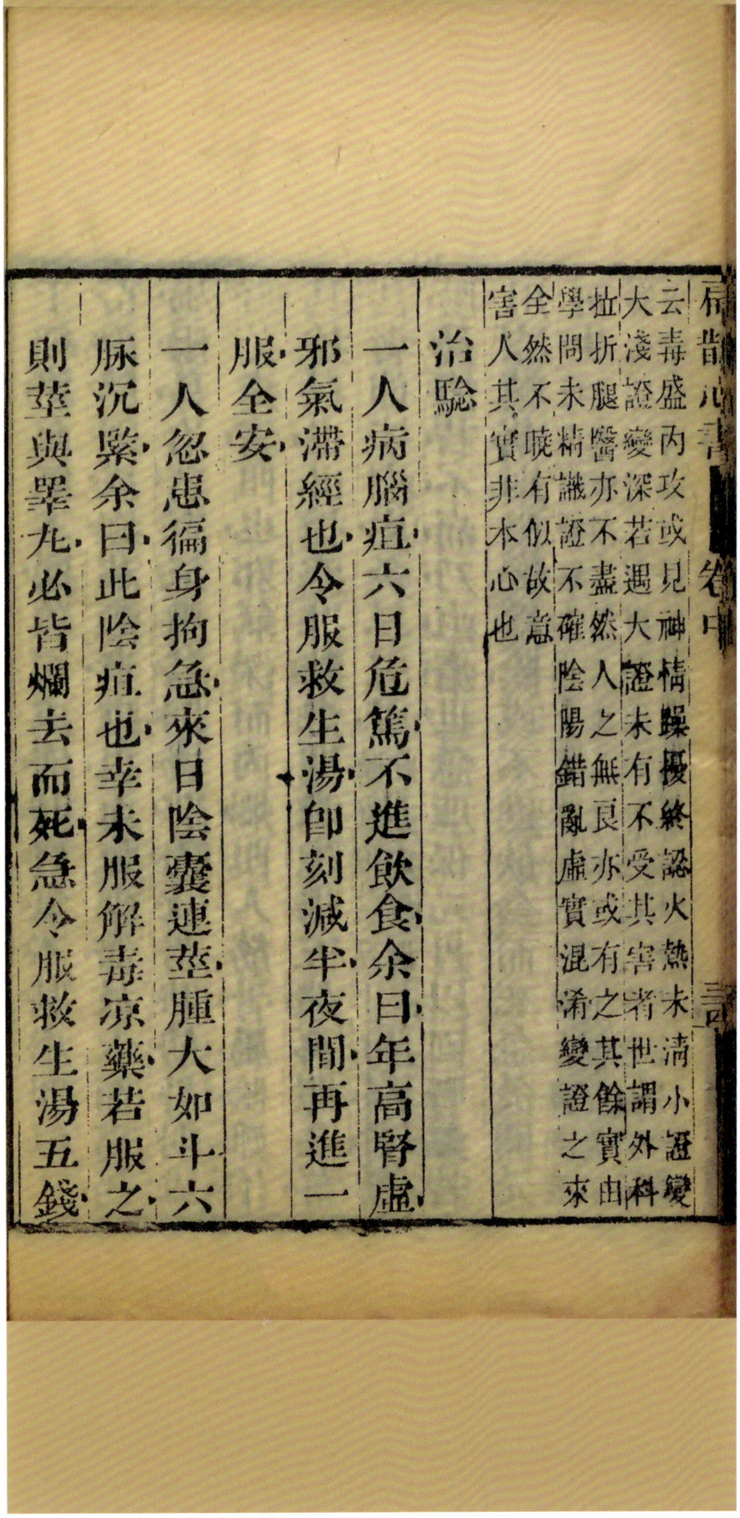
扁鵲心書　卷中
云毒盛內攻或見神情躁擾終認火熱未清小證變大淺證變深若遇大證未有不受其害者世謂外科拉折腿醫亦不盡然人之無良亦或有之其餘實由學問未精識證不確陰陽錯亂虛實混淆變證之來全然不曉有似故意害人其實非本心也

治驗

一人病腦疽六日危篤不進飲食余曰年高腎虛邪氣滯經也令服救生湯即刻減半夜間再進一服全安

一人忽患徧身拘急來日陰囊連莖腫大如斗六脈沉緊余曰此陰疽也幸未服解毒涼藥若服之則莖與睾丸必皆爛去而死急令服救生湯五錢

云毒盛内攻。或见神情躁扰，终认火热未清。小证变大，浅证变深，若遇大证，未有不受其害者。世谓外科拉折腿，医亦不尽然。人之无良，亦或有之，其余实由学问未精，识证不确，阴阳错乱，虚实混淆，变证之来，全然不晓，有似故意害人，其实非本心也。

治验

一人病脑疽六日，危笃不进饮食，余曰：年高肾虚，邪气滞经也。令服救生汤，即刻减半，夜间再进一服全安。

一人忽患遍身拘急，来日阴囊连茎肿大如斗，六脉沉紧。余曰：此阴疽也，幸未服解毒凉药，若服之，则茎与睾丸必皆烂去而死。急令服救生汤五钱，

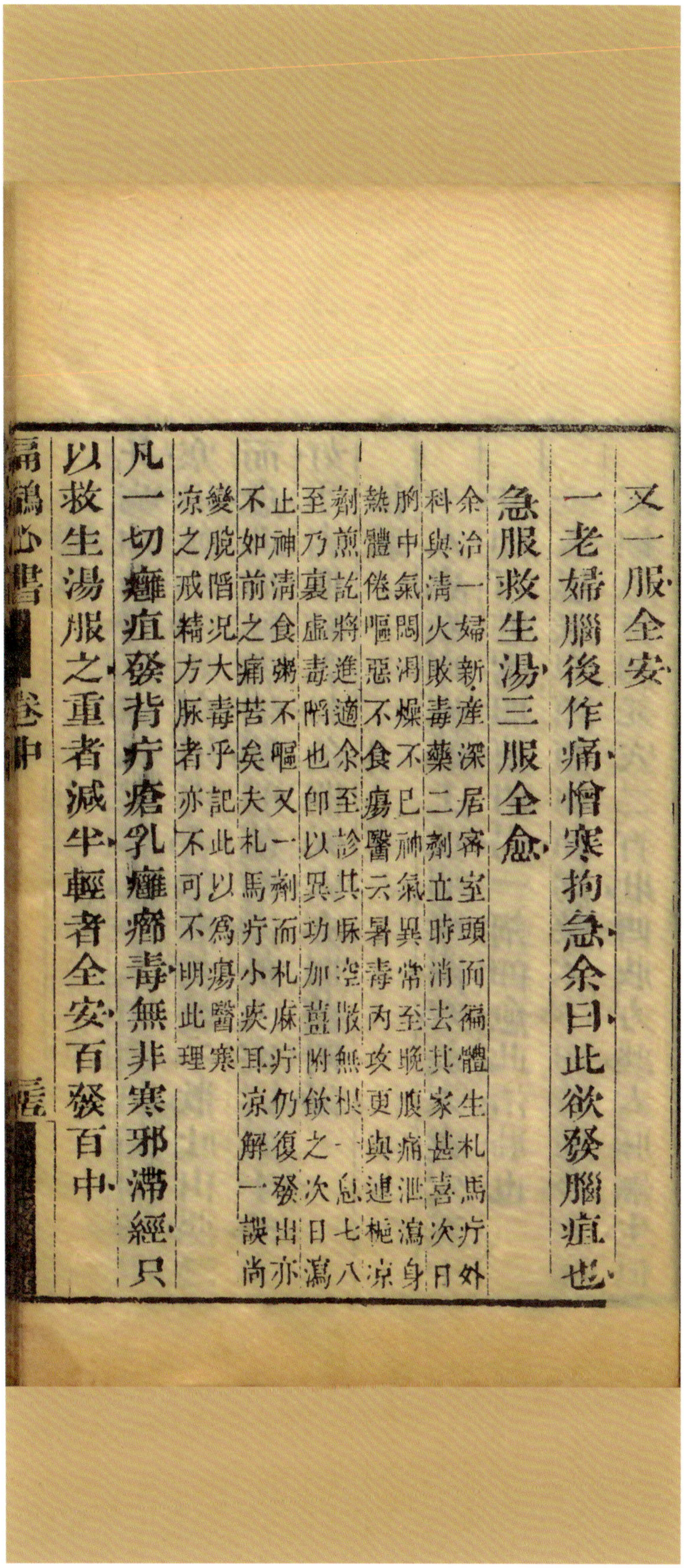
扁鵲心書　卷中

又一服全安

一老婦腦後作痛憎寒拘急余曰此欲發腦疽也

急服救生湯三服全愈余治一婦新產深居密室頭面徧體生札馬疔外科與清火敗毒藥二劑立時消去其家甚喜次日胸中氣悶渴燥不已神氣異常至晚腹痛泄瀉身熱體倦嘔惡不食瘍醫云暑毒內攻更與連梔涼劑煎訖將進適余至診其脉空散無根一息七八至乃裏虛毒陷也即以異功加薑附飲之次日瀉止神清食粥不嘔又一劑而札馬疔仍復發出亦不如前之痛苦矣夫札馬疔小疾耳涼解一誤尚變脫陷況大毒乎記此以為瘍醫寒涼之戒精方脉者亦不可不明此理

凡一切癰疽發背疔瘡乳癰疖毒無非寒邪滯經只以救生湯服之重者減半輕者全安百發百中

又一服全安。

一老妇脑后作痛，憎寒拘急。余曰：此欲发脑疽也。急服救生汤三服全愈。余治一妇新产，深居密室，头面遍体生札马疔，外科与清火败毒药二剂，立时消去，其家甚喜。次日胸中气闷，渴燥不已，神气异常。至晚腹痛泄泻，身热体倦，呕恶不食。疡医云暑毒内攻，更与连栀凉剂，煎讫将进。适余至，诊其脉空散无根，一息七八至，乃里虚毒陷也，即以异功加姜附饮之。次日，泻止，神清，食粥不呕。又一剂，而札马疔仍复发出，亦不如前之痛苦矣。夫札马疔小疾耳，凉解一误，尚变脱陷，况大毒乎。记此以为疡医寒凉之戒，精方脉者，亦不可不明此理。

凡一切痈疽发背，疔疮乳痈疖毒，无非寒邪滞经，只以救生汤服之，重者减半，轻者全安，百发百中。

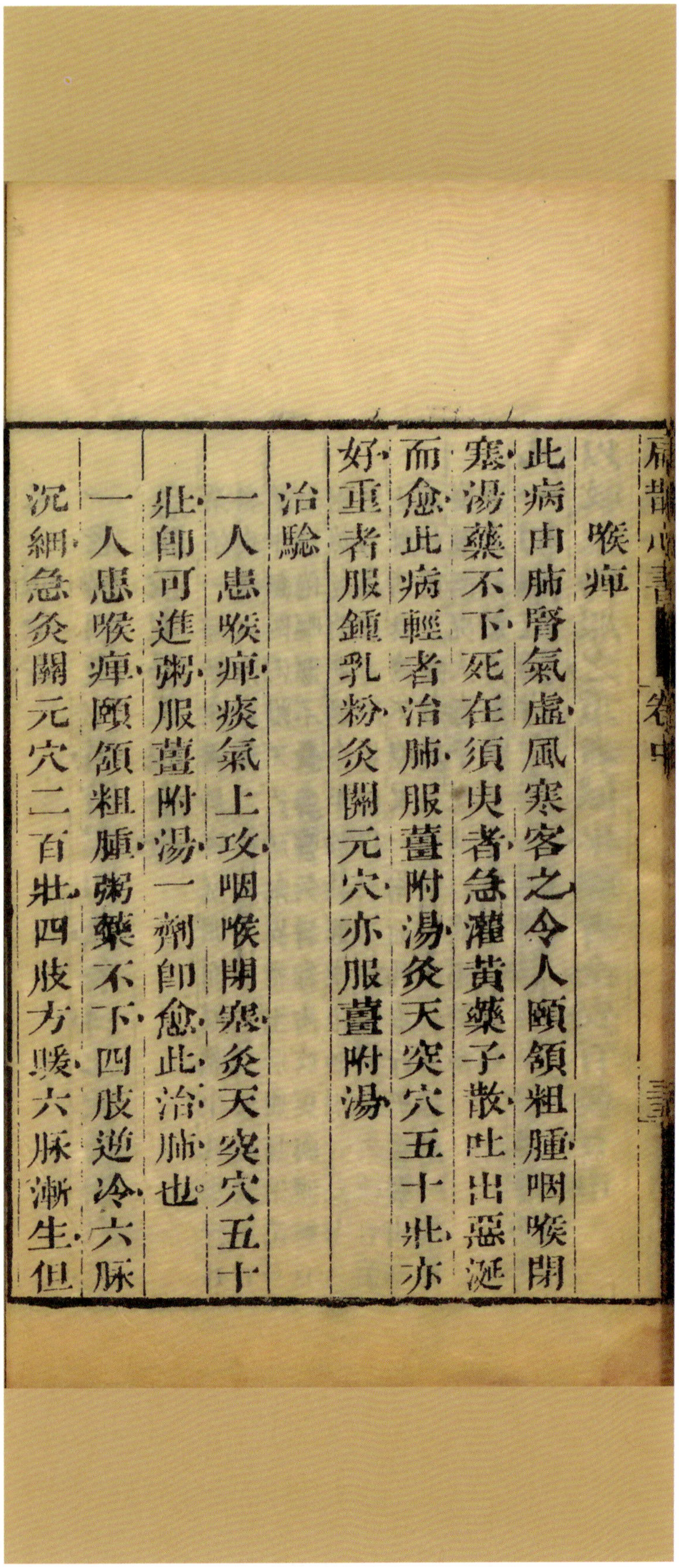
扁鵲心書　卷中

喉痺

此病由肺腎氣虛風寒客之令人頤頷粗腫咽喉閉塞湯藥不下死在須臾者急灌黃藥子散吐出惡涎而愈此病輕者治肺服薑附湯灸天突穴五十壯亦好重者服鍾乳粉灸關元穴亦服薑附湯

治驗

一人患喉痺痰氣上攻咽喉閉塞灸天突穴五十壯即可進粥服薑附湯一劑即愈此治肺也

一人患喉痺頤頷粗腫粥藥不下四肢逆冷六脈沉細急灸關元穴二百壯四肢方暖六脈漸生但

喉痹

此病由肺肾气虚，风寒客之，令人颐颔粗肿，咽喉闭塞，汤药不下，死在须臾者，急灌黄药子散，吐出恶涎而愈。此病轻者治肺，服姜附汤，灸天突穴五十壮亦好；重者服钟乳粉，灸关元穴，亦服姜附汤。

治验

一人患喉痹，痰气上攻，咽喉闭塞，灸天突穴五十壮，即可进粥，服姜附汤，一剂即愈，此治肺也。

一人患喉痹，颐颔粗肿，粥药不下，四肢逆冷，六脉沉细。急灸关元穴二百壮，四肢方暖，六脉渐生，但

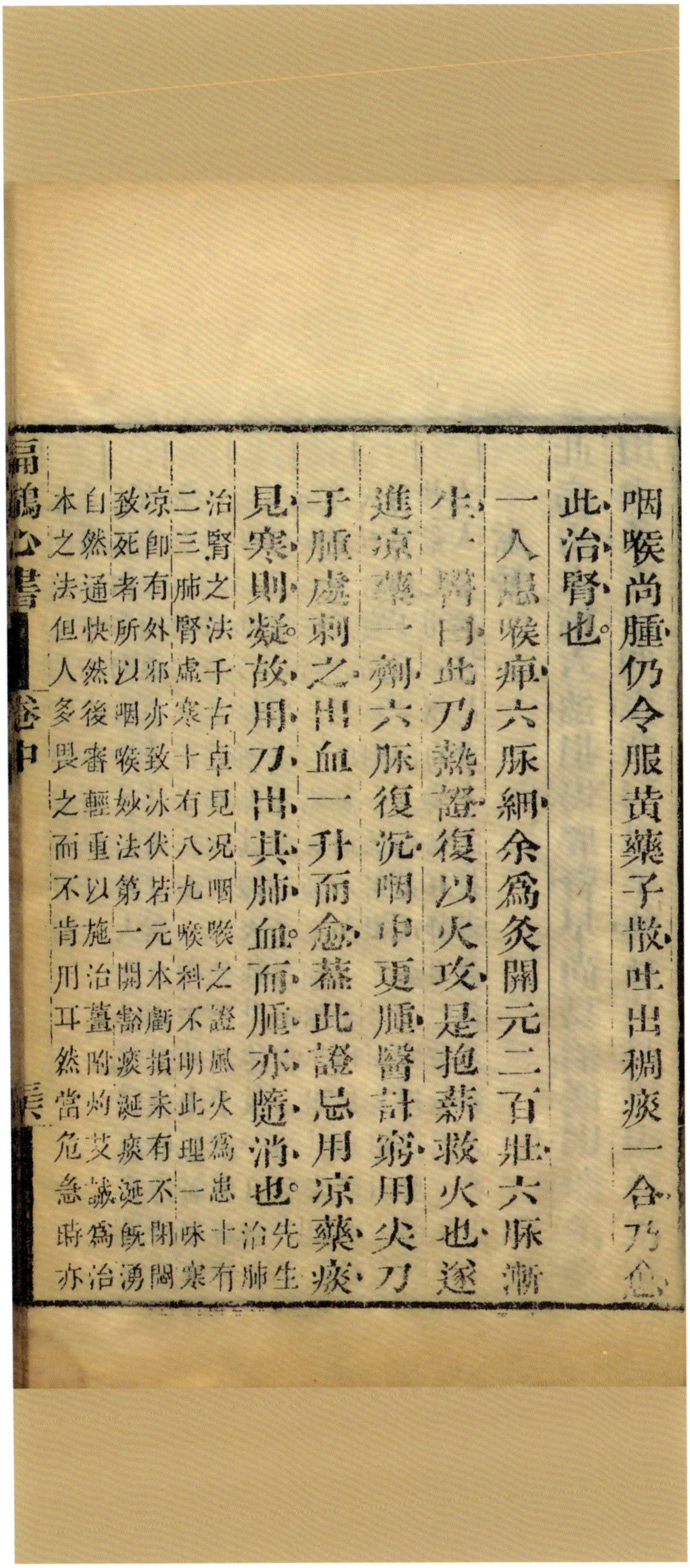

咽喉尚腫，仍令服黃藥子散，吐出稠痰一合乃愈，此治腎也。

一人患喉痺，六脈細，余為灸關元二百壯，六脈漸生。一醫曰：此乃熱證，復以火攻，是抱薪救火也。遂進涼藥一劑，六脈復沉，咽中更腫。醫計窮，用尖刀于腫處刺之，出血一升而愈。蓋此證忌用涼藥，痰見寒則凝，故用刀出其肺血，而腫亦隨消也。先生治肺治腎之法千古卓見況咽喉之證風火為患十有二三肺腎虛寒十有八九喉科不明此理一味寒涼即有外邪亦致冰伏若元本虧損未有不閉悶致死者所以咽喉妙法第一開豁痰涎痰涎既湧自然通快然後審輕重以施治薑附灼艾誠為治本之法但人多畏之而不肯用耳然當危急時亦

扁鵲心書　卷中

咽喉尚肿，仍令服黄药子散，吐出稠痰一合乃愈，此治肾也。

一人患喉痹，六脉细，余为灸关元二百壮，六脉渐生。一医曰：此乃热证，复以火攻，是抱薪救火也。遂进凉药一剂，六脉复沉，咽中更肿。医计穷，用尖刀于肿处刺之，出血一升而愈。盖此证忌用凉药，痰见寒则凝，故用刀出其肺血，而肿亦随消也。先生治肺治肾之法，千古卓见。况咽喉之证，风火为患，十有二三；肺肾虚寒，十有八九。喉科不明此理，一味寒凉，即有外邪，亦致冰伏，若元本亏损，未有不闭闷致死者。所以咽喉妙法，第一开豁痰涎，痰涎既涌，自然通快，然后审轻重以施治，姜附、灼艾，诚为治本之法，但人多畏之，而不肯用耳。然当危急时，亦

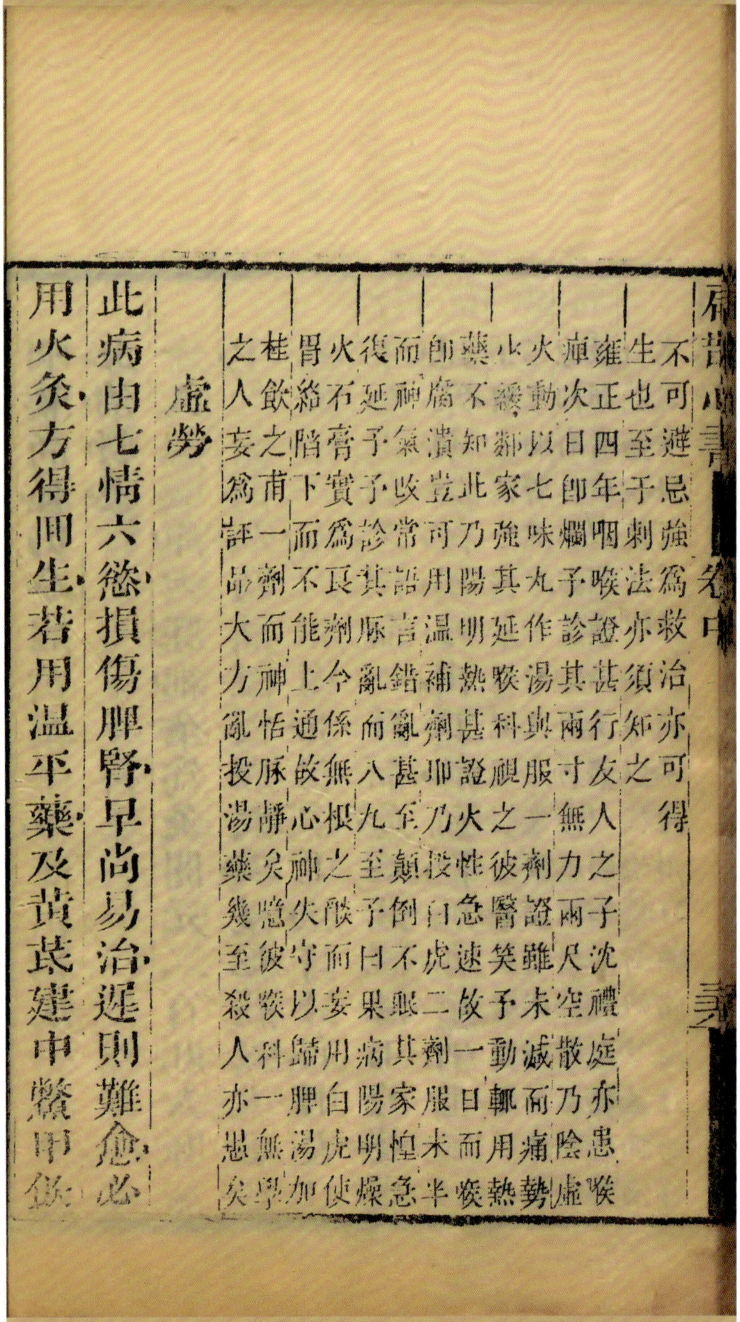

扁鵲心書 卷中

不可避忌強爲救治亦可得生也至于刺法亦須知之

雍正四年咽喉證甚行友人之子沈禮庭亦患喉痺次日即爛予診其兩寸無力兩尺空散乃陰虛火動以七味丸作湯與服一劑證雖未減而痛勢少緩鄰家強其延喉科視之彼醫笑予動輒用熱藥不知此乃陽明熱甚證火性急速故一日而喉即腐潰豈可用溫補劑耶乃投白虎二劑服未半而神氣改常語言錯亂甚至顛倒不眠其家惶急復延予予診其脈亂而八九至予曰果病陽明燥火石膏實爲良劑今係無根之焰而妄用白虎使胃絡陷下而不能上通故心神失守以歸脾湯加桂飲之甫一劑而神恬脈靜矣噫彼喉科一無學之人妄爲評品大方亂投湯藥幾至殺人亦愚矣

虛勞

此病由七情六慾損傷脾腎早尚易治遲則難愈必用火灸方得回生若用溫平藥及黃芪建中鱉甲飲

不可避忌，强为救治，亦可得生也。至于刺法，亦须知之。

雍正四年，咽喉证甚行。友人之子沈礼庭亦患喉痹，次日即烂。予诊其两寸无力，两尺空散，乃阴虚火动，以七味丸作汤与服一剂，证虽未减而痛势少缓。邻家强其延喉科视之，彼医笑予动辄用热药，不知此乃阳明热甚证，火性急速，故一日而喉即腐溃，岂可用温补剂耶。乃投白虎二剂，服未半，而神气改常，语言错乱，甚至颠倒不眠，其家惶急，复延予。予诊其脉乱而八九至，予曰：果病阳明燥火，石膏实为良剂。今系无根之焰，而妄用白虎，使胃络陷下，而不能上通，故心神失守。以归脾汤加桂饮之，甫一剂而神恬脉静矣。噫，彼喉科一无学之人，妄为评品大方，乱投汤药，几至杀人，亦愚矣。

虚劳

此病由七情六欲，损伤脾肾，早尚易治，迟则难愈，必用火灸，方得回生。若用温平药及黄芪建中、鳖甲饮

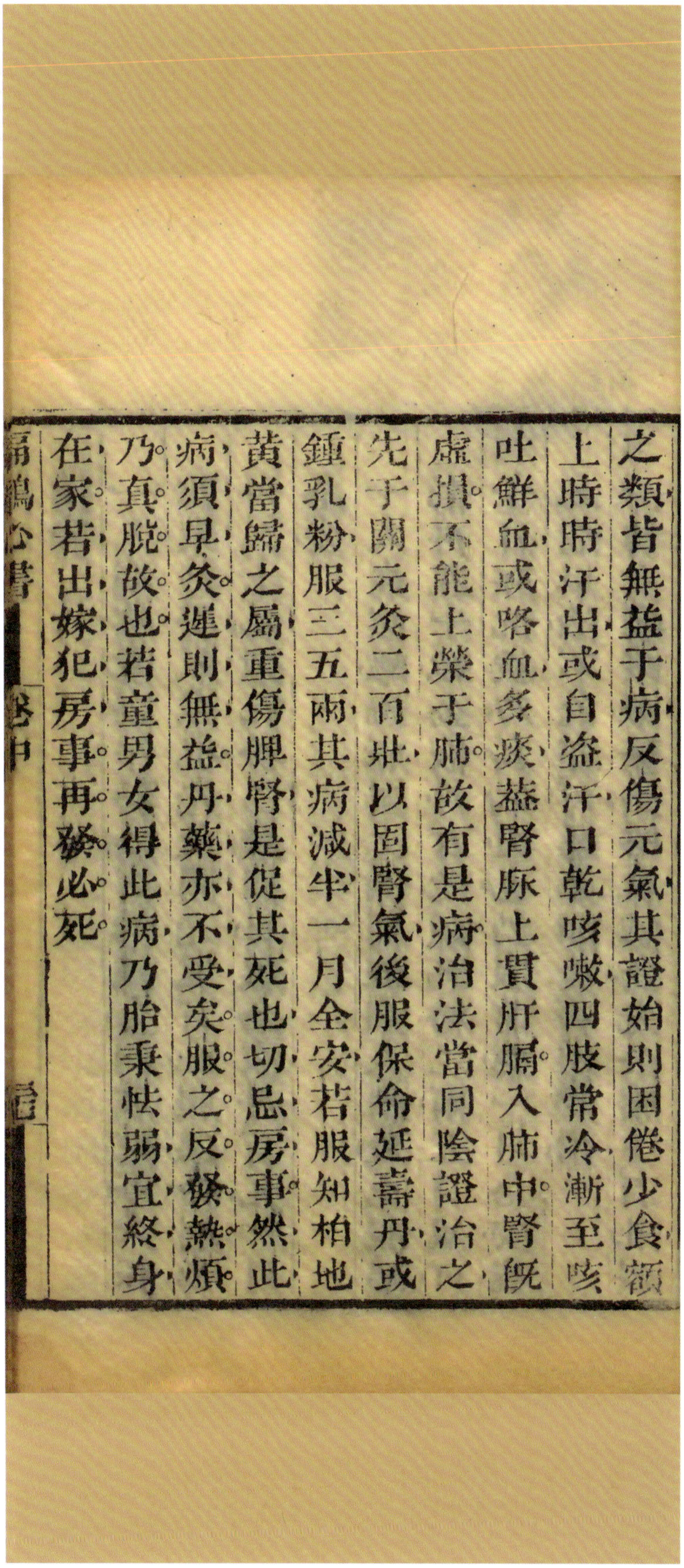
扁鵲心書　卷中

之類皆無益于病反傷元氣其證始則困倦少食額
上時時汗出或自盜汗口乾咳嗽四肢常冷漸至咳
吐鮮血或咯血多痰蓋腎脉上貫肝膈入肺中腎既
虛損不能上榮于肺故有是病治法當同陰證治之
先于關元灸二百壯以固腎氣後服保命延壽丹或
鍾乳粉服三五兩其病減半一月全安若服知柏地
黃當歸之屬重傷脾腎是促其死也切忌房事然此
病須早灸遲則無益丹藥亦不受矣服之反發熱煩
乃真脫故也若童男女得此病乃胎稟怯弱宜終身
在家若出嫁犯房事再發必死

之类，皆无益于病，反伤元气。其证始则困倦少食，额上时时汗出，或自盗汗，口干咳嗽，四肢常冷，渐至咳吐鲜血，或咯血多痰，盖肾脉上贯肝隔，入肺中，肾既虚损，不能上荣于肺，故有是病，治法当同阴证治之。先于关元灸二百壮，以固肾气，后服保命延寿丹，或钟乳粉，服三五两，其病减半，一月全安。若服知、柏、地黄、当归之属，重伤脾肾，是促其死也，切忌房事。然此病须早灸，迟则无益，丹药亦不受矣，服之反发热烦，乃真脱故也，若童男女得此病，乃胎秉怯弱，宜终身在家，若出嫁犯房事，再发必死。

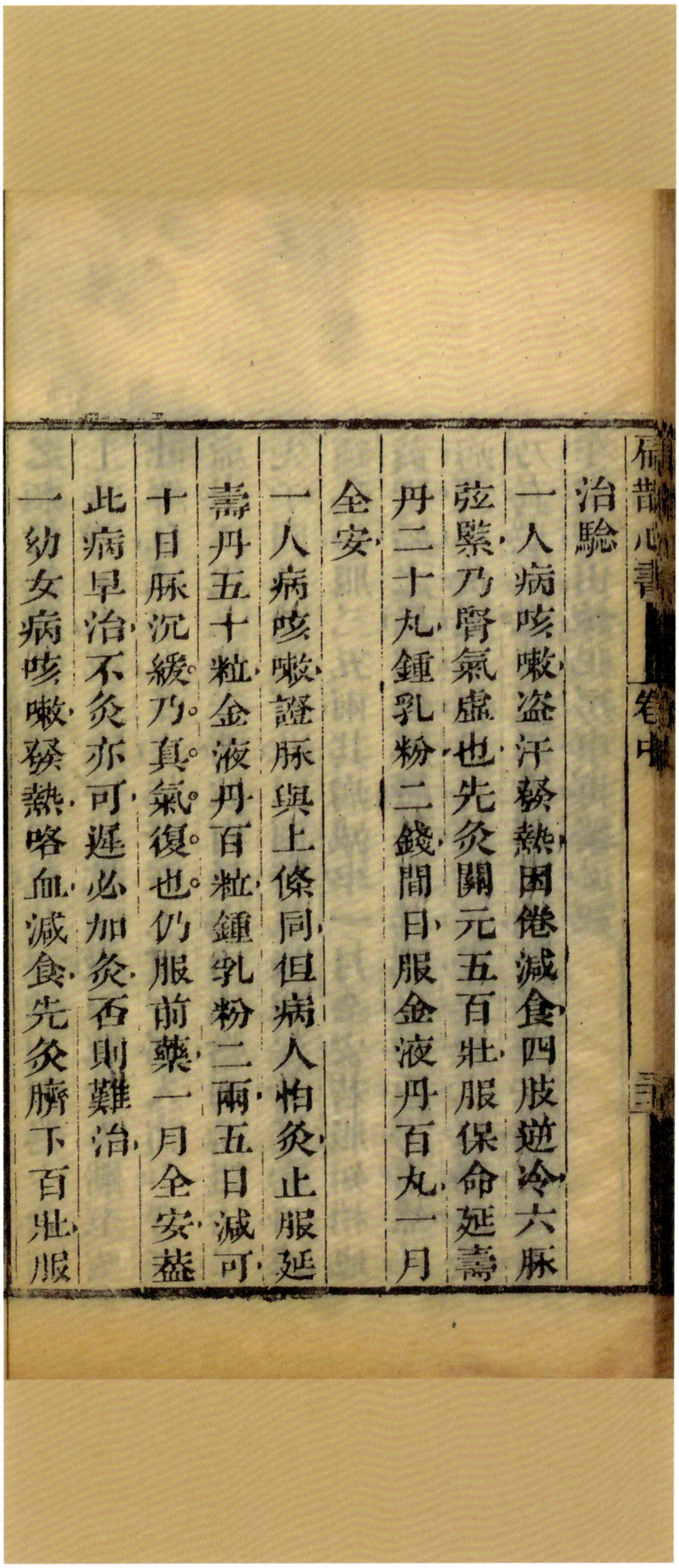
扁鵲心書　卷中　三

治驗

一人病咳嗽盜汗發熱困倦減食四肢逆冷六脈弦緊乃腎氣虛也先灸關元五百壯服保命延壽丹二十丸鍾乳粉二錢間日服金液丹百丸一月全安

一人病咳嗽證脈與上條同但病人怕灸止服延壽丹五十粒金液丹百粒鍾乳粉二兩五日減可十日脈沉緩乃真氣復也仍服前藥一月全安蓋此病早治不灸亦可遲必加灸否則難治

一幼女病咳嗽發熱咯血減食先灸臍下百壯服

治验

一人病咳嗽，盗汗，发热，困倦，减食，四肢逆冷，六脉弦紧，乃肾气虚也。先灸关元五百壮，服保命延寿丹二十丸，钟乳粉二钱。间日，服金液丹百丸，一月全安。

一人病咳嗽，证脉与上条同，但病人怕灸，止服延寿丹五十粒，金液丹百粒，钟乳粉二两，五日减可，十日脉沉缓，乃真气复也。仍服前药，一月全安。盖此病早治，不灸亦可，迟必加灸，否则难治。

一幼女病咳嗽，发热，咯血，减食。先灸脐下百壮，服

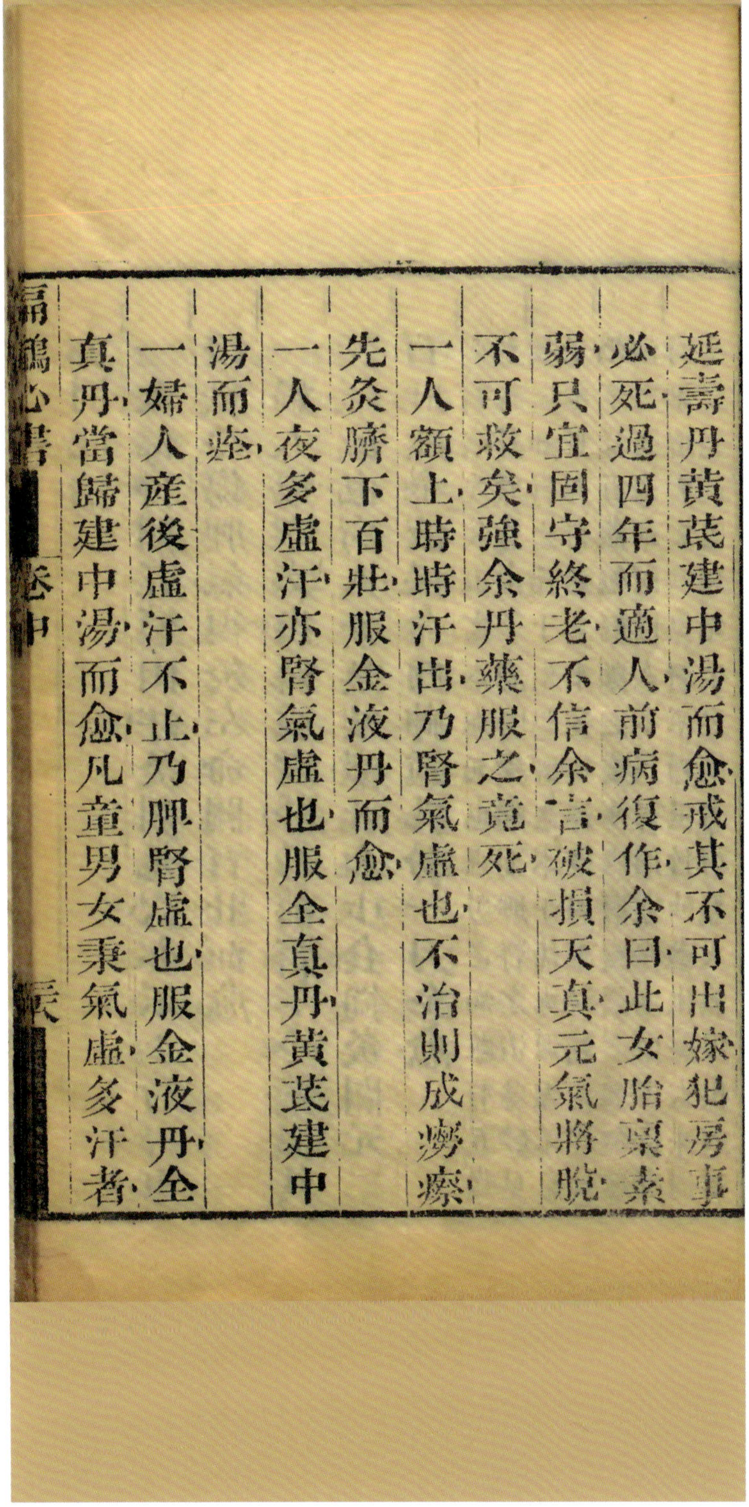
扁鵲心書　卷中

延壽丹黃芪建中湯而愈戒其不可出嫁犯房事必死過四年而適人前病復作余曰此女胎稟素弱只宜固守終老不信余言破損天真元氣將脫不可救矣強余丹藥服之竟死

一人額上時時汗出乃腎氣虛也不治則成癆瘵先灸臍下百壯服金液丹而愈

一人夜多虛汗亦腎氣虛也服全真丹黃芪建中湯而痊

一婦人產後虛汗不止乃脾腎虛也服金液丹全真丹當歸建中湯而愈凡童男女秉氣虛多汗者

延寿丹、黄芪建中汤而愈。戒其不可出嫁，犯房事必死。过四年而适人，前病复作。余曰：此女胎禀素弱，只宜固守终老。不信余言，破损天真，元气将脱，不可救矣。强余丹药服之，竟死。

一人额上时时汗出，乃肾气虚也，不治则成痨瘵，先灸脐下百壮，服金液丹而愈。

一人夜多虚汗，亦肾气虚也，服全真丹、黄芪建中汤而痊。

一妇人产后虚汗不止，乃脾肾虚也，服金液丹、全真丹、当归建中汤而愈。凡童男女秉气虚，多汗者，

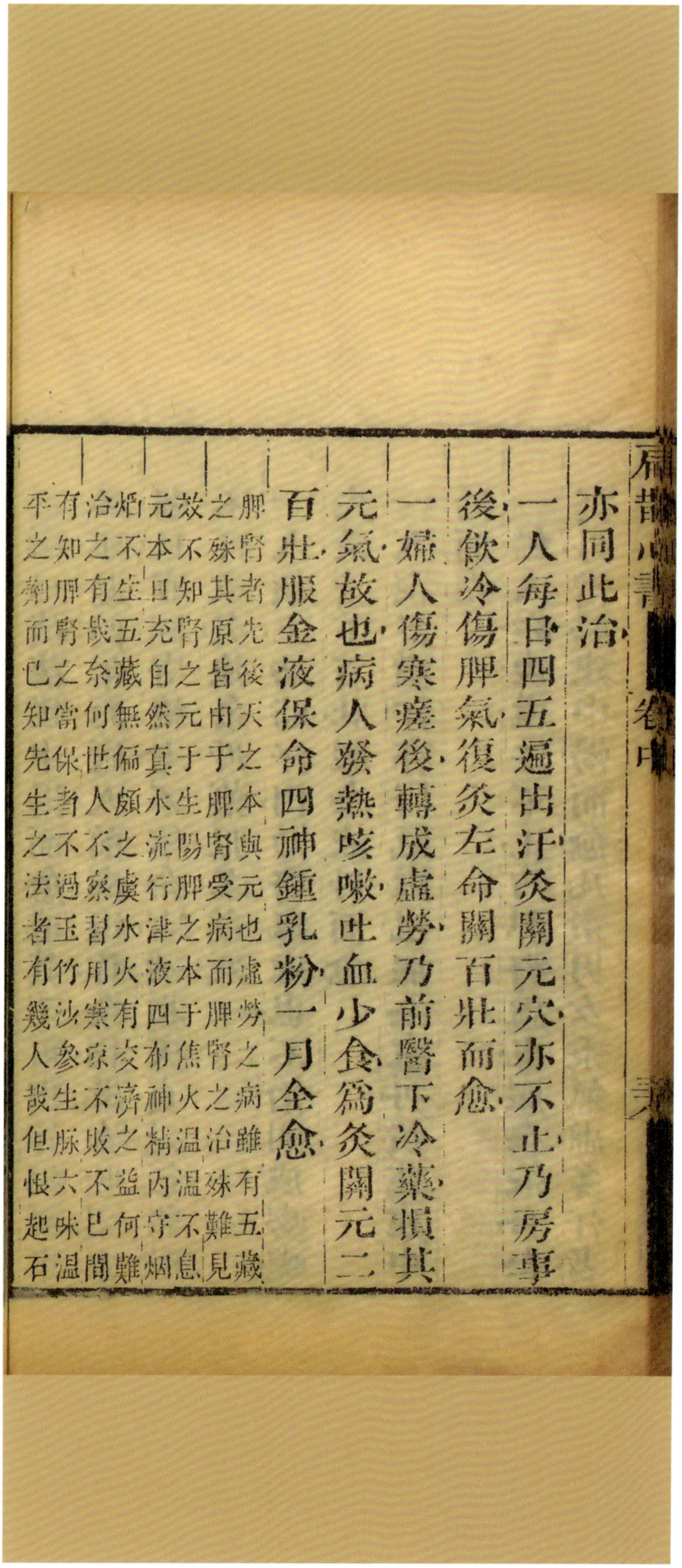
扁鵲心書 卷中

亦同此治。

一人每日四五遍出汗灸關元穴亦不止乃房事後飲冷傷脾氣復灸左命關百壯而愈

一婦人傷寒瘥後轉成虛勞乃前醫下冷藥損其元氣故也病人發熱咳嗽吐血少食爲灸關元二百壯服金液保命四神鍾乳粉一月全愈

脾腎者先後天之本與元也虛勞之病雖有五藏之殊其原皆由于脾腎受病而脾腎之治殊難見效不知腎之元于生陽脾之本于焦火温温不息元本日充自然真水流行津液四布神精内守烟焰不生五藏無偏頗之虞水火有交濟之益何難治之有哉奈何世人不察習用寒凉不敗不已間有知脾腎之當保者不過玉竹沙參生脉六味温平之劑而已知先生之法者有幾人哉但恨起石

亦同此治。

一人每日四五遍出汗，灸关元穴亦不止，乃房事后，饮冷伤脾气，复灸左命关百壮而愈。

一妇人伤寒瘥后转成虚劳，乃前医下冷药，损其元气故也。病人发热咳嗽，吐血少食，为灸关元二百壮，服金液、保命、四神、钟乳粉，一月全愈。

脾肾者先后天之本与元也，虚劳之病虽有五脏之殊，其原皆由于脾肾受病，而脾肾之治殊难见效，不知肾之元于生阳，脾之本于焦火，温温不息，元本日充，自然真水流行，津液四布，神精内守，烟焰不生，五脏无偏颇之虞，水火有交济之益，何难治之有哉？奈何世人不察，习用寒凉不败不已。间有知脾肾之当保者，不过玉竹、沙参、生脉、六味温平之剂而已，知先生之法者有几人哉。但恨起石

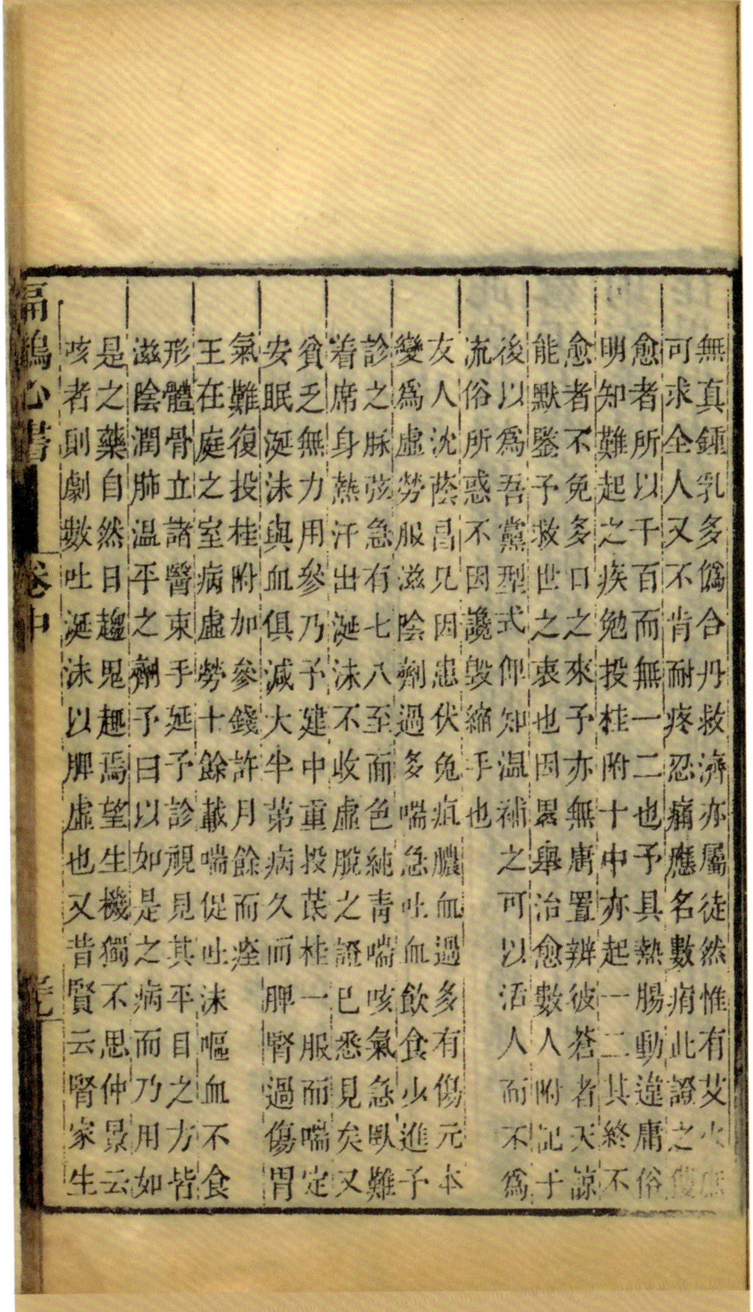
扁鵲心書　卷中

無真，鍾乳多僞，合丹救濟亦屬徒然，惟有艾火庶可求全，人又不肯耐疼忍痛，應名徒數痛此證之獲愈者，所以千百而無一二也。予具熱腸，動違庸俗，明知難起之疾，勉投桂附，十中亦起一二，其終不愈者，不免多口之來，予亦無庸置辨，彼蒼者天，諒能默鑒予救世之衷也。因略舉治愈數人，附記于後，以爲吾黨型式，俾知溫補之可以活人，而不爲流俗所惑，不因讒毀縮手也。

友人沈蔭昌兄，因患伏兔疽，膿血過多，有傷元本，變爲虛勞，服滋陰劑過多，喘急吐血，飲食少進。予診之脉弦急，有七八至，面色純青，喘咳氣急，臥難着席，身熱汗出，涎沫不收，虛脱之證已悉見矣。又貧乏無力用參，乃予建中，重投芪桂，一服而喘定安眠，涎沫與血俱減大半，第病久而脾腎過傷，胃氣難復，投桂附加參十錢許，月餘而痊。

王在庭之室，病虛勞十餘載，喘促吐沫，嘔血不食，形體骨立，諸醫束手，延予診視，見其平日之方，皆滋陰潤肺溫平之劑。予曰：以如是之病，而乃用如是之藥，自然日趨鬼趣，焉望生機，獨不思仲景云咳者則劇，數吐涎沫，以脾虛也。又昔賢云：腎家生

无真，钟乳多伪，合丹救济亦属徒然，惟有艾火庶可求全，人又不肯耐疼忍痛，应名数痛，此证之获愈者，所以千百而无一二也。予具热肠，动违庸俗，明知难起之疾，勉投桂附，十中亦起一二，其终不愈者，不免多口之来，予亦无庸置辨，彼苍者天，谅能默鉴予救世之衷也。因略举治愈数人，附记于后，以为吾党型式，俾知温补之可以活人，而不为流俗所惑，不因谗毁缩手也。

友人沈荫昌兄，因患伏兔疽，脓血过多，有伤元本，变为虚劳，服滋阴剂过多，喘急吐血，饮食少进。予诊之脉弦急，有七八至，面色纯青，喘咳气急，卧难着席，身热汗出，涎沫不收，虚脱之证已悉见矣。又贫乏无力用参，乃予建中，重投芪桂，一服而喘定安眠，涎沫与血俱减大半，第病久而脾肾过伤，胃气难复，投桂附加参钱许，月余而痊。

王在庭之室，病虚劳十余载，喘促吐沫，呕血不食，形体骨立，诸医束手，延予诊视，见其平日之方，皆滋阴润肺，温平之剂。予曰：以如是之病，而乃用如是之药，自然日趋鬼趣，焉望生机，独不思仲景云咳者则剧，数吐涎沫，以脾虚也。又昔贤云：肾家生

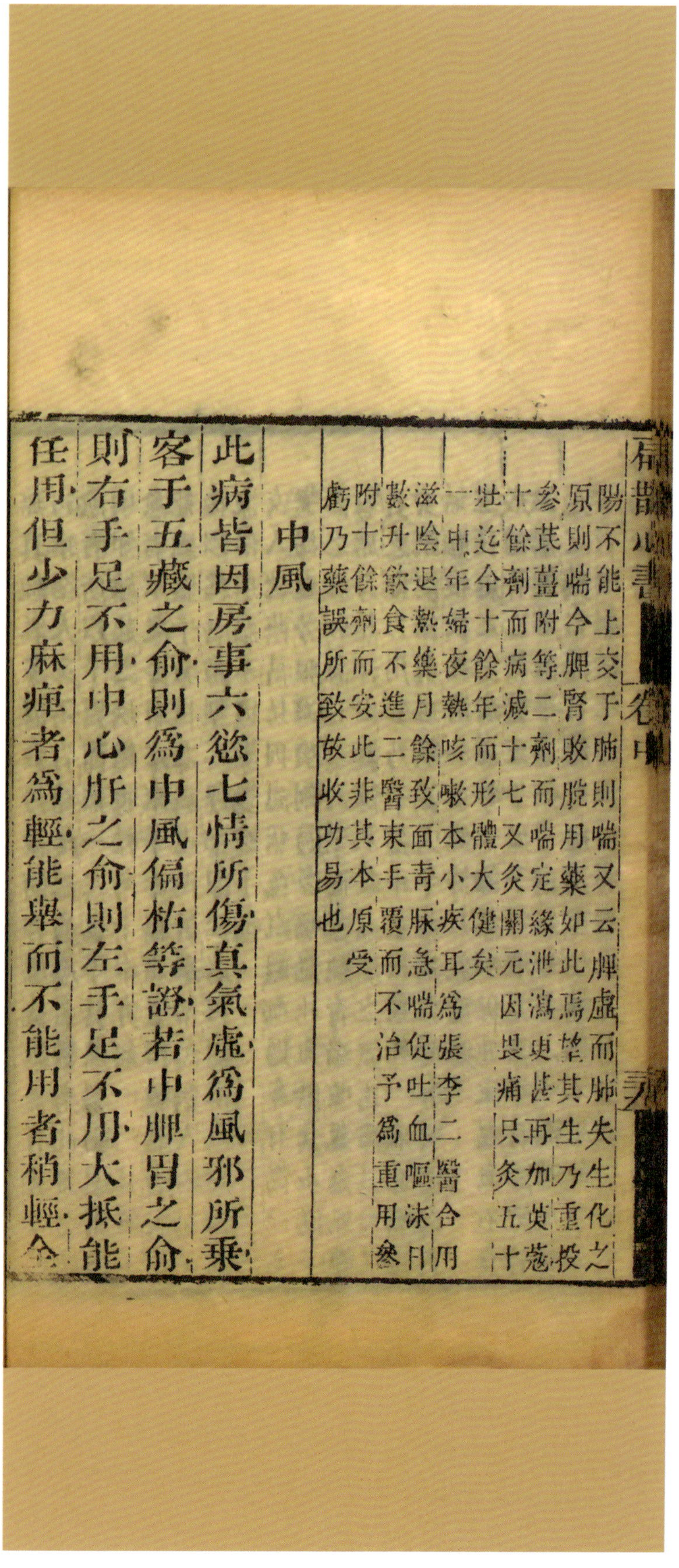

陽不能上交于肺則喘又云脾虛而肺失生化之原則喘今脾腎敗脫用藥如此焉望其生乃重投參芪薑附等二劑而喘定緣泄瀉更甚再加萸蔻十餘劑而病減十七又灸關元因畏痛只灸五十壯迄今十餘年而形體大健矣

一中年婦夜熱咳嗽本小疾耳爲張李二醫合用滋陰退熱藥月餘致面青脈急喘促吐血嘔沫日數升飲食不進二醫束手覆而不治予爲重用參附十餘劑而安此非其本原受虧乃藥誤所致故收功易也

中風

此病皆因房事六慾七情所傷真氣虛爲風邪所乘客于五臟之俞則爲中風偏枯等證若中脾胃之俞則右手足不用中心肝之俞則左手足不用大抵能任用但少力麻痺者爲輕能舉而不能用者稍輕全

阳，不能上交于肺则喘。又云：脾虚而肺失生化之原则喘。今脾肾败脱用药如此，焉望其生。乃重投参芪姜附等二剂而喘定，缘泄泻更甚，再加萸、蔻，十余剂而病减十七；又灸关元，因畏痛只灸五十壮，迄今十余年而形体大健矣。

一中年妇，夜热咳嗽，本小疾耳，为张李二医合用滋阴退热药月余，致面青脉急，喘促，吐血呕沫日数升，饮食不进，二医束手覆而不治，予为重用参附十余剂而安。此非其本原受亏，乃药误所致，故收功易也。

中风

此病皆因房事、六欲、七情所伤。真气虚，为风邪所乘，客于五脏之俞，则为中风偏枯等证。若中脾胃之俞，则右手足不用；中心肝之俞，则左手足不用。大抵能任用，但少力麻痹者为轻，能举而不能用者稍轻，全

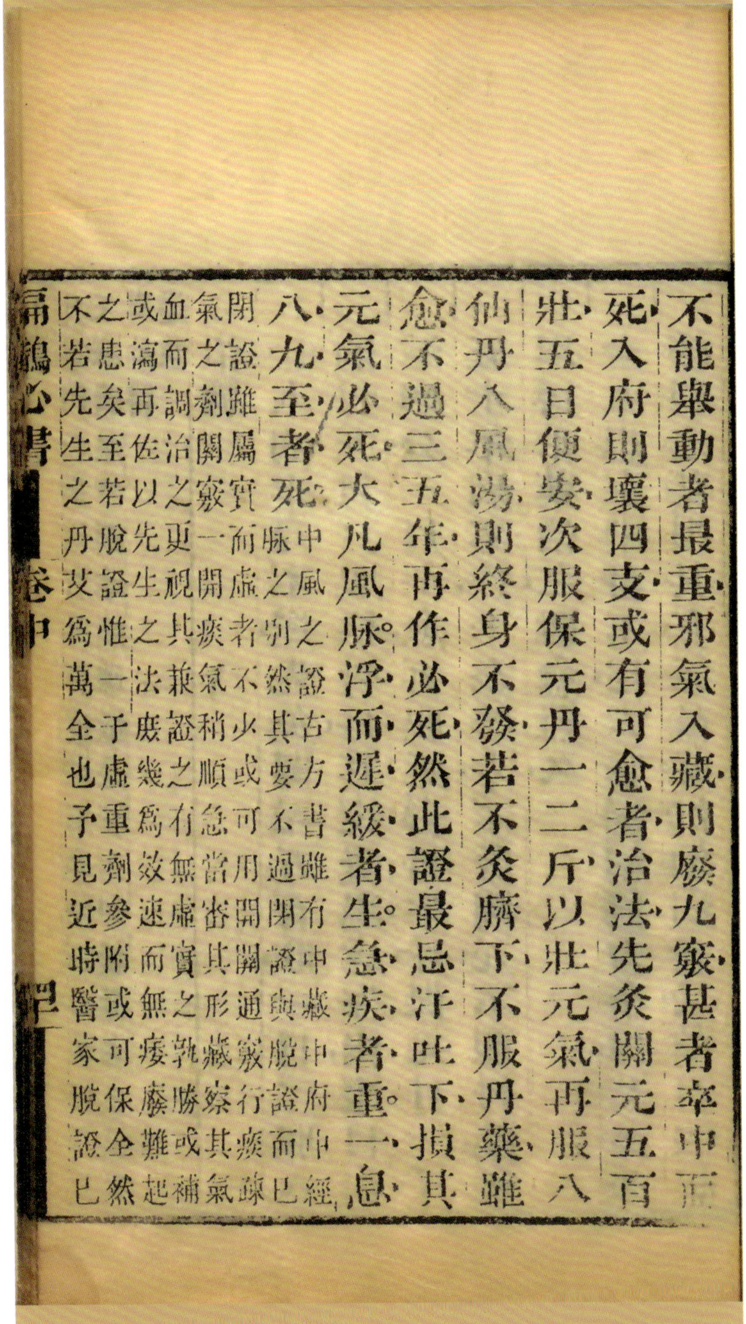
不能舉動者最重邪氣入藏則廢九竅甚者卒中而
死入府則壞四支或有可愈者治法先灸關元五百
壯五日便安次服保元丹一二斤以壯元氣再服八
仙丹八風湯則終身不發若不灸臍下不服丹藥雖
愈不過三五年再作必死然此證最忌汗吐下損其
元氣必死大凡風脉浮而遲緩者生急疾者重一息
八九至者死中風之證古方書雖有中藏中府中經脉之別然其要不過閉證與脫證而已閉證雖屬實而虛者不少或可用開關通竅行痰疏氣之劑關竅一開痰氣稍順急當審其形藏察其氣血而調治之更視其兼證之有無虛實之孰勝或補或瀉再佐以先生之法庶幾爲效速而無痿廢難起之患矣至若脫證惟一于虛重劑參附或可保全然不若先生之丹艾爲萬全也予見近時醫家脫證已
扁鵲心書 卷中

不能举动者最重。邪气入脏则废九窍，甚者卒中而死。入腑则坏四肢，或有可愈者。治法：先灸关元五百壮，五日便安。次服保元丹一二斤，以壮元气；再服八仙丹、八风汤则终身不发。若不灸脐下，不服丹药，虽愈不过三五年，再作必死。然此证最忌汗、吐、下，损其元气必死。大凡风脉，浮而迟缓者生，急疾者重，一息八九至者死。中风之证，古方书虽有中脏、中腑、中经脉之别，然其要不过闭证与脱证而已。闭证虽属实，而虚者不少，或可用开关通窍行痰疏气之剂。关窍一开，痰气稍顺，急当审其形藏，察其气血，而调治之。更视其兼证之有无，虚实之孰胜，或补或泻；再佐以先生之法，庶几为效速，而无痿废难起之患矣。至若脱证，惟一于虚，重剂参附或可保全，然不若先生之丹艾为万全也。予见近时医家，脱证已

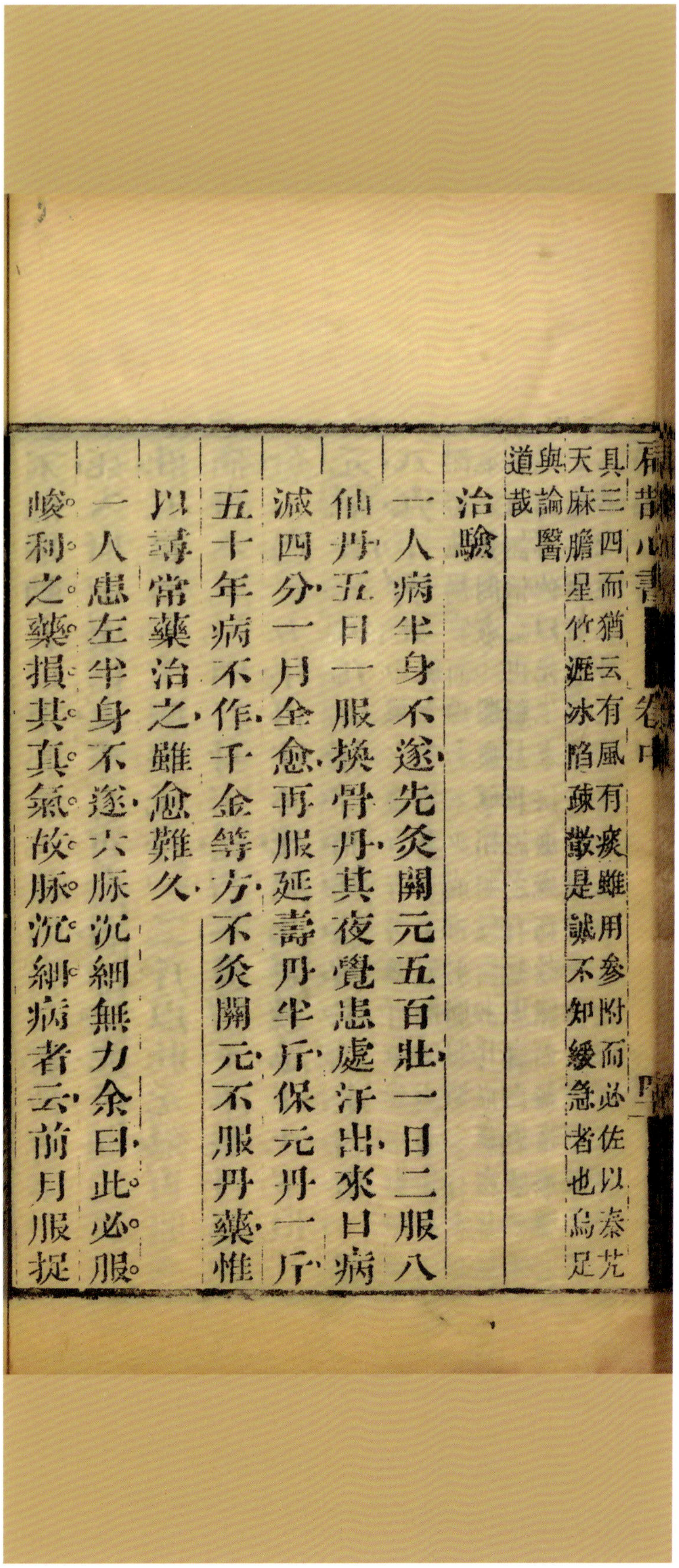
扁鵲心書 卷中

具三四而猶云有風有痰雖用參附而必佐以秦艽天麻膽星竹瀝冰陷疏散是誠不知緩急者也烏足與論醫道哉

治驗

一人病半身不遂先灸關元五百壯一日二服八仙丹五日一服換骨丹其夜覺患處汗出來日病減四分一月全愈再服延壽丹半斤保元丹一斤五十年病不作千金等方不灸關元不服丹藥惟以尋常藥治之雖愈難久

一人患左半身不遂六脈沉細無力余曰此必服峻利之藥損其真氣故脈沉細病者云前月服捉

具三四，而犹云有风有痰，虽用参附而必佐以秦艽、天麻、胆星、竹沥冰陷疏散。是诚不知缓急者也，乌足与论医道哉。

治验

一人病半身不遂，先灸关元五百壮，一日二服八仙丹，五日一服换骨丹，其夜觉患处汗出，来日病减四分，一月痊愈。再服延寿丹半斤，保元丹一斤，五十年病不作。千金等方，不灸关元，不服丹药，惟以寻常药治之，虽愈难久。

一人患左半身不遂，六脉沉细无力。余曰：此必服峻利之药，损其真气，故脉沉细。病者云：前月服捉

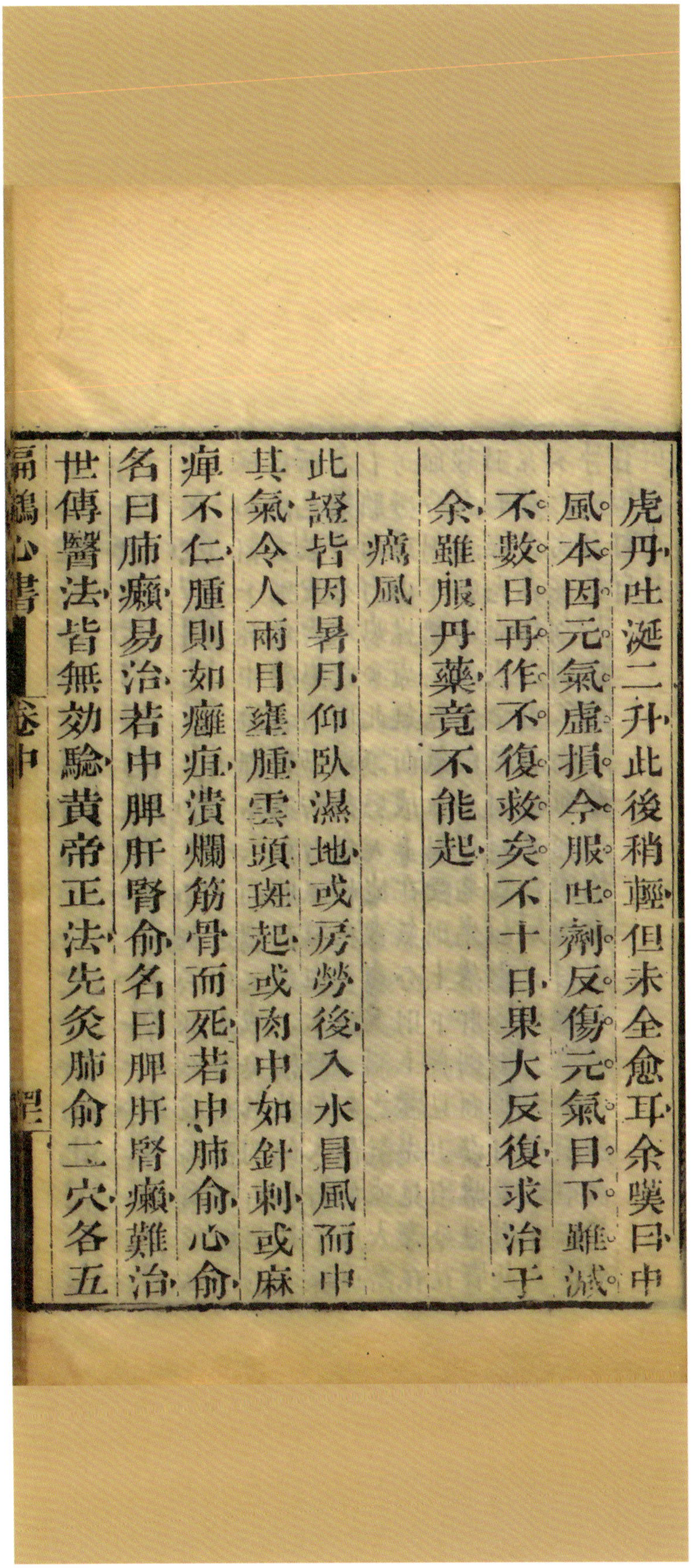
虎丹吐涎二升此後稍輕但未全愈耳余嘆曰中
風本因元氣虛損今服吐劑反傷元氣目下雖減
不數日再作不復救矣不十日果大反復求治于
余雖服丹藥竟不能起

癘風

此證皆因暑月仰臥濕地或房勞後入水冒風而中
其氣令人兩目壅腫雲頭斑起或肉中如針刺或麻
痺不仁腫則如癰疽潰爛筋骨而死若中肺俞心俞
名曰肺癩易治若中脾肝腎俞名曰脾肝腎癩難治
世傳醫法皆無効驗黃帝正法先灸肺俞二穴各五

扁鵲心書　卷中

虎丹，吐涎二升，此后稍轻，但未全愈耳。余叹曰：中风本因元气虚损，今服吐剂，反伤元气，目下虽减，不数日再作，不复救矣，不十日，果大反复，求治于余，虽服丹药，竟不能起。

疠风

此证皆因暑月仰卧湿地，或房劳后入水冒风而中其气。令人两目壅肿，云头斑起，或肉中如针刺，或麻痹不仁，肿则如痈疽，溃烂筋骨而死。若中肺俞、心俞，名曰肺癞，易治；若中脾、肝、肾俞，名曰脾肝肾癞，难治。世传医法，皆无效验。黄帝正法：先灸肺俞二穴，各五

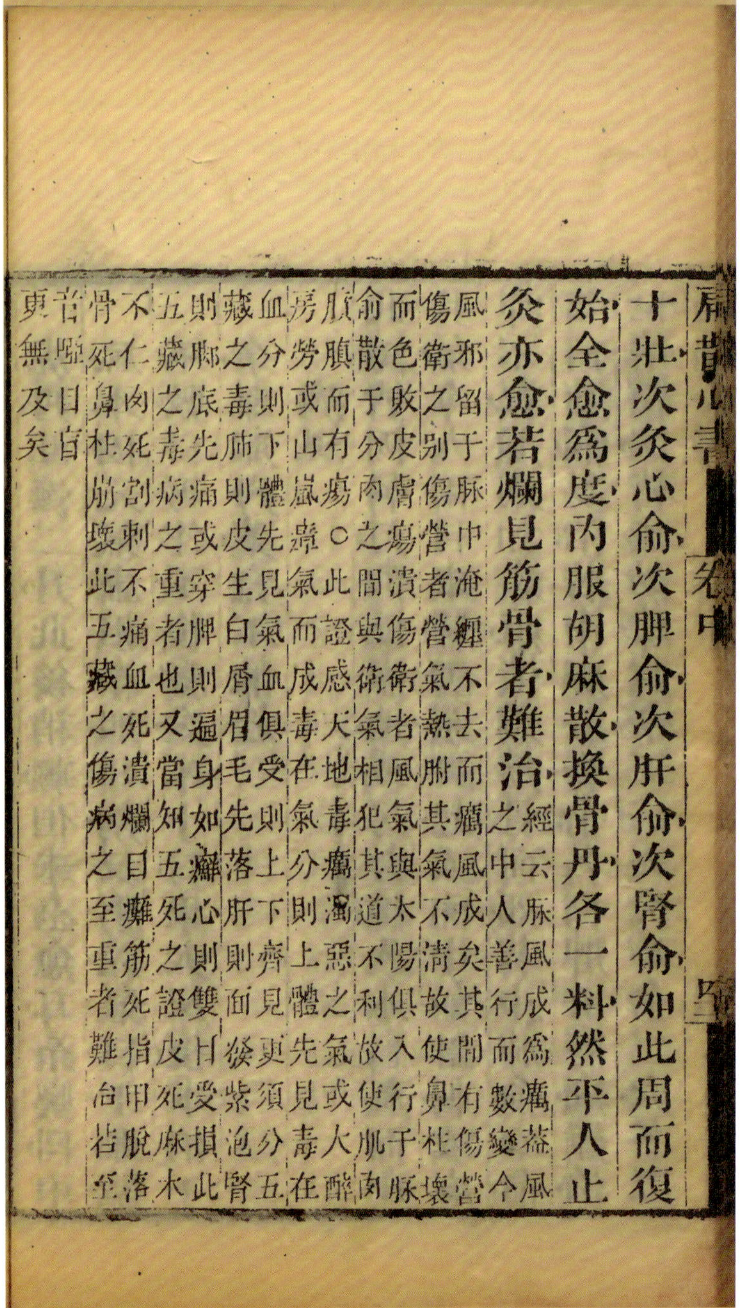

扁鵲心書　卷中

十壯次灸心俞次脾俞次肝俞次腎俞如此周而復始全愈爲度内服胡麻散換骨丹各一料然平人止灸亦愈若爛見筋骨者難治經云脉風成爲癘蓋風之中人善行而數變今風邪留于脉中淹纏不去而癘風成矣其間有傷營傷衛之别傷營者營氣熱胕其氣不清故使鼻柱壞而色敗皮膚瘍潰傷衛者風氣與太陽俱入行于脉俞散于分肉之間與衛氣相犯其道不利故使肌肉膹䐜而有瘍○此證感天地毒癘濁惡之氣或大醉房勞或山嵐瘴氣而成毒在氣分則上體先見毒在血分則下體先見氣血俱受則上下齊見更須分五藏之毒肺則皮生白屑眉毛先落肝則面發紫泡腎則脚底先痛或穿脾則遍身如癬心則雙目受損此五藏之毒病之重者也又當知五死之證皮死麻木不仁肉死割刺不痛血死潰爛目癱筋死指甲脱落骨死鼻柱崩壞此五藏之傷病之至重者難治若至音啞目盲更無及矣

十壮，次灸心俞，次脾俞，次肝俞，次肾俞，如此周而复始，全愈为度。内服胡麻散、换骨丹各一料。然平人止灸亦愈，若烂见筋骨者难治。

《经》云：脉风成为疠。盖风之中人，善行而数变，今风邪留于脉中，淹缠不去，而疠风成矣。其间有伤营、伤卫之别。伤营者，营气热胕，其气不清，故使鼻柱坏而色败，皮肤疡溃。伤卫者，风气与太阳俱入行于脉俞，散于分肉之间，与卫气相犯，其道不利，故使肌肉膹䐜而有疡。○此证感天地毒疠浊恶之气，或大醉房劳，或山岚瘴气而成。毒在气分则上体先见，毒在血分则下体先见，气血俱受则上下齐见。更须分五脏之毒，肺则皮生白屑，眉毛先落，肝则面发紫泡，肾则脚底先痛，或穿脾则遍身如癣，心则双目受损。此五脏之毒，病之重者也。又当知五死之证，皮死麻木不仁，肉死割刺不痛，血死溃烂目瘫，筋死指甲脱落，骨死鼻柱崩坏。此五脏之伤，病之至重者，难治。若至音哑目盲，更无及矣。

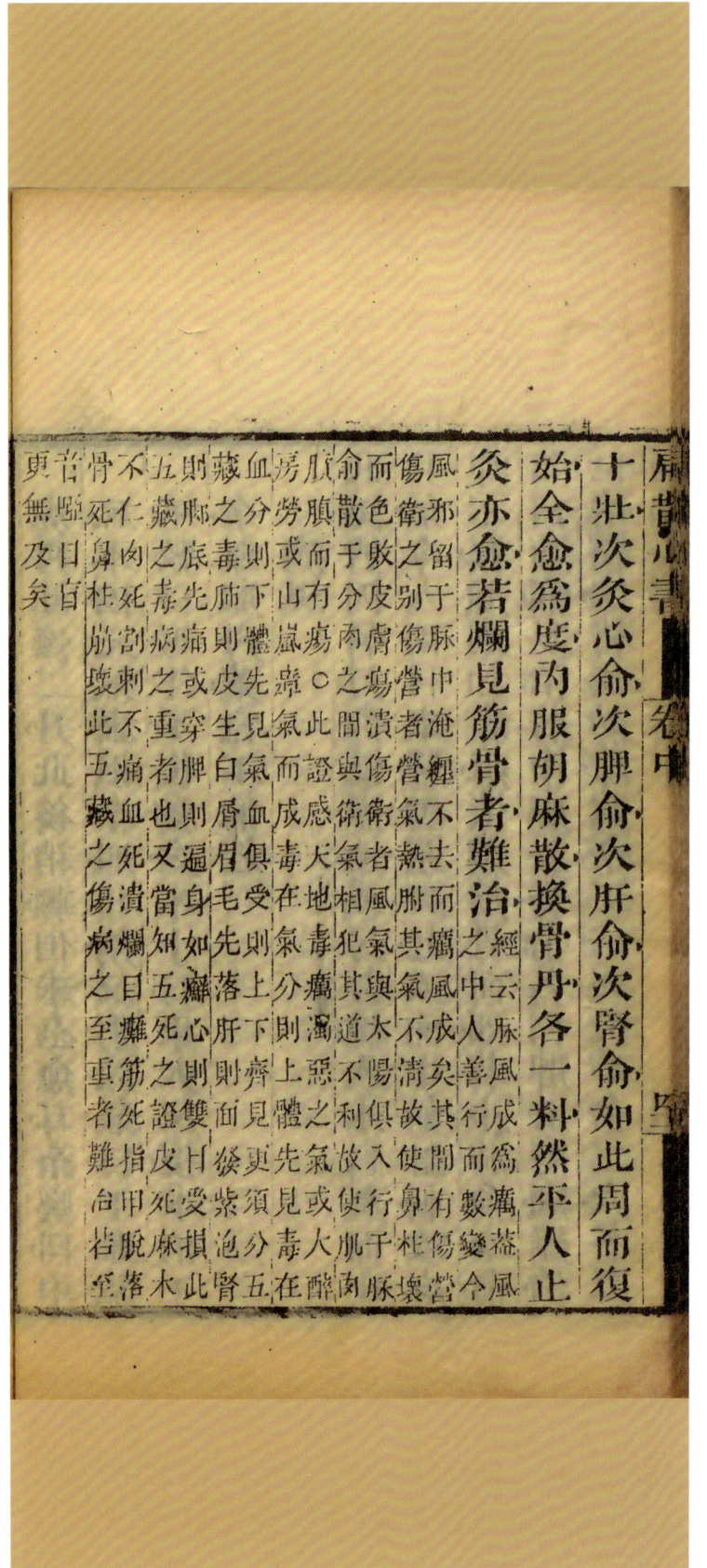

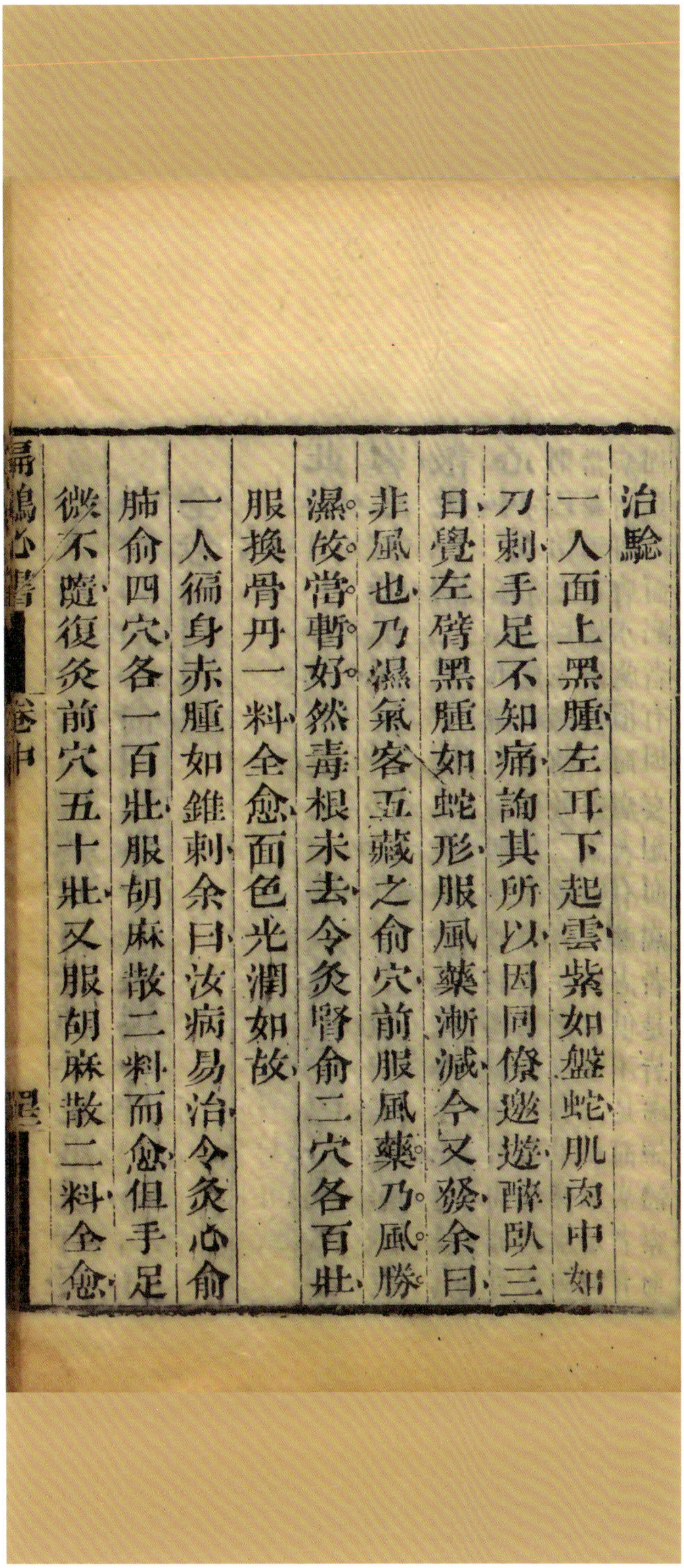
扁鵲心書　卷中

治驗

一人面上黑腫左耳下起雲紫如盤蛇肌肉中如刀刺手足不知痛詢其所以因同僚邀遊醉卧三日覺左臂黑腫如蛇形服風藥漸減今又發余曰非風也乃濕氣客五藏之俞穴前服風藥乃風勝濕故當暫好然毒根未去令灸腎俞二穴各百壯服換骨丹一料全愈面色光潤如故

一人徧身赤腫如錐刺余曰汝病易治令灸心俞肺俞四穴各一百壯服胡麻散二料而愈但手足微不隨復灸前穴五十壯又服胡麻散二料全愈

治验

一人面上黑肿，左耳下起云紫如盘蛇，肌肉中如刀刺，手足不知痛。询其所以，因同僚邀游醉卧三日，觉左臂黑肿如蛇形，服风药渐减，今又发。余曰：非风也，乃湿气客五脏之俞穴。前服风药，乃风胜湿，故当暂好，然毒根未去。令灸肾俞二穴各百壮，服换骨丹一料，全愈，面色光润如故。

一人遍身赤肿如锥刺，余曰：汝病易治。令灸心俞、肺俞四穴各一百壮，服胡麻散二料而愈。但手足微不随，复灸前穴五十壮，又服胡麻散二料全愈。

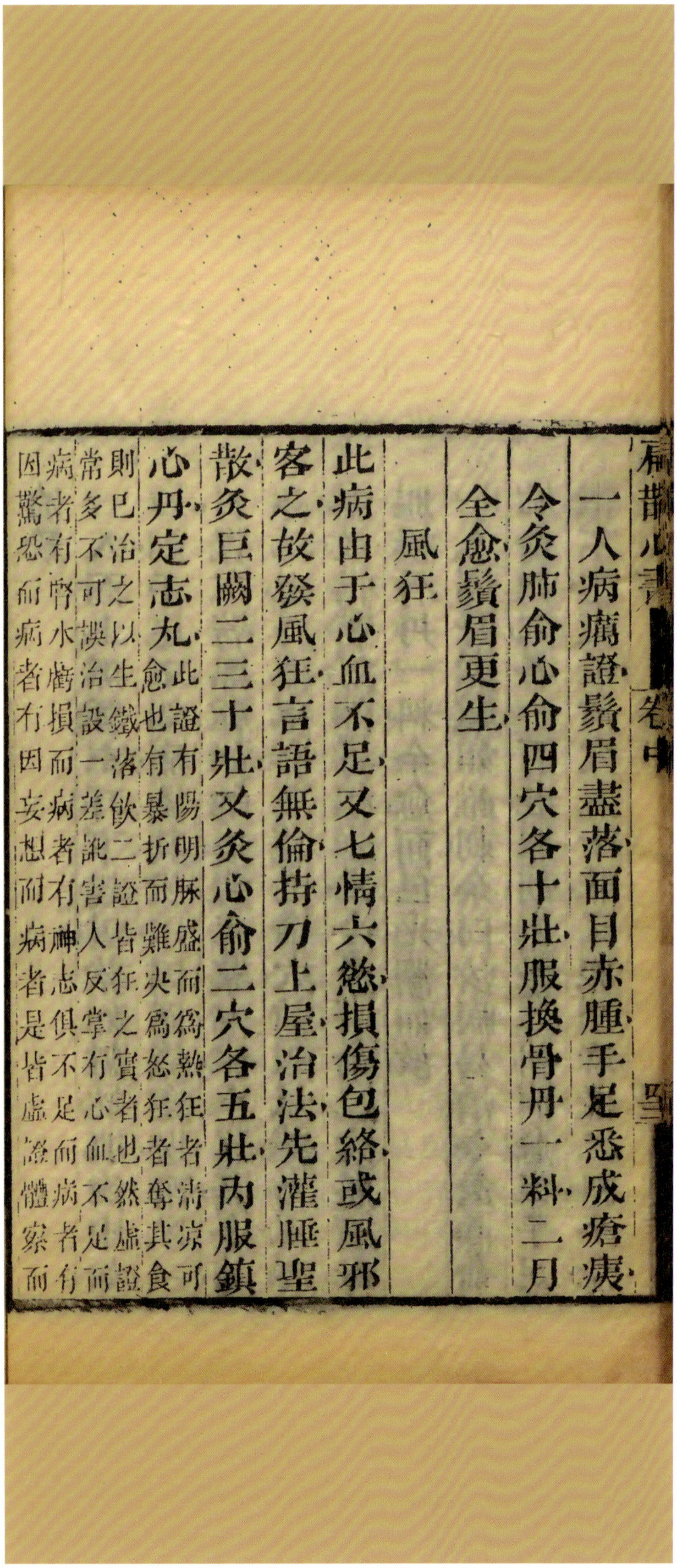

扁鵲心書　卷中

一人病癘證鬚眉盡落面目赤腫手足悉成瘡痍令灸肺俞心俞四穴各十壯服換骨丹一料二月全愈鬚眉更生

風狂

此病由于心血不足又七情六慾損傷包絡或風邪客之故發風狂言語無倫持刀上屋治法先灌睡聖散灸巨闕二三十壯又灸心俞二穴各五壯內服鎮心丹定志丸此證有陽明脈盛而爲熱狂者清凉可愈也有暴折而難決爲怒狂者奪其食則已治之以生鐵落飲二證皆狂之實者也然虛證常多不可誤治設一差訛害人反掌有心血不足而病者有腎水虧損而病者有神志俱不足而病者有因驚恐而病者有因妄想而病者是皆虛證體察而

一人病疠证，须眉尽落，面目赤肿，手足悉成疮痍。令灸肺俞、心俞四穴各十壮，服换骨丹一料，二月全愈，须眉更生。

风狂

此病由于心血不足，又七情六欲损伤包络，或风邪客之，故发风狂，言语无伦，持刀上屋。治法：先灌睡圣散，灸巨阙二三十壮，又灸心俞二穴各五壮，内服镇心丹、定志丸。此证有阳明脉盛而为热狂者，清凉可愈也；有暴折而难决为怒狂者，夺其食则已，治之以生铁落饮。二证皆狂之实者也。然虚证常多，不可误治，设一差讹，害人反掌。有心血不足而病者，有肾水亏损而病者，有神志俱不足而病者，有因惊恐而病者，有因妄想而病者，是皆虚证，体察而

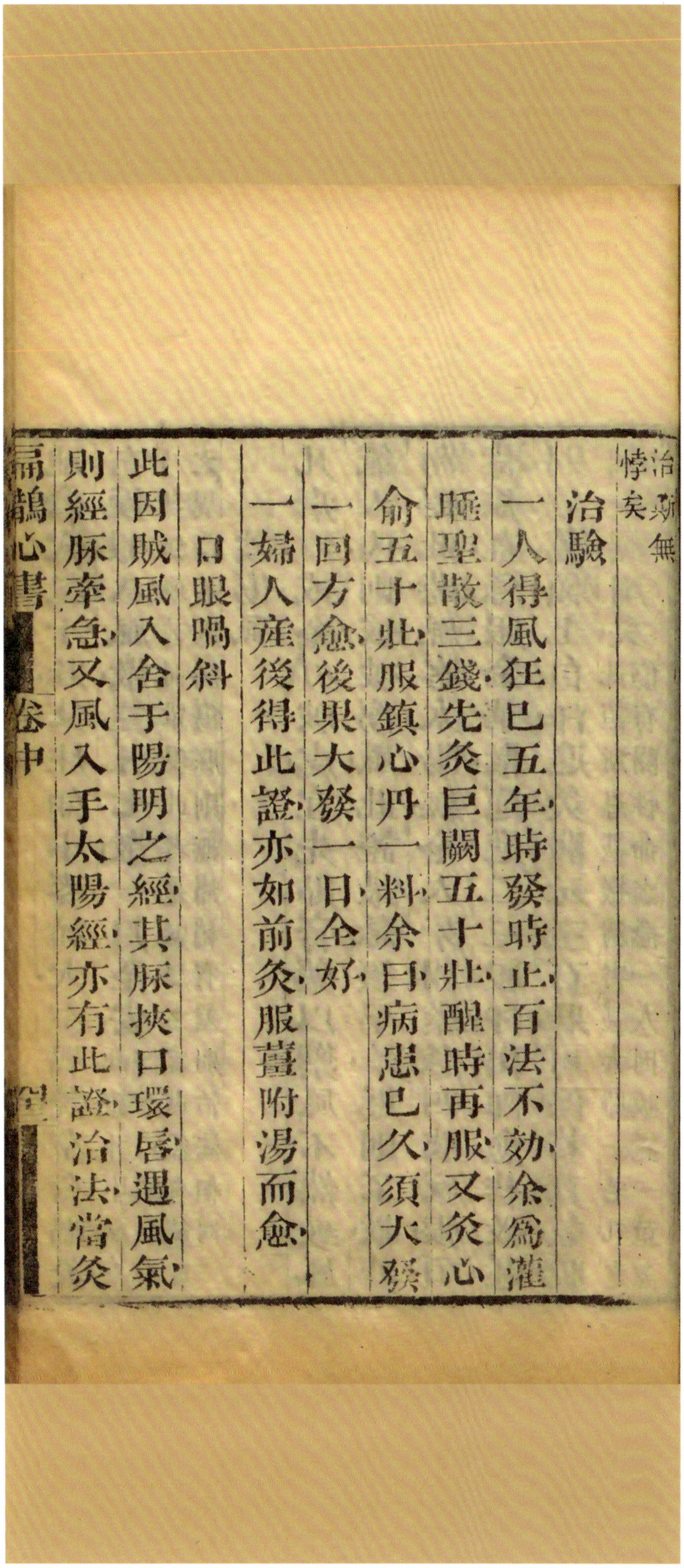
治斯無悖矣

治驗

一人得風狂已五年時發時止百法不効余爲灌睡聖散三錢先灸巨闕五十壯醒時再服又灸心俞五十壯服鎮心丹一料余曰病患已久須大發一回方愈後果大發一日全好

一婦人產後得此證亦如前灸服薑附湯而愈

口眼喎斜

此因賊風入舍于陽明之經其脉挾口環唇遇風氣則經脉牽急又風入手太陽經亦有此證治法當灸

扁鵲心書　卷中

治，斯无悖矣。

治验

一人得风狂已五年，时发时止，百法不效。余为灌睡圣散三钱，先灸巨阙五十壮，醒时再服；又灸心俞五十壮，服镇心丹一料。余曰：病患已久，须大发一回方愈。后果大发一日，全好。

一妇人产后得此证，亦如前灸，服姜附汤而愈。

口眼㖞斜

此因贼风入舍于阳明之经，其脉挟口环唇，遇风气则经脉牵急。又风入手太阳经亦有此证。治法：当灸

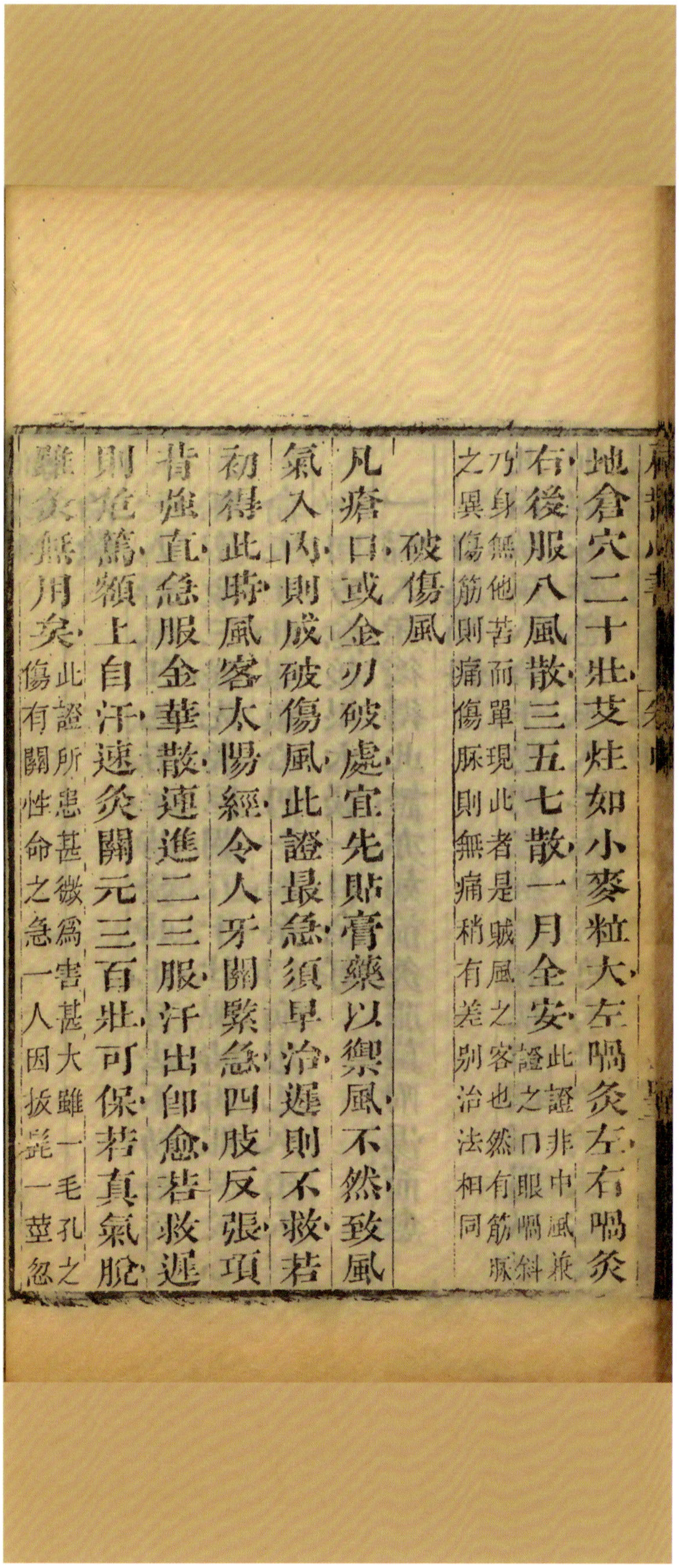
地倉穴二十壯艾炷如小麥粒大左喎灸左右喎灸
右後服八風散三五七散一月全安此證非中風兼證之口眼喎斜乃身無他苦而單現此者是賊風之客也然有筋脈之異傷筋則痛傷脈則無痛稍有差別治法相同
破傷風
凡瘡口或金刃破處宜先貼膏藥以禦風不然致風
氣入內則成破傷風此證最急須早治遲則不救若
初得此時風客太陽經令人牙關緊急四肢反張項
背強直急服金華散連進二三服汗出即愈若救遲
則危篤額上自汗速灸關元三百壯可保若真氣脫
雖灸無用矣此證所患甚微爲害甚大雖一毛孔之傷有關性命之急一人因拔髭一莖忽

地仓穴二十壮，艾炷如小麦粒大。左㖞灸左，右㖞灸右，后服八风散，三五七散，一月全安。此证非中风兼证之口眼㖞斜，乃身无他苦而单现此者，是贼风之客也，然有筋脉之异，伤筋则痛，伤脉则无痛，稍有差别，治法相同。

破伤风

凡疮口或金刃破处，宜先贴膏药以御风，不然致风气入内，则成破伤风。此证最急，须早治，迟则不救。若初得此时，风客太阳经，令人牙关紧急，四肢反张，项背强直，急服金华散，连进二三服，汗出即愈。若救迟则危笃，额上自汗，速灸关元三百壮可保，若真气脱，虽灸无用矣。此证所患甚微，为害甚大，虽一毛孔之伤，有关性命之急，一人因拔髭一茎，忽

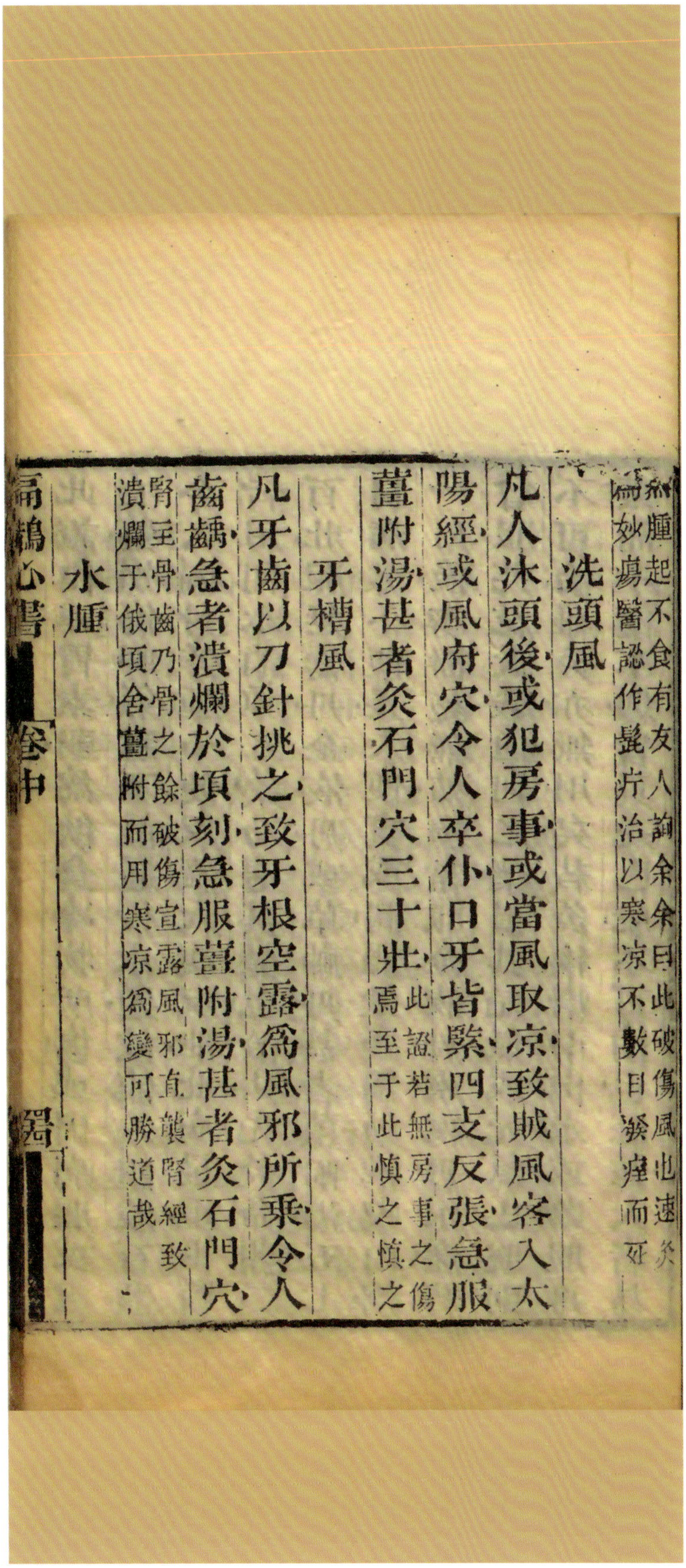
然腫起不食有友人詢余余曰此破傷風也速灸妙瘍醫認作髭疔治以寒凉不數日發痓而死

洗頭風

凡人沐頭後或犯房事或當風取凉致賊風客入太陽經或風府穴令人卒仆口牙皆緊四支反張急服薑附湯甚者灸石門穴三十壯此證若無房事之傷焉至于此慎之慎之

牙槽風

凡牙齒以刀針挑之致牙根空露爲風邪所乘令人齒齲急者潰爛於頃刻急服薑附湯甚者灸石門穴腎主骨齒乃骨之餘破傷宣露風邪直襲腎經致潰爛于俄頃舍薑附而用寒凉爲變可勝道哉

水腫

扁鵲心書　卷中

然肿起不食，有友人询余，余曰：此破伤风也，速灸为妙。疡医认作髭疔，治以寒凉，不数日发痓而死。

洗头风

凡人沐头后，或犯房事，或当风取凉，致贼风客入太阳经，或风府穴，令人卒仆，口牙皆紧，四肢反张。急服姜附汤，甚者灸石门穴三十壮。此证若无房事之伤，焉至于此？慎之！慎之！

牙槽风

凡牙齿以刀针挑之，致牙根空露，为风邪所乘，令人齿龋。急者溃烂于顷刻，急服姜附汤，甚者灸石门穴。

肾主骨，齿乃骨之余，破伤宣露，风邪直袭肾经，致溃烂于俄顷，舍姜附而用寒凉为变，可胜道哉。

水肿

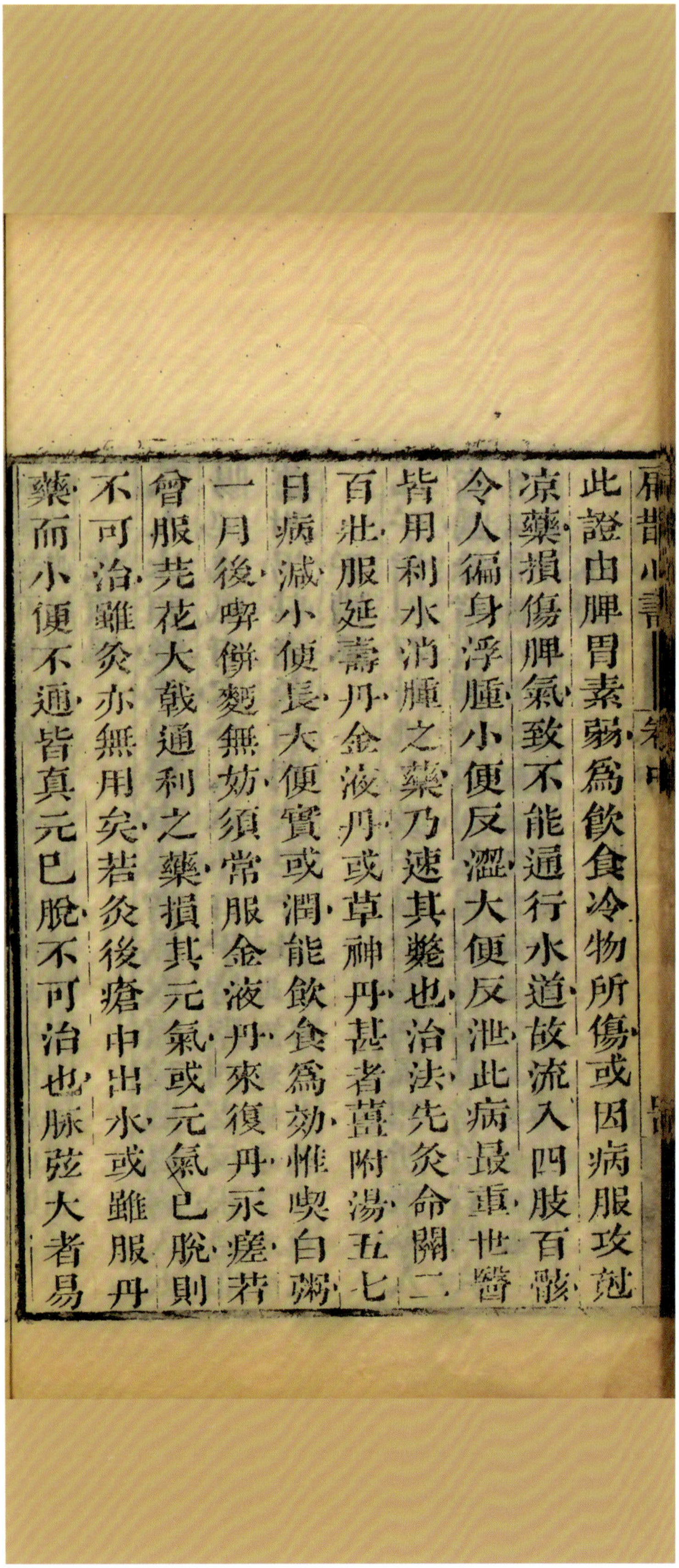

扁鵲心書　卷中

此證由脾胃素弱爲飲食冷物所傷或因病服攻尅凉藥損傷脾氣致不能通行水道故流入四肢百骸令人徧身浮腫小便反澀大便反泄此病最重世醫皆用利水消腫之藥乃速其斃也治法先灸命關二百壯服延壽丹金液丹或草神丹甚者薑附湯五七日病減小便長大便實或潤能飲食爲效惟喫白粥一月後喫餅麪無妨須常服金液丹來復丹永瘥若曾服芫花大戟通利之藥損其元氣或元氣已脫則不可治雖灸亦無用矣若灸後瘡中出水或雖服丹藥而小便不通皆真元已脫不可治也脉弦大者易

此证由脾胃素弱，为饮食冷物所伤，或因病服攻克凉药，损伤脾气，致不能通行水道，故流入四肢百骸，令人遍身浮肿，小便反涩，大便反泄。此病最重。世医皆用利水消肿之药，乃速其毙也。治法：先灸命关二百壮，服延寿丹、金液丹，或草神丹，甚者姜附汤，五七日病减，小便长，大便实或润，能饮食为效。惟吃白粥，一月后，吃饼面无妨，须常服金液丹、来复丹，永瘥。若曾服芫花、大戟通利之药，损其元气或元气已脱，则不可治，虽灸亦无用矣。若灸后疮中出水或虽服丹药而小便不通，皆真元已脱，不可治也，脉弦大者易

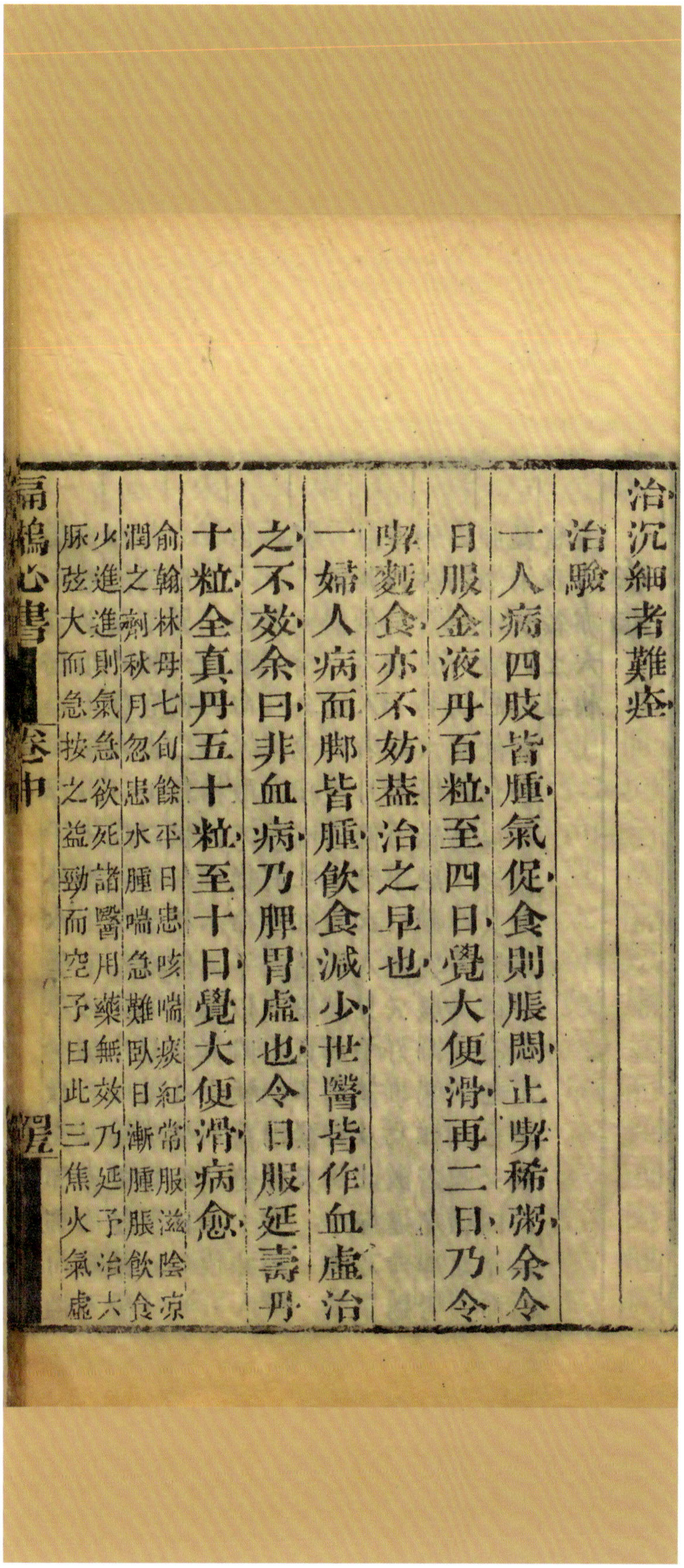
扁鵲心書　卷中

治沉細者難痊

治驗

一人病四肢皆腫氣促食則脹悶止喫稀粥余令日服金液丹百粒至四日覺大便滑再二日乃令喫麵食亦不妨蓋治之早也

一婦人病面脚皆腫飲食減少世醫皆作血虛治之不效余曰非血病乃脾胃虛也令日服延壽丹十粒全真丹五十粒至十日覺大便滑病愈

俞翰林母七旬餘平日患咳喘痰紅常服滋陰凉潤之劑秋月忽患水腫喘急難臥日漸腫脹飲食少進進則氣急欲死諸醫用藥無效乃延予治六脉弦大而急按之益勁而空予曰此三焦火氣虛

治，沉细者难痊。

治验

一人四肢皆肿，气促，食则胀闷，只吃稀粥，余令日服金液丹百粒，至四日觉大便滑，再二日，乃令吃面食亦不妨，盖治之早也。

一妇人病面脚皆肿，饮食减少，世医皆作血虚治之，不效。余曰非血病，乃脾胃虚也。令日服延寿丹十粒，全真丹五十粒，至十日觉大便滑，病愈。

俞翰林母七旬余，平日患咳喘痰红，常服滋阴凉润之剂，秋月忽患水肿，喘急难卧，日渐肿胀，饮食少进，进则气急欲死，诸医用药无效，乃延予治。六脉弦大而急，按之益劲而空。予曰：此三焦火气虚

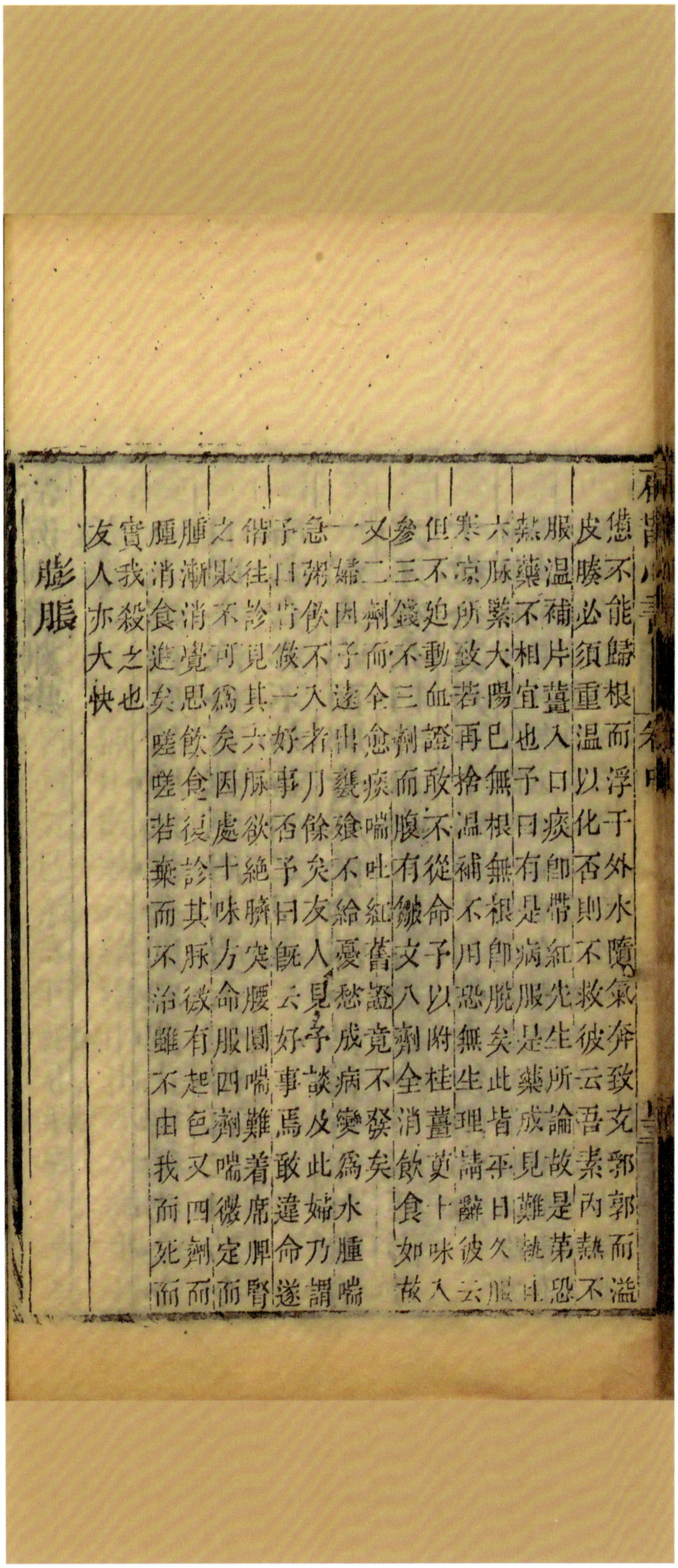

惫，不能归根，而浮于外，水随气奔，致充郭郭而溢皮膝，必须重温以化，否则不救。彼云：吾素内热，不服温补，片姜入口，痰即带红，先生所论故是，第恐热药不相宜也。予曰：有是病，服是药，成见难执。且六脉紧大，太阳已无根，无根即脱矣，此皆平日久服寒凉所致，若再舍温补不用，恐无生理，请辞。彼云：但不迫动血证，敢不从命。予以附桂姜萸十味，人参三钱，不三剂而腹有皱纹，八剂全消，饮食如故，又二剂而全愈，痰喘吐红旧证竟不发矣。

一妇因子远出，饔飧不给，忧愁成病，变为水肿喘急，粥饮不入者月余矣。友人见予，谈及此妇，乃谓予曰：肯做一好事否？予曰：既云好事，焉敢违命。遂偕往。诊见其六脉欲绝，脐突腰圆，喘难着席，脾肾之败不可为矣。因处十味方，命服四剂，喘微定而肿渐消，觉思饮食，复诊其脉，微有起色，又四剂而肿消食进矣。嗟嗟！若弃而不治，虽不由我而死，而实我杀之也！友人亦大快。

臌胀

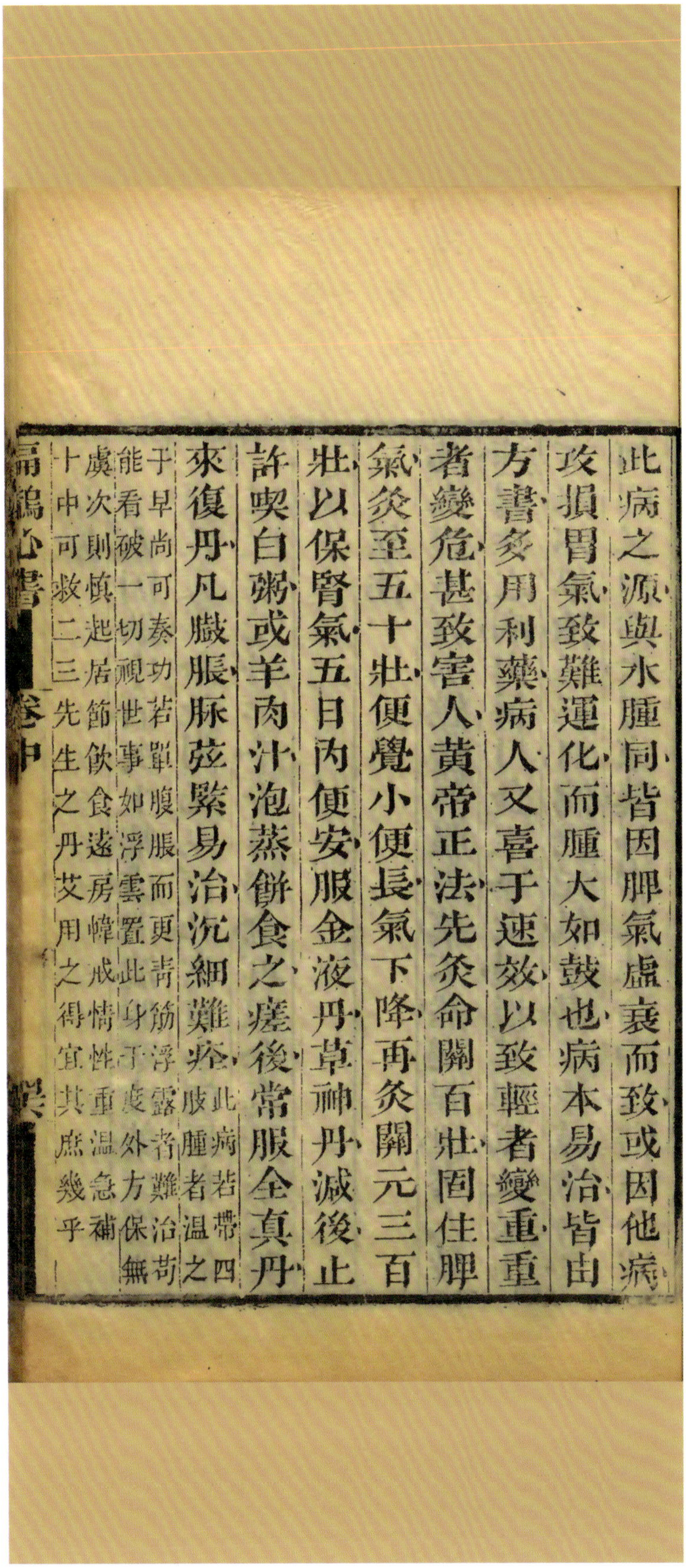

扁鵲心書　卷中

此病之源與水腫同皆因脾氣虛衰而致或因他病攻損胃氣致難運化而腫大如鼓也病本易治皆由方書多用利藥病人又喜于速效以致輕者變重重者變危甚致害人黄帝正法先灸命關百壯固住脾氣灸至五十壯便覺小便長氣下降再灸關元三百壯以保腎氣五日内便安服金液丹草神丹減後止許喫白粥或羊肉汁泡蒸餅食之瘥後常服全真丹來復丹凡臌脹脉弦緊易治沉細難痊此病若帶四肢腫者溫之于早尚可奏功若單腹脹而更青筋浮露者難治苟能看破一切視世事如浮雲置此身于度外方保無虞次則慎起居節飲食遠房幃戒情性重溫急補十中可救二三先生之丹艾用之得宜其庶幾乎

此病之源，与水肿同，皆因脾气虚衰而致，或因他病攻损胃气致难运化，而肿大如鼓也。病本易治，皆由方书多用利药，病人又喜于速效，以致轻者变重，重者变危，甚致害人。黄帝正法：先灸命关百壮，固住脾气，灸至五十壮，便觉小便长，气下降。再灸关元三百壮，以保肾气，五日内便安。服金液丹、草神丹，减后，只许吃白粥，或羊肉汁泡蒸饼食之。瘥后常服全真丹、来复丹。凡臌胀脉弦紧易治，沉细难痊。此病若带四肢肿者，温之于早尚可奏功，若单腹胀而更青筋浮露者难治。苟能看破一切，视世事如浮云，置此身于度外，方保无虞，次则慎起居，节饮食，远房帏，戒情性，重温急补，十中可救二三。先生之丹艾，用之得宜，其庶几乎。

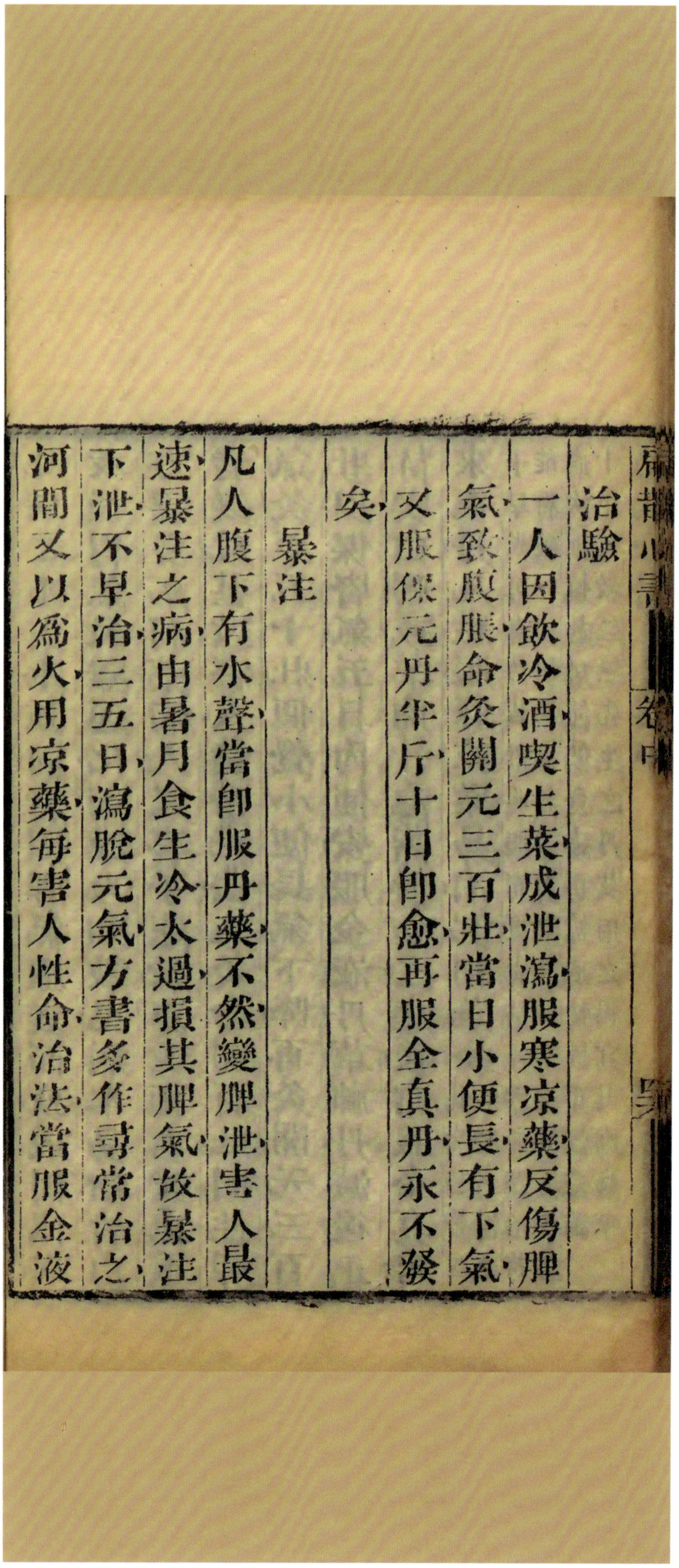
扁鵲心書 卷中

治驗

一人因飲冷酒喫生菜成泄瀉，服寒涼藥，反傷脾氣，致腹脹，命灸關元三百壯，當日小便長，有下氣，又服保元丹半斤，十日卽愈，再服全真丹永不發矣。

暴注

凡人腹下有水聲，當卽服丹藥，不然變脾泄，害人最速。暴注之病，由暑月食生冷太過，損其脾氣，故暴注下泄，不早治，三五日瀉脫元氣。方書多作尋常治之，河間又以爲火，用涼藥，每害人性命。治法：當服金液

治验

一人因饮冷酒吃生菜成泄泻，服寒凉药，反伤脾气，致腹胀。命灸关元三百壮，当日小便长，有下气，又服保元丹半斤，十日即愈，再服全真丹永不发矣。

暴注

凡人腹下有水声，当即服丹药，不然变脾泄，害人最速。暴注之病，由暑月食生冷太过，损其脾气，故暴注下泄，不早治，三五日泻脱元气。方书多作寻常治之，河间又以为火，用凉药，每害人性命。治法：当服金液

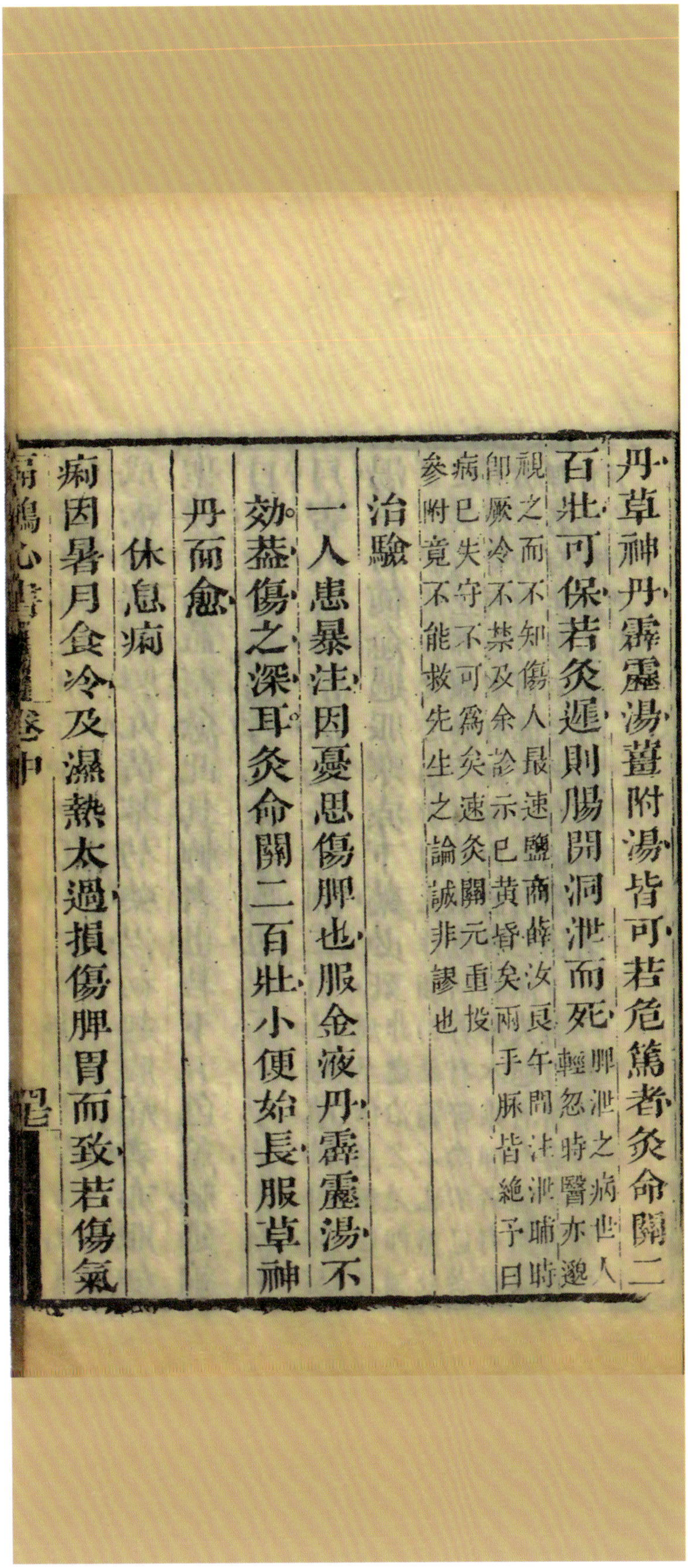

丹、草神丹、霹雳汤、姜附汤皆可，若危笃者，灸命关二百壮可保，若灸迟则肠开洞泄而死。脾泄之病世人轻忽，时医亦邈视之，而不知伤人最速。盐商薛汝良，午间注泄，晡时即厥冷不禁，及余诊示已黄昏矣，两手脉皆绝，予曰病已失守，不可为矣。速灸关元，重投参附，竟不能救。先生之论，诚非谬也。

治验

一人患暴注，因忧思伤脾也，服金液丹、霹雳汤不效，盖伤之深耳。灸命关二百壮，小便始长，服草神丹而愈。

休息痢

痢因暑月食冷，及湿热太过，损伤脾胃而致。若伤气

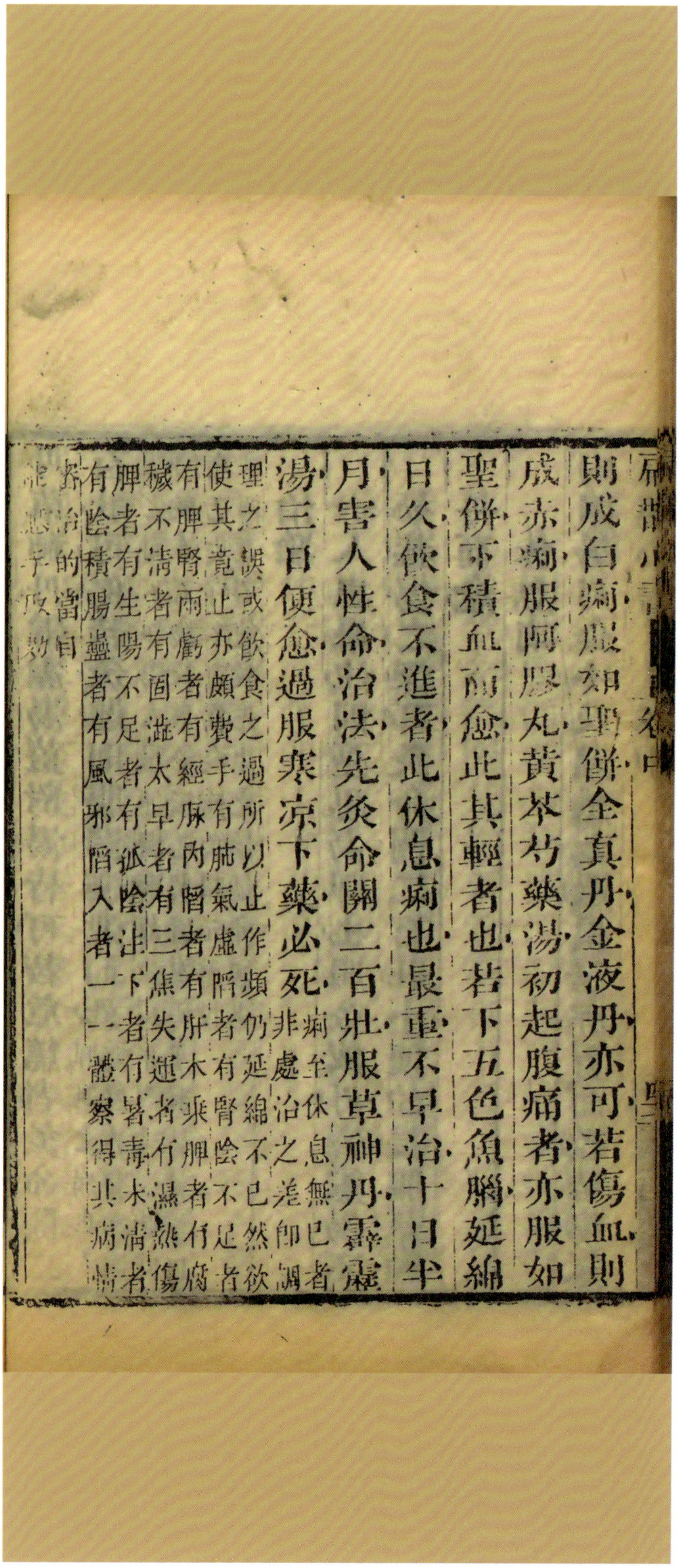
扁鵲心書　卷中

則成白痢，服如聖餅、全真丹、金液丹亦可；若傷血則成赤痢，服阿膠丸、黃芩芍藥湯。初起腹痛者，亦服如聖餅，下積血而愈，此其輕者也；若下五色魚腦，延綿日久，飲食不進者，此休息痢也，最重，不早治，十日半月，害人性命。治法：先灸命關二百壯，服草神丹、霹靂湯三日便愈，過服寒涼下藥必死。痢至休息無已者，非處治之差，即調理之誤，或飲食之過，所以止作頻仍，延綿不已，然欲使其竟止亦頗費手。有肺氣虛陷者，有腎陰不足者，有脾腎兩虧者，有經脈內陷者，有肝木乘脾者，有腐穢不清者，有固澀太早者，有三焦失運者，有濕熱傷脾者，有生陽不足者，有孤陰注下者，有暑毒未清者，有陰積腸蠱者，有風邪陷入者，一一體察，得其病情，審治的當，自能應手取效。

则成白痢，服如圣饼、全真丹、金液丹亦可；若伤血则成赤痢，服阿胶丸、黄芩芍药汤。初起腹痛者，亦服如圣饼，下积血而愈，此其轻者也；若下五色鱼脑，延绵日久，饮食不进者，此休息痢也，最重，不早治，十日半月，害人性命。治法：先灸命关二百壮，服草神丹、霹雳汤三日便愈，过服寒凉下药必死。痢至休息无已者，非处治之差，即调理之误，或饮食之过，所以止作频仍，延绵不已，然欲使其竟止亦颇费手。有肺气虚陷者，有肾阴不足者，有脾肾两亏者，有经脉内陷者，有肝木乘脾者，有腐秽不清者，有固涩太早者，有三焦失运者，有湿热伤脾者，有生阳不足者，有孤阴注下者，有暑毒未清者，有阴积肠蛊者，有风邪陷入者，一一体察，得其病情，审治的当，自能应手取效。

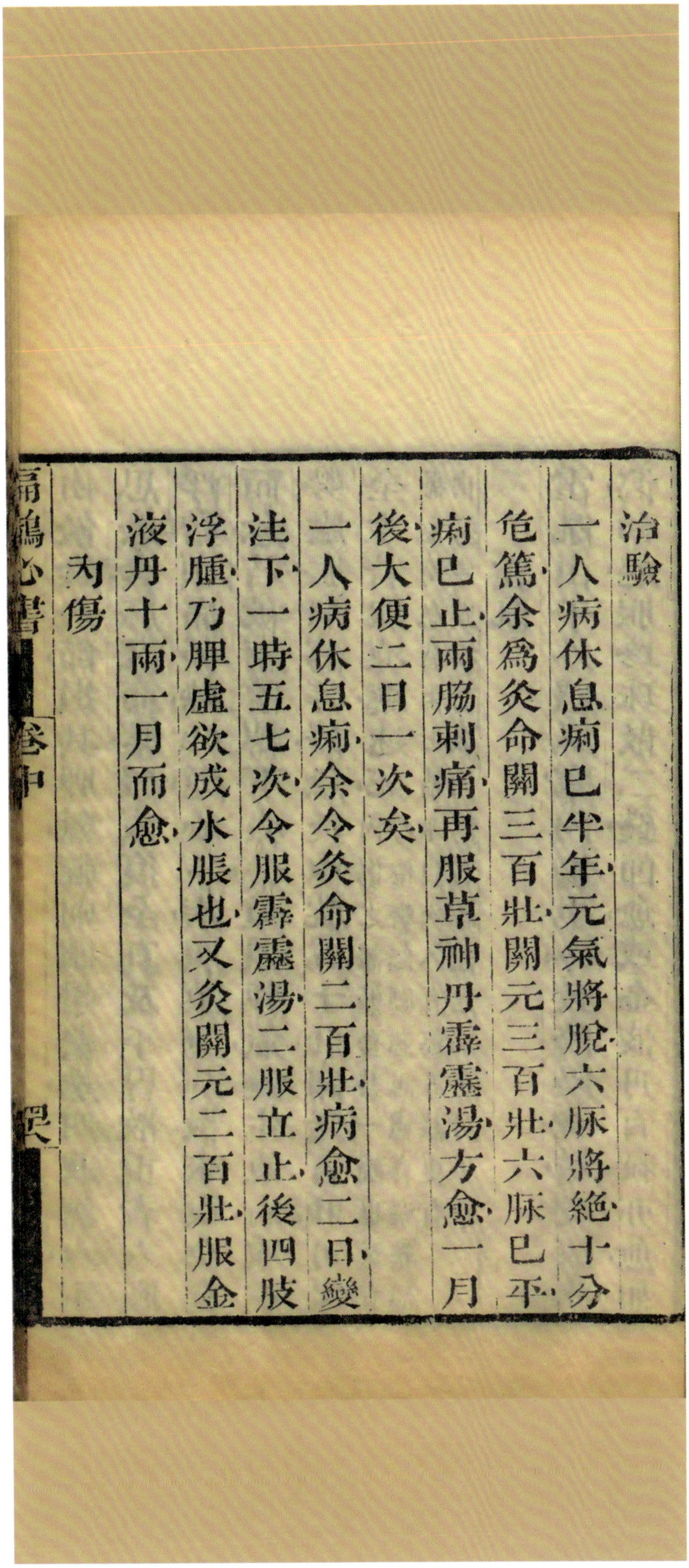
治驗
一人病休息痢已半年元氣將脫六脈將絶十分
危篤余爲灸命關三百壯關元三百壯六脈已平
痢已止兩脇刺痛再服草神丹霹靂湯方愈一月
後大便二日一次矣
一人病休息痢余令灸命關二百壯病愈二日變
注下一時五七次令服霹靂湯二服立止後四肢
浮腫乃脾虛欲成水脹也又灸關元二百壯服金
液丹十兩一月而愈
內傷
扁鵲心書　卷中

治验

一人病休息痢已半年，元气将脱，六脉将绝，十分危笃。余为灸命关三百壮，关元三百壮，六脉已平，痢已止，两胁刺痛，再服草神丹、霹雳汤方愈，一月后大便二日一次矣。

一人病休息痢，余令灸命关二百壮病愈。二日，变注下，一时五七次，令服霹雳汤二服，立止。后四肢浮肿，乃脾虚欲成水胀也，又灸关元二百壮，服金液丹十两，一月而愈。

内伤

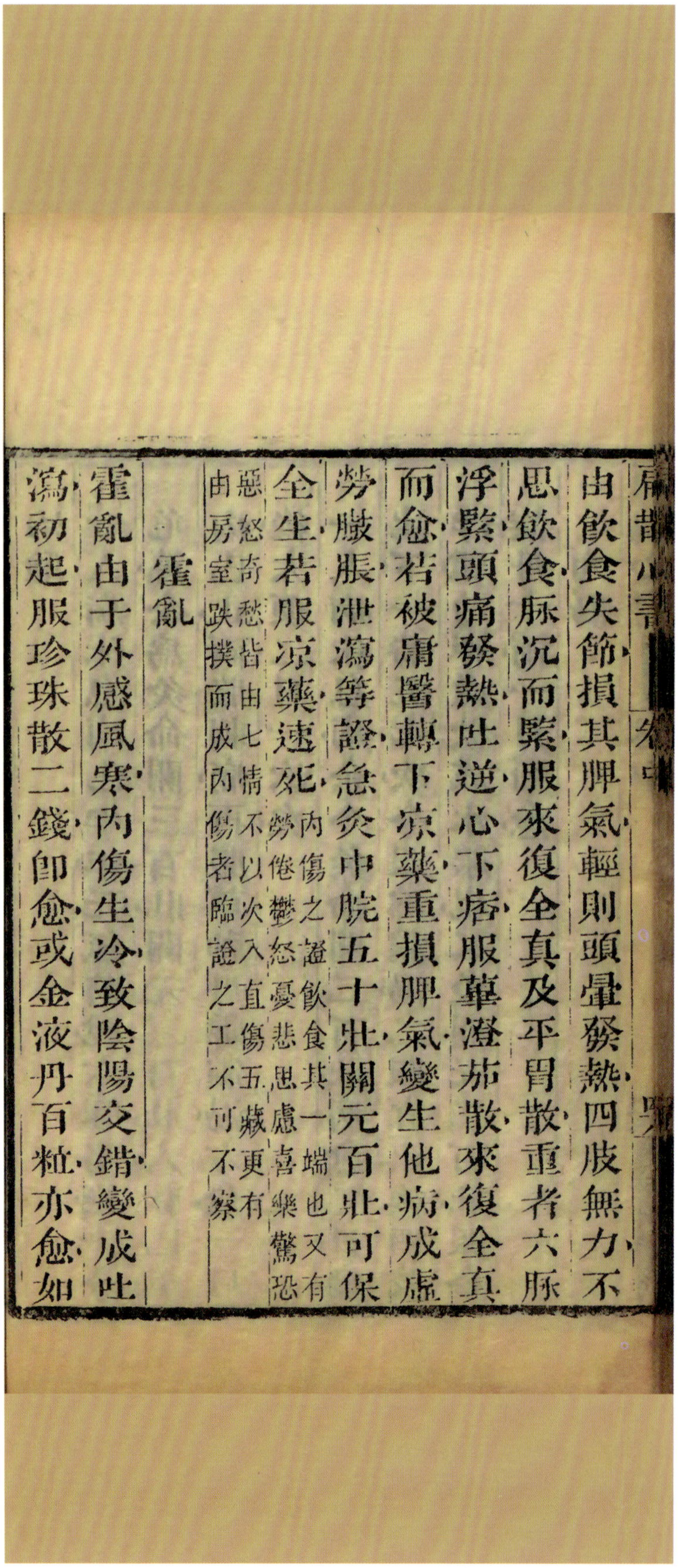
扁鵲心書　卷中
由飲食失節，損其脾氣，輕則頭暈發熱，四肢無力，不思飲食，脉沉而緊，服來復、全真及平胃散；重者六脉浮緊，頭痛發熱，吐逆，心下痞，服蓽澄茄散、來復、全真而愈。若被庸醫轉下凉藥，重損脾氣，變生他病，成虛勞臌脹泄瀉等證，急灸中脘五十壯，關元百壯，可保全生，若服凉藥速死。內傷之證，飲食其一端也，又有勞倦鬱怒，憂悲思慮，喜樂驚恐，惡怒奇愁，皆由七情不以次入，直傷五藏，更有由房室跌撲而成內傷者，臨證之工，不可不察。

霍亂

霍亂由于外感風寒，內傷生冷，致陰陽交錯，變成吐瀉，初起服珍珠散二錢即愈，或金液丹百粒亦愈。如

由饮食失节，损其脾气，轻则头晕发热，四肢无力，不思饮食，脉沉而紧，服来复、全真及平胃散；重者六脉浮紧，头痛发热，吐逆，心下痞，服荜澄茄散、来复、全真而愈。若被庸医转下凉药，重损脾气，变生他病，成虚劳臌胀泄泻等证，急灸中脘五十壮，关元百壮，可保全生，若服凉药速死。内伤之证，饮食其一端也，又有劳倦郁怒，忧悲思虑，喜乐惊恐，恶怒奇愁，皆由七情不以次入，直伤五脏，更有由房室跌扑而成内伤者，临证之工，不可不察。

霍乱

霍乱由于外感风寒，内伤生冷，致阴阳交错，变成吐泻，初起服珍珠散二钱即愈，或金液丹百粒亦愈。如

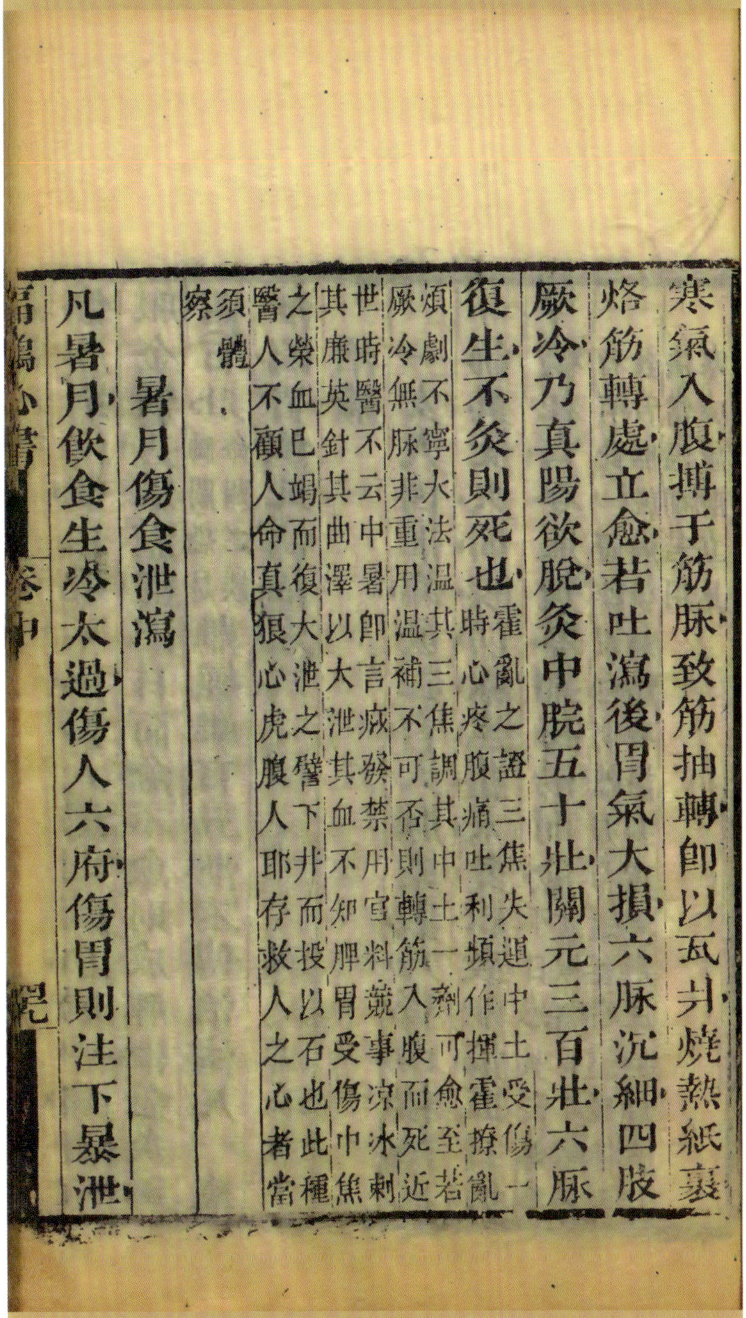
寒氣入腹，搏于筋脉，致筋抽轉，卽以瓦爿燒熱，紙裹烙筋轉處，立愈。若吐瀉後，胃氣大損，六脉沉細，四肢厥冷，乃眞陽欲脫。灸中脘五十壯，關元三百壯，六脉復生，不灸則死也。霍亂之證，三焦失運，中土受傷。一時心疼腹痛，吐利頻作，揮霍撩亂，煩劇不寧。大法溫其三焦，調其中土，一劑可愈。至若厥冷無脉，非重用溫補不可，否則轉筋入腹而死。近世時醫不云中暑，卽言痧發，禁用官料，競事涼冰，刺其廉英，針其曲澤，以大泄其血，不知脾胃受傷，中焦之榮血已竭，而復大泄之，譬下井而投以石也。此種醫人不顧人命，眞狼心虎腹人耶。存救人之心者，當須體察。

暑月傷食泄瀉

凡暑月飲食生冷太過，傷人六府。傷胃則注下暴泄，

寒气入腹，搏于筋脉，致筋抽转，即以瓦爿烧热，纸裹烙筋转处，立愈。若吐泻后，胃气大损，六脉沉细，四肢厥冷，乃真阳欲脱。灸中脘五十壮，关元三百壮，六脉复生，不灸则死也。霍乱之证，三焦失运，中土受伤。一时心疼腹痛，吐利频作，挥霍撩乱，烦剧不宁。大法温其三焦，调其中土，一剂可愈。至若厥冷无脉，非重用温补不可，否则转筋入腹而死。近世时医不云中暑，即言痧发，禁用官料，竟事凉冰，刺其廉英，针其曲泽，以大泄其血，不知脾胃受伤，中焦之荣血已竭，而复大泄之，譬下井而投以石也。此种医人不顾人命，真狼心虎腹人耶。存救人之心者，当须体察。

暑月伤食泄泻

凡暑月饮食生冷太过，伤人六腑。伤胃则注下暴泄；

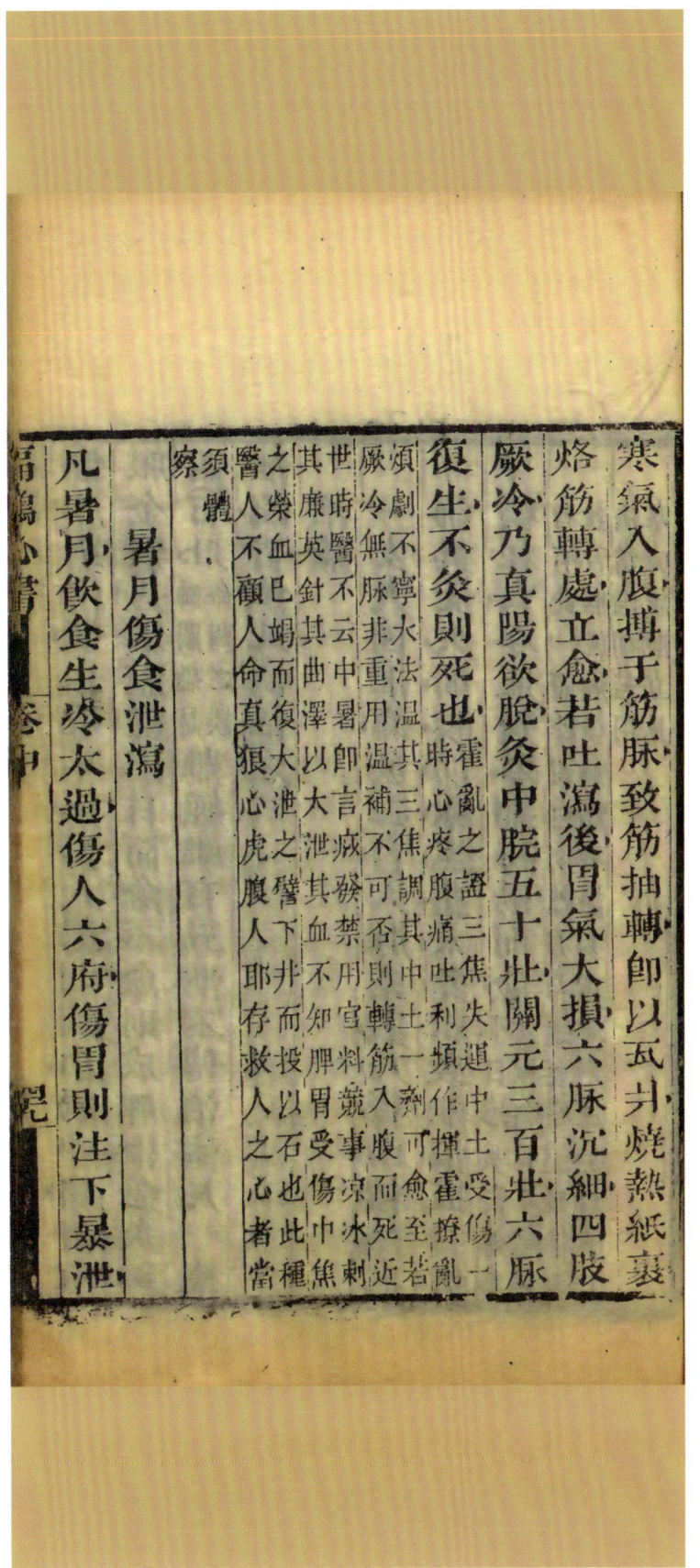

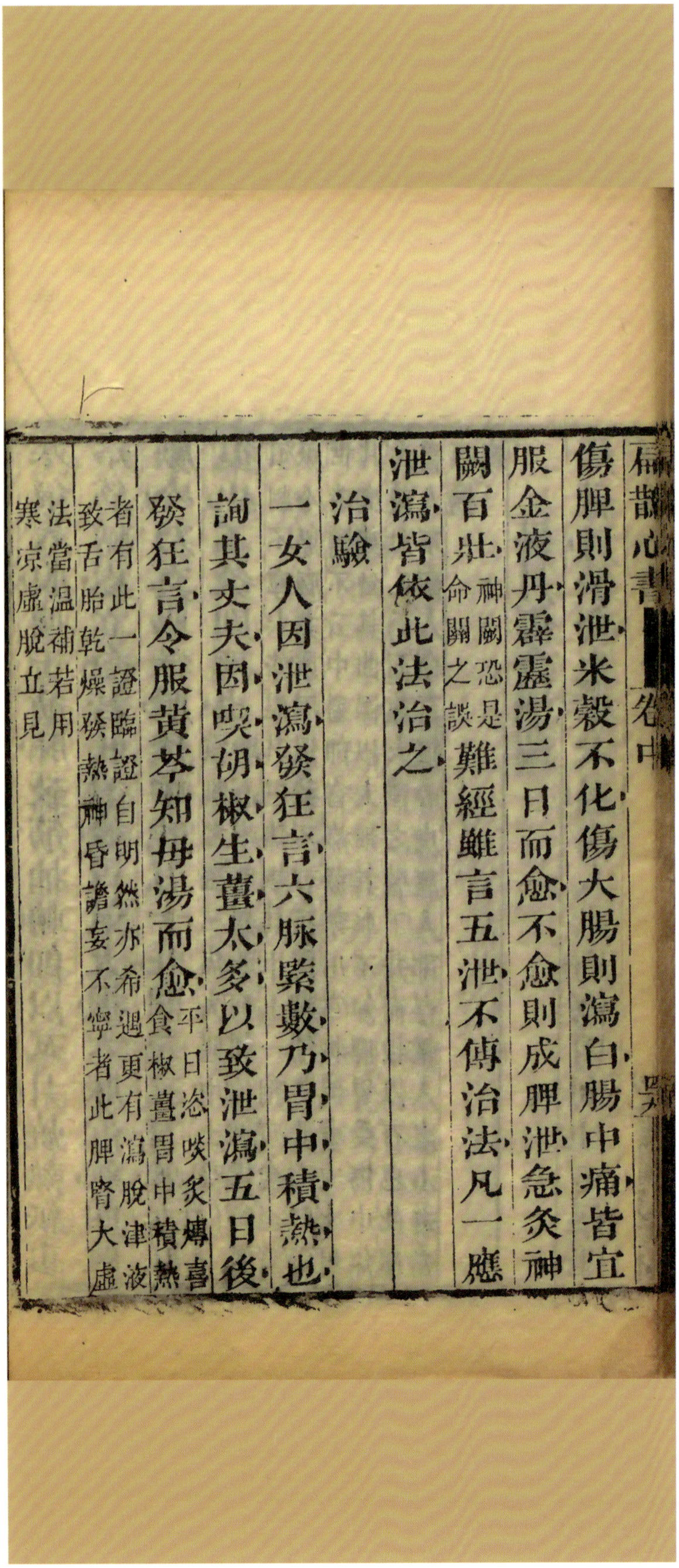
扁鵲心書　卷中

傷脾則滑泄米穀不化傷大腸則瀉白腸中痛皆宜服金液丹霹靂湯三日而愈不愈則成脾泄急灸神闕百壯神闕恐是命關之誤難經雖言五泄不傳治法凡一應泄瀉皆依此法治之

治驗

一女人因泄瀉發狂言六脈緊數乃胃中積熱也詢其丈夫因喫胡椒生薑太多以致泄瀉五日後發狂言令服黃芩知母湯而愈平日恣啖炙煿喜食椒薑胃中積熱者有此一證臨證自明然亦希遇更有瀉脫津液致舌胎乾燥發熱神昏譫妄不寧者此脾腎大虛法當溫補若用寒涼虛脫立見

伤脾则滑泄，米谷不化；伤大肠则泻白，肠中痛，皆宜服金液丹、霹雳汤，三日而愈。不愈则成脾泄，急灸神阙百壮。神阙恐是命关之误。《难经》虽言五泄，不传治法，凡一应泄泻，皆依此法治之。

治验

一女人因泄泻发狂言，六脉紧数，乃胃中积热也。询其丈夫，因吃胡椒、生姜太多，以致泄泻，五日后发狂言，令服黄芩知母汤而愈。平日恣啖炙煿，喜食椒姜，胃中积热者，有此一证，临证自明，然亦希遇。更有泻脱津液，致舌胎干燥，发热神昏，谵妄不宁者，此脾肾大虚，法当温补，若用寒凉，虚脱立见。

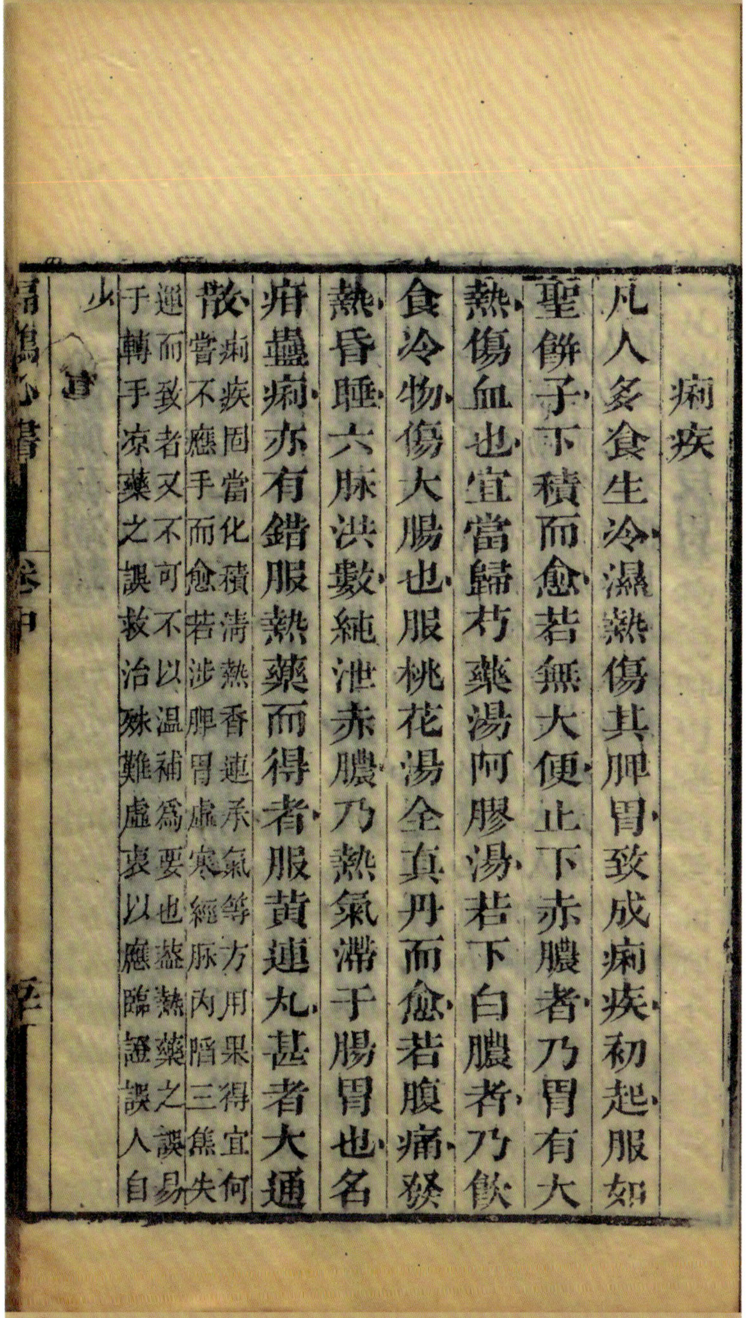

痢疾

凡人多食生冷濕熱傷其脾胃致成痢疾初起服如聖餅子下積而愈若無大便止下赤膿者乃胃有大熱傷血也宜當歸芍藥湯阿膠湯若下白膿者乃飲食冷物傷大腸也服桃花湯全真丹而愈若腹痛發熱昏睡六脉洪數純泄赤膿乃熱氣滯于腸胃也名瘄蠱痢亦有錯服熱藥而得者服黃連丸甚者大通散痢疾固當化積清熱香連承氣等方用果得宜何嘗不應手而愈若涉脾胃虛寒經脈內陷三焦失運而致者又不可不以温補為要也蓋熱藥之誤易于轉手涼藥之誤救治殊難虛裏以應臨證誤人自

扁鵲心書　卷中

痢疾

凡人多食生冷，湿热伤其脾胃，致成痢疾。初起服如圣饼子，下积而愈；若无大便，止下赤脓者，乃胃有大热伤血也，宜当归芍药汤、阿胶汤；若下白脓者，乃饮食冷物伤大肠也，服桃花汤、全真丹而愈；若腹痛发热昏睡，六脉洪数，纯泄赤脓，乃热气滞于肠胃也，名痡蛊痢，亦有错服热药而得者，服黄连丸，甚者大通散。痢疾固当化积清热，香连、承气等方，用果得宜，何尝不应手而愈？若涉脾胃虚寒，经脉内陷，三焦失运而致者，又不可不以温补为要也，盖热药之误，易于转手，凉药之误，救治殊难。虚衷以应，临证误人自少。

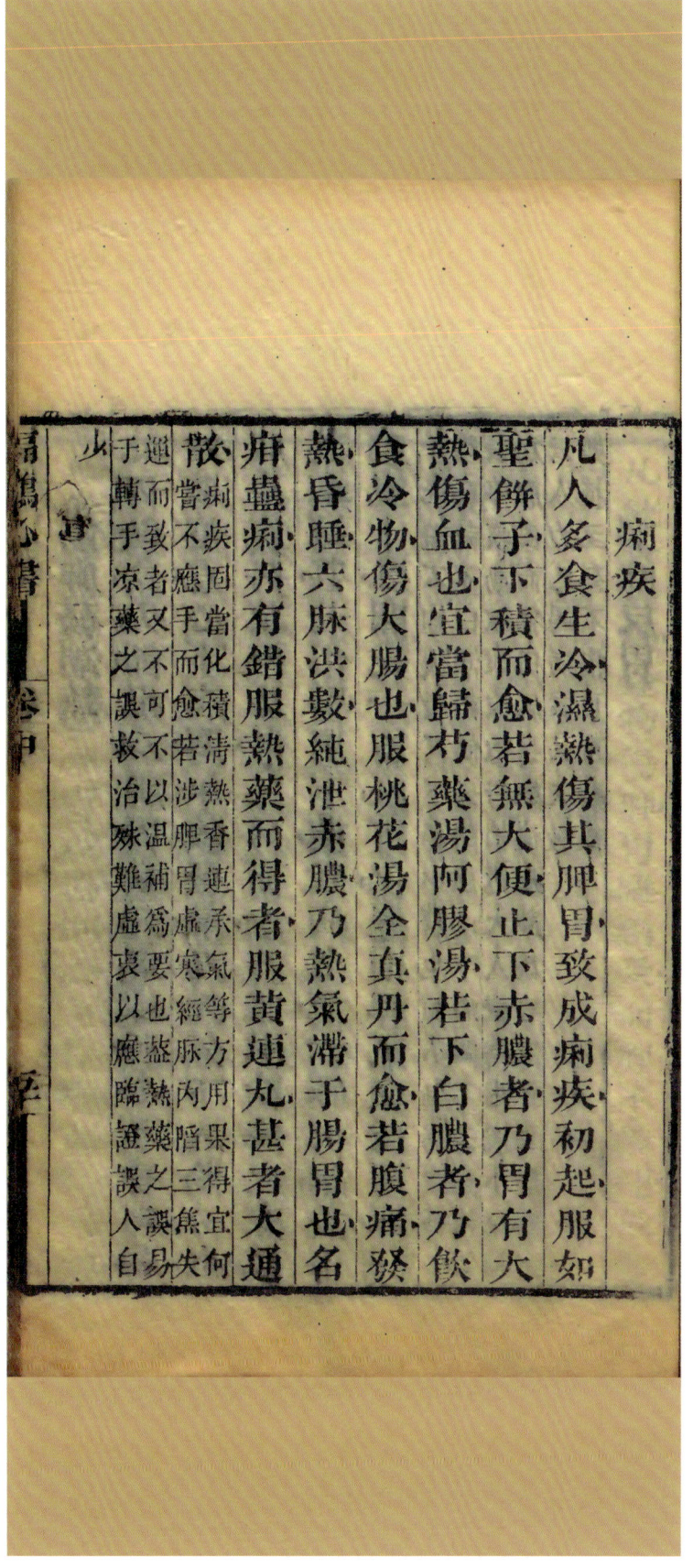

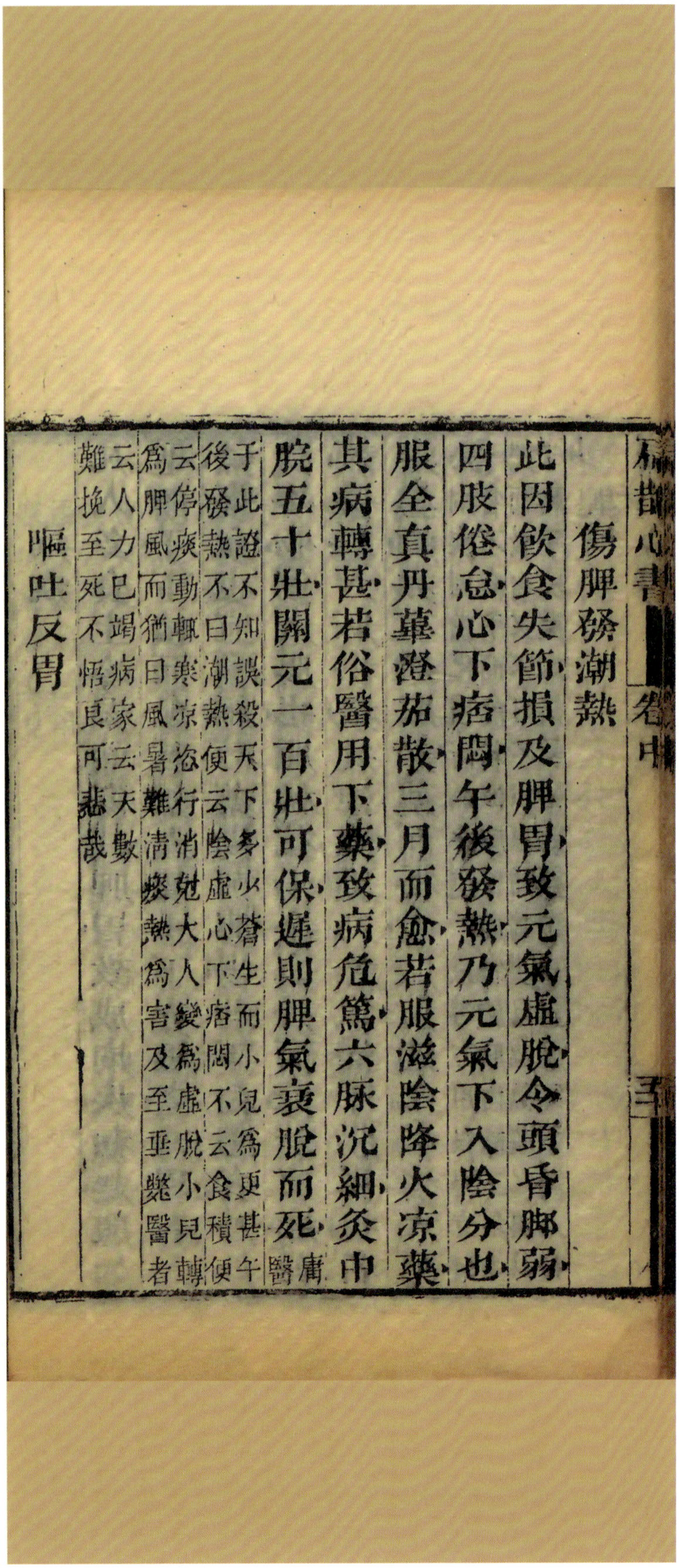

伤脾发潮热

此因饮食失节，损及脾胃，致元气虚脱，令头昏脚弱，四肢倦怠，心下痞闷，午后发热，乃元气下入阴分也，服全真丹、荜澄茄散，三月而愈。若服滋阴降火凉药，其病转甚，若俗医用下药，致病危笃，六脉沉细，灸中脘五十壮，关元一百壮，可保，迟则脾气衰脱而死。庸医于此证，不知误杀天下多少苍生，而小儿为更甚。午后发热，不曰潮热，便云阴虚；心下痞闷，不云食积，便云停痰。动辄寒凉，恣行消克，大人变为虚脱，小儿转为脾风，而犹曰风暑难清，痰热为害，及至垂毙，医者云人力已竭，病家云天数难挽，至死不悟，良可悲哉。

呕吐反胃

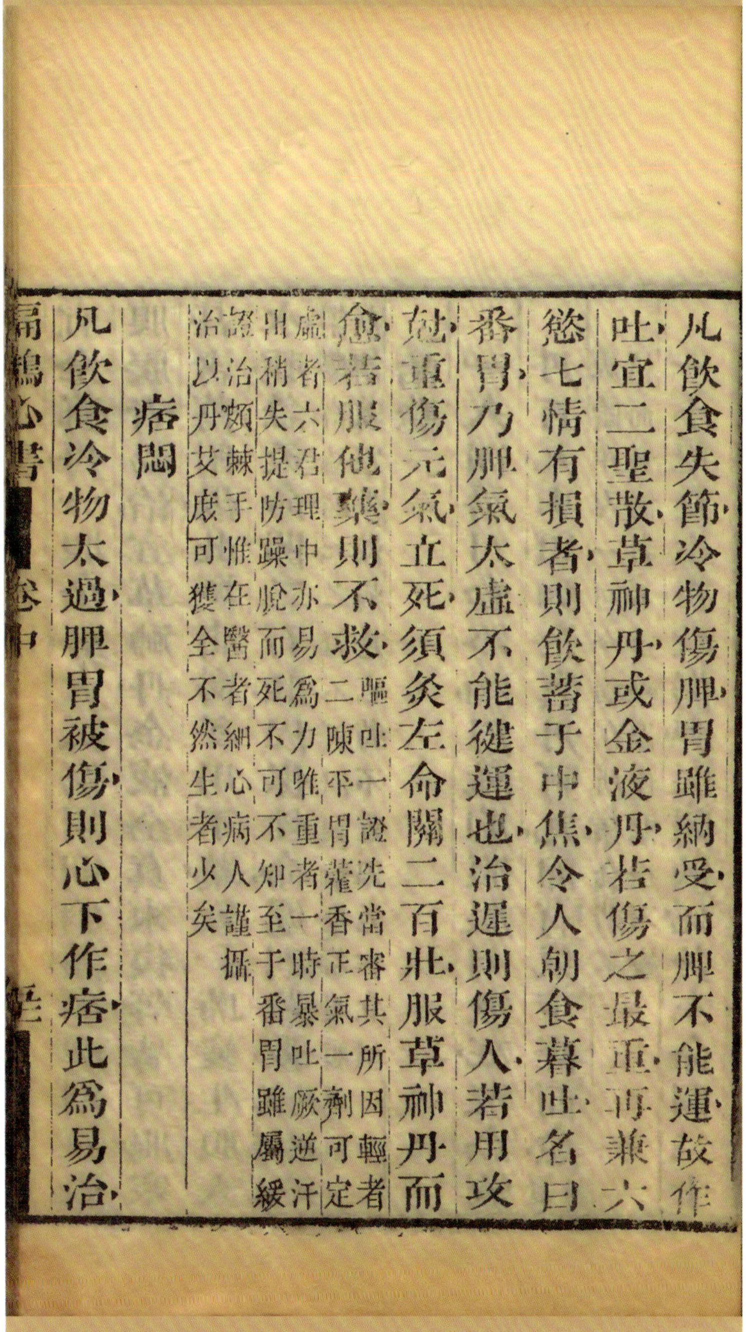
扁鵲心書　卷中

凡飲食失節冷物傷脾胃雖納受而脾不能運故作吐宜二聖散草神丹或金液丹若傷之最重再兼六慾七情有損者則飲蓄于中焦令人朝食暮吐名曰番胃乃脾氣太虛不能健運也治遲則傷人若用攻尅重傷元氣立死須灸左命關二百壯服草神丹而愈若服他藥則不救嘔吐一證先當審其所因輕者二陳平胃藿香正氣一劑可定虛者六君理中亦易爲力唯重者一時暴吐厥逆汗出稍失提防躁脫而死不可不知至于番胃雖屬緩證治頗棘手惟在醫者細心病人謹攝治以丹艾庶可獲全不然生者少矣

痞悶

凡飲食冷物太過脾胃被傷則心下作痞此爲易治

凡饮食失节，冷物伤脾，胃虽纳受，而脾不能运，故作吐，宜二圣散、草神丹，或金液丹。若伤之最重，再兼六欲七情有损者，则饮蓄于中焦，令人朝食暮吐，名曰翻胃，乃脾气太虚，不能健运也，治迟则伤人。若用攻克，重伤元气立死，须灸左命关二百壮，服草神丹而愈，若服他药则不救。呕吐一证，先当审其所因，轻者二陈、平胃、藿香正气一剂可定；虚者六君、理中亦易为力；唯重者，一时暴吐，厥逆汗出，稍失提防，躁脱而死，不可不知。至于翻胃，虽属缓证，治颇棘手，惟在医者细心，病人谨摄，治以丹艾，庶可获全，不然生者少矣。

痞闷

凡饮食冷物太过，脾胃被伤，则心下作痞，此为易治，

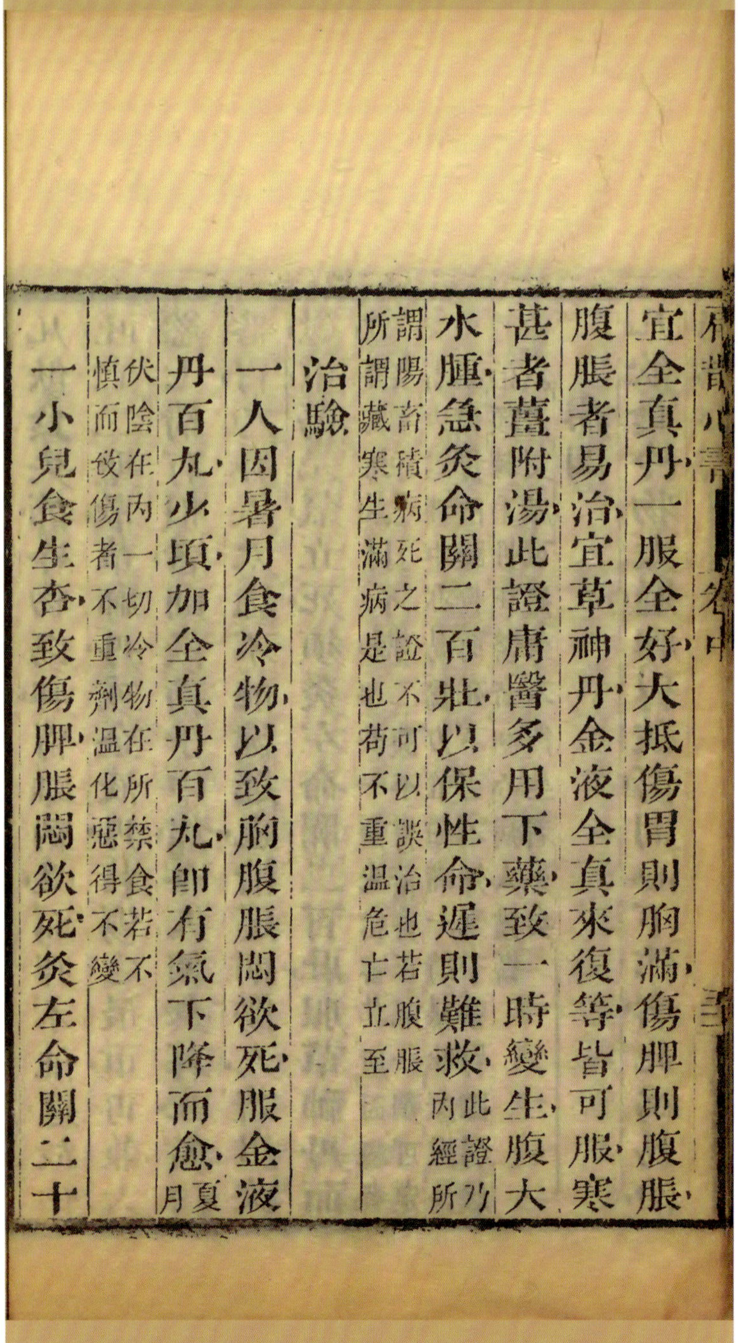
扁鵲心書　卷中

宜全真丹一服全好大抵傷胃則胸滿傷脾則腹脹
腹脹者易治宜草神丹金液全真來復等皆可服寒
甚者薑附湯此證庸醫多用下藥致一時變生腹大
水腫急灸命關二百壯以保性命遲則難救此證乃內經所謂陽畜積病死之證不可以誤治也若腹脹所謂藏寒生滿病是也苟不重溫危亡立至
治驗
一人因暑月食冷物以致胸腹脹悶欲死服金液
丹百丸少頃加全真丹百丸即有氣下降而愈夏月伏陰在內一切冷物在所禁食若不慎而致傷者不重劑溫化惡得不變
一小兒食生杏致傷脾脹悶欲死灸左命關二十

宜全真丹，一服全好，大抵伤胃则胸满，伤脾则腹胀。腹胀者易治，宜草神丹、金液、全真、来复等皆可服，寒甚者姜附汤。此证庸医多用下药，致一时变生，腹大水肿，急灸命关二百壮，以保性命，迟则难救。此证乃《内经》所谓阳蓄积病死之证，不可以误治也。若腹胀，所谓脏寒生满病是也，苟不重温，危亡立至。

治验

一人因暑月食冷物，以致胸腹胀闷欲死，服金液丹百丸，少顷加全真丹百丸，即有气下降而愈。夏月伏阴在内，一切冷物在所禁食，若不慎而致伤者，不重剂温化，恶得不变？

一小儿食生杏致伤脾，胀闷欲死，灸左命关二十

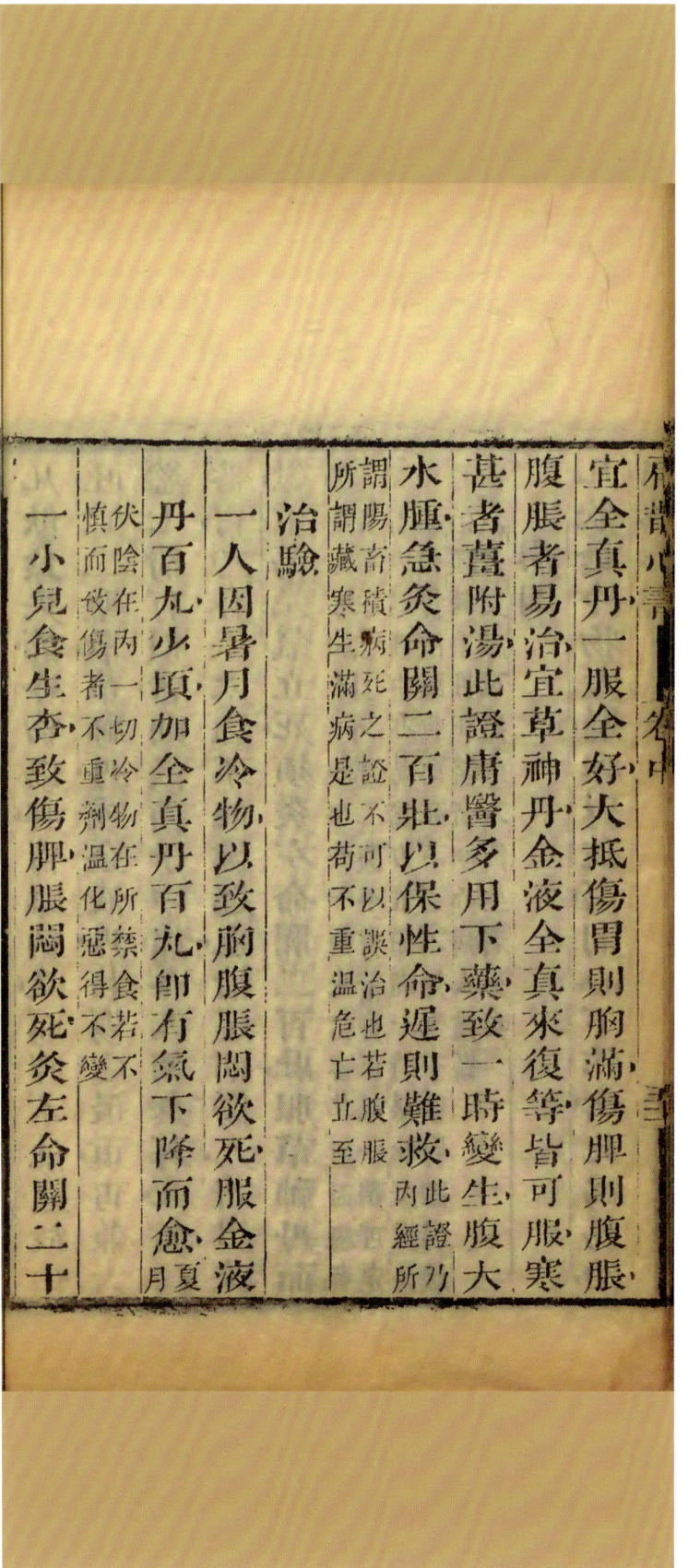

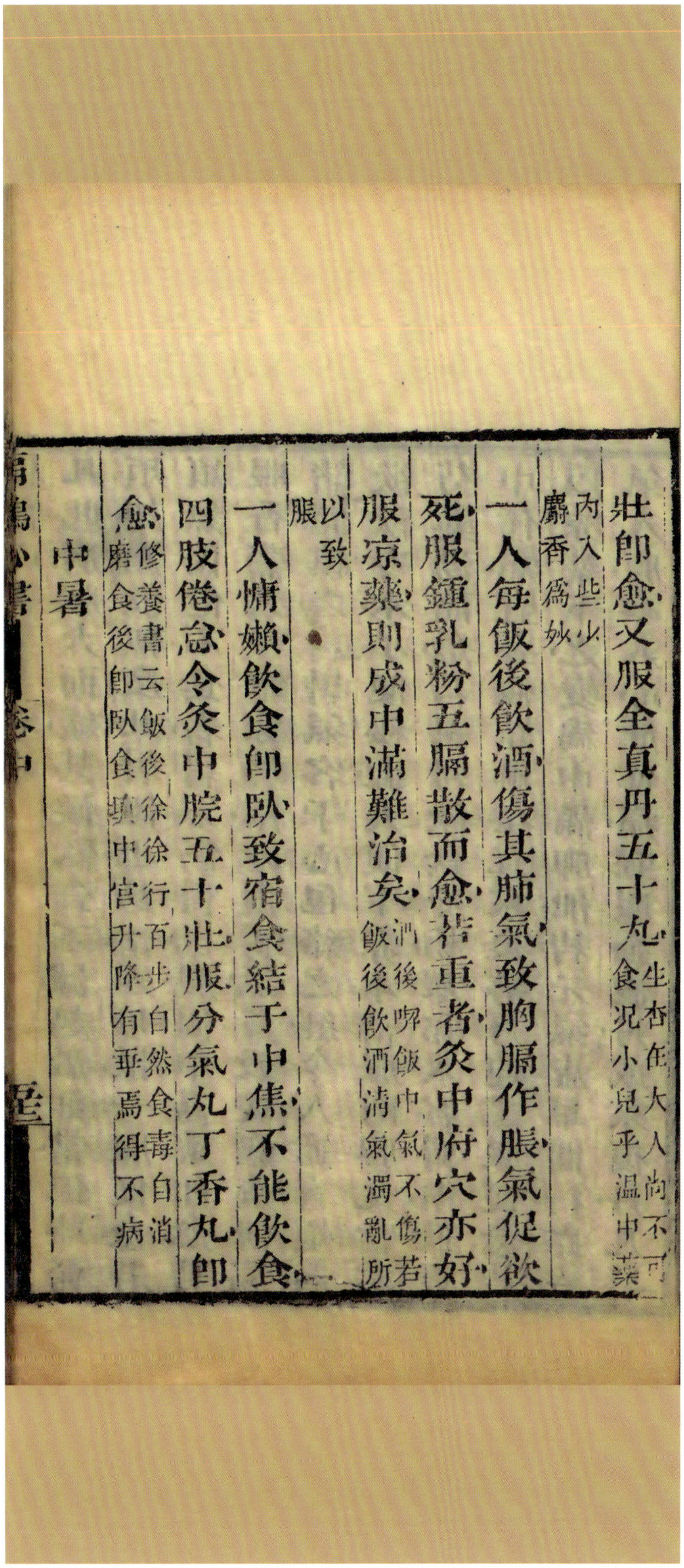
壯即愈又服全真丹五十丸生杏在大人尚不可食况小兒乎温中藥內入些少麝香爲妙
一人每飯後飲酒傷其肺氣致胸膈作脹氣促欲死服鐘乳粉五膈散而愈若重者灸中府穴亦好服涼藥則成中滿難治矣酒後喫飯中氣不傷若飯後飲酒清氣濁亂所以致脹
一人慵嬾飲食即臥致宿食結于中焦不能飲食四肢倦怠令灸中脘五十壯服分氣丸丁香丸即愈修養書云飯後徐徐行百步自然食毒自消磨食後即臥食填中宮升降有乖焉得不病
中暑

壮即愈，又服全真丹五十丸。生杏在大人尚不可食，况小儿乎。温中药内入些少麝香为妙。

一人每饭后饮酒，伤其肺气，致胸膈作胀，气促欲死，服钟乳粉、五膈散而愈。若重者，灸中府穴亦好。服凉药则成中满难治矣。酒后吃饭，中气不伤，若饭后饮酒，清气浊乱，所以致胀。

一人慵懒，饮食即卧，致宿食结于中焦，不能饮食，四肢倦怠，令灸中脘五十壮，服分气丸、丁香丸即愈。修养书云：饭后徐徐行百步，自然食毒自消磨。食后即卧，食填中宫，升降有乖，焉得不病。

中暑

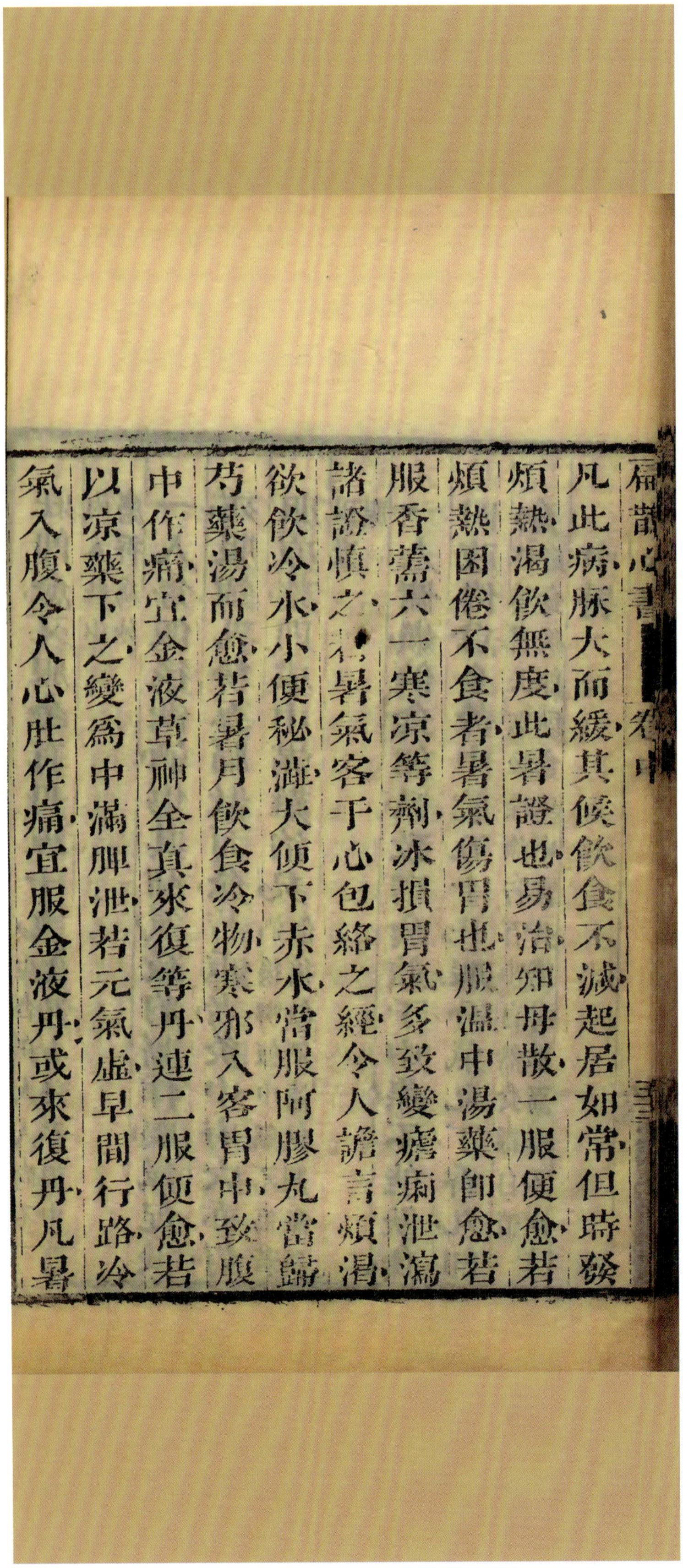
扁鵲心書　卷中

凡此病脉大而緩其候飲食不減起居如常但時發煩熱渴飲無度此暑證也易治知母散一服便愈若煩熱困倦不食者暑氣傷胃也服温中湯藥即愈若服香薷六一寒凉等劑冰損胃氣多致變瘧痢泄瀉諸證慎之若暑氣客于心包絡之經令人譫言煩渴欲飲冷水小便秘澁大便下赤水當服阿膠丸當歸芍藥湯而愈若暑月飲食冷物寒邪入客胃中致腹中作痛宜金液草神全真來復等丹連二服便愈若以凉藥下之變爲中滿脾泄若元氣虚早間行路冷氣入腹令人心肚作痛宜服金液丹或來復丹凡暑

凡此病脉大而缓，其候饮食不减，起居如常，但时发烦热，渴饮无度，此暑证也，易治，知母散一服便愈。若烦热困倦不食者，暑气伤胃也，服温中汤药即愈。若服香薷、六一寒凉等剂，冰损胃气，多致变疟痢泄泻诸证，慎之。若暑气客于心包络之经，令人谵言烦渴，欲饮冷水，小便秘涩，大便下赤水，当服阿胶丸、当归芍药汤而愈。若暑月饮食冷物，寒邪入客胃中，致腹中作痛，宜金液、草神、全真、来复等丹连二服便愈。若以凉药下之，变为中满脾泄。若元气虚，早间行路，冷气入腹，令人心肚作痛，宜服金液丹，或来复丹。凡暑

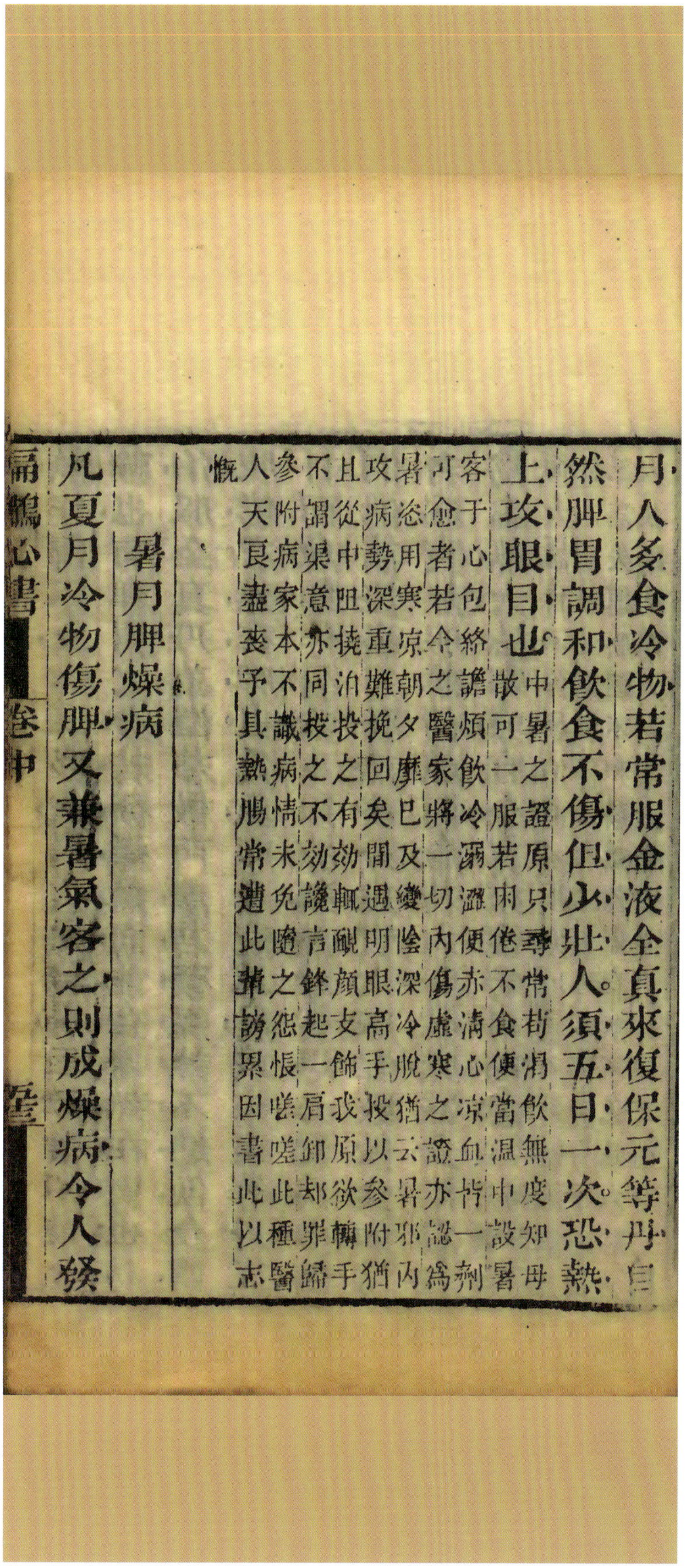

扁鵲心書 卷中

月人多食冷物，若常服金液、全真、來復、保元等丹，自然脾胃調和，飲食不傷，但少壯人須五日一次，恐熱上攻眼目也。中暑之證，原只尋常，苟渴飲無度，知母散可一服；若困倦不食，便當溫中；設暑客于心包絡，譫煩飲冷，溺澀便赤，清心涼血，皆一劑可愈者。若今之醫家，將一切內傷虛寒之證，亦認為暑，恣用寒涼，朝夕靡已，及變陰深冷脫，猶云暑邪內攻，病勢深重，難挽回矣。間遇明眼高手，投以參附，猶且從中阻撓。洎投之有效，輒靦顏支飾：我原欲轉手，不謂渠意亦同。投之不效，讒言鋒起，一肩卸却，罪歸參附。病家本不識病情，未免隨之怨悵，嗟嗟！此種醫人，天良盡喪，予具熱腸，常遭此輩謗累，因書此以志慨。

暑月脾燥病

凡夏月冷物傷脾，又兼暑氣客之，則成燥病，令人發

月人多食冷物，若常服金液、全真、来复、保元等丹，自然脾胃调和，饮食不伤，但少壮人须五日一次，恐热上攻眼目也。中暑之证，原只寻常，苟渴饮无度，知母散可一服；若困倦不食，便当温中；设暑客于心包络，谵烦饮冷，溺涩便赤，清心凉血，皆一剂可愈者。若今之医家，将一切内伤虚寒之证，亦认为暑，恣用寒凉，朝夕靡已，及变阴深冷脱，犹云暑邪内攻，病势深重，难挽回矣。间遇明眼高手，投以参附，犹且从中阻挠。洎投之有效，辄腼颜支饰：我原欲转手，不谓渠意亦同。投之不效，谗言蜂起，一肩卸却，罪归参附。病家本不识病情，未免随之怨怅，嗟嗟！此种医人，天良尽丧，予具热肠，常遭此辈谤累，因书此以志慨。

暑月脾燥病

凡夏月冷物伤脾，又兼暑气客之，则成燥病，令人发

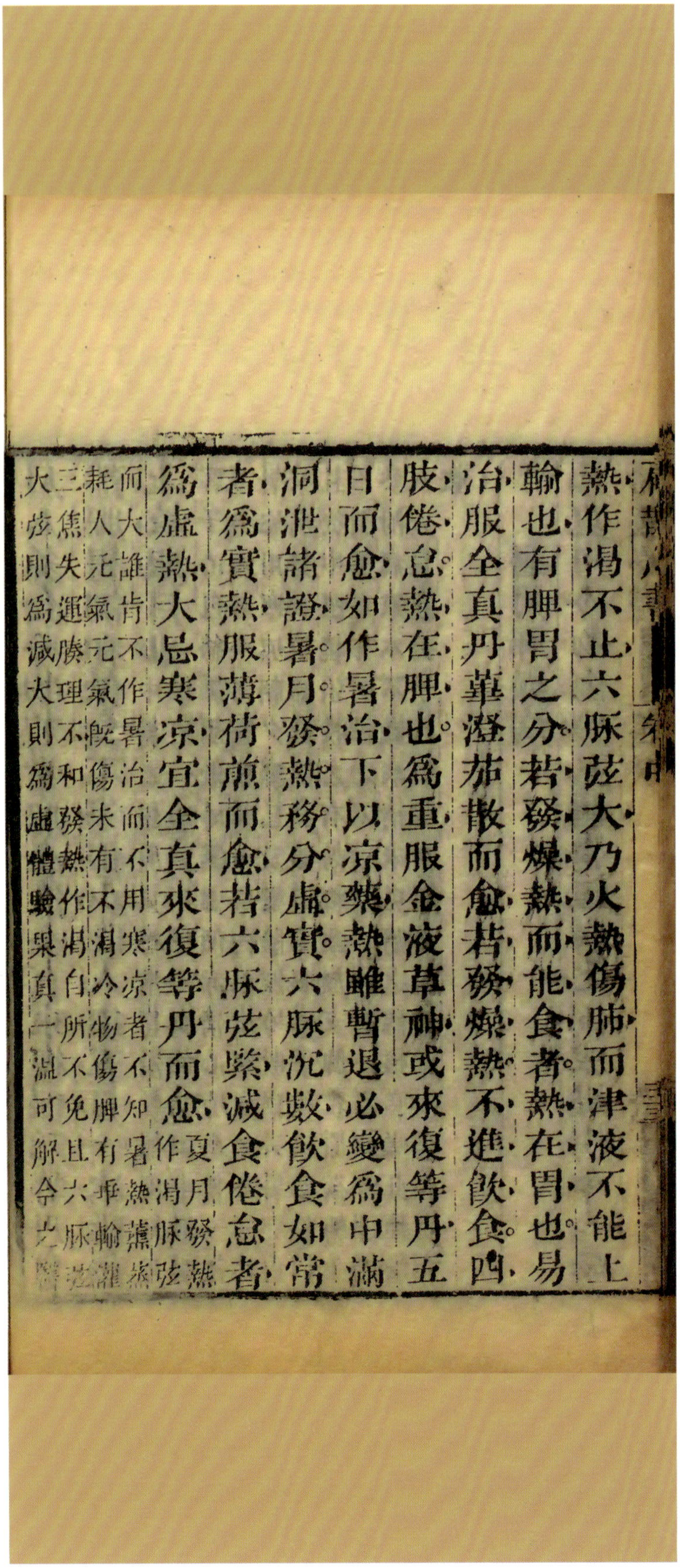
熱作渴不止六脉弦大乃火熱傷肺而津液不能上輸也有脾胃之分若發燥熱而能食者熱在胃也易治服全真丹華澄茄散而愈若發燥熱不進飲食四肢倦怠熱在脾也爲重服金液草神或來復等丹五日而愈如作暑治下以凉藥熱雖暫退必變爲中滿洞泄諸證暑月發熱務分虛實六脉沉數飲食如常者爲實熱服薄荷煎而愈若六脉弦緊減食倦怠者爲虛熱大忌寒凉宜全真來復等丹而愈夏月發熱作渴脉弦而大誰肯不作暑治而不用寒凉者不知暑熱薰蒸耗人元氣元氣旣傷未有不渴冷物傷脾有乖輸灌三焦失運腠理不和發熱作渴自所不免且六脉弦大弦則爲減大則爲虛體驗果真一溫可解今之醫

热作渴不止。六脉弦大，乃火热伤肺而津液不能上输也，有脾胃之分。若发燥热而能食者，热在胃也，易治，服全真丹、荜澄茄散而愈。若发燥热不进饮食，四肢倦怠，热在脾也，为重，服金液、草神或来复等丹，五日而愈。如作暑治，下以凉药，热虽暂退，必变为中满、洞泄诸证。暑月发热，务分虚实，六脉沉数，饮食如常者，为实热，服薄荷煎而愈；若六脉弦紧，减食倦怠者，为虚热，大忌寒凉，宜全真、来复等丹而愈。夏月发热作渴，脉弦而大，谁肯不作暑治而不用寒凉者，不知暑热熏蒸，耗人元气，元气既伤，未有不渴。冷物伤脾，有乖输灌；三焦失运，腠理不和，发热作渴，自所不免。且六脉弦大，弦则为减，大则为虚，体验果真，一温可解。今之医

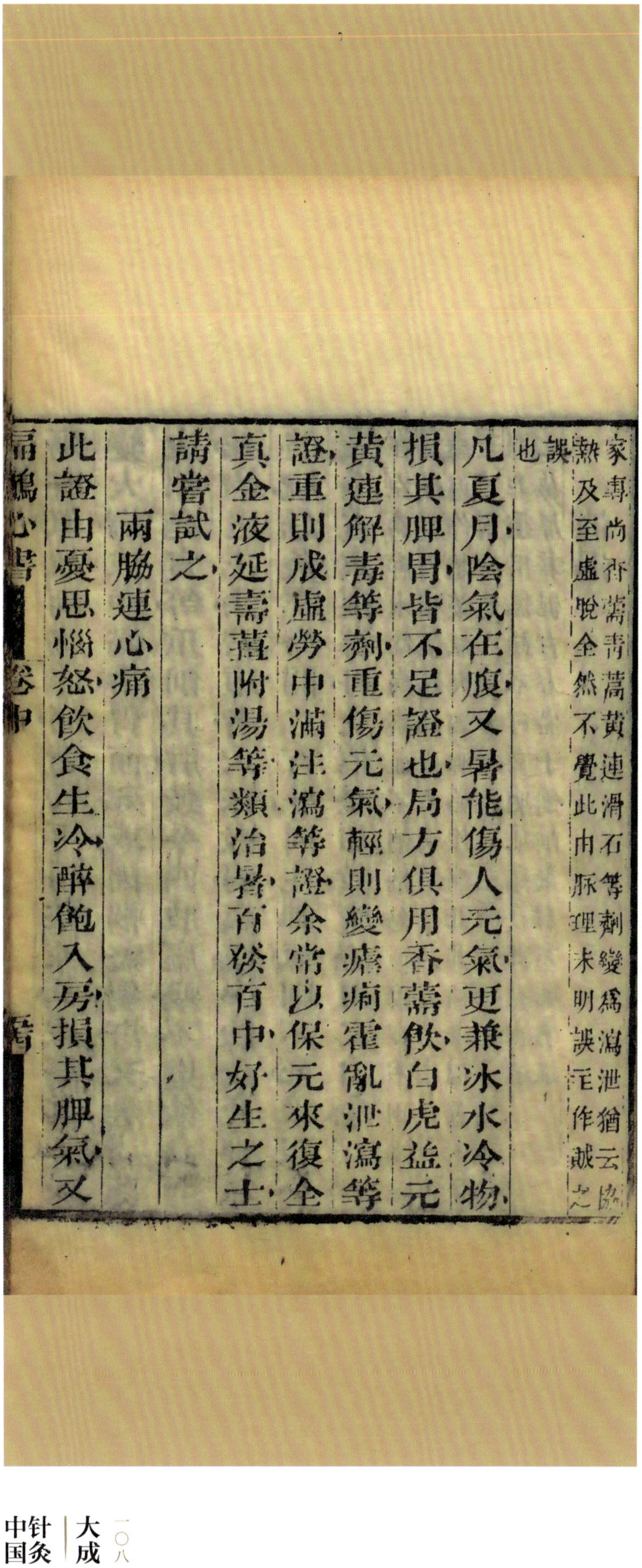

扁鵲心書　卷中

家專尚香薷青蒿黃連滑石等劑變爲瀉泄猶云協熱及至虛脫全然不覺此由脈理未明誤主作賊之誤也

凡夏月陰氣在腹又暑能傷人元氣更兼冰水冷物損其脾胃皆不足證也局方俱用香薷飲白虎益元黃連解毒等劑重傷元氣輕則變瘧痢霍亂泄瀉等證重則成虛勞中滿注瀉等證余常以保元來復全真金液延壽薑附湯等類治暑百發百中好生之士請嘗試之

兩脇連心痛

此證由憂思惱怒飲食生冷醉飽入房損其脾氣又

家，专尚香薷、青蒿、黄连、滑石等剂，变为泻泄，犹云协热，及至虚脱，全然不觉。此由脉理未明，误主作贼之误也。

凡夏月阴气在腹，又暑能伤人元气，更兼冰水冷物损其脾胃，皆不足证也。《局方》俱用香薷饮、白虎、益元、黄连解毒等剂，重伤元气，轻则变疟痢、霍乱、泄泻等证，重则成虚劳、中满、注泻等证。余常以保元、来复、全真、金液、延寿、姜附汤等类治暑，百发百中，好生之士，请尝试之。

两胁连心痛

此证由忧思恼怒，饮食生冷，醉饱入房，损其脾气，又

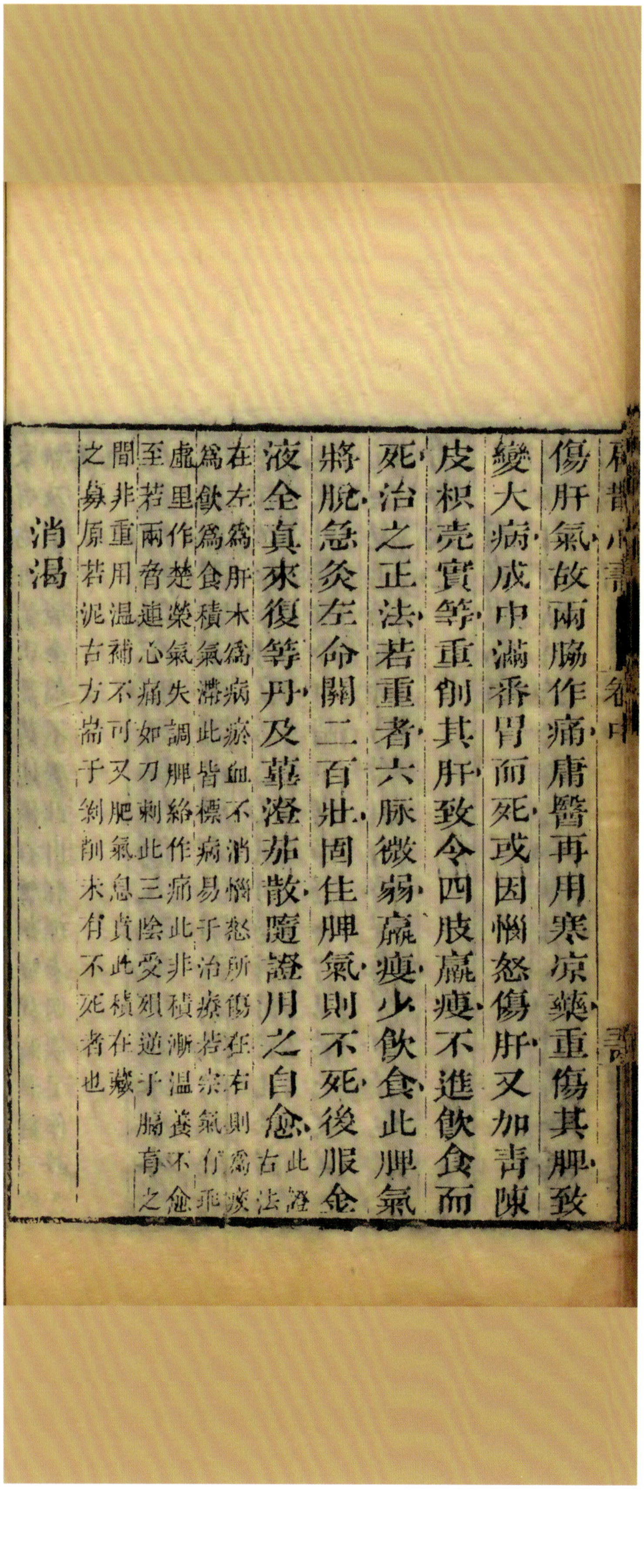

扁鵲心書　卷中

傷肝氣故兩脇作痛庸醫再用寒凉藥重傷其脾致變大病成中滿番胃而死或因惱怒傷肝又加青陳皮枳殻實等重削其肝致令四肢羸瘦不進飲食而死治之正法若重者六脈微弱羸瘦少飲食此脾氣將脫急灸左命關二百壯固住脾氣則不死後服金液全真來復等丹及蓽澄茄散隨證用之自愈此證古法在左為肝木為病瘀血不消惱怒所傷在右則為痰為飲為食積氣滯此皆標病易于治療若宗氣有乖虛里作楚榮氣失調脾絡作痛此非積漸溫養不愈至若兩脇連心痛如刀刺此三陰受殞逆于膈肓之間非重用溫補不可又肥氣息賁此積在藏之募原若泥古方耑于剝削未有不死者也

消渴

伤肝气，故两胁作痛。庸医再用寒凉药，重伤其脾，致变大病，成中满、翻胃而死。或因恼怒伤肝，又加青陈皮、枳壳实等重削其肝，致令四肢羸瘦，不进饮食而死。治之正法，若重者，六脉微弱，羸瘦，少饮食，此脾气将脱，急灸左命关二百壮，固住脾气则不死，后服金液、全真、来复等丹及荜澄茄散随证用之，自愈。此证古法，在左为肝木为病，瘀血不消，恼怒所伤；在右则为痰为饮，为食积气滞。此皆标病易于治疗。若宗气有乖，虚里作楚，荣气失调，脾络作痛，此非积渐温养不愈。至若两胁连心，痛如刀刺，此三阴受殒，逆于膈肓之间，非重用温补不可。又肥气、息贲，此积在脏之募原，若泥古方，专于剥削，未有不死者也。

消渴

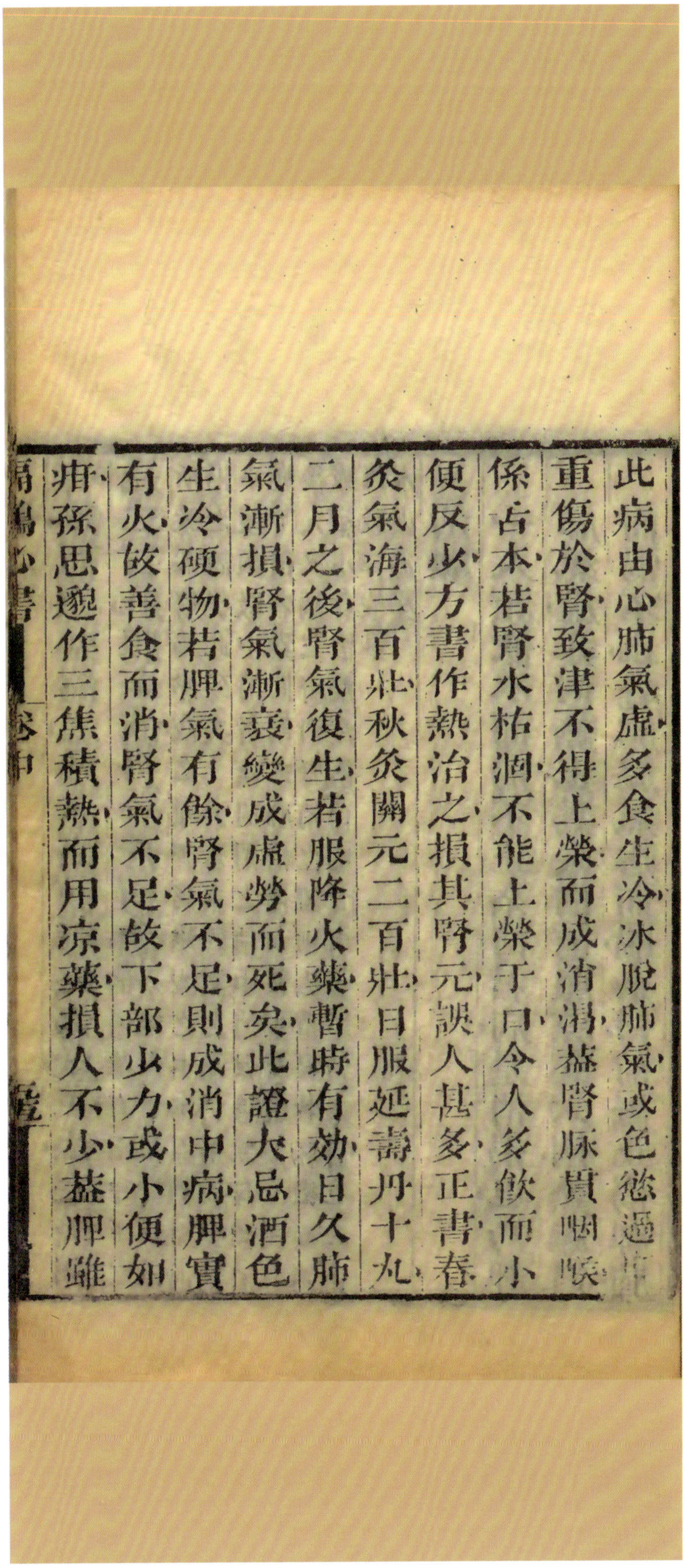
扁鵲心書　卷中

此病由心肺氣虚多食生冷冰脫肺氣或色慾過度重傷於腎致津不得上榮而成消渴蓋腎脉貫咽喉係舌本若腎水枯涸不能上榮于口令人多飲而小便反少方書作熱治之損其腎元誤人甚多正書春灸氣海三百壯秋灸關元二百壯日服延壽丹十丸二月之後腎氣復生若服降火藥暫時有效日久肺氣漸損腎氣漸衰變成虛勞而死矣此證大忌酒色生冷硬物若脾氣有餘腎氣不足則成消中病脾實有火故善食而消腎氣不足故下部少力或小便如脂孫思邈作三焦積熱而用凉藥損人不少蓋脾雖

此病由心肺气虚，多食生冷，冰脱肺气，或色欲过度，重伤于肾，致津不得上荣而成消渴。盖肾脉贯咽喉，系舌本，若肾水枯涸，不能上荣于口，令人多饮而小便反少，方书作热治之，损其肾元，误人甚多。正书，春灸气海三百壮，秋灸关元二百壮，日服延寿丹十丸，二月之后，肾气复生。若服降火药，暂时有效，日久肺气渐损，肾气渐衰，变成虚劳而死矣。此证大忌酒色、生冷硬物。若脾气有余，肾气不足，则成消中病，脾实有火，故善食而消，肾气不足，故下部少力，或小便如脂。孙思邈作三焦积热而用凉药，损人不少。盖脾虽

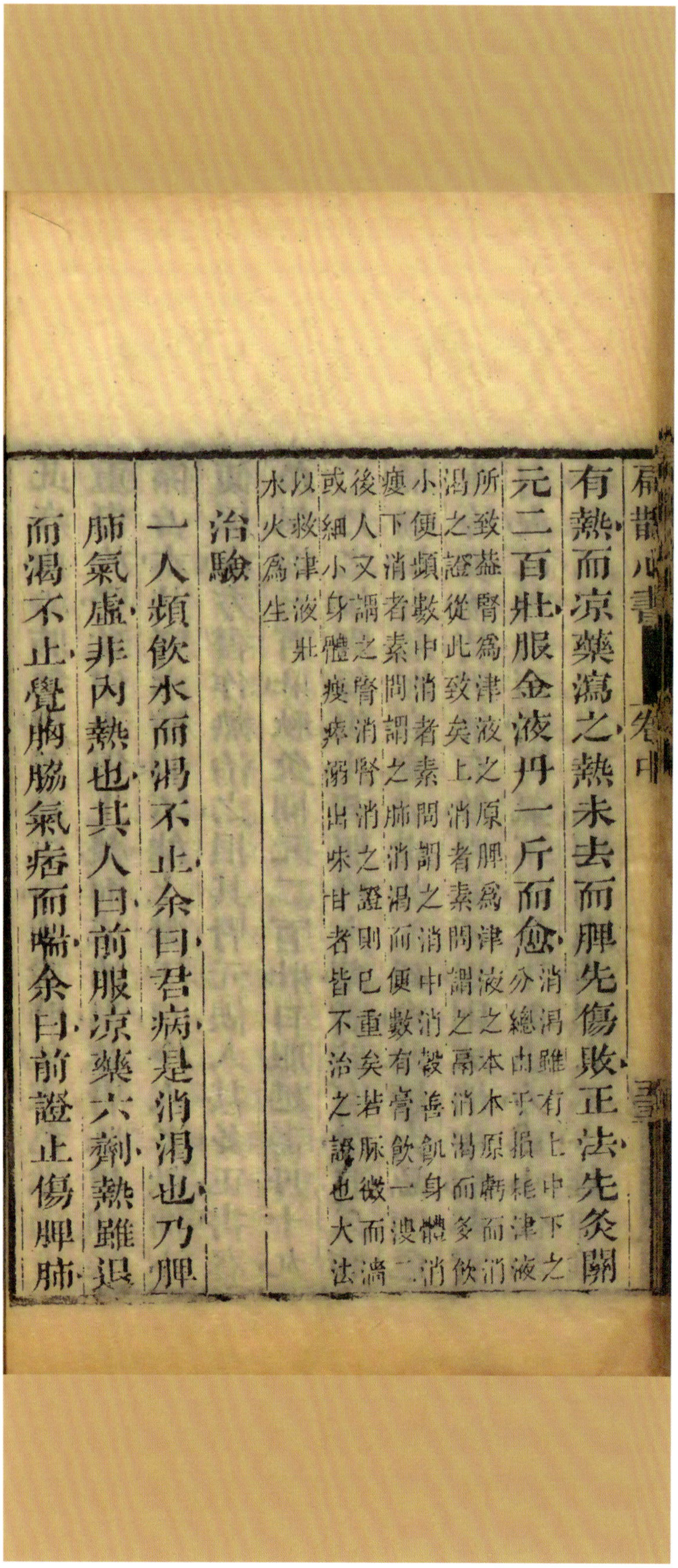

扁鵲心書 卷中

有熱而凉藥瀉之熱未去而脾先傷敗正法先灸關元二百壯服金液丹一斤而愈消渴雖有上中下之分總由于損耗津液所致蓋腎爲津液之原脾爲津液之本本原虧而消渴之證從此致矣上消者素問謂之鬲消渴而多飲小便頻數中消者素問謂之消中消穀善飢身體消瘦下消者素問謂之肺消渴而便數有膏飲一溲二後人又謂之腎消腎消之證則已重矣若脈微而濇或細小身體瘦瘁溺出味甘者皆不治之證也大法以救津液壯水火爲生

治驗

一人頻飲水而渴不止余曰君病是消渴也乃脾肺氣虚非内熱也其人曰前服凉藥六劑熱雖退而渴不止覺胸脇氣痞而喘余曰前證止傷脾肺

有热，而凉药泻之，热未去而脾先伤败。正法先灸关元二百壮，服金液丹一斤而愈。消渴虽有上中下之分，总由于损耗津液所致，盖肾为津液之原，脾为津液之本，本原亏而消渴之证从此致矣。上消者，《素问》谓之鬲消，渴而多饮，小便频数。中消者，《素问》谓之消中，消谷善饥，身体消瘦。下消者，《素问》谓之肺消，渴而便数有膏。饮一溲二；后人又谓之肾消，肾消之证则已重矣。若脉微而涩或细小，身体瘦瘁，溺出味甘者，皆不治之证也，大法以救津液，壮水火为生。

治验

一人频饮水而渴不止，余曰：君病是消渴也，乃脾肺气虚，非内热也。其人曰，前服凉药六剂，热虽退而渴不止，觉胸胁气痞而喘。余曰：前证止伤脾肺，

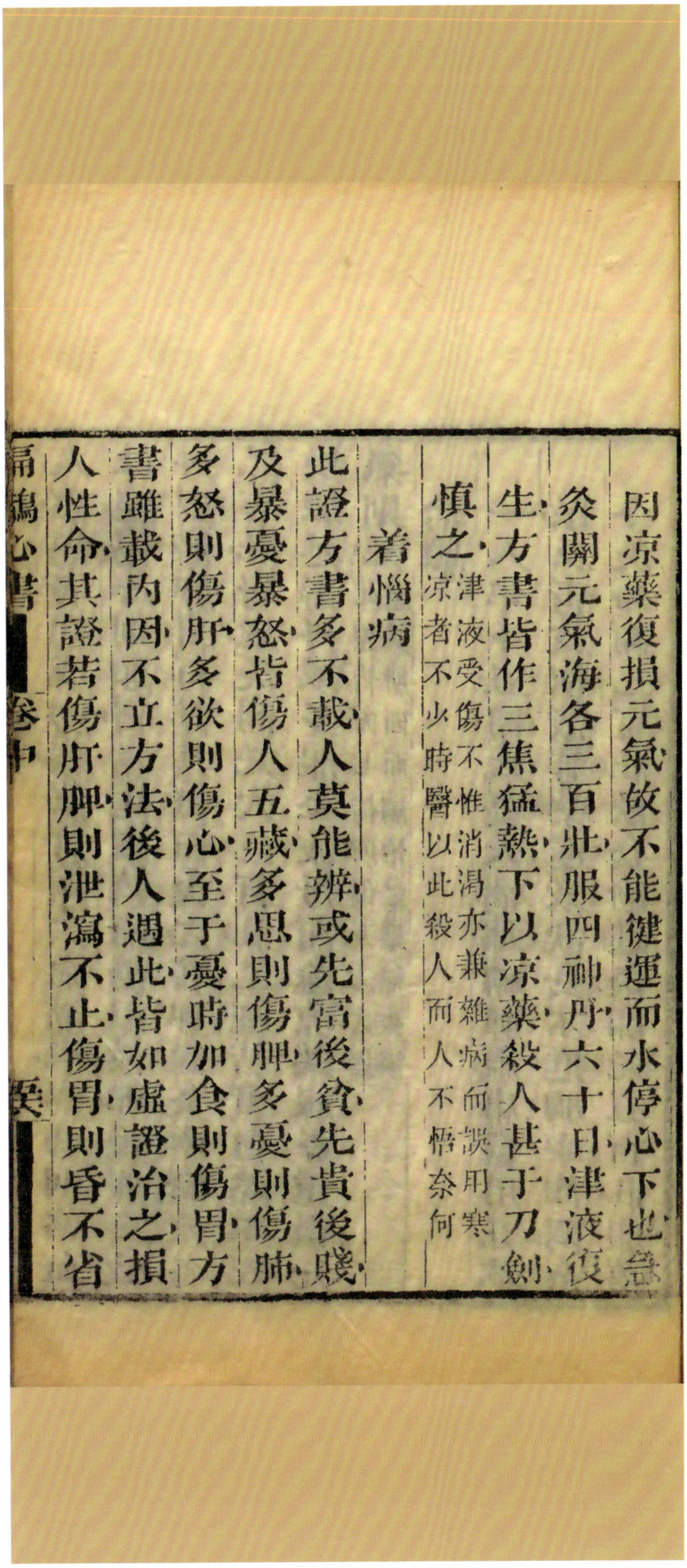
因涼藥復損元氣故不能健運而水停心下也急灸關元氣海各三百壯服四神丹六十日津液復生方書皆作三焦猛熱下以涼藥殺人甚于刀劍慎之津液受傷不惟消渴亦兼雜病而誤用寒涼者不少時醫以此殺人而人不悟奈何

着惱病

此證方書多不載人莫能辨或先富後貧先貴後賤及暴憂暴怒皆傷人五藏多思則傷脾多憂則傷肺多怒則傷肝多欲則傷心至于憂時加食則傷胃方書雖載內因不立方法後人遇此皆如虛證治之損人性命其證若傷肝脾則泄瀉不止傷胃則昏不省

扁鵲心書 卷中

因凉药复损元气，故不能健运而水停心下也。急灸关元、气海各三百壮，服四神丹，六十日津液复生。方书皆作三焦猛热，下以凉药，杀人甚于刀剑，慎之。津液受伤，不惟消渴，亦兼杂病，而误用寒凉者不少，时医以此杀人而人不悟，奈何。

着恼病

此证方书多不载，人莫能辨，或先富后贫，先贵后贱，及暴忧暴怒，皆伤人五脏。多思则伤脾，多忧则伤肺，多怒则伤肝，多欲则伤心，至于忧时加食则伤胃。方书虽载内因，不立方法，后人遇此皆如虚证治之，损人性命。其证若伤肝脾则泄泻不止，伤胃则昏不省

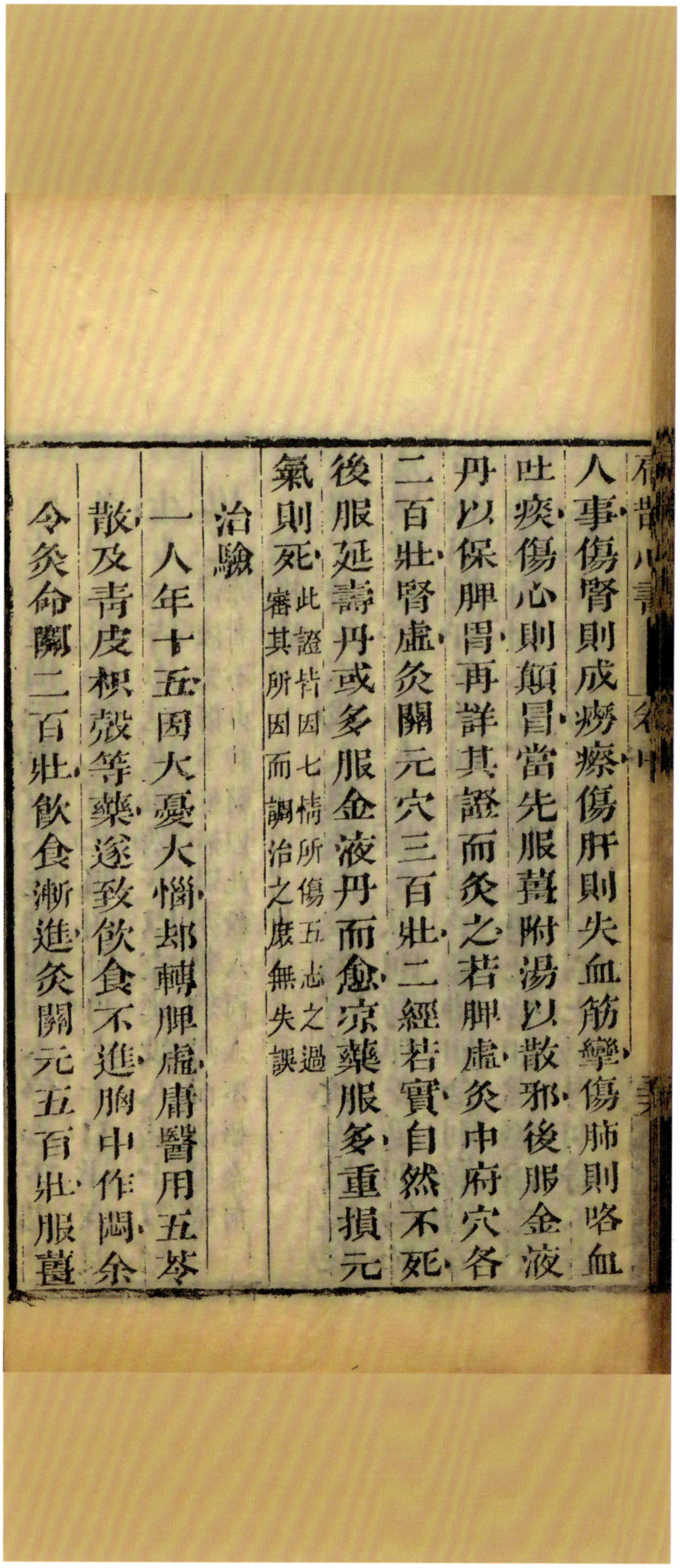
人事傷腎則成癆瘵傷肝則失血筋攣傷肺則咯血吐痰傷心則顛冒當先服薑附湯以散邪後服金液丹以保脾胃再詳其證而灸之若脾虛灸中府穴各二百壯腎虛灸關元穴三百壯二經若實自然不死後服延壽丹或多服金液丹而愈凉藥服多重損元氣則死此證皆因七情所傷五志之過審其所因而調治之庶無失誤

治驗

一人年十五因大憂大惱却轉脾虛庸醫用五苓散及青皮枳殼等藥遂致飲食不進胸中作悶余令灸命關二百壯飲食漸進灸關元五百壯服薑

人事，伤肾则成痨瘵，伤肝则失血筋挛，伤肺则咯血吐痰，伤心则颠冒，当先服姜附汤以散邪，后服金液丹以保脾胃，再详其证而灸之。若脾虚灸中府穴各二百壮，肾虚灸关元穴三百壮，二经若实，自然不死。后服延寿丹，或多服金液丹而愈，凉药服多，重损元气则死。此证皆因七情所伤，五志之过，审其所因而调治之，庶无失误。

治验

一人年十五，因大忧大恼，却转脾虚，庸医用五苓散及青皮、枳壳等药，遂致饮食不进，胸中作闷。余令灸命关二百壮，饮食渐进，灸关元五百壮，服姜

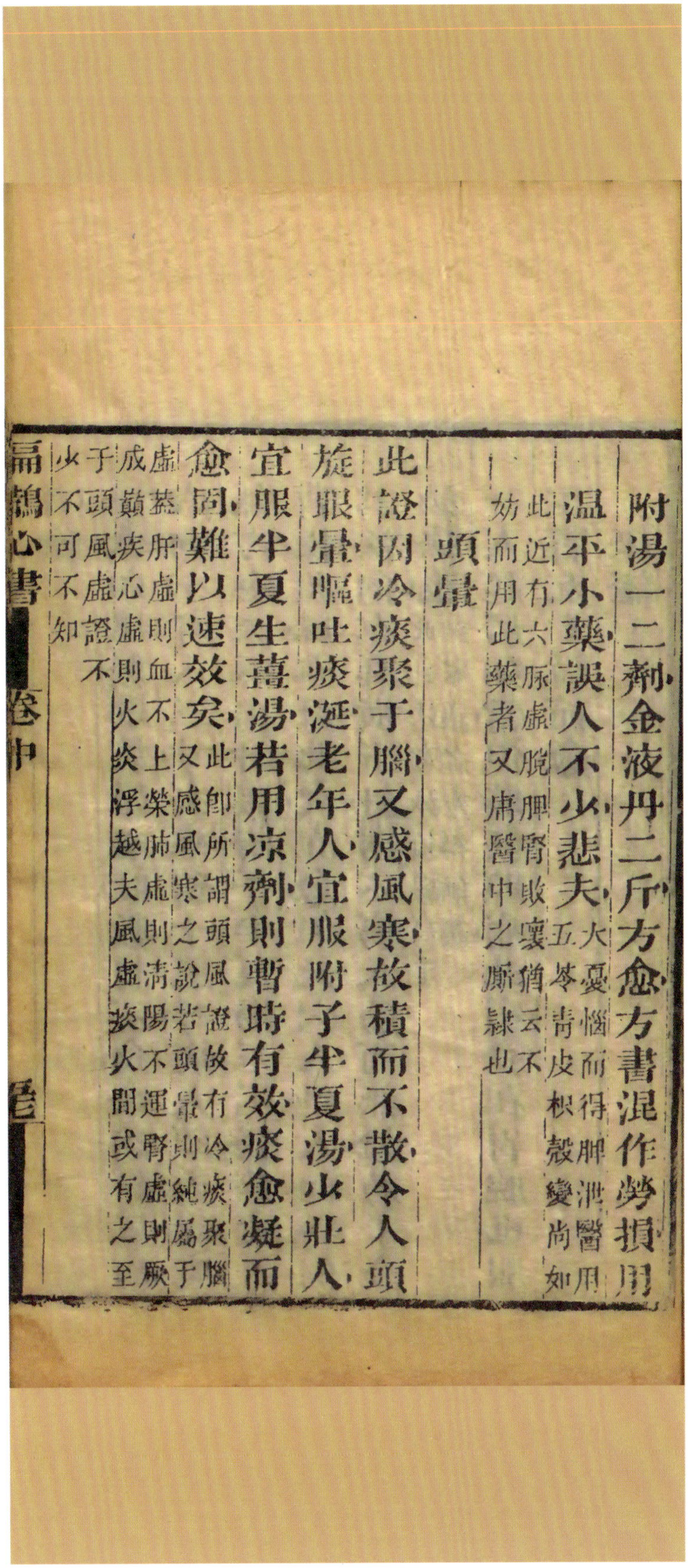
附湯一二劑金液丹二斤方愈方書混作勞損用温平小藥誤人不少悲夫大憂惱而得脾泄醫用五苓青皮枳殼變尚如此近有六脉虚脱脾腎敗壞猶云不妨而用此藥者又庸醫中之厮隸也

頭暈

此證因冷痰聚于腦又感風寒故積而不散令人頭旋眼暈嘔吐痰涎老年人宜服附子半夏湯少壯人宜服半夏生薑湯若用凉劑則暫時有效痰愈凝而愈固難以速效矣此即所謂頭風證故有冷痰聚腦又感風寒之説若頭暈則純屬于虚蓋肝虚則血不上榮肺虚則清陽不運腎虚則厥成巔疾心虚則火炎浮越夫風虚痰火間或有之至于頭風虚證不少不可不知

扁鵲心書　卷中

附汤一二剂，金液丹二斤方愈，方书混作劳损，用温平小药误人不少，悲夫！大忧恼而得脾泄，医用五苓、青皮、枳壳，变尚如此，近有六脉虚脱，脾肾败坏，犹云不妨而用此药者，又庸医中之厮隶也。

头晕

此证因冷痰聚于脑，又感风寒，故积而不散，令人头旋眼晕，呕吐痰涎，老年人宜服附子半夏汤，少壮人宜服半夏生姜汤。若用凉剂则临时有效，痰愈凝而愈固，难以速效矣。此即所谓头风证，故有冷痰聚脑，又感风寒之说，若头晕则纯属于虚，盖肝虚则血不上荣，肺虚则清阳不运，肾虚则厥成巅疾，心虚则火炎浮越。夫风虚痰火，间或有之，至于头风虚证不少，不可不知。

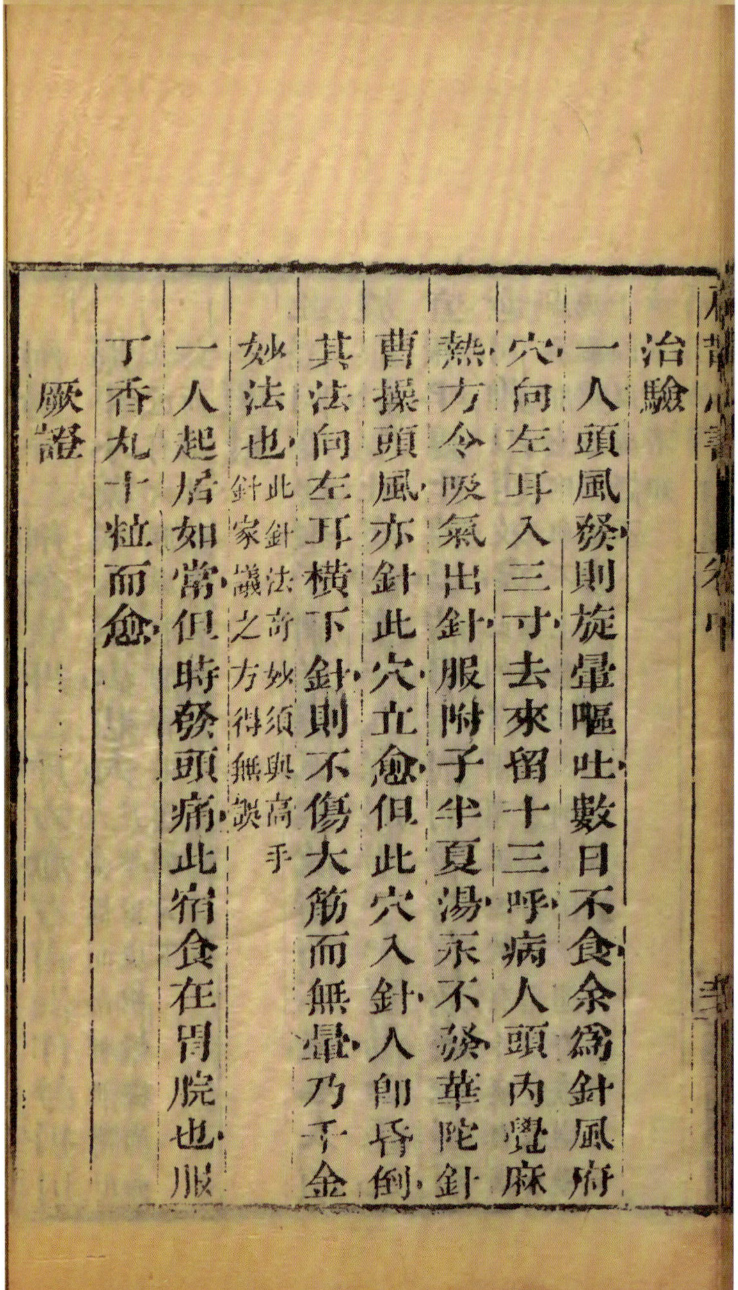
治驗
一人頭風發則旋暈嘔吐數日不食余爲針風府穴向左耳入三寸去來留十三呼病人頭內覺麻熱方令吸氣出針服附子半夏湯永不發華陀針曹操頭風亦針此穴立愈但此穴入針人卽昏倒其法向左耳橫下針則不傷大筋而無暈乃千金妙法也此針法奇妙須與高手針家議之方得無誤
一人起居如常但時發頭痛此宿食在胃脘也服丁香丸十粒而愈
厥證

治验

一人头风，发则旋晕呕吐，数日不食。余为针风府穴，向左耳入三寸，去来留十三呼，病人头内觉麻热，方令吸气出针，服附子半夏汤永不发。华佗针曹操头风，亦针此穴立愈。但此穴入针，人即昏倒，其法向左耳横下针，则不伤大筋，而无晕，乃《千金》妙法也。此针法奇妙，须与高手针家议之，方得无误。

一人起居如常，但时发头痛，此宿食在胃脘也，服丁香丸十粒而愈。

厥证

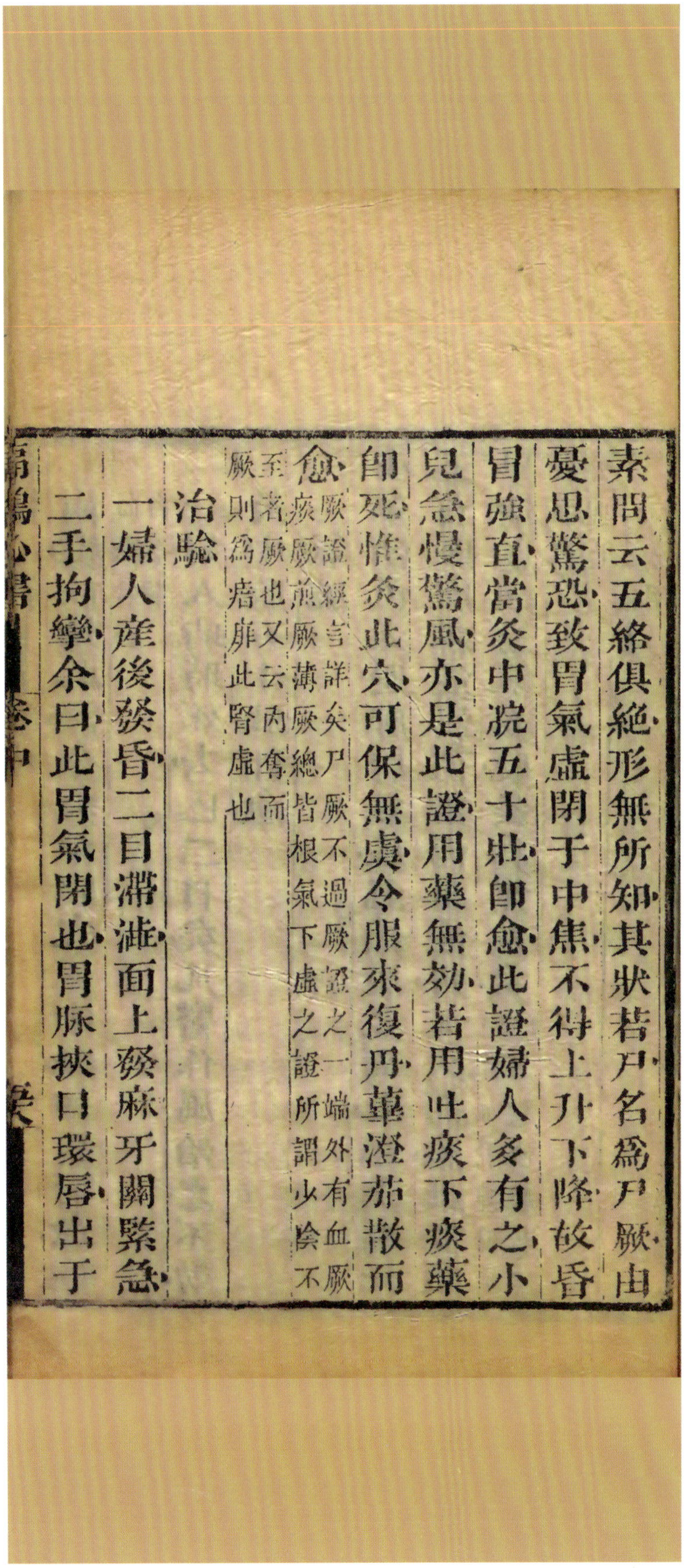
扁鵲心書　卷中

素問云五絡俱絶形無所知其狀若尸名為尸厥由憂思驚恐致胃氣虛閉于中焦不得上升下降故昏冒強直當灸中脘五十壯即愈此證婦人多有之小兒急慢驚風亦是此證用藥無効若用吐痰下痰藥即死惟灸此穴可保無虞令服來復丹華澄茄散而愈厥證經言詳矣尸厥不過厥證之一端外有血厥痰厥煎厥薄厥總皆根氣下虛之證所謂少陰不至者厥也又云內奪而厥則為瘖痱此腎虛也

治驗

一婦人産後發昏二目滯澁面上發麻牙關緊急二手拘攣余曰此胃氣閉也胃脈挾口環唇出于

《素问》云：五络俱绝，形无所知，其状若尸，名为尸厥。由忧思惊恐，致胃气虚闭于中焦，不得上升下降，故昏冒强直，当灸中脘五十壮即愈。此证妇人多有之，小儿急慢惊风亦是此证，用药无效，若用吐痰下痰药即死，惟灸此穴，可保无虞。令服来复丹、荜澄茄散而愈。厥证《经》言详矣，尸厥不过厥证之一端，外有血厥、痰厥、煎厥、薄厥，总皆根气下虚之证，所谓少阴不至者厥也，又云内夺而厥，则为瘖痱，此肾虚也。

治验

一妇人产后发昏，二目滞涩，面上发麻，牙关紧急，二手拘挛。余曰：此胃气闭也。胃脉挟口环唇，出于

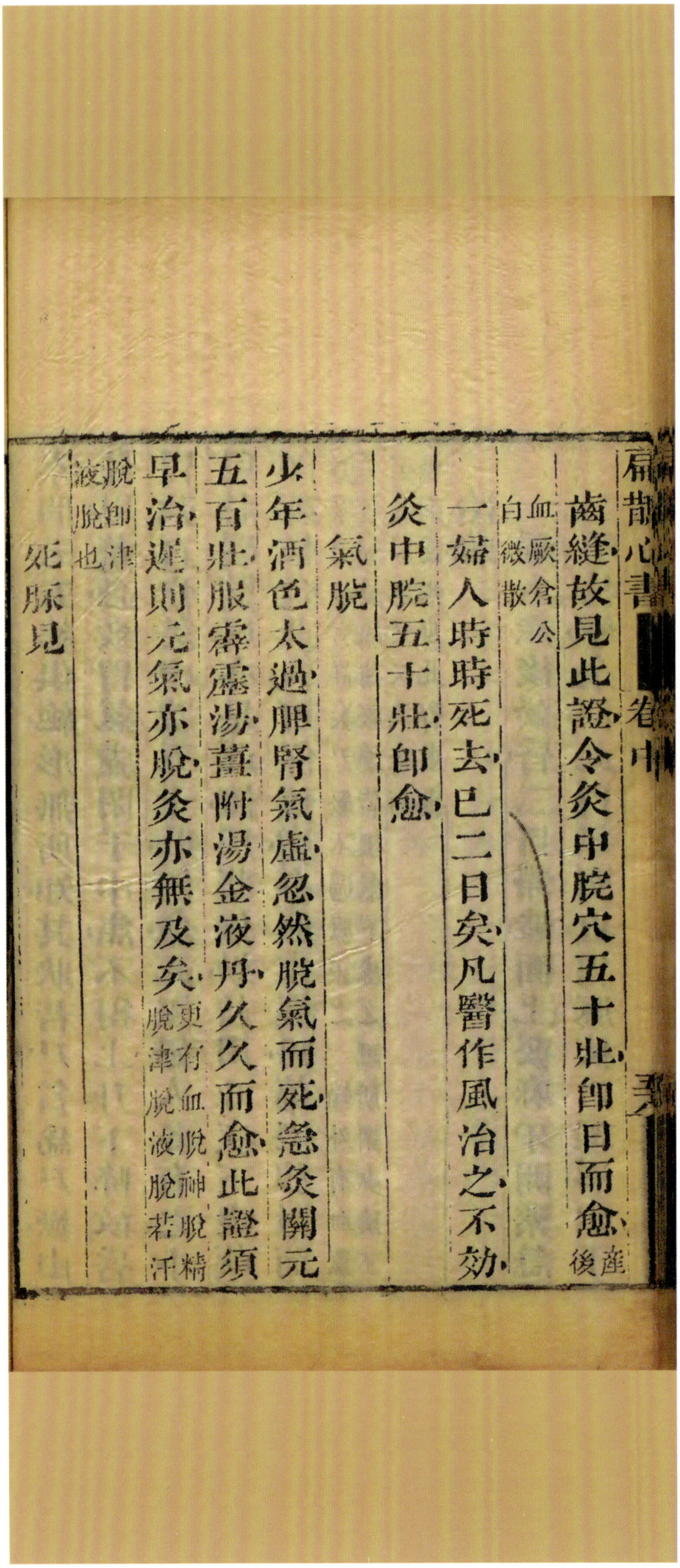
扁鵲心書　卷中

齒縫故見此證令灸中脘穴五十壯即日而愈產後血厥倉公白微散

一婦人時時死去已二日矣凡醫作風治之不効灸中脘五十壯即愈

氣脫

少年酒色太過脾腎氣虛忽然脫氣而死急灸關元五百壯服霹靂湯薑附湯金液丹久久而愈此證須早治遲則元氣亦脫灸亦無及矣更有血脫神脫精脫津脫液脫若汗脫即津液脫也

死脉見

齿缝，故见此证。令灸中脘穴五十壮，即日而愈。产后血厥，仓公白薇散。

一妇人时时死去已二日矣，凡医作风治之不效，灸中脘五十壮即愈。

气脱

少年酒色太过，脾肾气虚，忽然脱气而死，急灸关元五百壮，服霹雳汤、姜附汤、金液丹久久而愈。此证须早治，迟则元气亦脱，灸亦无及矣。更有血脱、神脱、精脱、津脱、液脱，若汗脱即津液脱也。

死脉见

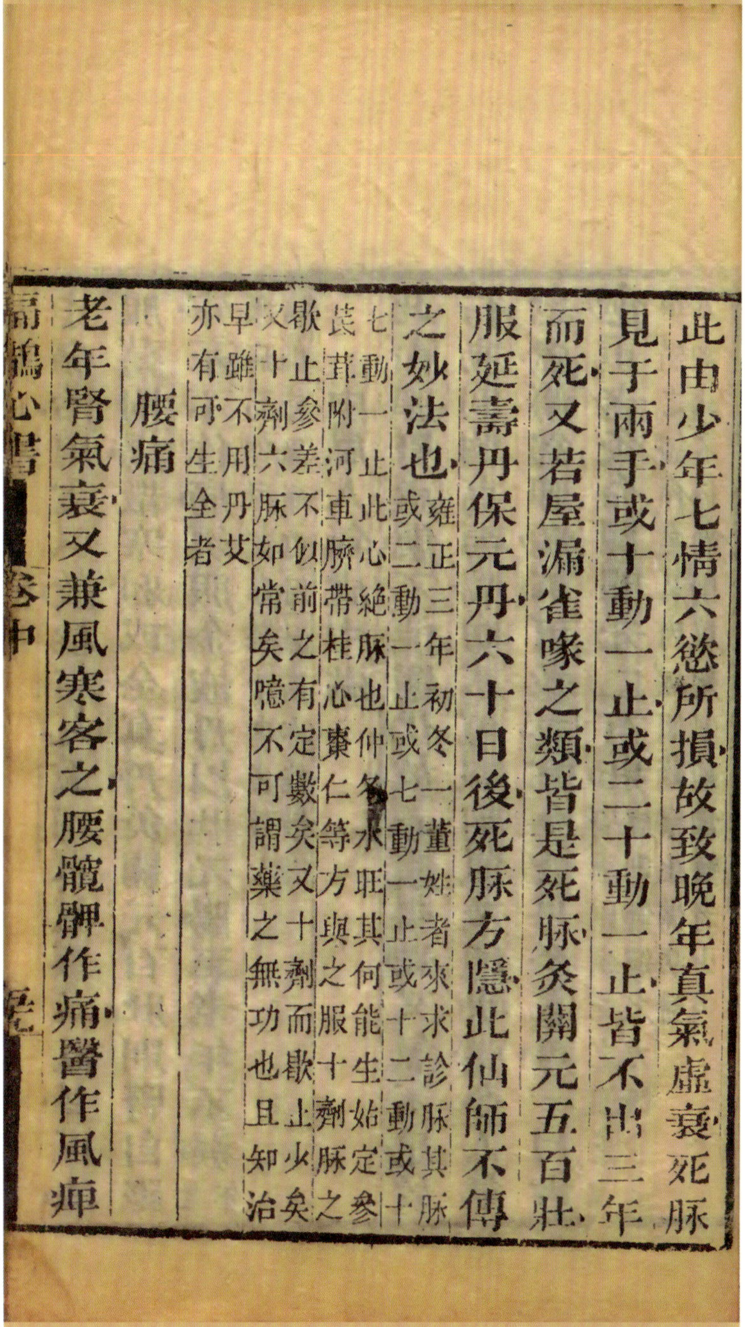

扁鵲心書　卷中

此由少年七情六慾所損，故致晚年真氣虛衰，死脉見于兩手，或十動一止，或二十動一止，皆不出三年而死。又若屋漏雀啄之類，皆是死脉。灸關元五百壯，服延壽丹、保元丹，六十日後，死脉方隱，此仙師不傳之妙法也。雍正三年初冬，一董姓者來求診脉，其脉或二動一止，或七動一止，或十二動，或十七動一止，此心絶脉也。仲冬水旺，其何能生？姑定參、芪、茸、附、河車、臍帶、桂心、棗仁等方與之。服十劑，脉之歇止參差，不似前之有定數矣，又十劑而歇止少矣，又十劑，六脉如常矣。噫，不可謂藥之無功也，且知治早，雖不用丹艾，亦有可生全者。

腰痛

老年腎氣衰，又兼風寒客之，腰髖髀作痛，醫作風痹

此由少年七情六欲所损，故致晚年真气虚衰，死脉见于两手，或十动一止，或二十动一止，皆不出三年而死。又若屋漏、雀啄之类，皆是死脉。灸关元五百壮，服延寿丹、保元丹六十日后，死脉方隐，此仙师不传之妙法也。雍正三年初冬，一董姓者，来求诊脉。其脉或二动一止，或七动一止，或十二动，或十七动一止，此心绝脉也。仲冬水旺，其何能生？姑定参、芪、茸、附、河车、脐带、桂心、枣仁等方与之。服十剂，脉之歇止参差，不似前之有定数矣，又十剂而歇止少矣，又十剂，六脉如常矣。噫，不可谓药之无功也，且知治早，虽不用丹艾，亦有可生全者。

腰痛

老年肾气衰，又兼风寒客之，腰髋髀作痛，医作风痹

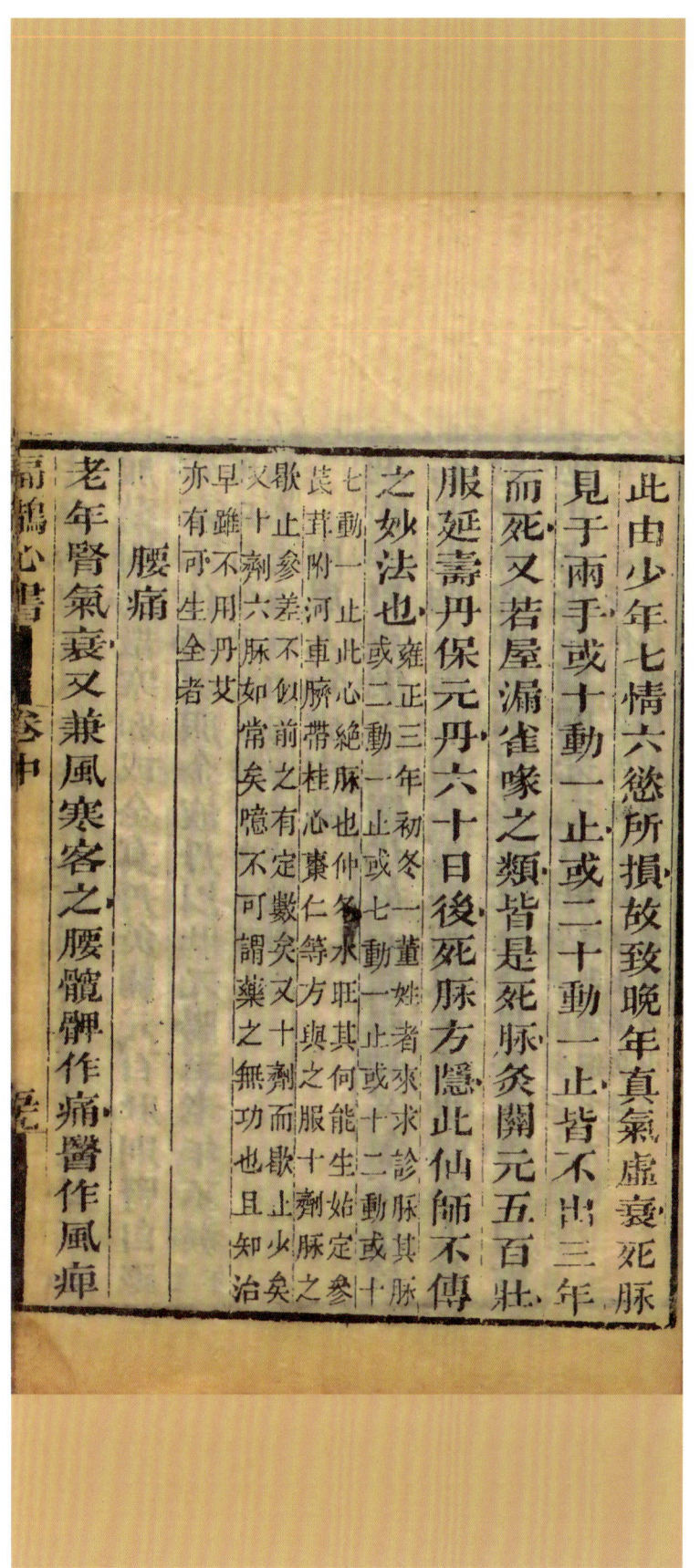

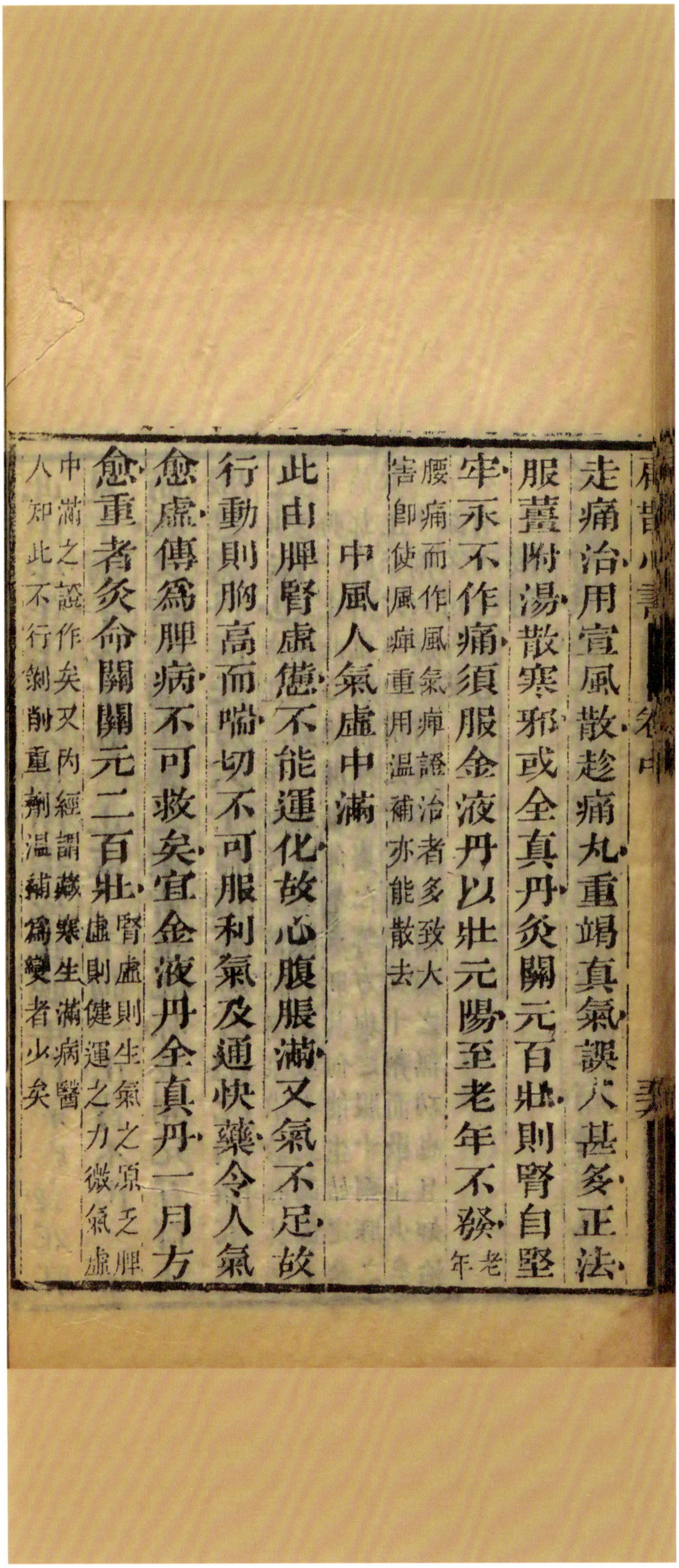
扁鵲心書 卷中

走痛治用宣風散趁痛丸重竭真氣誤人甚多正法服薑附湯散寒邪或全真丹灸關元百壯則腎自堅牢永不作痛須服金液丹以壯元陽至老年不發老年腰痛而作風氣痺證治者多致大害即使風痺重用溫補亦能散去

中風人氣虛中滿

此由脾腎虛憊不能運化故心腹脹滿又氣不足故行動則胸高而喘切不可服利氣及通快藥令人氣愈虛傳爲脾病不可救矣宜金液丹全真丹一月方愈重者灸命關關元二百壯腎虛則生氣之原乏脾虛則健運之力微氣中滿之證作矣又內經謂藏寒生滿病醫人知此不行剝削重劑溫補爲變者少矣

走痛，治用宣风散、趁痛丸，重竭真气，误人甚多。

正法服姜附汤散寒邪，或全真丹，灸关元百壮，则肾自坚牢，永不作痛，须服金液丹，以壮元阳，至老年不发。老年腰痛而作风气痹证治者，多致大害，即使风痹，重用温补亦能散去。

中风人气虚中满

此由脾肾虚惫不能运化，故心腹胀满，又气不足，故行动则胸高而喘。切不可服利气及通快药，令人气愈虚，传为脾病，不可救矣。宜金液丹、全真丹，一月方愈。重者，灸命关、关元二百壮。肾虚则生气之原乏，脾虚则健运之力微，气虚中满之证作矣。又《内经》谓脏寒生满病，医人知此，不行剥削，重剂温补，为变者少矣。

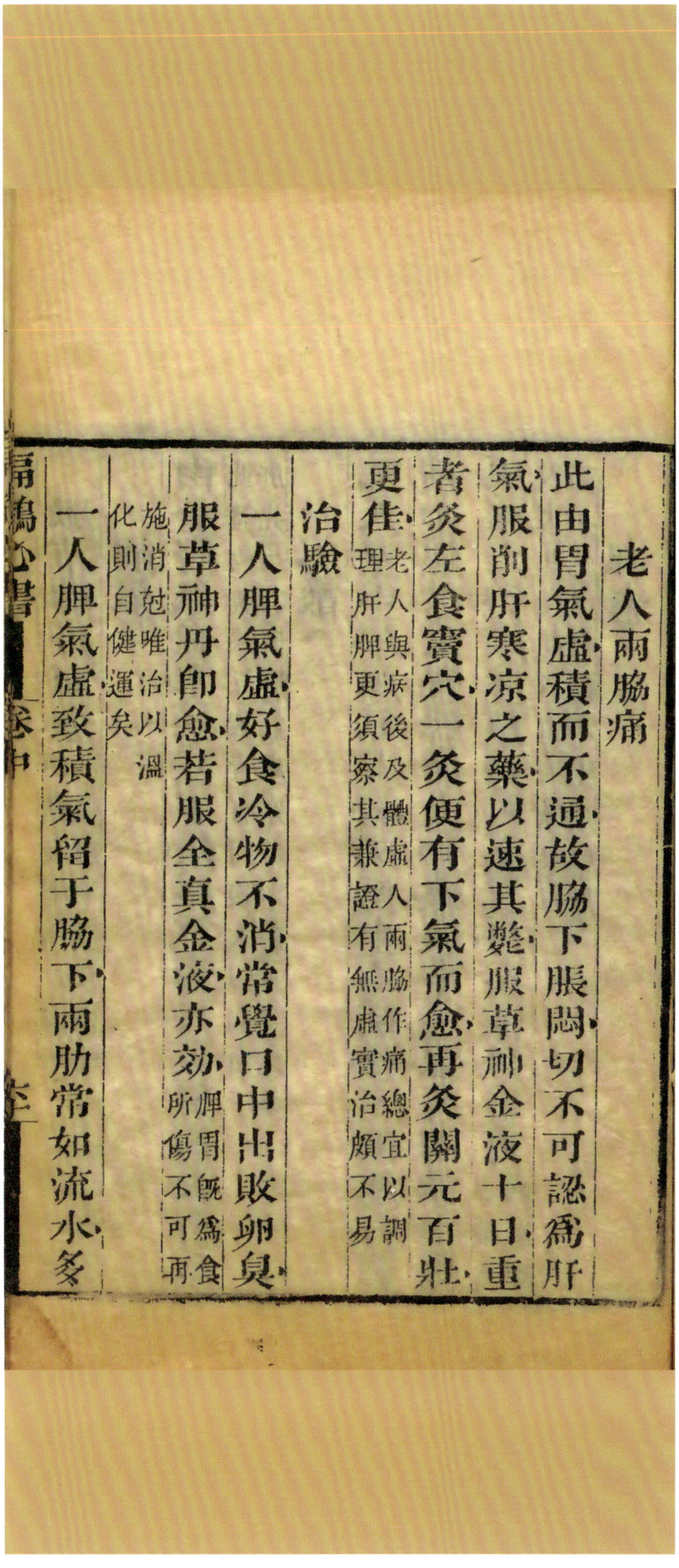

老人两胁痛

此由胃气虚积而不通，故胁下胀闷，切不可认为肝气，服削肝寒凉之药，以速其毙。服草神、金液十日，重者灸左食窦穴，一灸便有下气而愈，再灸关元百壮更佳。老人与病后及体虚人两胁作痛，总宜以调理肝脾，更须察其兼证有无虚实，治颇不易。

治验

一人脾气虚，好食冷物不消，常觉口中出败卵臭，服草神丹即愈。若服全真、金液亦效。脾胃既为食所伤，不可再施消克，惟治以温化，则自健运矣。

一人脾气虚，致积气留于胁下，两肋常如流水，多

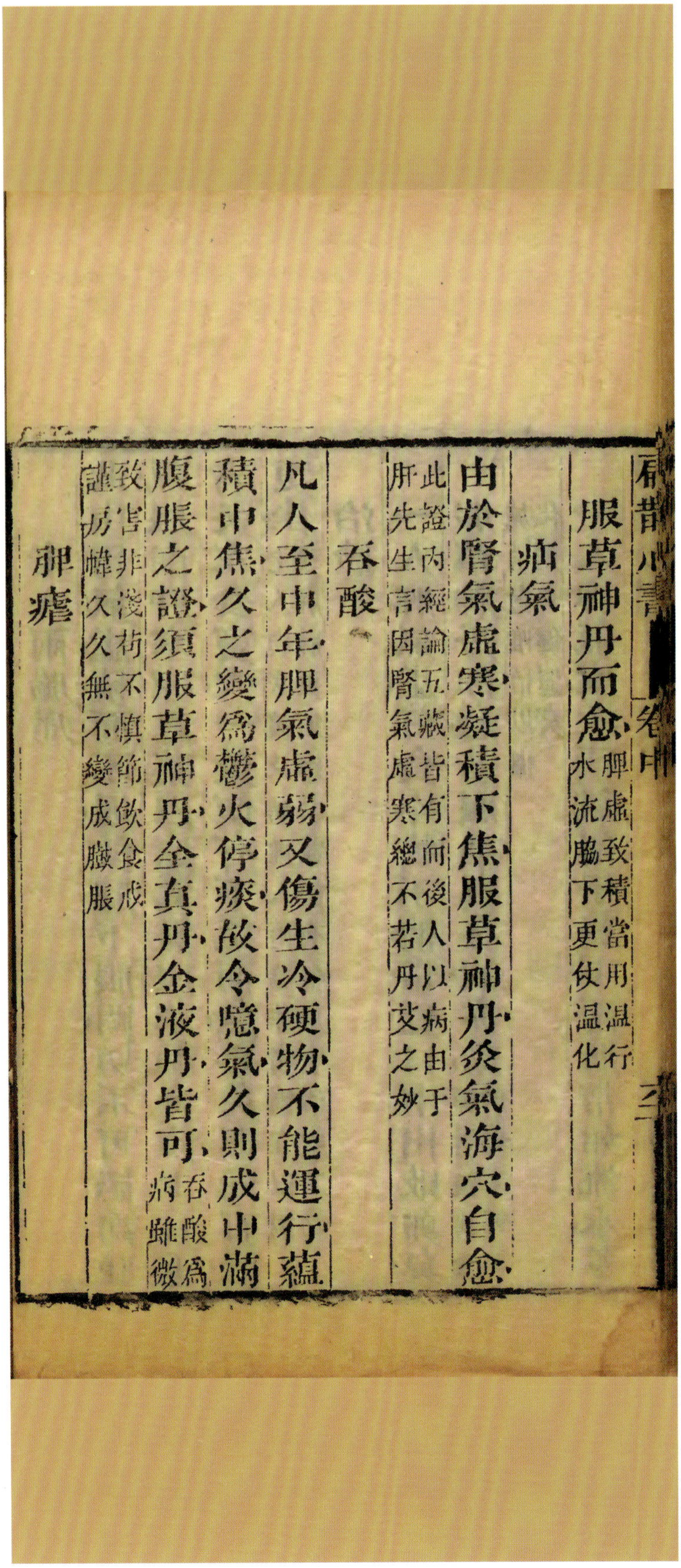

服草神丹而愈。脾虚致积，当用温行，水流胁下，更仗温化。

疝气

由于肾气虚寒，凝积下焦，服草神丹，灸气海穴自愈。此证《内经》论五脏皆有，而后人以病由于肝，先生言因肾气虚寒，总不若丹艾之妙。

吞酸

凡人至中年，脾气虚弱，又伤生冷硬物，不能运行，蕴积中焦，久之变为郁火、停痰，故令噫气，久则成中满、腹胀之证。须服草神丹、全真丹、金液丹皆可。吞酸为病虽微，致害非浅，苟不慎节饮食，戒谨房帏，久久无不变成臌胀。

脾疟

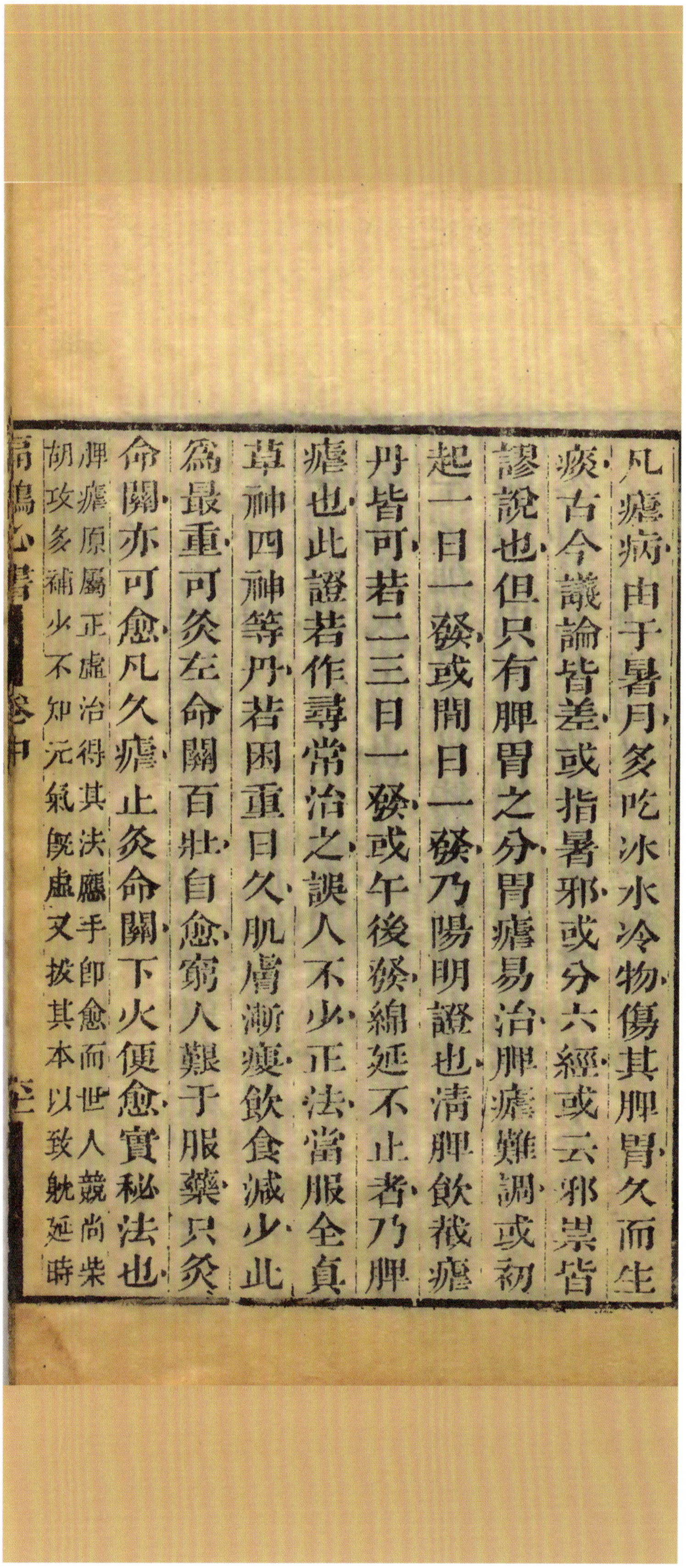

扁鵲心書　卷中

凡瘧病由于暑月多吃冰水冷物傷其脾胃久而生痰古今議論皆差或指暑邪或分六經或云邪祟皆謬說也但只有脾胃之分胃瘧易治脾瘧難調或初起一日一發或間日一發乃陽明證也清脾飲截瘧丹皆可若二三日一發或午後發綿延不止者乃脾瘧也此證若作尋常治之誤人不少正法當服全真草神四神等丹若困重日久肌膚漸瘦飲食減少此爲最重可灸左命關百壯自愈窮人艱于服藥只灸命關亦可愈凡久瘧止灸命關下火便愈實秘法也脾瘧原屬正虚治得其法應手即愈而世人競尚柴胡攻多補少不知元氣旣虚又拔其本以致躭延時

凡疟病由于暑月多吃冰水冷物，伤其脾胃，久而生痰，古今议论皆差，或指暑邪，或分六经，或云邪祟，皆谬说也。但只有脾胃之分，胃疟易治，脾疟难调。或初起一日一发，或间日一发，乃阳明证也。清脾饮、截疟丹皆可。若二三日一发，或午后发，绵延不止者，乃脾疟也。此证若作寻常治之，误人不少。正法当服全真、草神、四神等丹，若困重日久，肌肤渐瘦，饮食减少，此为最重，可灸左命关百壮，自愈。穷人艰于服药，只灸命关亦可愈。凡久疟止灸命关，下火便愈，实秘法也。脾疟原属正虚，治得其法，应手即愈，而世人竟尚柴胡，攻多补少，不知元气既虚，又拔其本，以致耽延时

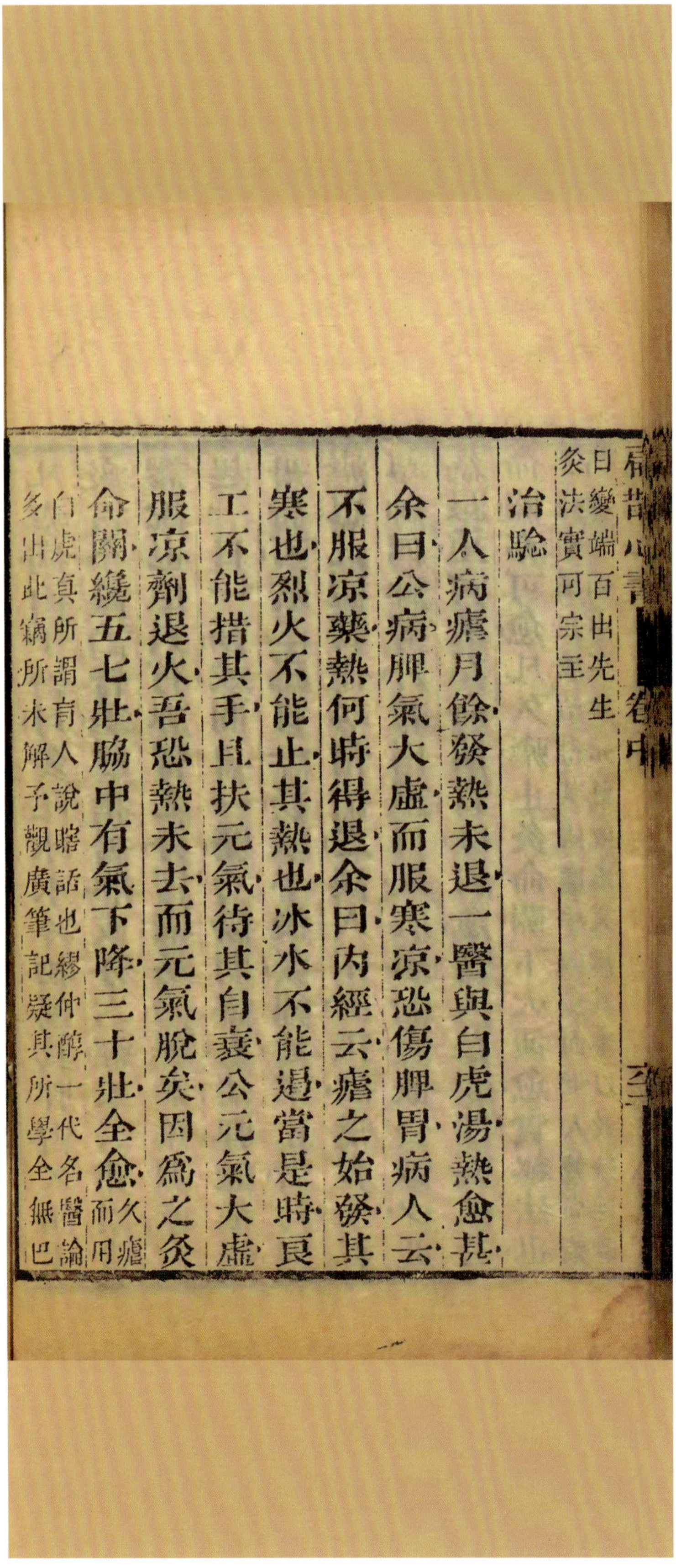
日變端百出先生灸法實可宗主

治驗

一人病瘧月餘發熱未退一醫與白虎湯熱愈甚余曰公病脾氣大虛而服寒涼恐傷脾胃病人云不服涼藥熱何時得退余曰內經云瘧之始發其寒也烈火不能止其熱也冰水不能遏當是時良工不能措其手且扶元氣待其自衰公元氣大虛服涼劑退火吾恐熱未去而元氣脫矣因爲之灸命關纔五七壯脇中有氣下降三十壯全愈久瘧而用白虎真所謂盲人說瞎話也繆仲醇一代名醫論多出此竊所未解予觀廣筆記疑其所學全無巴

日，变端百出，先生灸法，实可宗主。

治验

一人病疟月余，发热未退，一医与白虎汤，热愈甚。余曰：公病脾气大虚，而服寒凉，恐伤脾胃。病人云：不服凉药，热何时得退？余曰：《内经》云疟之始发，其寒也，烈火不能止；其热也，冰水不能遏。当是时，良工不能措其手，且扶元气，待其自衰。公元气大虚，服凉剂退火，吾恐热未去，而元气脱矣。因为之灸命关，才五七壮，胁中有气下降，三十壮全愈。久疟而用白虎，真所谓盲人说瞎话也。缪仲醇一代名医，论多出此，窃所未解。予观《广笔记》，疑其所学，全无巴

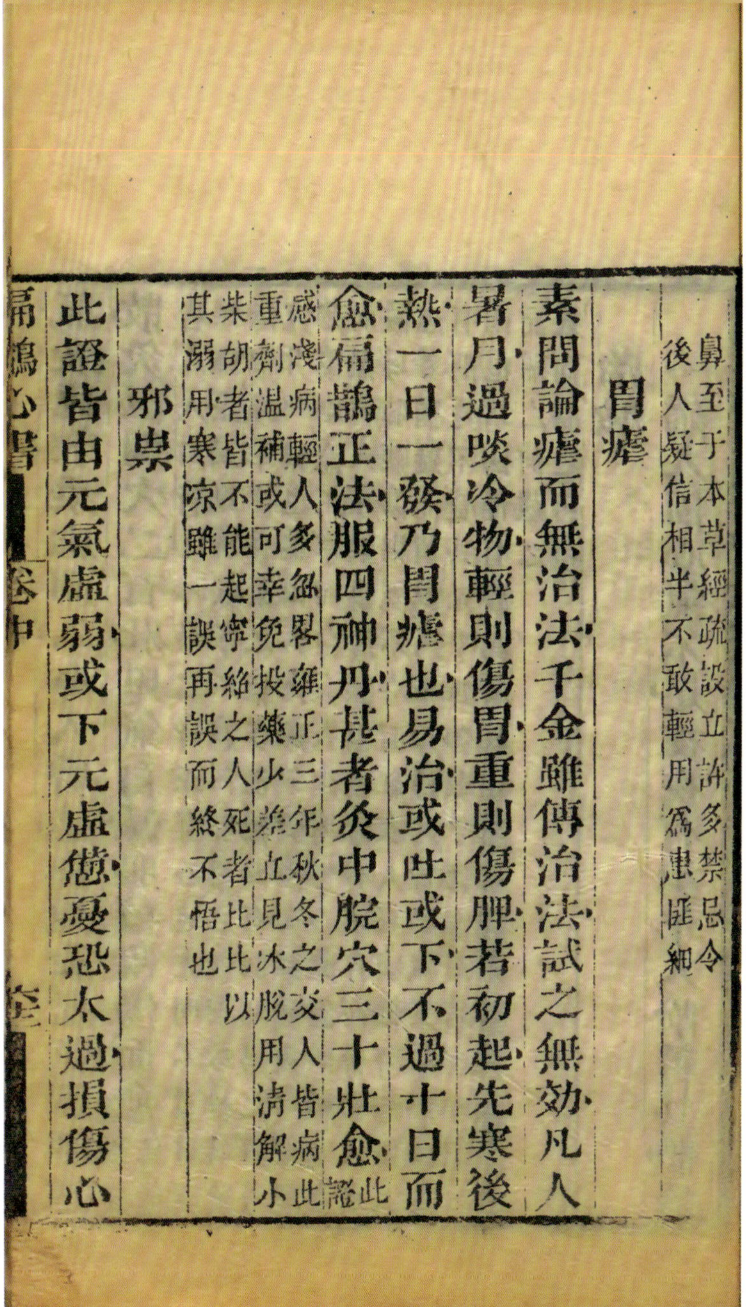
扁鵲心書　卷中

鼻，至于本草經疏，設立許多禁忌，令後人疑信相半，不敢輕用，爲患匪細。

胃瘧

素問論瘧而無治法，千金雖傳治法，試之無效。凡人暑月過啖冷物，輕則傷胃，重則傷脾。若初起先寒後熱，一日一發，乃胃瘧也，易治。或吐，或下，不過十日而愈。扁鵲正法，服四神丹，甚者灸中脘穴三十壯愈。此證感淺病輕，人多忽畧。雍正三年，秋冬之交，人皆病此，重劑温補，或可幸免，投藥少遲，立見冰脫。用清解小柴胡者，皆不能起，寧紹之人，死者比比，以其溺用寒凉，雖一誤再誤，而終不悟也。

邪祟

此證皆由元氣虛弱，或下元虛憊，憂恐太過，損傷心

鼻，至于《本草经疏》，设立许多禁忌，令后人疑信相半，不敢轻用，为患匪细。

胃疟

《素问》论疟而无治法，《千金》虽传治法，试之无效。凡人暑月过啖冷物，轻则伤胃，重则伤脾。若初起先寒后热，一日一发，乃胃疟也，易治。或吐，或下，不过十日而愈。扁鹊正法，服四神丹，甚者灸中脘穴三十壮愈。此证感浅病轻，人多忽略。雍正三年，秋冬之交，人皆病此，重剂温补，或可幸免，投药少瘥，立见冰脱。用清解小柴胡者，皆不能起，宁绍之人，死者比比，以其溺用寒凉，虽一误再误，而终不悟也。

邪祟

此证皆由元气虚弱，或下元虚惫，忧恐太过，损伤心

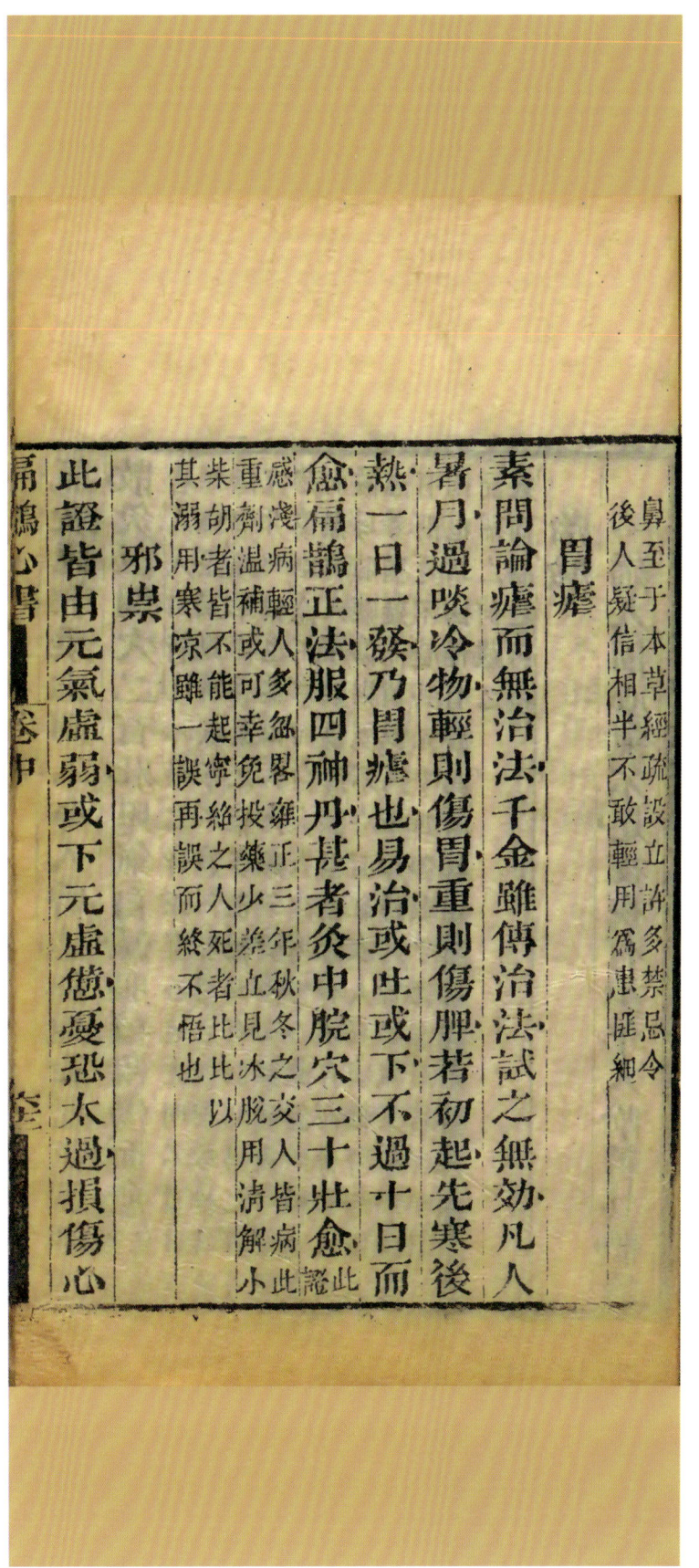

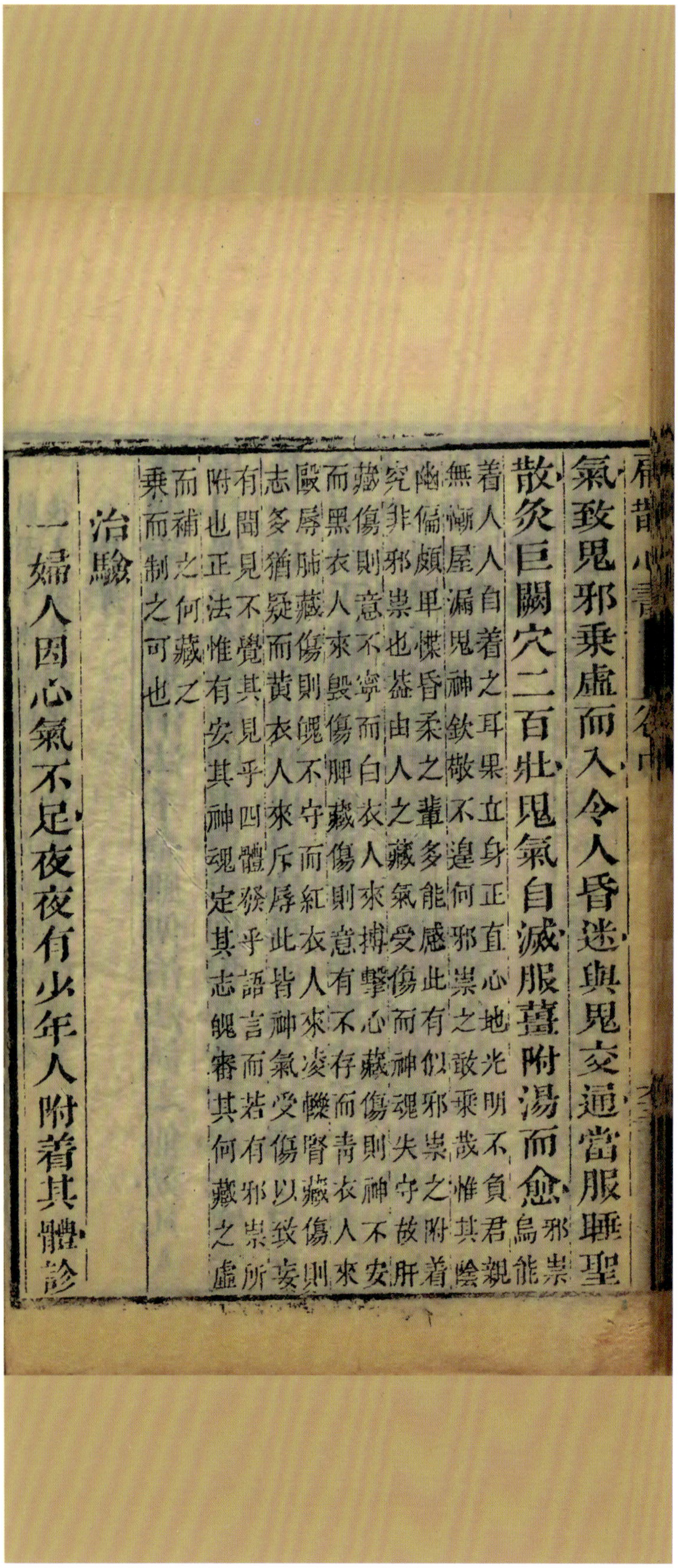

扁鵲心書　卷中

氣致鬼邪乘虛而入令人昏迷與鬼交通當服睡聖散灸巨闕穴二百壯鬼氣自滅服薑附湯而愈邪祟烏能着人人自着之耳果立身正直心地光明不負君親無慚屋漏鬼神欽敬不遑何邪祟之敢乘哉惟其陰幽偏頗卑㡒昏柔之輩多能感此有似邪祟之附着究非邪祟也蓋由人之藏氣受傷而神魂失守故肝藏傷則意不寧而白衣人來搏擊心藏傷則神不安而黑衣人來毀傷脾藏傷則意有不存而青衣人來毆辱肺藏傷則魄不守而紅衣人來凌轢腎藏傷則志多猶疑而黄衣人來斥辱此皆神氣受傷以致妄有聞見不覺其見乎四體發乎語言而若有邪祟所附也正法惟有安其神魂定其志魄審其何藏之虛而補之何藏之乘而制之可也

治驗

一婦人因心氣不足夜夜有少年人附着其體診

气，致鬼邪乘虚而入，令人昏迷，与鬼交通。当服睡圣散，灸巨阙穴二百壮，鬼气自灭，服姜附汤而愈。邪祟乌能着人，人自着之耳。果立身正直，心地光明，不负君亲，无惭屋漏，鬼神钦敬不遑，何邪祟之敢乘哉，惟其阴幽偏颇，卑㡒昏柔之辈，多能感此，有似邪祟之附着，究非邪祟也。盖由人之脏气受伤而神魂失守。故肝脏伤则意不宁，而白衣人来搏击；心脏伤则神不安，而黑衣人来毁伤；脾脏伤则意有不存，而青衣人来殴辱；肺脏伤则魄不守，而红衣人来凌轹；肾脏伤则志多犹疑，而黄衣人来斥辱。此皆神气受伤，以致妄有闻见，不觉其见乎四体，发乎语言，而若有邪祟所附也。正法惟有安其神魂，定其志魄，审其何脏之虚而补之，何脏之乘而制之可也。

治验

一妇人因心气不足，夜夜有少年人附着其体，诊

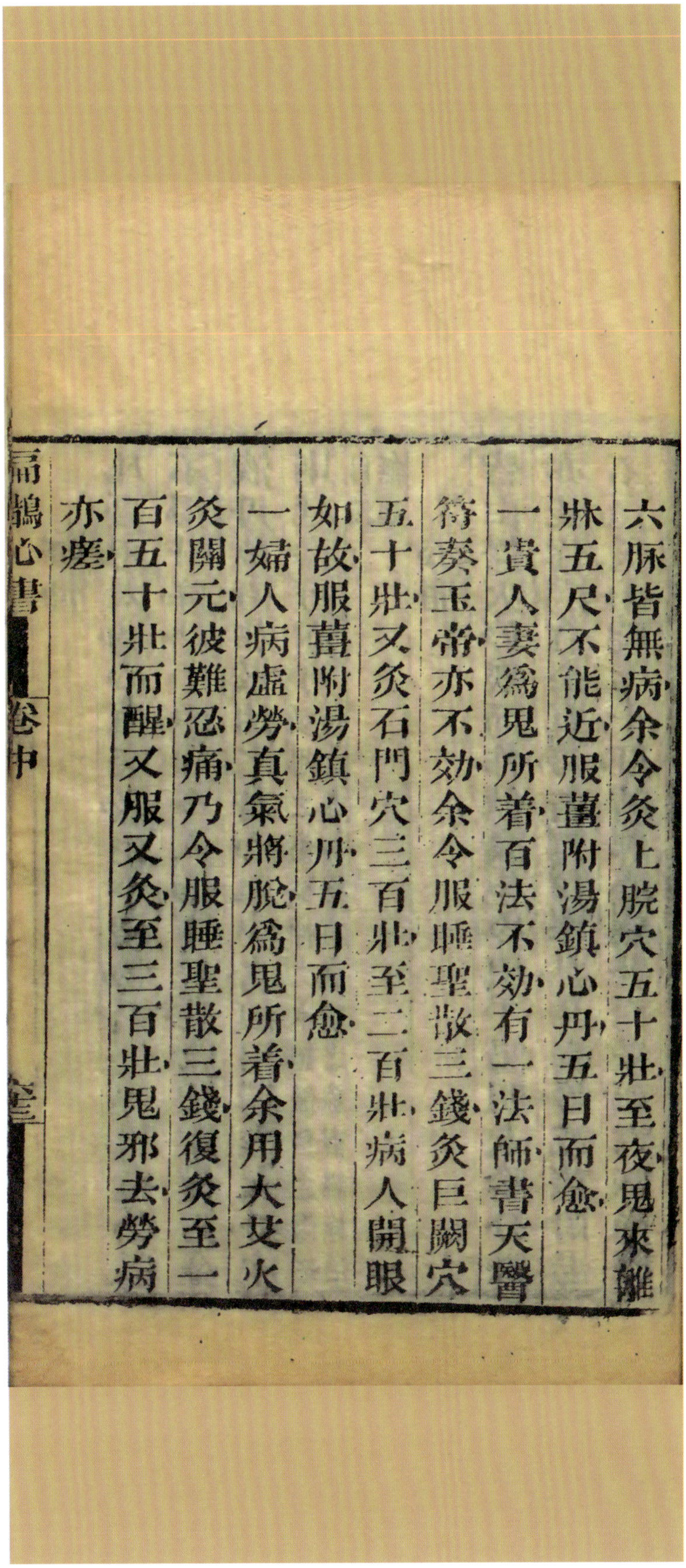
扁鵲心書　卷中

六脉皆無病余令灸上脘穴五十壯至夜鬼來離牀五尺不能近服薑附湯鎮心丹五日而愈

一貴人妻爲鬼所着百法不効有一法師書天醫符奏玉帝亦不効余令服睡聖散三錢灸巨闕穴五十壯又灸石門穴三百壯至二百壯病人開眼如故服薑附湯鎮心丹五日而愈

一婦人病虛勞真氣將脫爲鬼所着余用大艾火灸關元彼難忍痛乃令服睡聖散三錢復灸至一百五十壯而醒又服又灸至三百壯鬼邪去勞病亦瘥

六脉皆无病，余令灸上脘穴五十壮。至夜鬼来，离床五尺不能近，服姜附汤、镇心丹五日而愈。

一贵人妻为鬼所着，百法不效。有一法师书天医符奏玉帝亦不效。余令服睡圣散三钱，灸巨阙穴五十壮，又灸石门穴三百壮，至二百壮，病人开眼如故，服姜附汤、镇心丹五日而愈。

一妇人病虚劳，真气将脱，为鬼所着，余用大艾火灸关元，彼难忍痛，乃令服睡圣散三钱，复灸至一百五十壮而醒。又服又灸，至三百壮，鬼邪去，劳病亦瘥。

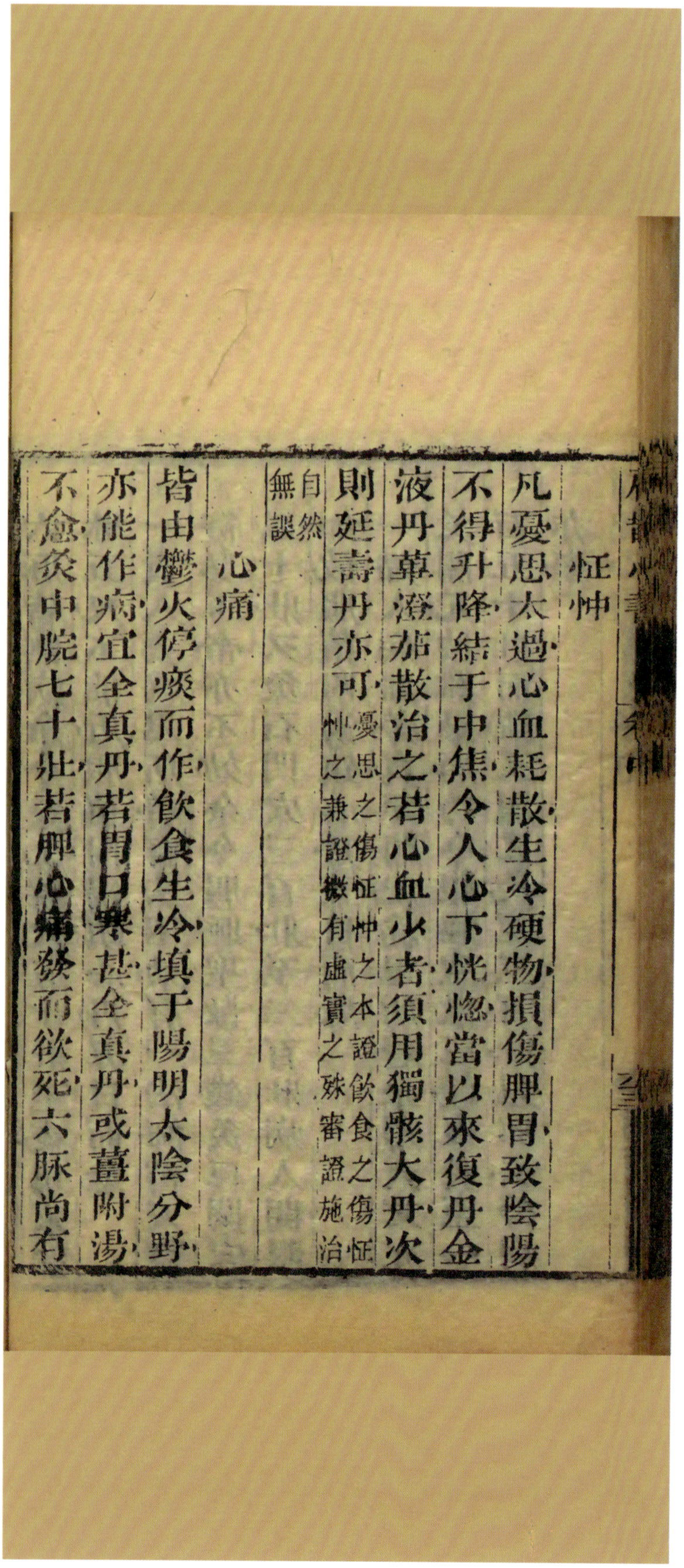
怔忡

凡憂思太過心血耗散生冷硬物損傷脾胃致陰陽不得升降結于中焦令人心下恍惚當以來復丹金液丹蓽澄茄散治之若心血少者須用獨骸大丹次則延壽丹亦可憂思之傷怔忡之本證飲食之傷怔忡之兼證微有虛實之殊審證施治自然無誤

心痛

皆由鬱火停痰而作飲食生冷填于陽明太陰分野亦能作病宜全真丹若胃口寒甚全真丹或薑附湯不愈灸中脘七十壯若脾心痛發而欲死六脉尚有

怔忡

凡忧思太过，心血耗散，生冷硬物损伤脾胃，致阴阳不得升降，结于中焦，令人心下恍惚，当以来复丹、金液丹、荜澄茄散治之。若心血少者，须用独骸大丹，次则延寿丹亦可。忧思之伤，怔忡之本证；饮食之伤，怔忡之兼证，微有虚实之殊。审证施治，自然无误。

心痛

皆由郁火停痰而作，饮食生冷填于阳明、太阴分野，亦能作病，宜全真丹。若胃口寒甚，全真丹或姜附汤不愈，灸中脘七十壮。若脾心痛发而欲死，六脉尚有

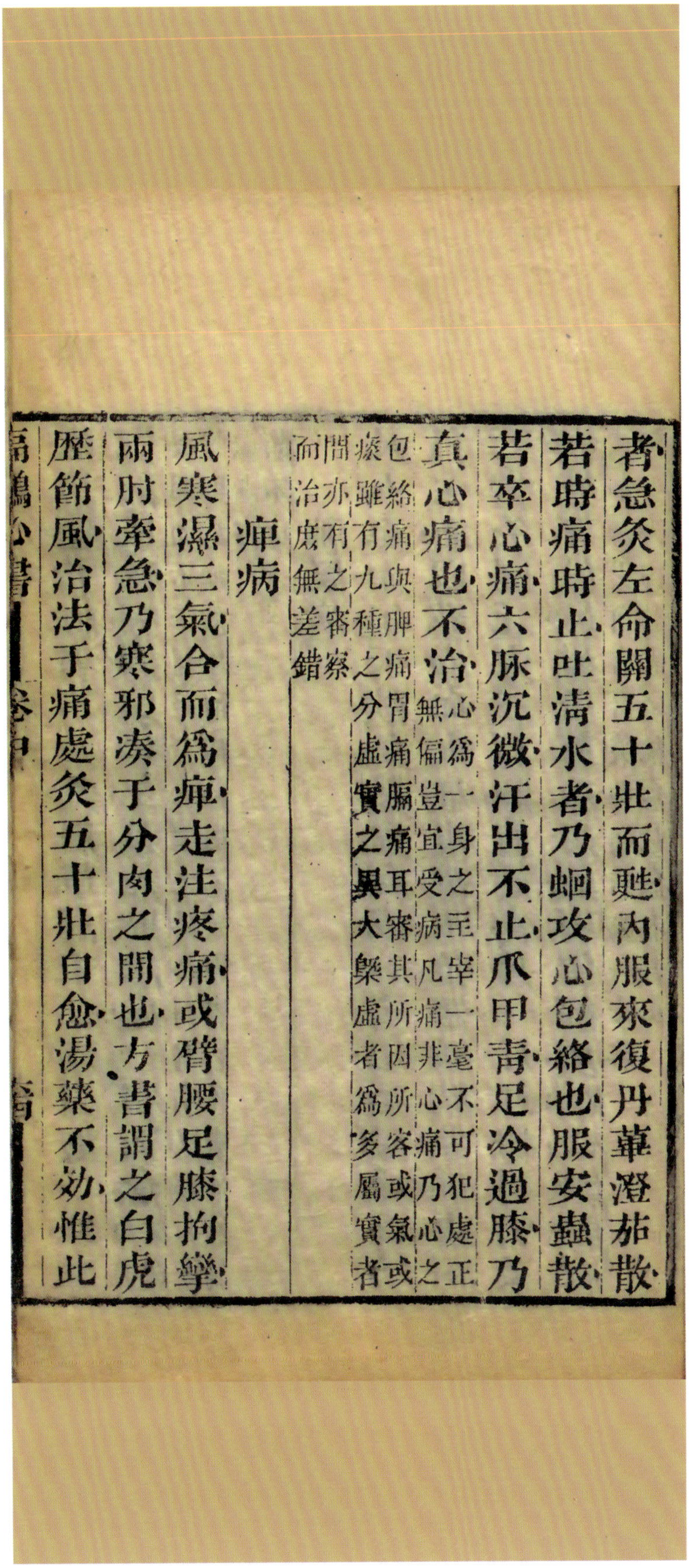
扁鵲心書　卷中
者急灸左命關五十壯而甦內服來復丹華澄茄散
若時痛時止吐清水者乃蛔攻心包絡也服安蟲散
若卒心痛六脉沉微汗出不止爪甲青足冷過膝乃
真心痛也不治心爲一身之主宰一毫不可犯處正無偏豈宜受病凡痛非心痛乃心之包絡痛與脾痛胃痛膈痛耳審其所因所客或氣或痰雖有九種之分虛實之異大槩虛者爲多屬實者間亦有之審察而治庶無差錯
痺病
風寒濕三氣合而爲痺走注疼痛或臂腰足膝拘攣
兩肘牽急乃寒邪湊于分肉之間也方書謂之白虎
歷節風治法于痛處灸五十壯自愈湯藥不效惟此

者，急灸左命关五十壮而苏，内服来复丹，荜澄茄散。若时痛时止，吐清水者，乃蛔攻心包络也，服安虫散。若卒心痛，六脉沉微，汗出不止，爪甲青，足冷过膝，乃真心痛也，不治。心为一身之主宰，一毫不可犯，处正无偏，岂宜受病。凡痛非心痛，乃心之包络痛与脾痛、胃痛、膈痛耳。审其所因、所客，或气、或痰，虽有九种之分，虚实之异，大概虚者为多，属实者间亦有之，审察而治，庶无差错。

痹病

风寒湿三气合而为痹，走注疼痛，或臂腰足膝拘挛，两肘牵急，乃寒邪凑于分肉之间也，方书谓之白虎历节风。治法于痛处灸五十壮，自愈。汤药不效，惟此

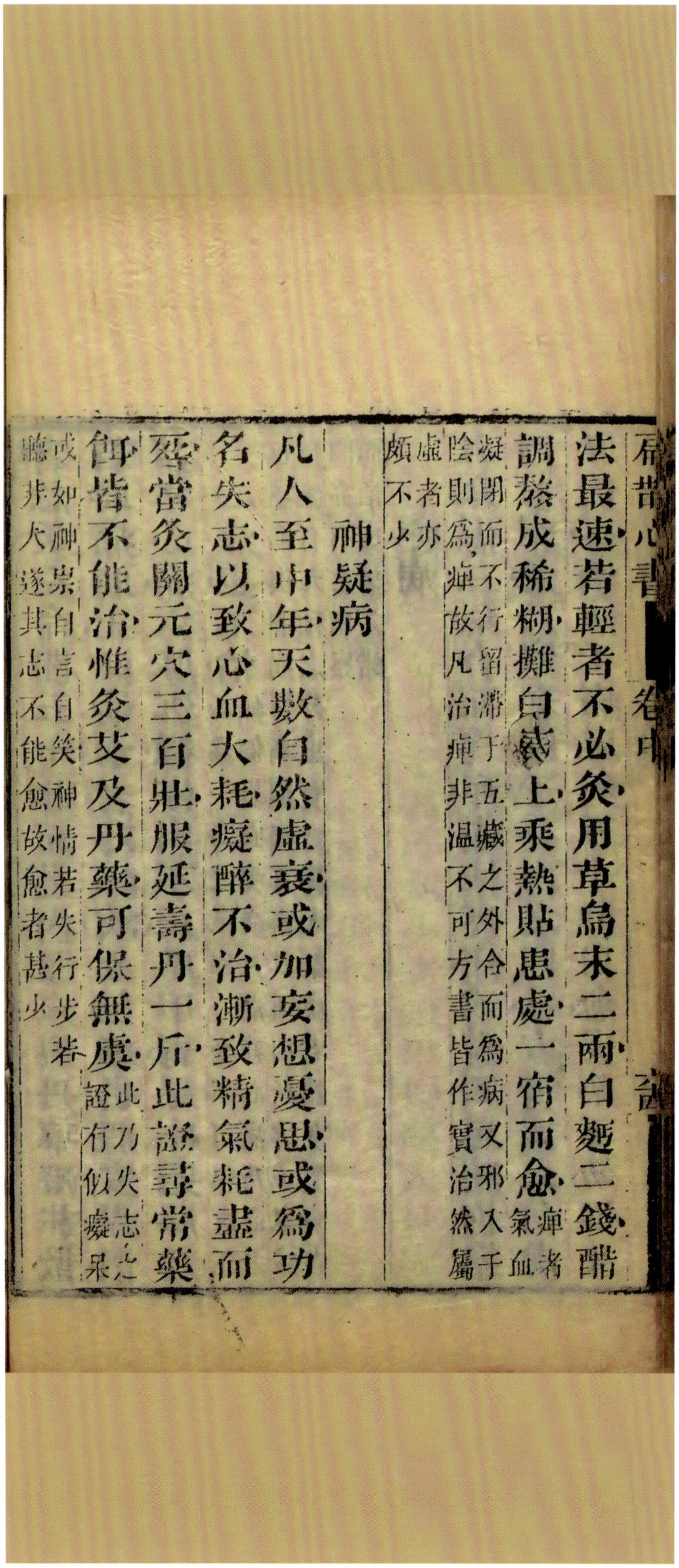
扁鵲心書　卷中

法最速若輕者不必灸用草烏末二兩白麪二錢醋調熬成稀糊攤白布上乘熱貼患處一宿而愈痹者氣血凝閉而不行留滯于五臟之外合而爲病又邪入于陰則爲痹故凡治痹非溫不可方書皆作實治然屬虛者亦頗不少

神疑病

凡人至中年天數自然虛衰或加妄想憂思或爲功名失志以致心血大耗癡醉不治漸致精氣耗盡而死當灸關元穴三百壯服延壽丹一斤此證尋常藥餌皆不能治惟灸艾及丹藥可保無虞此乃失志之證有似癡呆或如神祟自言自笑神情若失行步若聽非大遂其志不能愈故愈者甚少

法最速。若轻者不必灸，用草乌末二两、白面二钱，醋调熬成稀糊，摊白布上，乘热贴患处，一宿而愈。痹者，气血凝闭而不行，留滞于五脏之外，合而为病。又邪入于阴则为痹，故凡治痹，非温不可，方书皆作实治，然属虚者亦颇不少。

神痴[1]病

凡人至中年，天数自然虚衰，或加妄想忧思，或为功名失志，以致心血大耗，痴醉不治，渐至精气耗尽而死，当灸关元穴三百壮，服延寿丹一斤。此证寻常药饵皆不能治，惟灸艾及丹药可保无虞。此乃失志之证，有似痴呆，或如神祟，自言自笑，神情若失，行步若听，非大遂其志不能愈，故愈者甚少。

①痴：原作“疑”，据目录改。

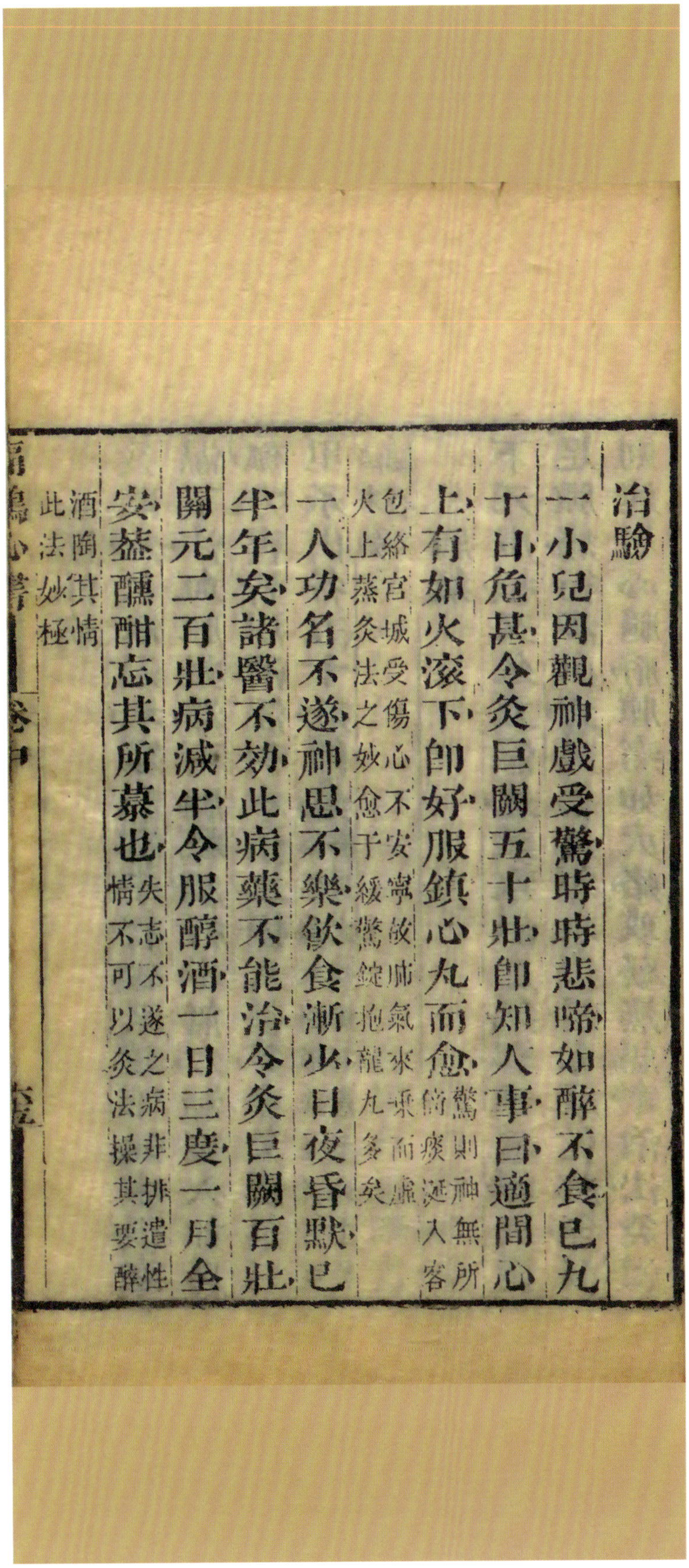

治驗

一小兒因觀神戲受驚時時悲啼如醉不食已九十日危甚令灸巨闕五十壯即知人事曰適間心上有如火滚下即好服鎮心丸而愈驚則神無所倚痰涎入客包絡宫城受傷心不安寧故肺氣來乘而虚火上蒸灸法之妙愈于緩驚錠抱龍丸多矣

一人功名不遂神思不樂飲食漸少日夜昏默已半年矣諸醫不効此病藥不能治令灸巨闕百壯關元二百壯病減半令服醇酒一日三度一月全安蓋醺酣忘其所慕也失志不遂之病非排遣性情不可以灸法操其要醉酒陶其情此法妙極

扁鵲心書　卷中

治验

一小儿因观神戏受惊，时时悲啼如醉，不食，已九十日，危甚。令灸巨阙五十壮，即知人事，曰：适间心上有如火滚下，即好。服镇心丸而愈。惊则神无所倚，痰涎入客包络，宫城受伤，心不安宁，故肺气来乘，而虚火上蒸。灸法之妙，愈于缓惊锭、抱龙丸多矣。

一人功名不遂，神思不乐，饮食渐少，日夜昏默已半年矣，诸医不效。此病药不能治，令灸巨阙百壮、关元二百壮，病减半；令服醇酒一日三度，一月全安。盖醺酣忘其所慕也。失志不遂之病，非排遣性情不可，以灸法操其要，醉酒陶其情，此法妙极。

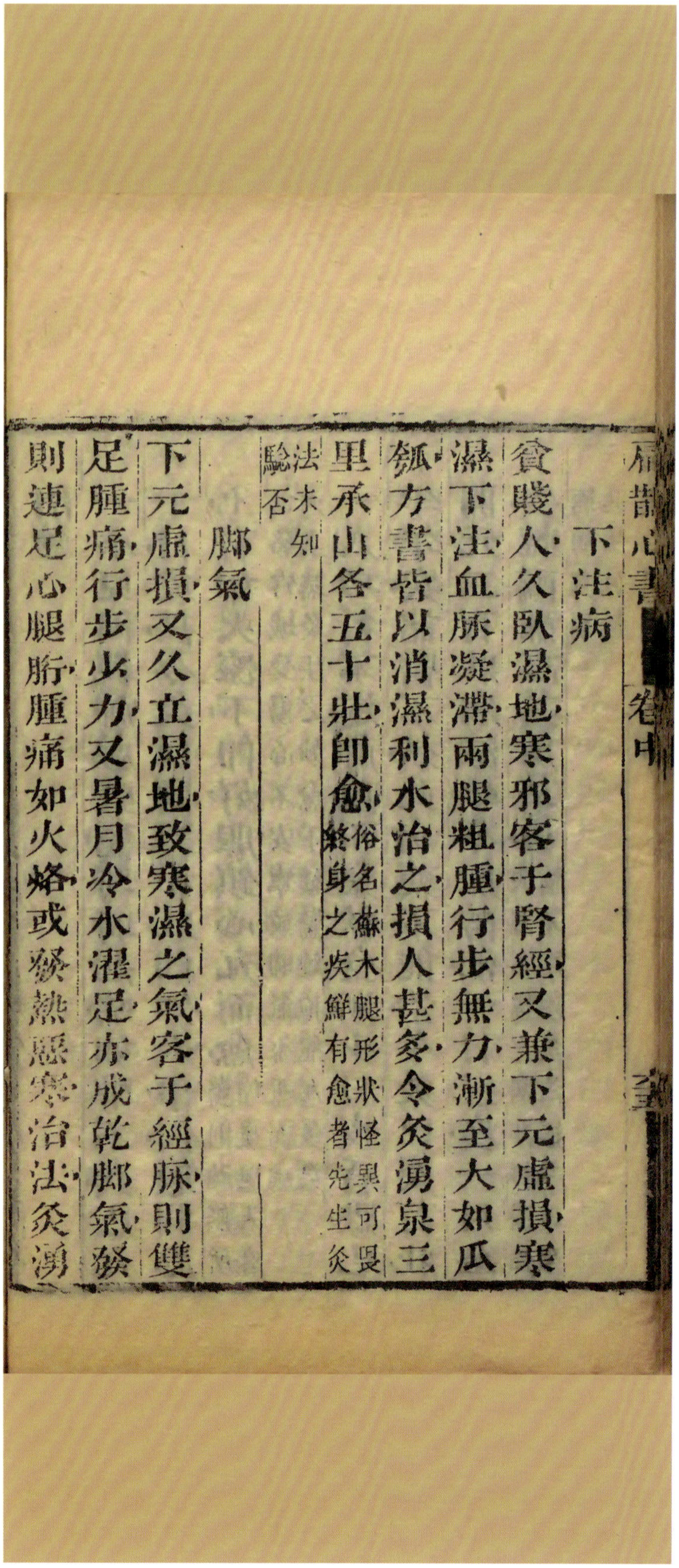
扁鵲心書　卷中

下注病

貧賤人久臥濕地寒邪客于腎經又兼下元虛損寒濕下注血脈凝滯兩腿粗腫行步無力漸至大如瓜瓠方書皆以消濕利水治之損人甚多令灸湧泉三里承山各五十壯即愈俗名蘇木腿形狀怪異可畏終身之疾鮮有愈者先生灸法未知驗否

脚氣

下元虛損又久立濕地致寒濕之氣客于經脉則雙足腫痛行步少力又暑月冷水濯足亦成乾脚氣發則連足心腿肕腫痛如火烙或發熱惡寒治法灸湧

下注病

贫贱人久卧湿地，寒邪客于肾经，又兼下元虚损，寒湿下注，血脉凝滞，两腿粗肿，行步无力，渐至大如瓜瓠。方书皆以消湿利水治之，损人甚多，令灸涌泉、三里、承山各五十壮即愈。俗名苏木腿，形状怪异可畏，终身之疾，鲜有愈者，先生灸法，未知验否。

脚气

下元虚损，又久立湿地，致寒湿之气，客于经脉，则双足肿痛，行步少力。又暑月冷水濯足，亦成干脚气，发则连足心，腿肕肿痛如火烙，或发热恶寒。治法灸涌

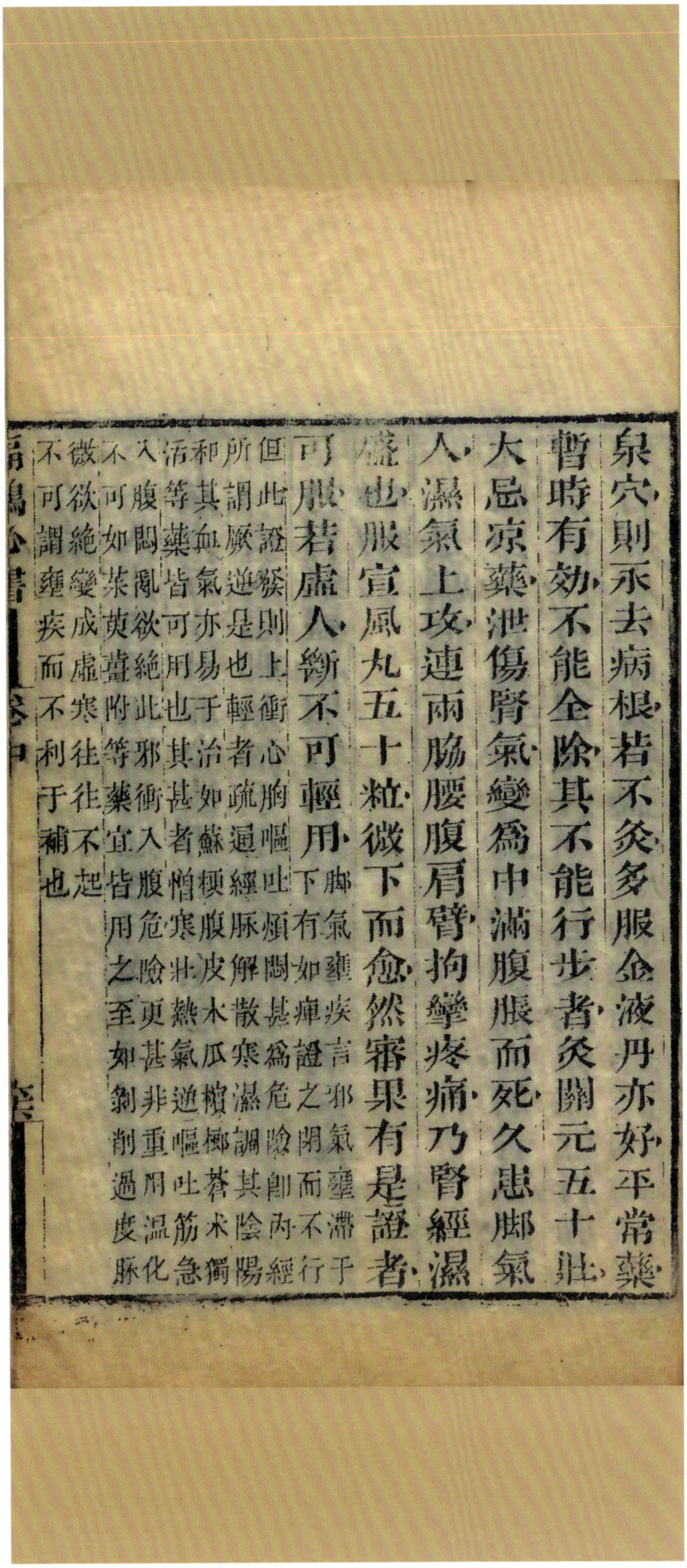

扁鵲心書　卷中

泉穴，則永去病根，若不灸，多服金液丹亦好。平常藥暫時有効，不能全除。其不能行步者，灸關元五十壯。大忌凉藥，泄傷腎氣，變爲中滿、腹脹而死。久患脚氣人，濕氣上攻，連兩脇、腰腹、肩臂拘攣疼痛，乃腎經濕盛也。服宣風丸五十粒，微下而愈。然審果有是證者可服，若虛人斷不可輕用。脚氣壅疾，言邪氣壅滞于下，有如痹證之閉而不行。但此證發則上衝心胸，嘔吐、煩悶，甚爲危險，即內經所謂厥逆是也。輕者，疏通經脉，解散寒濕，調其陰陽，和其血氣，亦易于治。如蘇梗、腹皮、木瓜、檳榔、蒼术、獨活等藥，皆可用也。其甚者憎寒壯熱，氣逆嘔吐，筋急入腹，悶亂欲絶，此邪衝入腹，危險更甚，非重用温化不可，如茱萸、薑附等藥，宜皆用之。至如剝削過度，脉微欲絶，變成虛寒，往往不起，不可謂壅疾而不利于補也。

泉穴，则永去病根，若不灸，多服金液丹亦好。平常药暂时有效，不能全除。其不能行步者，灸关元五十壮。大忌凉药，泄伤肾气，变为中满、腹胀而死。久患脚气人，湿气上攻，连两胁、腰腹、肩臂拘挛疼痛，乃肾经湿盛也。服宣风丸五十粒，微下而愈。然审果有是证者可服，若虚人断不可轻用。脚气壅疾，言邪气壅滞于下，有如痹证之闭而不行。但此证发则上冲心胸，呕吐、烦闷，甚为危险，即《内经》所谓厥逆是也。轻者，疏通经脉，解散寒湿，调其阴阳，和其血气，亦易于治。如苏梗、腹皮、木瓜、槟榔、苍术、独活等药，皆可用也。其甚者憎寒壮热，气逆呕吐，筋急入腹，闷乱欲绝，此邪冲入腹，危险更甚，非重用温化不可，如茱萸、姜附等药，宜皆用之。至如剥削过度，脉微欲绝，变成虚寒，往往不起，不可谓壅疾而不利于补也。

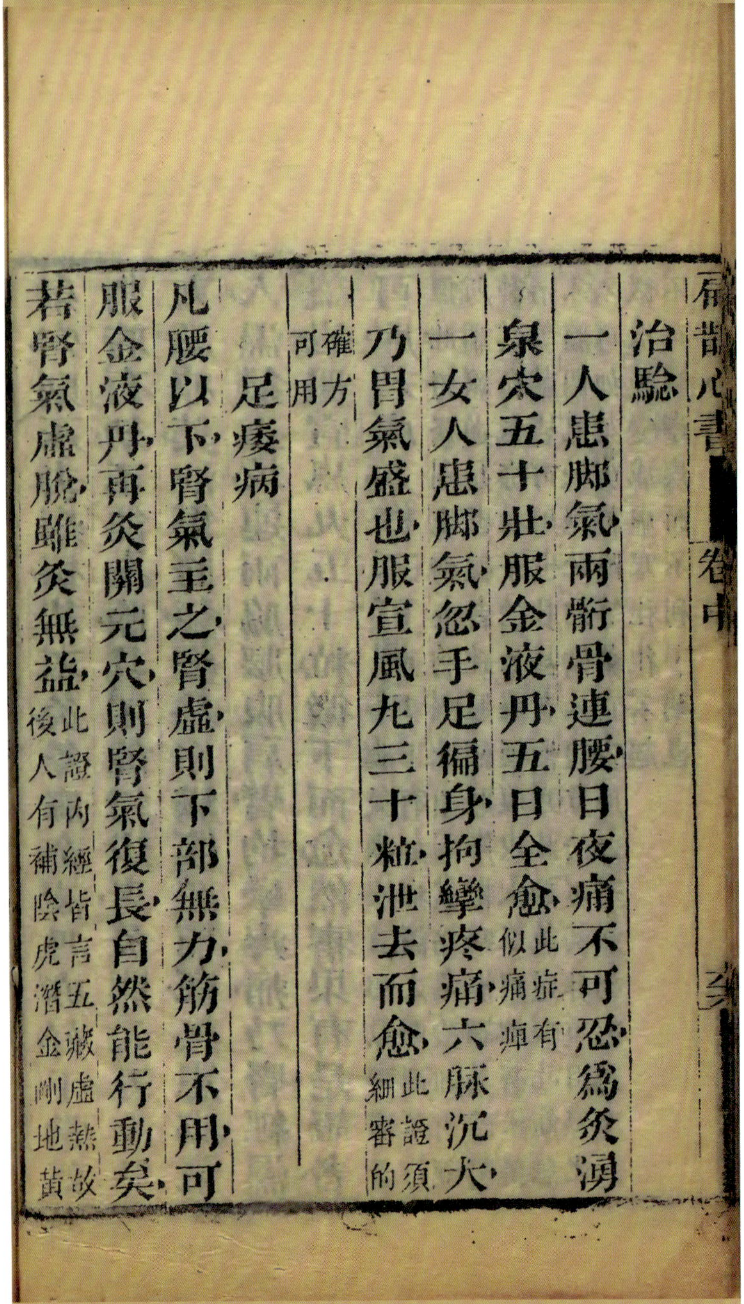
扁鵲心書　卷中

治驗

一人患脚氣兩骱骨連腰日夜痛不可忍爲灸湧泉穴五十壯服金液丹五日全愈此症有似痛痺

一女人患脚氣忽手足徧身拘攣疼痛六脉沉大乃胃氣盛也服宣風丸三十粒泄去而愈此證須細審的確方可用

足痿病

凡腰以下腎氣主之腎虛則下部無力筋骨不用可服金液丹再灸關元穴則腎氣復長自然能行動矣若腎氣虛脫雖灸無益此證內經皆言五藏虛熱故後人有補陰虎潛金剛地黄

治验

一人患脚气，两骱骨连腰，日夜痛不可忍，为灸涌泉穴五十壮，服金液丹五日全愈。此证有似痛痹。

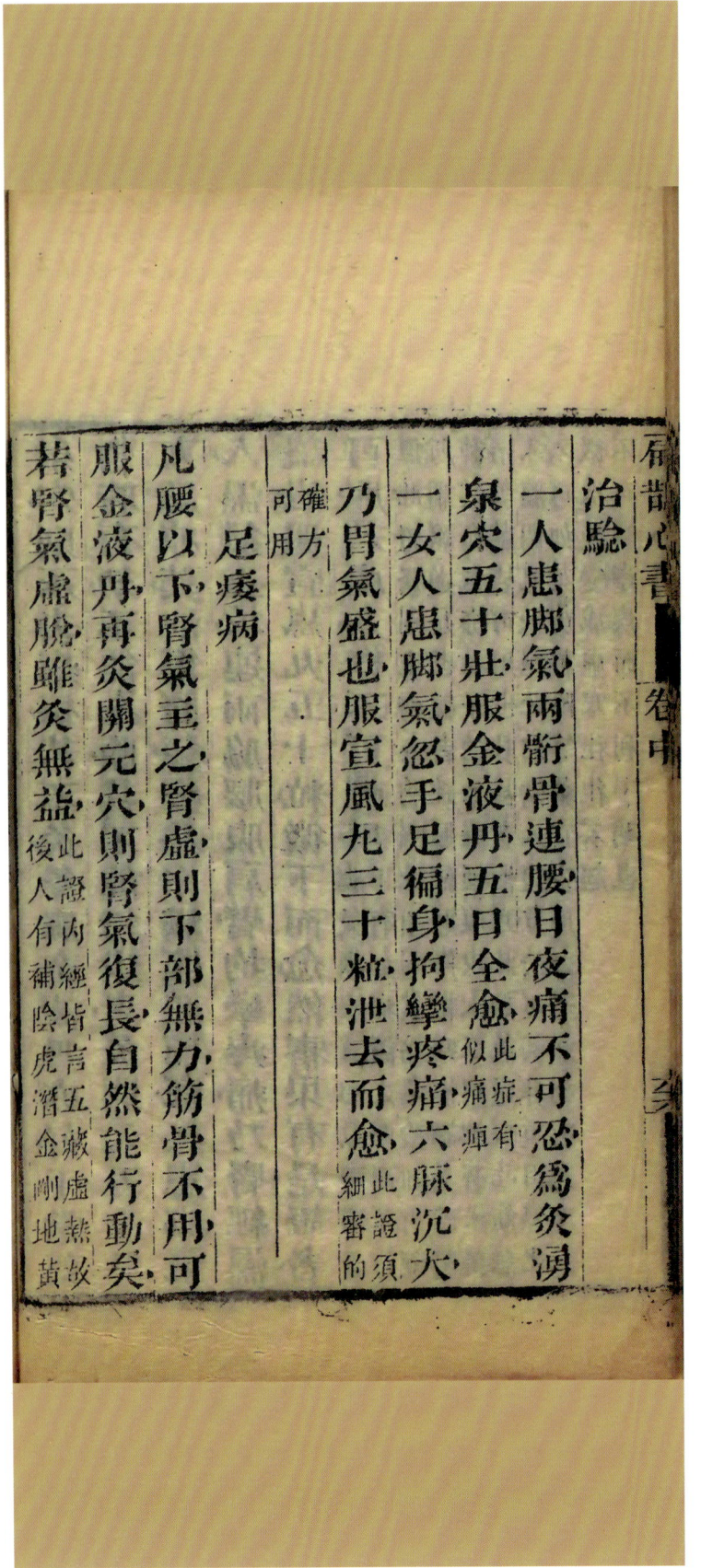

一女人患脚气，忽手足遍身拘挛疼痛，六脉沉大，乃胃气盛也，服宣风丸三十粒，泄去而愈。此证须细审的确，方可用。

足痿病

凡腰以下肾气主之，肾虚则下部无力，筋骨不用，可服金液丹，再灸关元穴，则肾气复长，自然能行动矣。若肾气虚脱，虽灸无益。此证《内经》皆言五脏虚热，故后人有补阴、虎潜、金刚、地黄

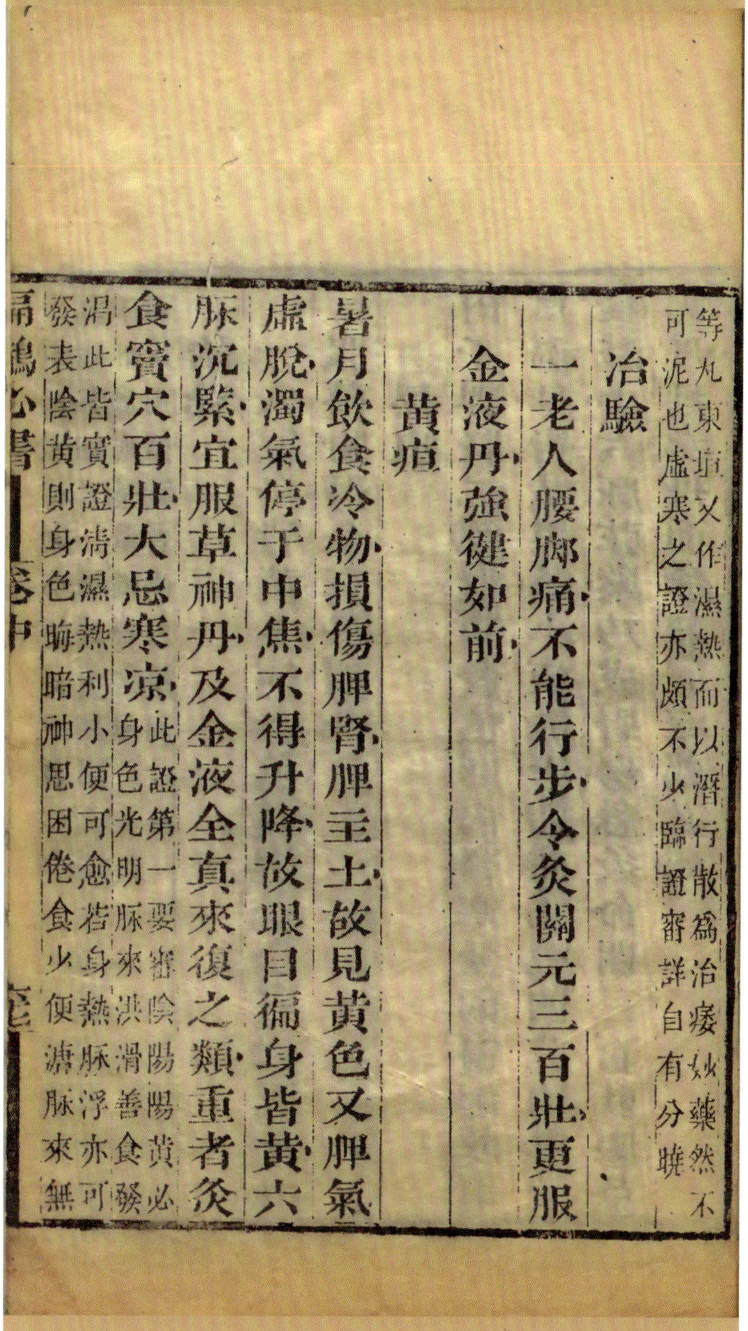
等丸東垣又作濕熱而以潛行散爲治痿妙藥然不可泥也虛寒之證亦頗不少臨證審詳自有分曉

治驗

一老人腰脚痛不能行步令灸關元三百壯更服金液丹強健如前

黃疸

暑月飲食冷物損傷脾腎脾主土故見黃色又脾氣虛脫濁氣停于中焦不得升降故眼目徧身皆黃六脉沉緊宜服草神丹及金液全真來復之類重者灸食竇穴百壯大忌寒凉此證第一要審陰陽陽黃必身色光明脉來洪滑善食發渴此皆實證淸濕熱利小便可愈若身熱脉浮亦可發表陰黃則身色晦暗神思困倦食少便溏脉來無

扁鵲心書　卷中

等丸。东垣又作湿热，而以潜行散为治痿妙药，然不可泥也。虚寒之证亦颇不少，临证审详，自有分晓。

治验

一老人腰脚痛，不能行步，令灸关元三百壮，更服金液丹，强健如前。

黄疸

暑月饮食冷物，损伤脾肾。脾主土，故见黄色，又脾气虚脱，浊气停于中焦，不得升降，故眼目遍身皆黄，六脉沉紧。宜服草神丹，及金液、全真、来复之类，重者灸食窦穴百壮，大忌寒凉。此证第一要审阴阳，阳黄必身色光明，脉来洪滑，善食发渴，此皆实证，清湿热利小便可愈，若身热脉浮亦可发表。阴黄则身色晦暗，神思困倦，食少便溏。脉来无

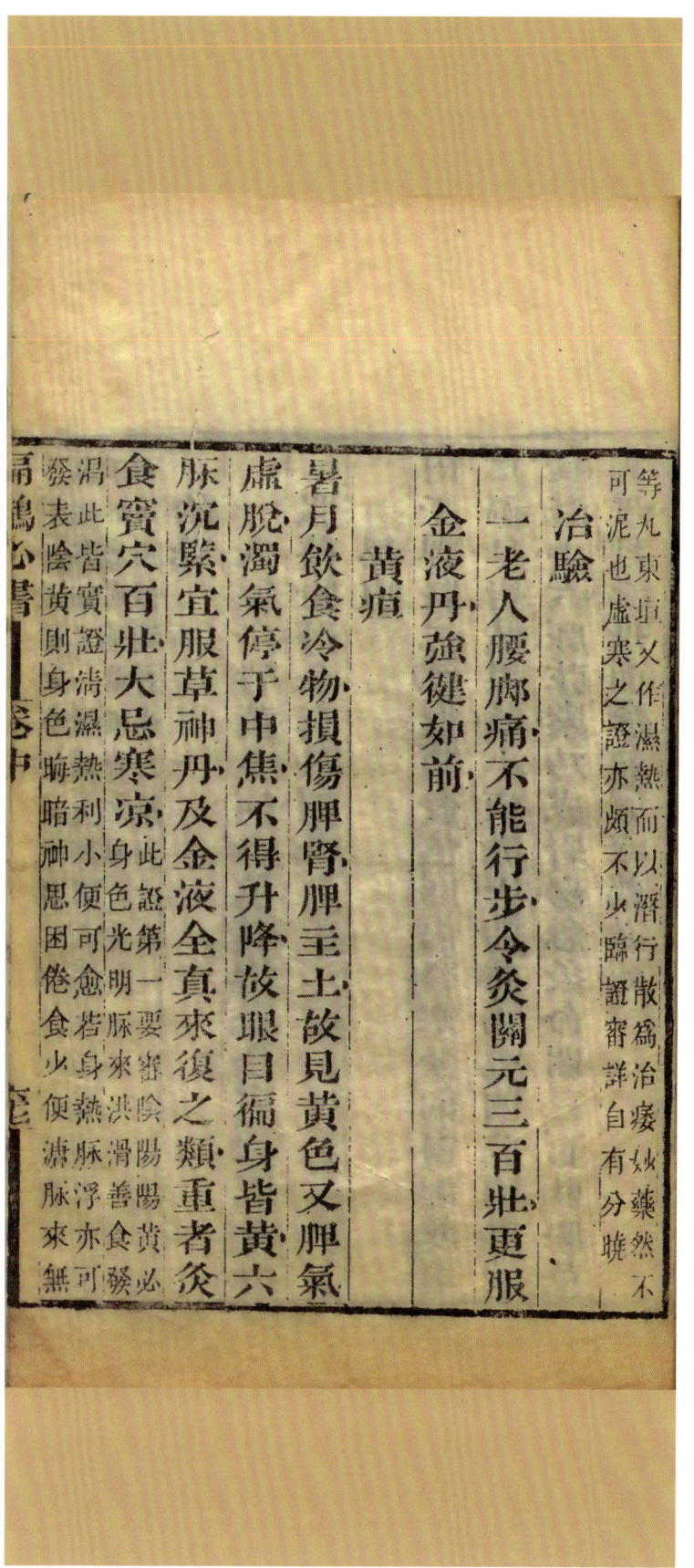

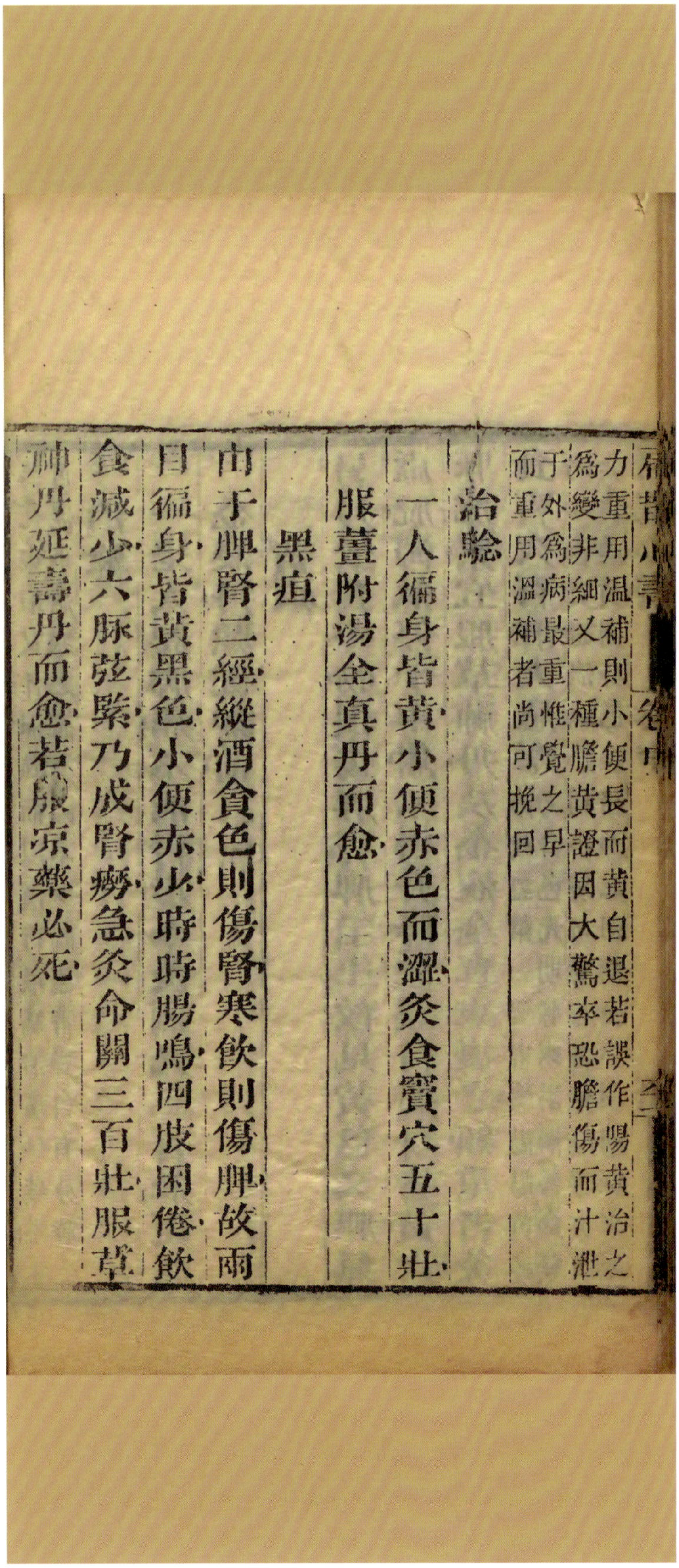
扁鵲心書　卷中

力重用溫補則小便長而黃自退若誤作陽黃治之爲變非細又一種膽黃證因大驚卒恐膽傷而汁泄于外爲病最重惟覺之早而重用溫補者尚可挽回

治驗

一人徧身皆黃小便赤色而澀灸食竇穴五十壯服薑附湯全真丹而愈

黑疸

由于脾腎二經縱酒貪色則傷腎寒飲則傷脾故兩目徧身皆黃黑色小便赤少時時腸鳴四肢困倦飲食減少六脈弦緊乃成腎癆急灸命關三百壯服草神丹延壽丹而愈若服凉藥必死

力，重用温补，则小便长而黄白退，若误作阳黄治之，为变非细。又一种胆黄证，因大惊卒恐，胆伤而汁泄于外，为病最重，惟觉之早，而重用温补者，尚可挽回。

治验

一人遍身皆黄，小便赤色而涩，灸食窦穴五十壮，服姜附汤、全真丹而愈。

黑疸

由于脾肾二经，纵酒贪色则伤肾，寒饮则伤脾，故两目遍身皆黄黑色，小便赤少，时时肠鸣，四肢困倦，饮食减少，六脉弦紧，乃成肾痨。急灸命关三百壮，服草神丹、延寿丹而愈，若服凉药必死。

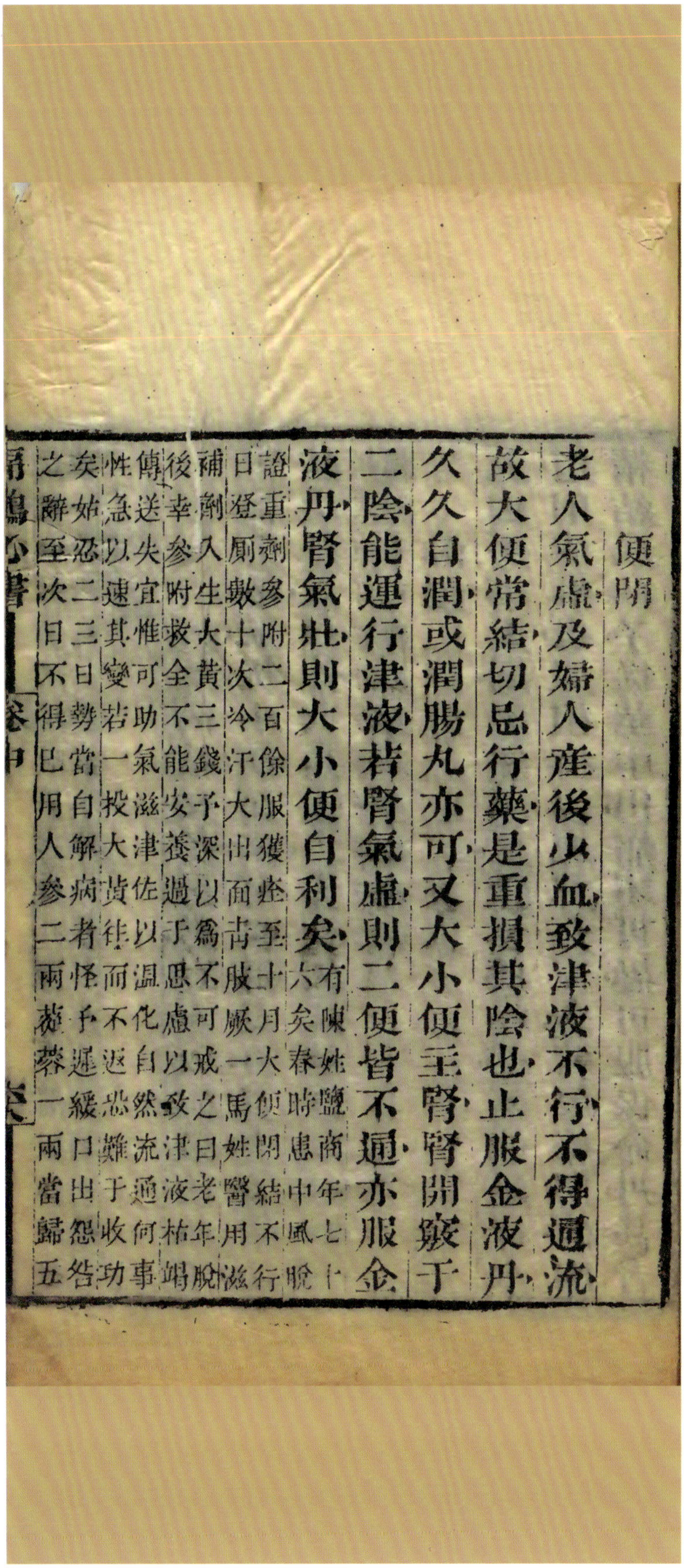
便閉
老人氣虚及婦人産後少血致津液不行不得通流故大便常結切忌行藥是重損其陰也止服金液丹久久自潤或潤腸丸亦可又大小便主腎腎開竅于二陰能運行津液若腎氣虚則二便皆不通亦服金液丹腎氣壯則大小便自利矣有陳姓鹽商年七十六矣春時患中風脫證重劑參附二百餘服獲痊至十月大便閉結不行日登厠數十次冷汗大出面青肢厥一馬姓醫用滋補劑入生大黄三錢予深以爲不可戒之曰老年脫後幸參附救全不能安養過于思慮以致津液枯竭傳送失宜惟可助氣滋津佐以温化自然流通何事性急以速其變若一投大黄往而不返恐難于收功矣姑忍二三日勢當自解病者怪予遲緩口出怨咎之辭至次日不得已用人參二兩蓯蓉一兩當歸五
扁鵲心書 卷中

便闭

老人气虚及妇人产后少血，致津液不行，不得通流，故大便常结，切忌行药，是重损其阴也。止服金液丹，久久自润，或润肠丸亦可。又大小便主肾，肾开窍于二阴，能运行津液，若肾气虚则二便皆不通，亦服金液丹，肾气壮则大小便自利矣。有陈姓盐商，年七十六矣。春时患中风脱证，重剂参附二百余服，获痊。至十月大便闭结不行，日登厕数十次，冷汗大出，面青肢厥。一马姓医，用滋补剂，入生大黄三钱。予深以为不可，戒之曰：老年脱后，幸参附救全，不能安养，过于思虑，以致津液枯竭，传送失宜。惟可助气滋津，佐以温化，自然流通，何事性急，以速其变。若一投大黄，往而不返，恐难于收功矣，姑忍二三日势当自解。病者怪予迟缓，口出怨咎之辞。至次日不得已，用人参二两，苁蓉一两，当归五

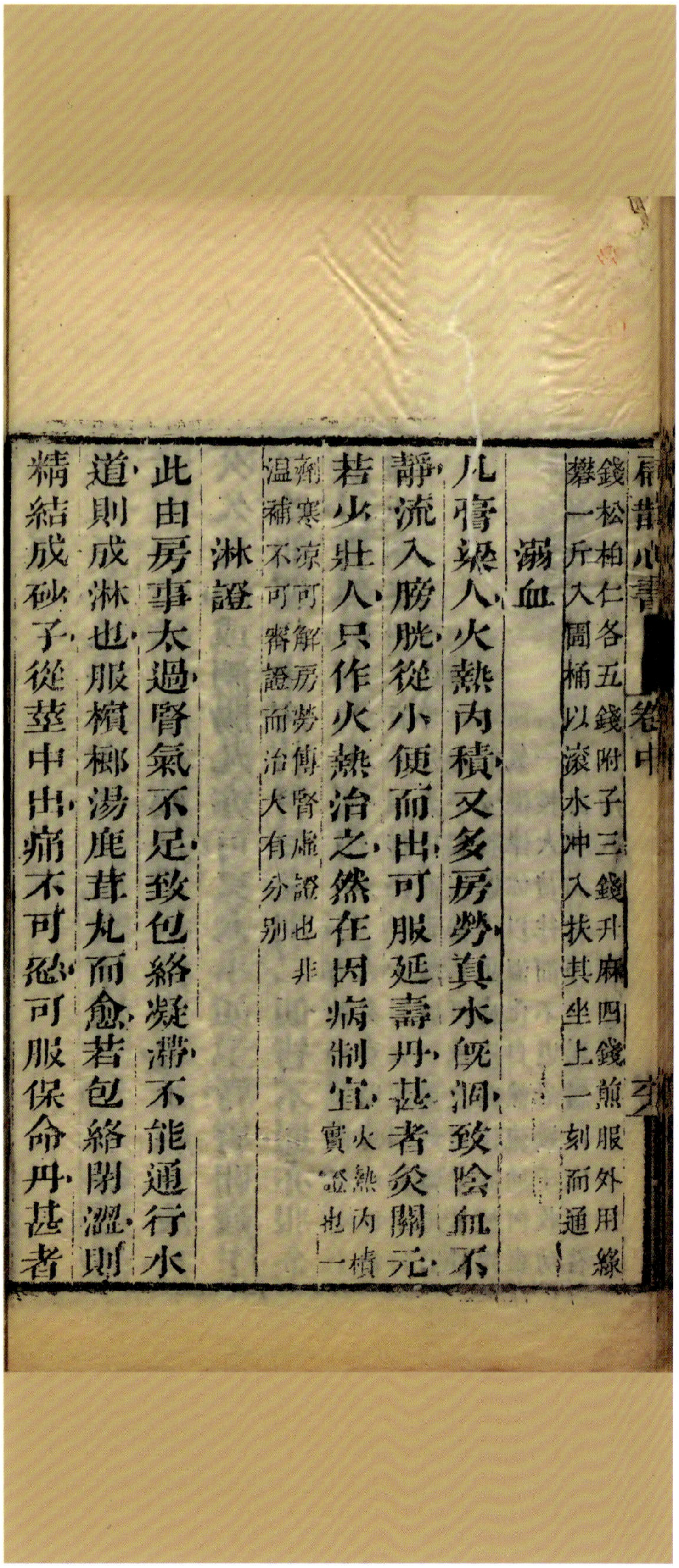
扁鵲心書　卷中

錢松柏仁各五錢附子三錢升麻四錢煎服外用綠礬一斤入圓桶以滚水冲入扶其坐上一刻而通

溺血

凡膏粱人火熱內積又多房勞真水既涸致陰血不靜流入膀胱從小便而出可服延壽丹甚者灸關元若少壯人只作火熱治之然在因病制宜火熱內積實證也一劑寒涼可解房勞傳腎虛證也非溫補不可審證而治大有分別

淋證

此由房事太過腎氣不足致包絡凝滯不能通行水道則成淋也服檳榔湯鹿茸丸而愈若包絡閉澀則精結成砂子從莖中出痛不可忍可服保命丹甚者

钱，松柏仁各五钱，附子三钱，升麻四钱，煎服；外用绿矾一斤入圆桶，以滚水冲入，扶其坐上，一刻而通。

溺血

凡膏粱人，火热内积，又多房劳，真水既涸，致阴血不静，流入膀胱，从小便而出。可服延寿丹，甚者灸关元。若少壮人，只作火热治之，然在因病制宜。火热内积，实证也，一剂寒凉可解；房劳传肾，虚证也，非温补不可。审证而治，大有分别。

淋证

此由房事太过，肾气不足，致包络凝滞，不能通行水道，则成淋也。服槟榔汤、鹿茸丸而愈。若包络闭涩，则精结成砂子，从茎中出，痛不可忍，可服保命丹，甚者

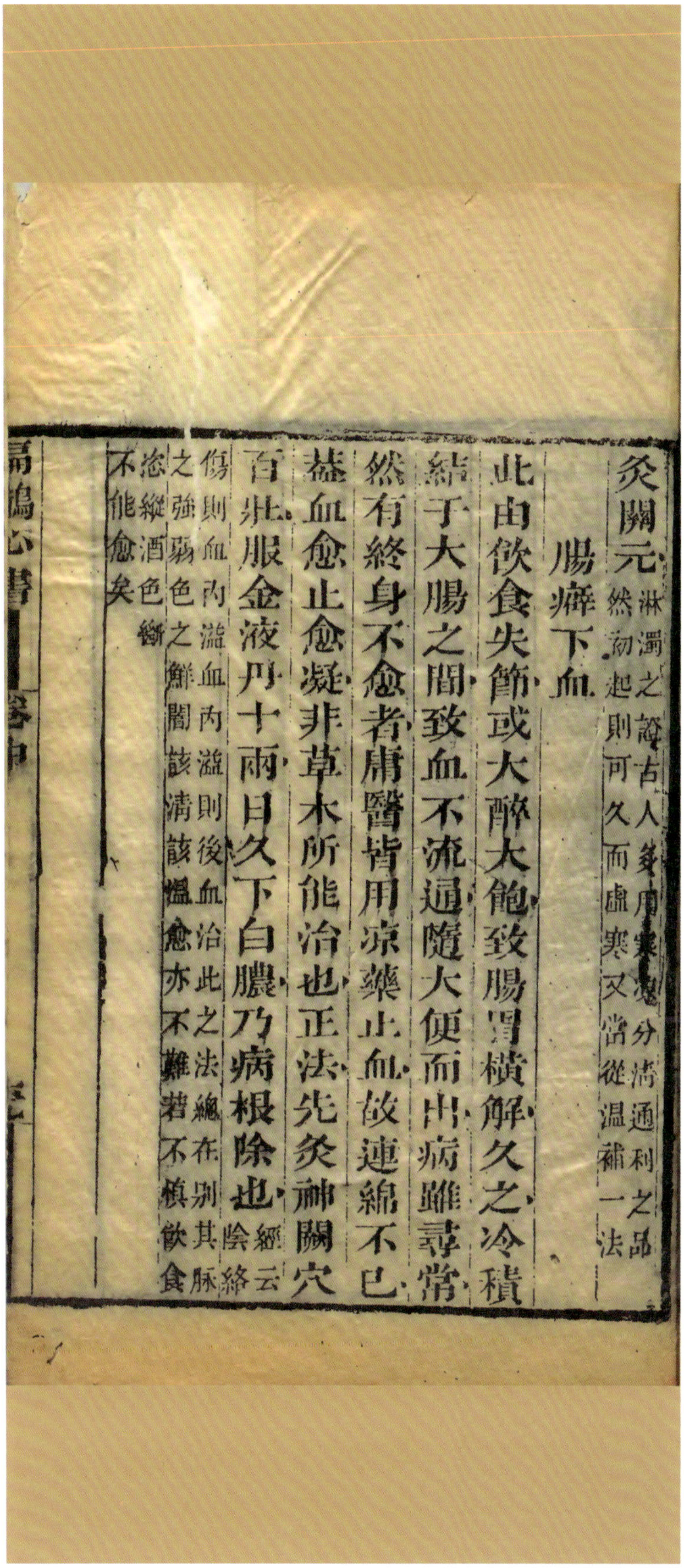

灸关元。淋浊之证，古人多用寒凉分清通利之品，然初起则可，久而虚寒，又当从温补一法。

肠澼[4]下血

此由饮食失节，或大醉大饱，致肠胃横解，久之冷积于大肠之间，致血不流通，随大便而出，病虽寻常，然有终身不愈者。庸医皆用凉药止血，故连绵不已。盖血愈止愈凝，非草木所能治也。正法：先灸神阙穴百壮，服金液丹十两，日久下白脓，乃病根除也。《经》云：阴络伤则血内溢，血内溢则后血。治此之法，总在别其脉之强弱，色之鲜暗，该清、该温，愈亦不难。若不慎饮食，恣纵酒色，断不能愈矣。

①澼：原作"癖"，据文义改。

扁鹊心书卷中

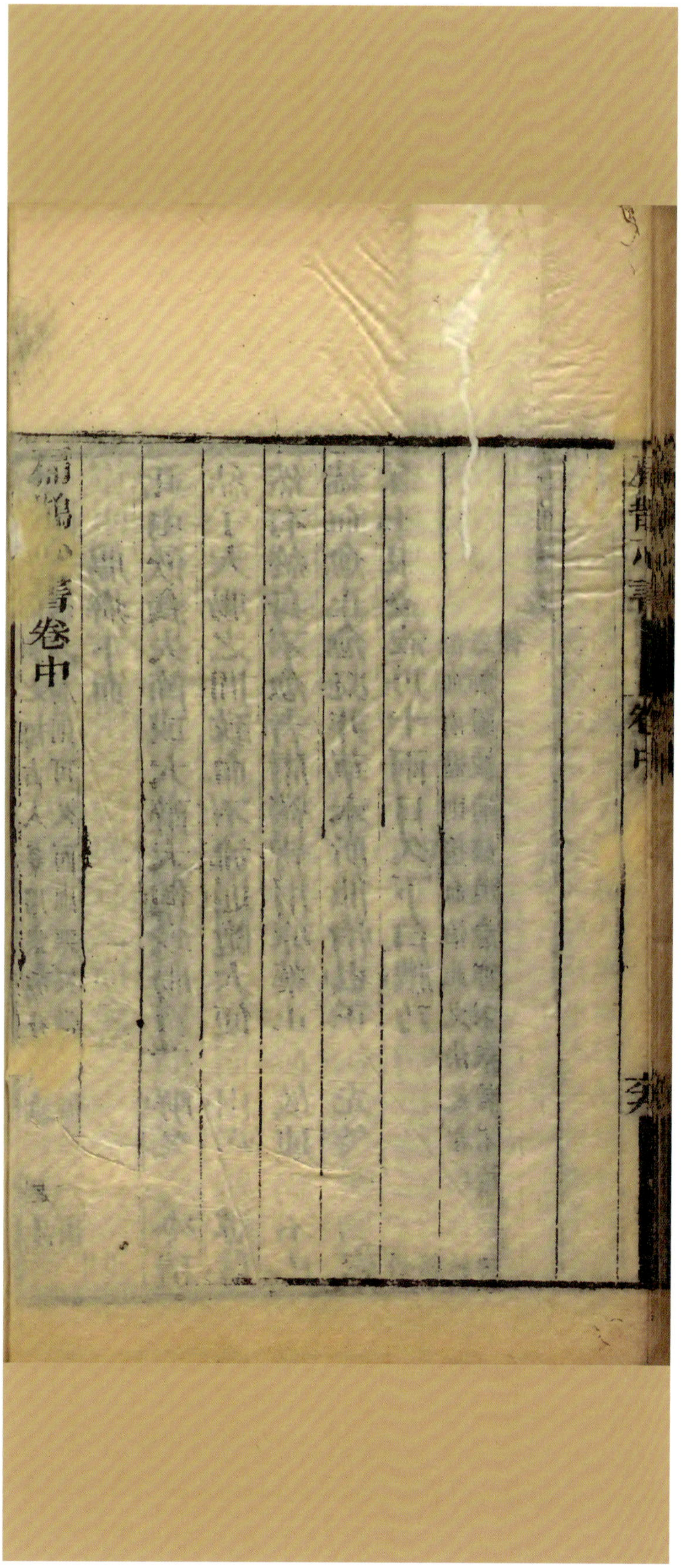

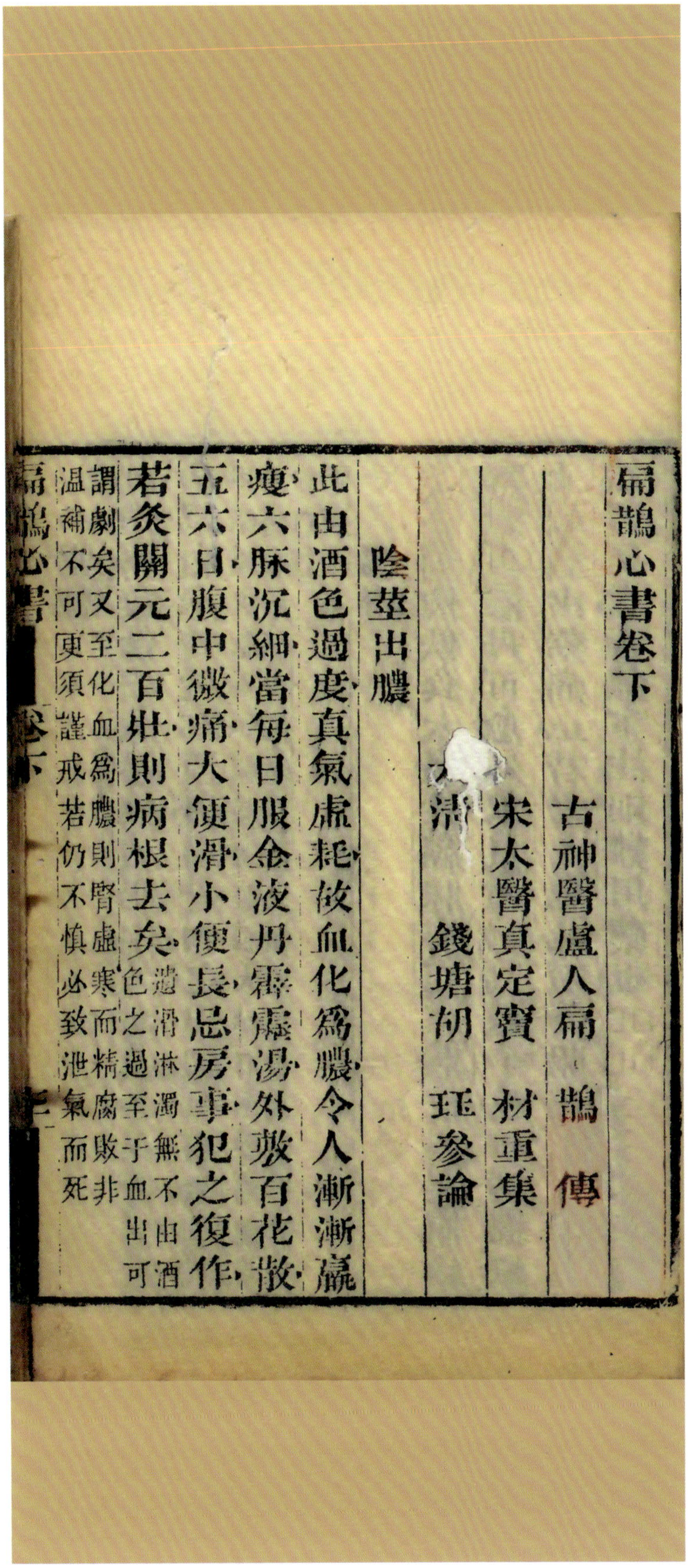
扁鵲心書卷下
古神醫盧人扁鵲傳
宋太醫真定竇材重集
大清錢塘胡玨參論
陰莖出膿
此由酒色過度，真氣虛耗，故血化爲膿，令人漸漸羸瘦，六脉沉細，當每日服金液丹、霹靂湯，外敷百花散。五六日，腹中微痛，大便滑，小便長，忌房事，犯之復作。若灸關元二百壯，則病根去矣。遺滑淋濁，無不由酒色之過，至于血出，可謂劇矣，又至化血爲膿，則腎虛寒而精腐敗，非溫補不可。更須謹戒，若仍不慎，必致泄氣而死。
扁鵲心書　卷下

扁鹊心书卷下

古神医卢人　扁鹊　传

宋太医真定　窦材　重集

大清钱塘　胡珏　参论

阴茎出脓

此由酒色过度，真气虚耗，故血化为脓，令人渐渐羸瘦，六脉沉细。当每日服金液丹、霹雳汤，外敷百花散。五六日，腹中微痛，大便滑，小便长。忌房事，犯之复作。若灸关元二百壮，则病根去矣。遗滑淋浊，无不由酒色之过，至于血出，可谓剧矣。又至化血为脓，则肾虚寒而精腐败，非温补不可。更须谨戒，若仍不慎，必致泄气而死。

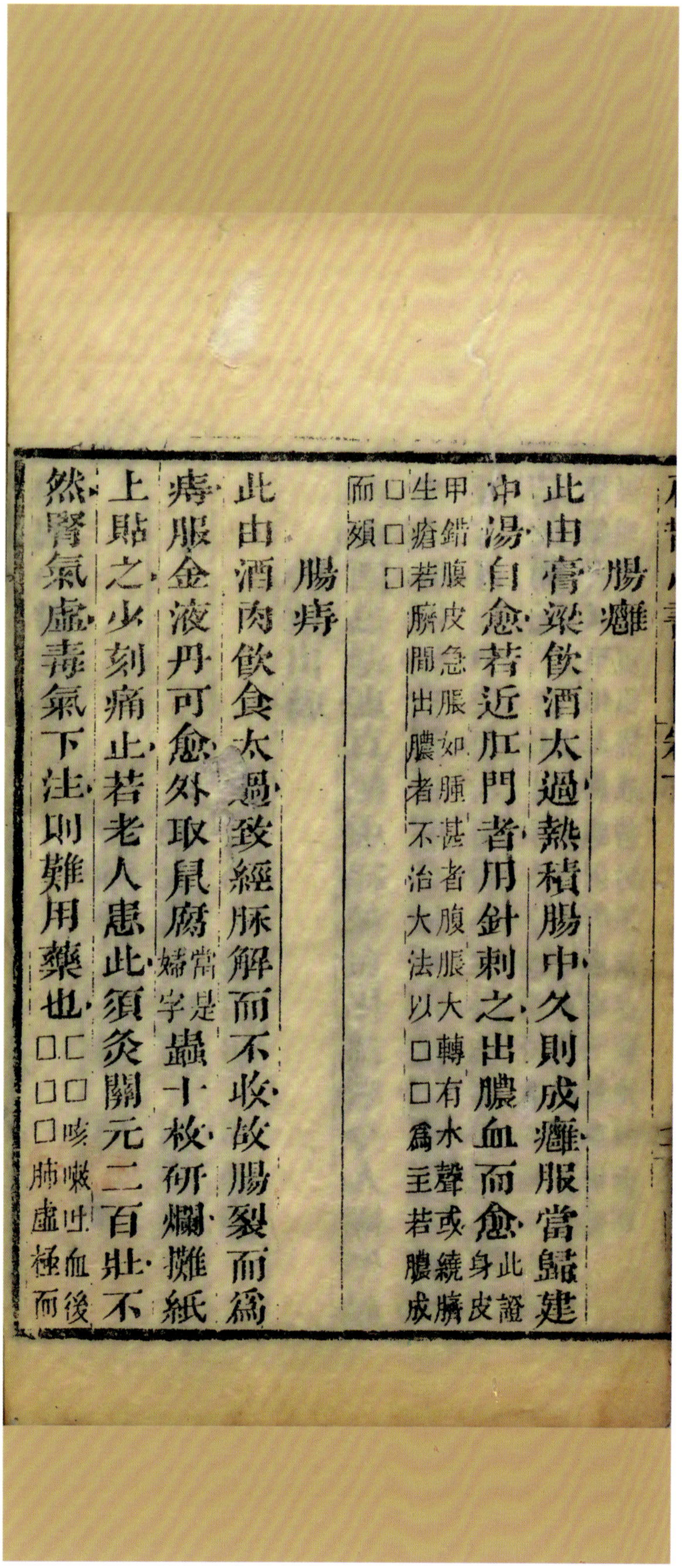
腸癰

此由膏粱飲酒太過熱積腸中久則成癰服當歸建中湯自愈若近肛門者用針刺之出膿血而愈此證身皮甲錯腹皮急脹如腫甚者腹脹大轉有水聲或繞臍生瘡若臍間出膿者不治大法以□□爲主若膿成□□□而殞

腸痔

此由酒肉飲食太過致經脈解而不收故腸裂而爲痔服金液丹可愈外取鼠腐當是婦字蟲十枚研爛攤紙上貼之少刻痛止若老人患此須灸關元二百壯不然腎氣虛毒氣下注則難用藥也□□咳嗽吐血後□□□肺虛極而

肠痈

此由膏粱饮酒太过，热积肠中，久则成痈，服当归建中汤自愈。若近肛门者，用针刺之，出脓血而愈。此证身皮甲错，腹皮急胀如肿，甚者腹胀大，转有水声，或绕脐生疮，若脐间出脓者不治。大法以□□为主，若脓成□□□而殒。

肠痔

此由酒肉饮食太过，致经脉解而不收，故肠裂而为痔。服金液丹可愈，外取鼠腐当是妇字虫十枚，研烂，摊纸上贴之，少刻痛止。若老人患此，须灸关元二百壮，不然肾气虚，毒气下注，则难用药也。□□咳嗽吐血后□□□肺虚极，而

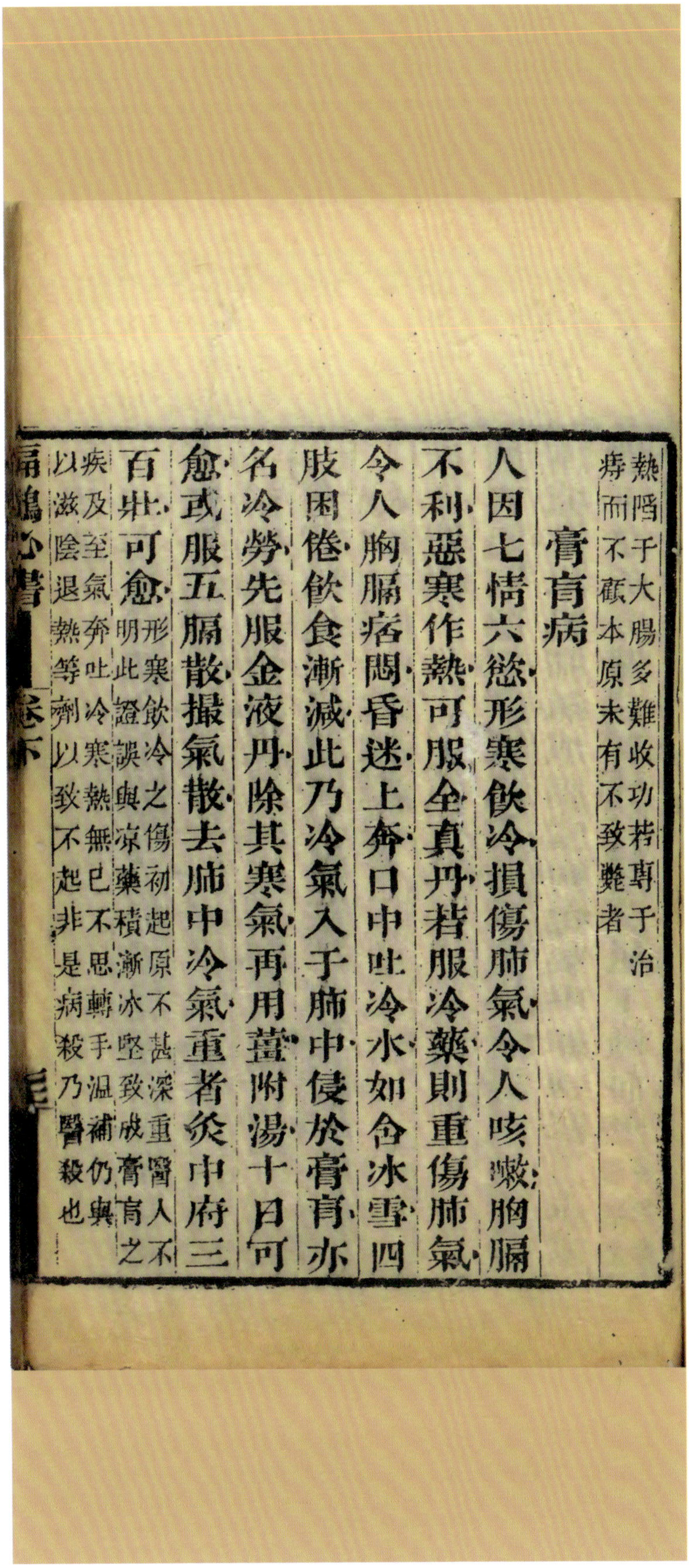

扁鵲心書　卷下

熱陷于大腸多難收功若專于治痔而不顧本原未有不致斃者

膏肓病

人因七情六慾形寒飲冷損傷肺氣令人咳嗽胸膈不利惡寒作熱可服全真丹若服冷藥則重傷肺氣令人胸膈痞悶昏迷上奔口中吐冷水如含冰雪四肢困倦飲食漸減此乃冷氣入于肺中侵於膏肓亦名冷勞先服金液丹除其寒氣再用薑附湯十日可愈或服五膈散撮氣散去肺中冷氣重者灸中府三百壯可愈形寒飲冷之傷初起原不甚深重醫人不明此證誤與凉藥積漸冰堅致成膏肓之疾及至氣奔吐冷寒熱無已不思轉手温補仍與以滋陰退熱等劑以致不起非是病殺乃醫殺也

热陷于大肠，多难收功，若专于治痔，而不顾本原，未有不致毙者。

膏肓病

人因七情六欲，形寒饮冷，损伤肺气，令人咳嗽，胸膈不利，恶寒作热，可服全真丹。若服冷药，则重伤肺气，令人胸膈痞闷，昏迷上奔，口中吐冷水，如含冰雪，四肢困倦，饮食渐减，此乃冷气入于肺中，侵于膏肓，亦名冷劳。先服金液丹，除其寒气，再用姜附汤十日可愈，或服五膈散、撮气散，去肺中冷气，重者灸中府三百壮可愈。

形寒饮冷之伤，初起原不甚深重，医人不明此证，误与凉药，积渐冰坚，致成膏肓之疾。及至气奔吐冷，寒热无已，不思转手温补，仍与以滋阴退热等剂，以致不起，非是病杀，乃医杀也。

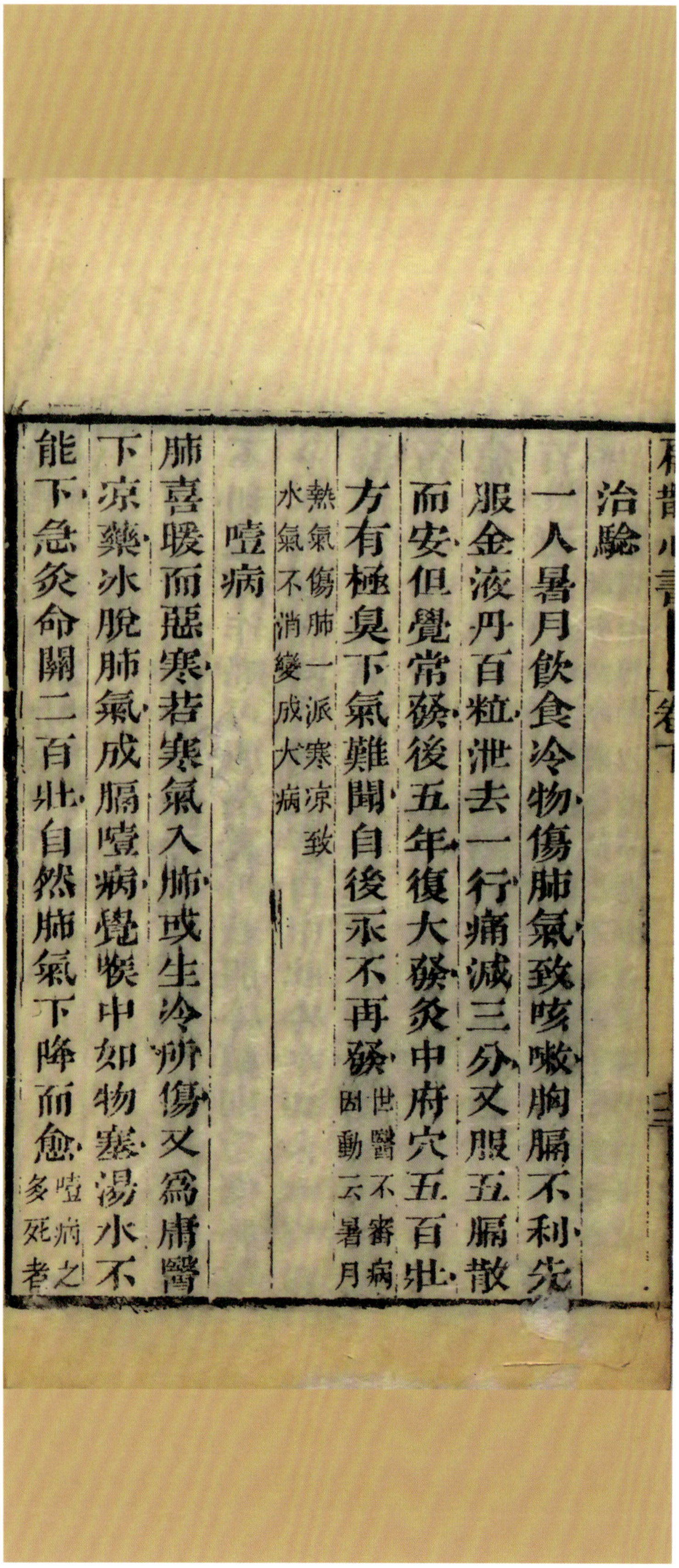
扁鵲心書 卷下

治驗

一人暑月飲食冷物傷肺氣致咳嗽胸膈不利先服金液丹百粒泄去一行痛減三分又服五膈散而安但覺常發後五年復大發灸中府穴五百壯方有極臭下氣難聞自後永不再發世醫不審病因動云暑月熱氣傷肺一派寒凉致水氣不消變成大病

噎病

肺喜暖而惡寒若寒氣入肺或生冷所傷又爲庸醫下凉藥冰脫肺氣成膈噎病覺喉中如物塞湯水不能下急灸命關二百壯自然肺氣下降而愈噎病之多死者

治验

有一人暑月饮食冷物，伤肺气，致咳嗽胸膈不利，先服金液丹百粒，泄去一行，痛减三分，又服五膈散而安。但觉常发，后五年复大发，灸中府穴五百壮，方有极臭下气难闻，自后永不再发。世医不审病因，动云暑月热气伤肺，一派寒凉，致水气不消，变成大病。

噎病

肺喜暖而恶寒，若寒气入肺或生冷所伤，又为庸医下凉药，冰脱肺气，成膈噎病。觉喉中如物塞，汤水不能下，急灸命关二百壮，自然肺气下降而愈。噎病之多死者，

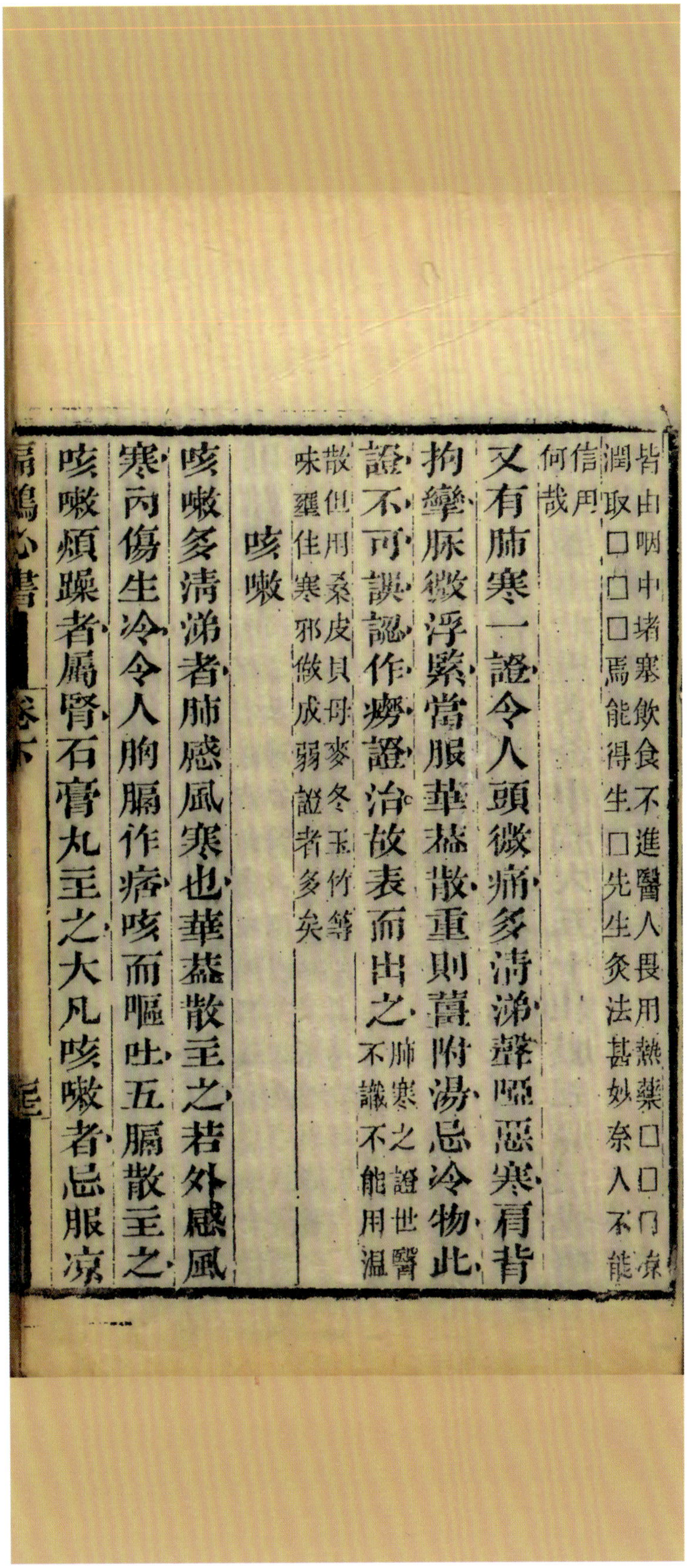
皆由咽中堵塞飲食不進醫人畏用熱藥□□□凉潤取□□□焉能得生□先生灸法甚妙奈人不能信用何哉
又有肺寒一證令人頭微痛多清涕聲啞惡寒肩背拘攣脉微浮緊當服華蓋散重則薑附湯忌冷物此證不可誤認作癆證治故表而出之肺寒之證世醫不識不能用温散但用桑皮貝母麥冬玉竹等味蘊住寒邪做成弱證者多矣
咳嗽
咳嗽多清涕者肺感風寒也華蓋散主之若外感風寒內傷生冷令人胸膈作痞咳而嘔吐五膈散主之咳嗽煩躁者屬腎石膏丸主之大凡咳嗽者忌服凉
扁鵲心書 卷下

皆由咽中堵塞，饮食不进，医人畏用热药，□□□凉润取□□□焉能得生？□先生灸法甚妙，奈人不能信用，何哉！

又有肺寒一证，令人头微痛，多清涕，声哑，恶寒，肩背拘挛，脉微浮紧，当服华盖散，重则姜附汤，忌冷物。此证不可误认作痨证治，故表而出之。肺寒之证，世医不识，不能用温散，但用桑皮、贝母、麦冬、玉竹等味蕴住寒邪，做成弱证者多矣。

咳嗽

咳嗽多清涕者，肺感风寒也，华盖散主之。若外感风寒，内伤生冷，令人胸膈作痞，咳而呕吐，五膈散主之。咳嗽烦躁者，属肾，石膏丸主之。大凡咳嗽者，忌服凉

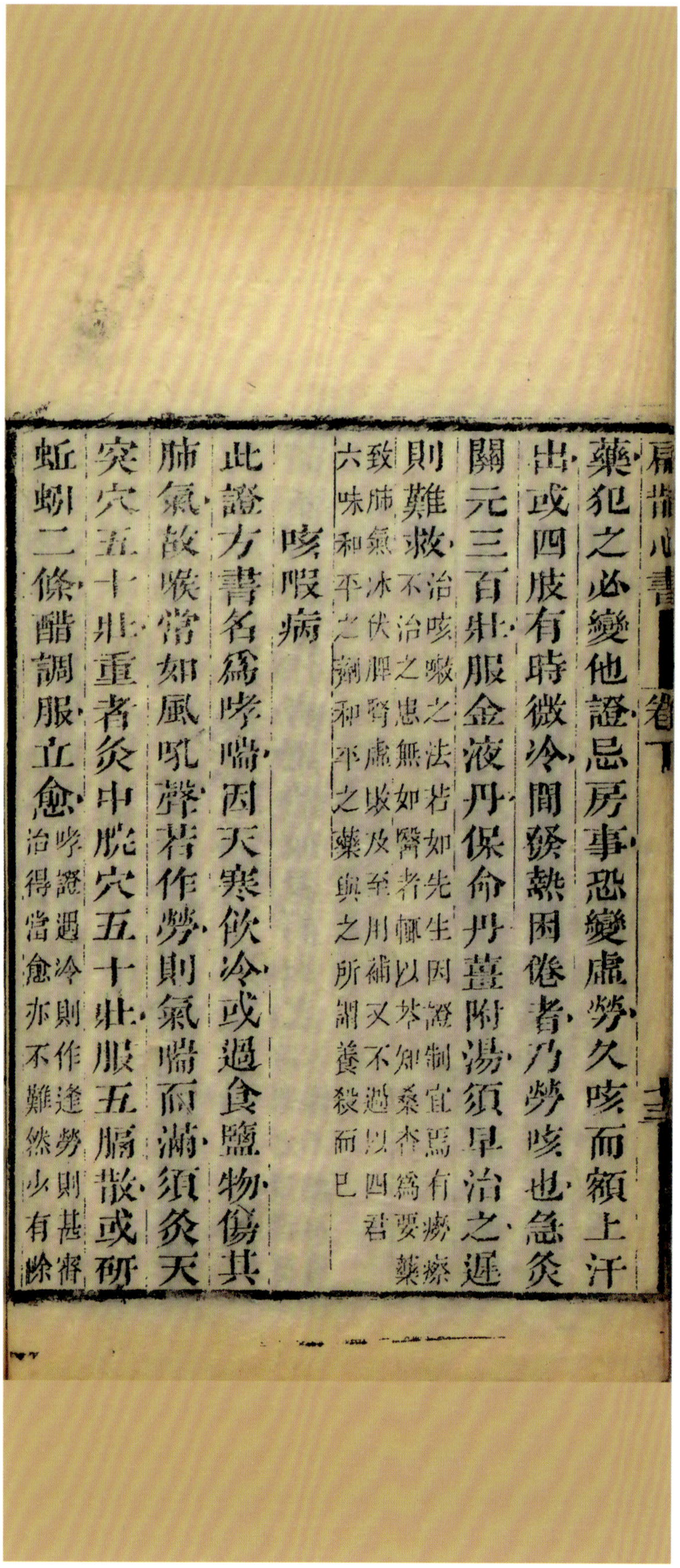

扁鵲心書　卷下

藥犯之必變他證忌房事恐變虛勞久咳而額上汗出或四肢有時微冷間發熱困倦者乃勞咳也急灸關元三百壯服金液丹保命丹薑附湯須早治之遲則難救治咳嗽之法若如先生因證制宜焉有癆瘵不治之患無如醫者輒以芩知桑杏為要藥致肺氣冰伏脾腎虛敗及至用補又不過以四君六味和平之劑和平之藥與之所謂養殺而已

咳暇病

此證方書名爲哮喘因天寒飲冷或過食鹽物傷其肺氣故喉常如風吼聲若作勞則氣喘而滿須灸天突穴五十壯重者灸中脘穴五十壯服五膈散或研蚯蚓二條醋調服立愈哮證遇冷則作逢勞則甚審治得當愈亦不難然少有除

药，犯之必变他证，忌房事，恐变虚劳。久咳而额上汗出，或四肢有时微冷，间发热困倦者，乃劳咳也。急灸关元三百壮，服金液丹，保命丹，姜附汤，须早治之，迟则难救。治咳嗽之法，若如先生因证制宜，焉有痨瘵不治之患，无如医者辄以芩知桑杏为要药，致肺气冰伏，脾肾虚败，及至用补又不过以四君、六味和平之剂、和平之药与之，所谓养杀而已。

咳暇病

此证方书名为哮喘，因天寒饮冷，或过食盐物，伤其肺气，故喉常如风吼声，若作劳则气喘而满。须灸天突穴五十壮，重者灸中脘穴五十壮，服五膈散，或研蚯蚓二条，醋调服立愈。哮证遇冷则作，逢劳则甚，审治得当，愈亦不难，然少有除

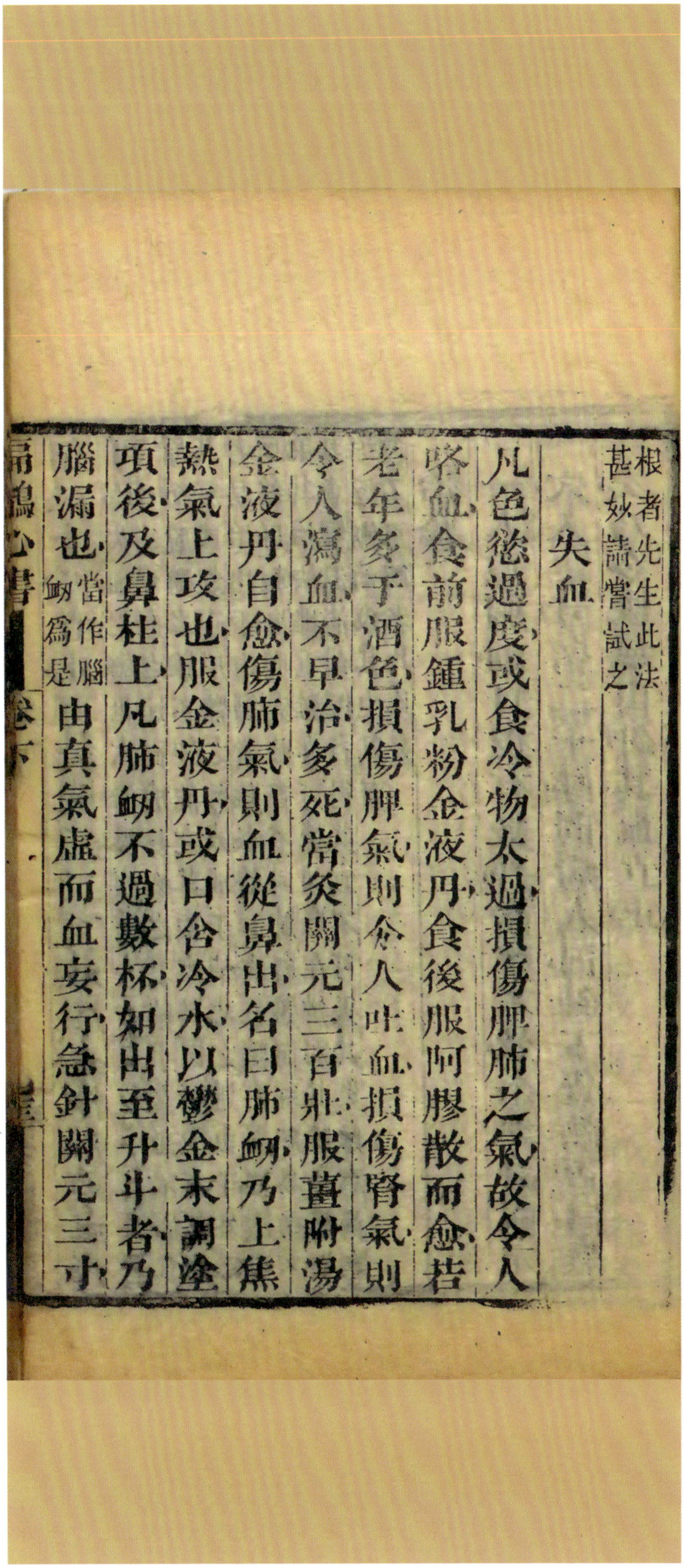
根者先生此法甚妙請嘗試之

失血

凡色慾過度或食冷物太過損傷脾肺之氣故令人咯血食前服鍾乳粉金液丹食後服阿膠散而愈若老年多于酒色損傷脾氣則令人吐血損傷腎氣則令人瀉血不早治多死當灸關元三百壯服薑附湯金液丹自愈傷肺氣則血從鼻出名曰肺衄乃上焦熱氣上攻也服金液丹或口含冷水以鬱金末調塗項後及鼻柱上凡肺衄不過數杯如出至升斗者乃腦漏也當作腦衄為是由真氣虛而血妄行急針關元三寸

扁鵲心書　卷下

根者，先生此法甚妙，请尝试之。

失血

凡色欲过度，或食冷物太过，损伤脾肺之气，故令人咯血。食前服钟乳粉、金液丹，食后服阿胶散而愈。若老年多于酒色，损伤脾气则令人吐血，损伤肾气则令人泻血，不早治多死。当灸关元三百壮，服姜附汤、金液丹自愈。伤肺气则血从鼻出，名曰肺衄，乃上焦热气上攻也。服金液丹或口含冷水，以郁金末调涂项后，及鼻柱上。凡肺衄不过数杯，如出至升斗者，乃脑漏也。当作脑衄为是。由真气虚而血妄行，急针关元三寸，

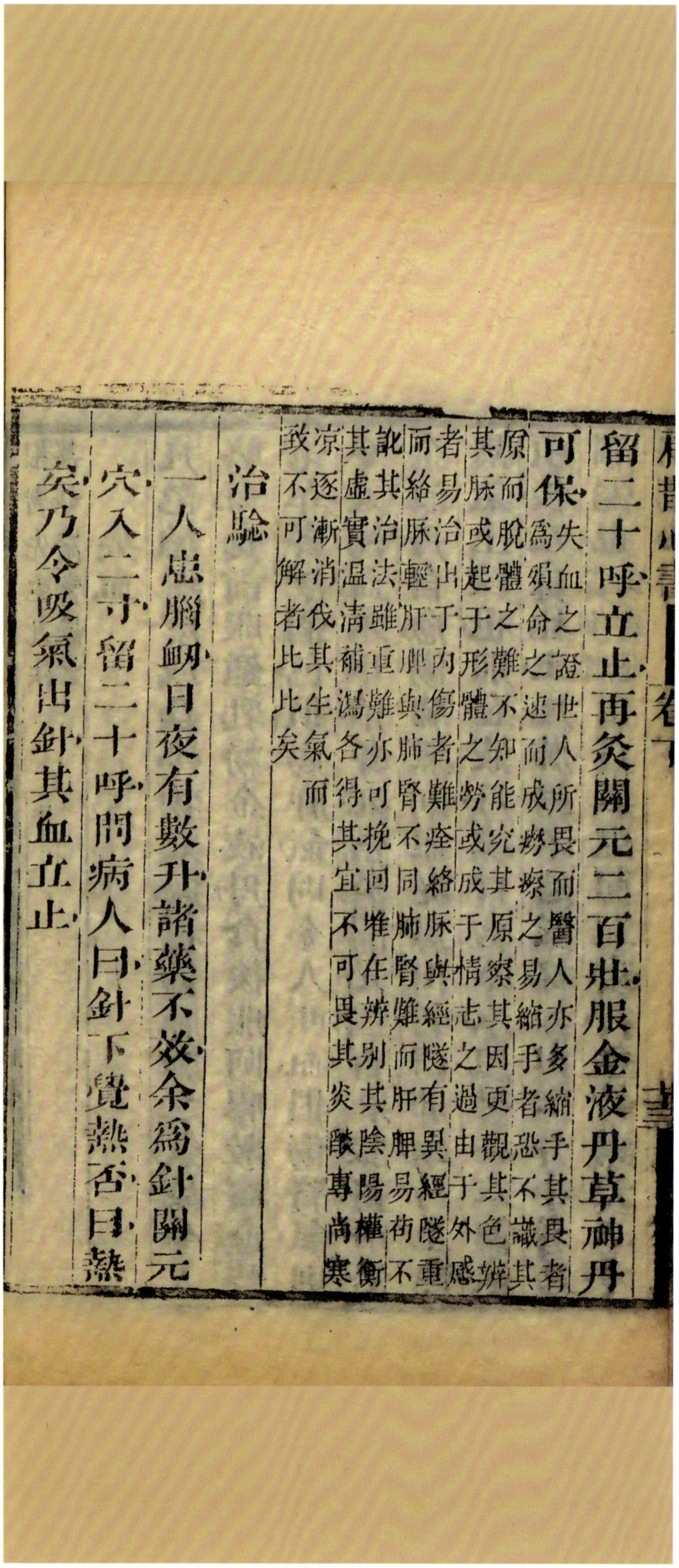
留二十呼立止再灸關元二百壯服金液丹草神丹可保。失血之證世人所畏而醫人亦多縮手其畏者爲殞命之速而成癆瘵之易縮手者恐不識其原而脫體之難不知能究其原察其因更觀其色辨其脈或起于形體之勞或成于情志之過由于外感者易治出于內傷者難痊絡脈與經隧有異經隧重而絡脈輕肝脾與肺腎不同肺腎難而肝脾易苟不訛其治法雖重難亦可挽回唯在辨别其陰陽權衡其虛實溫清補瀉各得其宜不可畏其炎燄專尚寒凉逐漸消伐其生氣而致不可解者比比矣

治驗

一人患腦衄日夜有數升諸藥不效余爲針關元穴入二寸留二十呼問病人曰針下覺熱否曰熱矣乃令吸氣出針其血立止

留二十呼立止，再灸关元二百壮，服金液丹、草神丹可保。失血之证，世人所畏，而医人亦多缩手，其畏者为殒命之速，而成痨瘵之易。缩手者，恐不识其原，而脱体之难。不知能究其原，察其因，更观其色，辨其脉，或起于形体之劳，或成于情志之过，由于外感者易治，出于内伤者难痊。络脉与经隧有异，经隧重而络脉轻；肝脾与肺肾不同，肺肾难而肝脾易。苟不讹其治法，虽重难亦可挽回，唯在辨别其阴阳，权衡其虚实，温清补泻，各得其宜。不可畏其炎焰，专尚寒凉，逐渐消伐其生气，而致不可解者比比矣。

治验

一人患脑衄，日夜有数升，诸药不效。余为针关元穴，入二寸，留二十呼。问病人曰：针下觉热否？曰：热矣。乃令吸气出针，其血立止。

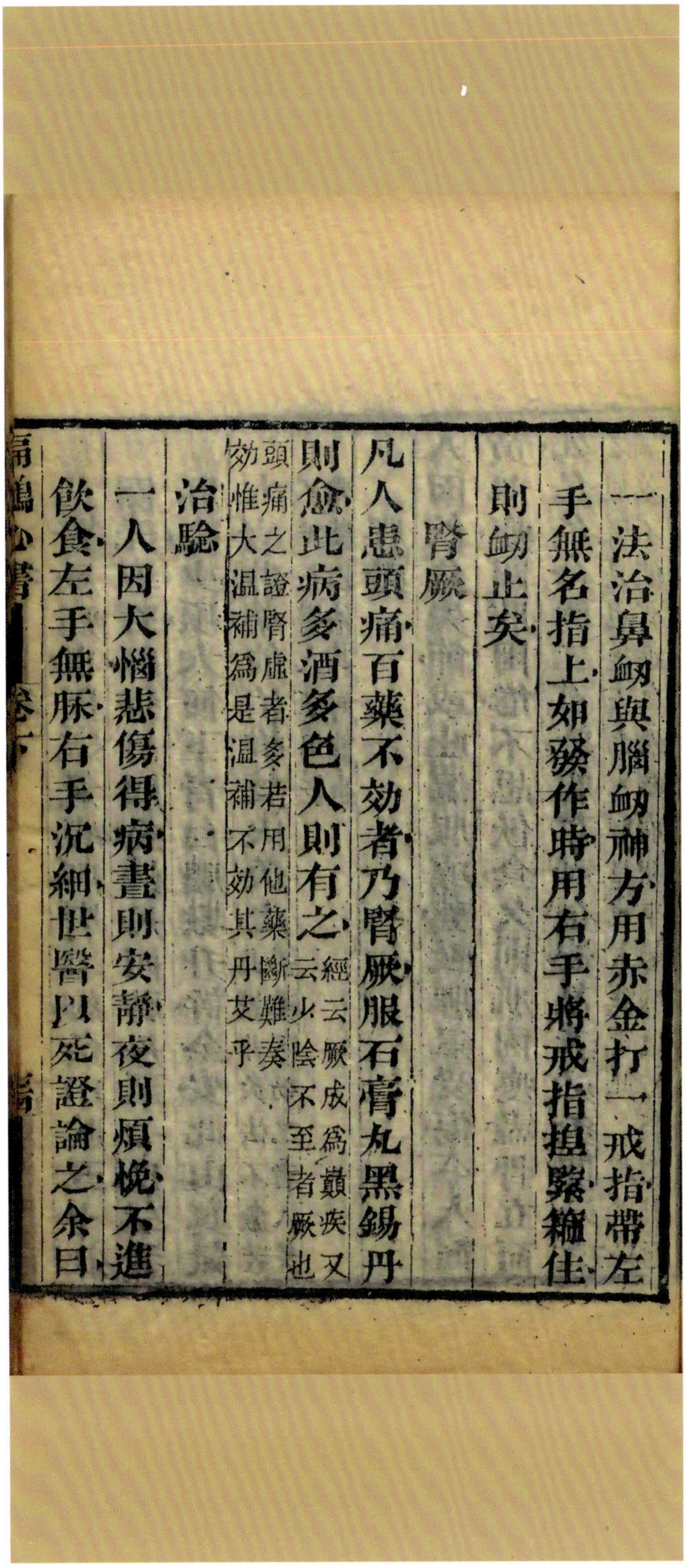
扁鵲心書　卷下

一法治鼻衄與腦衄神方用赤金打一戒指帶左手無名指上如發作時用右手將戒指揑緊箍住則衄止矣

腎厥

凡人患頭痛百藥不効者乃腎厥服石膏丸黑錫丹則愈此病多酒多色人則有之經云厥成爲巓疾又云少陰不至者厥也頭痛之證腎虛者多若用他藥斷難奏効惟大温補爲是温補不効其丹艾乎

治驗

一人因大惱悲傷得病晝則安靜夜則煩悗不進飲食左手無脉右手沉細世醫以死證論之余曰

一法治鼻衄与脑衄神方：用赤金打一戒指，带左手无名指上，如发作时，用右手将戒指捏紧，箍住则衄止矣。

肾厥

凡人患头痛，百药不效者，乃肾厥。服石膏丸、黑锡丹则愈。此病多酒多色人则有之。《经》云：厥成为巅疾，又云：少阴不至者厥也。头痛之证，肾虚者多，若用他药，断难奏效，惟大温补为是，温补不效，其丹艾乎。

治验

一人因大恼悲伤得病，昼则安静，夜则烦悗，不进饮食，左手无脉，右手沉细，世医以死证论之。余曰：

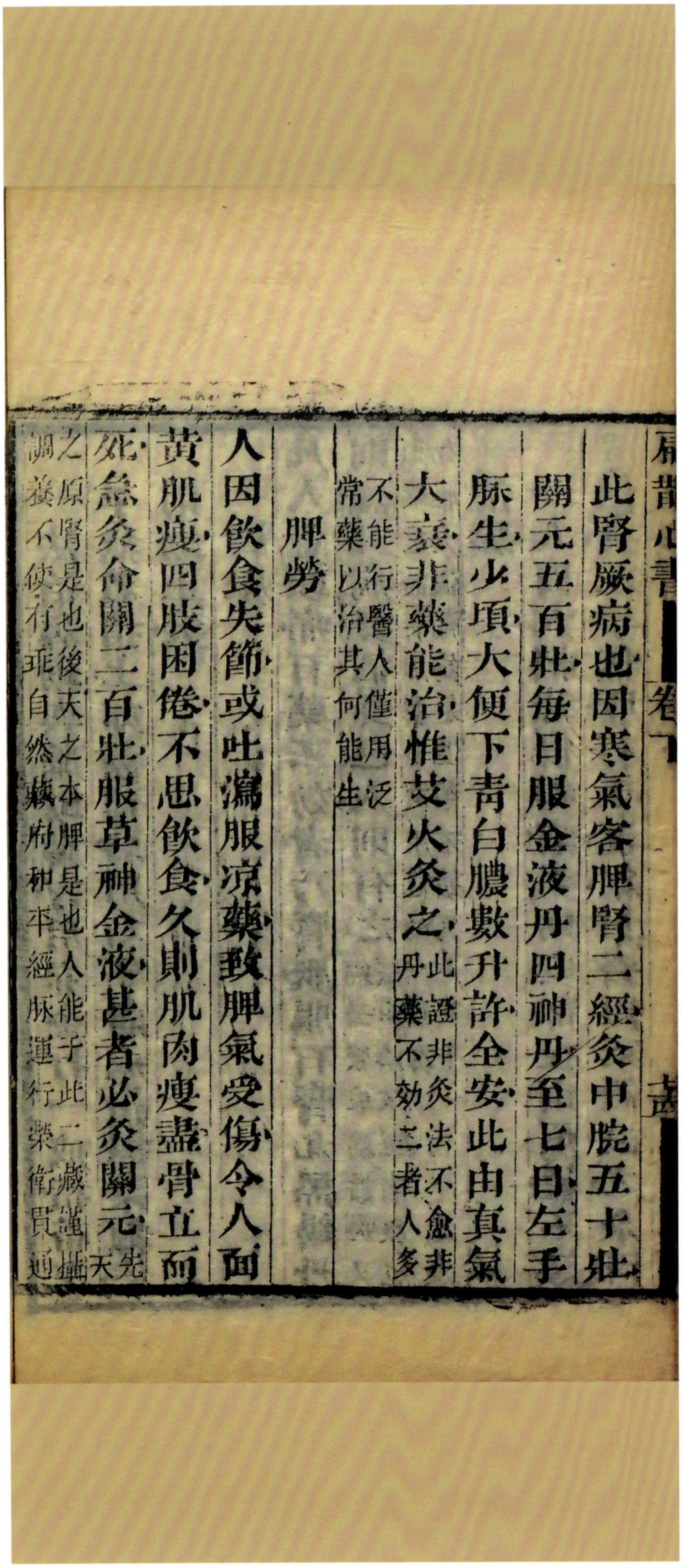
扁鵲心書　卷下

此腎厥病也因寒氣客脾腎二經灸中脘五十壯關元五百壯每日服金液丹四神丹至七日左手脉生少頃大便下青白膿數升許全安此由真氣大衰非藥能治惟艾火灸之此證非灸法不愈非丹藥不効二者人多不能行醫人僅用泛常藥以治其何能生

脾勞

人因飲食失節或吐瀉服涼藥致脾氣受傷令人面黃肌瘦四肢困倦不思飲食久則肌肉瘦盡骨立而死急灸命關二百壯服草神金液甚者必灸關元先天之原腎是也後天之本脾是也人能于此二臟謹攝調養不使有乖自然臟府和平經脉運行榮衛貫通

此肾厥病也。因寒气客脾肾二经，灸中脘五十壮，关元五百壮，每日服金液丹、四神丹。至七日左手脉生，少顷，大便下青白脓数升许，全安。此由真气大衰，非药能治，惟艾火灸之。此证非灸法不愈，非丹药不效，二者人多不能行，医人仅用泛常药以治，其何能生？

脾劳

人因饮食失节，或吐泻、服凉药致脾气受伤，令人面黄肌瘦，四肢困倦，不思饮食，久则肌肉瘦尽，骨立而死。急灸命关二百壮，服草神、金液，甚者必灸关元。先天之原肾是也，后天之本脾是也。人能于此二脏，谨摄调养，不使有乖，自然脏腑和平，经脉运行，荣卫贯通，

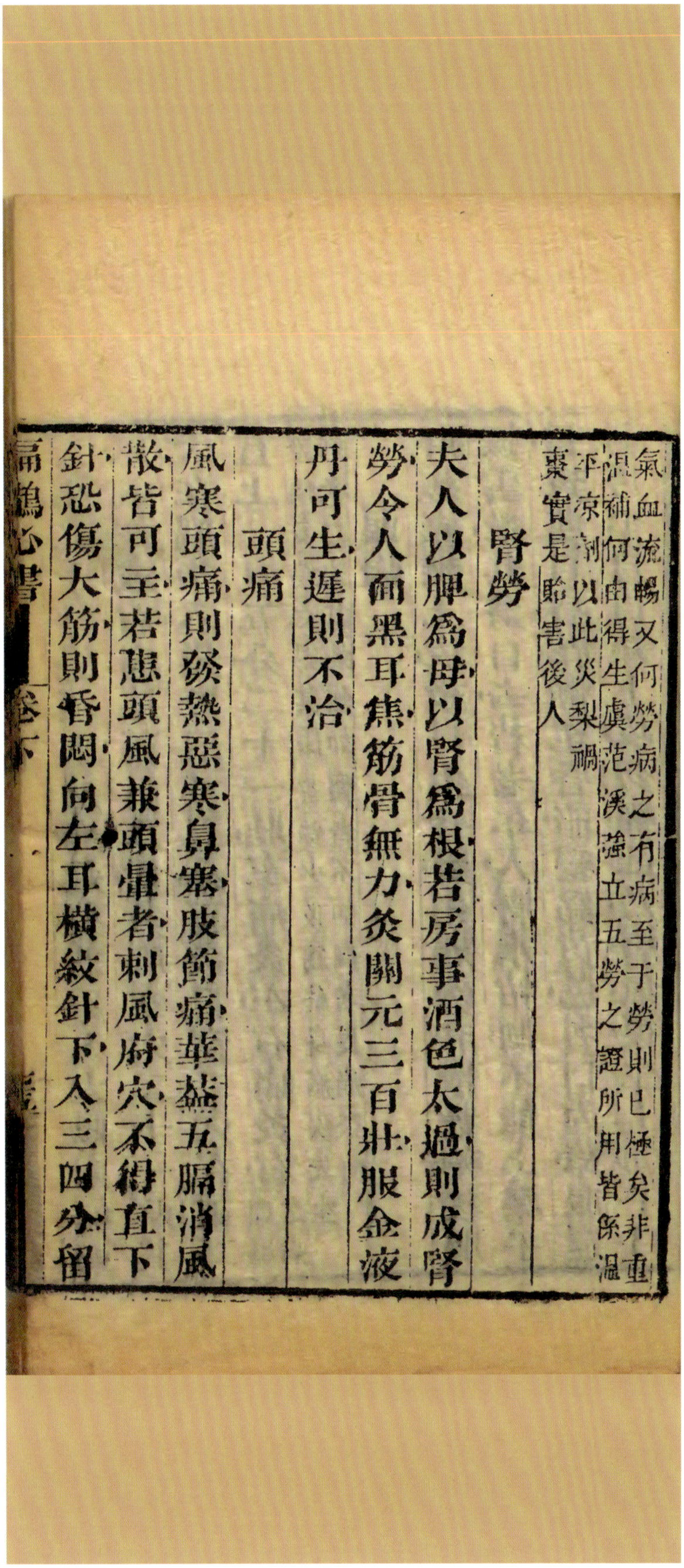
扁鵲心書　卷下

氣血流暢又何勞病之有病至于勞則已極矣非重溫補何由得生虞范溪強立五勞之證所用皆係溫平凉劑以此災梨禍棗實是貽害後人

腎勞

夫人以脾爲母以腎爲根若房事酒色太過則成腎勞令人面黑耳焦筋骨無力灸關元三百壯服金液丹可生遲則不治

頭痛

風寒頭痛則發熱惡寒鼻塞肢節痛華蓋五臑消風散皆可主若患頭風兼頭暈者刺風府穴不得直下針恐傷大筋則昏悶向左耳橫紋針下入三四分留

气血流畅，又何劳病之有？病至于劳则已极矣，非重温补，何由得生？虞范溪强立五劳之证，所用皆系温平凉剂，以此灾梨祸枣，实是贻害后人。

肾劳

夫人以脾为母，以肾为根，若房事酒色太过则成肾劳，令人面黑耳焦，筋骨无力。灸关元三百壮，服金液丹可生，迟则不治。

头痛

风寒头痛则发热、恶寒、鼻塞、肢节痛，华盖、五膈、消风散皆可主。若患头风兼头晕者，刺风府穴，不得直下针，恐伤大筋，则昏闷。向左耳横纹针下，入三四分，留

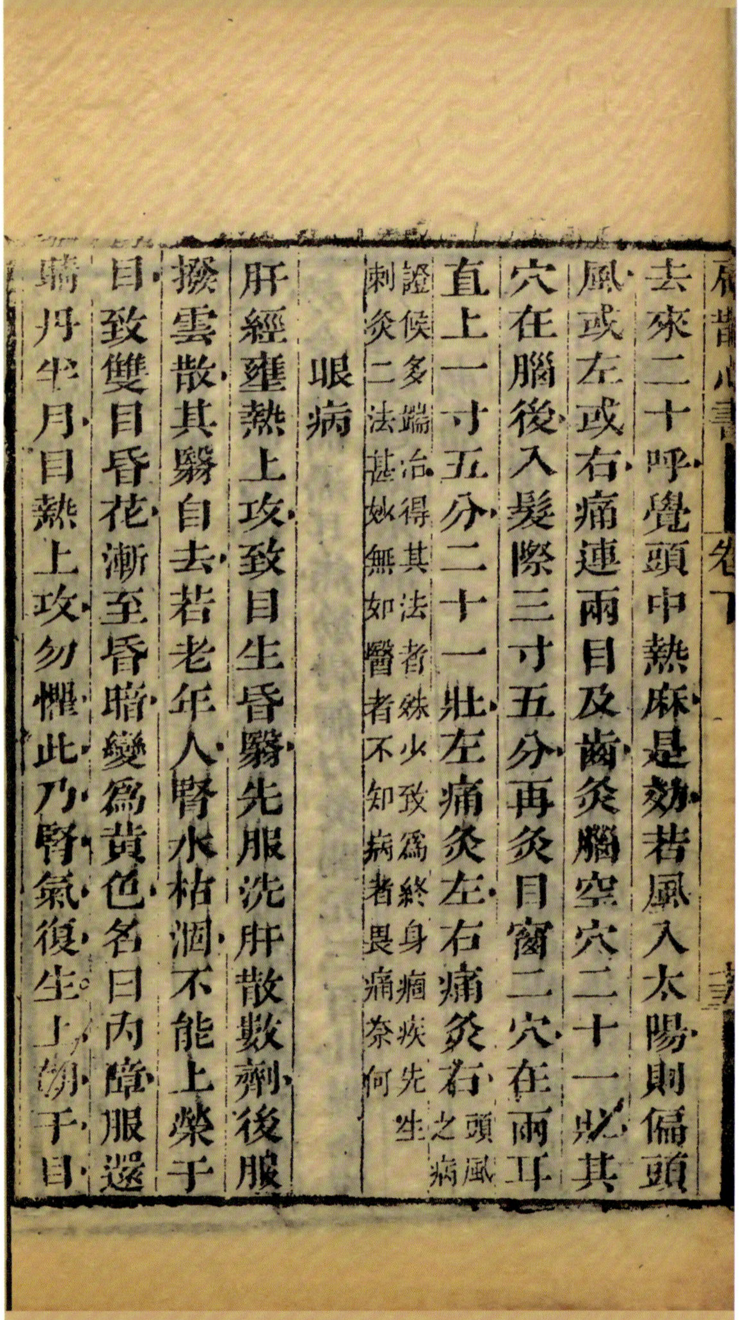
扁鵲心書　卷下

去來二十呼覺頭中熱麻是効若風入太陽則偏頭風或左或右痛連兩目及齒灸腦空穴二十一壯其穴在腦後入髮際三寸五分再灸目窗二穴在兩耳直上一寸五分二十一壯左痛灸左右痛灸右頭風之病證候多端治得其法者殊少致爲終身痼疾先生刺灸二法甚妙無如醫者不知病者畏痛奈何

眼病

肝經壅熱上攻致目生昏翳先服洗肝散數劑後服撥雲散其翳自去若老年人腎水枯涸不能上榮于目致雙目昏花漸至昏暗變爲黃色名曰內障服還睛丹半月目熱上攻勿懼此乃腎氣復生上朝于目

去来二十呼，觉头中热麻是效。若风入太阳则偏头风，或左或右，痛连两目及齿，灸脑空穴二十一壮，其穴在脑后入发际三寸五分，再灸目窗二穴，在两耳直上一寸五分，二十一壮，左痛灸左，右痛灸右。头风之病，证候多端，治得其法者殊少，致为终身痼疾，先生刺灸二法甚妙，无如医者不知，病者畏痛奈何。

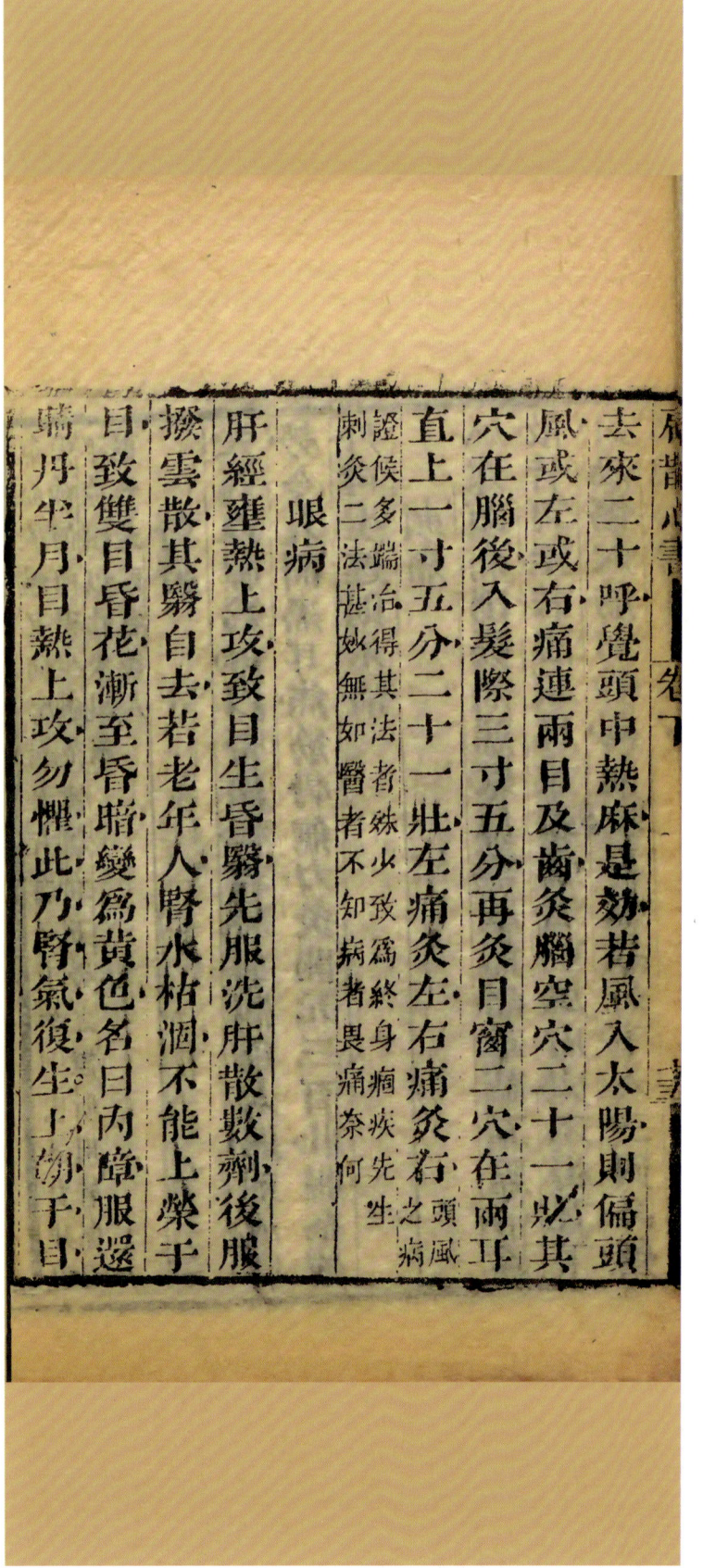

眼病

肝经壅热上攻，致目生昏翳，先服洗肝散数剂，后服拨云散，其翳自去。若老年人肾水枯涸，不能上荣于目，致双目昏花，渐至昏暗，变为黄色，名曰内障，服还睛丹，半月目热上攻，勿惧。此乃肾气复生，上朝于目

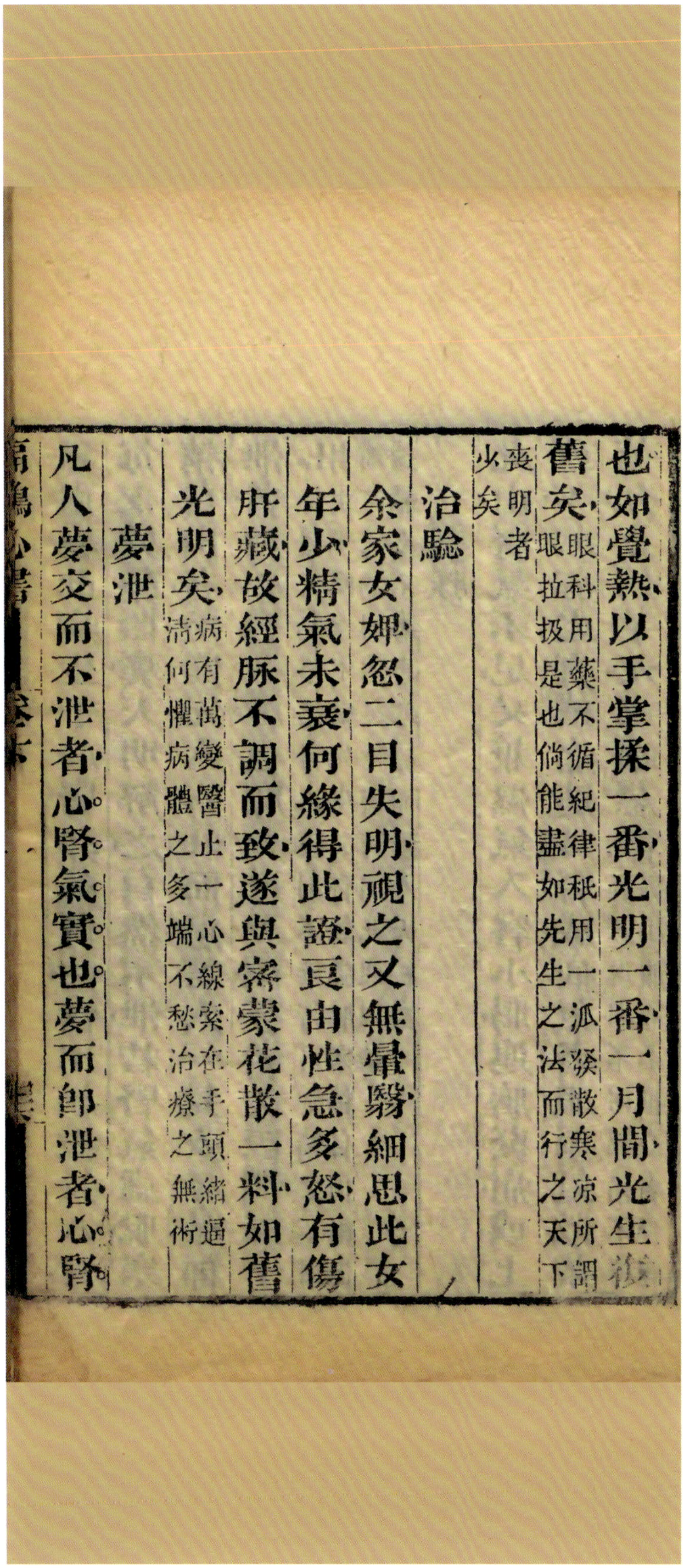

也如覺熱以手掌揉一番光明一番一月間光生復舊矣眼科用藥不循紀律秖用一派發散寒凉所謂眼拉扱是也倘能盡如先生之法而行之天下喪明者少矣

治驗

余家女婢忽二目失明視之又無暈翳細思此女年少精氣未衰何緣得此證良由性急多怒有傷肝藏故經脉不調而致遂與密蒙花散一料如舊光明矣病有萬變醫止一心線索在手頭緒逼清何懼病體之多端不愁治療之無術

夢泄

凡人夢交而不泄者心腎氣實也夢而即泄者心腎

也。如觉热，以手掌揉一番，光明一番，一月间，光生复旧矣。眼科用药，不循纪律，只用一派发散寒凉，所谓眼垃圾是也。倘能尽如先生之法而行之，天下丧明者少矣。

治验

余家女婢，忽二目失明，视之又无晕翳，细思此女，年少精气未衰，何缘得此证，良由性急多怒，有伤肝脏，故经脉不调而致，遂与密蒙花散一料，如旧光明矣。病有万变，医止一心，线索在手，头绪逼清，何惧病体之多端，不愁治疗之无术。

梦泄

凡人梦交而不泄者，心肾气实也；梦而即泄者，心肾

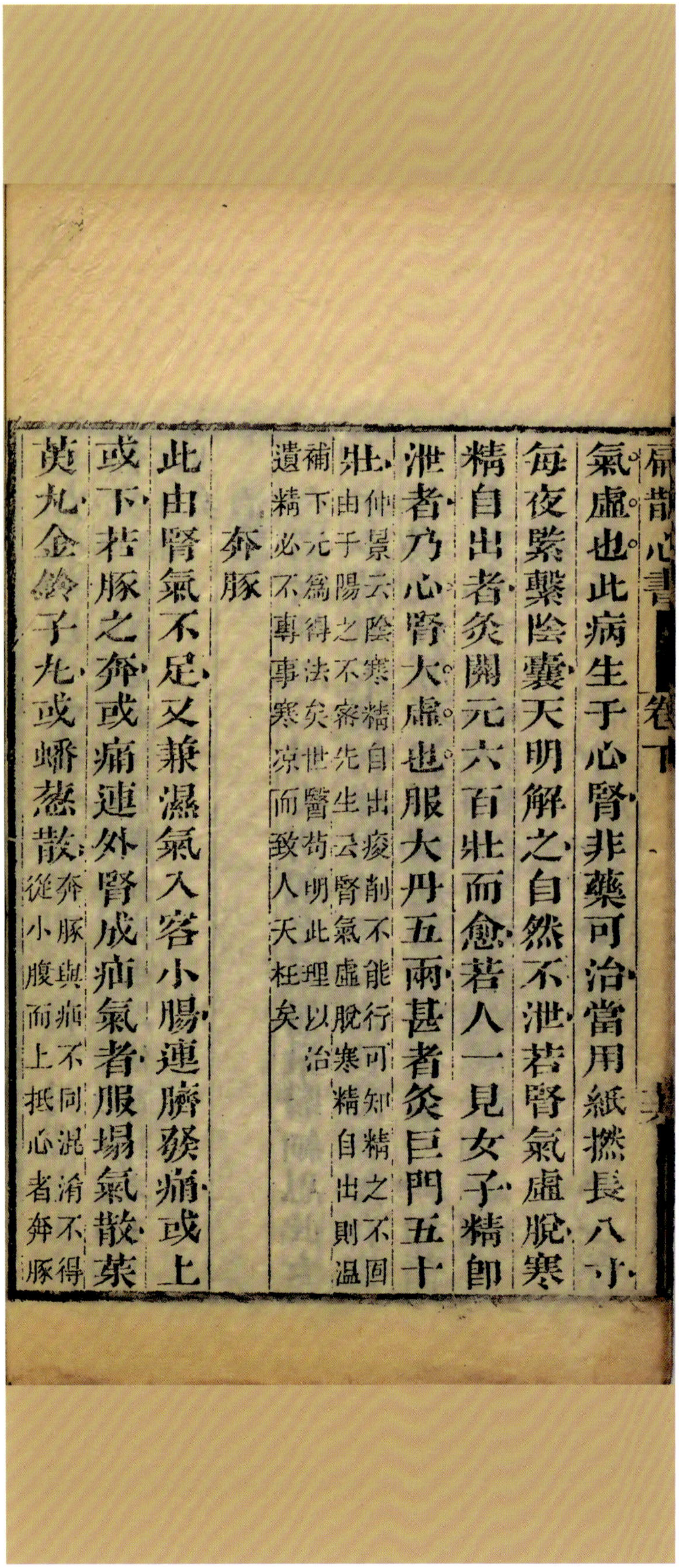

扁鵲心書　卷下

氣虛也此病生于心腎非藥可治當用紙撚長八寸每夜緊繫陰囊天明解之自然不泄若腎氣虛脫寒精自出者灸關元六百壯而愈若人一見女子精即泄者乃心腎大虛也服大丹五兩甚者灸巨門五十壯仲景云陰寒精自出痠削不能行可知精之不固由于陽之不密先生云腎氣虛脫寒精自出則溫補下元為得法矣世醫苟明此理以治遺精必不專事寒涼而致人夭枉矣

奔豚

此由腎氣不足又兼濕氣入客小腸連臍發痛或上或下若豚之奔或痛連外腎成疝氣者服塌氣散茱萸丸金鈴子丸或蟠葱散奔豚與疝不同混淆不得從小腹而上抵心者奔豚

气虚也。此病生于心肾，非药可治。当用纸捻长八寸，每夜紧系阴囊，天明解之，自然不泄。若肾气虚脱，寒精自出者，灸关元六百壮而愈。若人一见女子精即泄者，乃心肾大虚也，服大丹五两，甚者灸巨门五十壮。仲景云：阴寒精自出，酸削不能行。可知精之不固，由于阳之不密。先生云：肾气虚脱，寒精自出，则温补下元为得法矣。世医苟明此理，以治遗精，必不专事寒凉，而致人夭枉矣。

奔豚

此由肾气不足，又兼湿气入客小肠，连脐发痛，或上或下，若豚之奔，或痛连外肾成疝气者，服塌气散、茱萸丸、金铃子丸或蟠葱散。奔豚与疝不同，混淆不得，从小腹而上，抵心者，奔豚

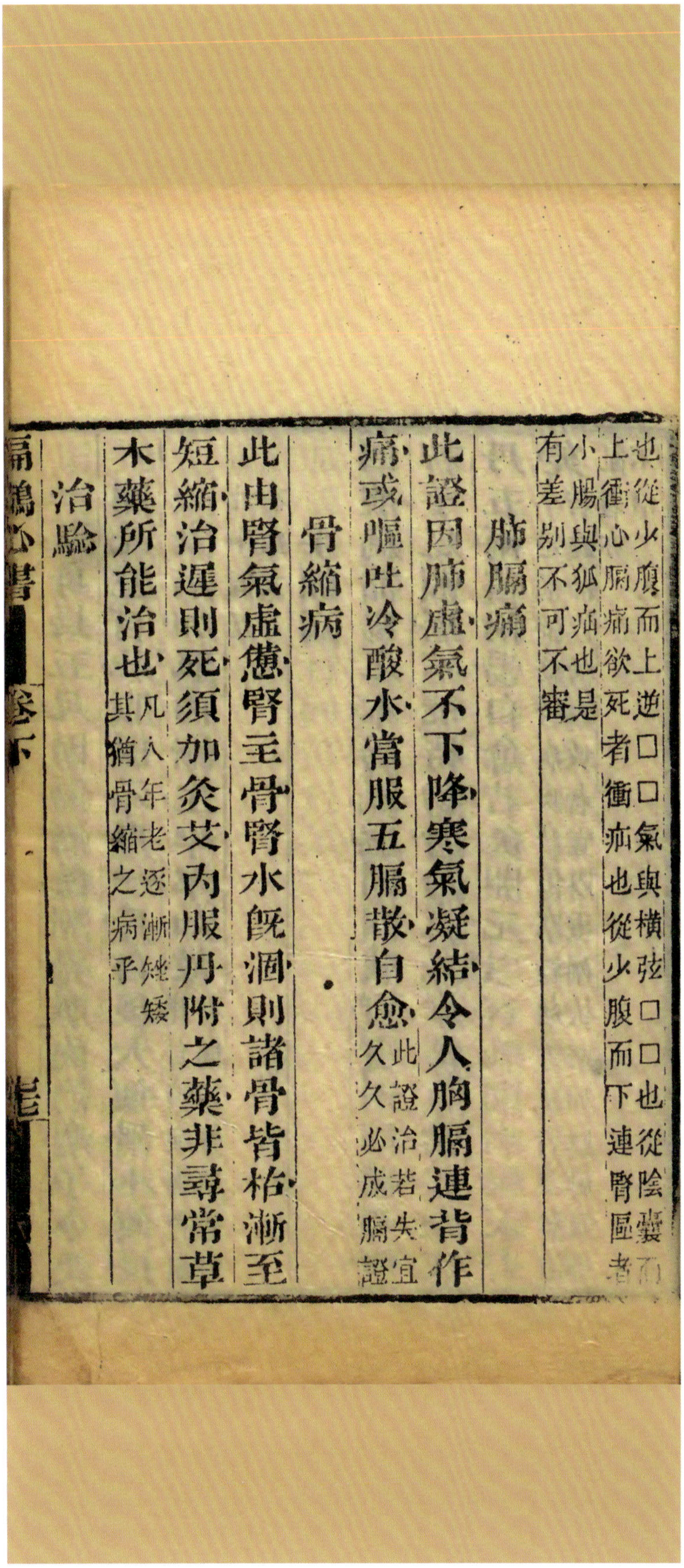
也從少腹而上逆□□氣與横弦□□也從陰囊而
上衝心膈痛欲死者衝疝也從少腹而下連腎區者
小腸與狐疝也是有差别不可不審
肺膈痛
此證因肺虛氣不下降寒氣凝結令人胸膈連背作
痛或嘔吐冷酸水當服五膈散自愈此證治若失宜久久必成膈證
骨縮病
此由腎氣虛憊腎主骨腎水既涸則諸骨皆枯漸至
短縮治遲則死須加灸艾内服丹附之藥非尋常草
木藥所能治也凡人年老逐漸矬矮其猶骨縮之病乎
治驗
扁鵲心書　卷下

也；从少腹而上逆，□□[1]气与横弦□□[2]也；从阴囊而上冲心膈，痛欲死者，冲疝也；从少腹而下连肾区者，小肠与狐疝也。是有差别，不可不审。

肺膈痛

此证因肺虚，气不下降，寒气凝结，令人胸膈连背作痛，或呕吐冷酸水，当服五膈散自愈。此证治若失宜，久久必成膈证。

骨缩病

此由肾气虚惫，肾主骨，肾水既涸则诸骨皆枯，渐至短缩，治迟则死。须加灸艾，内服丹附之药，非寻常草木药所能治也。凡人年老，逐渐矬矮，其犹骨缩之病乎。

治验

①□□：底本缺文，据文义疑为“小肠”。
②□□：底本缺文，据文义疑为“竖弦”。小肠气又称“横弦竖弦”。

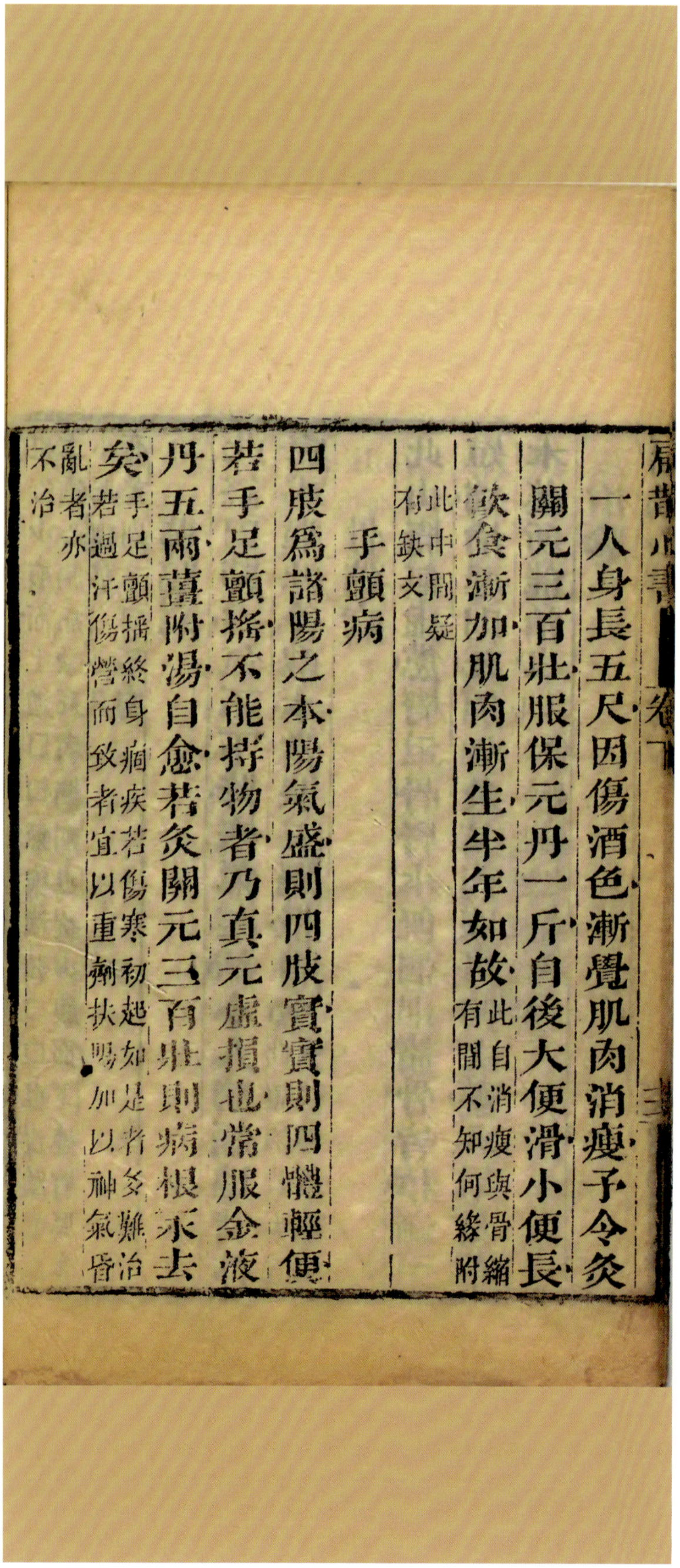
扁鵲心書　卷下

一人身長五尺，因傷酒色，漸覺肌肉消瘦，予令灸關元三百壯，服保元丹一斤，自後大便滑，小便長，飲食漸加，肌肉漸生，半年如故。此自消瘦與骨縮有間，不知何緣附此，中間疑有缺文。

手顫病

四肢爲諸陽之本，陽氣盛則四肢實，實則四體輕便。若手足顫搖不能持物者，乃真元虛損也。常服金液丹五兩，薑附湯自愈。若灸關元三百壯則病根永去矣。手足顫搖，終身痼疾，若傷寒初起如是者，多難治。若過汗傷營而致者，宜以重劑扶陽，加以神氣昏亂者，亦不治。

一人身长五尺，因伤酒色，渐觉肌肉消瘦，予令灸关元三百壮，服保元丹一斤，自后大便滑，小便长，饮食渐加，肌肉渐生，半年如故。此自消瘦，与骨缩有间，不知何缘附此，中间疑有缺文。

手颤病

四肢为诸阳之本，阳气盛则四肢实，实则四体轻便。若手足颤摇不能持物者，乃真元虚损也。常服金液丹五两，姜附汤自愈。若灸关元三百壮则病根永去矣。手足颤摇，终身痼疾，若伤寒初起如是者，多难治。若过汗伤营而致者，宜以重剂扶阳，加以神气昏乱者，亦不治。

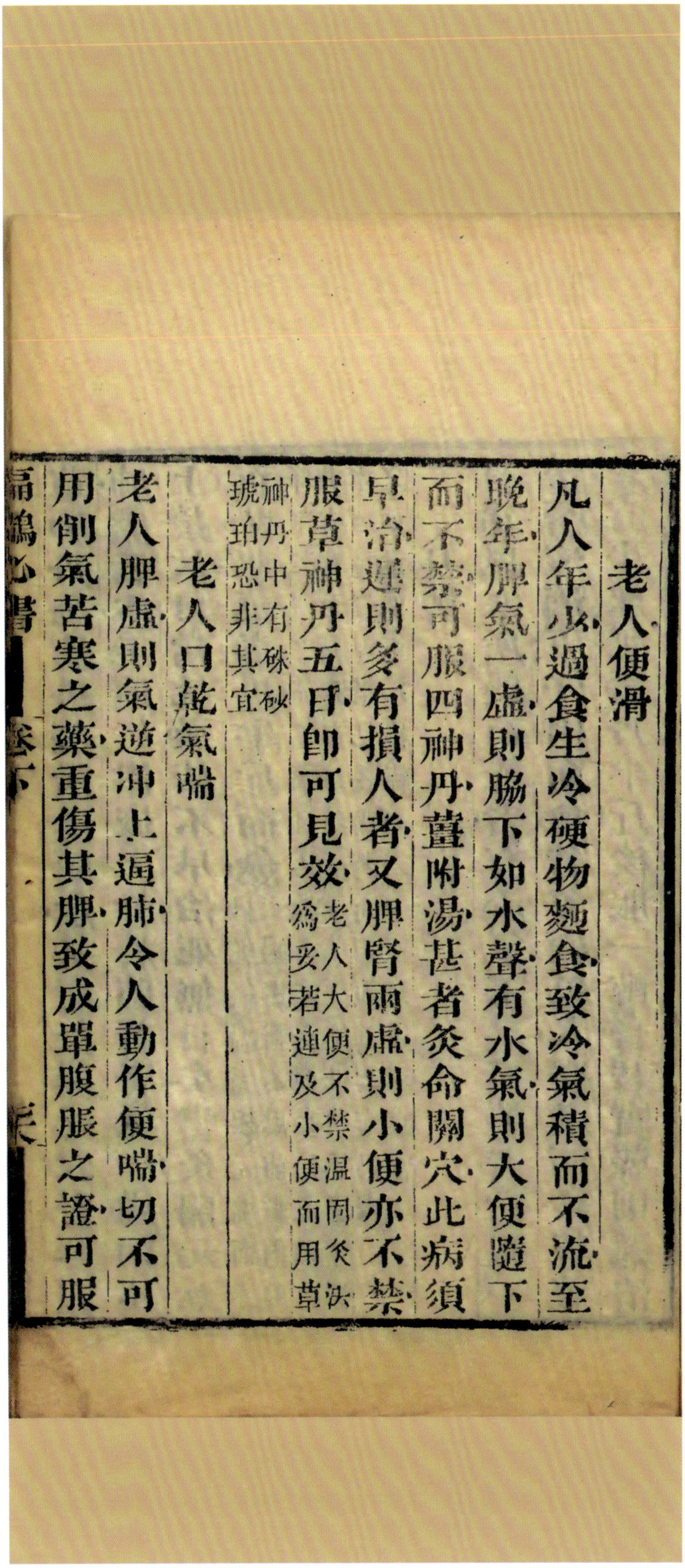
老人便滑

凡人年少過食生冷硬物麵食致冷氣積而不流至晚年脾氣一虛則脇下如水聲有水氣則大便隨下而不禁可服四神丹薑附湯甚者灸命關穴此病須早治遲則多有損人者又脾腎兩虛則小便亦不禁服草神丹五日即可見效老人大便不禁溫固灸法為妥若連及小便而用草神丹中有硃砂琥珀恐非其宜

老人口乾氣喘

老人脾虛則氣逆冲上逼肺令人動作便喘切不可用削氣苦寒之藥重傷其脾致成單腹脹之證可服

扁鵲心書　卷下

老人便滑

凡人年少，过食生冷硬物面食，致冷气积而不流，至晚年脾气一虚，则胁下如水声，有水气则大便随下而不禁，可服四神丹、姜附汤，甚者灸命关穴。此病须早治，迟则多有损人者。又脾肾两虚，则小便亦不禁，服草神丹五日即可见效。老人大便不禁，温固灸法为妥，若连及小便而用草神丹，中有朱砂、琥珀，恐非其宜。

老人口干气喘

老人脾虚则气逆冲上逼肺，令人动作便喘，切不可用削气苦寒之药，重伤其脾，致成单腹胀之证。可服

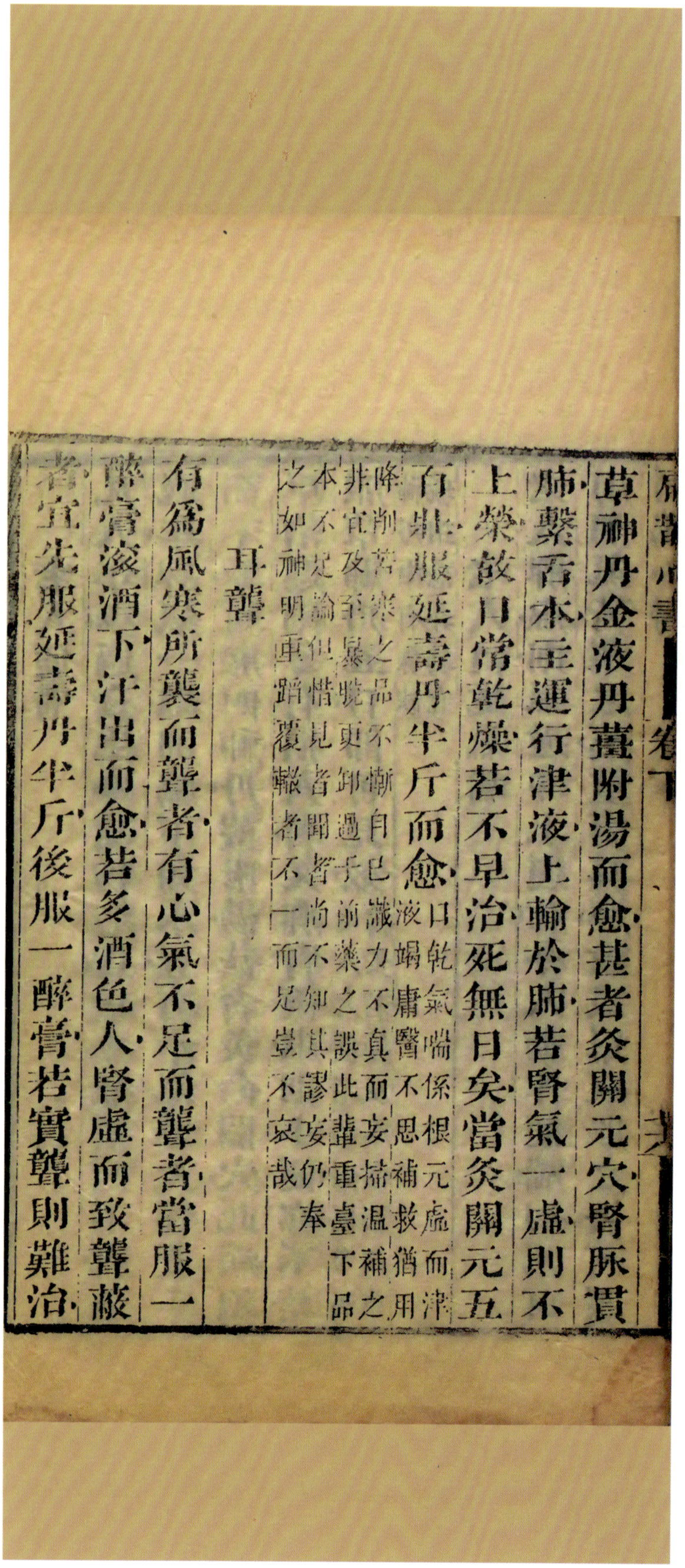
扁鵲心書　卷下

草神丹金液丹薑附湯而愈甚者灸關元穴腎脈貫肺繫舌本主運行津液上輸於肺若腎氣一虛則不上榮故口常乾燥若不早治死無日矣當灸關元五百壯服延壽丹半斤而愈口乾氣喘係根元虛而津液竭庸醫不思補救猶用降削苦寒之品不慚自已識力不真而妄掃溫補之非宜及至暴脫更卸過於前藥之誤此輩重臺下品本不足論但惜見者聞者尚不知其謬妄仍奉之如神明重蹈覆轍者不一而足豈不哀哉

耳聾

有為風寒所襲而聾者有心氣不足而聾者當服一醉膏滾酒下汗出而愈若多酒色人腎虛而致聾蔽者宜先服延壽丹半斤後服一醉膏若實聾則難治

草神丹、金液丹、姜附汤而愈，甚者灸关元穴。肾脉贯肺系舌本，主运津液，上输于肺，若肾气一虚，则不上荣，故口常干燥，若不早治，死无日矣。当灸关元五百壮，服延寿丹半斤而愈。口干气喘，系根元虚而津液竭，庸医不思补救，犹用降削苦寒之品，不惭自己识力不真，而妄扫温补之非宜，及至暴脱，更卸过于前药之误。此辈重台下品，本不足论，但惜见者闻者，尚不知其谬妄，仍奉之如神明，重蹈覆辙者，不一而足，岂不哀哉。

耳聋

有为风寒所袭而聋者，有心气不足而聋者，当服一醉膏，滚酒下，汗出而愈。若多酒色人，肾虚而致聋蔽者，宜先服延寿丹半斤，后服一醉膏。若实聋则难治。

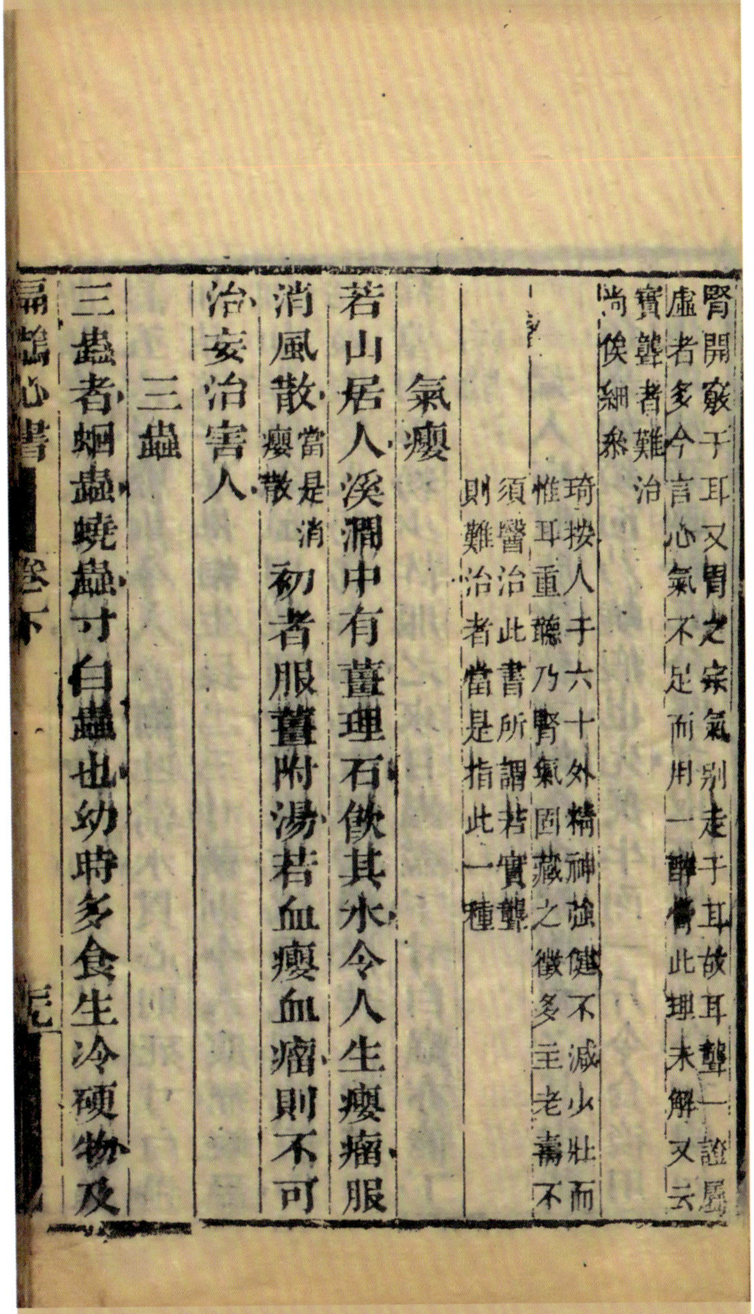
扁鵲心書 卷下

腎開竅于耳又胃之宗氣別走于耳故耳聾一證屬虛者多今言心氣不足而用一醉膏此理未解又云實聾者難治尚俟細參

琦按人于六十外精神強健不減少壯而惟耳重聽乃腎氣固藏之徵多主老壽不須醫治此書所謂若實聾則難治者當是指此一種

氣癭

若山居人溪澗中有薑理石飲其水令人生癭瘤服消風散當是消癭散初者服薑附湯若血癭血瘤則不可治妄治害人

三蟲

三蟲者蛔蟲蟯蟲寸白蟲也幼時多食生冷硬物及

肾开窍于耳，又胃之宗气别走于耳，故耳聋一证属虚者多，今言心气不足，而用一醉膏，此理未解。又云实聋者难治，尚俟细参。琦按：人于六十外，精神强健，不减少壮，而惟耳重听，乃肾气固藏之征，多主老寿，不须医治。此书所谓若实聋则难治者，当是指此一种。

气瘿

若山居人，溪涧中，有姜理石，饮其水，令人生瘿瘤，服消风散。当是消瘿散。初者服姜附汤。若血瘿、血瘤则不可治，妄治害人。

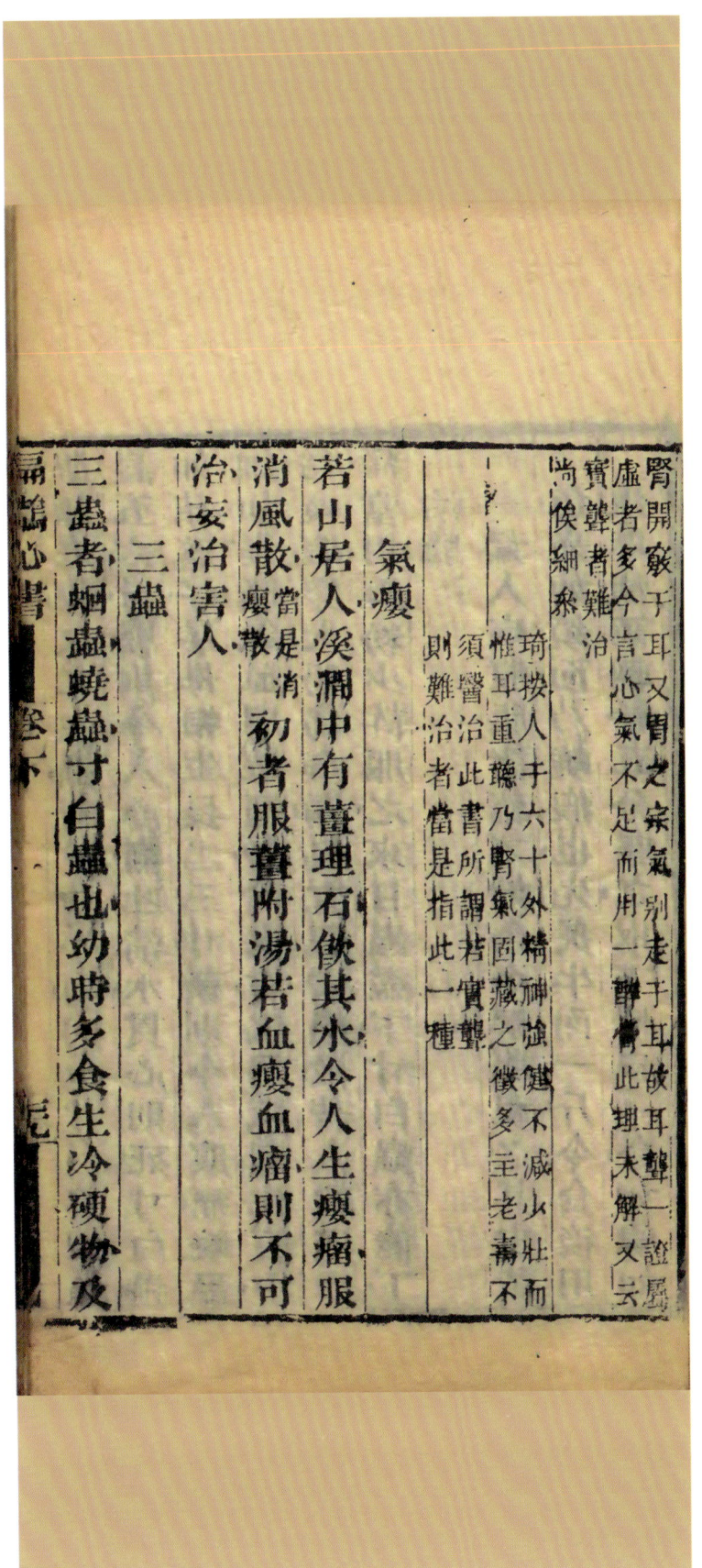

三虫

三虫者，蛔虫，蛲虫，寸白虫也。幼时多食生冷硬物，及

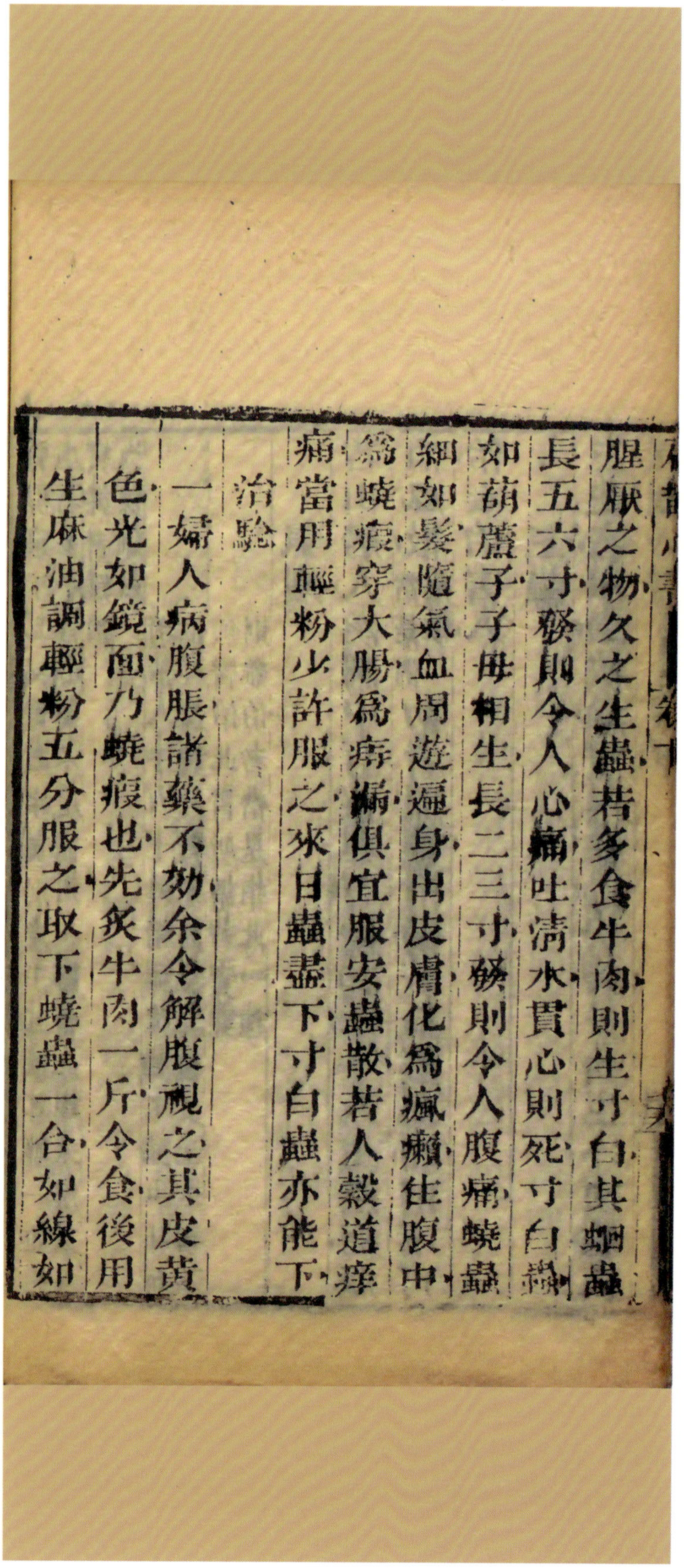
腥厭之物久之生蟲若多食牛肉則生寸白其蛔蟲
長五六寸發則令人心痛吐清水貫心則死寸白蟲
如葫蘆子子母相生長二三寸發則令人腹痛蟯蟲
細如髮隨氣血周遊遍身出皮膚化爲瘋癩住腹中
爲蟯瘕穿大腸爲痔漏俱宜服安蟲散若人穀道痒
痛當用輕粉少許服之來日蟲盡下寸白蟲亦能下
治驗
一婦人病腹脹諸藥不効余令解腹視之其皮黃
色光如鏡面乃蟯瘕也先炙牛肉一斤令食後用
生麻油調輕粉五分服之取下蟯蟲一合如線如

腥厌之物，久之生虫。若多食牛肉，则生寸白。其蛔虫长五六寸，发则令人心痛，吐清水，贯心则死。寸白虫如葫芦子，子母相生，长二三寸，发则令人腹痛。蛲虫细如发，随气血周游遍身，出皮肤化为疯癞，住腹中，为蛲瘕，穿大肠为痔漏，俱宜服安虫散。若人谷道痒痛，当用轻粉少许服之，来日虫尽下，寸白虫亦能下。

治验

一妇人病腹胀诸药不效，余令解腹视之，其皮黄色光如镜面，乃蛲瘕也。先炙牛肉一斤令食，后用生麻油调轻粉五分服之，取下蛲虫一合，如线如

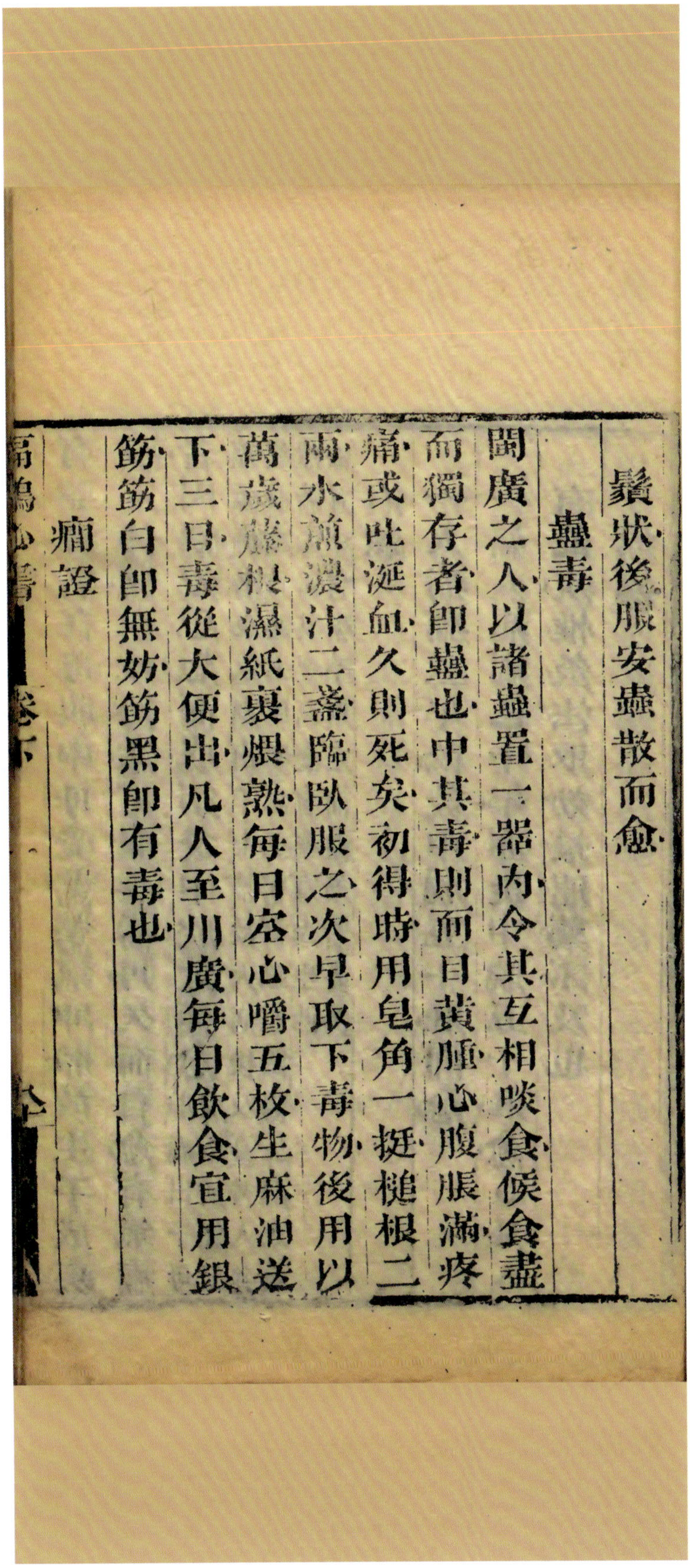
鬚狀後服安蟲散而愈
蠱毒
閩廣之人以諸蟲置一器內令其互相啖食候食盡而獨存者即蠱也中其毒則面目黃腫心腹脹滿疼痛或吐涎血久則死矣初得時用皂角一挺槌根二兩水煎濃汁二盞臨臥服之次早取下毒物後用以萬歲藤根濕紙裹煨熟每日空心嚼五枚生麻油送下三日毒從大便出凡人至川廣每日飲食宜用銀筯筯白即無妨筯黑即有毒也
痫證
扁鵲心書 卷下

须状，后服安虫散而愈。

蛊毒

闽广之人，以诸虫置一器内，令其互相啖食，候食尽而独存者即蛊也。中其毒则面目黄肿，心腹胀满疼痛，或吐涎血，久则死矣。初得时用皂角一挺，槌根二两，水煎浓汁二盏，临卧服之，次早取下毒物后，用以万岁藤根，湿纸裹煨熟，每日空心嚼五枚，生麻油送下，三日毒从大便出。凡人至川广每日饮食，宜用银箸，箸白即无妨，箸黑即有毒也。

痫证

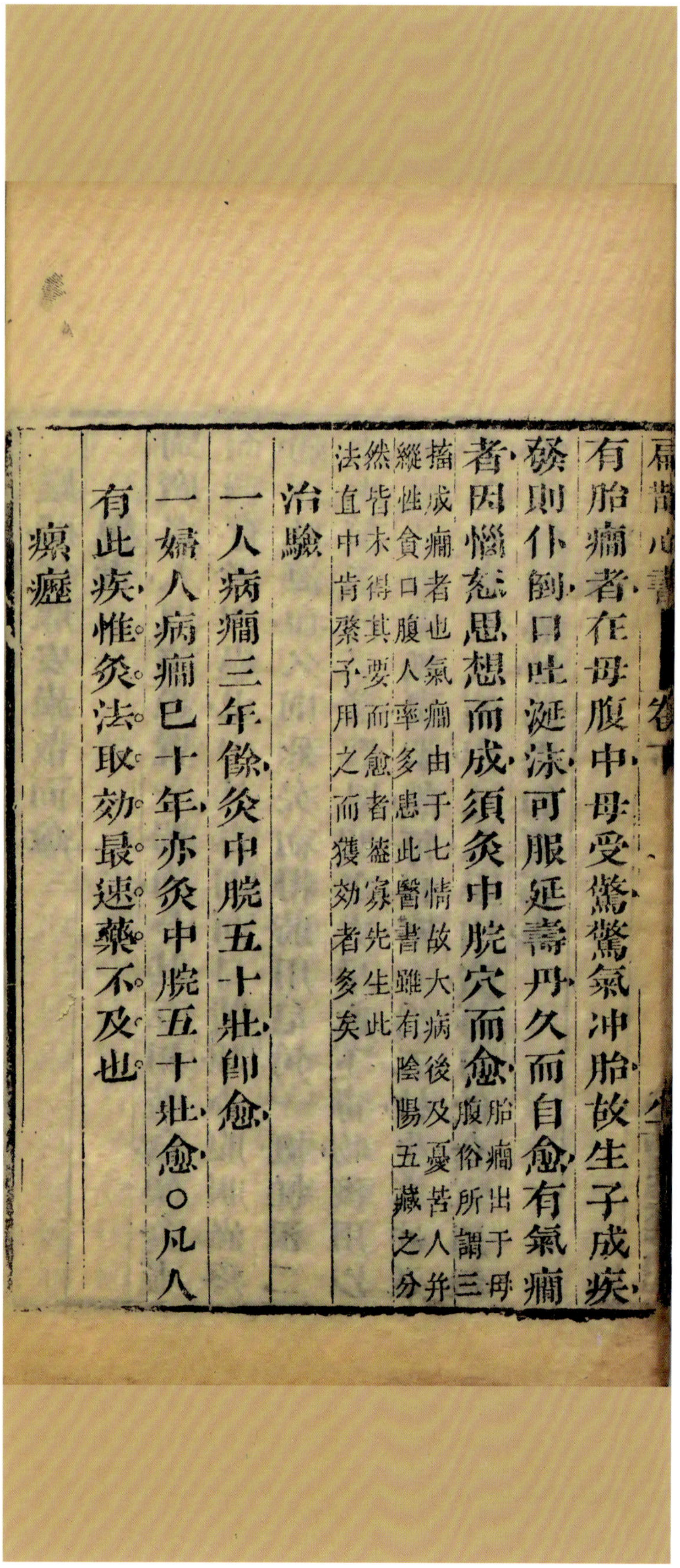
扁鵲心書 卷下

有胎癇者在母腹中母受驚驚氣冲胎故生子成疾發則仆倒口吐涎沫可服延壽丹久而自愈有氣癇者因惱怒思想而成須灸中脘穴而愈胎癇出于母腹俗所謂三搐成癇者也氣癇由于七情故大病後及憂苦人并縱性貪口腹人率多患此醫書雖有陰陽五藏之分然皆未得其要而愈者蓋寡先生此法直中肯綮予用之而獲效者多矣

治驗

一人病癇三年餘灸中脘五十壯即愈

一婦人病癇已十年亦灸中脘五十壯愈○凡人有此疾惟灸法取効最速藥不及也

瘰癧

有胎痫者，在母腹中，母受惊，惊气冲胎，故生子成疾，发则仆倒，口吐涎沫，可服延寿丹，久而自愈。有气痫者，因恼怒思想而成，须灸中脘穴而愈。胎痫出于母腹，俗所谓三搐成痫者也。气痫由于七情，故大病后及忧苦人，并纵性贪口腹人率多患此。医书虽有阴阳五脏之分，然皆未得其要，而愈者盖寡。先生此法直中肯綮，予用之而获效者多矣。

治验

一人病痫三年余，灸中脘五十壮即愈。

一妇人病痫已十年，亦灸中脘五十壮愈。凡人有此疾，惟灸法取效最速，药不及也。

瘰疬

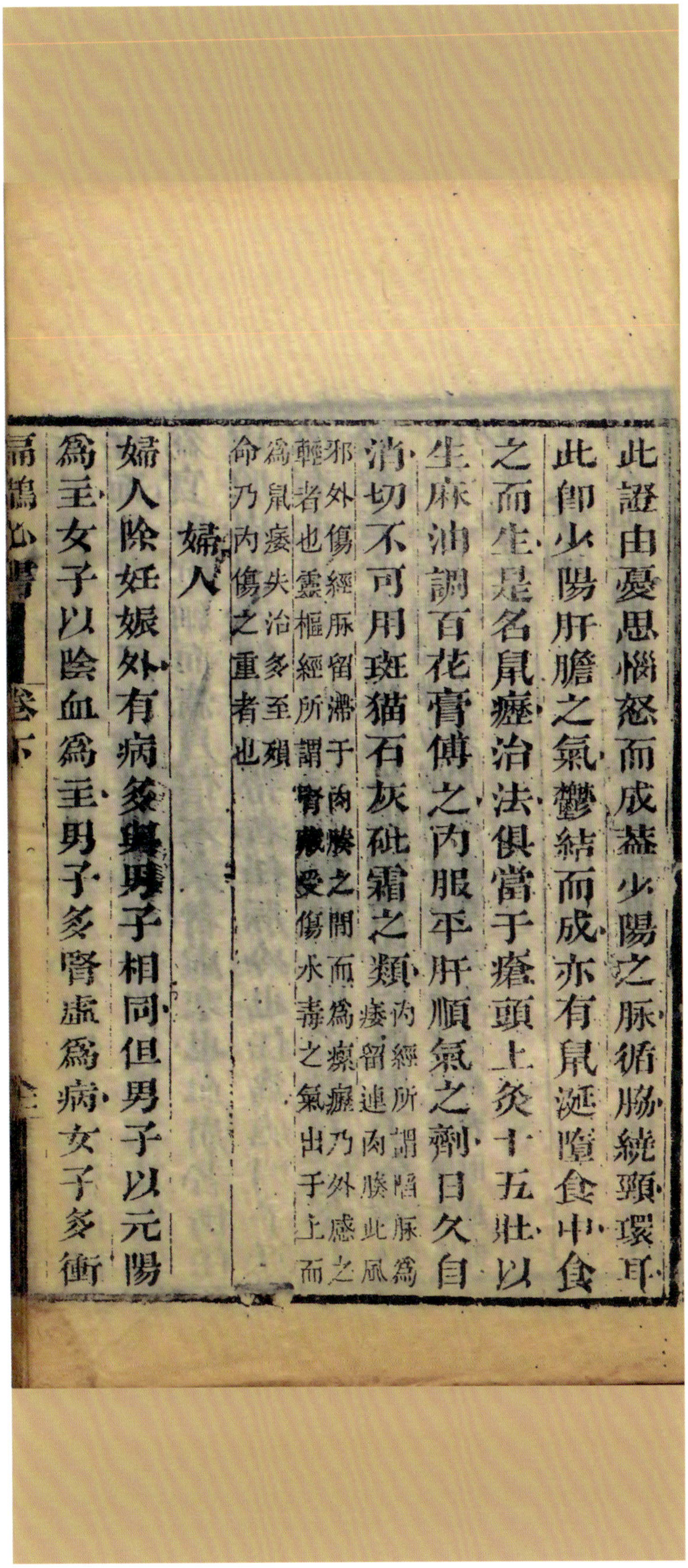
扁鵲心書　卷下

此證由憂思惱怒而成葢少陽之脉循脇繞頸環耳此卽少陽肝膽之氣鬱結而成亦有鼠涎墮食中食之而生是名鼠瘻治法俱當于瘡頭上灸十五壯以生麻油調百花膏傅之內服平肝順氣之劑日久自消切不可用斑猫石灰砒霜之類內經所謂陷脉爲瘻留連肉腠此風邪外傷經脉留滯于肉腠之間而爲瘰癧乃外感之輕者也靈樞經所謂腎藏受傷水毒之氣出于上而爲鼠瘻失治多至殞命乃內傷之重者也

婦人

婦人除妊娠外有病多與男子相同但男子以元陽爲主女子以陰血爲主男子多腎虛爲病女子多衝

此证由忧思恼怒而成，盖少阳之脉，循胁绕颈环耳，此即少阳肝胆之气，郁结而成。亦有鼠涎堕食中，食之而生，是名鼠疬。治法俱当于疮头上灸十五壮，以生麻油调百花膏敷之，内服平肝顺气之剂，日久自消。切不可用斑蝥、石灰、砒霜之类。《内经》所谓陷脉为瘘，留连肉腠。此风邪外伤经脉，留滞于肉腠之间，而为瘰疬，乃外感之轻者也。《灵枢经》所谓肾脏受伤，水毒之气出于上，而为鼠瘘。失治多至殒命，乃内伤之重者也。

妇人

妇人除妊娠外，有病多与男子相同，但男子以元阳为主，女子以阴血为主，男子多肾虚为病，女子多冲

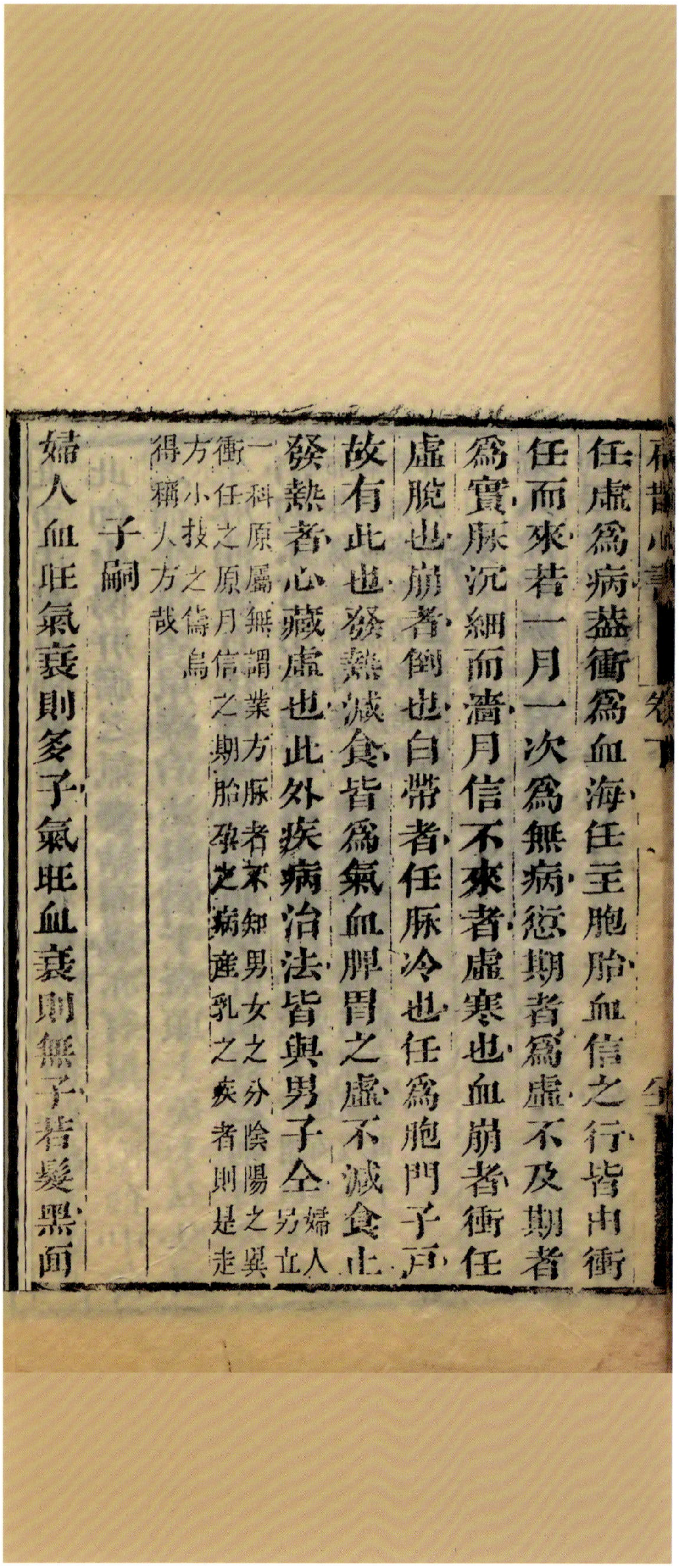

任虛爲病蓋衝爲血海任主胞胎血信之行皆由衝任而來若一月一次爲無病愆期者爲虛不及期者爲實脉沉細而濇月信不來者虛寒也血崩者衝任虛脫也崩者倒也白帶者任脉冷也任爲胞門子戶故有此也發熱減食皆爲氣血脾胃之虛不減食止發熱者心藏虛也此外疾病治法皆與男子仝婦人另立一科原屬無謂業方脉者不知男女之分陰陽之異衝任之原月信之期胎孕之病產乳之疾者則是走方小技之儔烏得稱大方哉

子嗣

婦人血旺氣衰則多子氣旺血衰則無子若髮黑面

任虚为病。盖冲为血海，任主胞胎，血信之行，皆由冲任而来，若一月一次为无病，愆期者为虚，不及期者为实，脉沉细而涩，月信不来者，虚寒也。血崩者，冲任虚脱也。崩者，倒也。白带者，任脉冷也。任为胞门子户，故有此也。发热减食，皆为气血脾胃之虚；不减食，止发热者，心脏虚也。此外疾病治法皆与男子同。妇人另立一科，原属无谓，业方脉者，不知男女之分，阴阳之异，冲任之原，月信之期，胎孕之病，产乳之疾者，则是走方小技之俦，乌得称大方哉。

子嗣

妇人血旺气衰则多子，气旺血衰则无子。若发黑，面

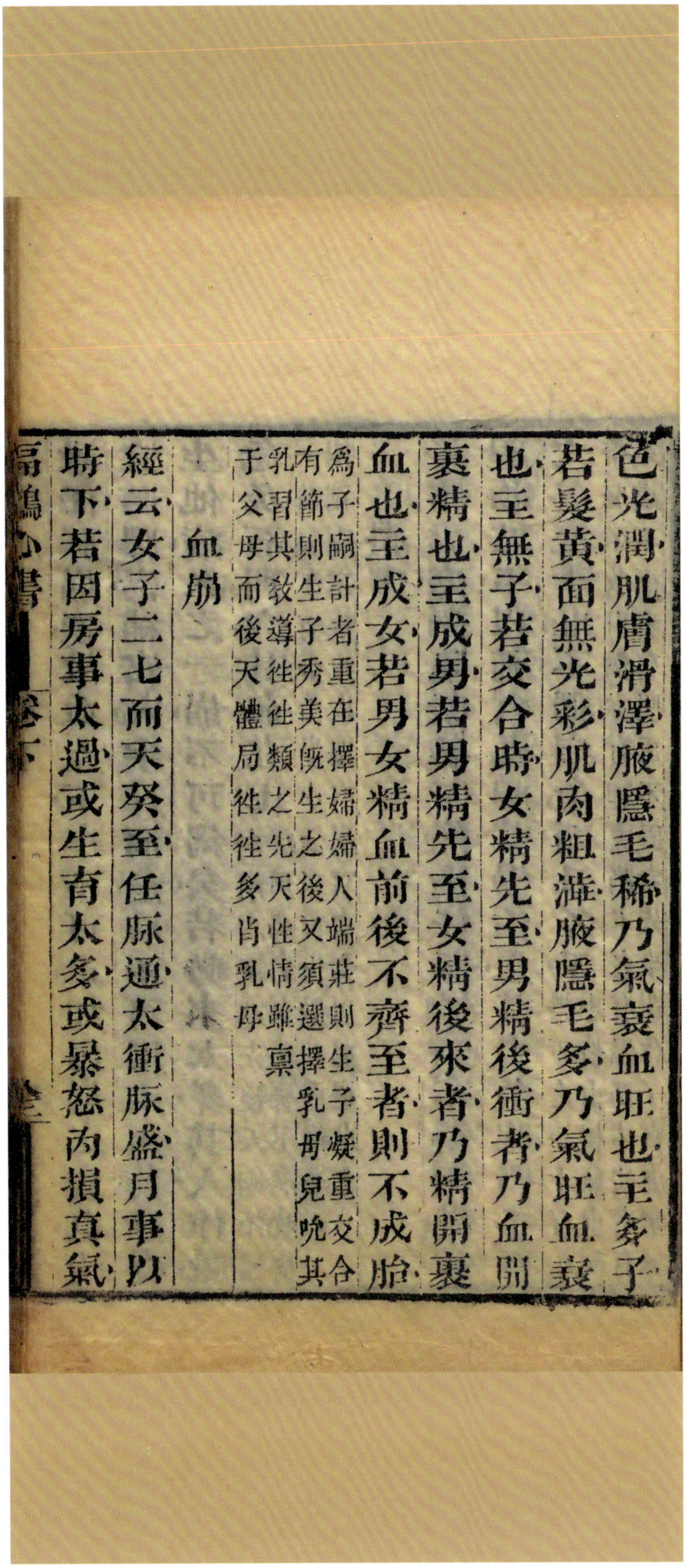
扁鵲心書　卷下

色光潤肌膚滑澤腋隱毛稀乃氣衰血旺也主多子若髮黃面無光彩肌肉粗澁腋隱毛多乃氣旺血衰也主無子若交合時女精先至男精後衝者乃血開裹精也主成男若男精先至女精後來者乃精開裹血也主成女若男女精血前後不齊至者則不成胎爲子嗣計者重在擇婦婦人端莊則生子凝重交合有節則生子秀美旣生之後又須選擇乳母兒吮其乳習其教導往往類之先天性情雖禀于父母而後天體局往往多肖乳母

血崩

經云女子二七而天癸至任脉通太衝脉盛月事以時下若因房事太過或生育太多或暴怒內損真氣

色光润，肌肤滑泽，腋隐毛稀，乃气衰血旺也，主多子。若发黄，面无光彩，肌肉粗涩，腋隐毛多，乃气旺血衰也，主无子。若交合时，女精先至，男精后冲者，乃血开裹精也，主成男。若男精先至，女精后来者，乃精开裹血也，主成女。若男女精血前后不齐至者，则不成胎。为子嗣计者，重在择妇，妇人端庄则生子凝重。交合有节，则生子秀美。既生之后，又须选择乳母，儿吮其乳，习其教导，往往类之。先天性情虽禀于父母，而后天体局往往多肖乳母。

血崩

《经》云：女子二七而天癸至，任脉通，太冲脉盛，月事以时下，若因房事太过，或生育太多，或暴怒内损真气，

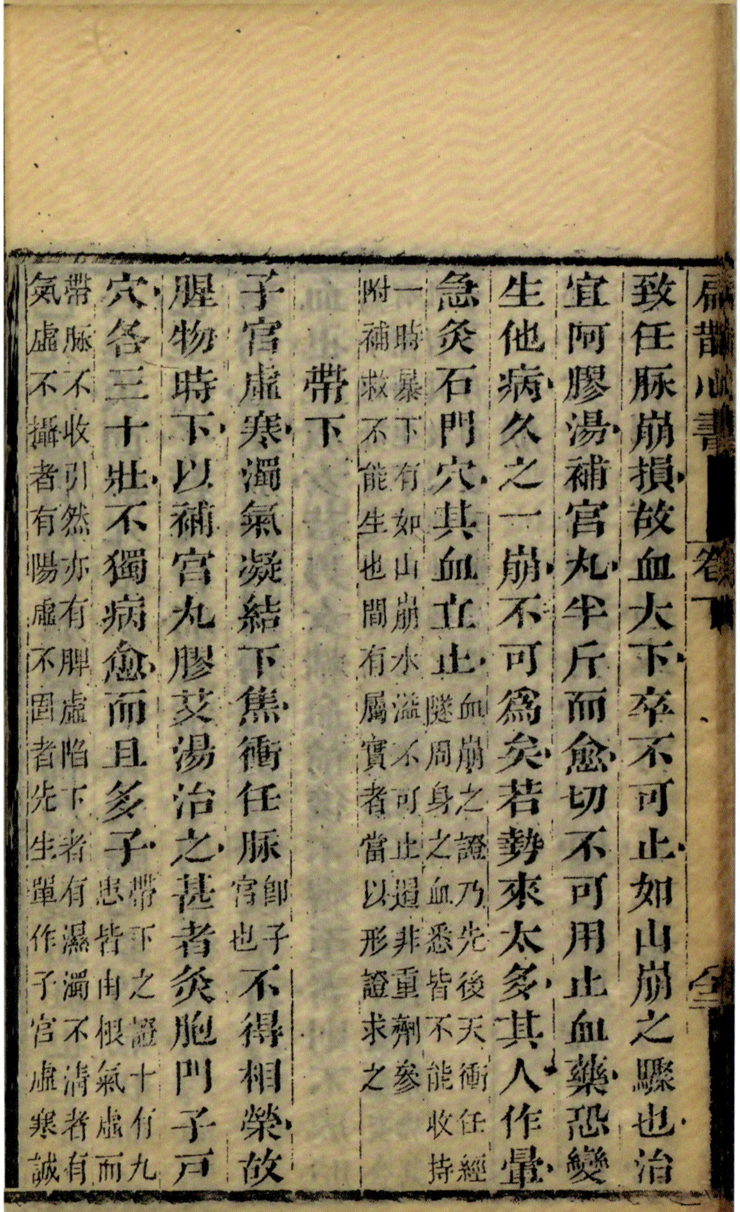
扁鵲心書　卷下

致任脈崩損，故血大下，卒不可止，如山崩之驟也。治宜阿膠湯、補宮丸半斤而愈。切不可用止血藥，恐變生他病，久之一崩不可爲矣。若勢來太多，其人作暈，急灸石門穴，其血立止。血崩之證，乃先後天衝任經隧周身之血，悉皆不能收持，一時暴下，有如山崩水溢，不可止遏，非重劑參附補救不能生也，間有屬實者，當以形證求之。

帶下

子宮虛寒，濁氣凝結下焦，衝任脈即子宮也不得相榮，故腥物時下。以補宮丸、膠艾湯治之。甚者灸胞門、子戶穴各三十壯，不獨病愈而且多子。帶下之證，十有九患，皆由根氣虛而帶脈不收引，然亦有脾虛陷下者，有濕濁不清者，有氣虛不攝者，有陽虛不固者，先生單作子宮虛寒，誠

致任脉崩损，故血大下，卒不可止，如山崩之骤也。治宜阿胶汤、补宫丸半斤而愈。切不可用止血药，恐变生他病，久之一崩不可为矣。若势来太多，其人作晕，急灸石门穴，其血立止。血崩之证，乃先后天冲任经隧周身之血，悉皆不能收持，一时暴下，有如山崩水溢，不可止遏，非重剂参附补救不能生也，间有属实者，当以形证求之。

带下

子宫虚寒，浊气凝结下焦，冲任脉即子宫也不得相荣，故腥物时下。以补宫丸、胶艾汤治之。甚者灸胞门、子户穴各三十壮，不独病愈而且多子。带下之证，十有九患，皆由根气虚而带脉不收引，然亦有脾虚陷下者，有湿浊不清者，有气虚不摄者。有阳虚不固者，先生单作子宫虚寒，诚

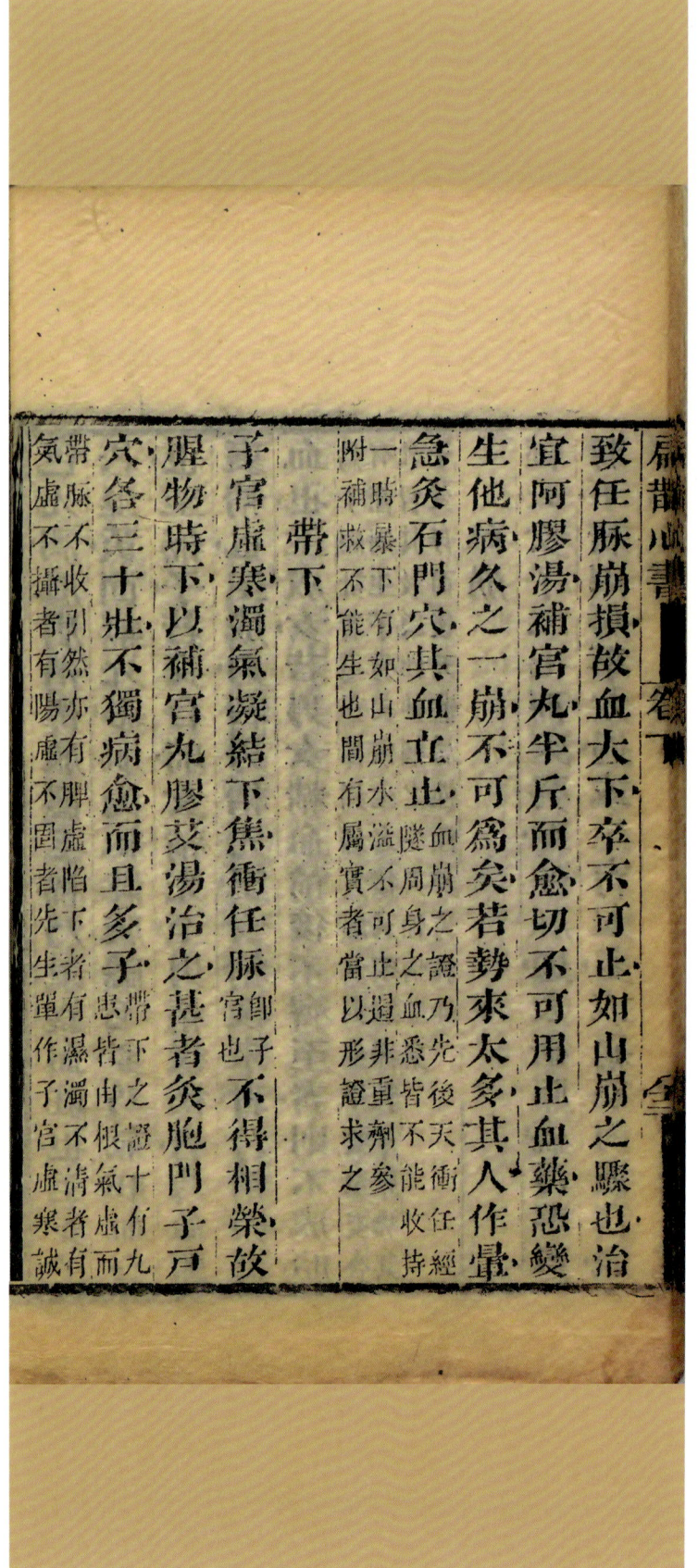

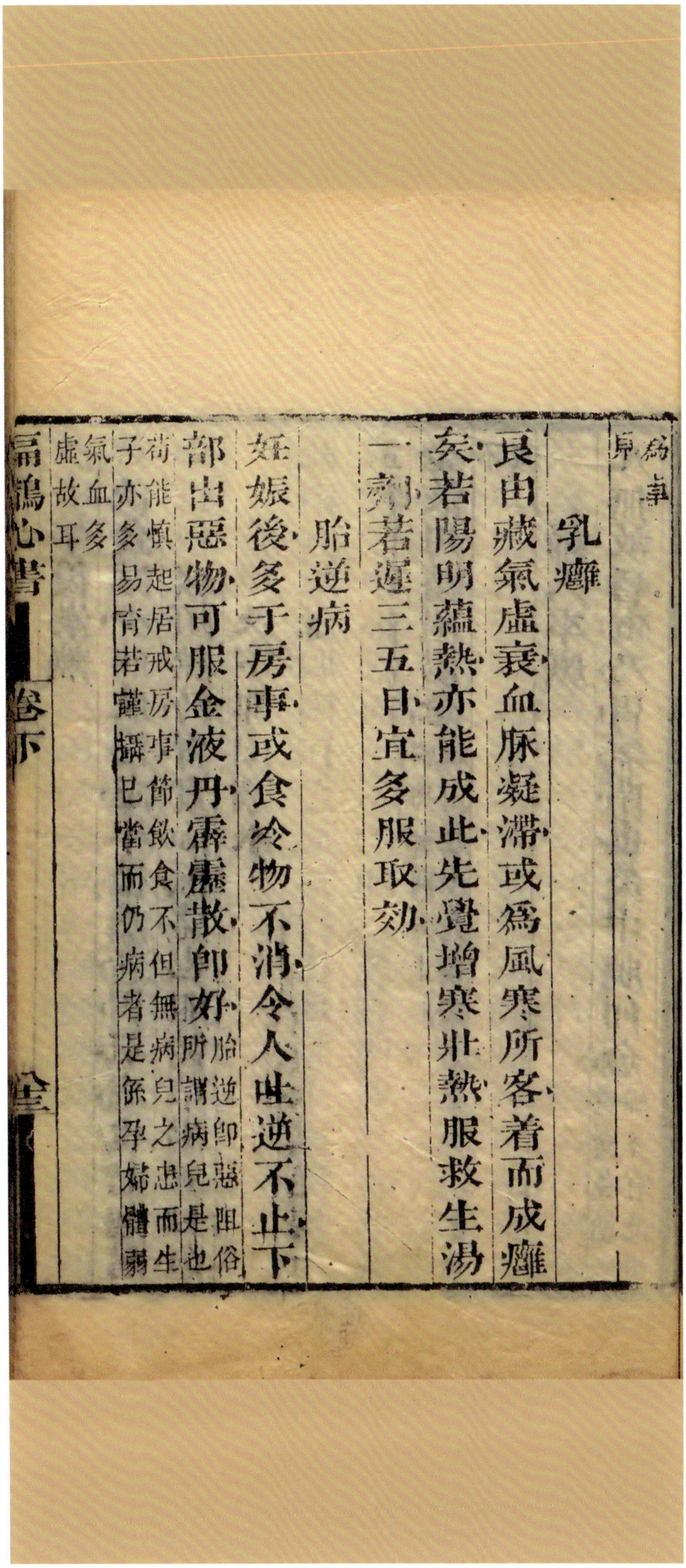
乳癰

良由藏氣虛衰血脉凝滯或為風寒所客着而成癰矣若陽明蘊熱亦能成此先覺增寒壯熱服救生湯一劑若遲三五日宜多服取効

胎逆病

妊娠後多于房事或食冷物不消令人吐逆不止下部出惡物可服金液丹霹靂散即好胎逆即惡阻俗所謂病兒是也苟能慎起居戒房事節飲食不但無病兒之患而生子亦多易育若謹攝已當而仍病者是係孕婦體弱氣血多虛故耳

扁鵲心書 卷下

为卓见。

乳痈

良由脏气虚衰，血脉凝滞，或为风寒所客，着而成痈矣。若阳明蕴热，亦能成此。先觉憎寒壮热，服救生汤一剂，若迟三五日，宜多服取效。

胎逆病

妊娠后，多于房事，或食冷物不消，令人吐逆不止，下部出恶物，可服金液丹、霹雳散即好。胎逆即恶阻，俗所谓病儿是也。苟能慎起居，戒房事，节饮食，不但无病儿之患，而生子亦多易育，若谨摄已当，而仍病者，是系孕妇体弱，气血多虚故耳。

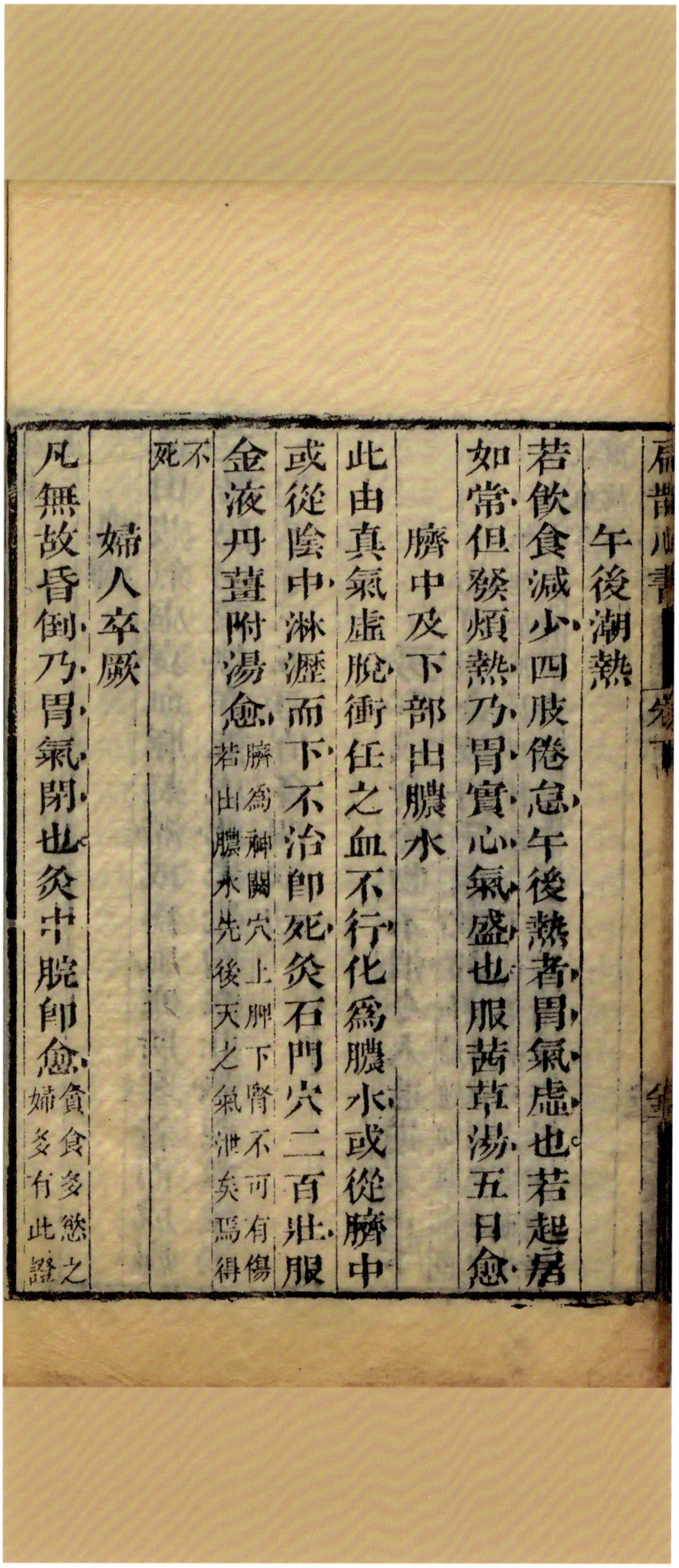
午後潮熱
若飲食減少四肢倦怠午後熱者胃氣虛也若起居如常但發煩熱乃胃實心氣盛也服茜草湯五日愈
臍中及下部出膿水
此由真氣虛脫衝任之血不行化爲膿水或從臍中或從陰中淋瀝而下不治即死灸石門穴二百壯服金液丹薑附湯愈臍爲神闕穴上脾下腎不可有傷若出膿水先後天之氣泄矣焉得不死
婦人卒厥
凡無故昏倒乃胃氣閉也灸中脘即愈貪食多慾之婦多有此證

午后潮热

若饮食减少，四肢倦怠，午后热者，胃气虚也。若起居如常，但发烦热，乃胃实心气盛也。服茜草汤五日愈。

脐中及下部出脓水

此由真气虚脱，冲任之血不行，化为脓水，或从脐中，或从阴中，淋沥而下，不治即死。灸石门穴二百壮，服金液丹、姜附汤愈。脐为神阙穴，上脾下肾，不可有伤，若出脓水，先后天之气泄矣，焉得不死。

妇人卒厥

凡无故昏倒，乃胃气闭也，灸中脘即愈。贪食多欲之妇，多有此证。

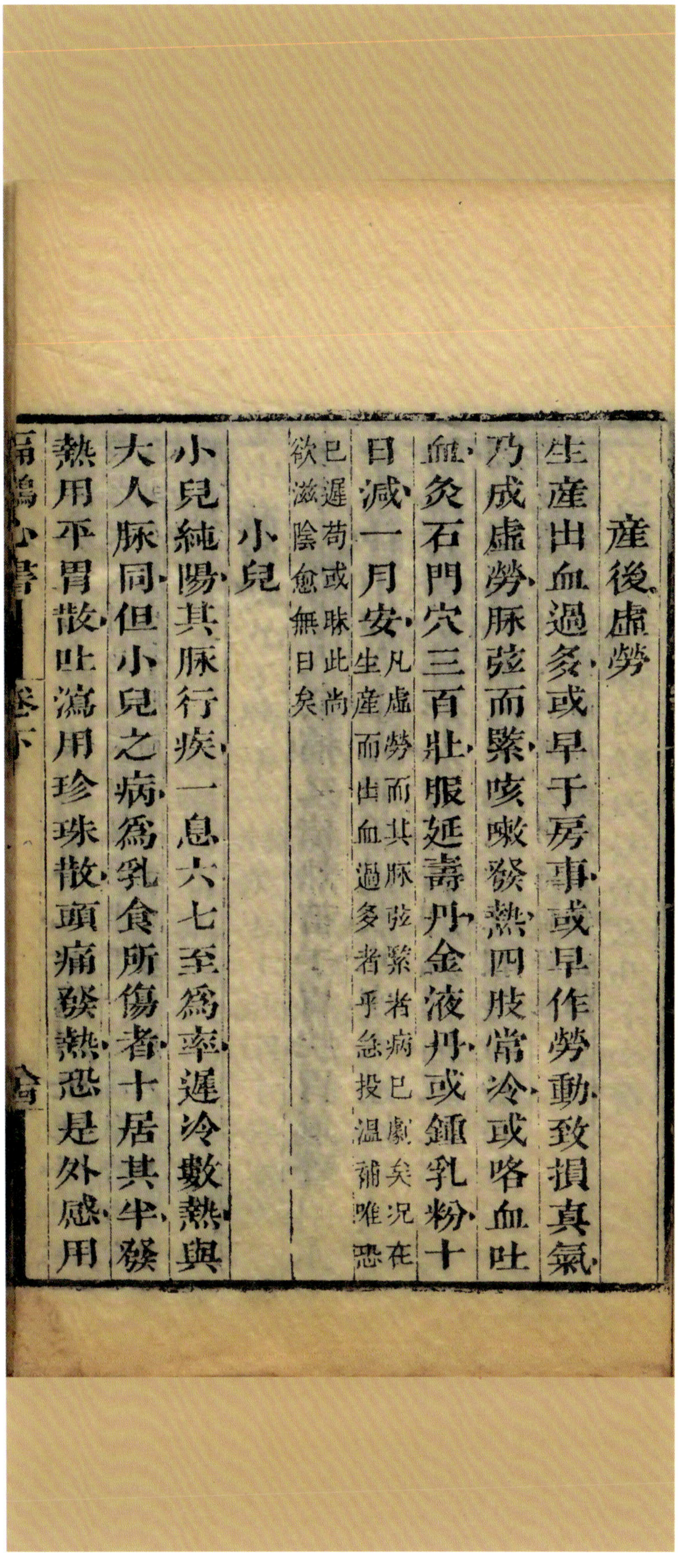
產後虛勞

生產出血過多或早于房事或早作勞動致損真氣乃成虛勞脉弦而緊咳嗽發熱四肢常冷或咯血吐血灸石門穴三百壯服延壽丹金液丹或鍾乳粉十日減一月安凡虛勞而其脉弦緊者病已劇矣況在生產而出血過多者乎急投溫補唯恐已遲苟或昧此尚欲滋陰愈無日矣

小兒

小兒純陽其脉行疾一息六七至爲率遲冷數熱與大人脉同但小兒之病爲乳食所傷者十居其半發熱用平胃散吐瀉用珍珠散頭痛發熱恐是外感用

产后虚劳

生产出血过多，或早于房事，或早作劳动，致损真气，乃成虚劳。脉弦而紧，咳嗽发热，四肢常冷，或咯血吐血，灸石门穴三百壮，服延寿丹、金液丹，或钟乳粉，十日减，一月安。凡虚劳而其脉弦紧者，病已剧矣，况在生产而出血过多者乎。急投温补，唯恐已迟，苟或昧此，尚欲滋阴，愈无日矣。

小儿

小儿纯阳，其脉行疾，一息六七至为率，迟冷数热与大人脉同。但小儿之病，为乳食所伤者，十居其半，发热用平胃散，吐泻用珍珠散，头痛发热，恐是外感，用

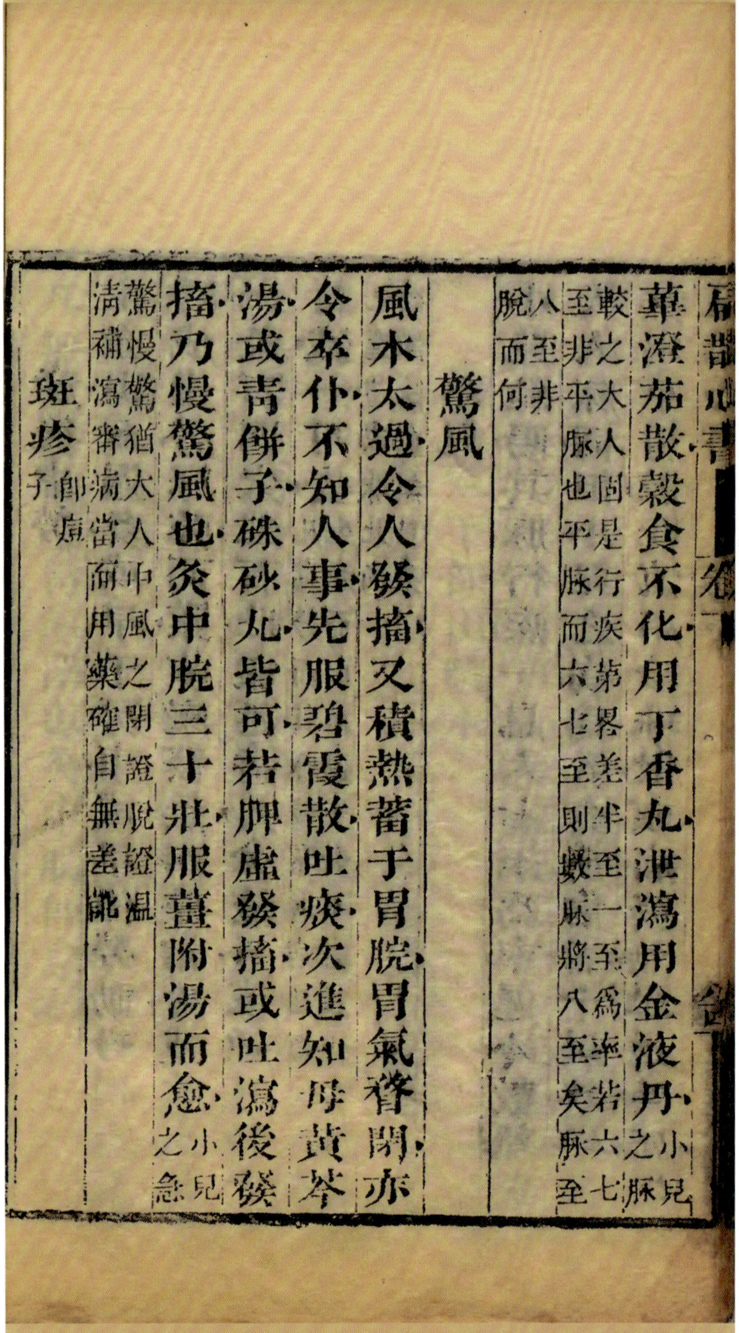
華澄茄散穀食不化用丁香丸泄瀉用金液丹小兒之脉較之大人固是行疾第畧差半至一至爲率若六七至非平脉也平脉而六七至則數脉將八至矣脉至八至非脫而何

驚風

風木太過令人發搐又積熱蓄于胃脘胃氣瞀閉亦令卒仆不知人事先服碧霞散吐痰次進知母黃芩湯或青餅子硃砂丸皆可若脾虛發搐或吐瀉後發搐乃慢驚風也灸中脘三十壯服薑附湯而愈小兒之急驚慢驚猶大人中風之閉證脫證溫清補瀉審病當而用藥確自無差訛

斑疹即痘子

荜澄茄散，谷食不化，用丁香丸，泄泻用金液丹。小儿之脉较之大人固是行疾，第略差半至一至为率，若六七至，非平脉也。平脉而六七至，则数脉将八至矣，脉至八至非脱而何。

惊风

风木太过，令人发搐，又积热蓄于胃脘，胃气瞀闭，亦令卒仆，不知人事。先服碧霞散吐痰，次进知母黄芩汤，或青饼子、朱砂丸皆可。若脾虚发搐，或吐泻后发搐乃慢惊风也，灸中脘三十壮，服姜附汤而愈。小儿之急惊、慢惊，犹大人中风之闭证、脱证，温清补泻，审病当而用药确，自无差讹。

斑疹即痘子

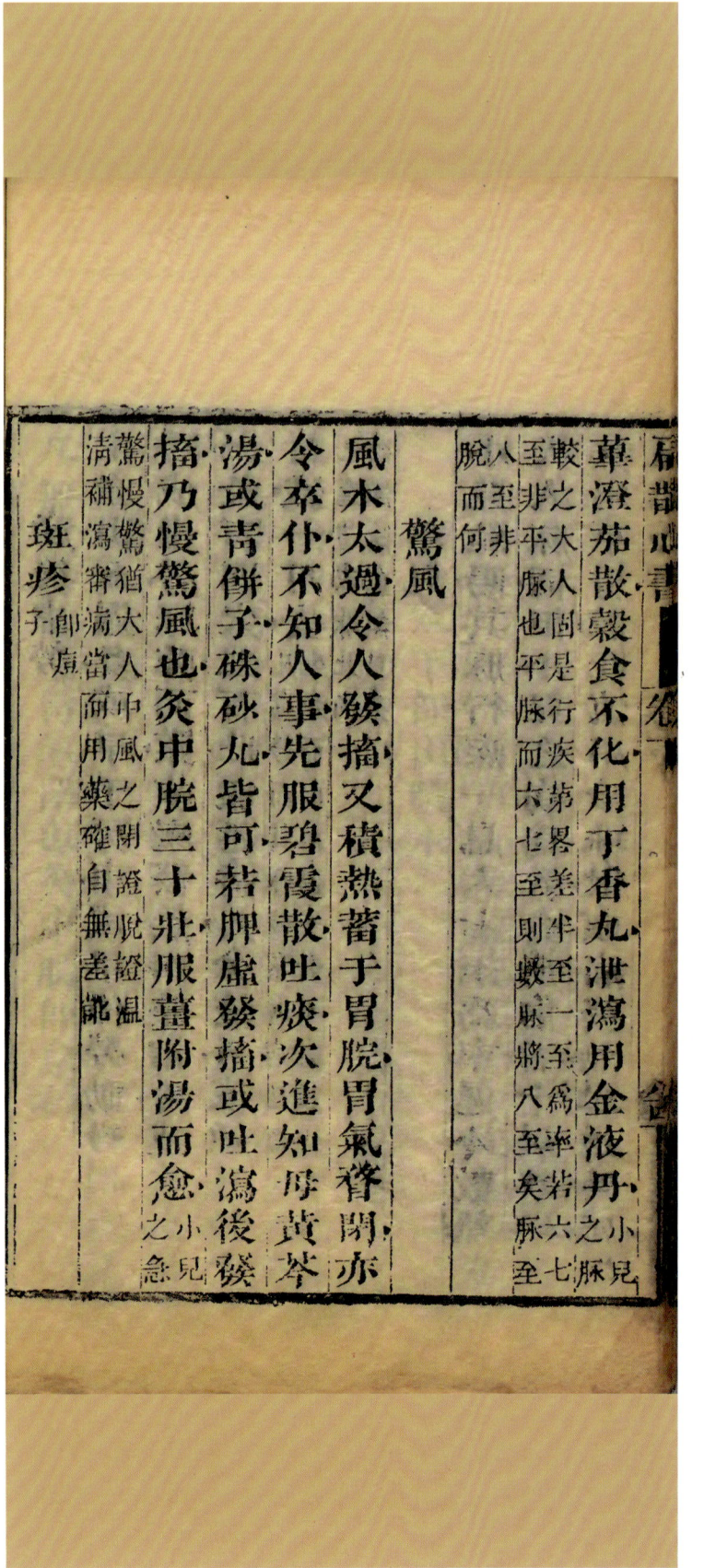

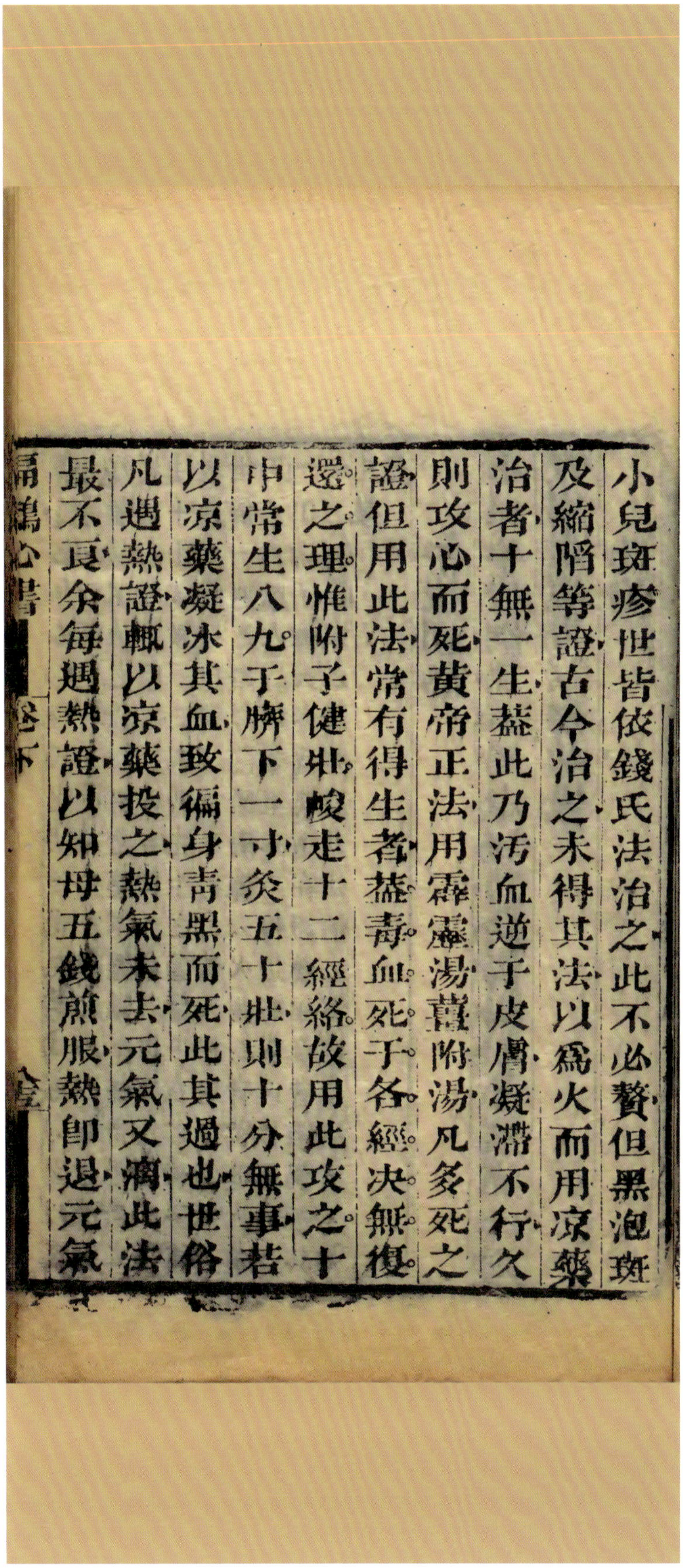

小兒斑疹世皆依錢氏法治之此不必贅但黑泡斑及縮陷等證古今治之未得其法以爲火而用凉藥治者十無一生葢此乃污血逆于皮膚凝滯不行久則攻心而死黃帝正法用霹靂湯薑附湯凡多死之證但用此法常有得生者葢毒血死于各經決無復還之理惟附子健壯峻走十二經絡故用此攻之十中常生八九于臍下一寸灸五十壯則十分無事若以凉藥凝冰其血致徧身青黑而死此其過也世俗凡遇熱證輒以凉藥投之熱氣未去元氣又漓此法最不良余每遇熱證以知母五錢煎服熱即退元氣

扁鵲心書　卷下

小儿斑疹，世皆依钱氏法治之，此不必赘。但黑泡斑及缩陷等证，古今治之，未得其法，以为火而用凉药治者，十无一生。盖此乃污血逆于皮肤，凝滞不行，久则攻心而死。黄帝正法，用霹雳汤、姜附汤。凡多死之证，但用此法，常有得生者。盖毒血死于各经，决无复还之理。惟附子健壮，峻走十二经络，故用此攻之，十中常生八九。于脐下一寸，灸五十壮，则十分无事。若以凉药凝冰其血，致遍身青黑而死，此其过也。世俗凡遇热证，辄以凉药投之，热气未去，元气又漓，此法最不良。余每遇热证，以知母五钱煎服，热即退，元气

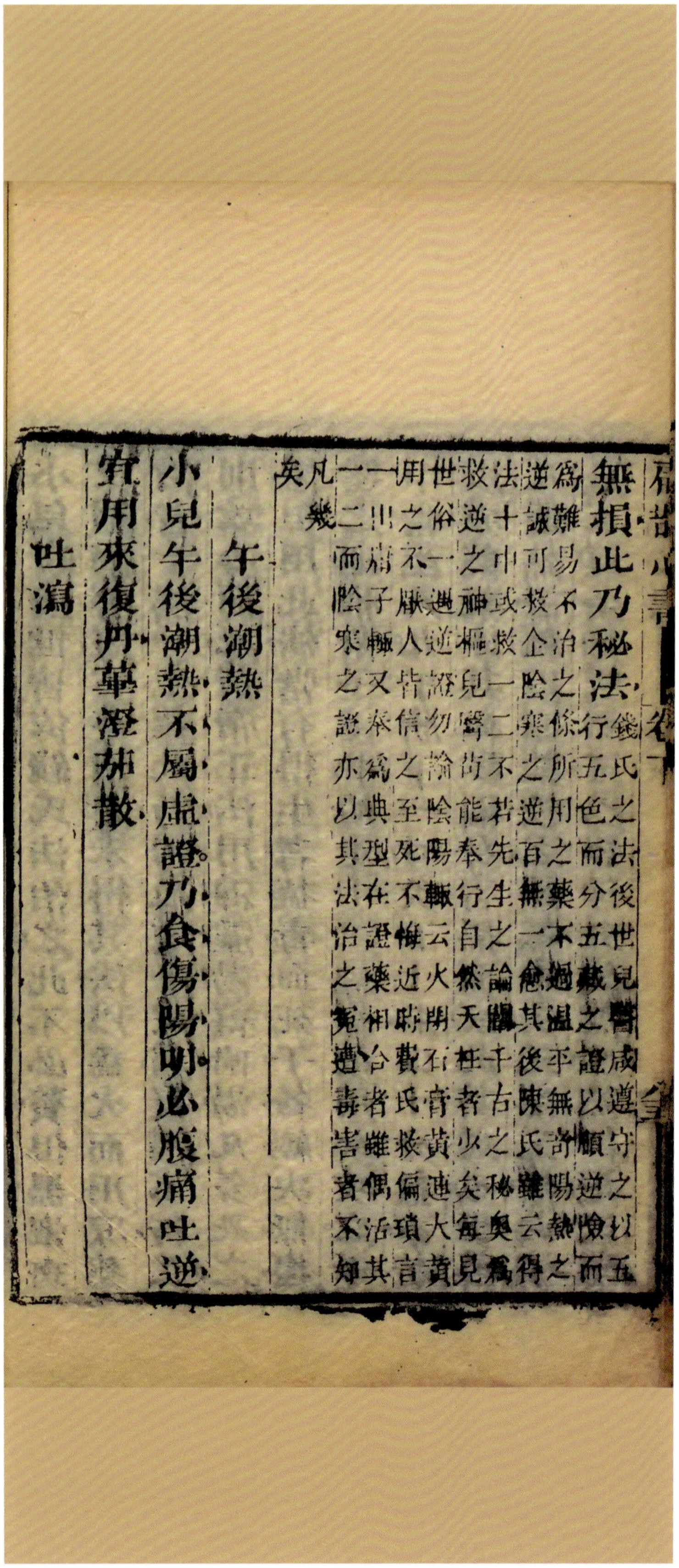
扁鵲心書　卷下
無損此乃秘法。錢氏之法後世兒醫咸遵守之以五行五色而分五藏之證以順逆之險而爲難易不治之條所用之藥不過溫平無奇陽熱之逆誠可救全陰寒之逆百無一愈其後陳氏雖云得法十中或救一二不若先生之論闡千古之秘奧爲救逆之神樞兒醫苟能奉行自然夭枉者少矣每見世俗一遇逆證勿論陰陽輒云火閉石膏黃連大黃用之不厭人皆信之至死不悔近時費氏救偏瑣言一出庸子輒又奉爲典型在證藥相合者雖偶活其一二而陰寒之證亦以其法治之寃遭毒害者不知凡幾矣

午後潮熱

小兒午後潮熱，不屬虛證，乃食傷陽明，必腹痛吐逆，宜用來復丹、蓽澄茄散。

吐瀉

无损，此乃秘法。钱氏之法，后世儿医咸遵守之，以五行五色而分五脏之证，以顺逆险而为难易不治之条，所用之药不过温平无奇，阳热之逆，诚可救全，阴寒之逆，百无一愈。其后陈氏虽云得法，十中或救一二，不若先生之论，阐千古之秘奥，为救逆之神枢。儿医苟能奉行，自然夭枉者少矣。每见世俗一遇逆证，勿论阴阳，辄云火闭，石膏、黄连、大黄用之不厌，人皆信之，至死不悔。近时费氏《救偏琐言》一出，庸子辄又奉为典型。在证药相合者，虽偶活其一二，而阴寒之证，亦以其法治之，冤遭毒害者，不知凡几矣。

午后潮热

小儿午后潮热，不属虚证，乃食伤阳明，必腹痛吐逆，宜用来复丹、荜澄茄散。

吐泻

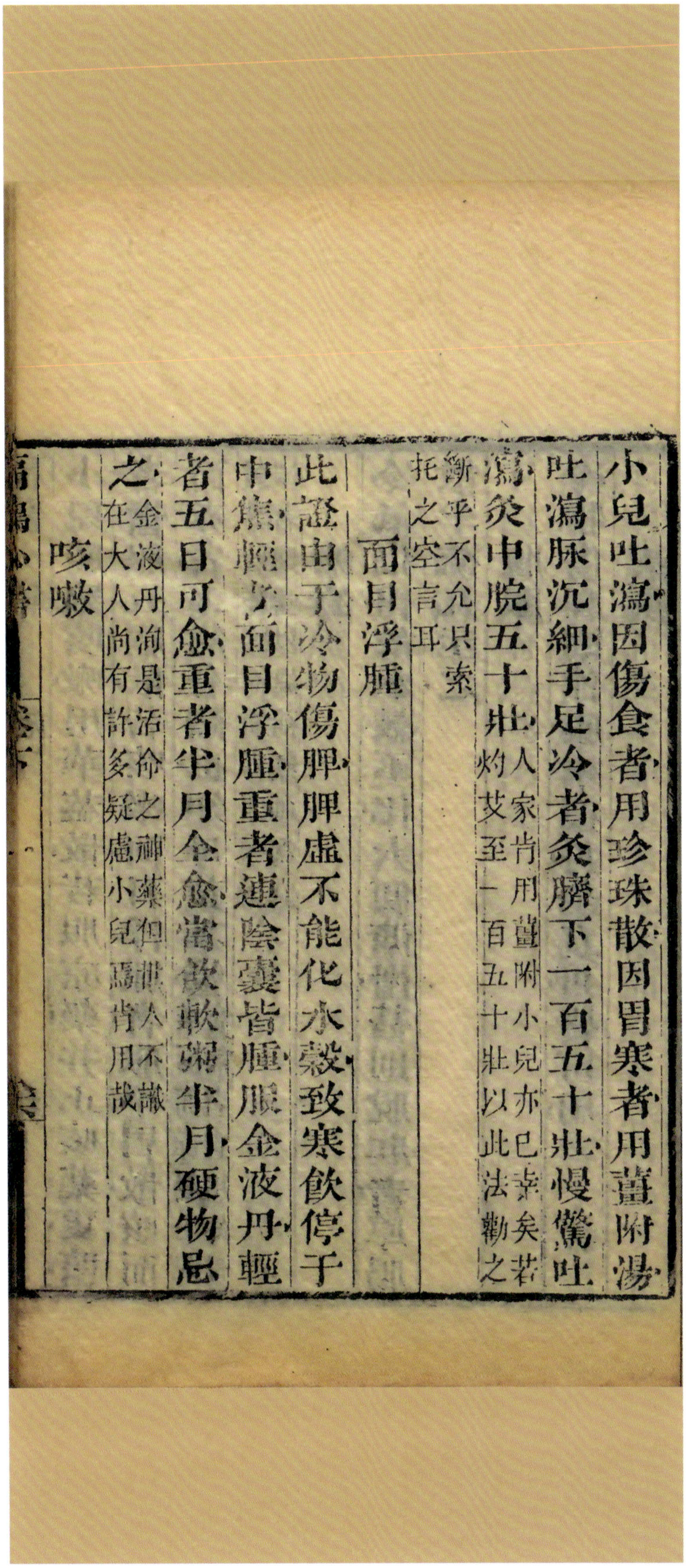
小兒吐瀉因傷食者用珍珠散因胃寒者用薑附湯吐瀉脉沉細手足冷者灸臍下一百五十壯慢驚吐瀉灸中脘五十壯人家肯用薑附小兒亦已幸矣若灼艾至一百五十壯以此法勸之斷乎不允只索托之空言耳

面目浮腫

此證由于冷物傷脾脾虛不能化水穀致寒飲停于中焦輕者面目浮腫重者連陰囊皆腫服金液丹輕者五日可愈重者半月全愈當飲軟粥半月硬物忌之金液丹洵是活命之神藥但世人不識在大人尚有許多疑慮小兒焉肯用哉

咳嗽

小儿吐泻因伤食者，用珍珠散；因胃寒者，用姜附汤。吐泻脉沉细，手足冷者，灸脐下一百五十壮；慢惊吐泻，灸中脘五十壮。人家肯用姜附，小儿亦已幸矣，若灼艾至一百五十壮，以此法劝之，断乎不允，只索托之空言耳。

面目浮肿

此证由于冷物伤脾，脾虚不能化水谷，致寒饮停于中焦，轻者面目浮肿，重者连阴囊皆肿。服金液丹，轻者五日可愈，重者半月全愈，当饮软粥半月，硬物忌之。金液丹洵是活命之神药，但世人不识。在大人尚有许多疑虑，小儿焉肯用哉。

咳嗽

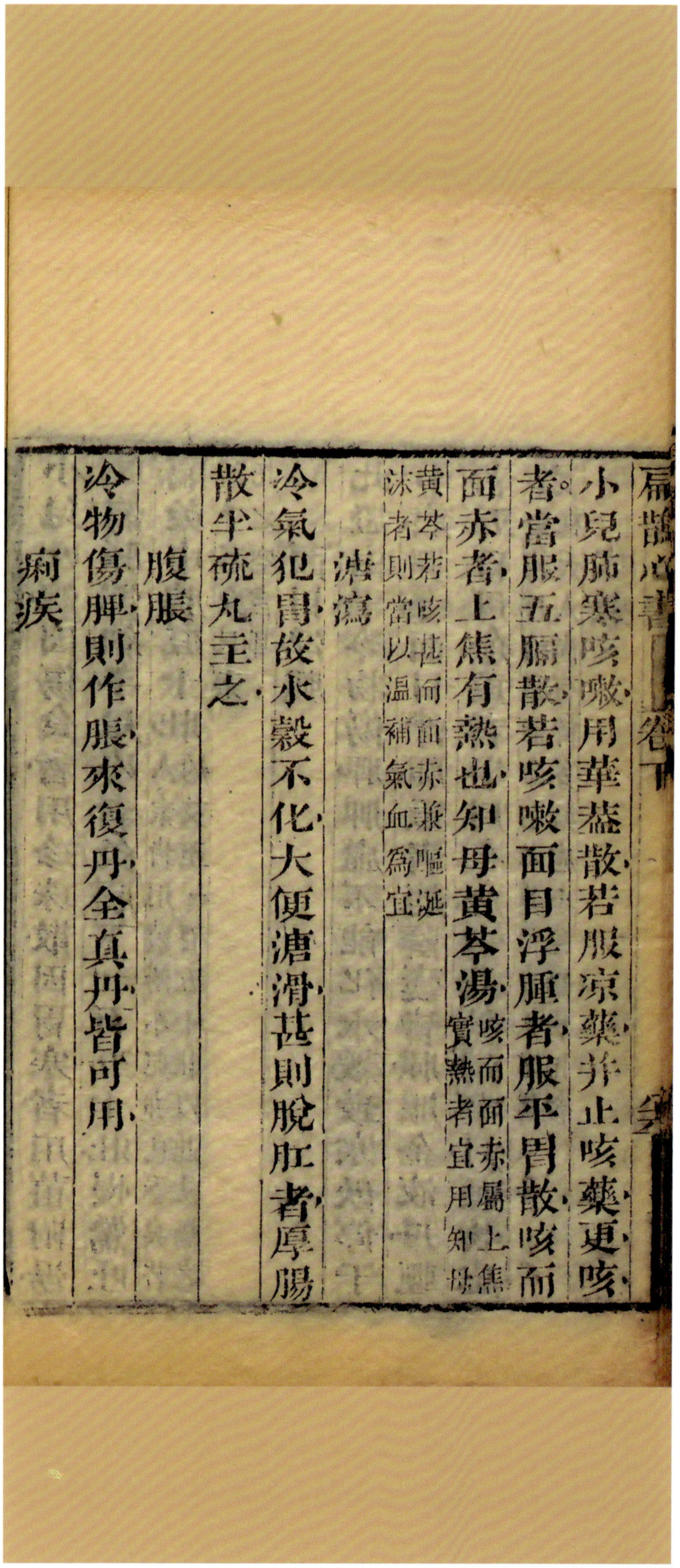
扁鵲心書　卷下

小兒肺寒咳嗽，用華蓋散，若服凉藥，并止咳藥，更咳者，當服五膈散，若咳嗽面目浮腫者，服平胃散，咳而面赤者，上焦有熱也，知母黃芩湯。咳而面赤屬上焦實熱者，宜用知母黃芩，若咳甚而面赤兼嘔涎沫者，則當以溫補氣血爲宜。

溏瀉

冷氣犯胃，故水穀不化，大便溏滑，甚則脫肛者，厚腸散、半硫丸主之。

腹脹

冷物傷脾則作脹，來復丹、全真丹皆可用。

痢疾

小儿肺寒咳嗽，用华盖散；若服凉药，并止咳药更咳者，当服五膈散；若咳嗽面目浮肿者，服平胃散；咳而面赤者，上焦有热也，知母黄芩汤。咳而面赤属上焦实热者，宜用知母黄芩，若咳甚而面赤兼呕涎沫者，则当以温补气血为宜。

溏泻

冷气犯胃，故水谷不化，大便溏滑，甚则脱肛者，厚肠散、半硫丸主之。

腹胀

冷物伤脾则作胀，来复丹、全真丹皆可用。

痢疾

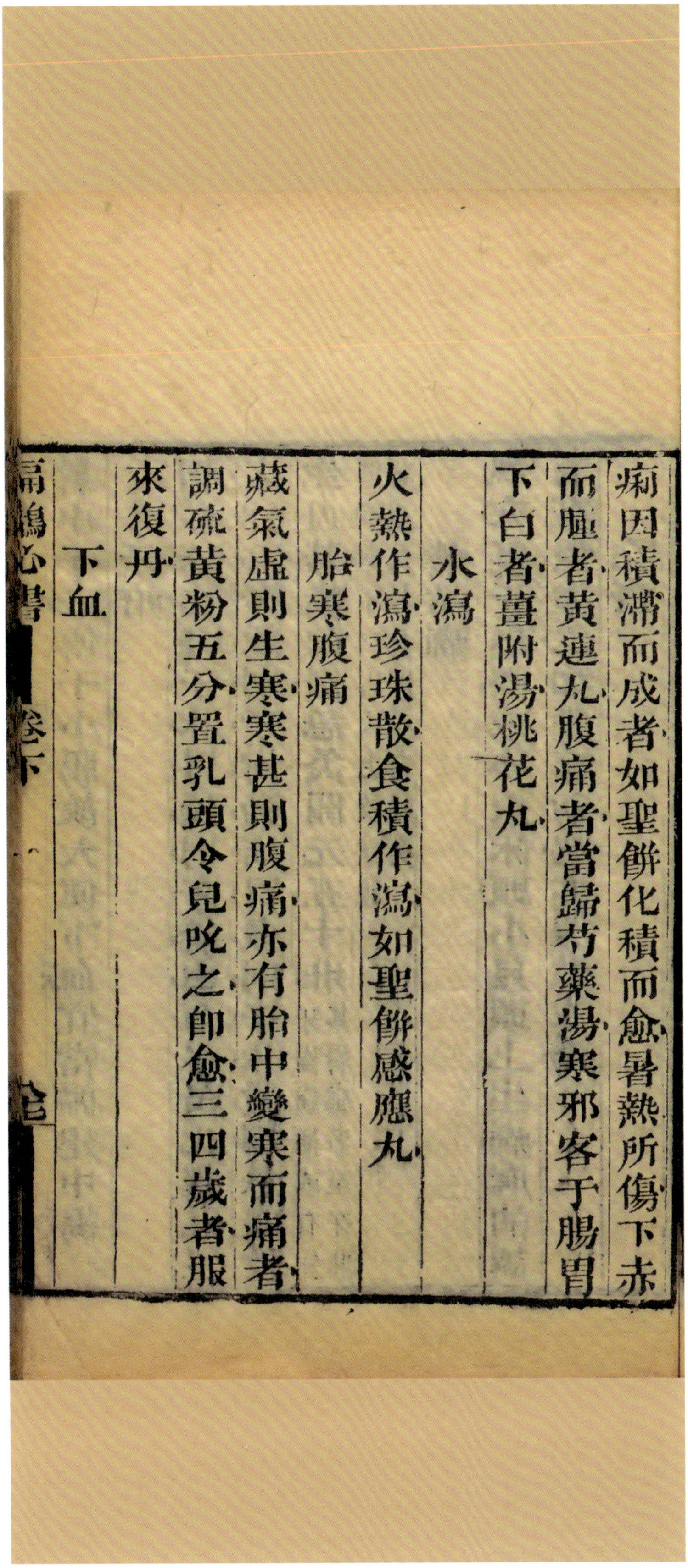
痢因積滯而成者如聖餅化積而愈暑熱所傷下赤而腫者黃連丸腹痛者當歸芍藥湯寒邪客于腸胃下白者薑附湯桃花丸

水瀉

火熱作瀉珍珠散食積作瀉如聖餅感應丸

胎寒腹痛

藏氣虛則生寒寒甚則腹痛亦有胎中變寒而痛者調硫黃粉五分置乳頭令兒吮之即愈三四歲者服來復丹

下血

扁鵲心書 卷下

痢因积滞而成者，如圣饼化积而愈；暑热所伤，下赤而肿者，黄连丸；腹痛者，当归芍药汤；寒邪客于肠胃下白者，姜附汤、桃花丸。

水泻

火热作泻，珍珠散；食积作泻，如圣饼、感应丸。

胎寒腹痛

脏气虚则生寒，寒甚则腹痛，亦有胎中变寒而痛者。调硫黄粉五分，置乳头令儿吮之即愈。三四岁者，服来复丹。

下血

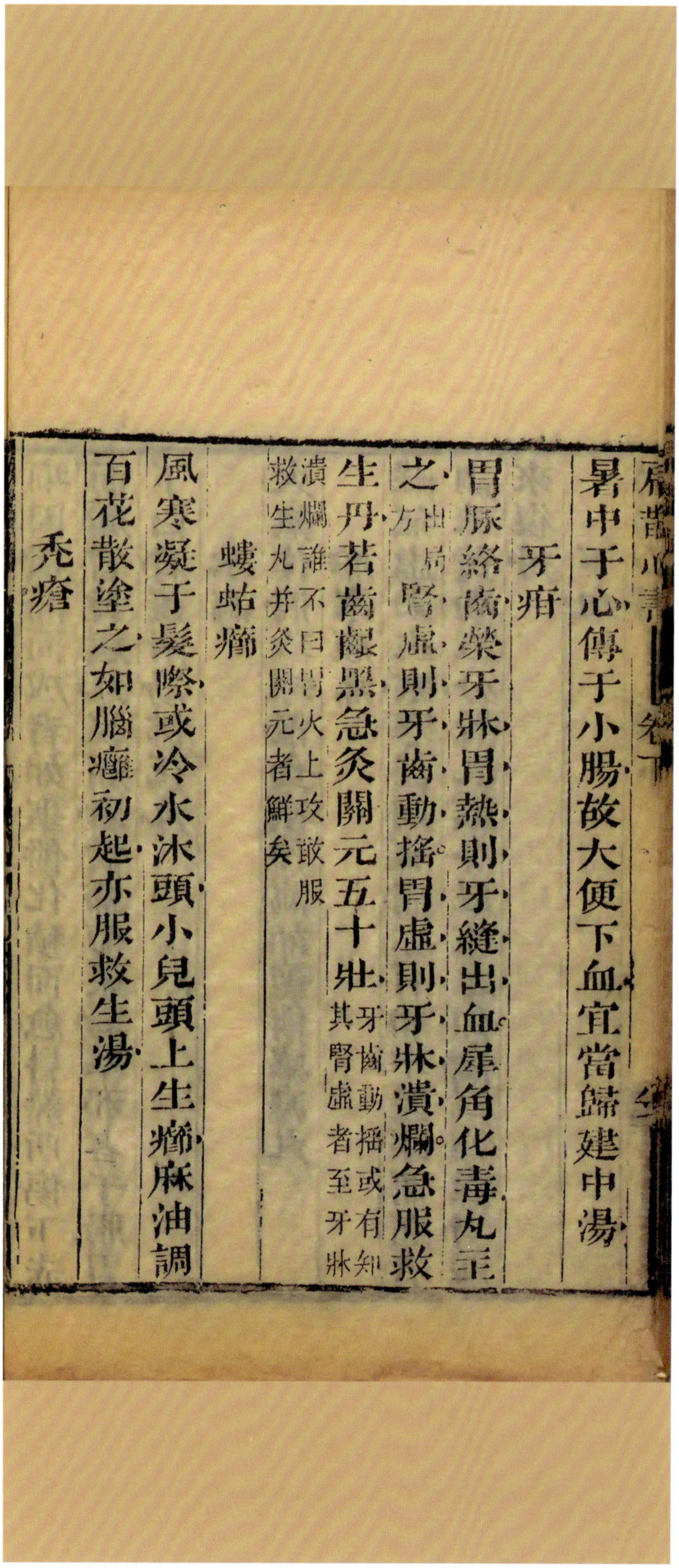
扁鵲心書 卷下

暑中于心傳于小腸故大便下血宜當歸建中湯

牙疳

胃脈絡齒榮牙牀胃熱則牙縫出血犀角化毒丸主之出局方腎虛則牙齒動搖胃虛則牙牀潰爛急服救生丹若齒齦黑急灸關元五十壯牙齒動搖或有知其腎虛者至牙牀潰爛誰不曰胃火上攻敢服救生丸并灸關元者鮮矣

螻蛄癤

風寒凝于髮際或冷水沐頭小兒頭上生癤麻油調百花散塗之如腦癰初起亦服救生湯

禿瘡

暑中于心，传于小肠，故大便下血，宜当归建中汤。

牙疳

胃脉络齿荣牙床，胃热则牙缝出血，犀角化毒丸主之。出《局方》。肾虚则牙齿动摇，胃虚则牙床溃烂，急服救生丹，若齿龈黑，急灸关元五十壮。牙齿动摇或有知其肾虚者，至牙床溃烂，谁不曰胃火上攻，敢服救生丸并灸关元者鲜矣。

蝼蛄疖

风寒凝于发际，或冷水沐头，小儿头上生疖，麻油调百花散涂之。如脑痈初起，亦服救生汤。

秃疮

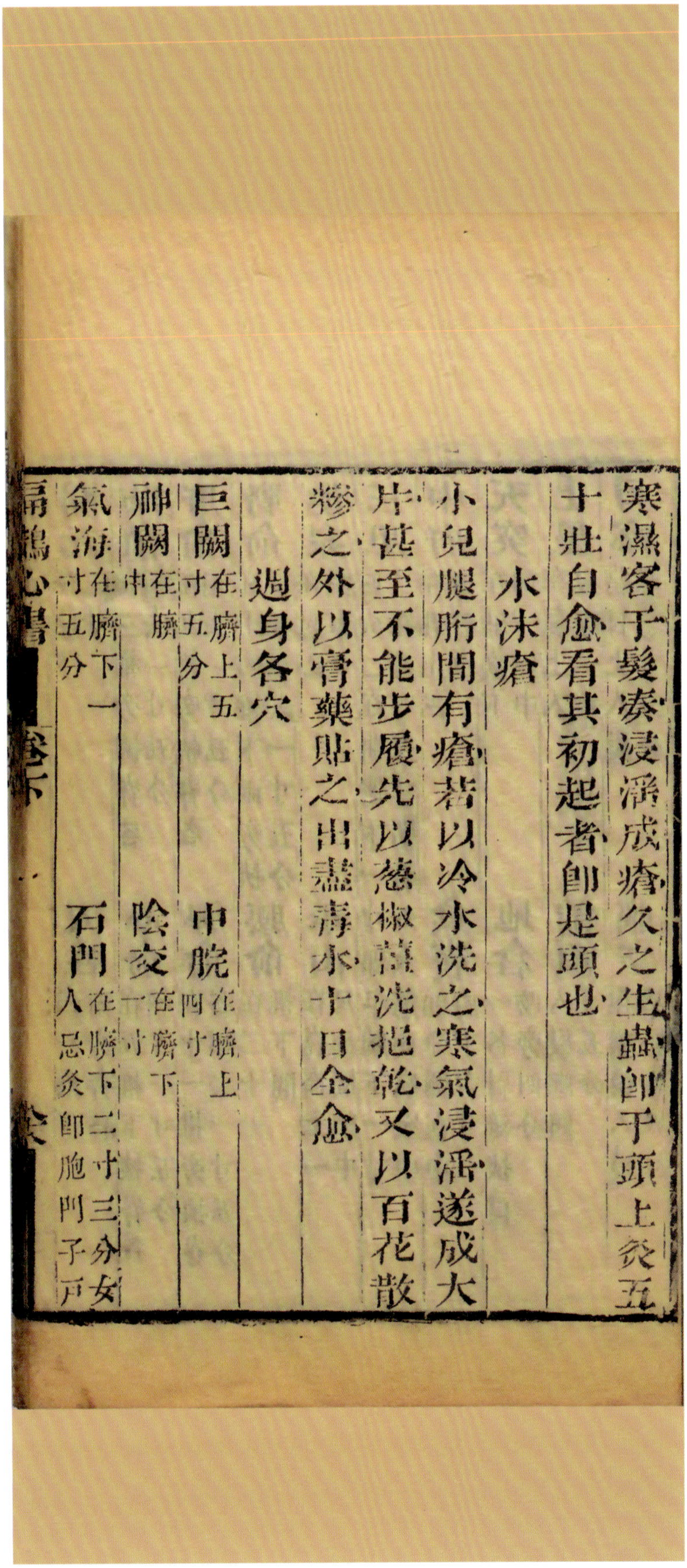
扁鵲心書　卷下

寒濕客于髮湊浸淫成瘡久之生蟲即于頭上灸五十壯自愈看其初起者即是頭也

水沫瘡

小兒腿脐間有瘡若以冷水洗之寒氣浸淫遂成大片甚至不能步履先以葱椒薑洗挹乾又以百花散糁之外以膏藥貼之出盡毒水十日全愈

週身各穴

巨闕在臍上五寸五分　中脘在臍上四寸

神闕在臍中　陰交在臍下一寸

氣海在臍下一寸五分　石門在臍下二寸三分女人忌灸即胞門子戶

寒湿客于发凑，浸淫成疮，久之生虫，即于头上，灸五十壮自愈。看其初起者，即是头也。

水沫疮

小儿腿肵间有疮，若以冷水洗之，寒气浸淫遂成大片，甚至不能步履。先以葱椒姜洗，挹干，又以百花散糁之，外以膏药贴之，出尽毒水，十日全愈。

周身各穴

巨阙在脐上五寸五分　中脘在脐上四寸　神阙在脐中　阴交在脐下一寸

气海在脐下一寸五分　石门在脐下二寸三分，女人忌灸，即胞门子户

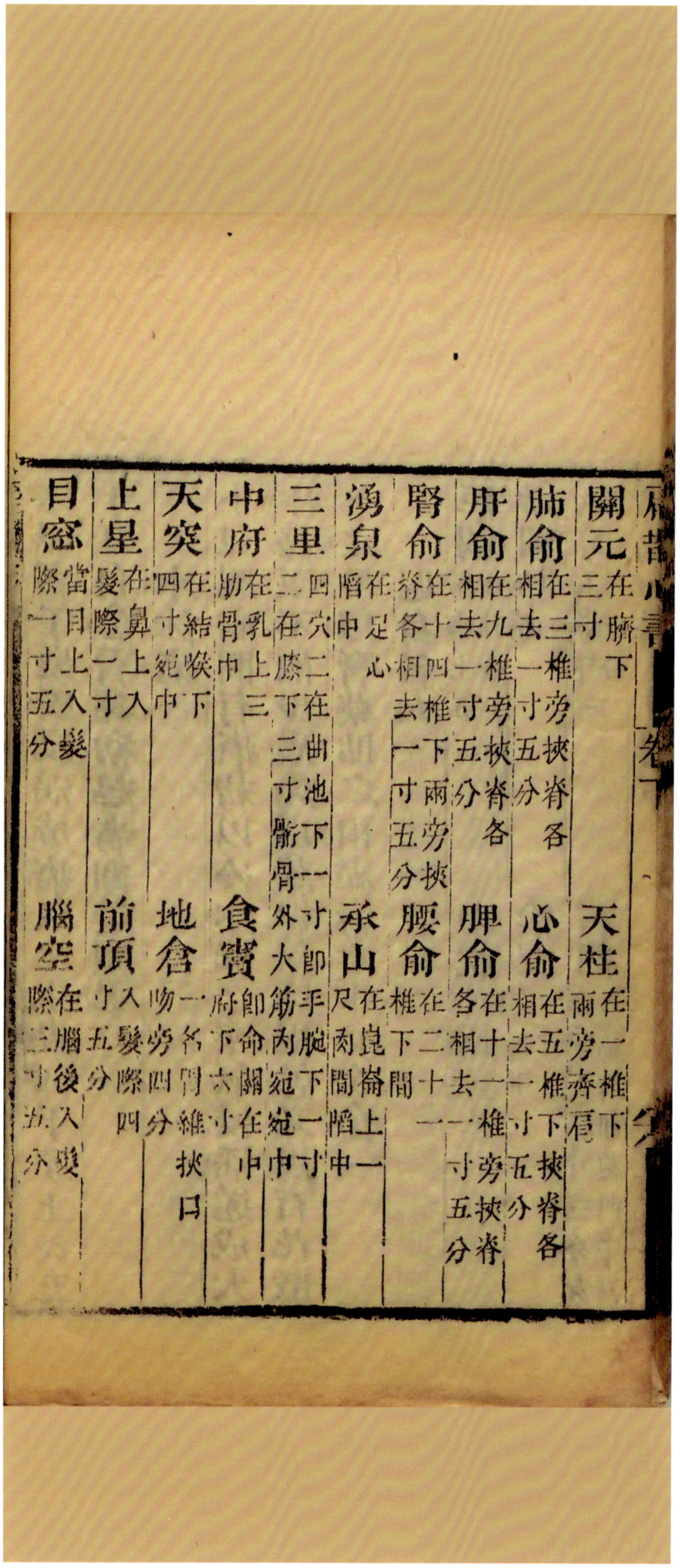
扁鵲心書　卷下

關元在臍下三寸　天柱在一椎下兩旁齊肩
肺俞在三椎旁挾脊各相去一寸五分　心俞在五椎下挾脊各相去一寸五分
肝俞在九椎旁挾脊各相去一寸五分　脾俞在十一椎旁挾脊各相去一寸五分
腎俞在十四椎下兩旁挾脊各相去一寸五分　腰俞在二十一椎下間
湧泉在足心陷中　承山在崑崙上一尺肉間陷中
三里四穴二在曲池下一寸即手腕下一寸二在膝下三寸䯒骨外大筋內宛宛中
中府在乳上三肋骨中　食竇即命關在中府下六寸
天突在結喉下四寸宛中　地倉一名胃維挾口吻旁四分
上星在鼻上入髮際一寸　前頂入髮際四寸五分
目窗當目上入髮際一寸五分　腦空在腦後入髮際三寸五分

关元在脐下三寸

天柱在一椎下两旁齐肩　肺俞在三椎旁挟脊各相去一寸五分

心俞在五椎下挟脊各相去一寸五分

肝俞在九椎旁挟脊各相去一寸五分

脾俞在十一椎旁挟脊各相去一寸五分　肾俞在十四椎下两旁挟脊各相去一寸五分

腰俞在二十一椎下间　涌泉在足心陷中　承山在昆仑上一尺肉间陷中

三里四穴，二在曲池下一寸，即手腕下一寸；二在膝下三寸，骭骨外大筋内宛宛中

中府在乳上三肋骨中　食窦即命关，在中府下六寸　天突在结喉下四寸宛中

地仓一名胃维，挟口吻旁四分　上星在鼻上入发际一寸　前顶入发际四寸五分

目窗当目上入发际一寸五分　脑空在脑后入发际三寸五分

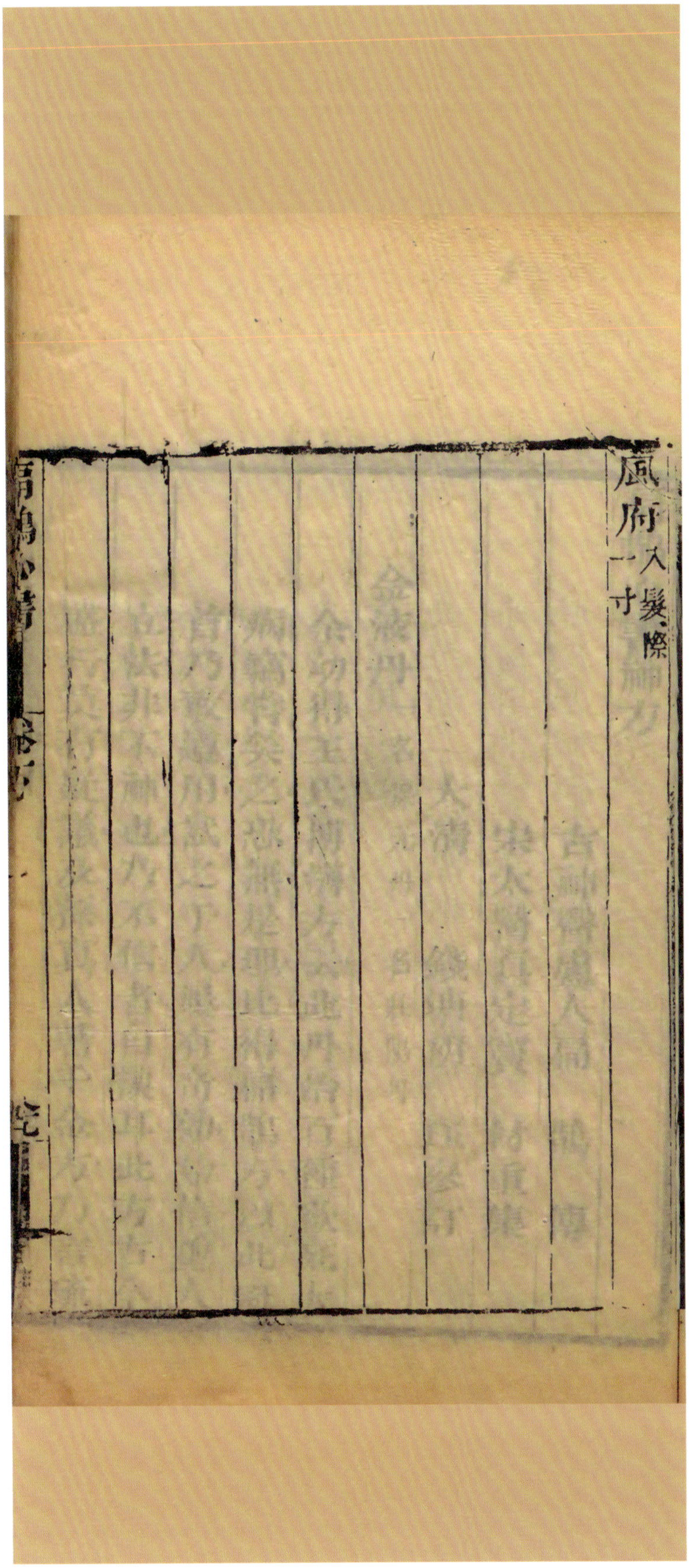

风府入发际一寸

扁鹊心书卷下[1]

[1]扁鹊心书卷下：此六字原无，据体例补。

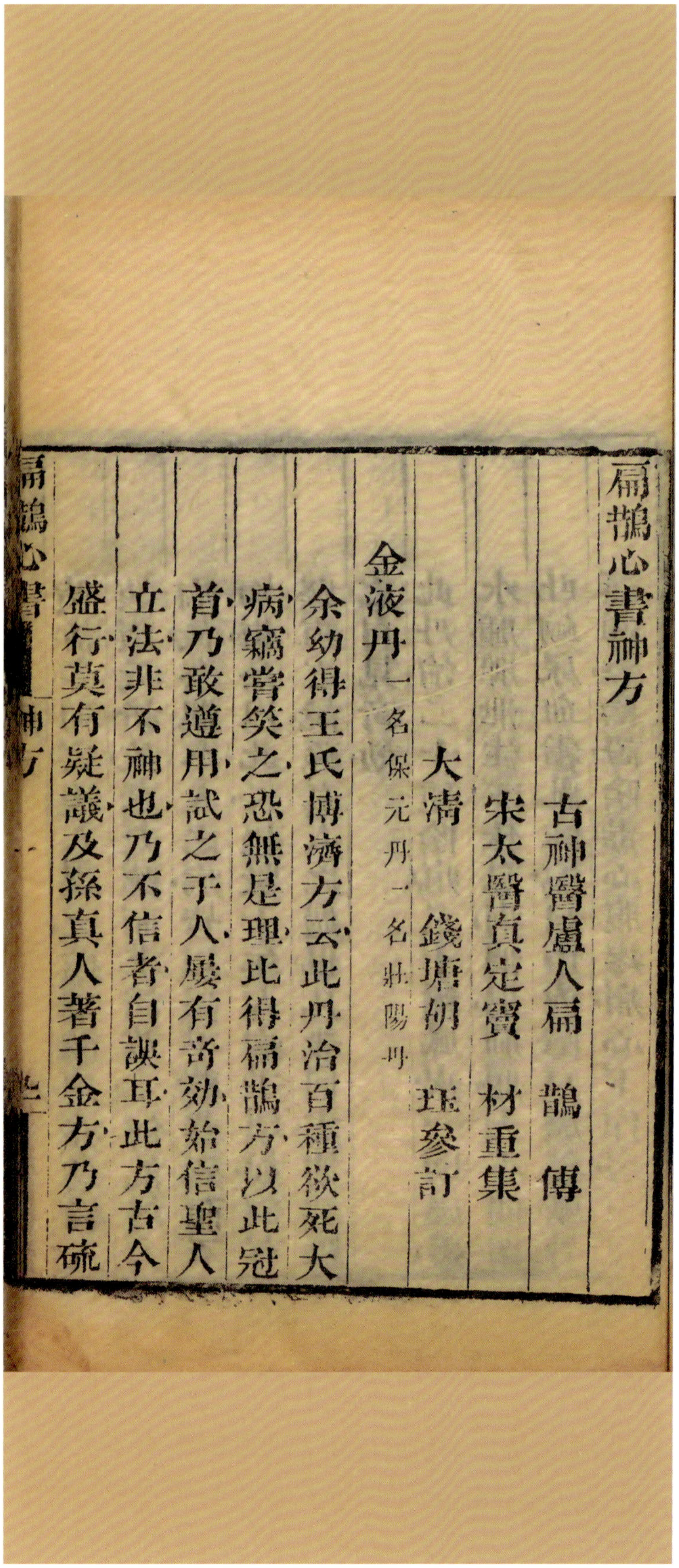
扁鵲心書神方

古神醫盧人扁　鵲　傳

宋太醫真定竇　材　重集

大清錢塘胡　珏　參訂

金液丹一名保元丹一名壯陽丹

余幼得王氏博濟方云此丹治百種欲死大病竊嘗笑之恐無是理比得扁鵲方以此冠首乃敢遵用試之于人屢有奇效始信聖人立法非不神也乃不信者自誤耳此方古今盛行莫有疑議及孫真人著千金方乃言硫

扁鵲心書　神方

扁鹊心书神方

古神医卢人　扁鹊　传

宋太医真定　窦材　重集

大清钱塘　胡珏　参订

金液丹一名保元丹，一名壮阳丹

余幼得王氏《博济方》云：此丹治百种欲死大病，窃尝笑之，恐无是理。比得扁鹊方，以此冠首，乃敢遵用，试之于人，屡有奇效，始信圣人立法非不神也，乃不信者自误耳。此方古今盛行，莫有疑议，及孙真人著《千金方》，乃言硫

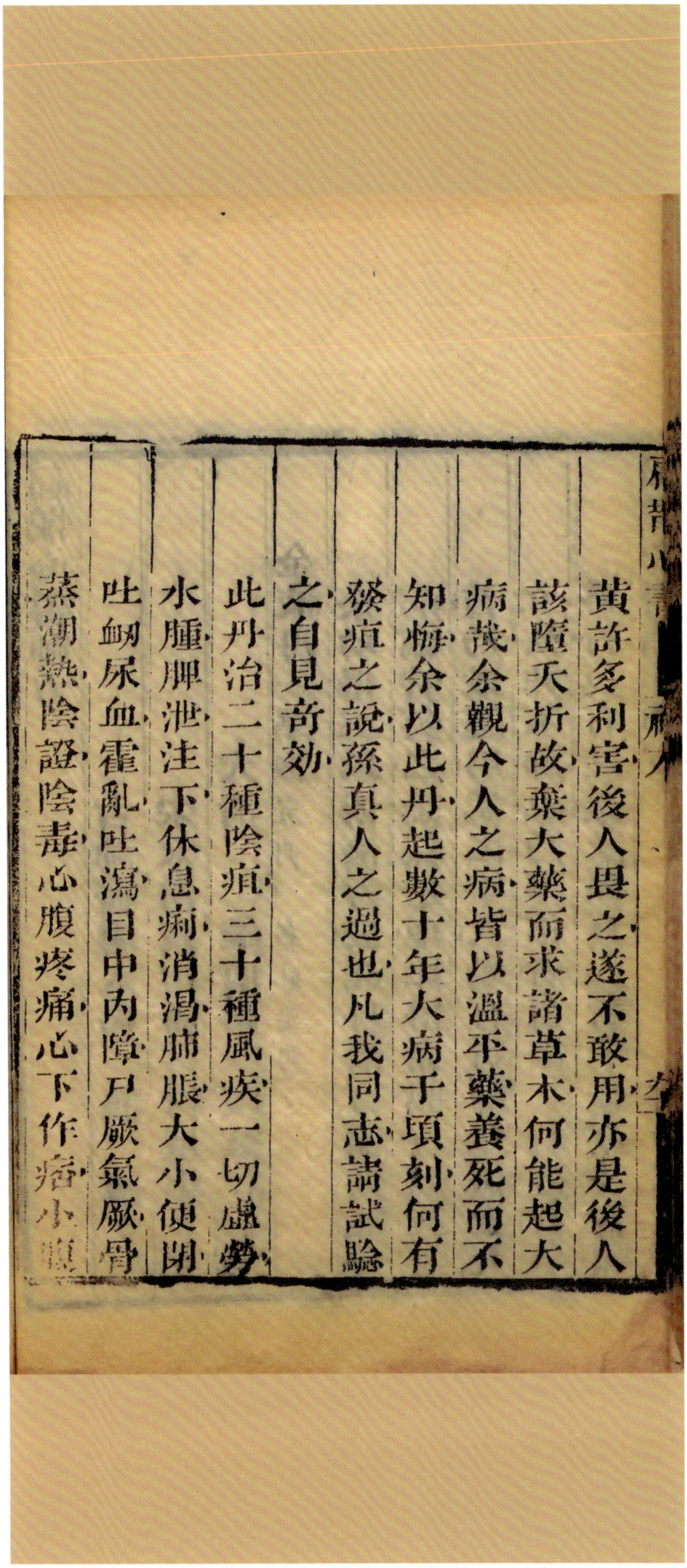

黃許多利害後人畏之遂不敢用亦是後人該墮夭折故棄大藥而求諸草木何能起大病哉余觀今人之病皆以溫平藥養死而不知悔余以此丹起數十年大病于頃刻何有發疽之說孫真人之過也凡我同志請試驗之自見奇効

此丹治二十種陰疽三十種風疾一切虛勞水腫脾泄注下休息痢消渴肺脹大小便閉吐衄尿血霍亂吐瀉目中內障尸厥氣厥骨蒸潮熱陰證陰毒心腹疼痛心下作痞小腹

黄许多利害，后人畏之，遂不敢用。亦是后人该堕夭折，故弃大药而求诸草木，何能起大病哉。余观今人之病，皆以温平药养，死而不知悔，余以此丹起数十年大病于顷刻，何有发疽之说，孙真人之过也。凡我同志请试验之，自见奇效。

此丹治二十种阴疽，三十种风疾，一切虚劳，水肿，脾泄，注下，休息痢，消渴，肺胀，大小便闭，吐衄，尿血，霍乱，吐泻，目中内障，尸厥，气厥，骨蒸潮热，阴证，阴毒，心腹疼痛，心下作痞，小腹

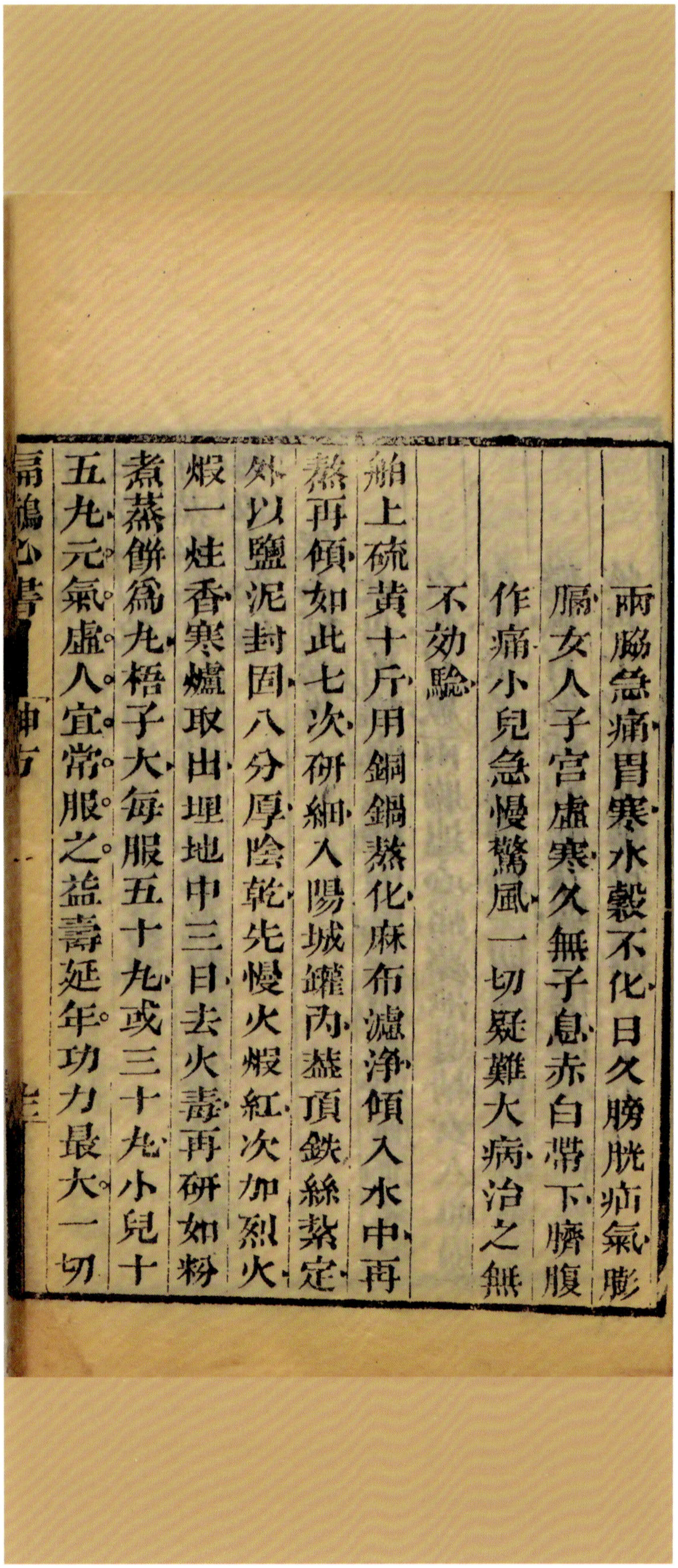
兩脇急痛胃寒水穀不化日久膀胱疝氣膨
脹女人子宮虛寒久無子息赤白帶下臍腹
作痛小兒急慢驚風一切疑難大病治之無
不効驗
舶上硫黃十斤用銅鍋熬化麻布濾淨傾入水中再
熬再傾如此七次研細入陽城罐內盖頂鐵絲紮定
外以鹽泥封固八分厚陰乾先慢火煅紅次加烈火
煅一炷香寒爐取出埋地中三日去火毒再研如粉
煮蒸餅爲丸梧子大每服五十丸或三十丸小兒十
五丸元氣虛人宜常服之益壽延年功力最大一切

两胁急痛，胃寒，水谷不化，日久膀胱疝气膨膈，女人子宫虚寒，久无子息，赤白带下，脐腹作痛，小儿急慢惊风，一切疑难大病，治之无不效验。

舶上硫黄十斤，用铜锅熬化，麻布滤净，倾入水中，再熬再倾，如此七次，研细，入阳城罐内，盖顶铁丝扎定，外以盐泥封固八分厚，阴干。先慢火煅红，次加烈火，煅一炷香，寒炉取出，埋地中三日，去火毒，再研如粉，煮蒸饼为丸，梧子大。每服五十丸或三十丸，小儿十五丸。元气虚人宜常服之，益寿延年功力最大。一切

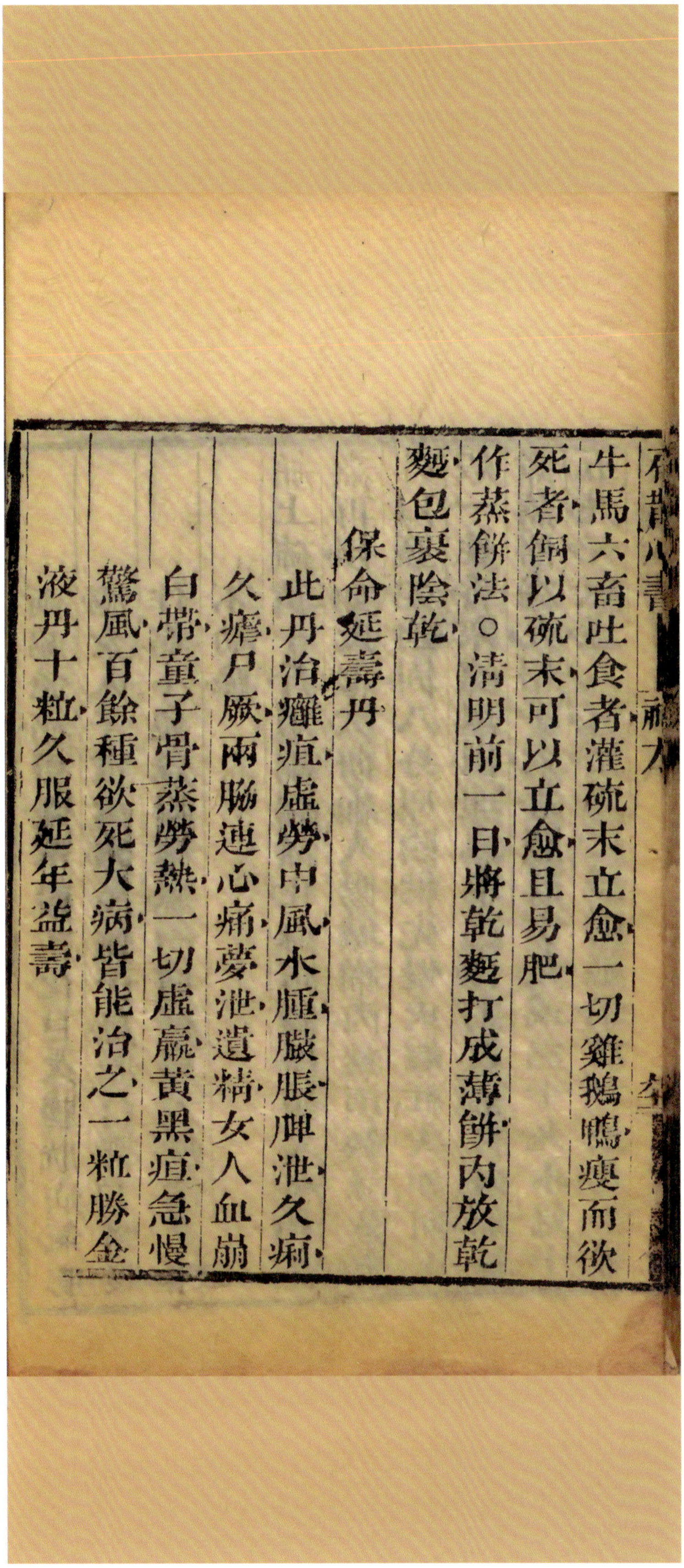
牛馬六畜吐食者灌硫末立愈一切雞鵝鴨瘦而欲
死者飼以硫末可以立愈且易肥
作蒸餅法○清明前一日將乾麪打成薄餅內放乾
麪包裹陰乾
保命延壽丹
此丹治癰疽虛勞中風水腫臌脹脾泄久痢
久瘧尸厥兩脇連心痛夢泄遺精女人血崩
白帶童子骨蒸勞熱一切虛羸黃黑疸急慢
驚風百餘種欲死大病皆能治之一粒勝金
液丹十粒久服延年益壽

牛马六畜吐食者，灌硫末立愈。一切鸡鹅鸭瘦而欲死者，饲以硫末，可以立愈且易肥。

作蒸饼法：清明前一日，将干面打成薄饼，内放干面，包裹阴干。

保命延寿丹

此丹治痈疽，虚劳，中风，水肿，臌胀，脾泄，久痢，久疟，尸厥，两胁连心痛，梦泄，遗精，女人血崩、白带，童子骨蒸劳热，一切虚羸，黄黑疸，急慢惊风，百余种欲死大病皆能治之。一粒胜金液丹十粒，久服延年益寿。

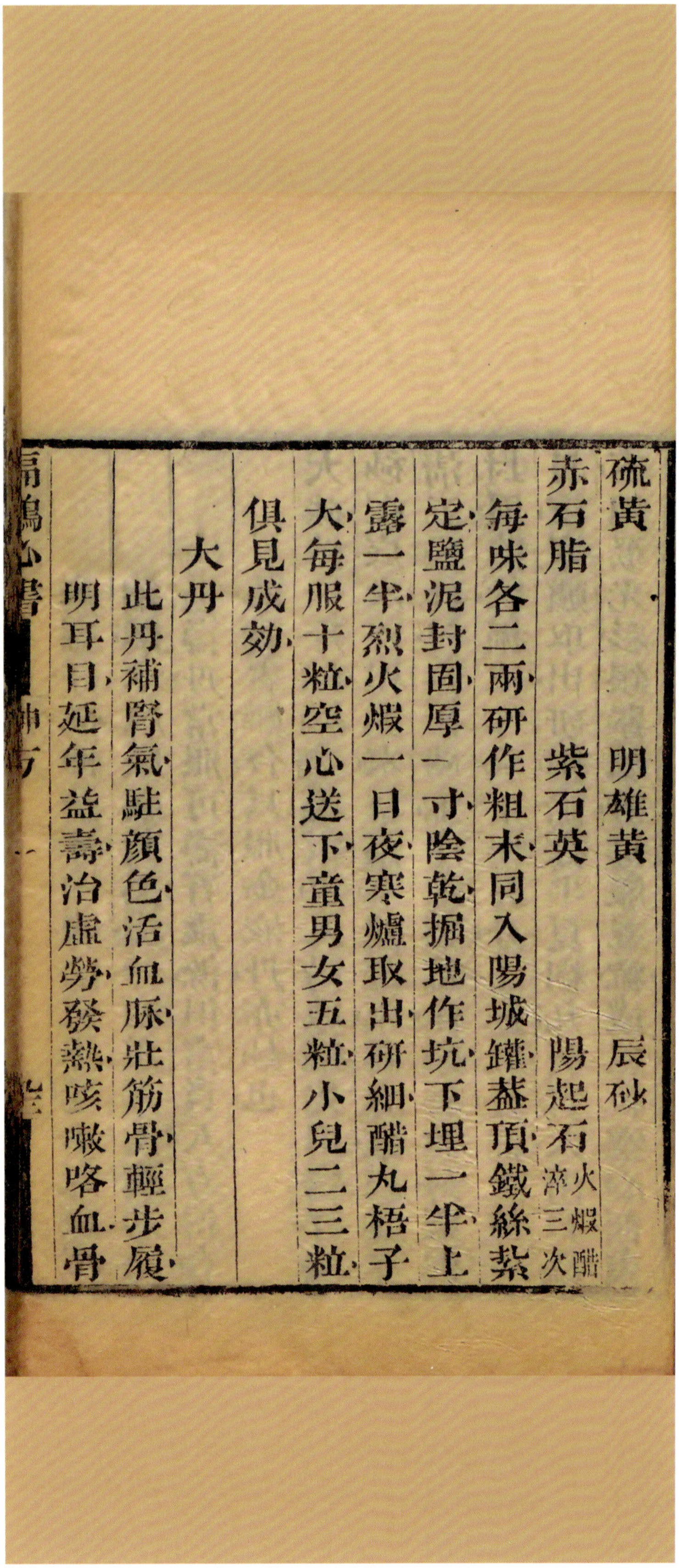
硫黄　明雄黃　辰砂

赤石脂　紫石英　陽起石火煅醋淬三次

每味各二兩研作粗末同入陽城罐蓋頂鐵絲紮定鹽泥封固厚一寸陰乾掘地作坑下埋一半上露一半烈火煅一日夜寒爐取出研細醋丸梧子大每服十粒空心送下童男女五粒小兒二三粒俱見成効

大丹

此丹補腎氣駐顏色活血脉壯筋骨輕步履明耳目延年益壽治虛勞發熱咳嗽咯血骨

硫黄　明雄黄　辰砂　赤石脂　紫石英　阳起石火煅醋淬三次

每味各二两，研作粗末，同入阳城罐，盖顶，铁丝扎定，盐泥封固厚一寸，阴干。掘地作坑，下埋一半，上露一半，烈火煅一日夜，寒炉取出。研细，醋丸梧子大。每服十粒，空心送下，童男女五粒，小儿二三粒，俱见成效。

大丹

此丹补肾气，驻颜色，活血脉，壮筋骨，轻步履，明耳目，延年益寿。治虚劳，发热，咳嗽，咯血，骨

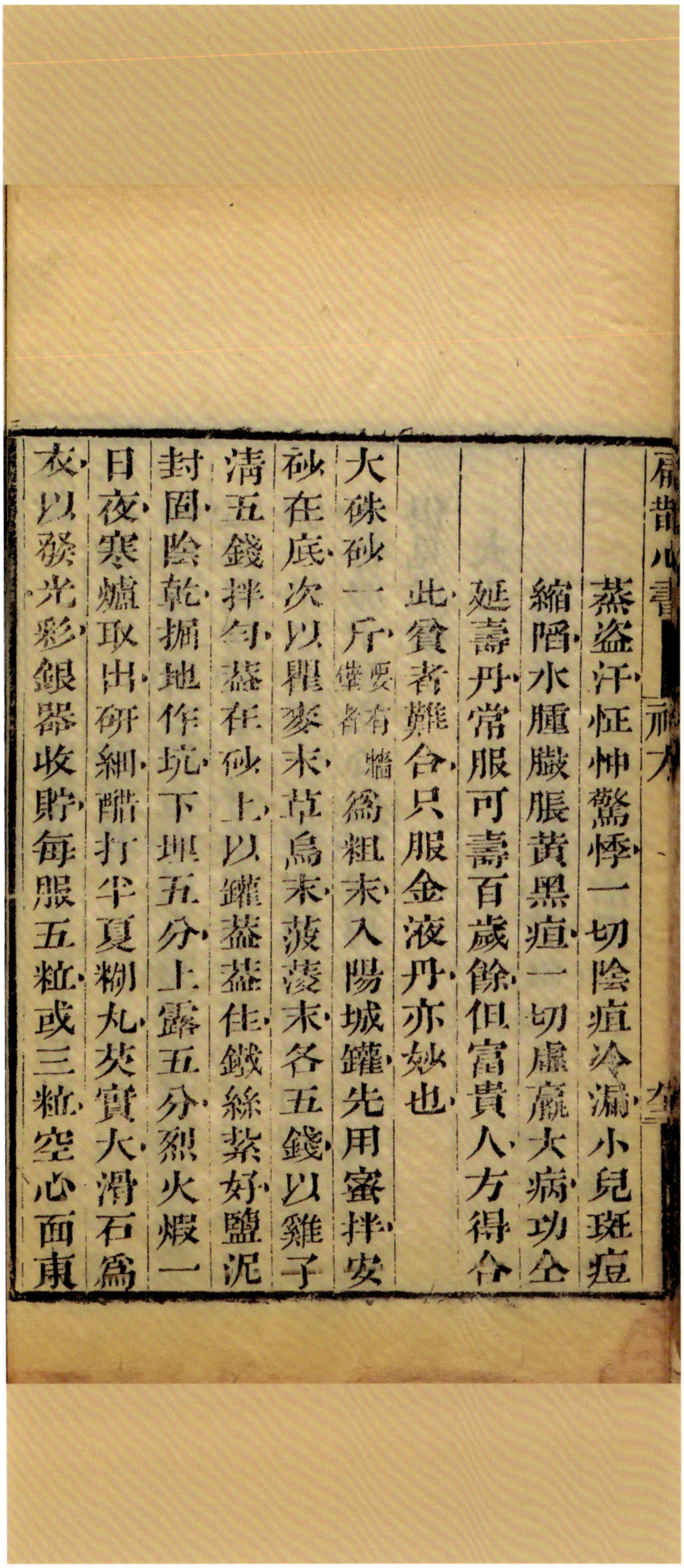
蒸盜汗怔忡驚悸一切陰疸冷漏小兒斑痘縮陷水腫臌脹黄黑疸一切虛羸大病功同延壽丹常服可壽百歲餘但富貴人方得合此貧者難合只服金液丹亦妙也

大硃砂一斤要有牆壁者爲粗末入陽城罐先用蜜拌安砂在底次以瞿麥末草烏末菠薐末各五錢以雞子清五錢拌勻蓋在砂上以罐蓋蓋住鐵絲紮好鹽泥封固陰乾掘地作坑下埋五分上露五分烈火煆一日夜寒爐取出研細醋打半夏糊丸芡實大滑石爲衣以發光彩銀器收貯每服五粒或三粒空心面東

蒸盗汗，怔忡惊悸，一切阴疸冷漏，小儿斑痘缩陷，水肿，臌胀，黄黑疸，一切虚羸大病，功同延寿丹，常服可寿百岁余。但富贵人方得合此，贫者难合，只服金液丹亦妙也。

大朱砂一斤要有墙壁者，为粗末，入阳城罐。先用蜜拌，安砂在底，次以瞿麦末、草乌末、菠菱末各五钱，以鸡子清五钱拌匀，盖在砂上。以罐盖盖住，铁丝扎好，盐泥封固，阴干。掘地作坑，下埋五分，上露五分，烈火煅一日夜，寒炉取出。研细，醋打半夏糊丸，芡实大，滑石为衣，以发光彩。银器收贮，每服五粒或三粒，空心面东

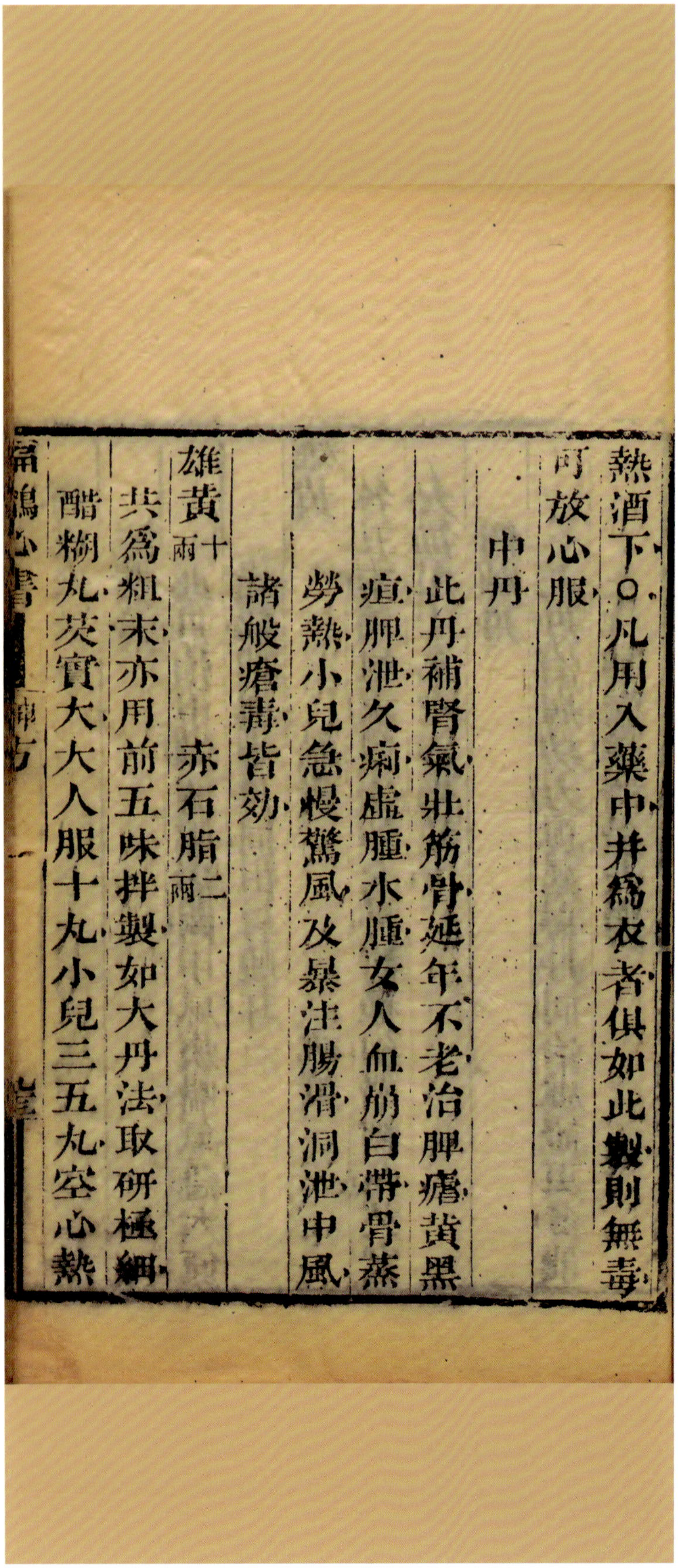
熱酒下○凡用入藥中并爲衣者俱如此製則無毒
可放心服
中丹
此丹補腎氣壯筋骨延年不老治脾瘧黃黑
疸脾泄久痢虛腫水腫女人血崩白帶骨蒸
勞熱小兒急慢驚風及暴注腸滑洞泄中風
諸般瘡毒皆効
雄黃十兩　赤石脂二兩
共爲粗末亦用前五味拌製如大丹法取研極細
醋糊丸芡實大大人服十丸小兒三五丸空心熱

热酒下。

凡用入药中，并为衣者，俱如此制，则无毒，可放心服。

中丹

此丹补肾气，壮筋骨，延年不老，治脾疟，黄黑疸，脾泄久痢，虚肿水肿，女人血崩白带，骨蒸劳热，小儿急慢惊风及暴注肠滑，洞泄，中风，诸般疮毒，皆效。

雄黄十两　赤石脂二两

其共为粗末，亦用前五味拌制，如大丹法，取研极细，醋糊丸，芡实大。大人服十丸，小儿三五丸，空心热

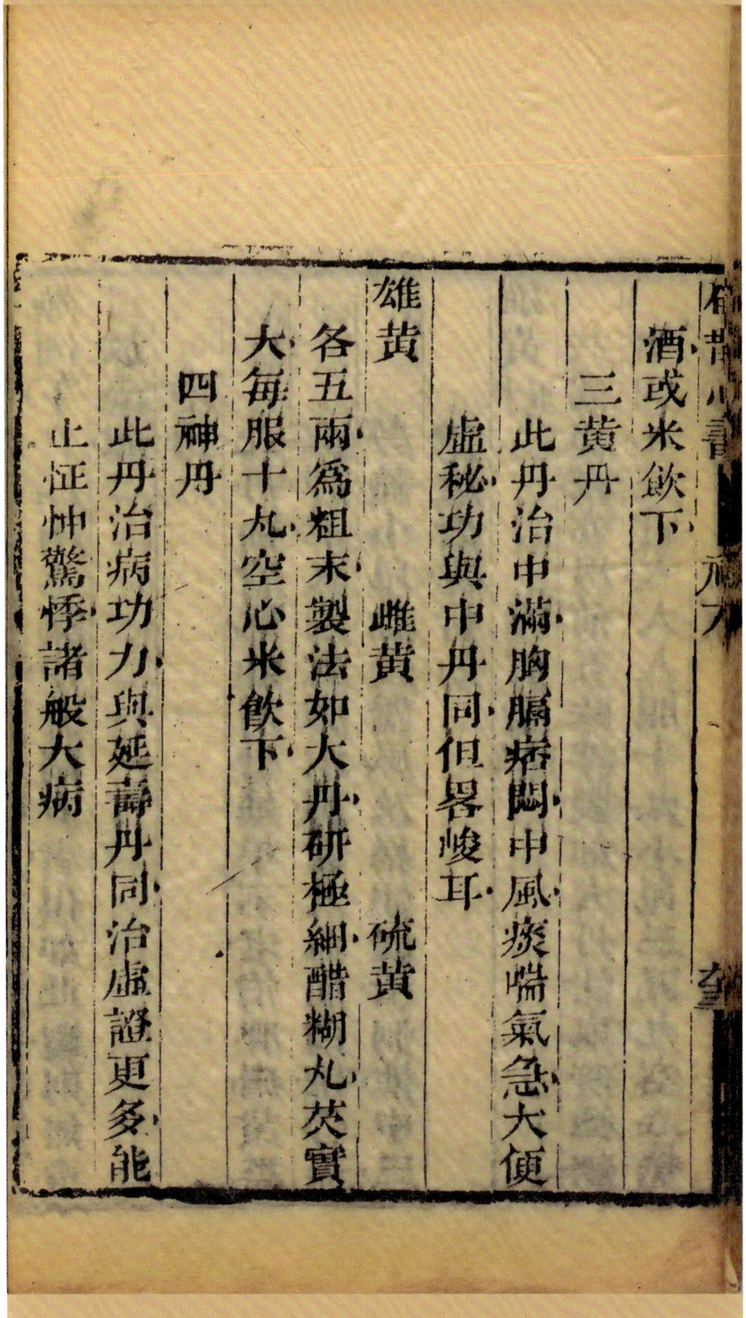
酒或米飲下
三黃丹
此丹治中滿胸膈痞悶中風痰喘氣急大便
虛秘功與中丹同但畧峻耳
雄黃　雌黃　硫黃
各五兩爲粗末製法如大丹研極細醋糊丸芡實
大每服十丸空心米飲下
四神丹
此丹治病功力與延壽丹同治虛證更多能
止怔忡驚悸諸般大病

酒或米饮下。

三黄丹

此丹治中满，胸膈痞闷，中风，痰喘气急，大便虚秘，功与中丹同，但略峻耳。

雄黄　雌黄　硫黄

各五两为粗末，制法如大丹。研极细，醋糊丸，芡实大。每服十丸，空心米饮下。

四神丹

此丹治病，功力与延寿丹同，治虚证更多，能止怔忡、惊悸诸般大病。

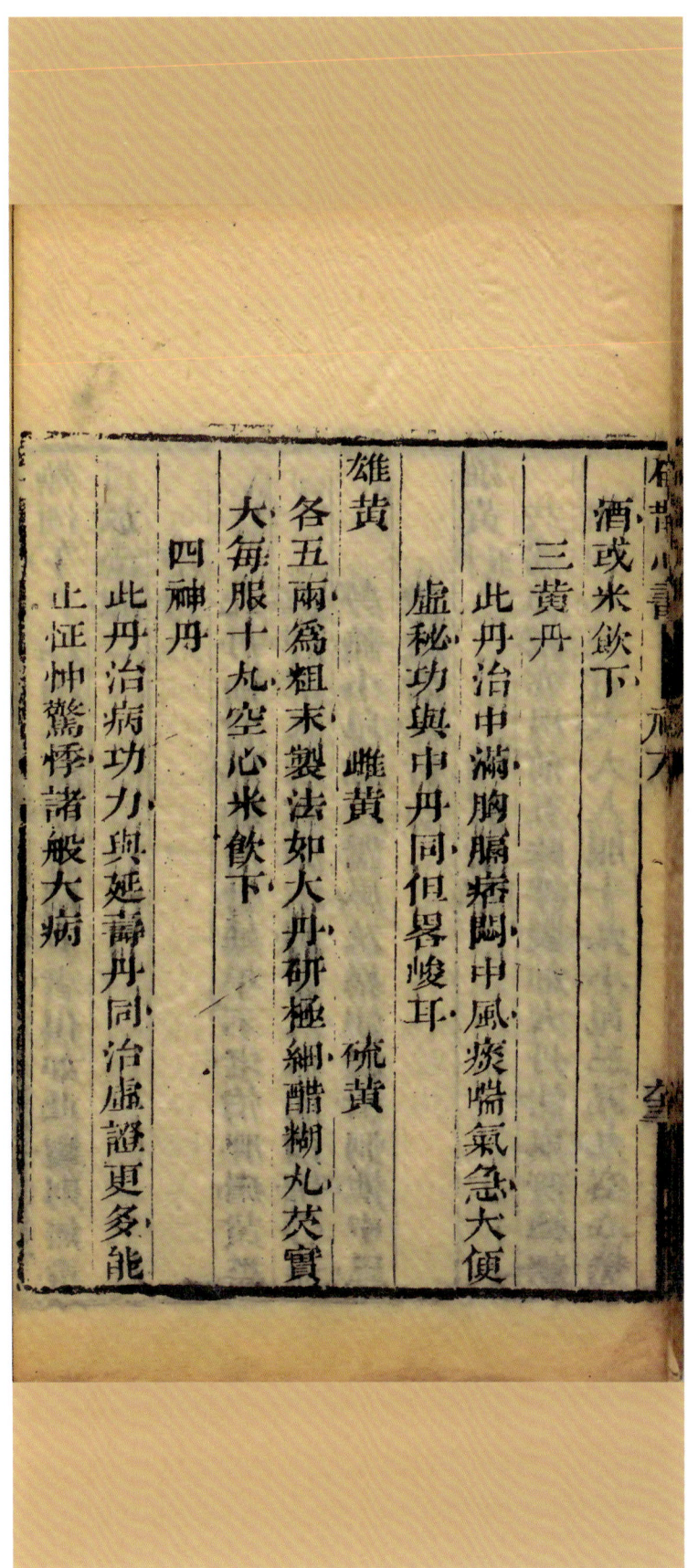

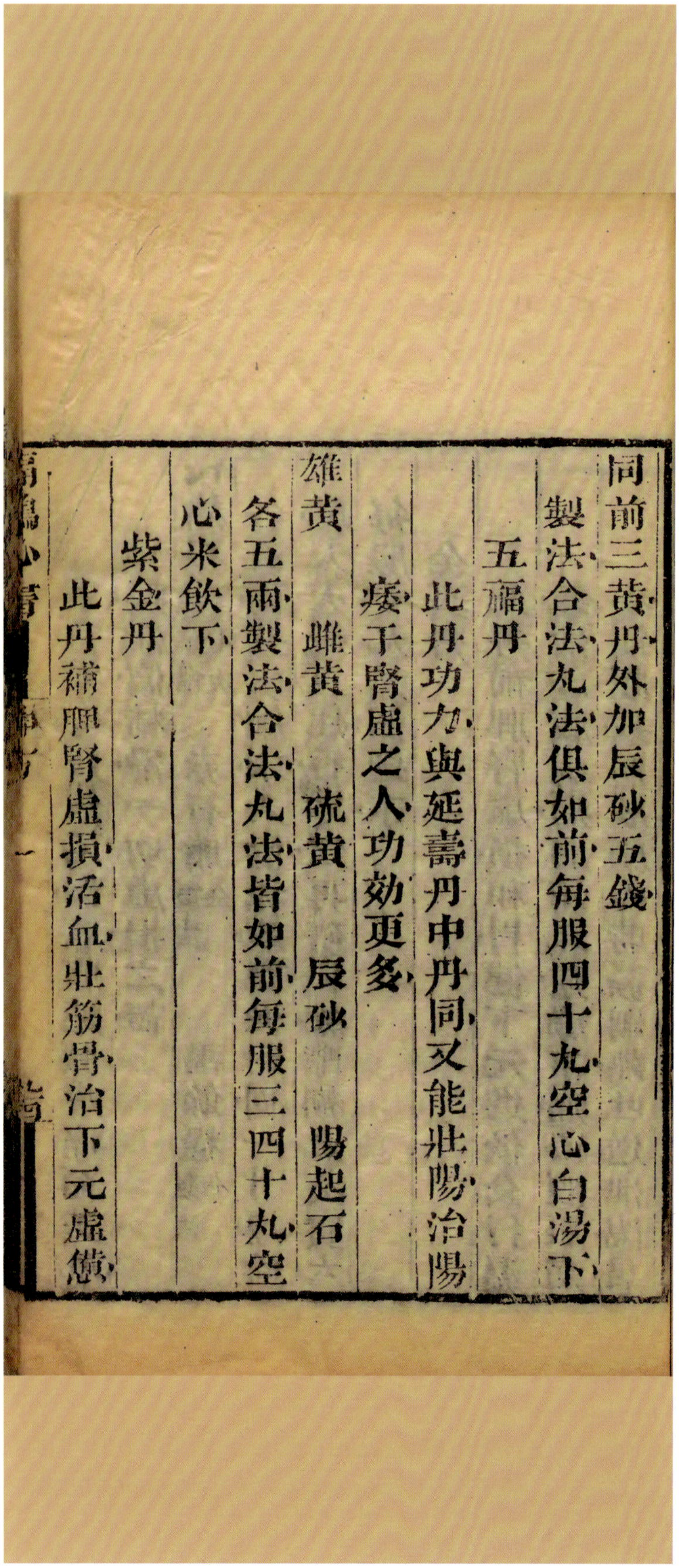
同前三黄丹外加辰砂五錢
製法合法丸法俱如前每服四十丸空心白湯下
五福丹
此丹功力與延壽丹中丹同又能壯陽治陽痿于腎虚之人功効更多
雄黄　雌黄　硫黄　辰砂　陽起石
各五兩製法合法丸法皆如前每服三四十丸空心米飲下
紫金丹
此丹補脾腎虚損活血壯筋骨治下元虚憊

同前三黄丹，外加辰砂五钱。

制法、合法、丸法俱如前。每服四十丸，空心白汤下。

五福丹

此丹功力与延寿丹、中丹同，又能壮阳治阳痿，于肾虚之人功效更多。

雄黄　雌黄　硫黄　辰砂　阳起石

各五两，制法、合法、丸法皆如前，每服三四十丸，空心米饮下。

紫金丹

此丹补脾肾虚损，活血壮筋骨，治下元虚惫，

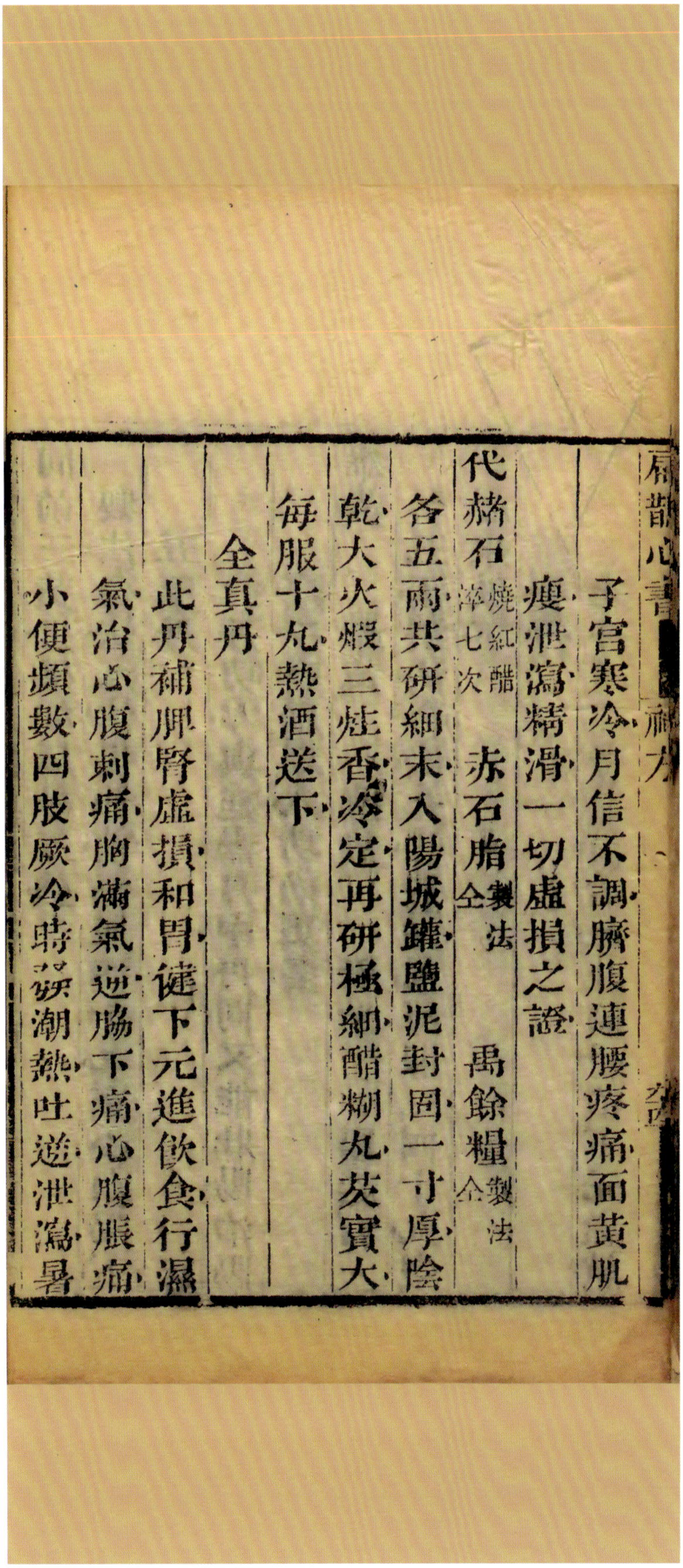
扁鵲心書 神方
子宮寒冷月信不調臍腹連腰疼痛面黃肌
瘦泄瀉精滑一切虛損之證
代赭石燒紅醋淬七次　赤石脂仝製法　禹餘糧仝製法
各五兩共研細末入陽城罐鹽泥封固一寸厚陰
乾大火煅三炷香冷定再研極細醋糊丸芡實大
每服十丸熱酒送下
全真丹
此丹補脾腎虛損和胃健下元進飲食行濕
氣治心腹刺痛胸滿氣逆脇下痛心腹脹痛
小便頻數四肢厥冷時發潮熱吐逆泄瀉暑

子宫寒冷，月信不调，脐腹连腰疼痛，面黄肌瘦，泄泻精滑，一切虚损之证。

代赭石烧红醋淬七次　赤石脂制法同　禹余粮制法同

各五两，共研细末。入阳城罐，盐泥封固一寸厚，阴干，大火煅三炷香，冷定。再研极细，醋糊丸，芡实大。

每服十丸，热酒送下。

全真丹

此丹补脾肾虚损，和胃，健下元，进饮食，行湿气。治心腹刺痛，胸满气逆，胁下痛，心腹胀痛，小便频数，四肢厥冷，时发潮热，吐逆泄泻，暑

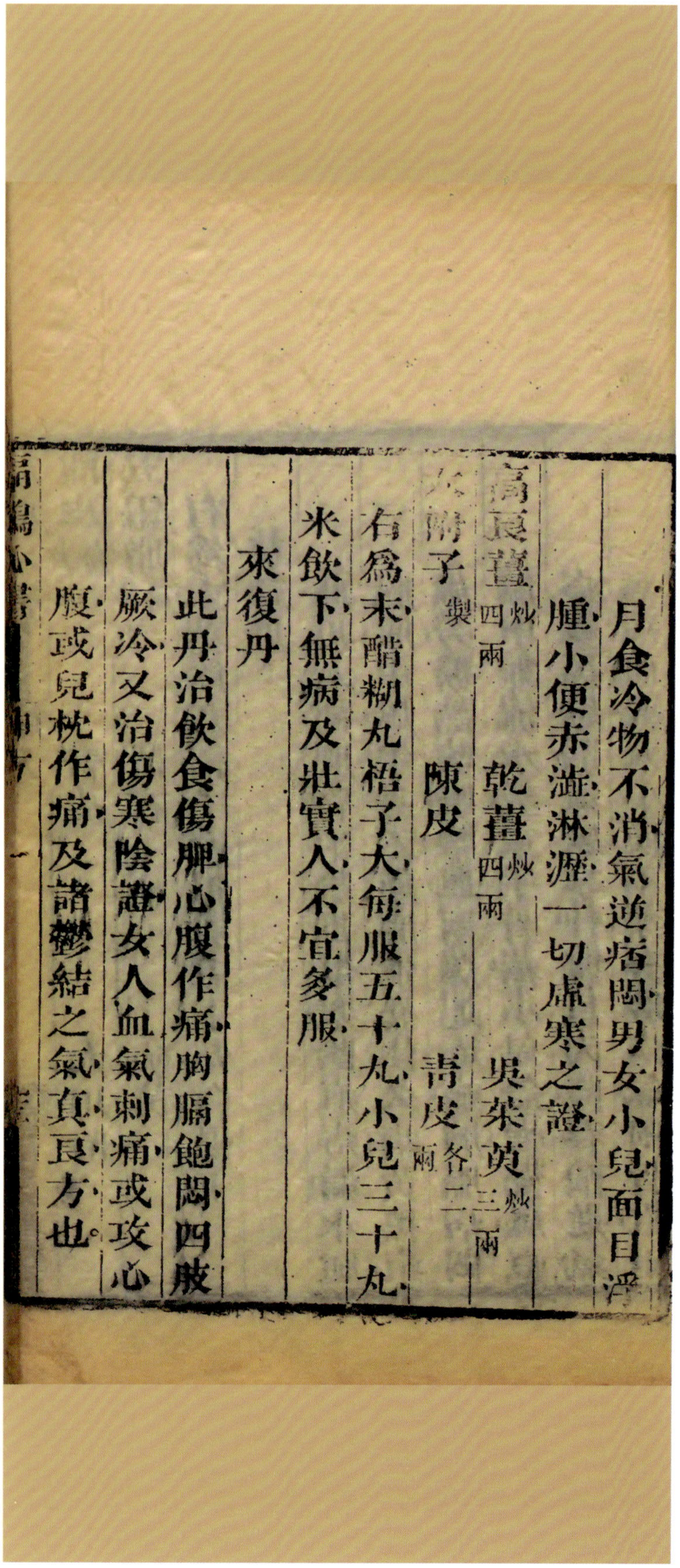
月食冷物不消氣逆痞悶男女小兒面目浮
腫小便赤澁淋瀝一切虛寒之證
高良薑炒四兩 乾薑炒四兩 吳茱萸炒三兩
大附子製 陳皮 青皮各二兩
右為末醋糊丸梧子大每服五十丸小兒三十丸
米飲下無病及壯實人不宜多服
來復丹
此丹治飲食傷脾心腹作痛胸膈飽悶四肢
厥冷又治傷寒陰證女人血氣刺痛或攻心
腹或兒枕作痛及諸鬱結之氣真良方也

月食冷物不消，气逆痞闷，男女小儿面目浮肿，小便赤涩淋沥，一切虚寒之证。

高良姜炒，四两　干姜炒，四两　吴茱萸炒，三两　大附子制　陈皮　青皮各二两

上为末，醋糊丸梧子大。每服五十丸，小儿三十丸，米饮下。无病及壮实人不宜多服。

来复丹

此丹治饮食伤脾，心腹作痛，胸膈饱闷，四肢厥冷；又治伤寒阴证，女人血气刺痛，或攻心腹。或儿枕作痛及诸郁结之气，真良方也。

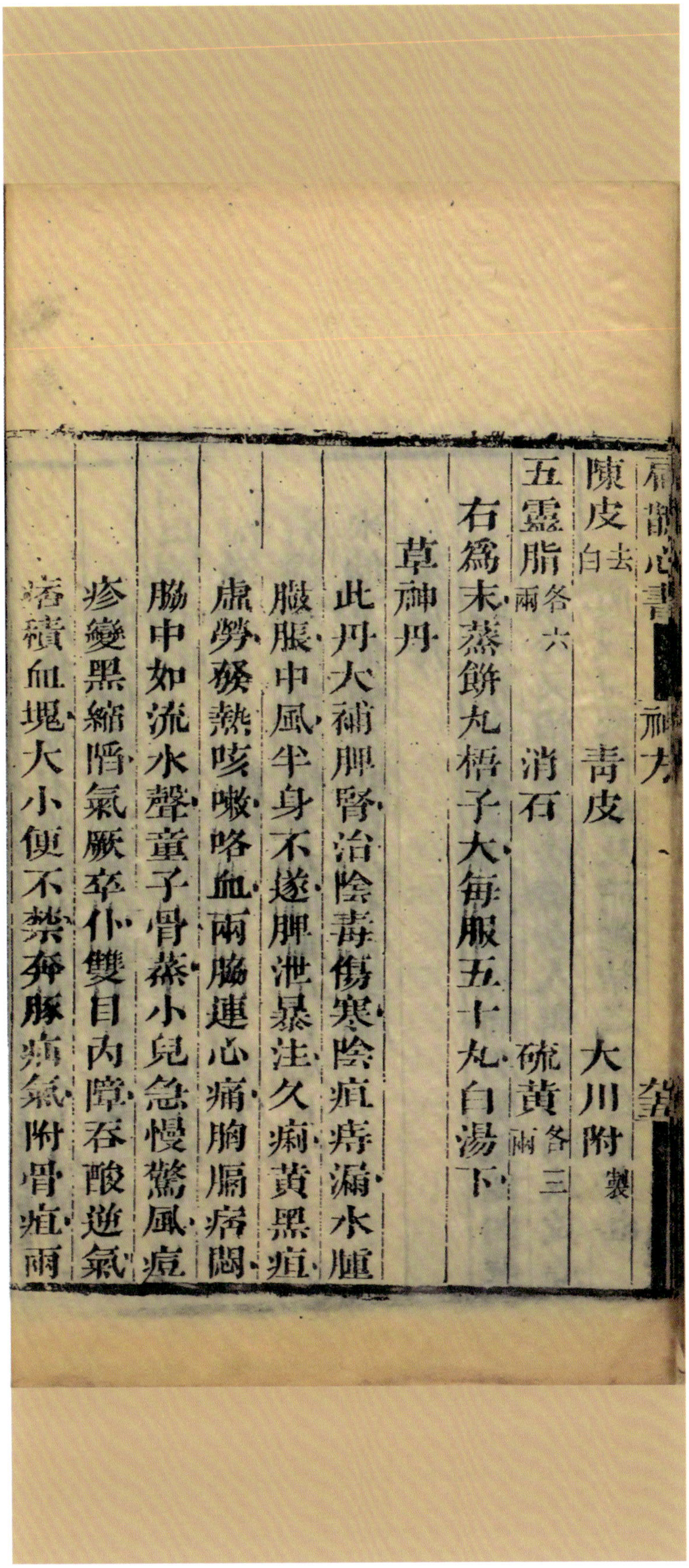
陳皮去白 青皮 大川附製
五靈脂各六兩 消石 硫黃各三兩
右爲末蒸餅丸梧子大每服五十丸白湯下
草神丹
此丹大補脾腎治陰毒傷寒陰疽痔漏水腫臌脹中風半身不遂脾泄暴注久痢黃黑疸虚勞發熱咳嗽咯血兩脇連心痛胸膈痞悶脇中如流水聲童子骨蒸小兒急慢驚風痘疹變黑縮陷氣厥卒仆雙目內障吞酸逆氣痞積血塊大小便不禁奔豚疝氣附骨疽兩

陈皮去白　青皮　大川附制　五灵脂各六两　硝石　硫黄各三两

上为末，蒸饼丸，梧子大。每服五十丸，白汤下。

草神丹

此丹大补脾肾，治阴毒伤寒，阴疽痔漏，水肿臌胀，中风半身不遂，脾泄暴注，久痢，黄黑疸，虚劳发热，咳嗽咯血，两胁连心痛，胸膈痞闷，胁中如流水声，童子骨蒸，小儿急慢惊风，痘疹变黑缩陷，气厥卒仆，双目内障，吞酸逆气，痞积血块，大小便不禁，奔豚疝气，附骨疽，两

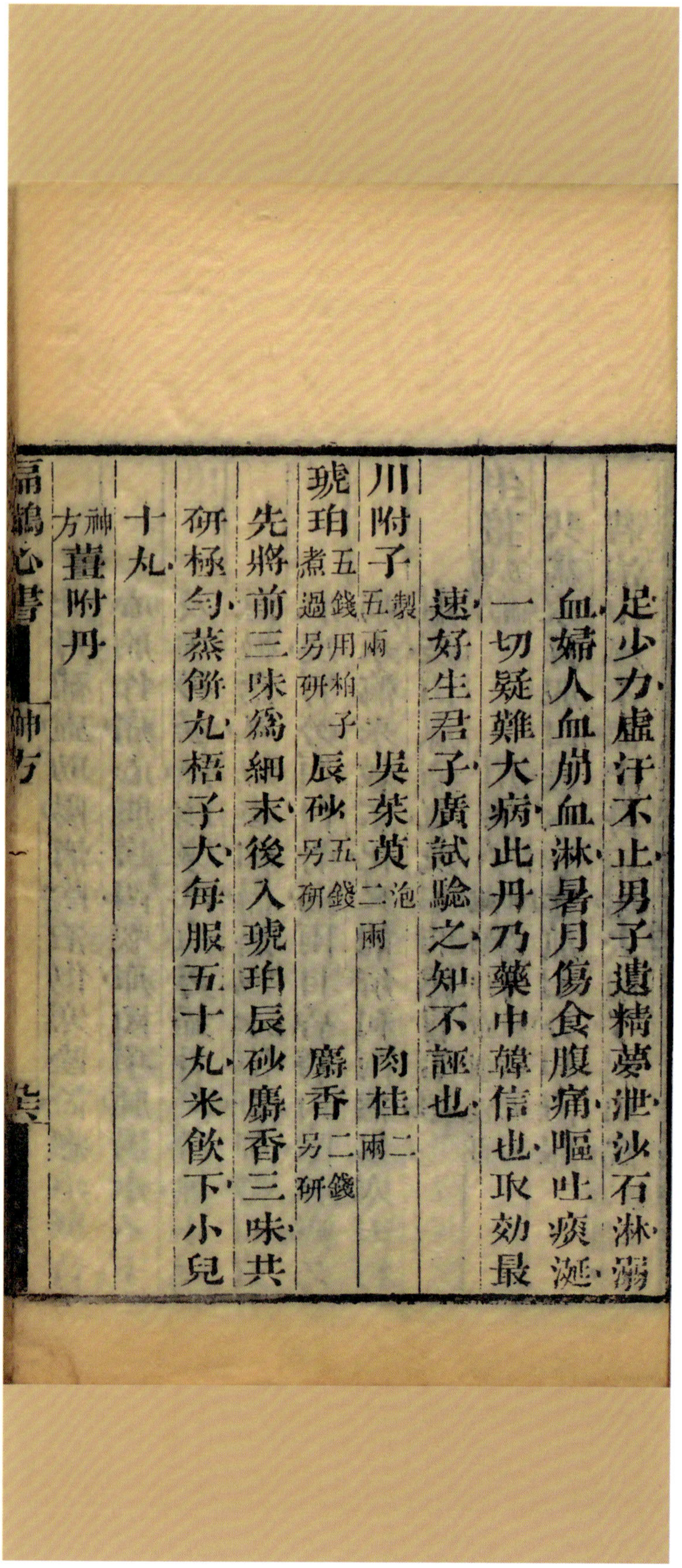

足少力虛汗不止男子遺精夢泄沙石淋溺血婦人血崩血淋暑月傷食腹痛嘔吐痰涎一切疑難大病此丹乃藥中韓信也取效最速好生君子廣試驗之知不誣也

川附子製，五兩　吳茱萸泡，二兩　肉桂二兩　琥珀五錢，用柏子煮過另研　辰砂五錢，另研　麝香二錢，另研

先將前三味為細末後入琥珀辰砂麝香三味共研極勻蒸餅丸梧子大每服五十丸米飲下小兒十丸

神方薑附丹

扁鵲心書　神方

足少力，虚汗不止，男子遗精梦泄，沙石淋，溺血，妇人血崩血淋，暑月伤食，腹痛，呕吐痰涎，一切疑难大病。此丹乃药中韩信也，取效最速。好生君子，广试验之，知不诬也。

川附子制，五两　吴茱萸泡，二两　肉桂二两　琥珀五钱，用柏子煮过另研　辰砂五钱，另研　麝香二钱，另研

先将前三味为细末，后入琥珀、辰砂、麝香三味，共研极匀。蒸饼丸，梧子大。每服五十丸，米饮下，小儿十丸。

神方姜附丹

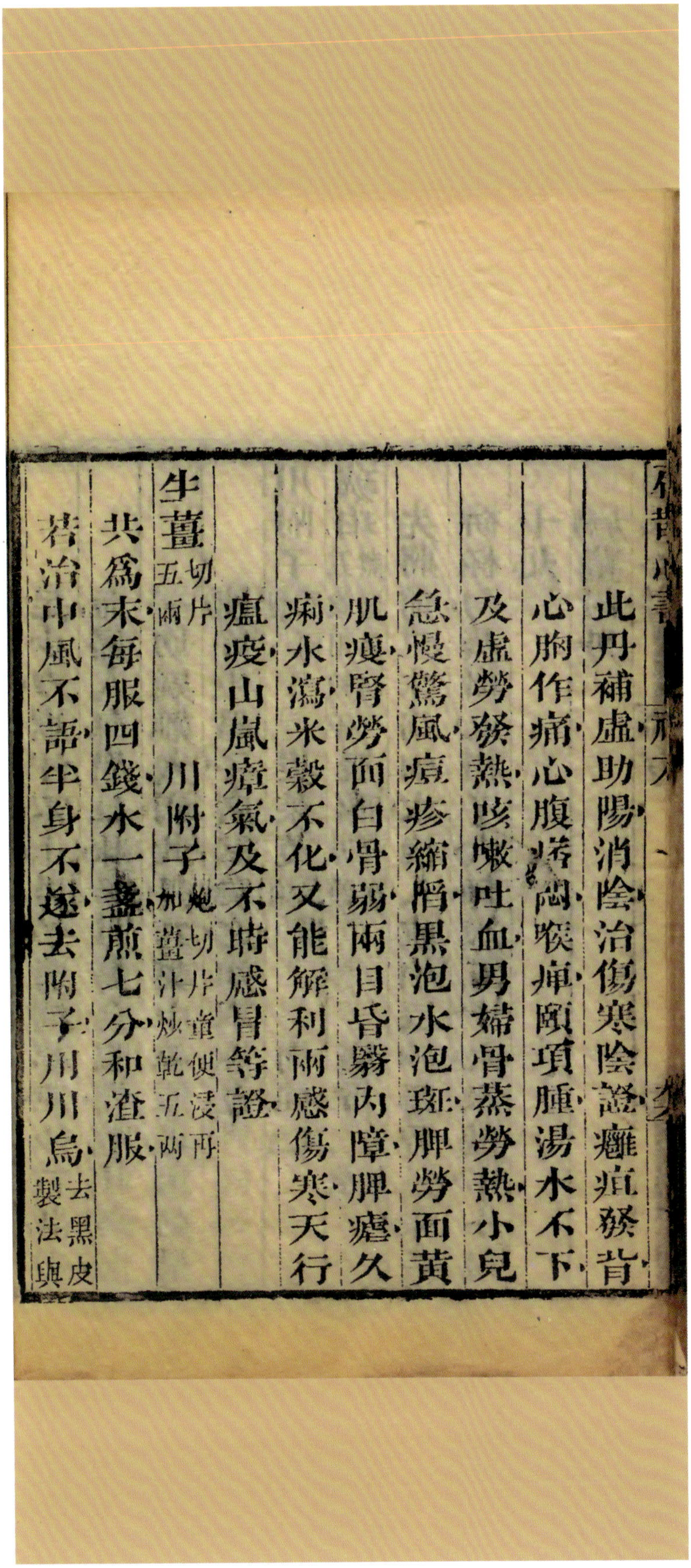
此丹補虛助陽消陰治傷寒陰證癰疽發背心胸作痛心腹痞悶喉痺頤項腫湯水不下及虛勞發熱咳嗽吐血男婦骨蒸勞熱小兒急慢驚風痘疹縮陷黑泡水泡斑脾勞面黃肌瘦腎勞面白骨弱兩目昏翳內障脾瘧久痢水瀉米穀不化又能解利兩感傷寒天行瘟疫山嵐瘴氣及不時感冒等證

生薑切片五兩　川附子炮切片童便浸再加薑汁炒乾五兩

共爲末每服四錢水一盞煎七分和滓服

若治中風不語半身不遂去附子用川烏去黑皮製法與

此丹补虚助阳消阴，治伤寒阴证，痈疽发背，心胸作痛，心腹痞闷，喉痹，颐项肿，汤水不下，及虚劳发热，咳嗽吐血，男妇骨蒸劳热，小儿急慢惊风，痘疹缩陷，黑泡水泡斑，脾劳面黄肌瘦，肾劳面白骨弱，两目昏翳内障，脾疟久痢，水泻米谷不化，又能解利两感伤寒，天行瘟疫，山岚瘴气及不时感冒等证。

生姜切片，五两　川附子炮，切片，童便浸，再加姜汁炒干，五两

共为末。每服四钱，水一盏，煎七分，和渣服。

若治中风不语，半身不遂，去附子用川乌去黑皮，制法与

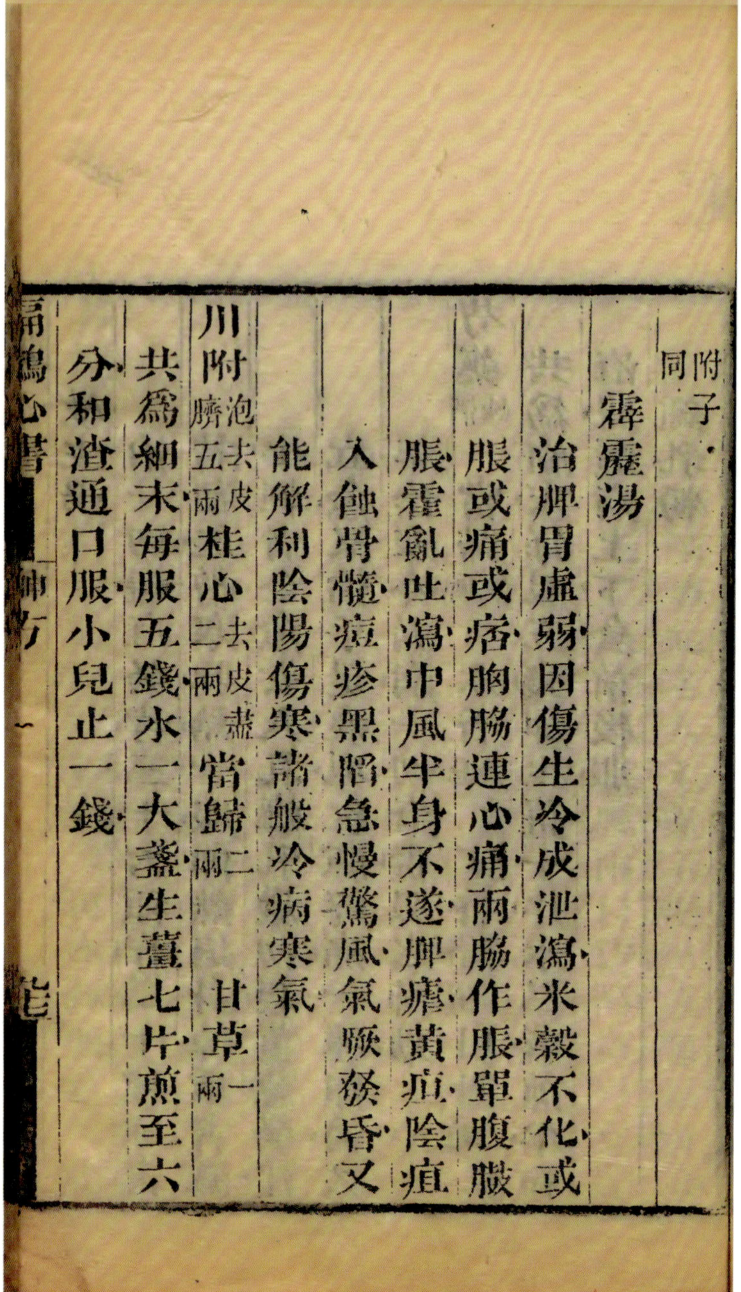

附子同

霹靂湯

治脾胃虛弱因傷生冷成泄瀉米穀不化或脹或痛或痞胸脇連心痛兩脇作脹單腹臌脹霍亂吐瀉中風半身不遂脾瘧黃疸陰疸入蝕骨髓痘疹黑陷急慢驚風氣厥發昏又能解利陰陽傷寒諸般冷病寒氣

川附泡去皮臍五兩 桂心去皮盡二兩 當歸二兩 甘草一兩

共爲細末每服五錢水一大盞生薑七片煎至六分和渣通口服小兒止一錢

附子同。

霹雳汤

治脾胃虚弱，因伤生冷成泄泻，米谷不化，或胀、或痛、或痞，胸胁连心痛，两胁作胀，单腹臌胀，霍乱吐泻，中风半身不遂，脾疟，黄疸，阴疸入蚀骨髓，痘疹黑陷，急慢惊风，气厥发昏，又能解利阴阳伤寒，诸般冷病寒气。

川附泡去皮脐，五两　桂心去皮尽，二两　当归二两　甘草一两

共为细末。每服五钱，水一大盏，生姜七片，煎至六分，和渣通口服，小儿止一钱。

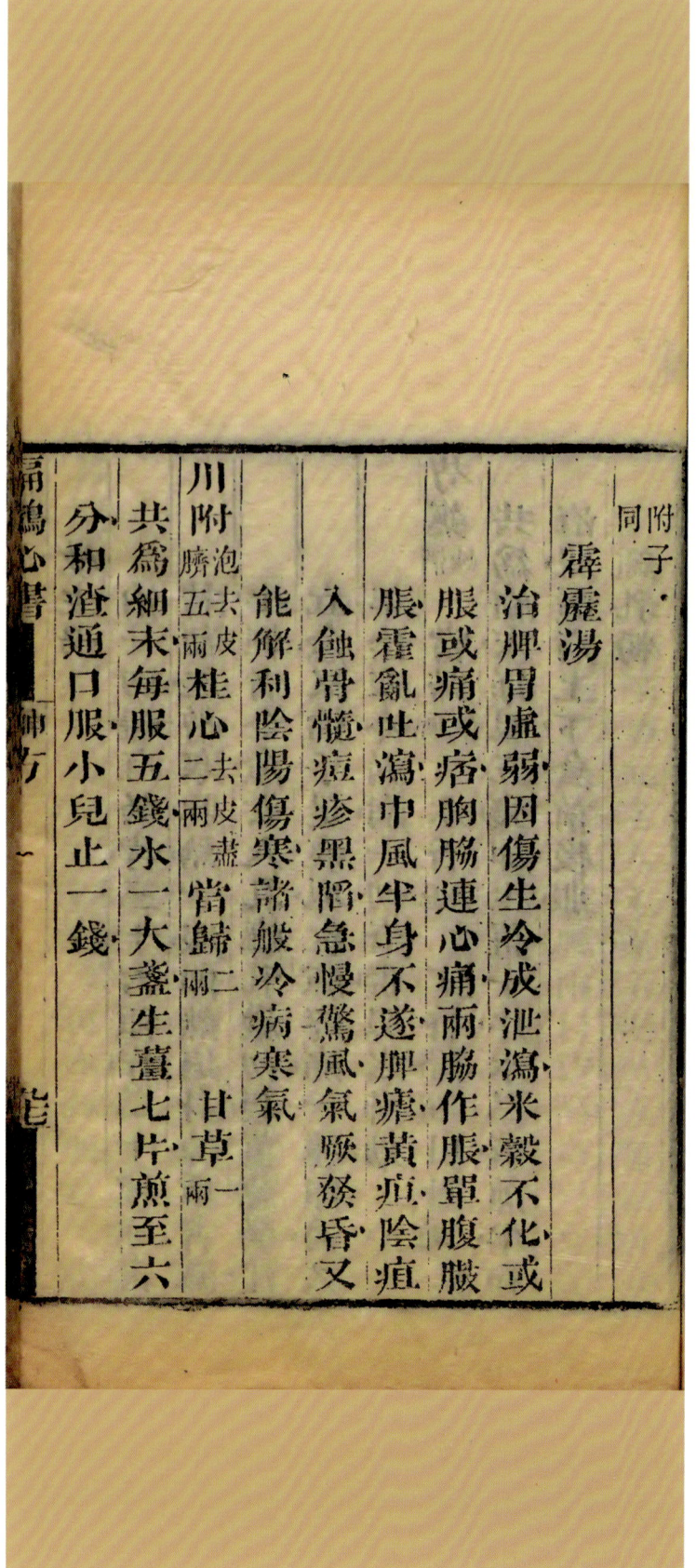

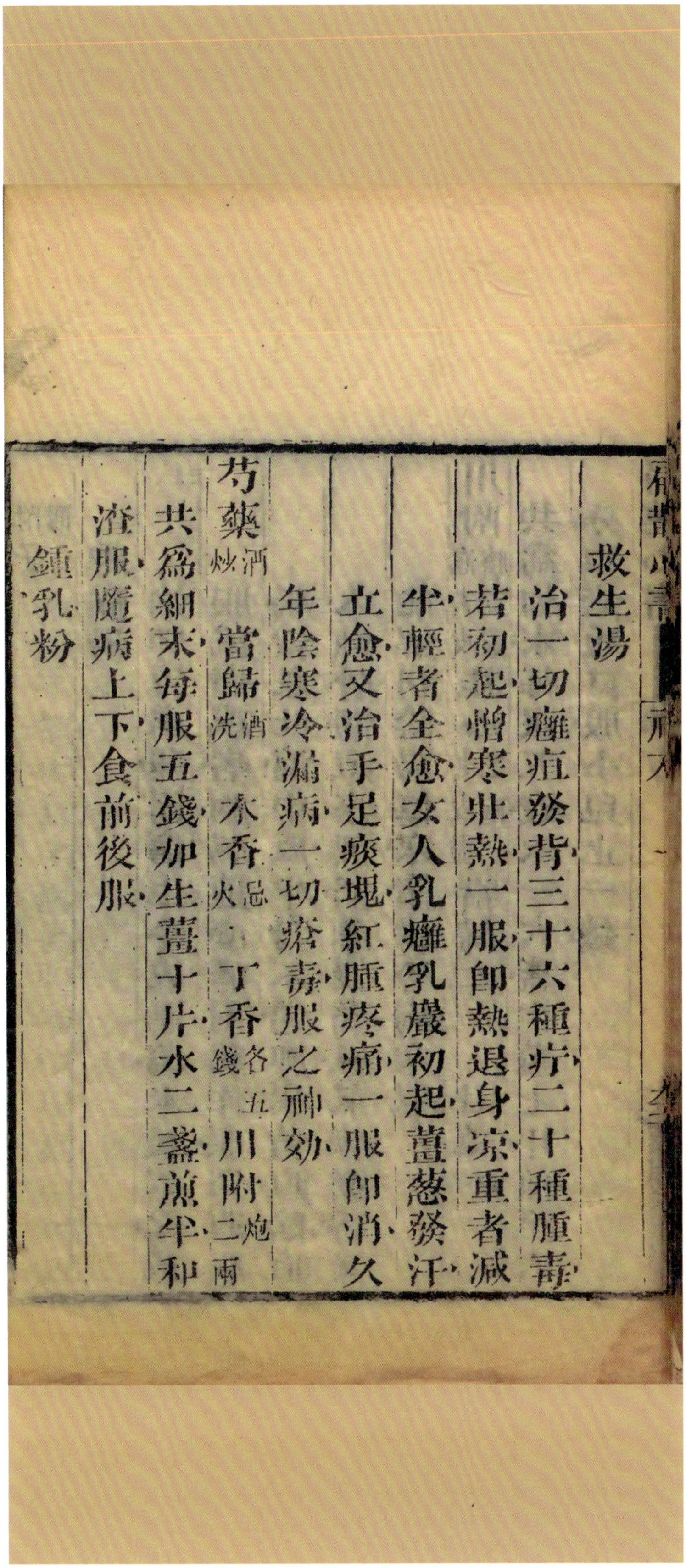

救生湯

治一切癰疽發背三十六種疔二十種腫毒若初起憎寒壯熱一服即熱退身凉重者減半輕者全愈女人乳癰乳巖初起薑葱發汗立愈又治手足痰塊紅腫疼痛一服即消久年陰寒冷漏病一切瘡毒服之神効

芍藥酒炒 當歸酒洗 木香忌火 丁香各五錢 川附炮二兩

共爲細末每服五錢加生薑十片水二盞煎半和渣服隨病上下食前後服

鍾乳粉

救生汤

治一切痈疽发背，三十六种疔，二十种肿毒。若初起憎寒壮热，一服即热退身凉，重者减半，轻者全愈。女人乳痈、乳岩初起，姜葱发汗立愈。又治手足痰块，红肿疼痛，一服即消。久年阴寒冷漏，病一切疮毒，服之神效。

芍药酒炒　当归酒洗　木香忌火　丁香各五钱　川附炮，二两

共为细末。每服五钱，加生姜十片，水二盏，煎半，和渣服。随病上下，食前后服。

钟乳粉

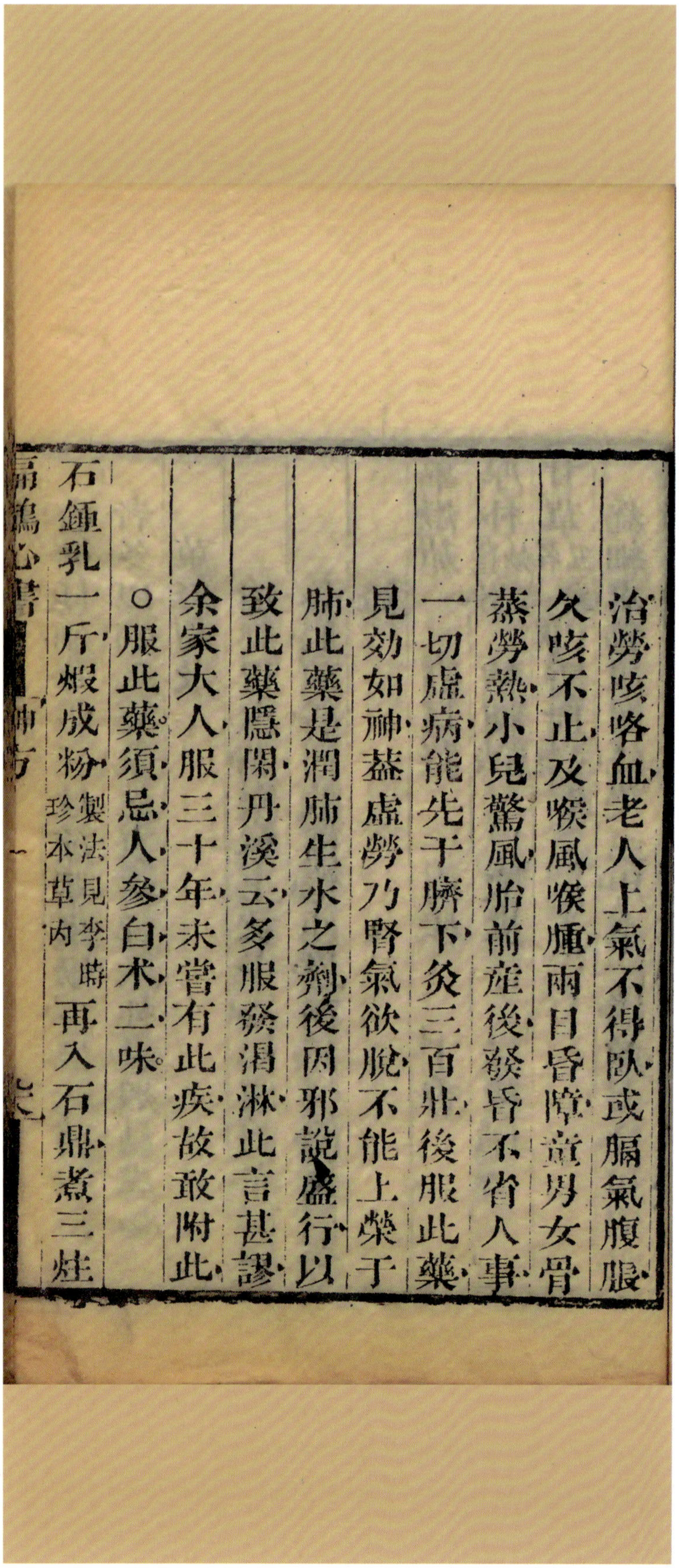
扁鵲心書　神方

治勞咳咯血老人上氣不得臥或膈氣腹脹久咳不止及喉風喉腫兩目昏障童男女骨蒸勞熱小兒驚風胎前産後發昏不省人事一切虛病能先于臍下灸三百壯後服此藥見効如神蓋虛勞乃腎氣欲脱不能上榮于肺此藥是潤肺生水之劑後因邪説盛行以致此藥隱閑丹溪云多服發渴淋此言甚謬余家大人服三十年未嘗有此疾故敢附此

○服此藥須忌人參白术二味

石鍾乳一斤煅成粉製法見李時珍本草内再入石鼎煮三炷

治劳咳咯血，老人上气不得卧，或膈气腹胀，久咳不止，及喉风、喉肿，两目昏障，童男女骨蒸劳热，小儿惊风，胎前产后发昏不省人事，一切虚病，能先于脐下灸三百壮，后服此药，见效如神。盖虚劳乃肾气欲脱，不能上荣于肺，此药是润肺生水之剂，后因邪说盛行，以致此药隐闲。丹溪云：多服发渴淋。此言甚谬，余家大人服三十年，未尝有此疾，故敢附此。

服此药，须忌人参、白术二味。

石钟乳一斤，煅成粉制法见李时珍《本草》内。再入石鼎煮三炷

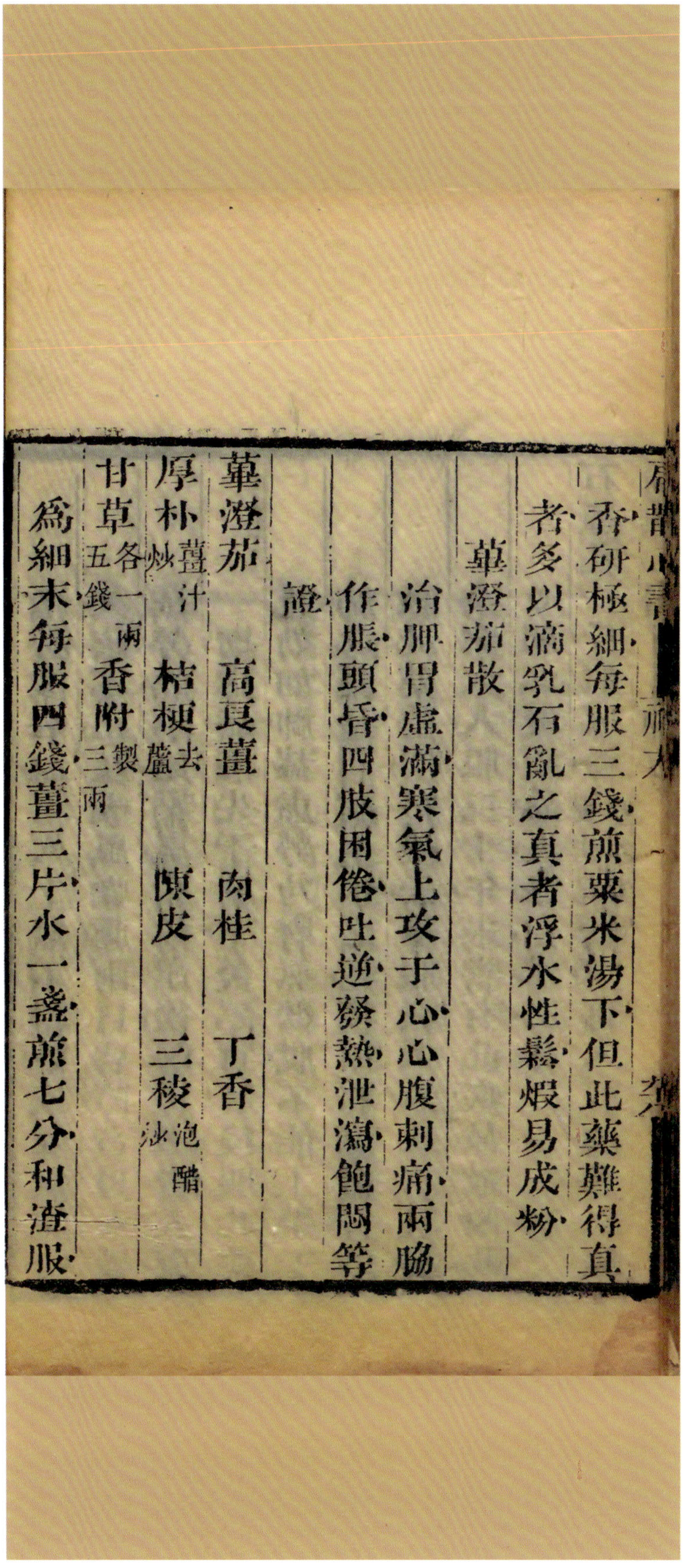
香研極細每服三錢煎粟米湯下但此藥難得真
者多以滴乳石亂之真者浮水性鬆煆易成粉
蓽澄茄散
治脾胃虛滿寒氣上攻于心心腹刺痛兩脇
作脹頭昏四肢困倦吐逆發熱泄瀉飽悶等
證
蓽澄茄 高良薑 肉桂 丁香
厚朴薑汁炒 桔梗去蘆 陳皮 三稜醋炮炒
甘草各一兩五錢 香附製三兩
爲細末每服四錢薑三片水一盞煎七分和渣服

香，研极细。每服三钱，煎粟米汤下。但此药难得真者，多以滴乳石乱之，真者浮水，性松，煅易成粉。

荜澄茄散

治脾胃虚满，寒气上攻于心，心腹刺痛，两胁作胀，头昏，四肢困倦，吐逆发热，泄泻，饱闷等证。

荜澄茄　高良姜　肉桂　丁香　厚朴姜汁炒　桔梗去芦　陈皮　三棱炮，醋炒　甘草各一两五钱　香附制，三两

为细末。每服四钱，姜三片，水一盏，煎七分，和渣服。

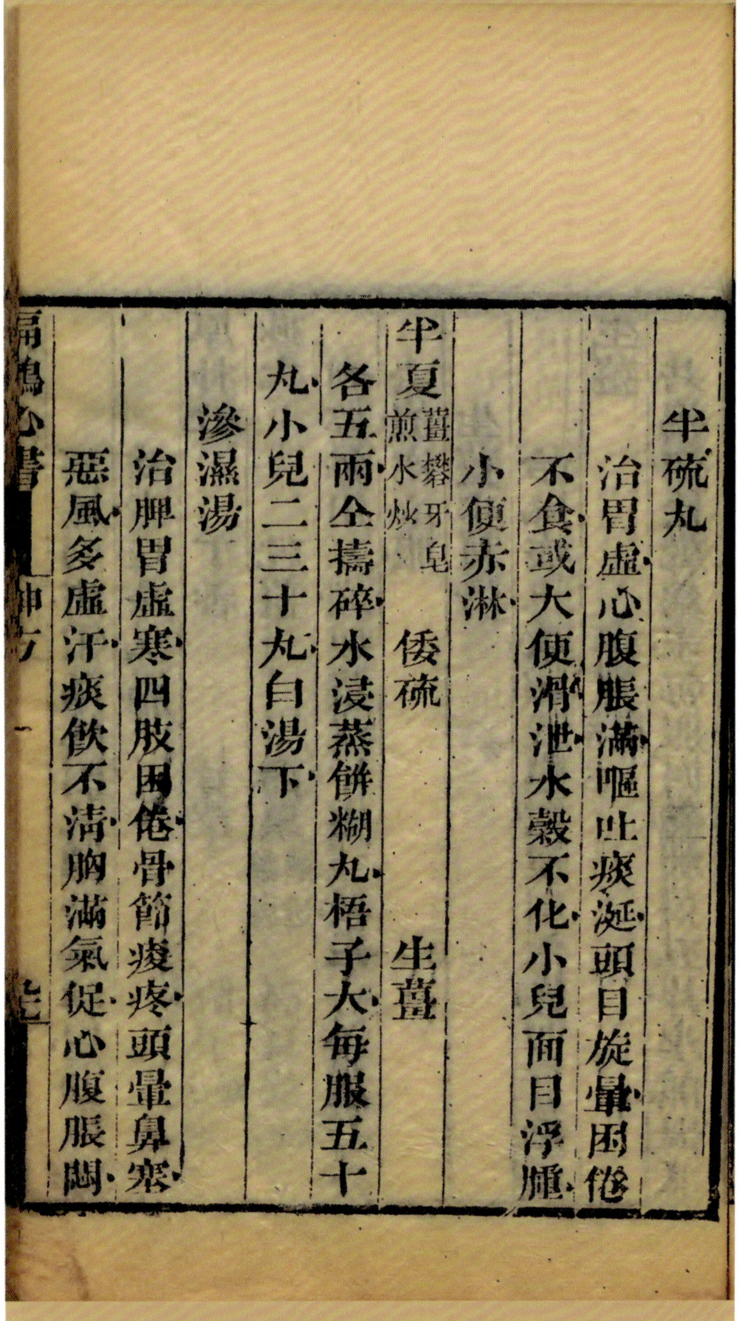

半硫丸
治胃虛心腹脹滿嘔吐痰涎頭目旋暈困倦不食或大便滑泄水穀不化小兒面目浮腫小便赤淋
半夏薑礬牙皂煎水炒　倭硫　生薑
各五兩仝擣碎水浸蒸餅糊丸梧子大每服五十丸小兒二三十丸白湯下
滲濕湯
治脾胃虛寒四肢困倦骨節痠疼頭暈鼻塞惡風多虛汗痰飲不清胸滿氣促心腹脹悶

半硫丸

治胃虚心腹胀满，呕吐痰涎，头目旋晕，困倦不食，或大便滑泄，水谷不化，小儿面目浮肿，小便赤淋。

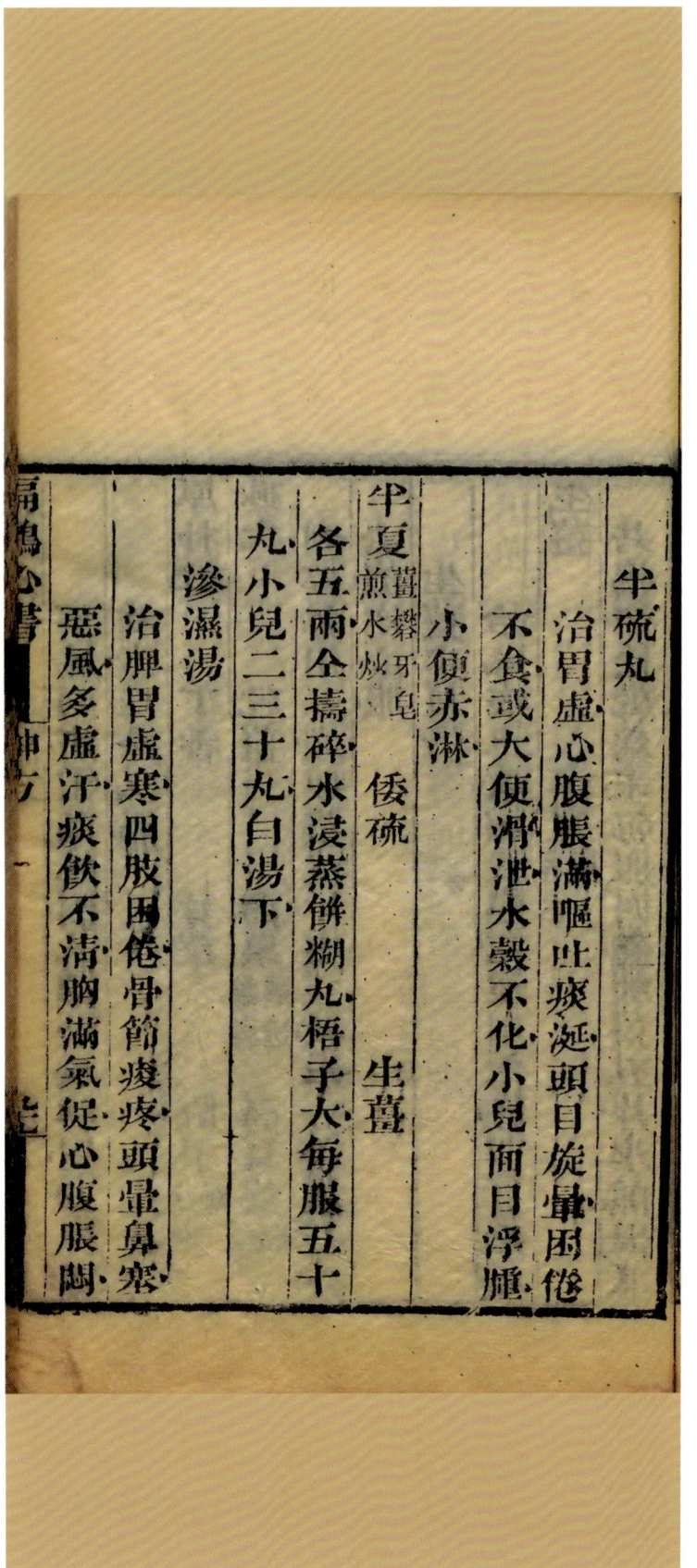

半夏姜矾、牙皂煎水炒　倭硫　生姜

各五两，同捣碎，水浸蒸饼糊丸，梧子大。每服五十丸，小儿二三十丸，白汤下。

渗湿汤

治脾胃虚寒，四肢困倦，骨节酸疼，头晕鼻塞，恶风，多虚汗，痰饮不清，胸满气促，心腹胀闷，

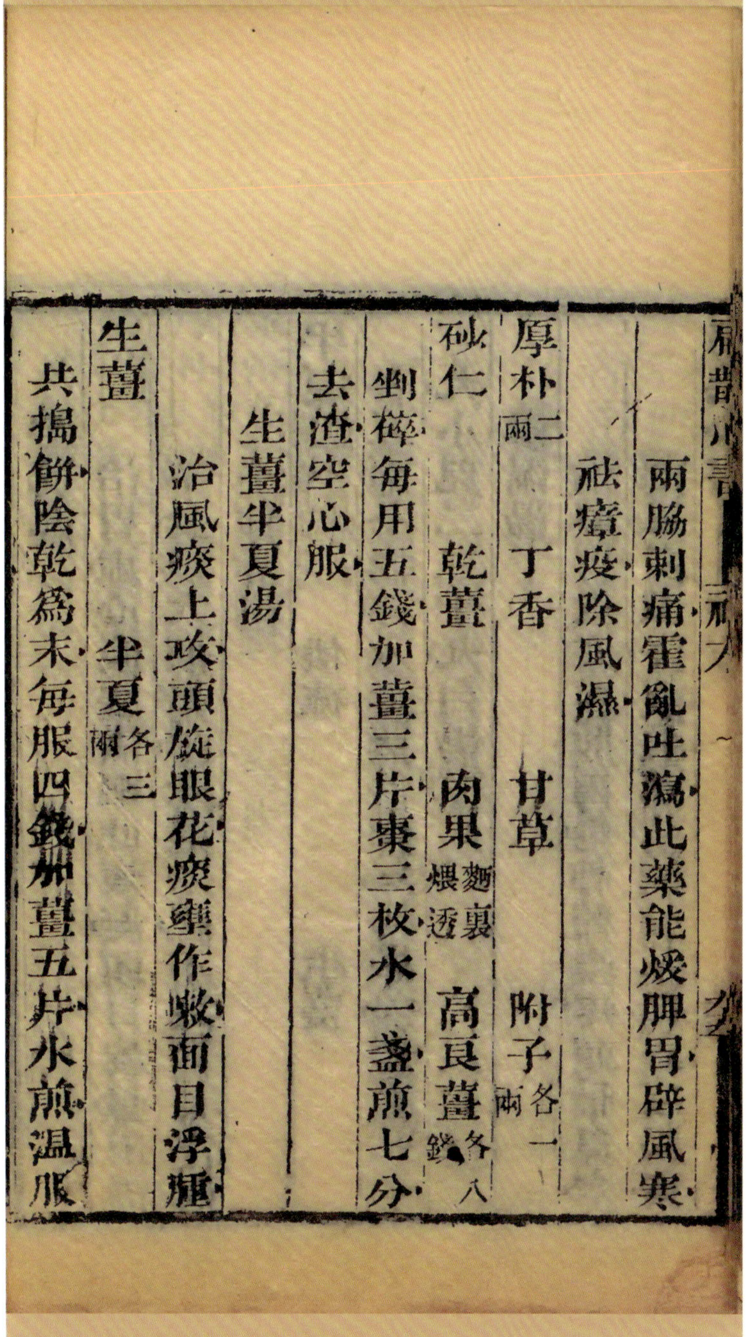
兩脇刺痛霍亂吐瀉此藥能煖脾胃辟風寒
祛瘴疫除風濕
厚朴二兩　丁香　甘草　附子各一兩
砂仁　乾薑　肉果麵裹煨透　高良薑各八錢
剉碎每用五錢加薑三片棗三枚水一盞煎七分
去渣空心服
生薑半夏湯
治風痰上攻頭旋眼花痰壅作嗽面目浮腫
生薑　半夏各三兩
共搗餅陰乾爲末每服四錢加薑五片水煎溫服

两胁刺痛，霍乱吐泻。此药能暖脾胃，辟风寒，祛瘴疫，除风湿。

厚朴二两　丁香　甘草　附子各一两　砂仁　干姜　肉果面裹煨透　高良姜各八钱

剉碎。每用五钱加姜三片，枣三枚，水一盏煎七分，去渣空心服。

生姜半夏汤

治风痰上攻，头旋眼花，痰壅作嗽，面目浮肿。

生姜　半夏各三两

共捣饼阴干为末。每服四钱，加姜五片，水煎温服。

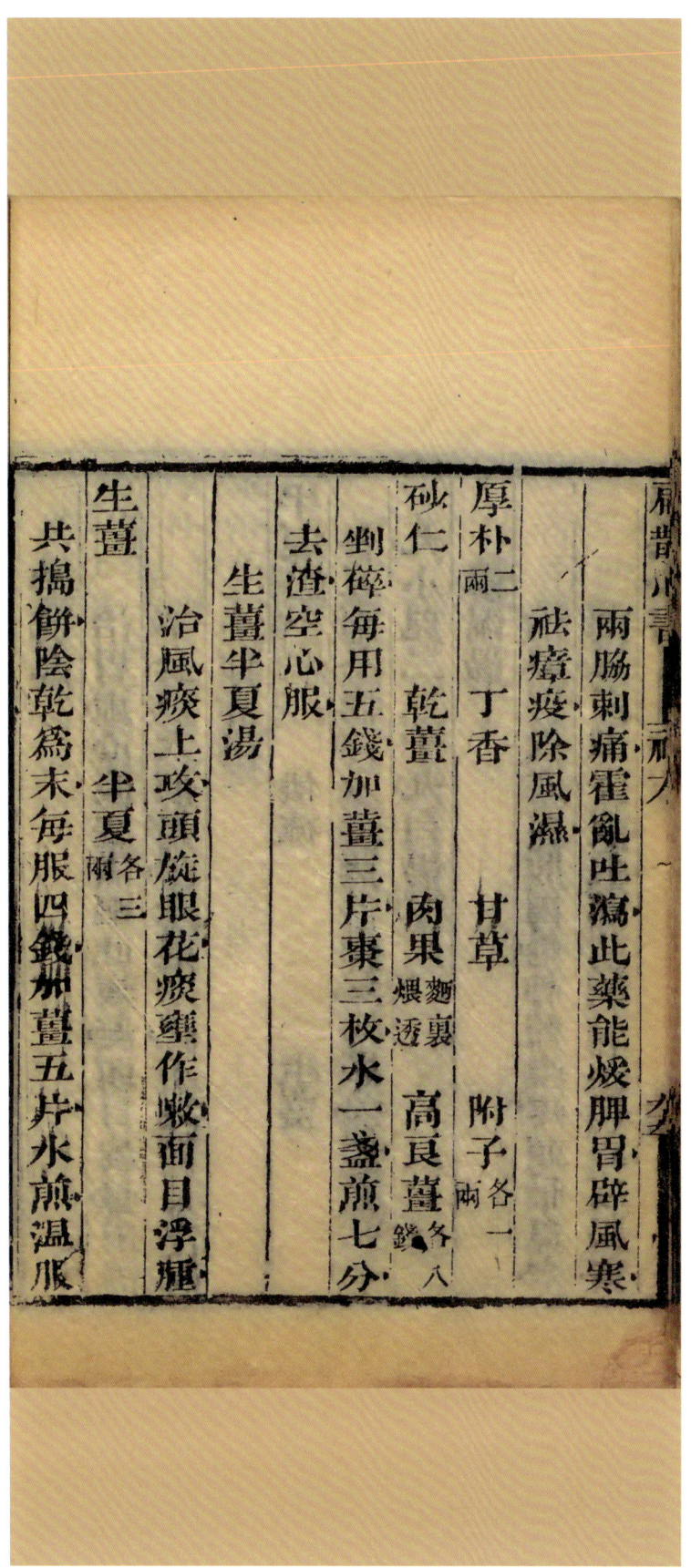

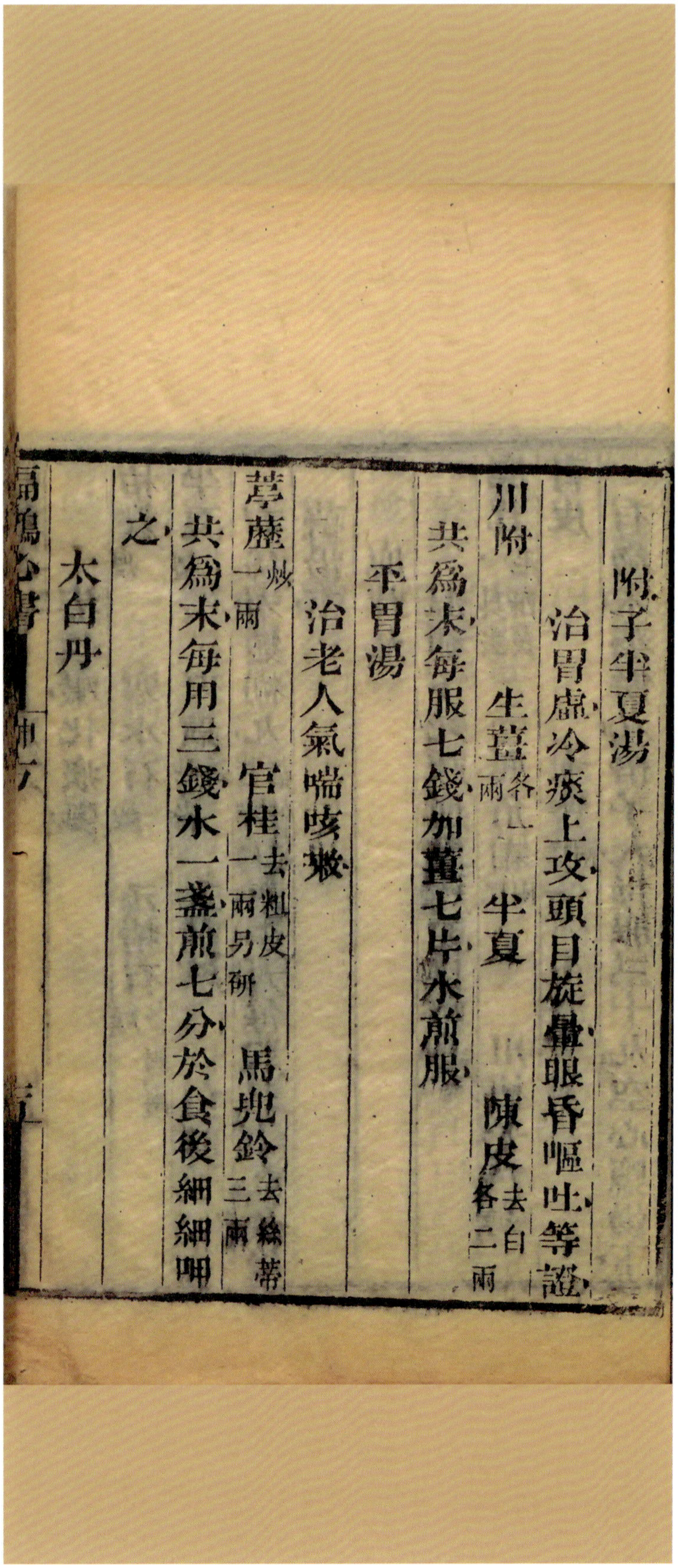
附子半夏湯
治胃虛冷痰上攻頭目旋暈眼昏嘔吐等證
川附　生薑各一兩　半夏　陳皮去白各二兩
共爲末每服七錢加薑七片水煎服
平胃湯
治老人氣喘咳嗽
葶藶炒一兩　官桂去粗皮一兩另研　馬兜鈴去絲蒂三兩
共爲末每用三錢水一盞煎七分於食後細細呷
之
太白丹
扁鵲心書　卷下

附子半夏汤

治胃虚，冷痰上攻，头目旋晕，眼昏呕吐等证。

川附　生姜各一两　半夏　陈皮去白，各二两

共为末，每服七钱，加姜七片，水煎服。

平胃汤

治老人气喘咳嗽。

葶苈炒，一两　官桂去粗皮，一两，另研　马兜铃去丝蒂，三两

共为末。每用三钱，水一盏煎七分，于食后细细呷之。

太白丹

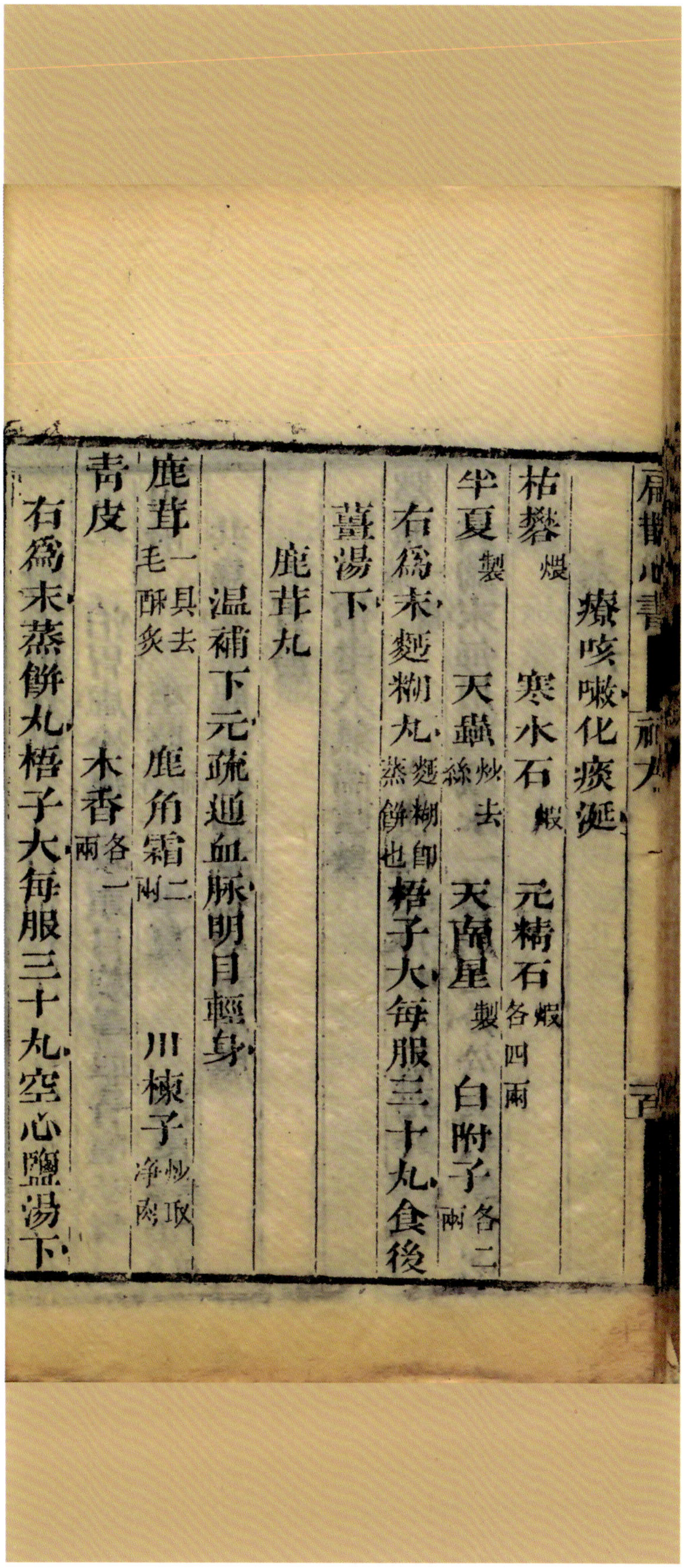
扁鵲心書　神方

療咳嗽化痰涎

枯礬煅　寒水石煅　元精石煅各四兩

半夏製　天蟲炒去絲　天南星製　白附子各二兩

右爲末麪糊丸麪糊即蒸餅也梧子大每服三十丸食後薑湯下

鹿茸丸

溫補下元疏通血脉明目輕身

鹿茸一具去毛酥炙　鹿角霜二兩　川楝子炒取淨肉

青皮　木香各一兩

右爲末蒸餅丸梧子大每服三十丸空心鹽湯下

疗咳嗽，化痰涎。

枯矾煨　寒水石煅　元精石煅，各四两　半夏制　天虫炒，去丝　天南星制　白附子各二两

上为末。面糊丸，面糊即蒸饼也。梧子大，每服三十丸，食后姜汤下。

鹿茸丸

温补下元，疏通血脉，明目轻身。

鹿茸一具，去毛酥炙　鹿角霜二两　川楝子炒，取净肉　青皮　木香各一两

上为末。蒸饼丸，梧子大，每服三十丸，空心盐汤下。

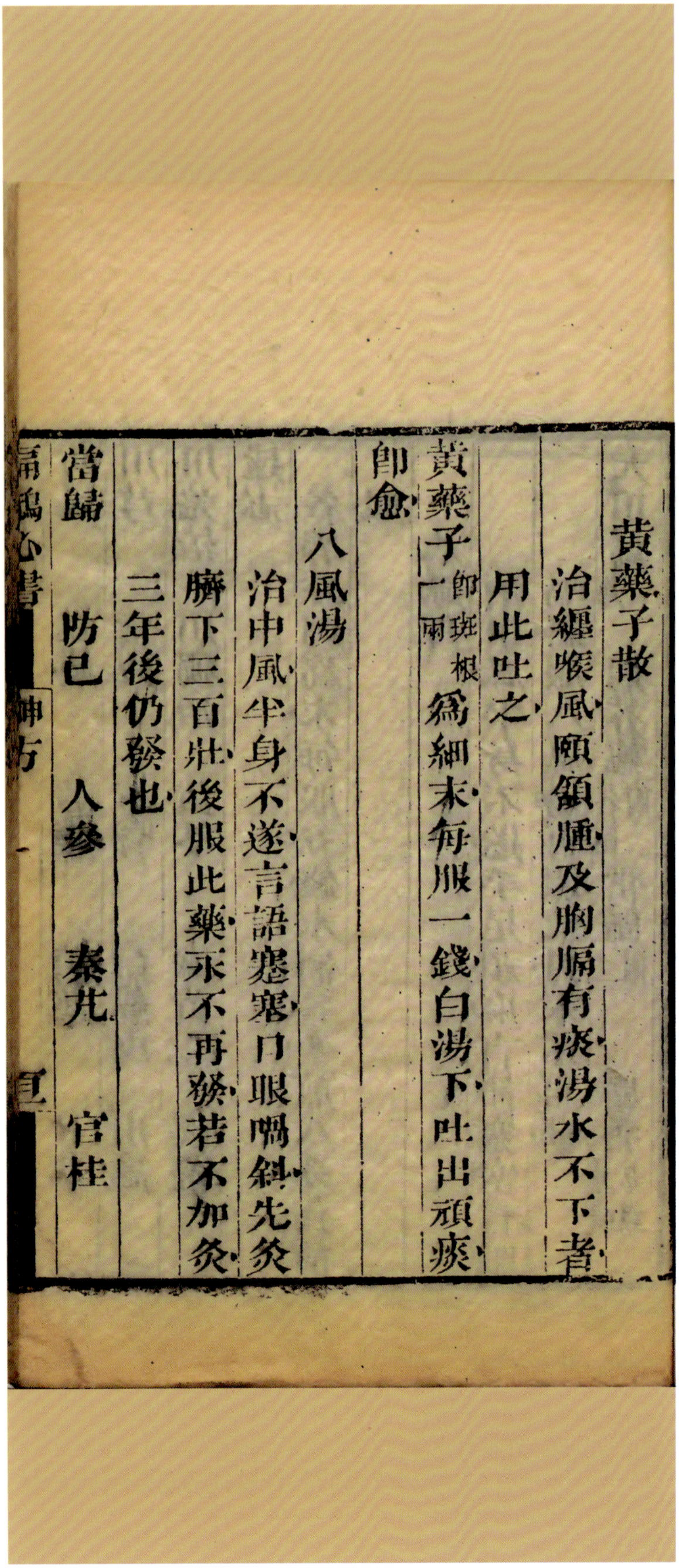

黄药子散

治缠喉风，颐颔肿及胸膈有痰，汤水不下者，用此吐之。

黄药子即斑根，一两。为细末，每服一钱，白汤下，吐出顽痰即愈。

八风汤

治中风半身不遂，言语蹇塞，口眼㖞斜。先灸脐下三百壮，后服此药永不再发。若不加灸，三年后仍发也。

当归　防已　人参　秦艽　官桂

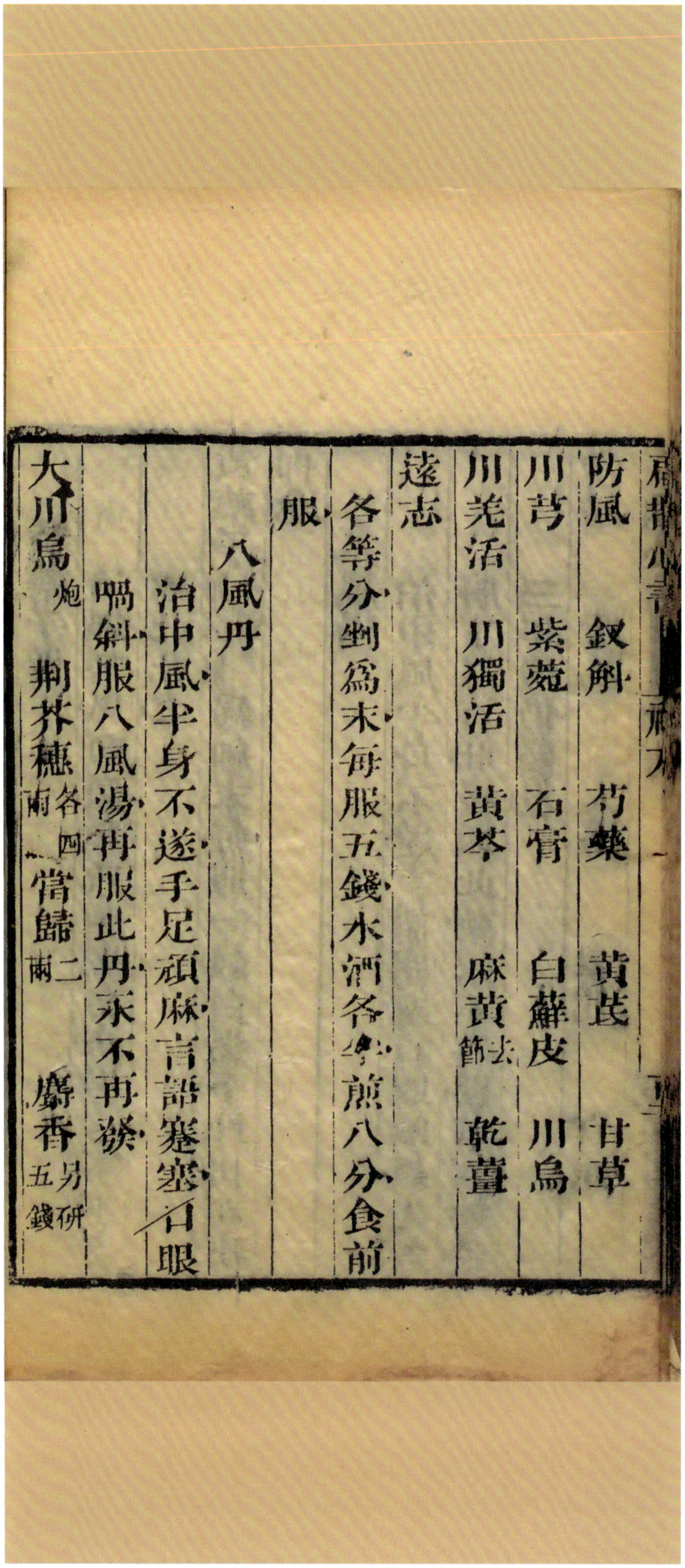
防風　釵斛　芍藥　黃芪　甘草
川芎　紫菀　石膏　白蘚皮　川烏
川羌活　川獨活　黃芩　麻黃去節　乾薑
遠志
各等分剉為末每服五錢水酒各半煎八分食前
服
八風丹
治中風半身不遂手足頑麻言語蹇澀口眼
喎斜服八風湯再服此丹永不再發
大川烏炮　荊芥穗各四兩　當歸二兩　麝香另研五錢

防风　钗斛　芍药　黄芪　甘草　川芎　紫菀　石膏　白藓　皮川乌　川羌活　川独活　黄芩　麻黄去节　干姜　远志各等分，剉为末。每服五钱，水酒各半，煎八分，食前服。

八风丹

治中风，半身不遂，手足顽麻，言语蹇塞，口眼㖞斜。服八风汤，再服此丹，永不再发。

大川乌炮　荆芥穗各四两　当归二两　麝香另研，五钱

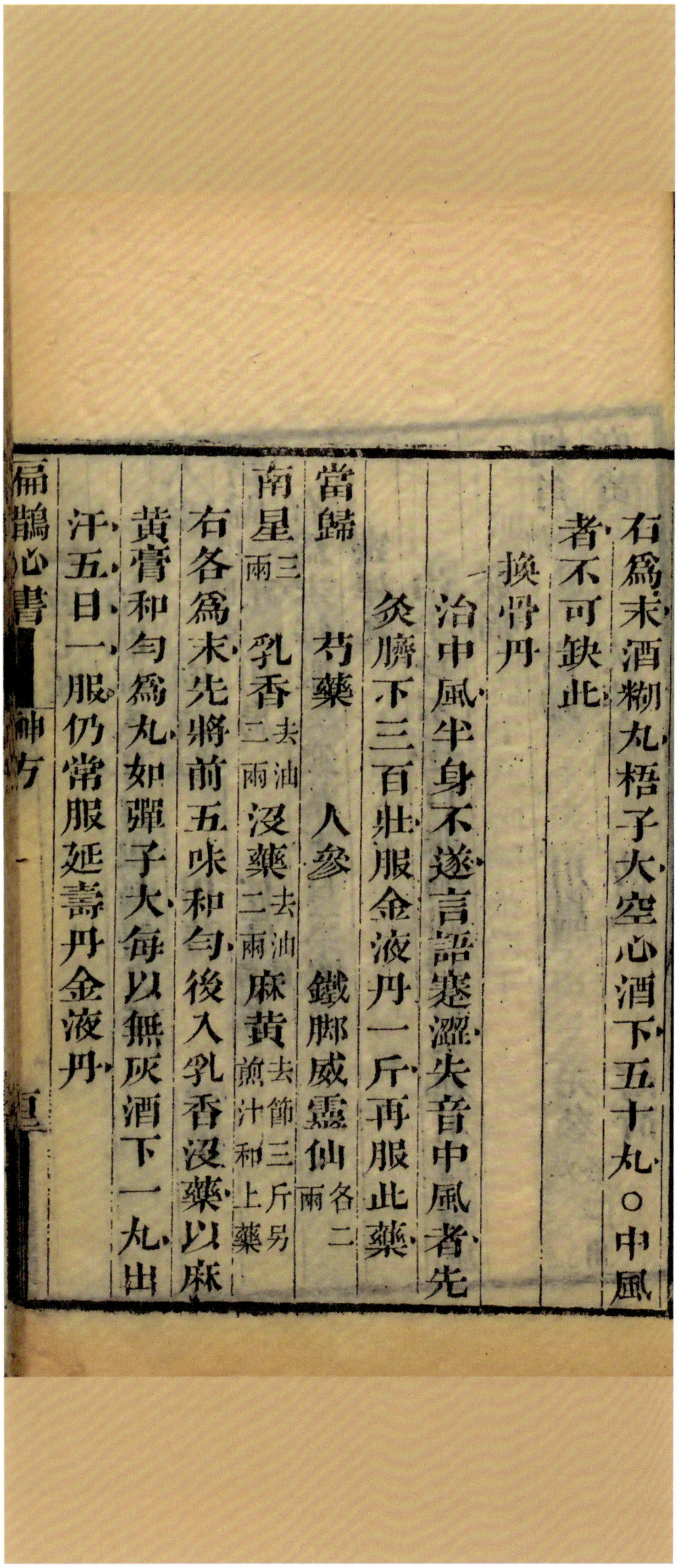

右爲末酒糊丸梧子大空心酒下五十丸○中風者不可缺此

換骨丹

治中風半身不遂言語蹇澀失音中風者先灸臍下三百壯服金液丹一斤再服此藥

當歸　芍藥　人參　鐵脚威靈仙各二兩

南星三兩　乳香去油二兩　沒藥去油二兩　麻黃去節三斤另煎汁和上藥

右各爲末先將前五味和勻後入乳香沒藥以麻黃膏和勻爲丸如彈子大每以無灰酒下一丸出汗五日一服仍常服延壽丹金液丹

扁鵲心書　神方

上为末。酒糊丸，梧子大，空心酒下，五十丸。中风者不可缺此。

换骨丹

治中风半身不遂，言语蹇涩，失音中风者。先灸脐下三百壮，服金液丹一斤，再服此药。

当归　芍药　人参　铁脚威灵仙各二两　南星三两　乳香去油，二两　没药去油，二两　麻黄去节，三斤，另煎汁和上药

上各为末。先将前五味和匀，后入乳香、没药以麻黄膏和匀为丸，如弹子大。每以无灰酒下一丸，出汗，五日一服。仍常服延寿丹、金液丹。

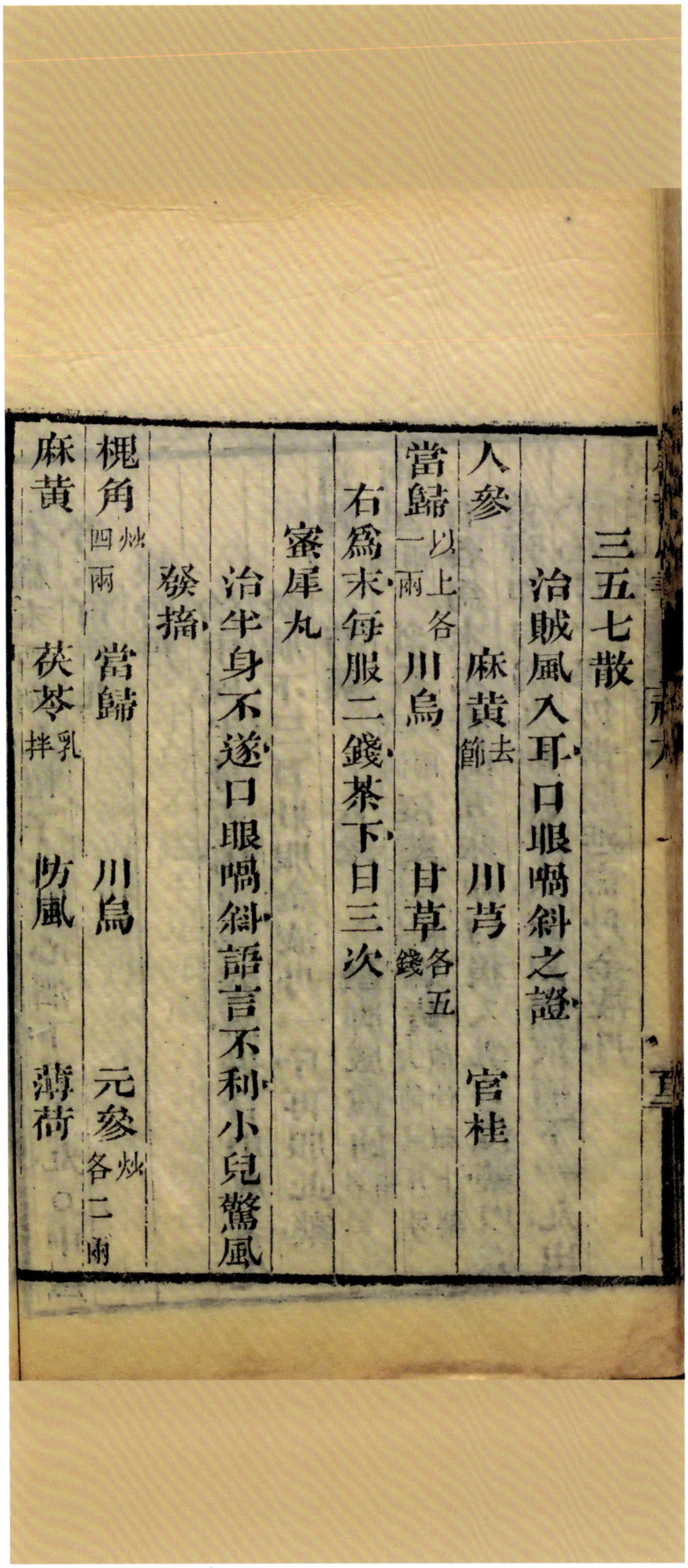
三五七散
治賊風入耳口眼喎斜之證
人參　麻黃去節　川芎　官桂
當歸以上各一兩　川烏　甘草各五錢
右為末每服二錢茶下日三次
蜜犀丸
治半身不遂口眼喎斜語言不利小兒驚風
發搐
槐角炒四兩　當歸　川烏　元參炒各二兩
麻黃　茯苓乳拌　防風　薄荷

三五七散

治贼风入耳，口眼㖞斜之证。

人参　麻黄去节　川芎　官桂　当归以上各一两　川乌　甘草各五钱

上为末。每服二钱，茶下，日三次。

蜜犀丸

治半身不遂，口眼㖞斜，语言不利，小儿惊风，发搐。

槐角炒，四两　当归　川乌　元参炒，各二两　麻黄　茯苓乳拌　防风　薄荷

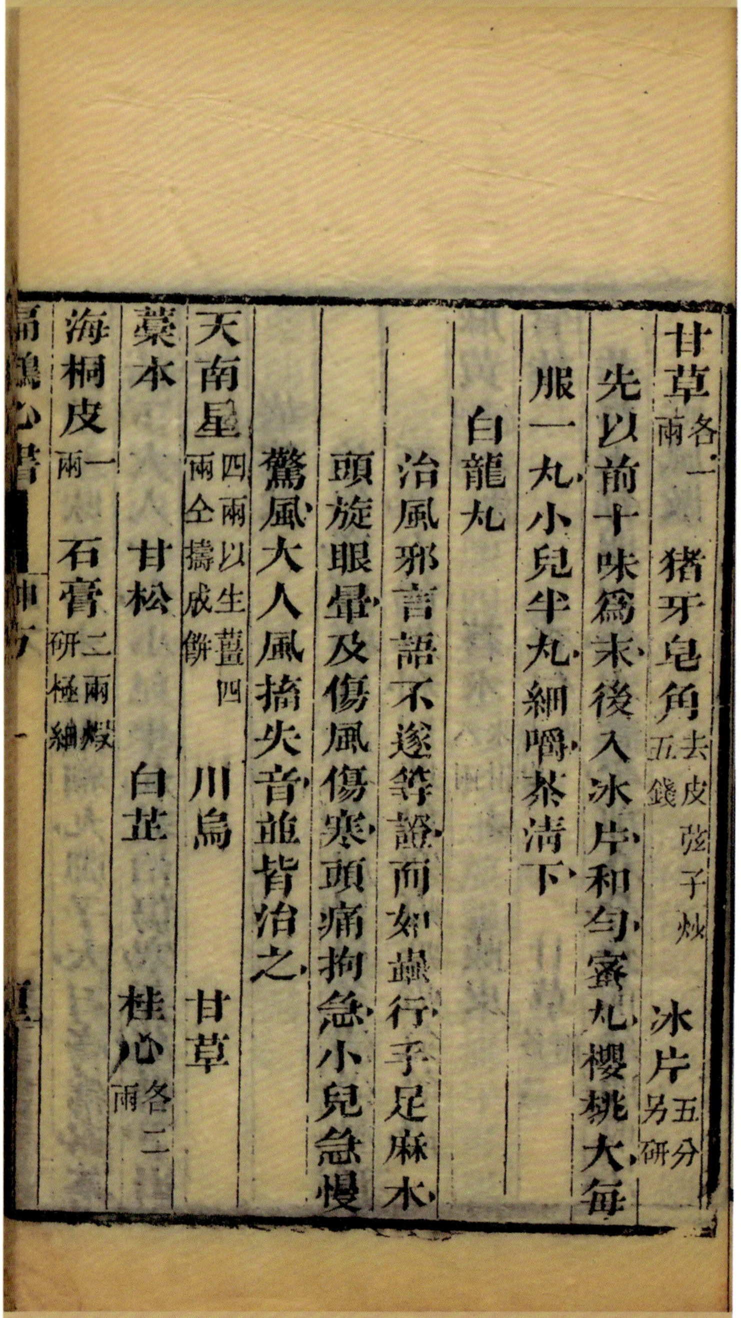
甘草各一兩　猪牙皂角去皮弦子炒五錢　冰片五分另研
先以前十味爲末後入冰片和勻蜜丸櫻桃大每
服一丸小兒半丸細嚼茶清下
白龍丸
治風邪言語不遂等證面如蟲行手足麻木
頭旋眼暈及傷風傷寒頭痛拘急小兒急慢
驚風大人風搐失音並皆治之
天南星四兩以生薑四兩全擣成餅　川烏　甘草
藁本　甘松　白芷　桂心各二兩
海桐皮一兩　石膏二兩煅研極細

甘草各一两　猪牙皂角去皮弦子，炒，五钱　冰片五分，另研

先以前十味为末，后入冰片和匀，蜜丸樱桃大。每服一丸，小儿半丸，细嚼茶清下。

白龙丸

治风邪言语不遂等证，面如虫行，手足麻木，头旋眼晕及伤风、伤寒，头痛拘急，小儿急慢惊风，大人风搐失音，并皆治之。

天南星四两，以生姜四两同捣成饼　川乌　甘草　藁本　甘松　白芷　桂心各二两　海桐皮一两　石膏二两，煅研极细

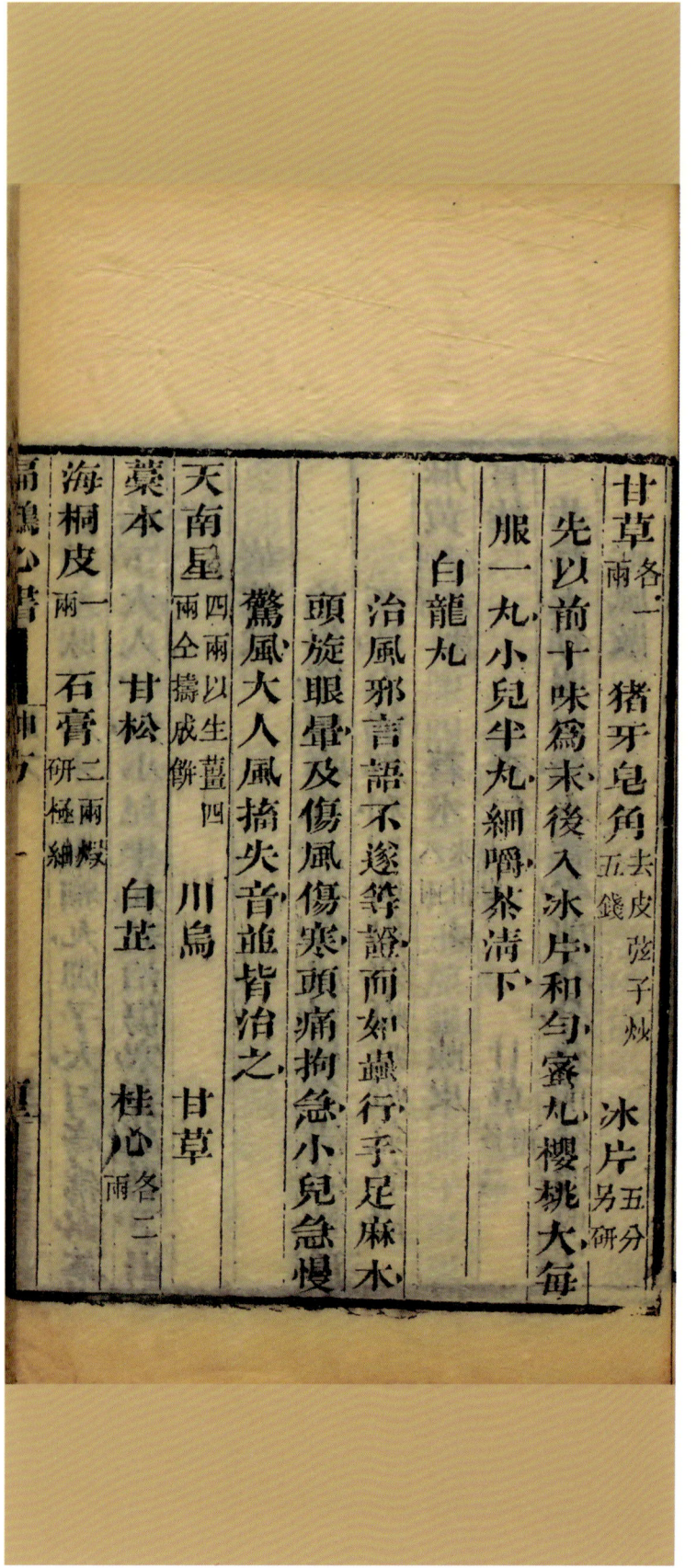

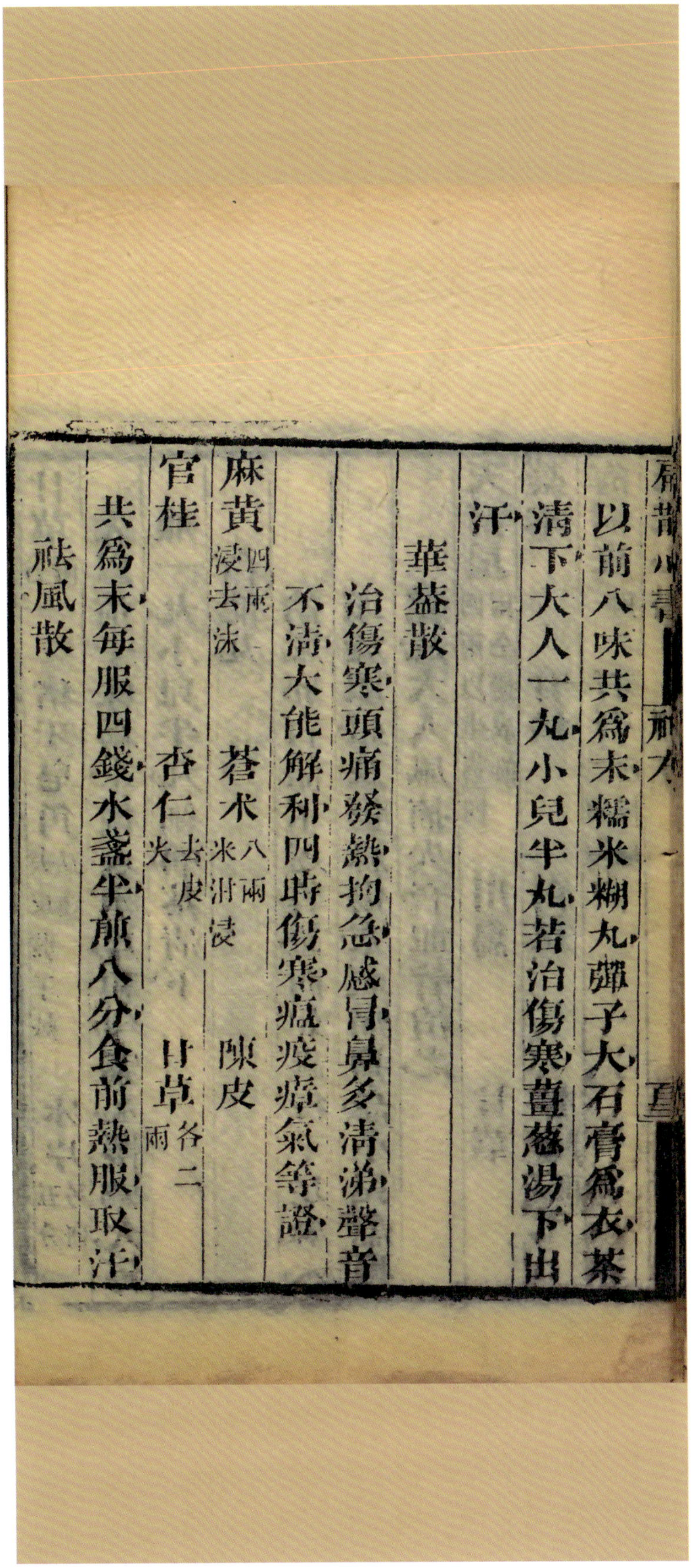
以前八味共爲末糯米糊丸彈子大石膏爲衣茶清下大人一丸小兒半丸若治傷寒薑葱湯下出汗

華蓋散

治傷寒頭痛發熱拘急感冒鼻多清涕聲音不清大能解利四時傷寒瘟疫瘴氣等證

麻黃四兩浸去沫　蒼术八兩米泔浸　陳皮　官桂　杏仁去皮尖　甘草各二兩

共爲末每服四錢水盞半煎八分食前熱服取汗

祛風散

以前八味共为末，糯米糊丸弹子大，石膏为衣，茶清下，大人一丸，小儿半丸。若治伤寒，姜葱汤下，出汗。

华盖散

治伤寒头痛发热，拘急，感冒，鼻多清涕，声音不清。大能解利，四时伤寒，瘟疫瘴气等证。

麻黄四两，浸去沫　苍术八两，米泔浸　陈皮　官桂　杏仁去皮尖　甘草各二两

共为末。每服四钱，水盏半，煎八分，食前热服，取汗。

祛风散

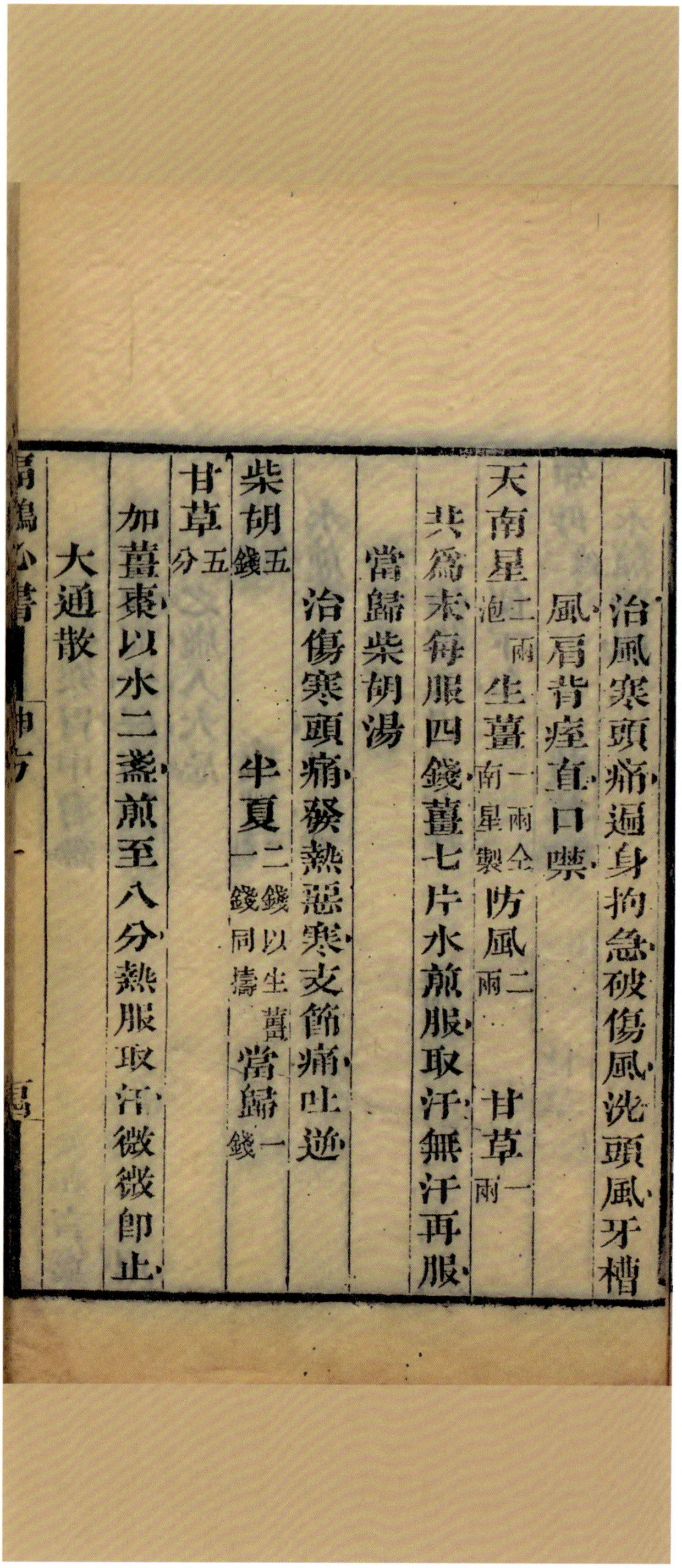
扁鵲心書　神方
治風寒頭痛遍身拘急破傷風洗頭風牙槽
風肩背痓直口噤
天南星二兩泡　生薑一兩仝南星製　防風二兩　甘草一兩
共爲末每服四錢薑七片水煎服取汗無汗再服
當歸柴胡湯
治傷寒頭痛發熱惡寒支節痛吐逆
柴胡五錢　半夏二錢以生薑一錢同擣　當歸一錢
甘草五分
加薑棗以水二盞煎至八分熱服取汗微微即止
大通散

治风寒头痛，遍身拘急，破伤风，洗头风，牙槽风，肩背痓直，口噤。

天南星二两，泡　生姜一两，同南星制　防风二两　甘草一两

共为末。每服四钱，姜七片，水煎服。取汗，无汗再服。

当归柴胡汤

治伤寒头痛，发热恶寒，肢节痛，吐逆。

柴胡五钱　半夏二钱，以生姜一钱同捣　当归一钱　甘草五分

加姜、枣，以水二盏，煎至八分，热服取汗，微微即止。

大通散

扁鵲心書　神方

治傷寒胃中有熱，或服熱藥太多，發狂言，棄衣而走，登高而歌，或腹痛下血，但實熱者用之，虛人大忌。

大黃二錢　枳實麩炒，二錢　甘草一錢

水煎，空心熱服，不利再服，得利即止。

知母黃芩湯

治傷寒胃中有熱，心覺懊憹，六脈洪數，或大便下血。

知母二錢　黃芩二錢　甘草一錢

水煎，熱服。

治伤寒胃中有热，或服热药太多，发狂言，弃衣而走，登高而歌，或腹痛下血，但实热者用之，虚人大忌。

大黄二钱　枳实麸炒，二钱　甘草一钱

水煎，空心热服，不利再服，得利即止。

知母黄芩汤

治伤寒胃中有热，心觉懊侬，六脉洪数，或大便下血。

知母二钱　黄芩二钱　甘草一钱

水煎，热服。

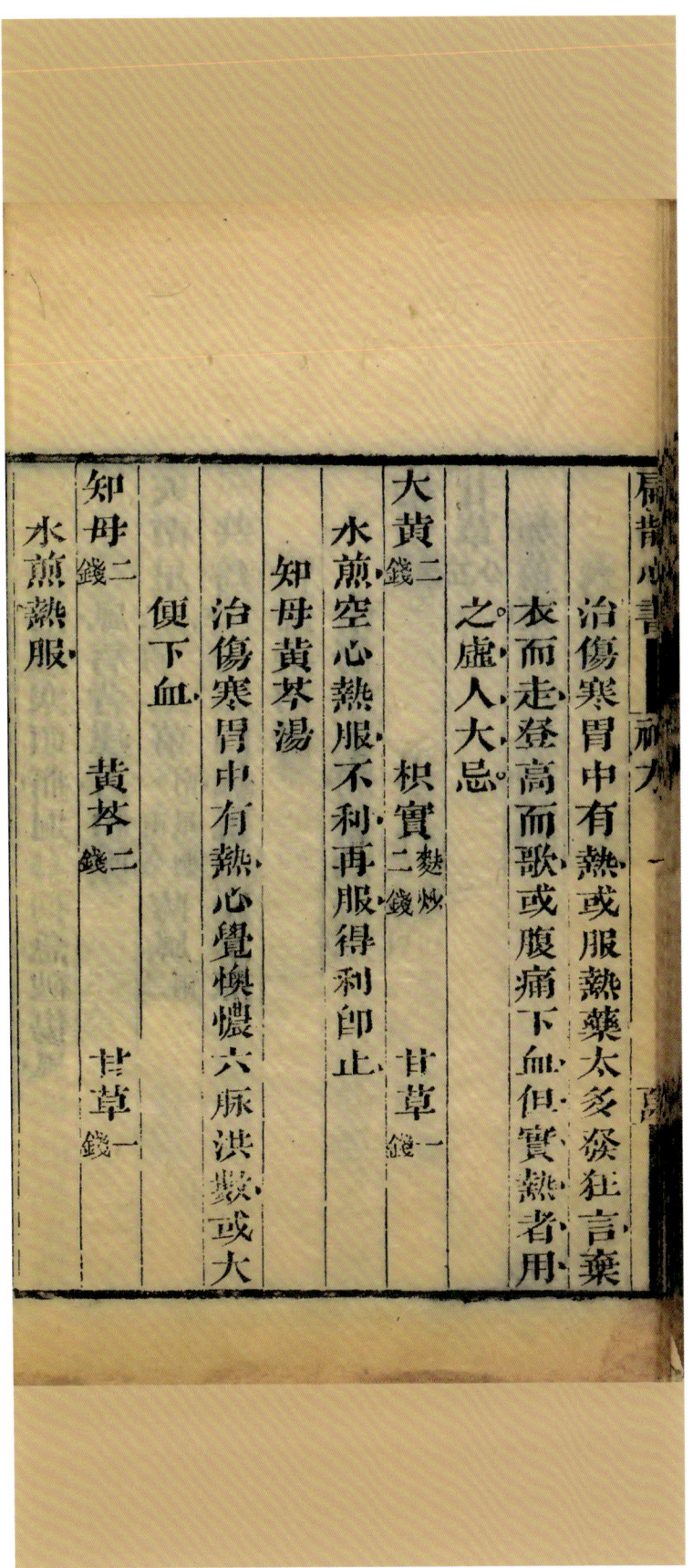

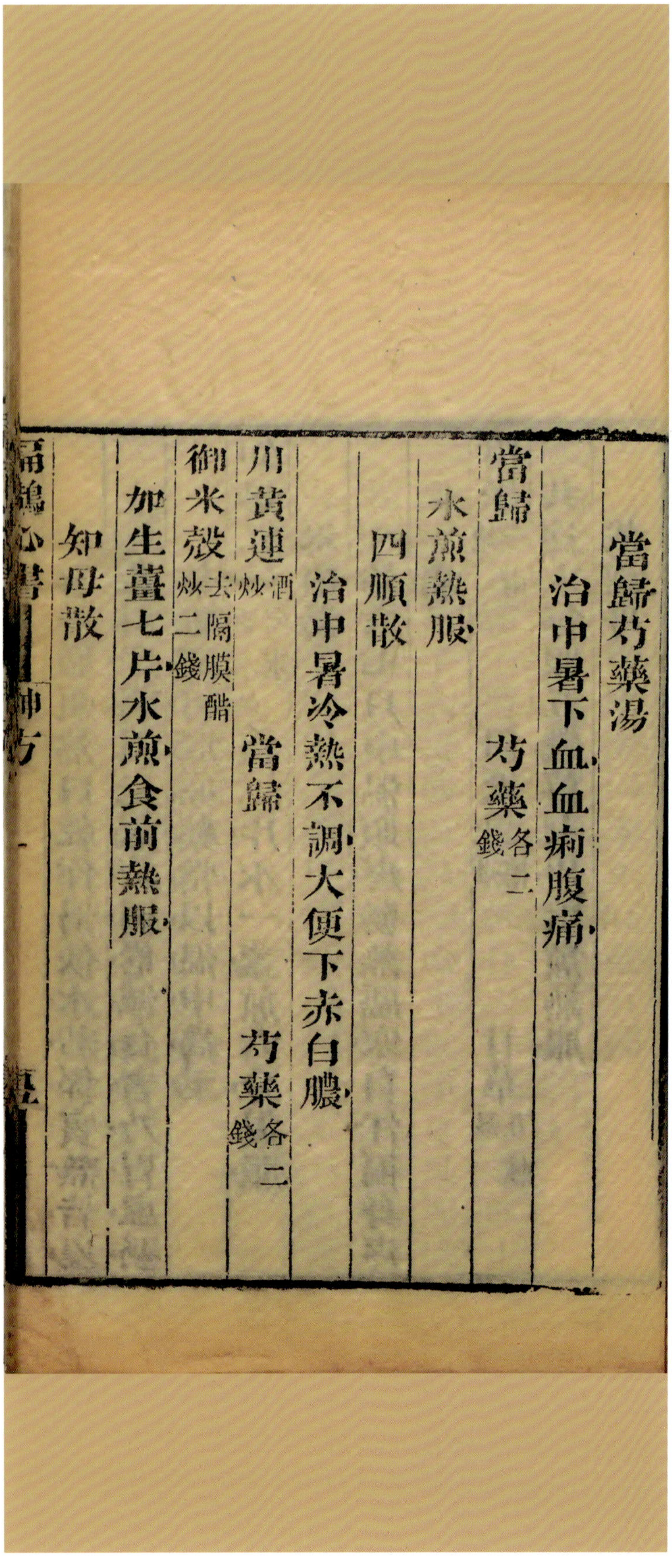
當歸芍藥湯
治中暑下血、血痢腹痛、
當歸　芍藥各二錢
水煎熱服、
四順散
治中暑冷熱不調、大便下赤白膿、
川黃連酒炒　當歸　芍藥各二錢
御米殼去隔膜醋炒二錢
加生薑七片、水煎、食前熱服、
知母散

当归芍药汤

治中暑下血，血痢腹痛。

当归　芍药各二钱

水煎，热服。

四顺散

治中暑冷热不调，大便下赤白脓。

川黄连酒炒　当归　芍药各二钱

御米壳去隔膜，醋炒，二钱

加生姜七片，水煎，食前热服。

知母散

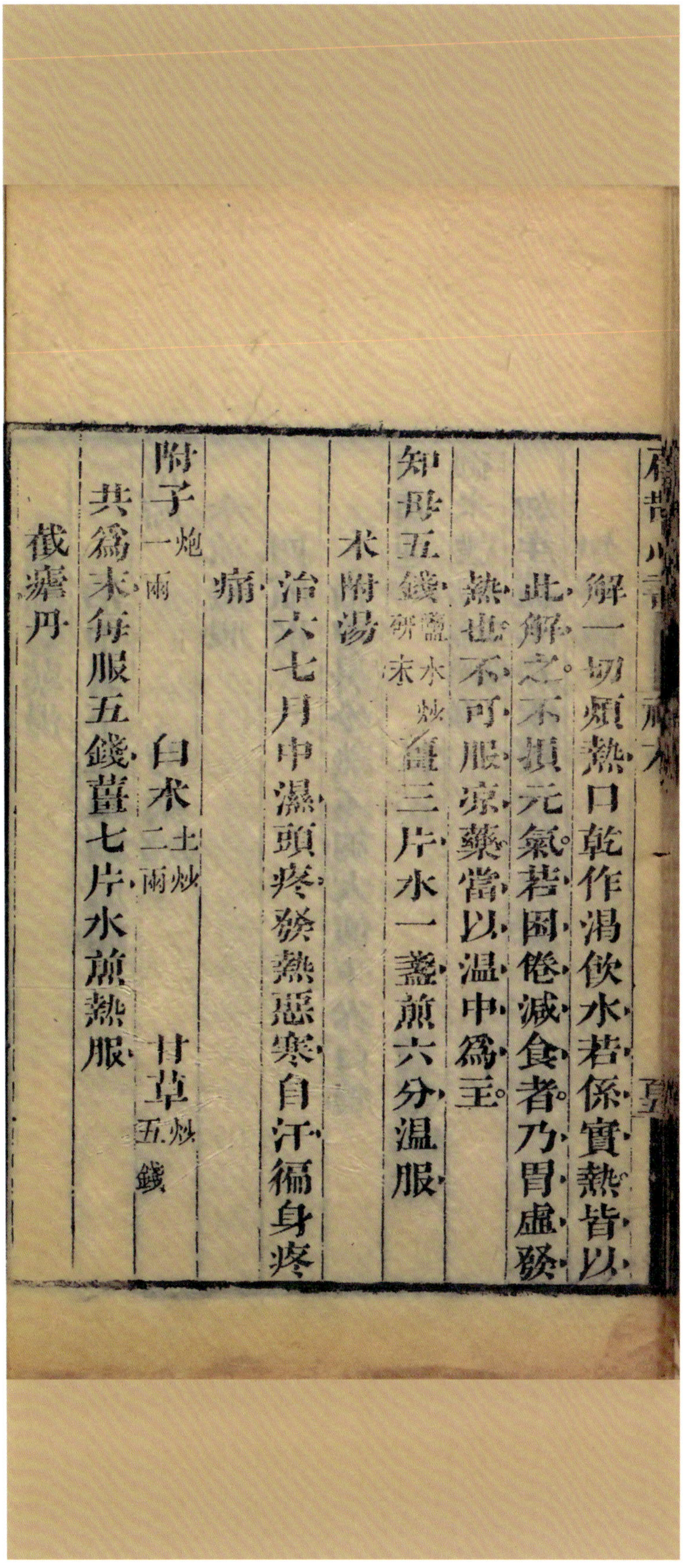
解一切煩熱口乾作渴飲水若係實熱皆以此解之不損元氣若困倦減食者乃胃虛發熱也不可服涼藥當以溫中爲主

知母五錢研末鹽水炒 薑三片水一盞煎六分溫服

朮附湯

治六七月中濕頭疼發熱惡寒自汗徧身疼痛

附子一兩炮 白朮二兩土炒 甘草五錢炒

共爲末每服五錢薑七片水煎熱服

截瘧丹

解一切烦热，口干作渴饮水，若系实热，皆以此解之，不损元气。若困倦减食者，乃胃虚发热也，不可服凉药，当以温中为主。

知母五钱，盐水炒，研末

姜三片，水一盏，煎六分，温服。

术附汤

治六七月中湿，头疼，发热恶寒，自汗，遍身疼痛。

附子炮，一两　白术土炒，二两　甘草炒，五钱

共为末。每服五钱，姜七片，水煎热服。

截疟丹

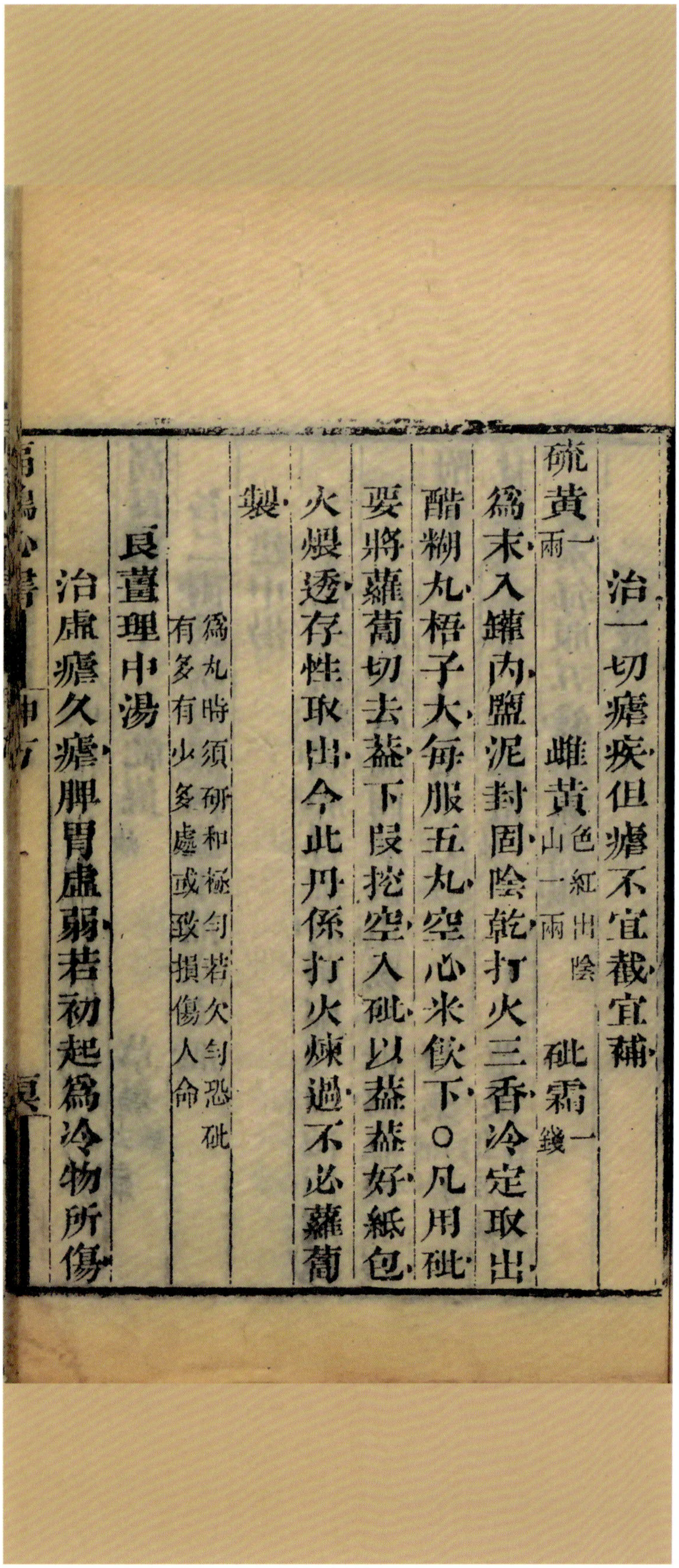
治一切瘧疾但瘧不宜截宜補
硫黃一兩　雌黃色紅出陰山一兩　砒霜一錢
爲末入罐內鹽泥封固陰乾打火三香冷定取出醋糊丸梧子大每服五丸空心米飲下○凡用砒要將蘿蔔切去蓋下段挖空入砒以蓋蓋好紙包火煨透存性取出今此丹係打火煉過不必蘿蔔製
爲丸時須研和極勻若欠勻恐砒有多有少多處或致損傷人命
良薑理中湯
治虛瘧久瘧脾胃虛弱若初起爲冷物所傷

治一切疟疾，但疟不宜截，宜补。

硫黄一两　雌黄色红出阴山，一两　砒霜一钱

为末，入罐内，盐泥封固，阴干，打火三香，冷定取出，醋糊丸梧子大。每服五丸，空心米饮下。

凡用砒，要将萝卜切去盖，下段挖空入砒，以盖盖好，纸包火煨透存性取出。今此丹系打火炼过，不必萝卜制。

为丸时须研和极匀，若欠匀恐砒有多有少，多处或致损伤人命。

良姜理中汤

治虚疟、久疟脾胃虚弱，若初起为冷物所伤，

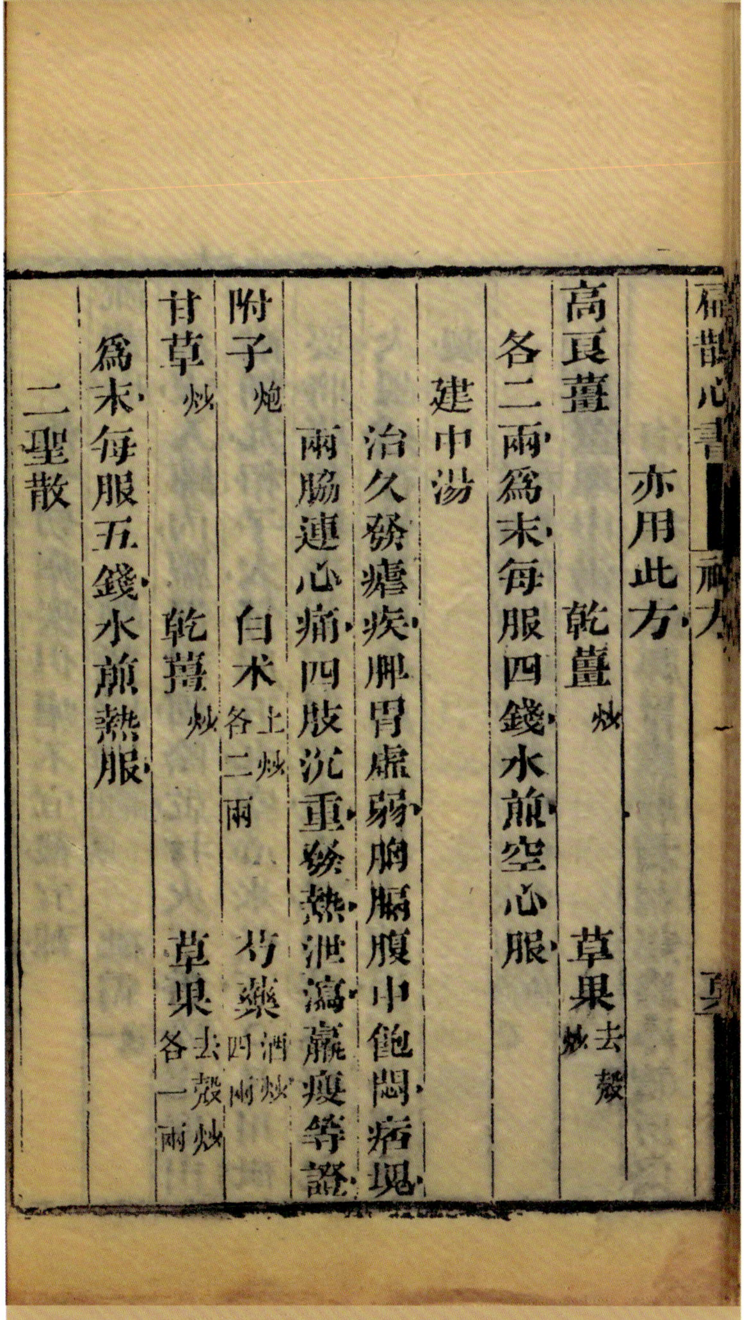

亦用此方。

高良姜　干姜炒　草果去壳炒

各二两，为末。每服四钱，水煎，空心服。

建中汤

治久发疟疾，脾胃虚弱，胸膈腹中饱闷，痞块两胁连心痛，四肢沉重，发热，泄泻，羸瘦等证。

附子炮　白术土炒，各二两　芍药酒炒，四两　甘草炒　干姜炒　草果去壳炒，各一两

为末。每服五钱水煎热服。

二圣散

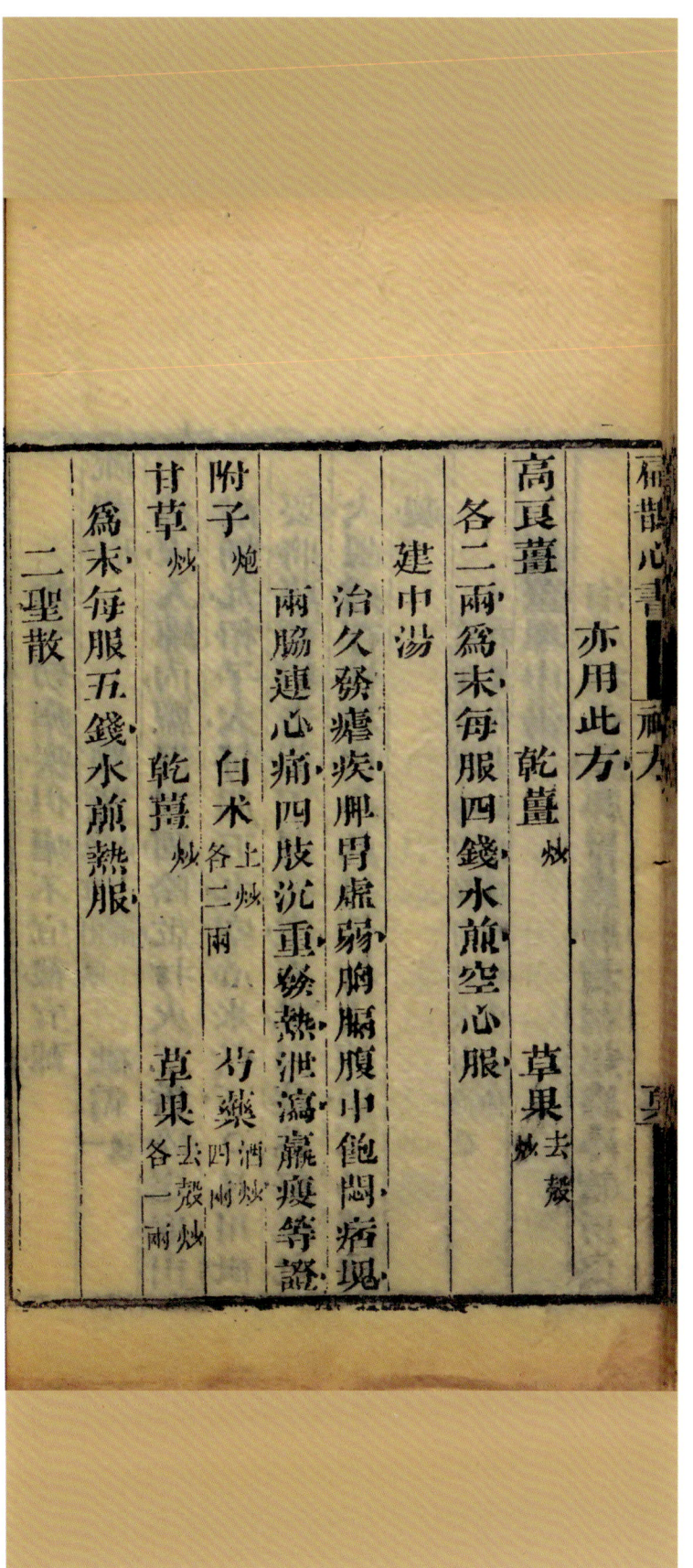

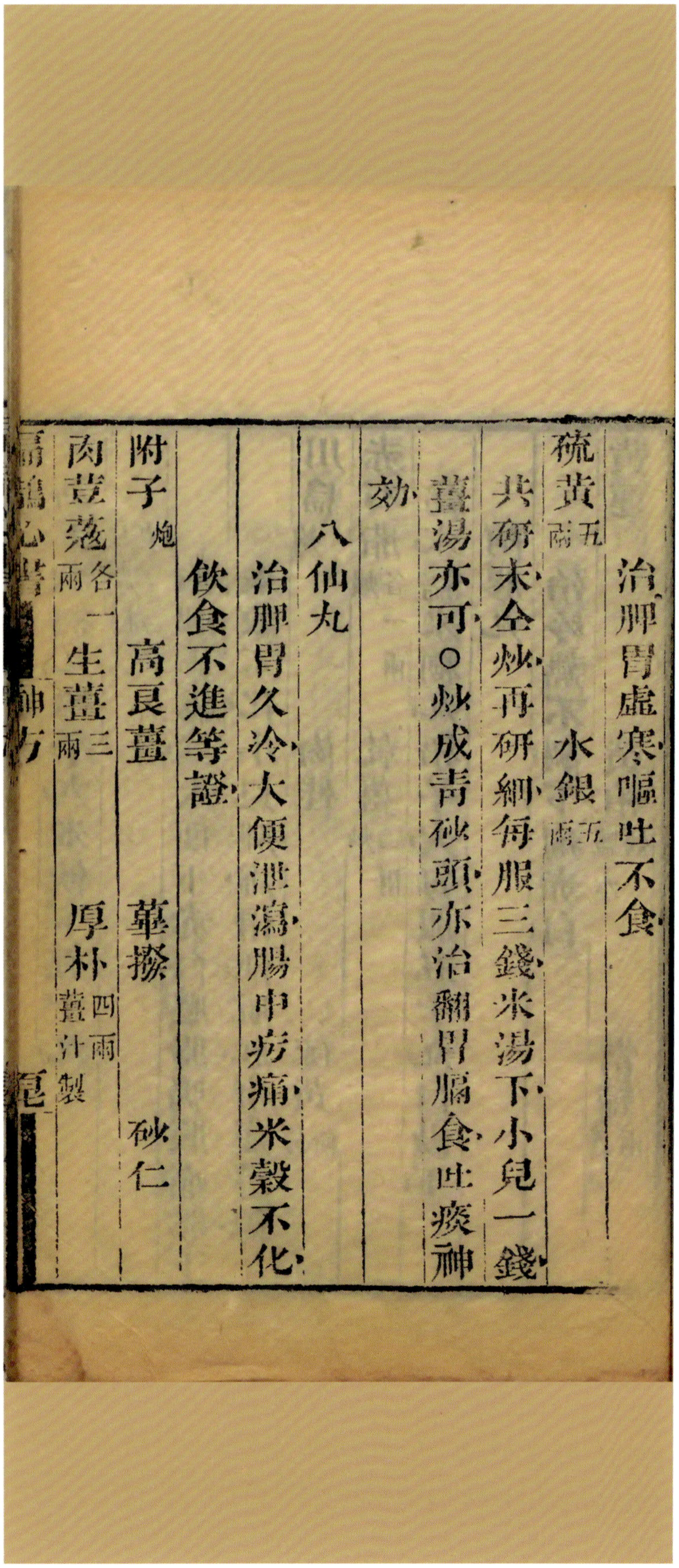

治脾胃虛寒嘔吐不食

硫黃五兩 水銀五兩

共研末仝炒再研細每服三錢米湯下小兒一錢薑湯亦可○炒成青砂頭亦治翻胃膈食吐痰神効

八仙丸

治脾胃久冷大便泄瀉腸中疠痛米穀不化飲食不進等證

附子炮 高良薑 蓽撥 砂仁

肉荳蔻各一兩 生薑三兩 厚朴四兩薑汁製

扁鵲心書 神方

治脾胃虚寒，呕吐不食。

硫黄五两　水银五两

共研末同炒，再研细。每服三钱米汤下，小儿一钱，姜汤亦可。

炒成青砂头，亦治翻胃膈食，吐痰神效。

八仙丸

治脾胃久冷，大便泄泻，肠中疠痛，米谷不化，饮食不进等证。

附子炮　高良姜　荜拨　砂仁

肉豆蔻各一两　生姜三两　厚朴四两，姜汁制

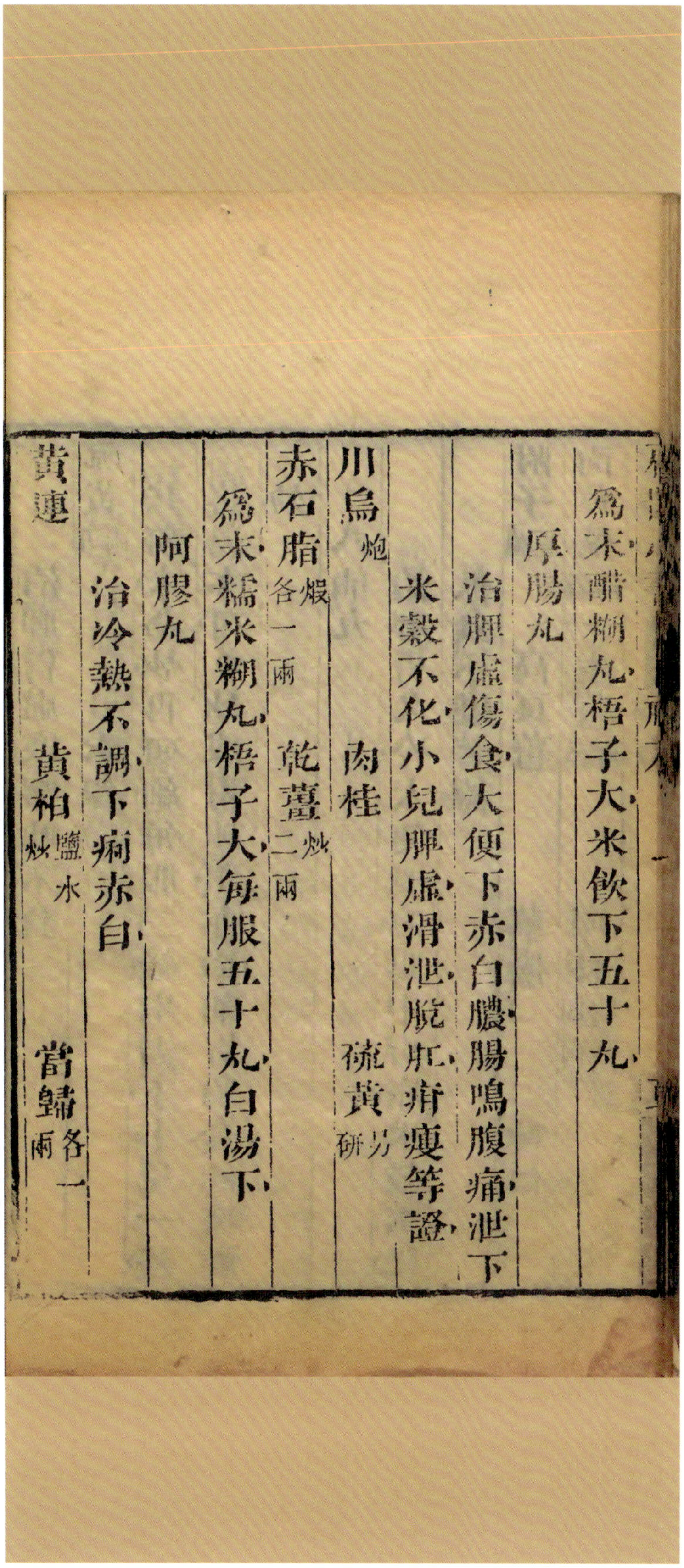

爲末醋糊丸梧子大米飲下五十丸

厚腸丸

治脾虚傷食大便下赤白膿腸鳴腹痛泄下米穀不化小兒脾虚滑泄脱肛疳瘦等證

川烏炮 肉桂 硫黄另研 赤石脂各煅一兩 乾薑炒二兩

爲末糯米糊丸梧子大每服五十丸白湯下

阿膠丸

治冷熱不調下痢赤白

黄連 黄柏鹽水炒 當歸各一兩

为末。醋糊丸，梧子大。米饮下，五十丸。

厚肠丸

治脾虚伤食，大便下赤白脓，肠鸣腹痛泄下，米谷不化，小儿脾虚滑泄，脱肛，疳瘦等证。

川乌炮　肉桂　硫黄另研　赤石脂煅，各一两　干姜炒，二两

为末。糯米糊丸，梧子大。每服五十丸，白汤下。

阿胶丸

治冷热不调，下痢赤白。

黄连　黄柏盐水炒　当归各一两

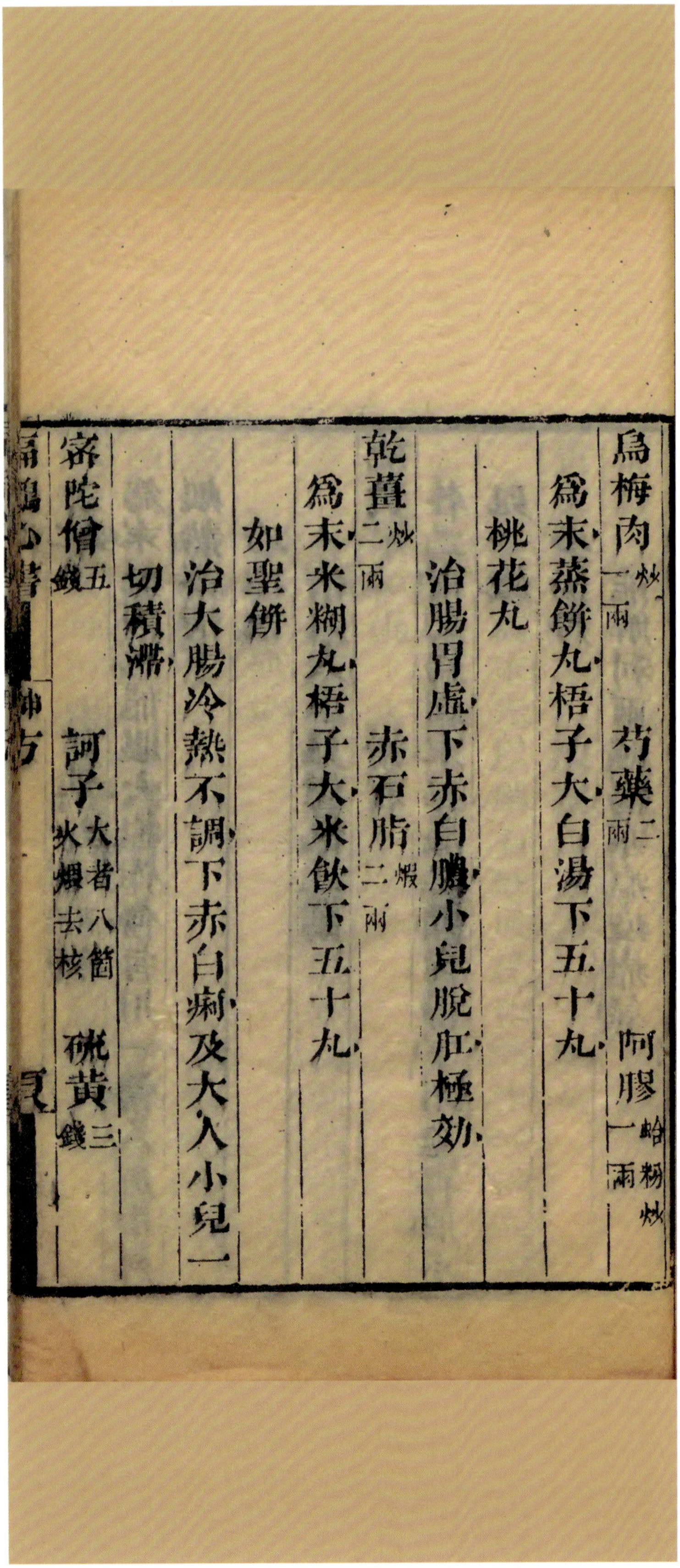

烏梅肉炒一兩 芍藥二兩 阿膠蛤粉炒一兩
為末蒸餅丸梧子大白湯下五十丸
桃花丸
治腸胃虛下赤白膿小兒脫肛極効
乾薑炒二兩 赤石脂煆二兩
為末米糊丸梧子大米飲下五十丸
如聖餅
治大腸冷熱不調下赤白痢及大人小兒一
切積滯
密陀僧五錢 訶子大者八箇火煨去核 硫黃三錢

乌梅肉炒，一两　芍药二两　阿胶蛤粉炒，一两

为末。蒸饼丸，梧子大。白汤下，五十丸。

桃花丸

治肠胃虚，下赤白脓，小儿脱肛，极效。

干姜炒，二两　赤石脂煅，二两

为末。米糊丸，梧子大。米饮下五十丸。

如圣饼

治大肠冷热不调，下赤白痢，及大人小儿一切积滞。

密陀僧五钱　诃子大者八个，火煨去核　硫黄三钱

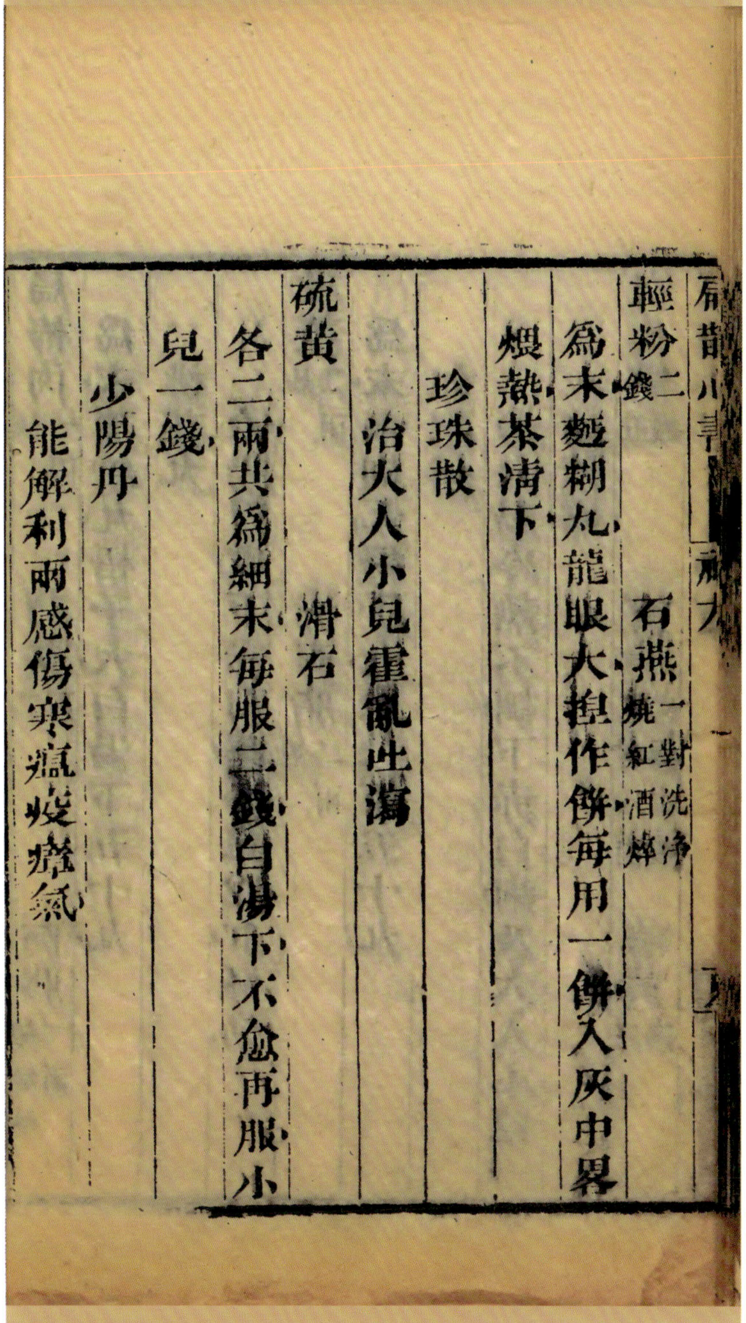

輕粉二錢　石燕一對洗淨燒紅酒焠
爲末麵糊丸龍眼大揑作餅每用一餅入灰中畧
煨熱茶清下
珍珠散
治大人小兒霍亂吐瀉
硫黃　滑石
各二兩共爲細末每服二錢白湯下不愈再服小
兒一錢
少陽丹
能解利兩感傷寒瘟疫瘴氣

轻粉二钱　石燕一对，洗净烧红，酒焠

为末。面糊丸龙眼大，捏作饼。每用一饼，入灰中略煨热，茶清下。

珍珠散

治大人小儿霍乱吐泻。

硫黄　滑石

各二两，共为细末。每服二钱，白汤下，不愈再服，小儿一钱。

少阳丹

能解利两感伤寒、瘟疫瘴气。

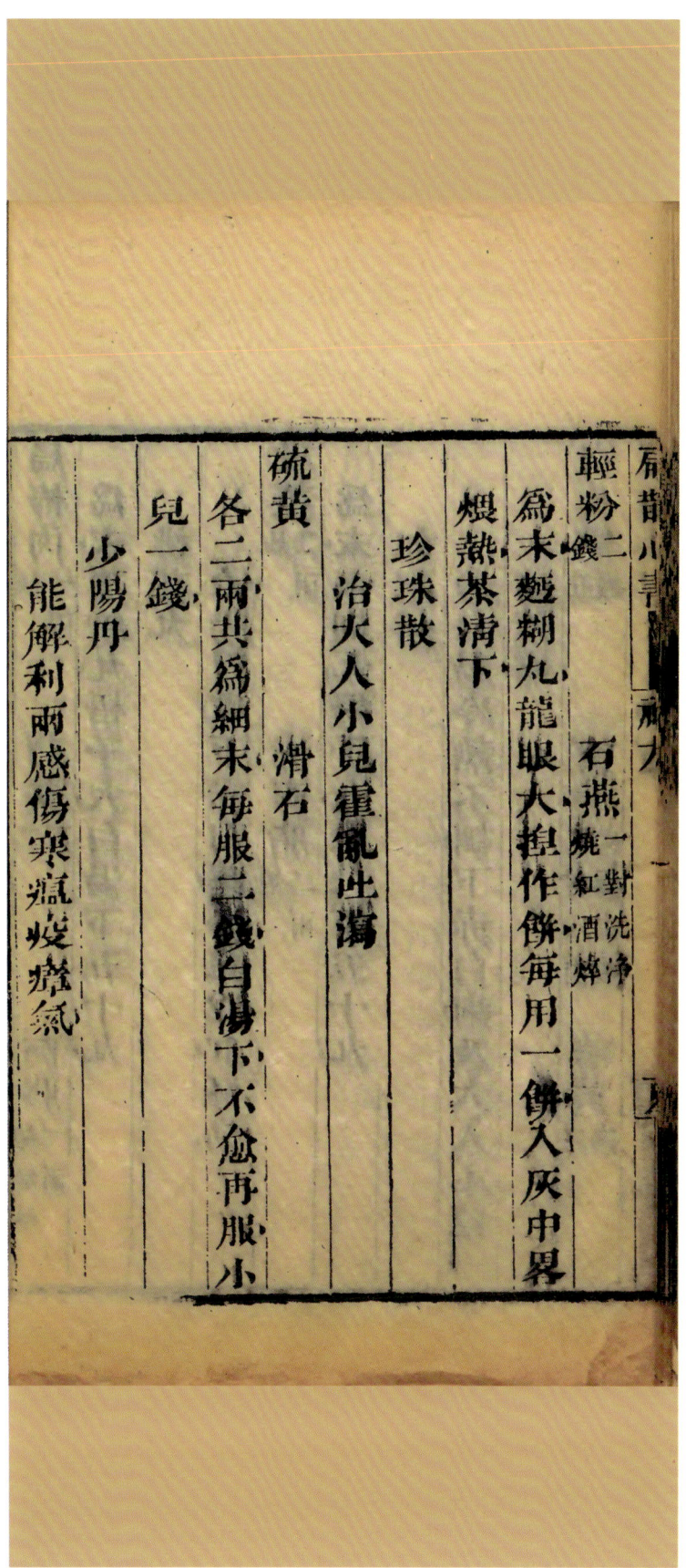

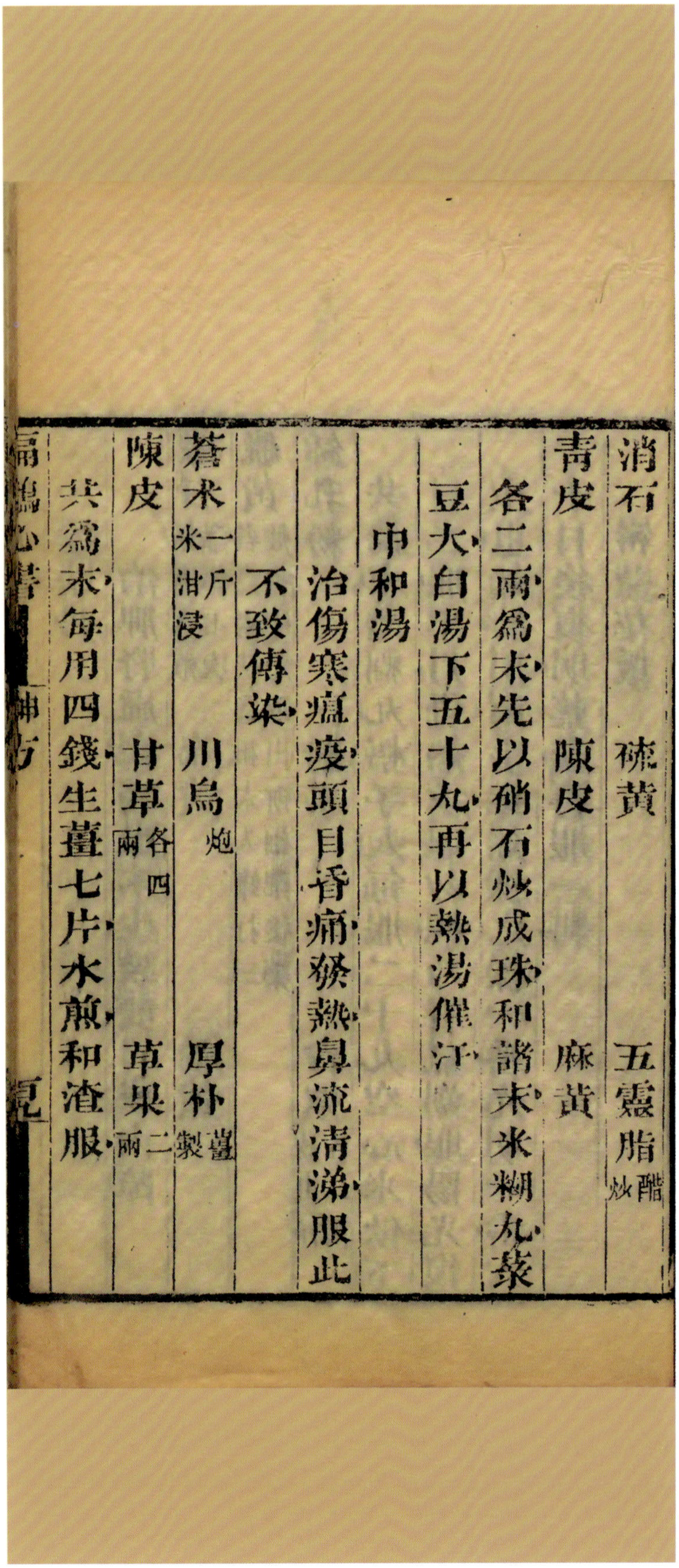

硝石　硫黄　五灵脂醋炒　青皮　陈皮　麻黄

各二两，为末。先以硝石炒成珠，和诸末，米糊丸，绿豆大。白汤下五十丸，再以热汤催汗。

中和汤

治伤寒瘟疫，头目昏痛，发热，鼻流清涕，服此不致传染。

苍术一斤，米泔浸　川乌炮　厚朴姜制　陈皮　甘草各四两　草果二两

共为末。每用四钱，生姜七片，水煎，和渣服。

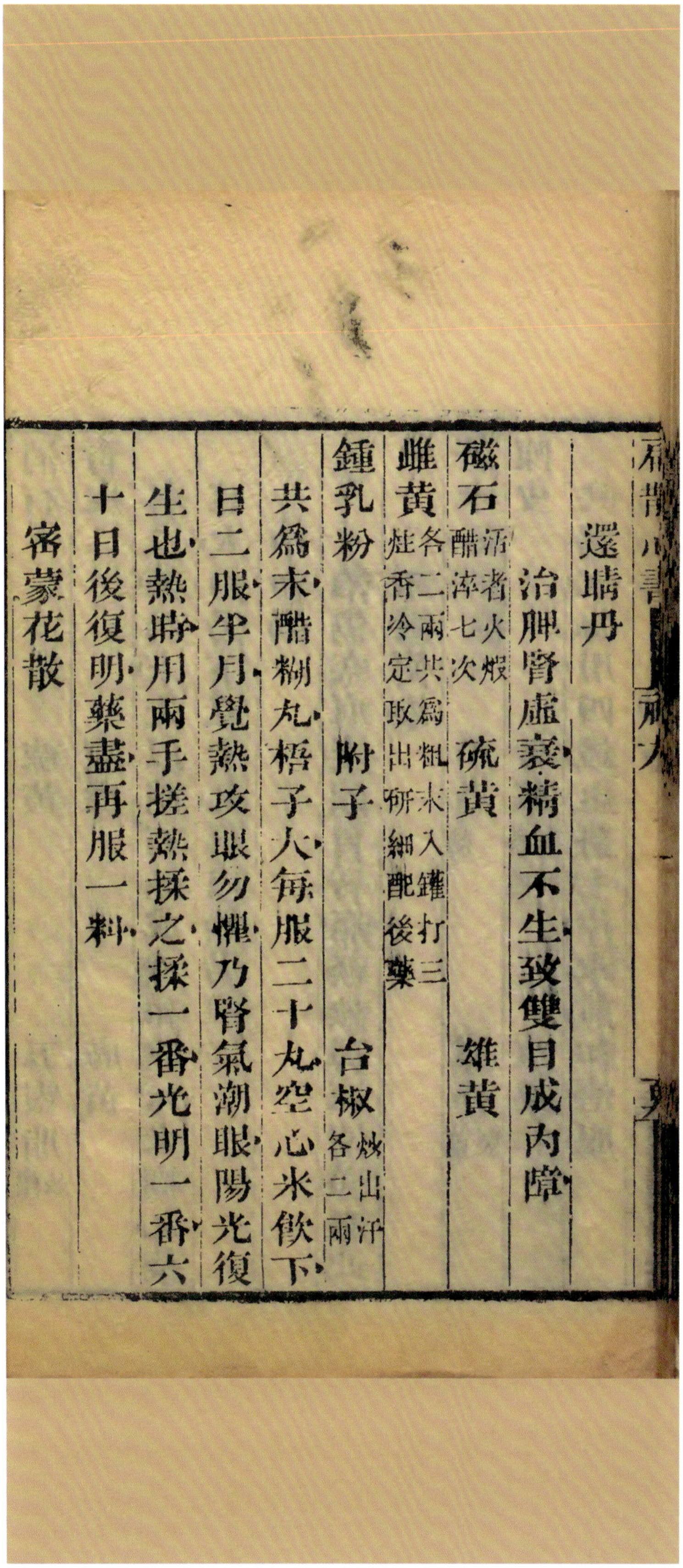
還睛丹
治脾腎虛衰精血不生致雙目成內障
磁石活者火煅醋淬七次　硫黃　雄黃
雌黃各二兩共爲粗末入罐打三炷香冷定取出研細配後藥
鍾乳粉　附子　台椒炒出汗各二兩
共爲末醋糊丸梧子大每服二十丸空心米飲下日二服半月覺熱攻眼勿懼乃腎氣潮眼陽光復生也熱時用兩手搓熱揉之揉一番光明一番六十日後復明藥盡再服一料
密蒙花散

还睛丹

治脾肾虚衰，精血不生，致双目成内障。

磁石活者，火煅醋淬七次　硫黄　雄黄　雌黄各二两共为粗末，入罐，打三炷香，冷定取出，研细配后药：

钟乳粉　附子　台椒炒出汗，各二两

共为末，醋糊丸，梧子大。每服二十丸，空心米饮下，日二服。半月觉热攻眼，勿惧，乃肾气潮眼，阳光复生也。热时用两手搓热揉之，揉一番，光明一番，六十日后复明。药尽再服一料。

密蒙花散

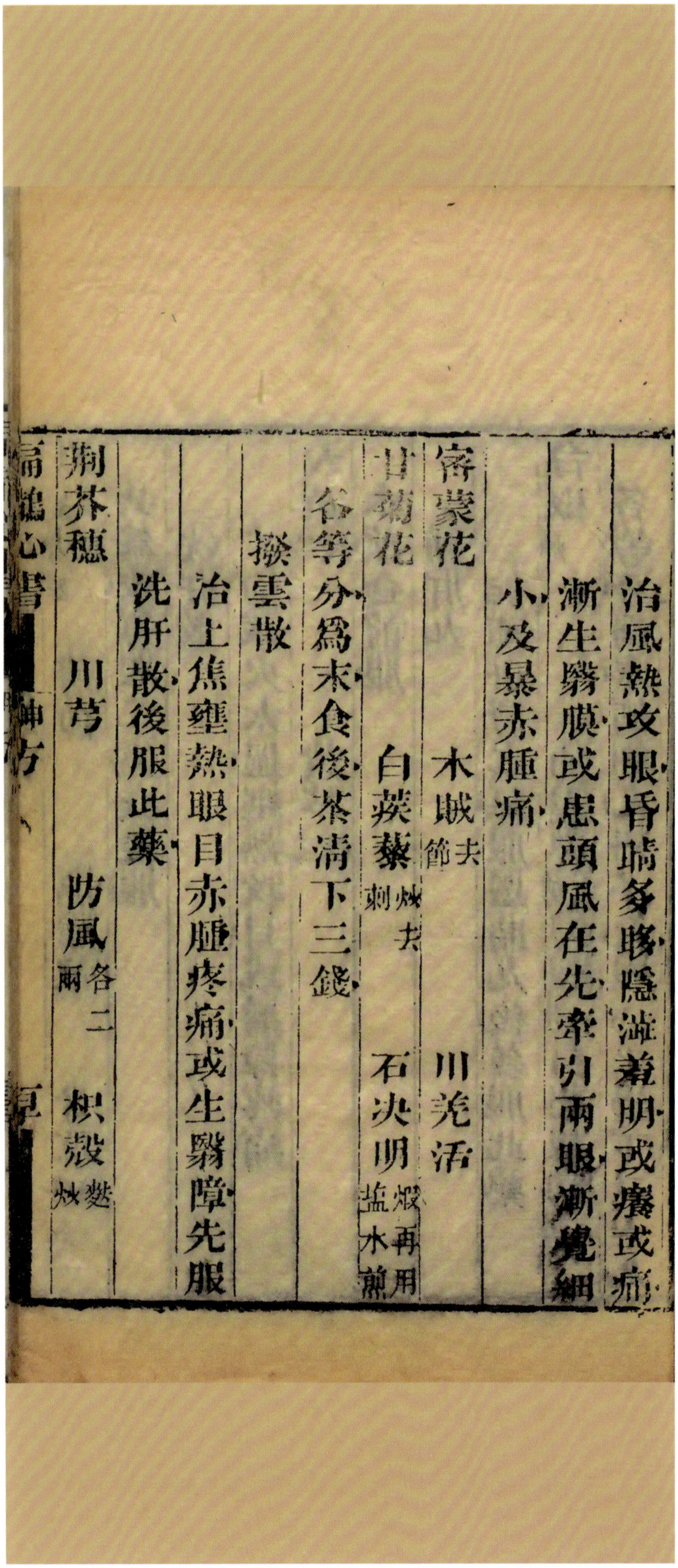
扁鵲心書　神方

治風熱攻眼昏晴多眵隱澁羞明或癢或痛漸生翳膜或患頭風在先牽引兩眼漸覺細小及暴赤腫痛

密蒙花　木賊去節　川羌活

甘菊花　白蒺藜炒去刺　石决明煅再用鹽水煎

各等分爲末食後茶清下三錢

撥雲散

治上焦壅熱眼目赤腫疼痛或生翳障先服洗肝散後服此藥

荆芥穗　川芎　防風各二兩　枳殻麩炒

治风热攻眼，昏晴多眵，隐涩羞明，或痒，或痛，渐生翳膜，或患头风在先，牵引两眼，渐觉细小，及暴赤肿痛。

密蒙花　木贼去节　川羌活　甘菊花　白蒺藜炒去刺　石决明煅，再用盐水煎

各等分，为末。食后，茶清下三钱。

拨云散

治上焦壅热，眼目赤肿，疼痛或生翳障，先服洗肝散，后服此药。

荆芥穗　川芎　防风各二两　枳壳麸炒

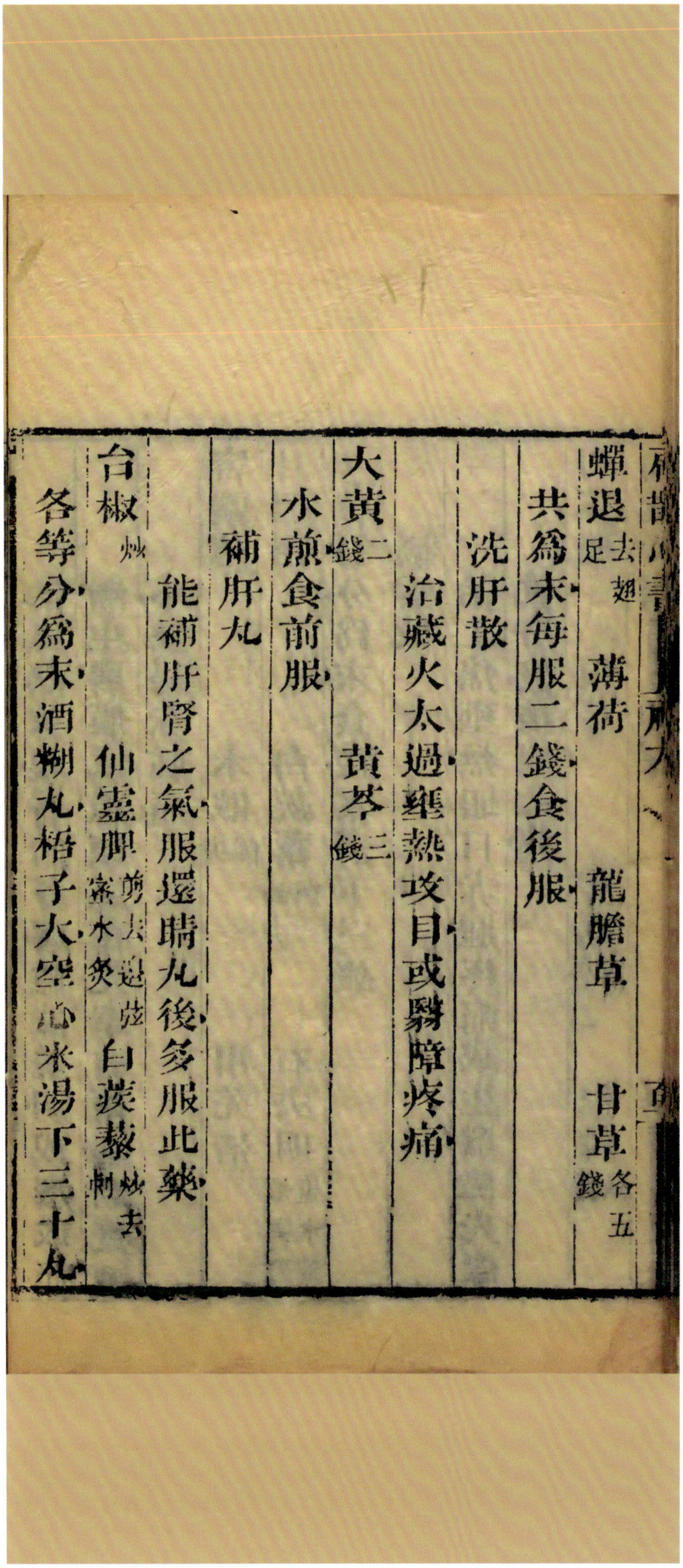

蟬退去翅足　薄荷　龍膽草　甘草各五錢
共爲末每服二錢食後服
洗肝散
治藏火太過壅熱攻目或翳障疼痛
大黃二錢　黃芩三錢
水煎食前服
補肝丸
能補肝腎之氣服還睛丸後多服此藥
台椒炒　仙靈脾剪去邊弦蜜水炙　白蒺藜炒去刺
各等分爲末酒糊丸梧子大空心米湯下三十丸

蝉蜕去翅足　薄荷　龙胆草　甘草各五钱

共为末。每服二钱，食后服。

洗肝散

治脏火太过，壅热攻目，或翳障疼痛。

大黄二钱　黄芩三钱

水煎，食前服。

补肝丸

能补肝肾之气，服还睛丸后多服此药。

台椒炒　仙灵脾剪去边弦，蜜水炙　白蒺藜炒去刺

各等分，为末，酒糊丸，梧子大。空心米汤下，三十丸。

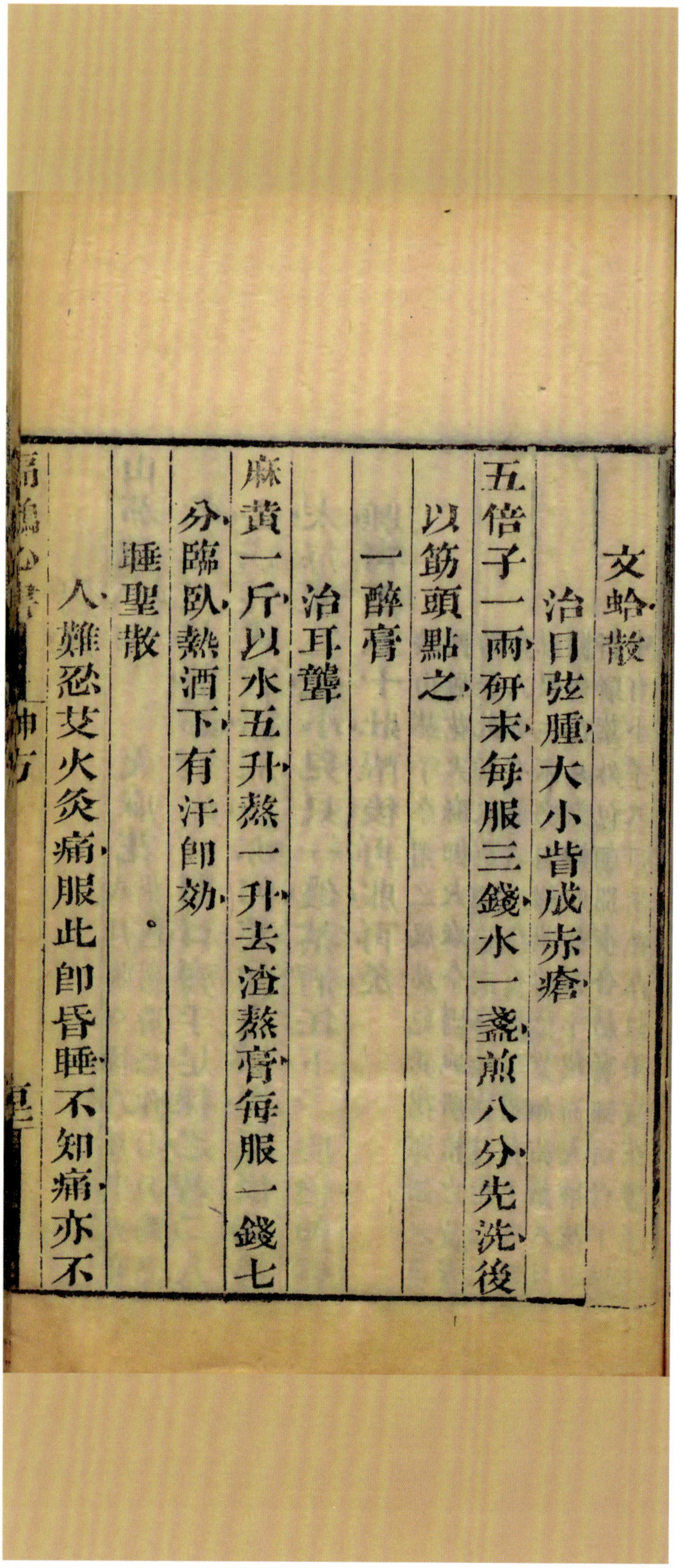
文蛤散
治目弦腫大小眥成赤瘡
五倍子一兩研末每服三錢水一盞煎八分先洗後
以筯頭點之
一醉膏
治耳聾
麻黃一斤以水五升熬一升去渣熬膏每服一錢七
分臨臥熱酒下有汗即効
睡聖散
人難忍艾火灸痛服此即昏睡不知痛亦不
扁鵲心書 神方

文蛤散

治目弦肿，大小眦成赤疮。

五倍子一两研末。

每服三钱，水一盏，煎八分，先洗，后以箸头点之。

一醉膏

治耳聋

麻黄一斤，以水五升，熬一升，去渣熬膏。每服一钱七分，临卧热酒下，有汗即效。

睡圣散

人难忍艾火灸痛，服此即昏睡，不知痛，亦不

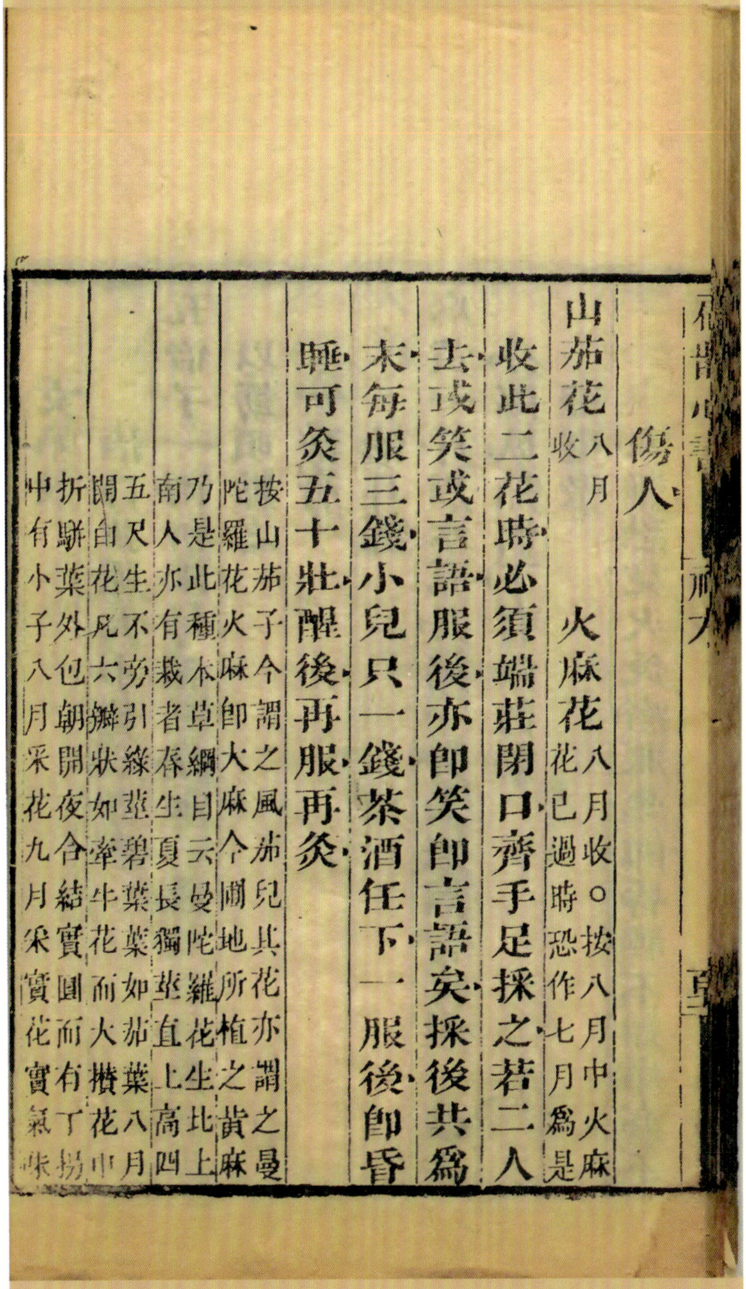

伤人。

山茄花八月收 火麻花八月收。按：八月中火麻花已过时，恐作七月为是。

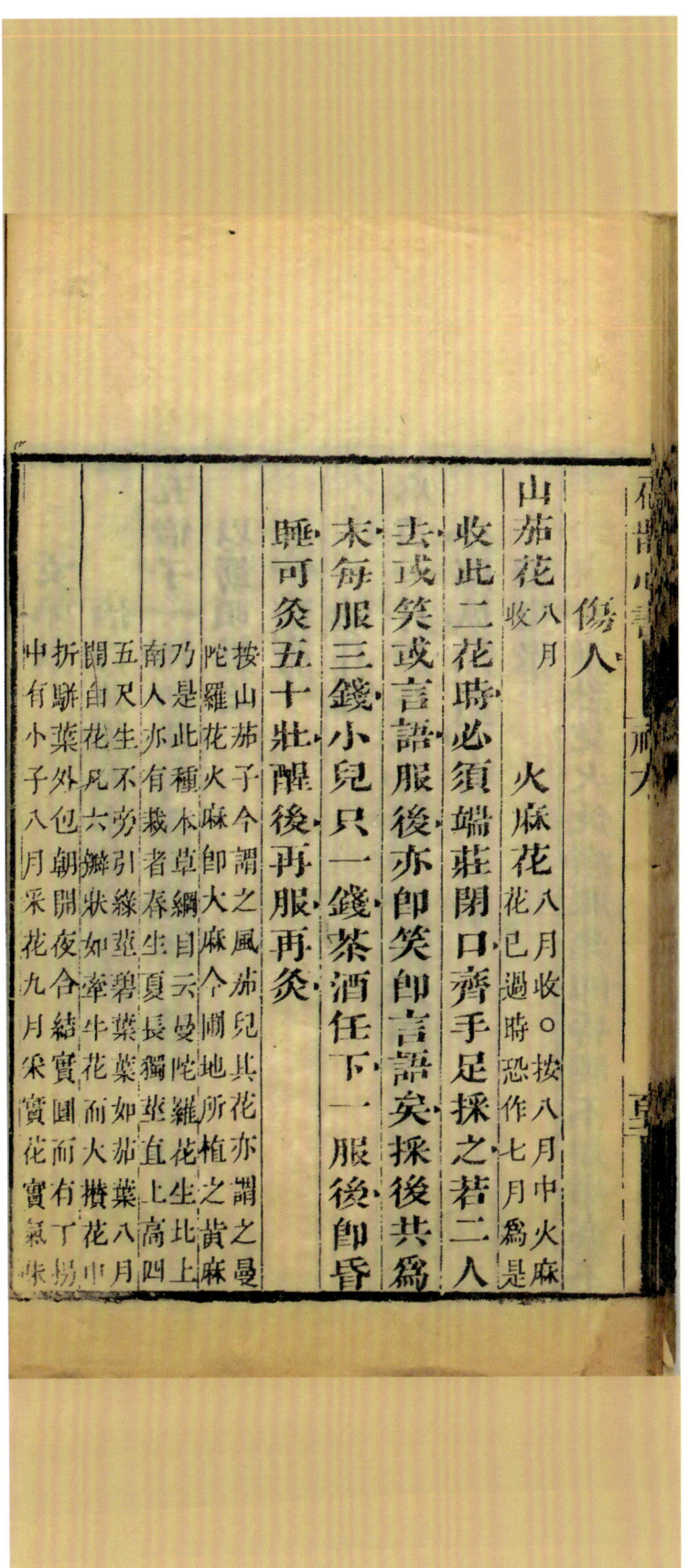

收此二花时，必须端庄闭口，齐手足采之。若二人去，或笑，或言语，服后亦即笑，即言语矣。采后共为末，每服三钱，小儿只一钱，茶酒任下。一服后即昏睡，可灸五十壮，醒后再服再灸。

按：山茄子今谓之风茄儿，其花亦谓之曼陀罗花；火麻即大麻。今圃地所植之黄麻乃是此种。《本草纲目》云：曼陀罗花生北土，南人亦有栽者。春生夏长，独茎直上，高四五尺，生不旁引，绿茎碧叶，叶如茄叶。八月开白花，凡六瓣，状如牵牛花而大，攒花中折，骈叶外包，朝开夜合。结实圆而有丁拐，中有小子。八月采花，九月采实。花实气味

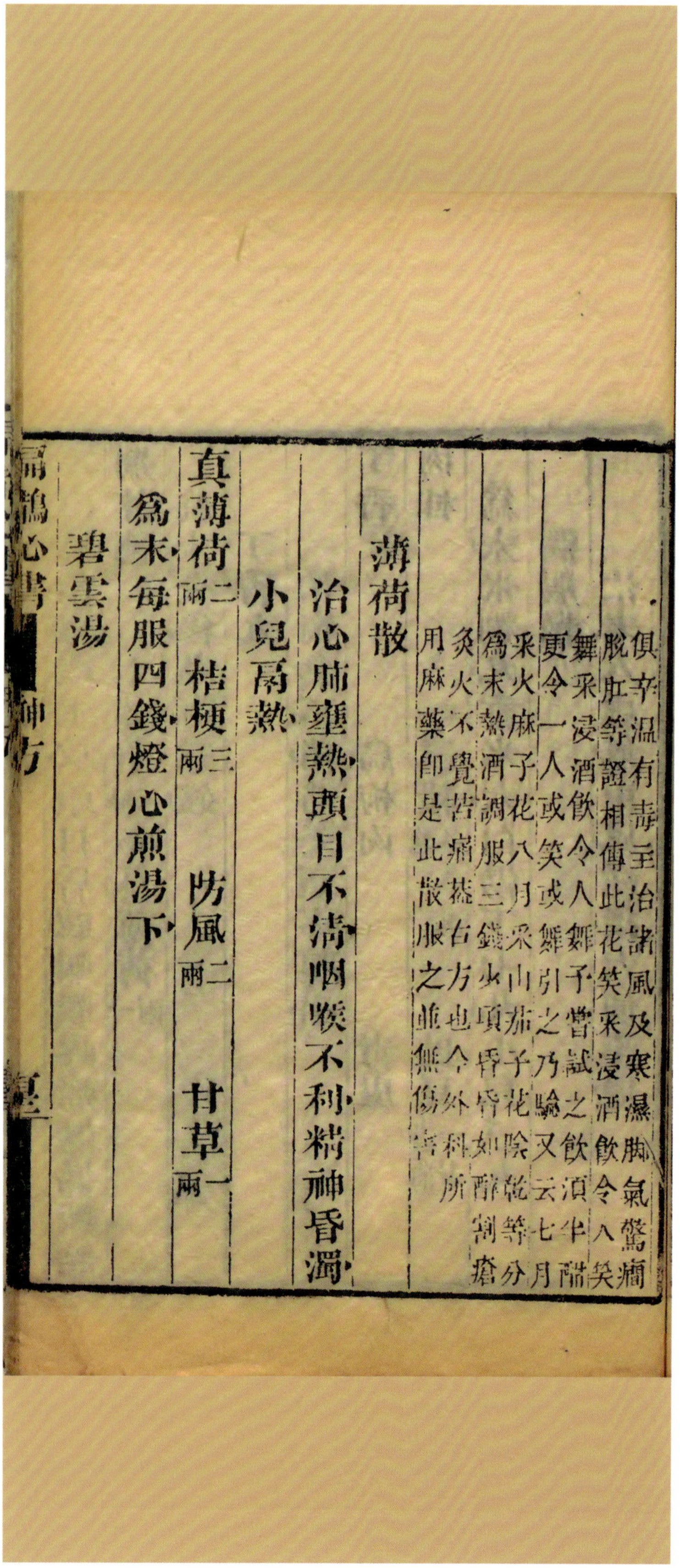

俱辛温有毒，主治诸风及寒湿脚气，惊痫脱肛等证。相传此花，笑采浸酒饮，令人笑，舞采浸酒饮，令人舞，予尝试之。饮须半酣，更令一人或笑或舞，引之乃验，又云七月采火麻子花，八月采山茄子花，阴干等分为末，热酒调服三钱。少顷，昏昏如醉，割疮、炙火不觉苦痛，盖古方也。今外科所用麻药即是此散，服之并无伤害。

薄荷散

治心肺壅热，头目不清，咽喉不利，精神昏浊，小儿鬲热。

真薄荷二两　桔梗三两　防风二两　甘草一两

为末。每服四钱，灯心煎汤下。

碧云汤

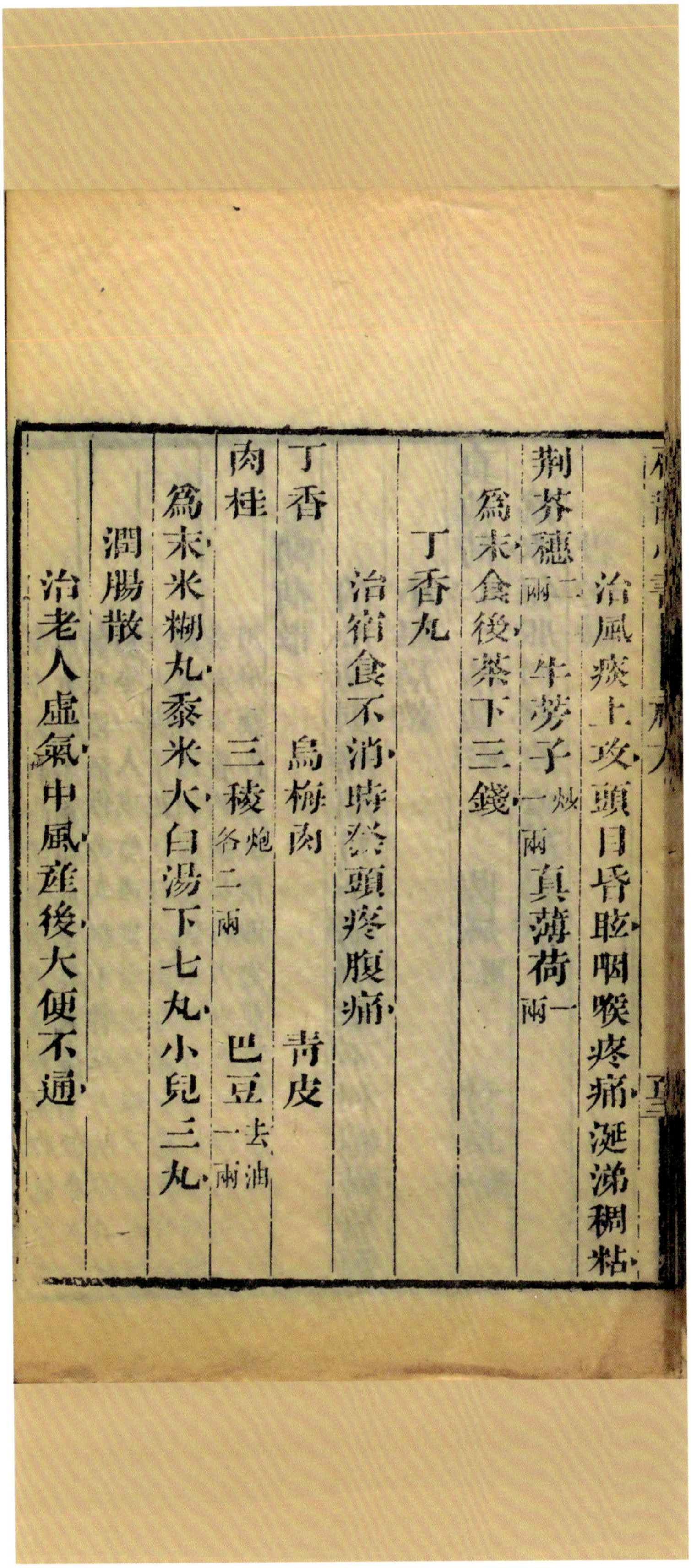
治風痰上攻頭目昏眩咽喉疼痛涎涕稠粘

荊芥穗二兩 牛蒡子炒一兩 真薄荷一兩

為末食後茶下三錢

丁香丸

治宿食不消時發頭疼腹痛

丁香 烏梅肉 青皮

肉桂 三稜炮各二兩 巴豆去油一兩

為末米糊丸黍米大白湯下七丸小兒三丸

潤腸散

治老人虛氣中風產後大便不通

治风痰上攻，头目昏眩，咽喉疼痛，涎涕稠粘。

荆芥穗二两　牛蒡子炒，一两　真薄荷一两

为末。食后茶下三钱。

丁香丸

治宿食不消，时发头疼，腹痛

丁香　乌梅肉　青皮　肉桂　三棱炮，各二两　巴豆去油，一两

为末，米糊丸黍米大，白汤下七丸，小儿三丸。

润肠散

治老人虚气、中风、产后大便不通。

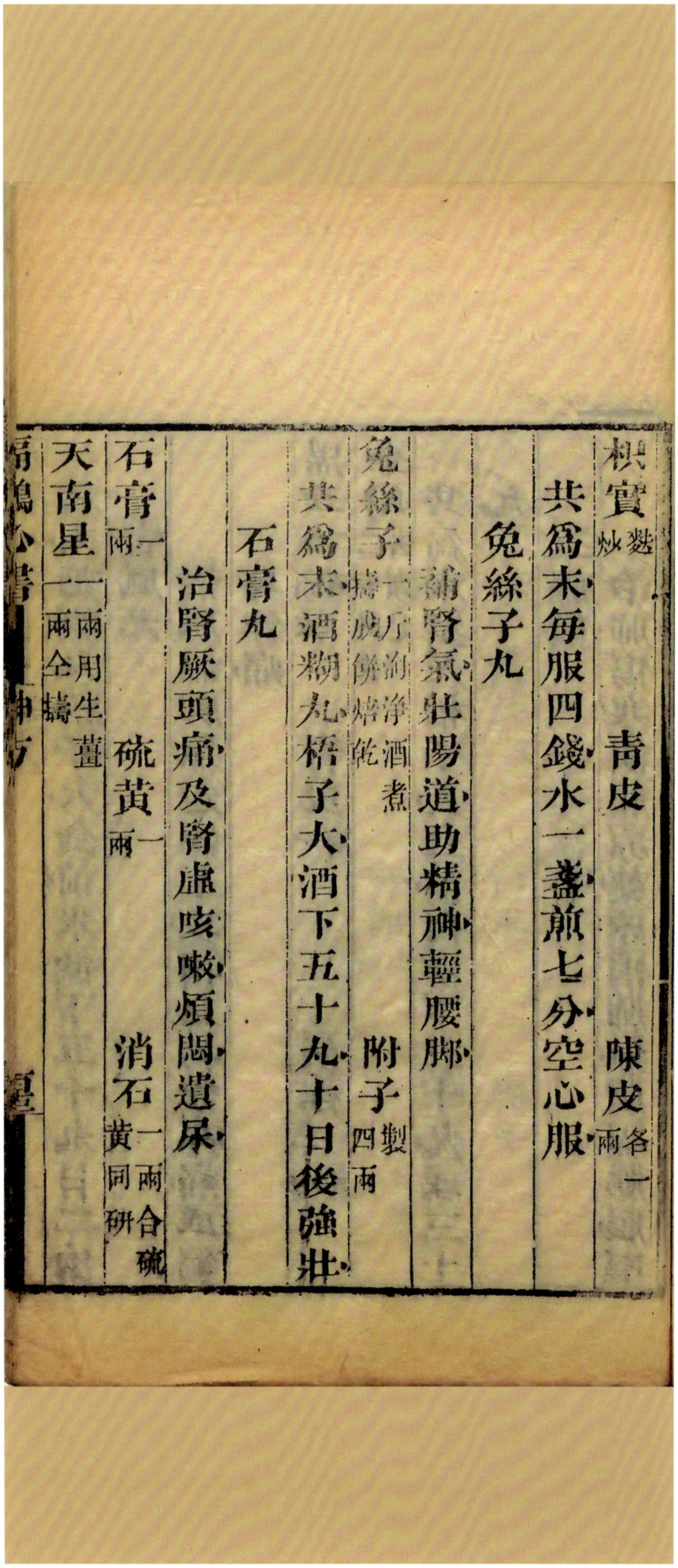
枳實麸炒 青皮 陳皮各一兩
共爲末每服四錢水一盞煎七分空心服
兔絲子丸
補腎氣壯陽道助精神輕腰脚
兔絲子一斤淘淨酒煮擣成餅焙乾 附子製四兩
共爲末酒糊丸梧子大酒下五十丸十日後强壯
石膏丸
治腎厥頭痛及腎虛咳嗽煩悶遺尿
石膏一兩 硫黃一兩 消石一兩合硫黃同研
天南星一兩用生薑一兩同擣

枳实麸炒　青皮　陈皮各一两

共为末。每服四钱，水一盏，煎七分，空心服。

菟丝子丸

补肾气，壮阳道，助精神，轻腰脚。

菟丝子一斤，淘净酒煮，捣成饼，焙干　附子制，四两

共为末，酒糊丸梧子大，酒下五十丸，十日后强壮。

石膏丸

治肾厥头痛，及肾虚咳嗽，烦闷，遗尿。

石膏一两　硫黄一两　硝石一两，合硫黄同研　天南星一两，用生姜一两同捣

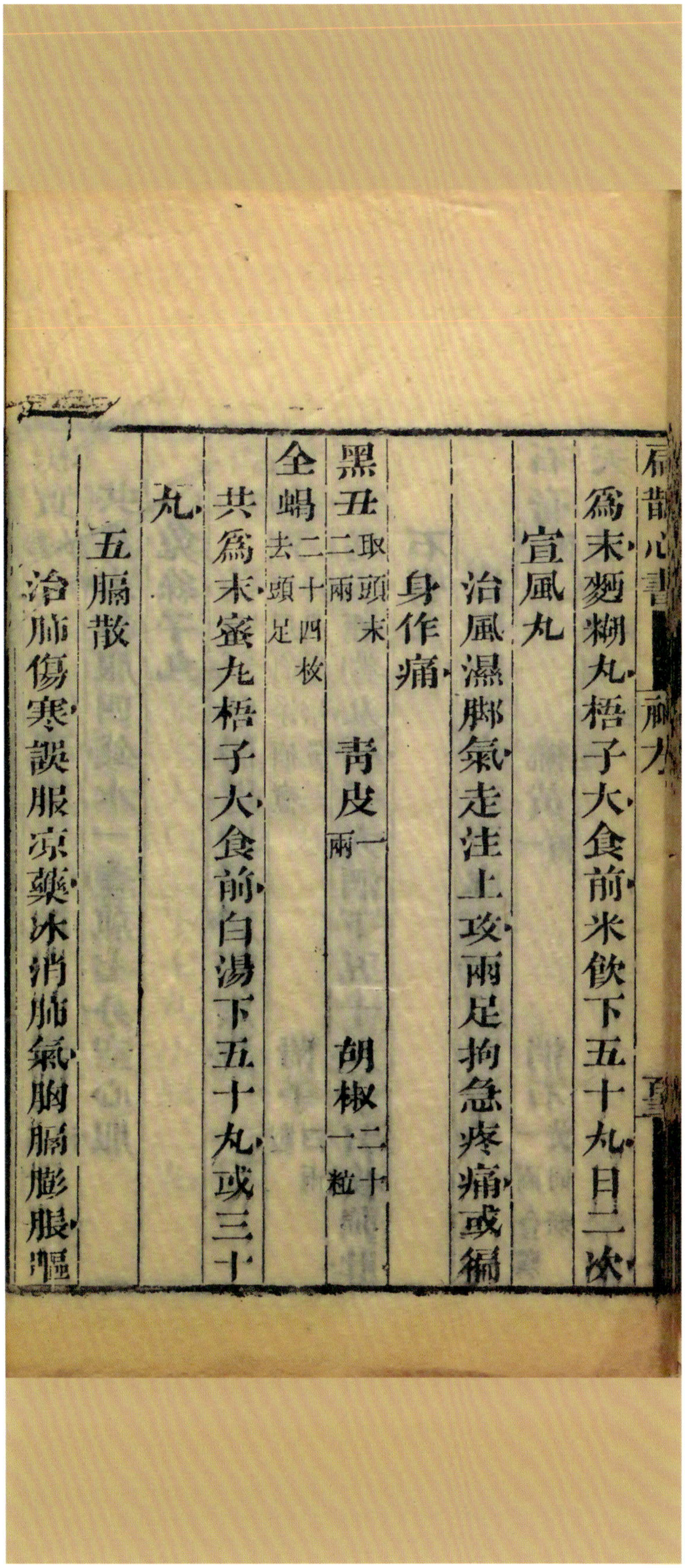
爲末麪糊丸梧子大食前米飲下五十丸日二次
宣風丸
治風濕脚氣走注上攻兩足拘急疼痛或徧身作痛
黑丑取頭末二兩 青皮一兩 胡椒二十一粒
全蝎二十四枚去頭足
共爲末蜜丸梧子大食前白湯下五十丸或三十丸
五膈散
治肺傷寒誤服凉藥冰消肺氣胸膈膨脹嘔

为末，面糊丸梧子大，食前米饮下五十丸，日二次。

宣风丸

治风湿脚气，走注上攻，两足拘急疼痛，或遍身作痛。

黑丑取头末，二两　青皮一两

胡椒二十一粒　全蝎二十四枚，去头足

共为末，蜜丸梧子大。食前，白汤下五十丸，或三十丸。

五膈散

治肺伤寒，误服凉药，冰消肺气，胸膈膨胀，呕

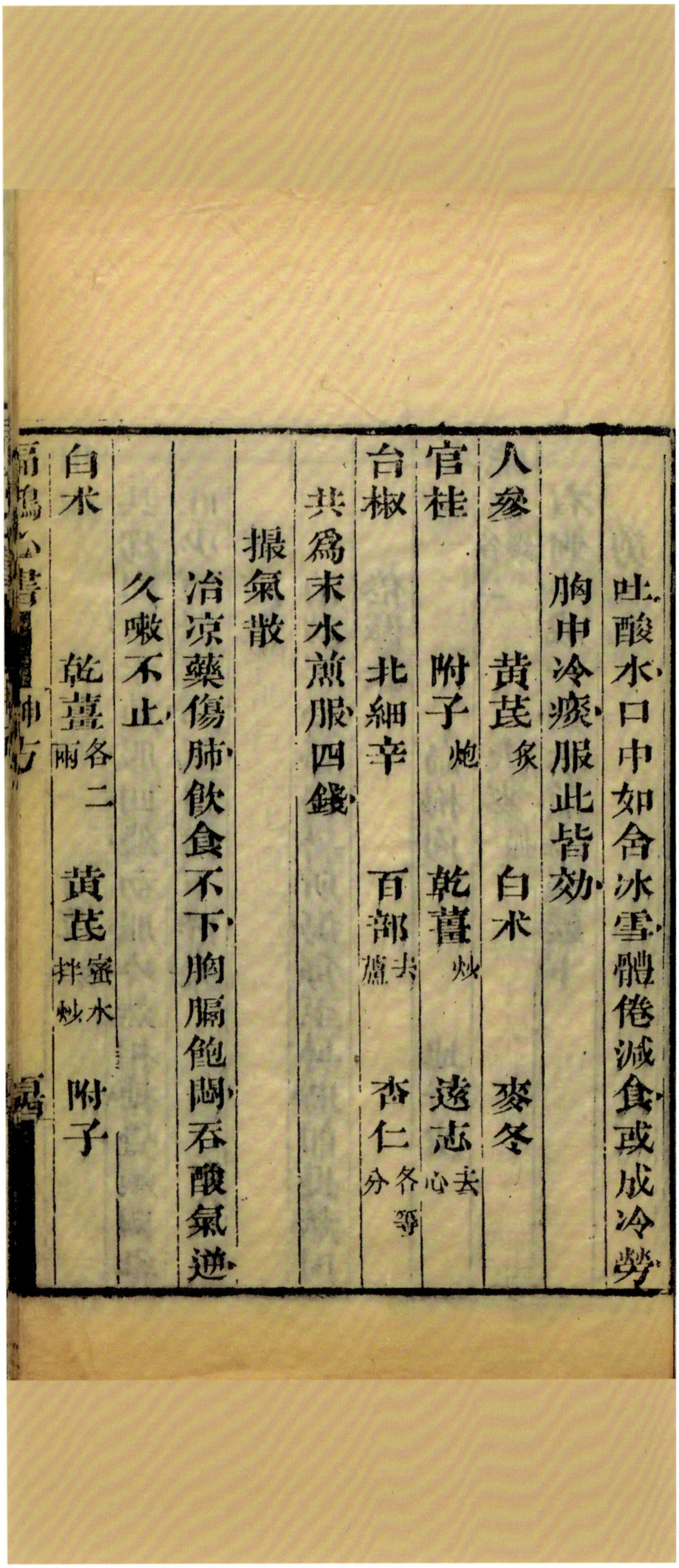
吐酸水口中如含冰雪體倦減食或成冷勞
胸中冷痰服此皆効
人參 黄芪炙 白术 麥冬
官桂 附子炮 乾薑炒 遠志去心
台椒 北細辛 百部去蘆 杏仁各等分
共爲末水煎服四錢
攝氣散
治凉藥傷肺飲食不下胸膈飽悶吞酸氣逆
久嗽不止
白术 乾薑各二兩 黄芪蜜水拌炒 附子

吐酸水，口中如含冰雪，体倦减食，或成冷劳，胸中冷痰，服此皆效。

人参　黄芪炙　白术　麦冬　官桂　附子炮　干姜炒　远志去心　台椒　北细辛　百部去芦　杏仁各等分

共为末。水煎服四钱。

摄气散

治凉药伤肺，饮食不下，胸膈饱闷，吞酸气逆，久嗽不止。

白术　干姜各二两　黄芪蜜水拌炒　附子

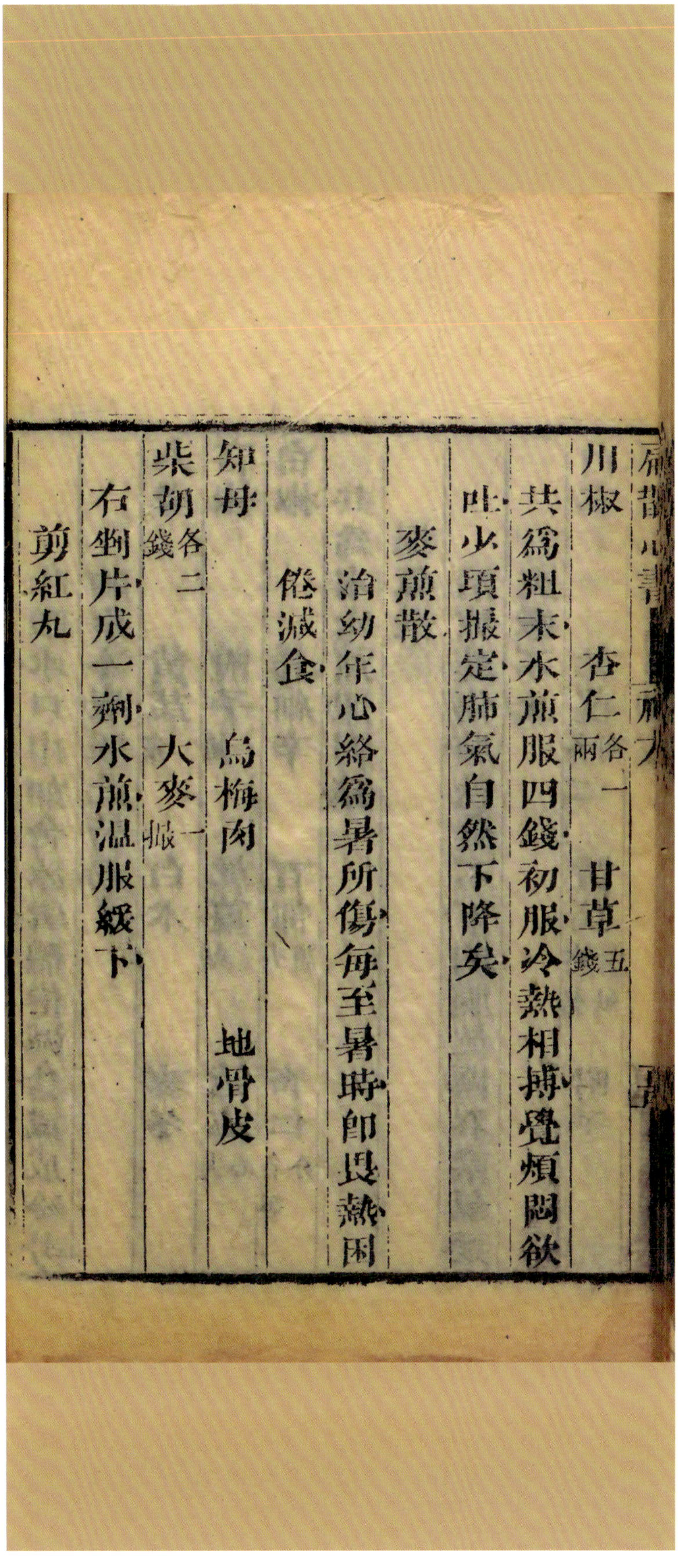
川椒　杏仁各一兩　甘草五錢
共爲粗末，水煎服四錢，初服冷熱相搏，覺煩悶欲
吐，少頃擬定，肺氣自然下降矣
麥煎散
治幼年心絡爲暑所傷，每至暑時，即畏熱困
倦減食
知母　烏梅肉　地骨皮
柴胡各二錢　大麥一撮
右剉片成一劑，水煎温服緩下
剪紅丸

川椒　杏仁各一两　甘草五钱

共为粗末，水煎服四钱。初服冷热相搏，觉烦闷欲吐，少顷撮定，肺气自然下降矣。

麦煎散

治幼年心络为暑所伤，每至暑时，即畏热困倦减食。

知母　乌梅肉　地骨皮　柴胡各二钱　大麦一撮

上剉片成一剂，水煎温服缓下。

剪红丸

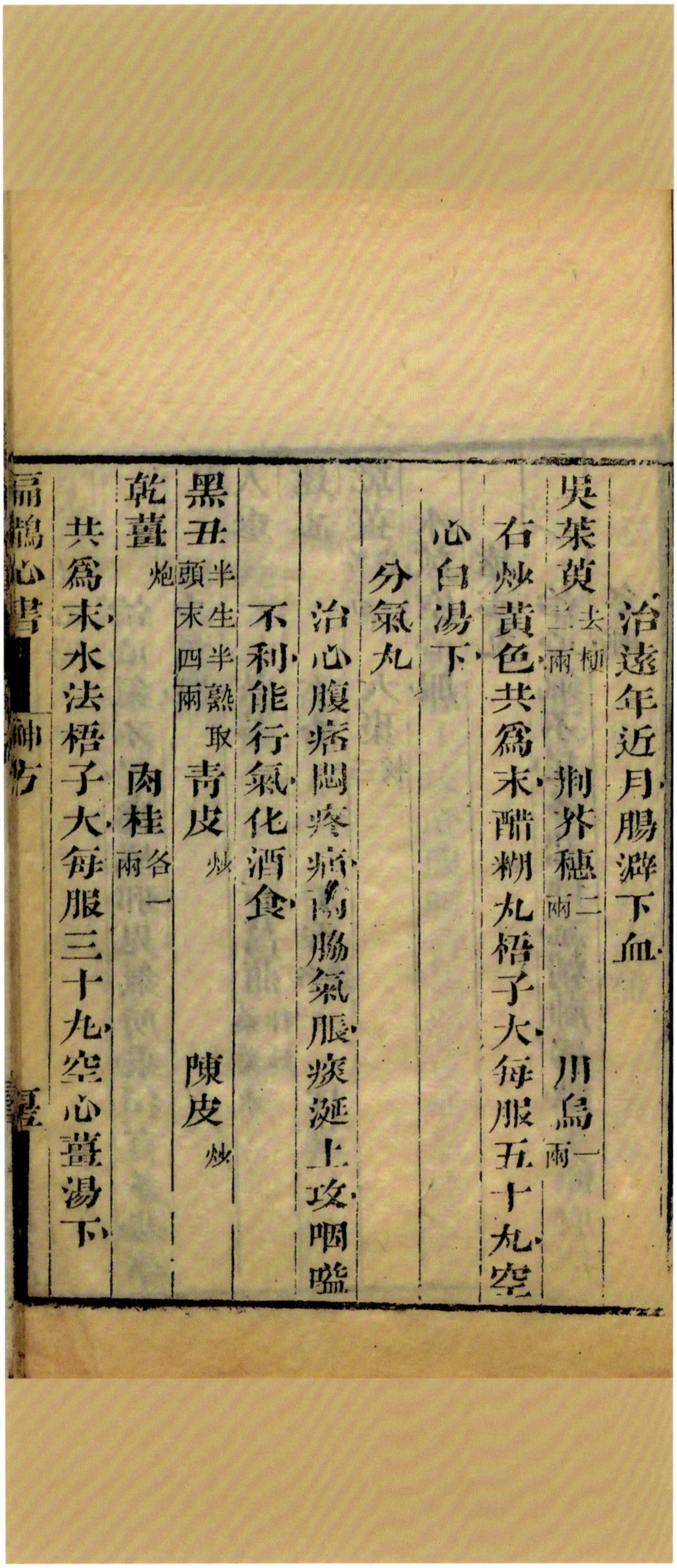
扁鵲心書 神方

治遠年近月腸澼下血

吳茱萸去梗二兩　荆芥穗二兩　川烏一兩

右炒黃色共爲末醋糊丸梧子大每服五十丸空心白湯下

分氣丸

治心腹痞悶疼痛兩脇氣脹痰涎上攻咽嗌不利能行氣化酒食

黑丑半生半熟取頭末四兩　青皮炒　陳皮炒

乾薑炮　肉桂各一兩

共爲末水法梧子大每服三十丸空心薑湯下

治远年近月，肠澼下血。

吴茱萸去梗，二两　荆芥穗二两　川乌一两

上炒黄色，共为末，醋糊丸梧子大，每服五十丸，空心白汤下。

分气丸

治心腹痞闷疼痛，两胁气胀，痰涎上攻，咽嗌不利，能行气，化酒食。

黑丑半生半熟取头末，四两　青皮炒　陈皮炒　干姜炮　肉桂各一两

共为末，水法梧子大。每服三十丸，空心姜汤下。

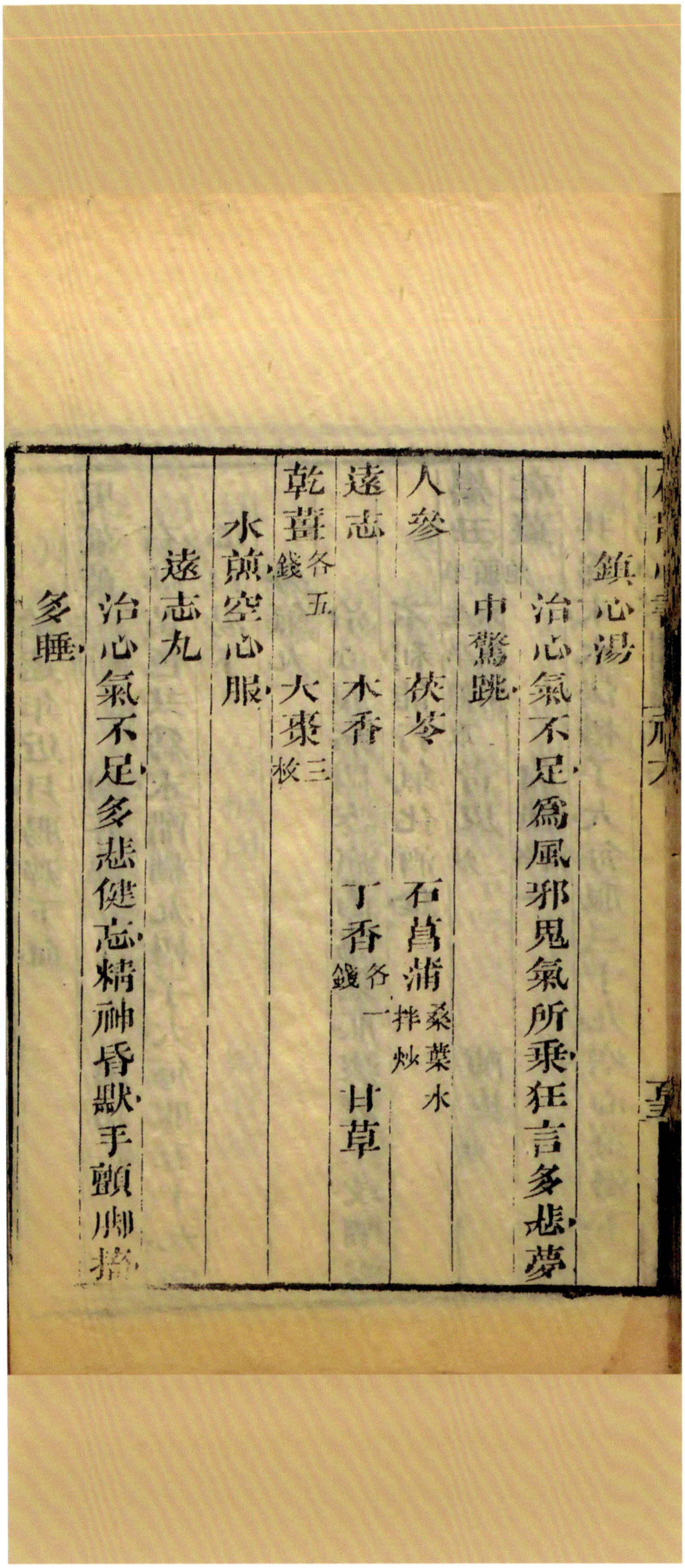
鎮心湯
治心氣不足爲風邪鬼氣所乘狂言多悲夢
中驚跳
人參　茯苓　石菖蒲桑葉水拌炒
遠志　木香　丁香各一錢　甘草
乾薑各五錢　大棗三枚
水煎空心服
遠志丸
治心氣不足多悲健忘精神昏默手顫脚搐
多睡

镇心汤

治心气不足，为风邪鬼气所乘，狂言多悲，梦中惊跳。

人参　茯苓　石菖蒲桑叶水拌炒　远志　木香　丁香各一钱　甘草　干姜各五钱　大枣三枚

水煎，空心服。

远志丸

治心气不足，多悲，健忘，精神昏默，手颤脚搐，多睡。

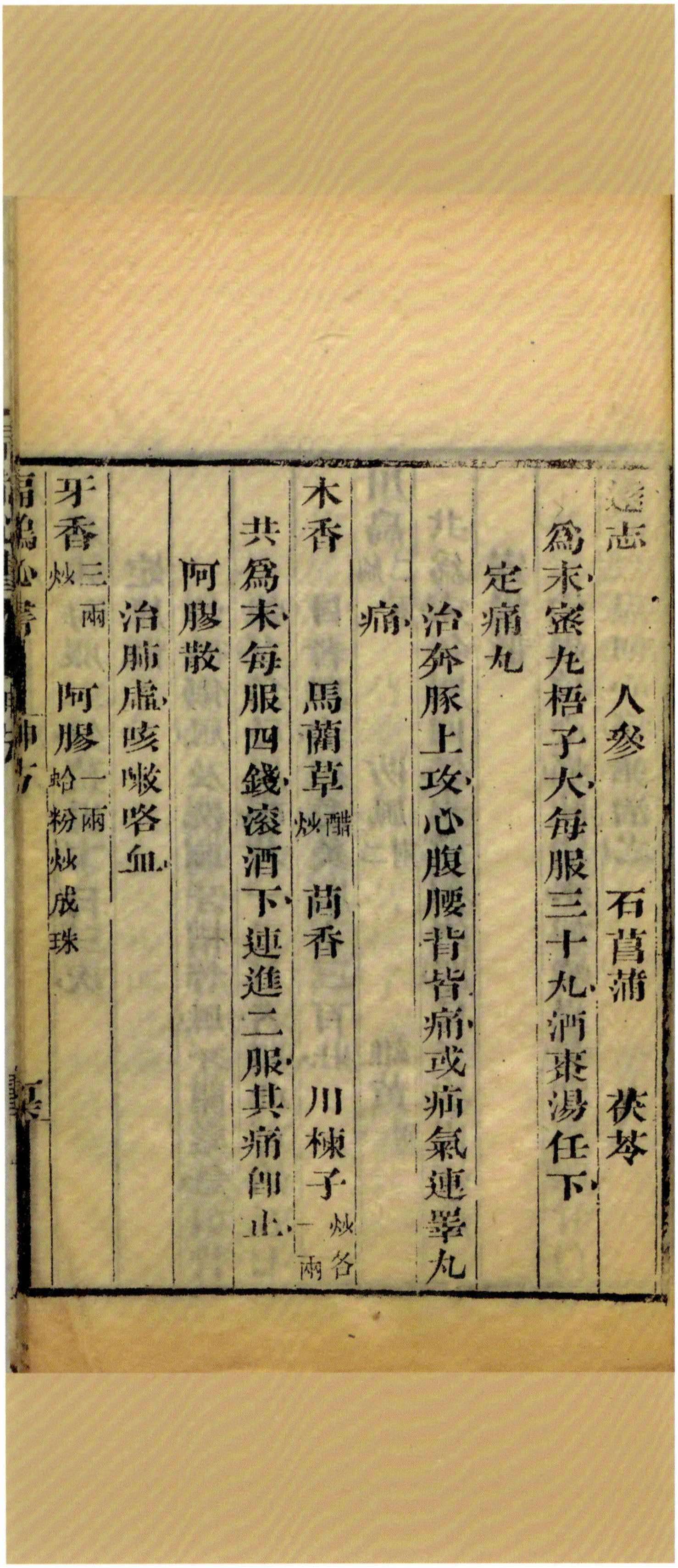
遠志　人參　石菖蒲　茯苓
爲末蜜丸梧子大每服三十丸酒棗湯任下
定痛丸
治奔豚上攻心腹腰背皆痛或疝氣連睾丸
痛
木香　馬蘭草醋炒　茴香　川楝子炒各一兩
共爲末每服四錢滚酒下連進二服其痛即止
阿膠散
治肺虛咳嗽咯血
牙香三兩炒　阿膠一兩蛤粉炒成珠

远志　人参　石菖蒲　茯苓

为末，蜜丸，梧子大。每服三十丸，酒枣汤任下。

定痛丸

治奔豚上攻，心腹腰背皆痛，或疝气连睾丸痛。

木香　马蔺草醋炒　茴香　川楝子炒，各一两

共为末。每服四钱，滚酒下，连进二服，其痛即止。

阿胶散

治肺虚咳嗽咯血。

牙香三两，炒　阿胶一两，蛤粉炒成珠

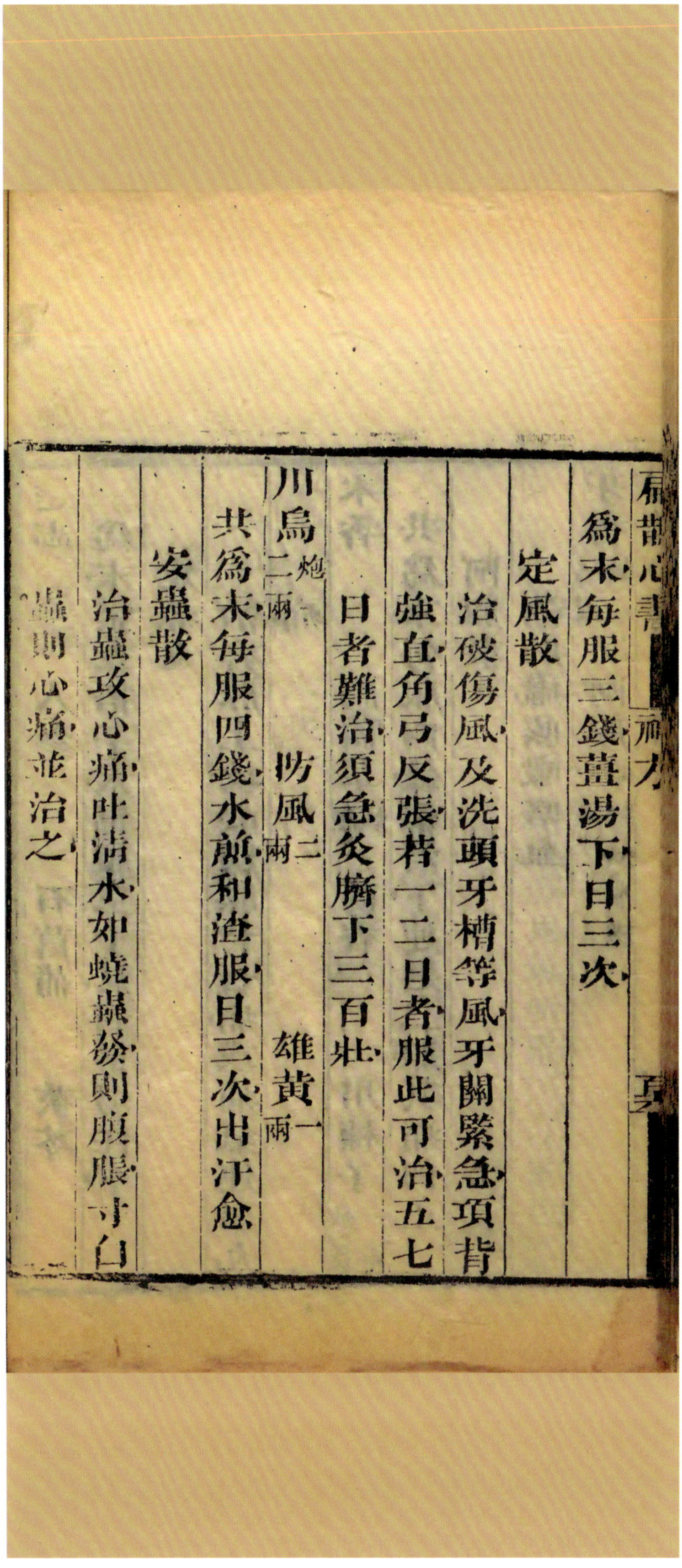
扁鵲心書 神方
爲末每服三錢薑湯下日三次
定風散
治破傷風及洗頭牙槽等風牙關緊急項背强直角弓反張若一二日者服此可治五七日者難治須急灸臍下三百壯
川烏二兩炮 防風二兩 雄黃一兩
共爲末每服四錢水煎和渣服日三次出汗愈
安蟲散
治蟲攻心痛吐清水如蛲蟲發則腹脹寸白蟲則心痛並治之

为末。每服三钱，姜汤下，日三次。

定风散

治破伤风及洗头、牙槽等风，牙关紧急，项背强直，角弓反张。若一二日者，服此可治，五七日者难治，须急灸脐下三百壮。

川乌炮，二两　防风二两　雄黄一两

共为末。每服四钱，水煎，和渣服，日三次，出汗愈。

安虫散

治虫攻心痛，吐清水。如蛲虫，发则腹胀，寸白虫则心痛，并治之。

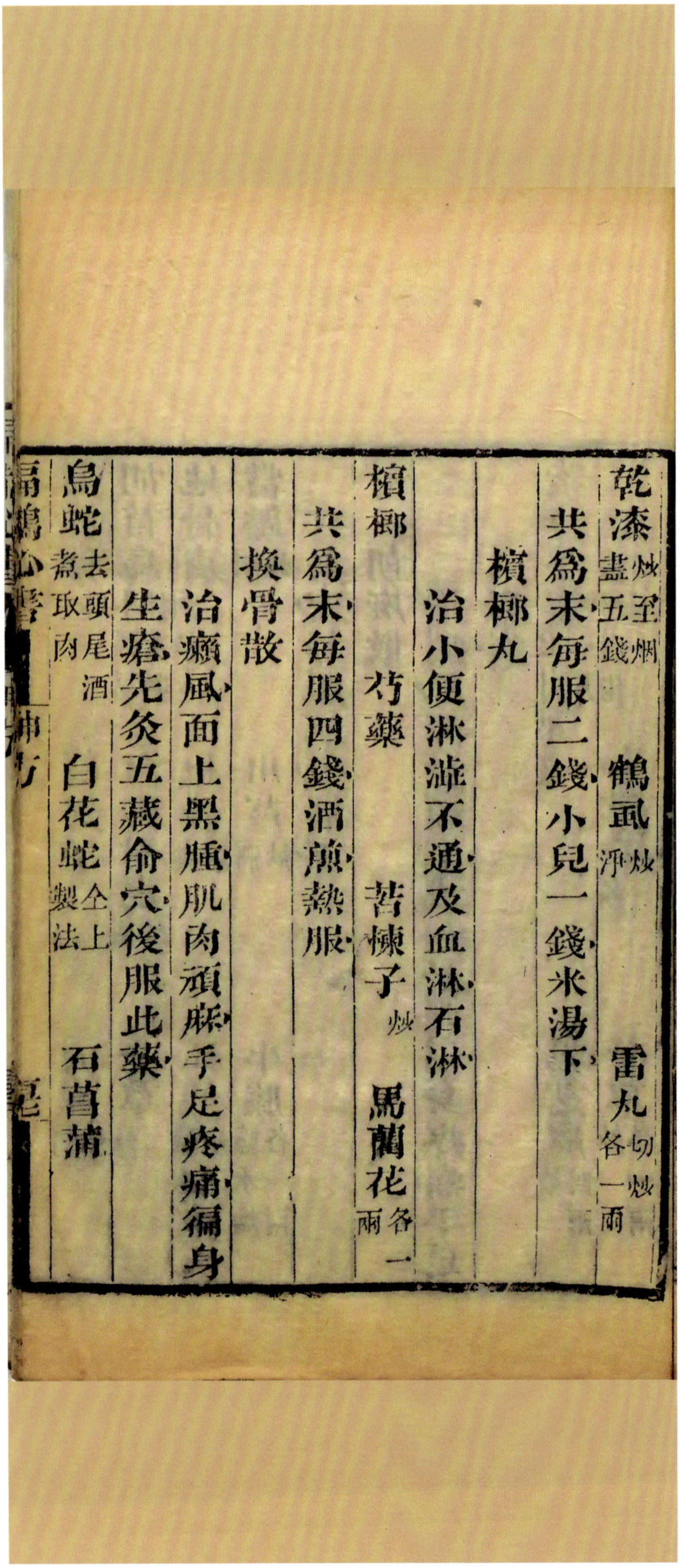
乾漆炒至烟盡五錢 鶴虱炒淨 雷丸切炒各一兩
共爲末每服二錢小兒一錢米湯下
檳榔丸
治小便淋澀不通及血淋石淋
檳榔 芍藥 苦楝子炒 馬蘭花各一兩
共爲末每服四錢酒煎熱服
換骨散
治癩風面上黑腫肌肉頑麻手足疼痛徧身
生瘡先灸五藏俞穴後服此藥
烏蛇去頭尾酒煮取肉 白花蛇仝上製法 石菖蒲

干漆炒至烟尽，五钱　鹤虱炒净　雷丸切炒，各一两

共为末。每服二钱，小儿一钱，米汤下。

槟榔丸

治小便淋涩不通及血淋、石淋。

槟榔　芍药　苦楝子炒　马蔺花各一两

共为末。每服四钱，酒煎热服。

换骨散

治癞风，面上黑肿，肌肉顽麻，手足疼痛，遍身生疮。先灸五脏俞穴，后服此药。

乌蛇去头尾酒煮取肉　白花蛇同上制法　石菖蒲

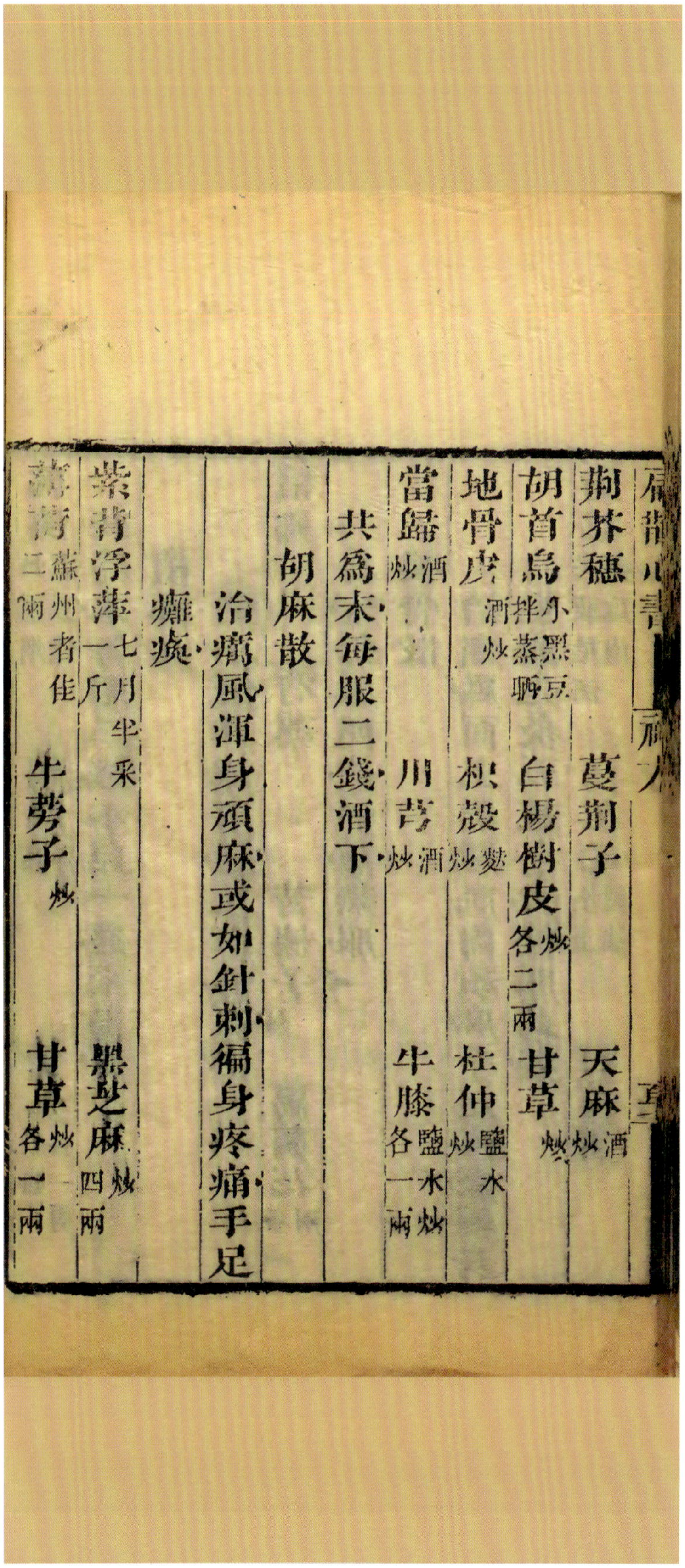
荊芥穗 蔓荊子 天麻酒炒
胡首烏小黑豆拌蒸晒 白楊樹皮炒各二兩 甘草炒
地骨皮酒炒 枳殼麩炒 杜仲鹽水炒
當歸酒炒 川芎酒炒 牛膝鹽水炒各一兩
共爲末每服二錢酒下
胡麻散
治癘風渾身頑麻或如針刺徧身疼痛手足
癱瘓
紫背浮萍七月半采一斤 黑芝麻炒四兩
薄荷蘇州者佳二兩 牛蒡子炒 甘草炒各一兩

荆芥穗　蔓荆子　天麻酒炒　胡首乌小黑豆拌，蒸、晒　白杨树皮炒，各二两　甘草炒　地骨皮酒炒　枳壳麸炒　杜仲盐水炒　当归酒炒　川芎酒炒　牛膝盐水炒，各一两

共为末。每服二钱，酒下。

胡麻散

治疠风浑身顽麻，或如针刺遍身疼痛，手足瘫痪。

紫背浮萍七月半采，一斤　黑芝麻炒，四两　薄荷苏州者佳，二两　牛蒡子炒　甘草炒，各一两

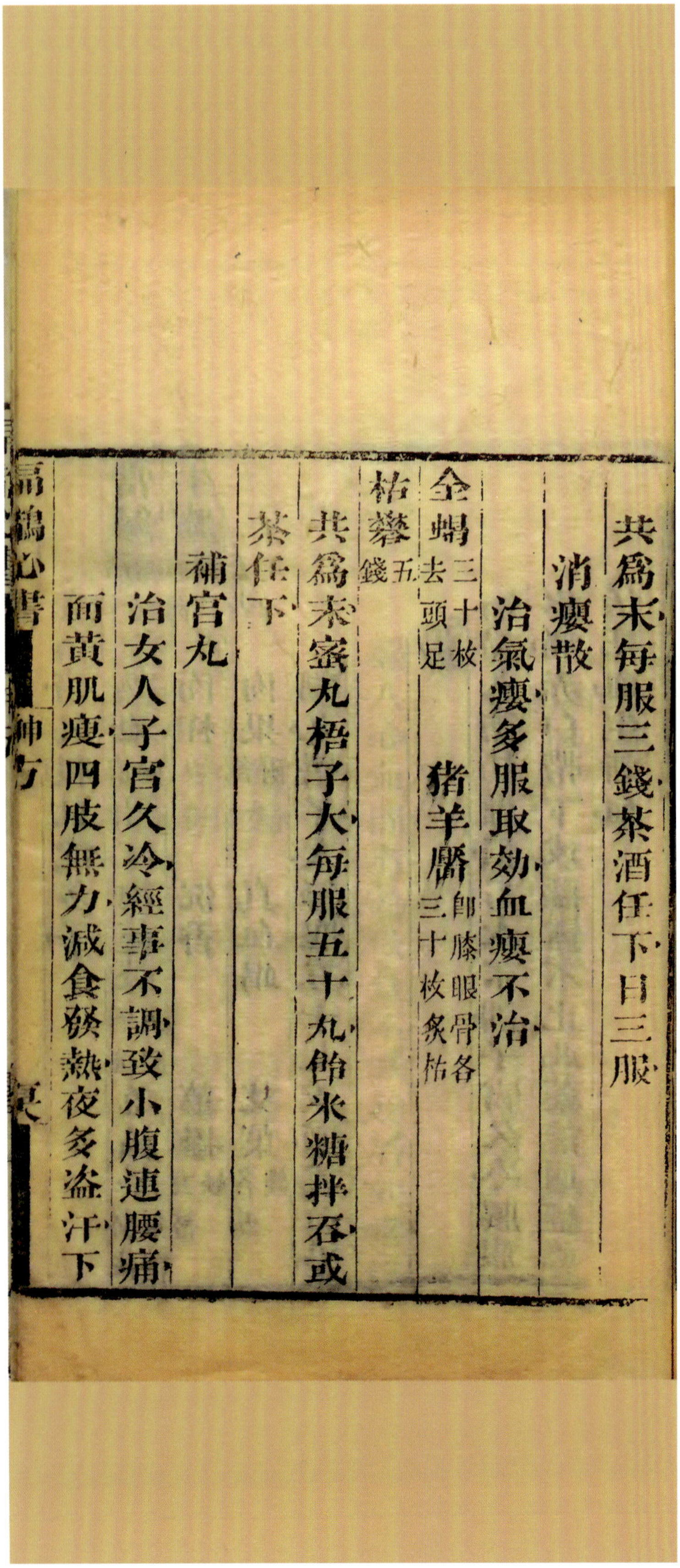

共爲末每服三錢茶酒任下日三服

消瘻散

治氣瘻多服取効血瘻不治

全蝎三十枚去頭足　豬羊靨卽膝眼骨各三十枚炙枯

枯礬五錢

共爲末蜜丸梧子大每服五十丸飴米糖拌吞或茶任下

補宮丸

治女人子宮久冷經事不調致小腹連腰痛面黃肌瘦四肢無力減食發熱夜多盜汗下

共为末。每服三钱，茶酒任下，日三服。

消瘿散

治气瘿多服取效，血瘿不治。

全蝎三十枚，去头足　猪羊靥即膝眼骨，各三十枚，炙枯　枯矾五钱

共为末，蜜丸梧子大。每服五十丸，饴米糖拌吞或茶任下。

补宫丸

治女人子宫久冷，经事不调致小腹连腰痛，面黄肌瘦，四肢无力，减食发热，夜多盗汗，下

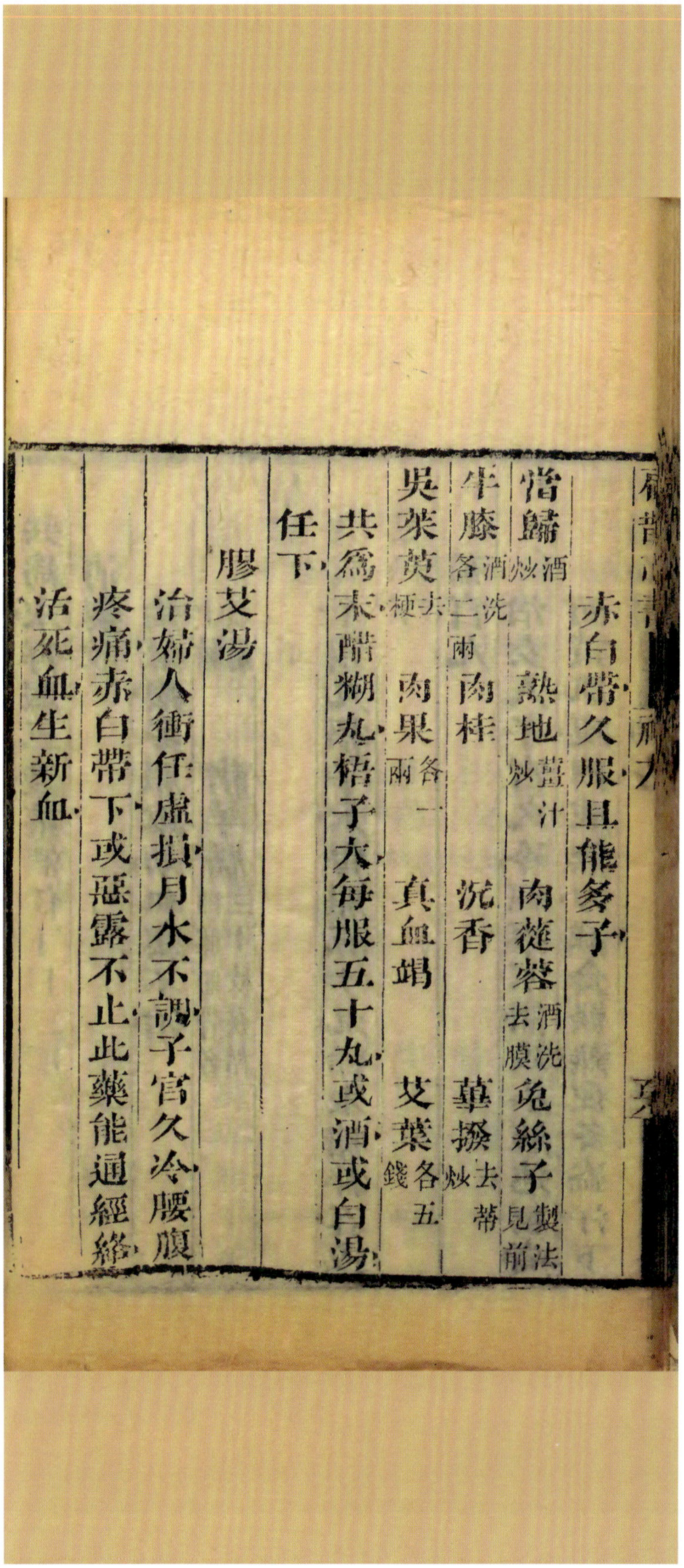
赤白帶久服且能多子。
當歸酒炒 熟地薑汁炒 肉蓯蓉酒洗去膜 兔絲子製法見前
牛膝酒洗各二兩 肉桂 沉香 蓽撥去蒂炒
吳茱萸去梗 肉果各一兩 真血竭 艾葉各五錢
共爲末醋糊丸梧子大每服五十丸或酒或白湯
任下
膠艾湯
治婦人衝任虛損月水不調子宮久冷腰腹
疼痛赤白帶下或惡露不止此藥能通經絡
活死血生新血

赤白带，久服且能多子。

当归酒炒　熟地姜汁炒　肉苁蓉酒洗去膜　菟丝子制法见前　牛膝酒洗，各二两　肉桂　沉香　荜拨去蒂炒　吴茱萸去梗　肉果各一两　真血竭　艾叶各五钱

共为末，醋糊丸梧子大。每服五十丸，或酒，或白汤任下。

胶艾汤

治妇人冲任虚损，月水不调，子宫久冷，腰腹疼痛，赤白带下，或恶露不止。此药能通经络，活死血，生新血。

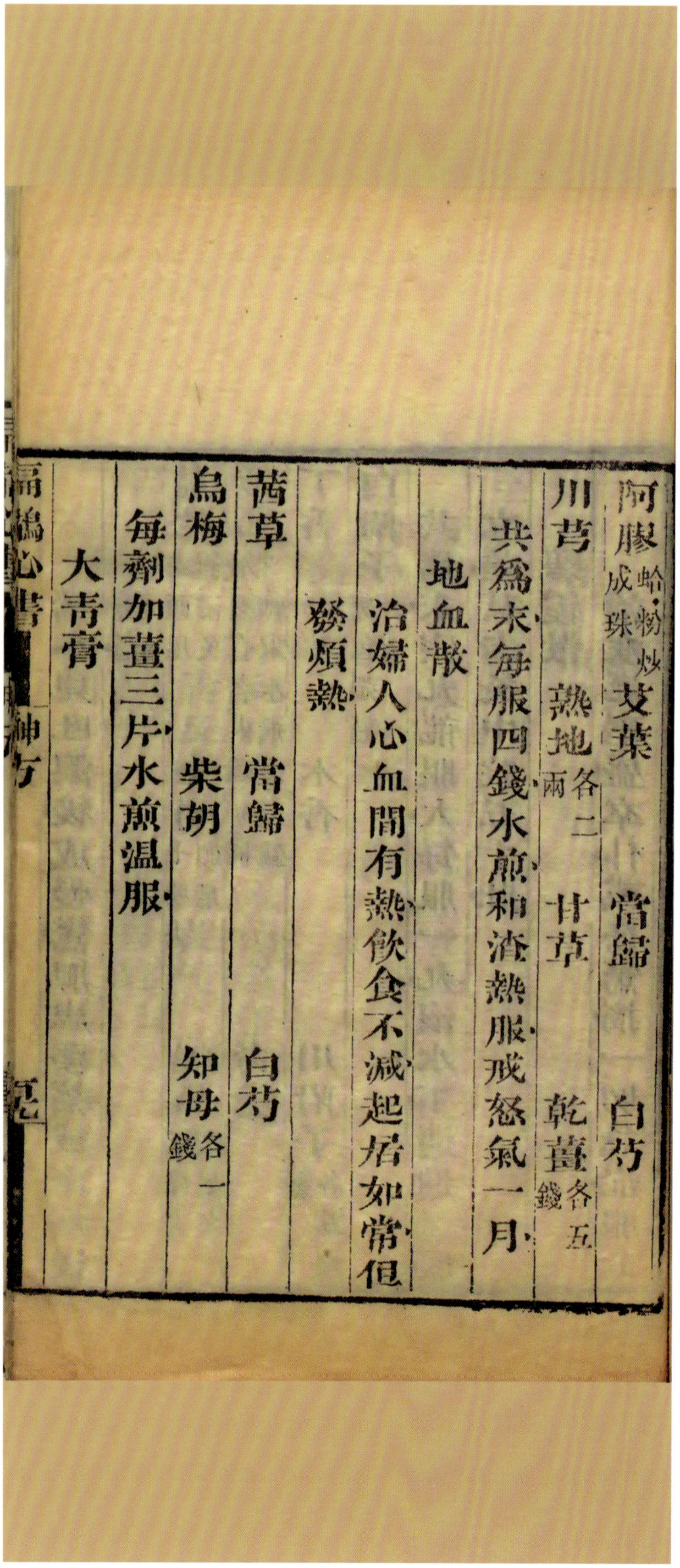

阿膠蛤粉炒成珠 艾葉 當歸 白芍
川芎 熟地各二兩 甘草 乾薑各五錢
共爲末每服四錢水煎和渣熱服戒怒氣一月
地血散
治婦人心血間有熱飲食不減起居如常但
發煩熱
茜草 當歸 白芍
烏梅 柴胡 知母各一錢
每劑加薑三片水煎温服
大青膏
扁鵲心書 神方

阿胶蛤粉炒成珠　艾叶　当归　白芍　川芎　熟地各二两　甘草　干姜各五钱

共为末。每服四钱，水煎，和渣热服。戒怒气一月。

地血散

治妇人心血间有热，饮食不减，起居如常，但发烦热。

茜草　当归　白芍　乌梅　柴胡　知母各一钱

每剂加姜三片，水煎，温服。

大青膏

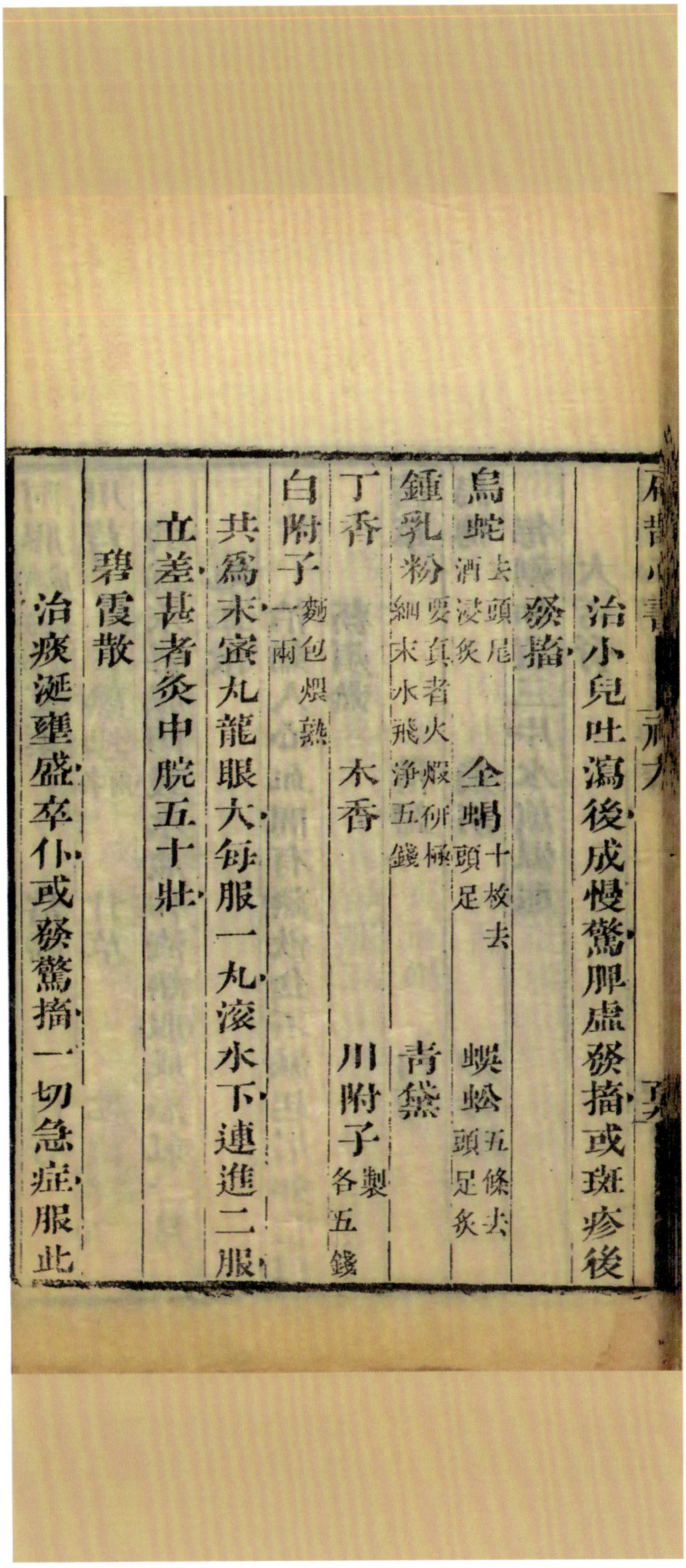
治小兒吐瀉後成慢驚脾虛發搐或斑疹後發搐
烏蛇去頭尾酒浸炙 全蝎十枚去頭足 蜈蚣五條去頭足炙
鍾乳粉要真者火煅研極細末水飛淨五錢 青黛
丁香 木香 川附子製各五錢
白附子麪包煨熟一兩
共爲末蜜丸龍眼大每服一丸滚水下連進二服立差甚者灸中脘五十壯
碧霞散
治痰涎壅盛卒仆或發驚搐一切急症服此

治小儿吐泻后成慢惊，脾虚发搐，或斑疹后发搐。

乌蛇去头尾，酒浸炙　全蝎十枚，去头足　蜈蚣五条，去头足，炙　钟乳粉要真者。火煅，研极细末，水飞净。五钱　青黛　丁香　木香　川附子制，各五钱　白附子面包煨熟，一两

共为末，蜜丸，龙眼大。每服一丸，滚水下，连进二服，立瘥。甚者灸中脘五十壮。

碧霞散

治痰涎壅盛卒仆，或发惊搐，一切急症，服此

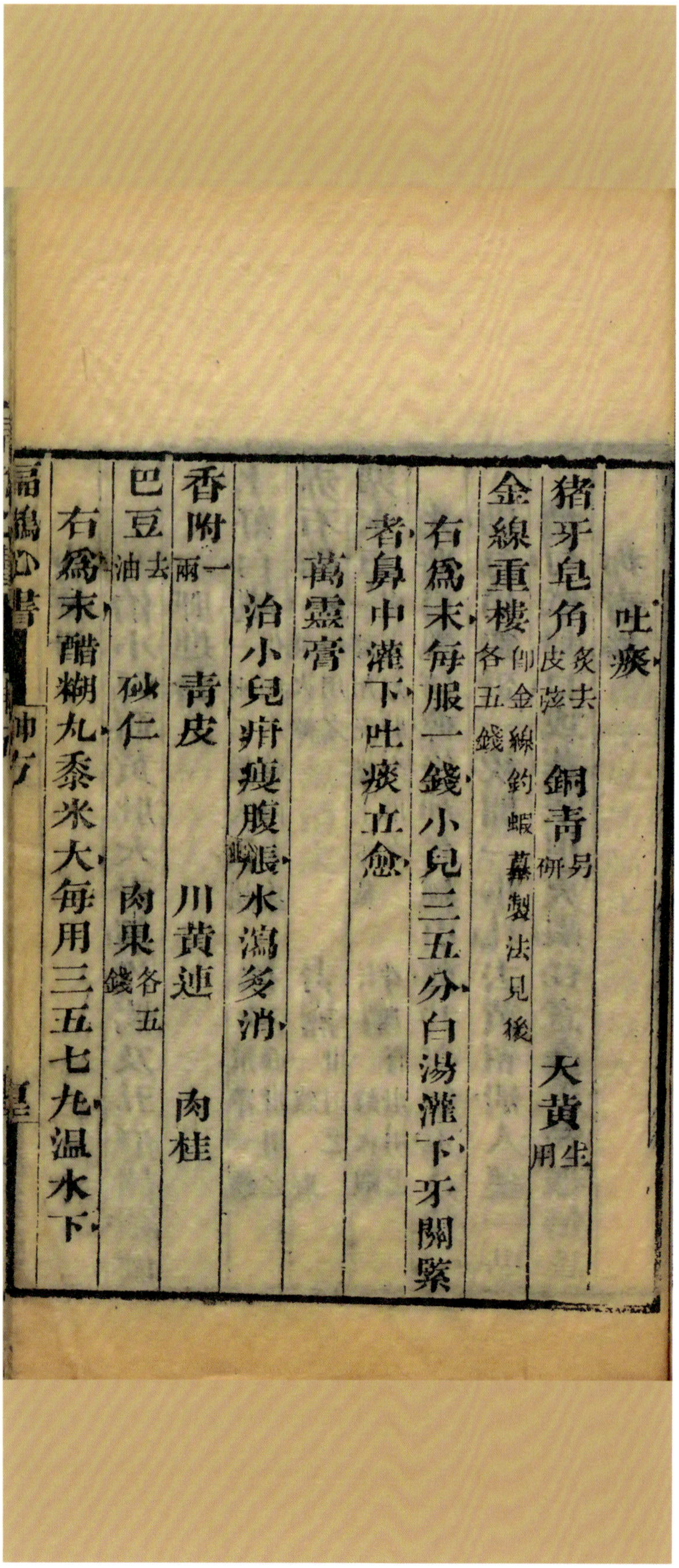
扁鵲心書 神方

吐痰

猪牙皂角炙去皮弦 銅青另研 大黃生用

金線重樓即金線釣蝦蟆製法見後各五錢

右爲末每服一錢小兒三五分白湯灌下牙關緊者鼻中灌下吐痰立愈

萬靈膏

治小兒疳瘦腹脹水瀉多消

香附一兩 青皮 川黃連 肉桂

巴豆去油 砂仁 肉果各五錢

右爲末醋糊丸黍米大每用三五七丸温水下

吐痰。

猪牙皂角炙去皮弦　铜青另研　大黄生用　金线重楼即金线钓虾蟆，制法见后，各五钱

右为末。每服一钱，小儿三五分，白汤灌下。牙关紧者，鼻中灌下，吐痰立愈。

万灵膏

治小儿疳瘦腹胀，水泻多消。

香附一两　青皮　川黄连　肉桂　巴豆去油　砂仁　肉果各五钱

右为末，醋糊丸黍米大。每用三五七丸，温水下。

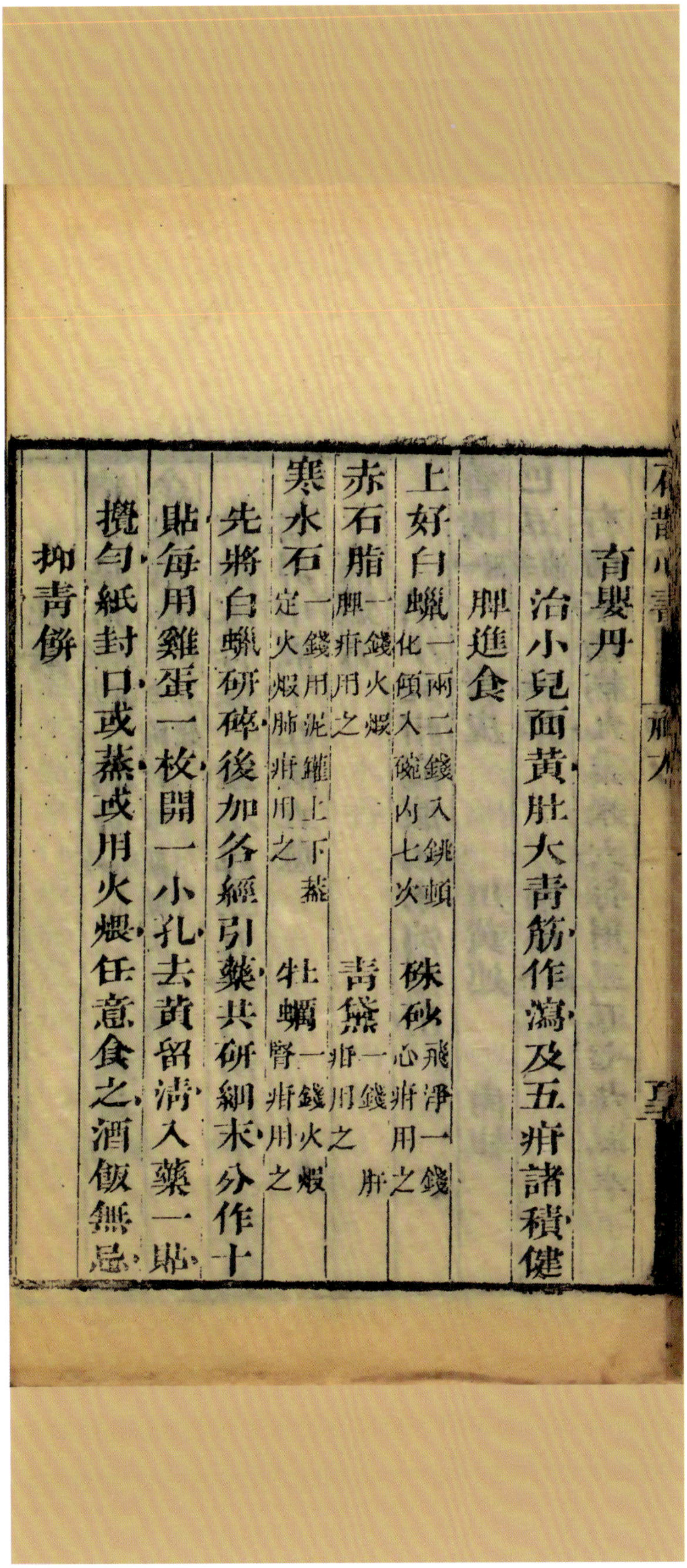
育嬰丹
治小兒面黃肚大青筋作瀉及五疳諸積健
脾進食
上好白蠟一兩二錢入銚頓化傾入碗內七次 硃砂飛淨一錢心疳用之
赤石脂一錢火煅脾疳用之 青黛一錢肝疳用之
寒水石一錢用泥罐上下蓋定火煅肺疳用之 牡蠣一錢火煅腎疳用之
先將白蠟研碎後加各經引藥共研細末分作十
貼每用雞蛋一枚開一小孔去黃留清入藥一貼
攪勻紙封口或蒸或用火煨任意食之酒飯無忌
抑青餅

育婴丹

治小儿面黄肚大，青筋作泻及五疳诸积，健脾进食。

上好白蜡一两二钱，入铫顿化，倾入碗内七次　朱砂飞净，一钱，心疳用之　赤石脂一钱，火煅，脾疳用之青黛一钱，肝疳用之　寒水石一钱，用泥罐上下盖定火煅，肺疳用之　牡蛎一钱，火煅，肾疳用之

先将白蜡研碎，后加各经引药，共研细末，分作十贴。每用鸡蛋一枚，开一小孔，去黄留清，入药一贴，搅匀，纸封口，或蒸，或用火煨，任意食之，酒饭无忌。

抑青饼

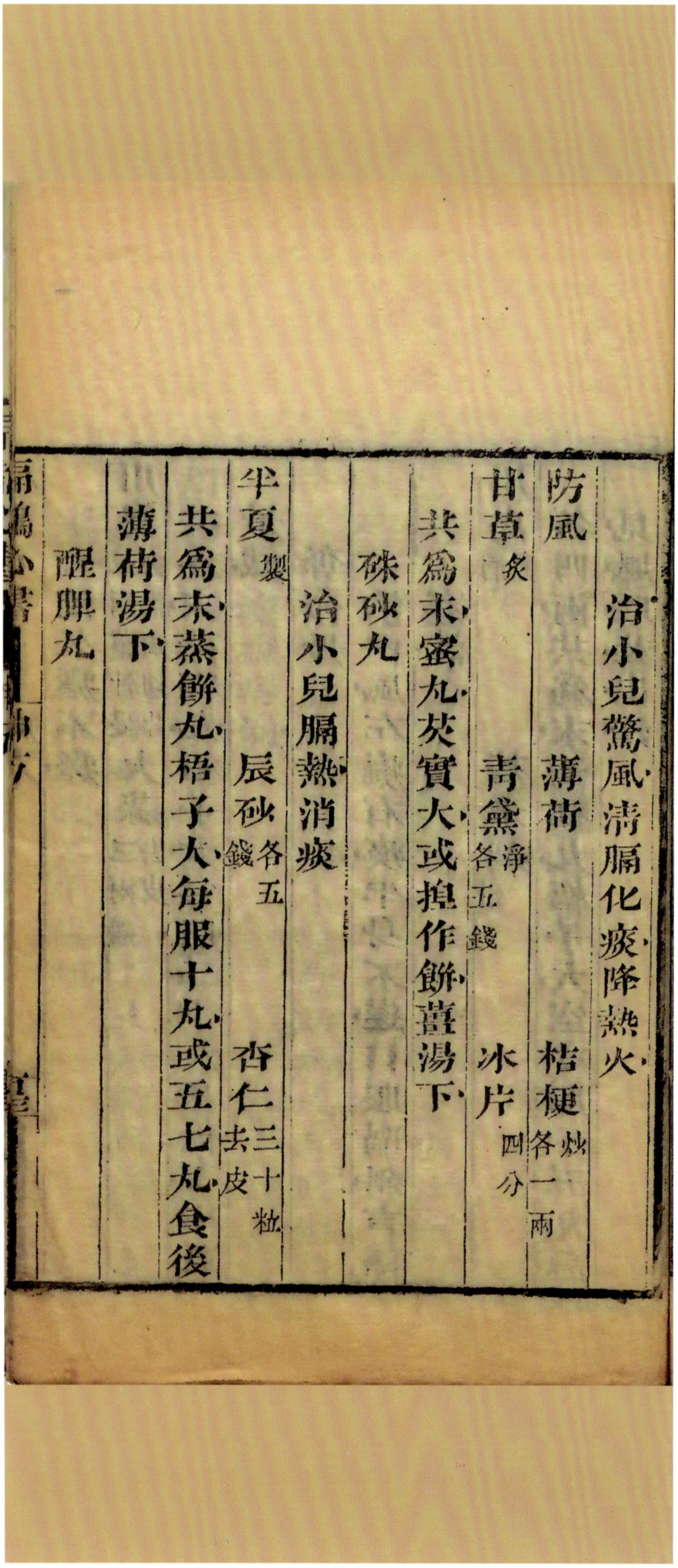

治小兒驚風清膈化痰降熱火

防風 薄荷 桔梗炒各一兩

甘草炙 青黛淨各五錢 冰片四分

共爲末蜜丸芡實大或揑作餅薑湯下

硃砂丸

治小兒膈熱消痰

半夏製 辰砂各五錢 杏仁三十粒去皮

共爲末蒸餅丸梧子大每服十丸或五七丸食後

薄荷湯下

醒脾丸

治小儿惊风，清膈化痰，降热火。

防风　薄荷　桔梗炒，各一两

甘草炙　青黛净，各五钱　冰片四分

共为末，蜜丸，芡实大，或捏作饼。姜汤下。

朱砂丸

治小儿膈热消痰。

半夏制　辰砂各五钱　杏仁三十粒，去皮

共为末，蒸饼丸，梧子大。每服十丸，或五七丸，食后薄荷汤下。

醒脾丸

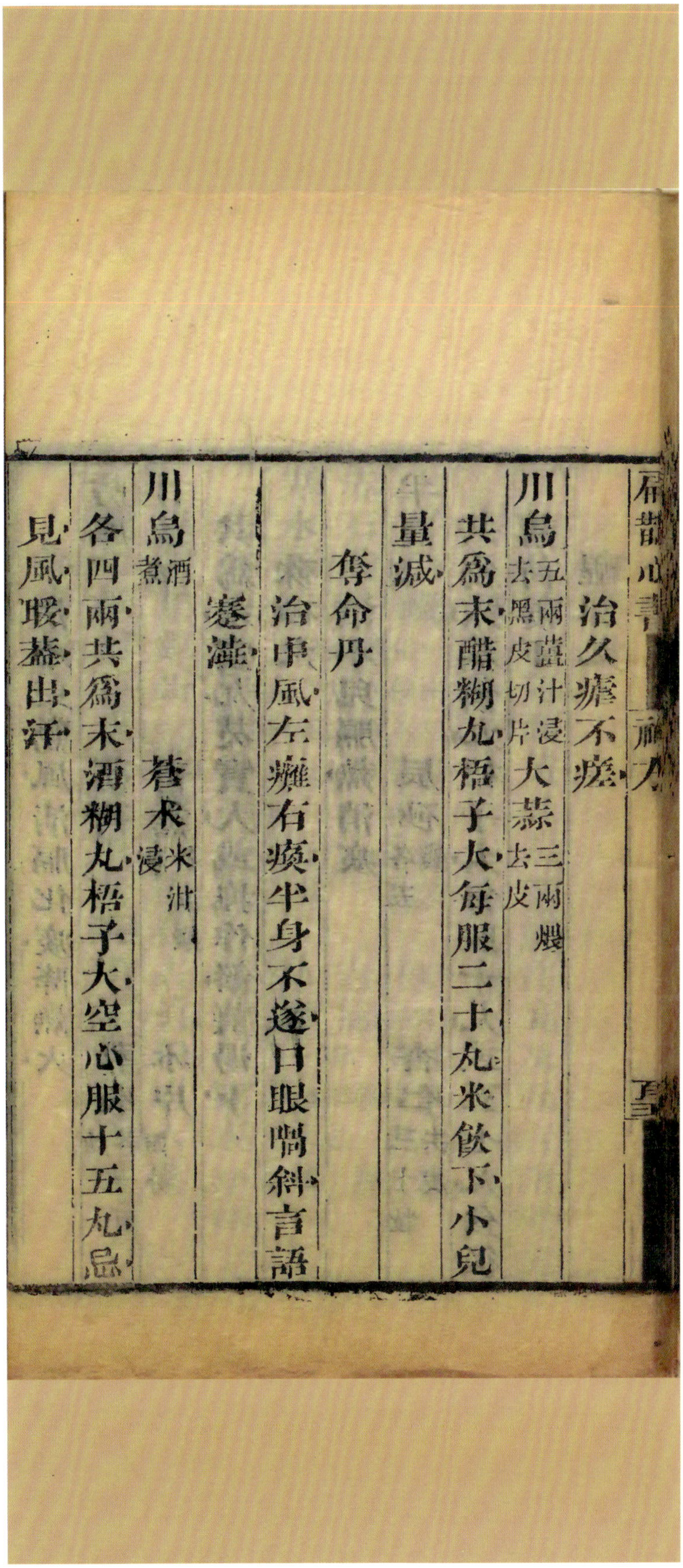
治久瘧不痊
川烏五兩薑汁浸去黑皮切片 大蒜三兩煨去皮
共爲末醋糊丸梧子大每服二十丸米飲下小兒
量減
奪命丹
治中風左癱右瘓半身不遂口眼喎斜言語
蹇澁
川烏酒煮 蒼朮米泔浸
各四兩共爲末酒糊丸梧子大空心服十五丸忌
見風暖蓋出汗

治久疟不瘥。

川乌五两，姜汁浸去黑皮，切片 大蒜三两，煨去皮

共为末，醋糊丸，梧子大。每服二十丸，米饮下。小儿量减。

夺命丹

治中风左瘫右痪，半身不遂，口眼㖞斜，言语蹇涩。

川乌酒煮 苍术米泔浸

各四两，共为末，酒糊丸，梧子大，空心服十五丸。忌见风，暖盖出汗。

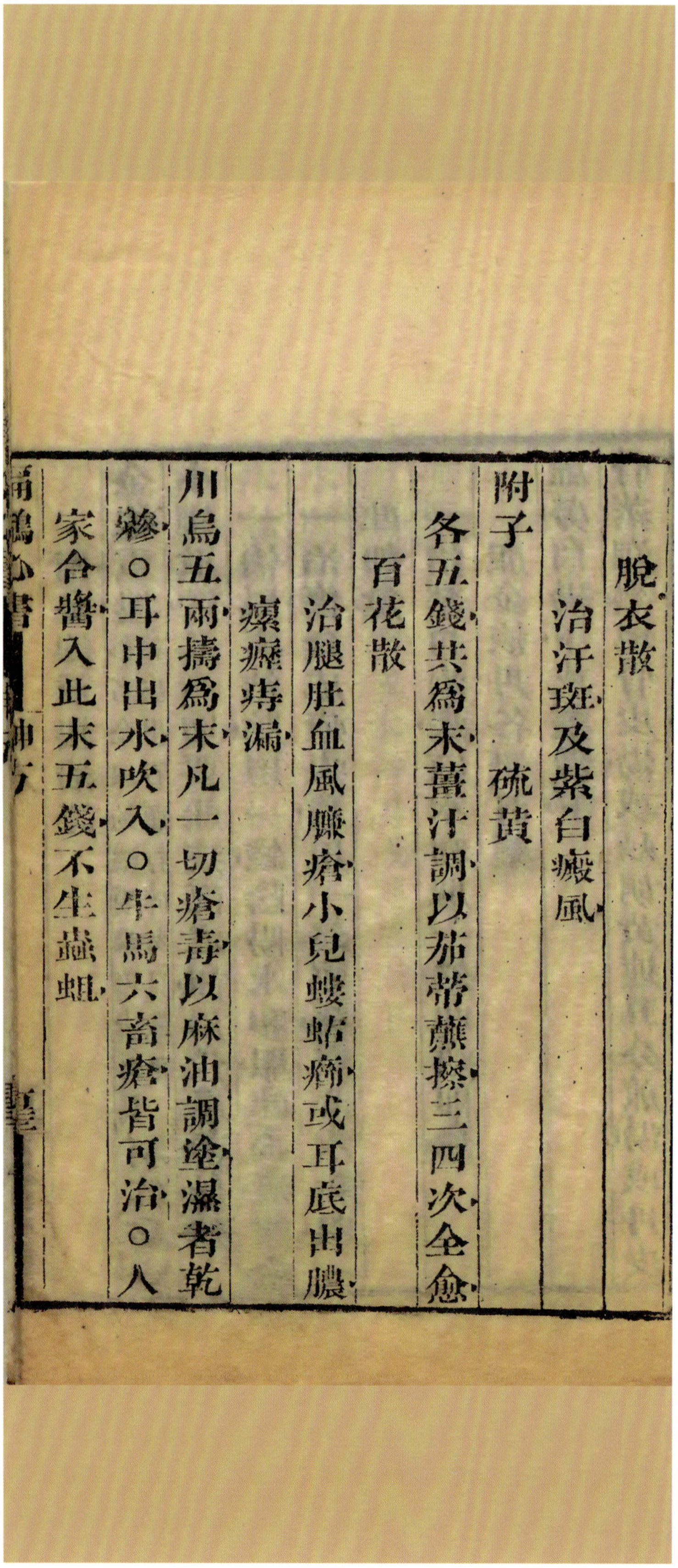

脫衣散

治汗斑及紫白癜風

附子　硫黃

各五錢共爲末薑汁調以茄蔕蘸擦三四次全愈

百花散

治腿肚血風臁瘡小兒螻蛄癤或耳底出膿

瘰癧痔漏

川烏五兩擣爲末凡一切瘡毒以麻油調塗濕者乾糝○耳中出水吹入○牛馬六畜瘡皆可治○人家合醬入此末五錢不生蟲蛆

扁鵲心書　神方

脱衣散

治汗斑及紫白癜风。

附子　硫黄　各五钱，共为末，姜汁调，以茄蒂蘸擦，三四次全愈。

百花散

治腿肚血风臁疮，小儿蝼蛄疖，或耳底出脓，瘰疬痔漏。

用川乌五两，捣为末。凡一切疮毒，以麻油调涂，湿者干糁。〇耳中出水吹入。〇牛马六畜疮皆可治。〇人家合酱入此末五钱，不生虫蛆。

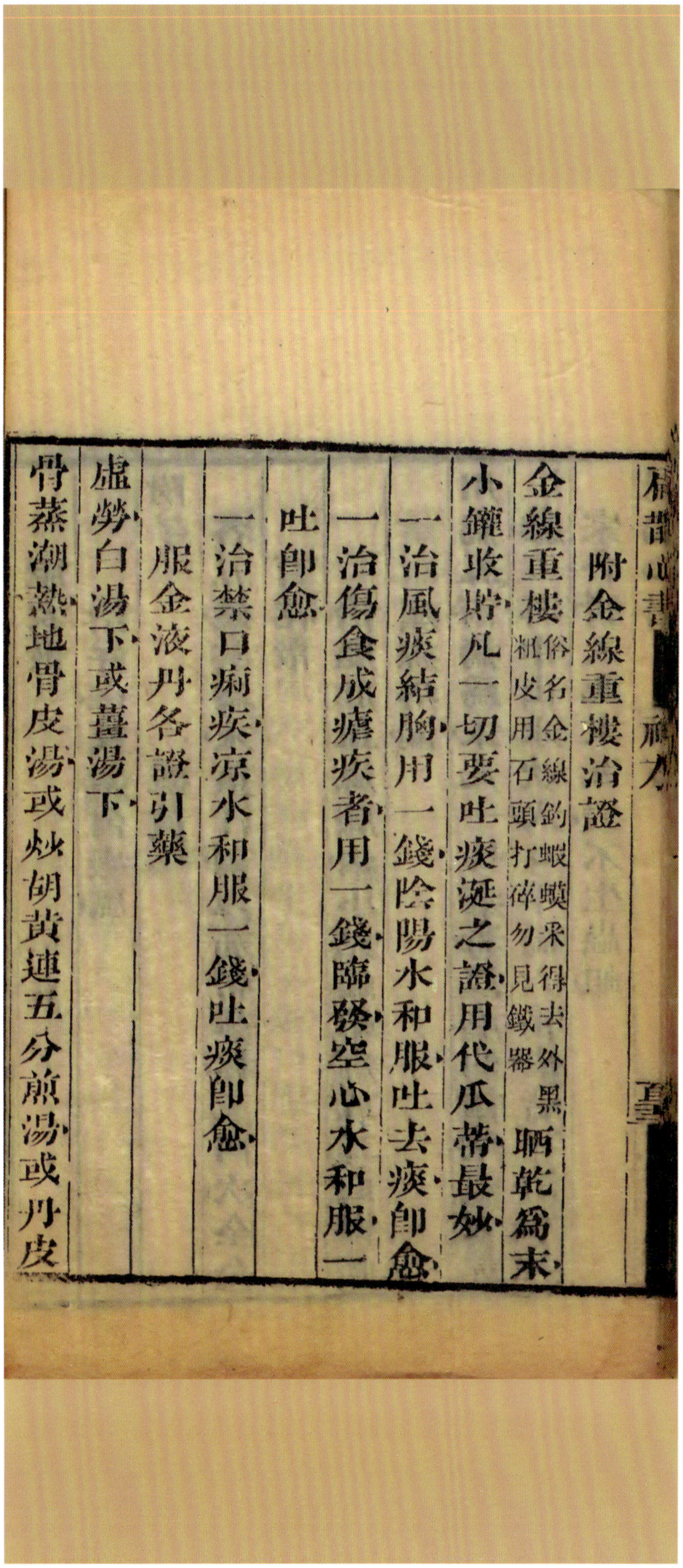

附：金线重楼治证

金线重楼俗名金线钓虾蟆，采得去外黑粗皮，用石头打碎，勿见铁器晒干为末，小罐收贮。凡一切要吐痰涎之证，用代瓜蒂最妙。

〇治风痰结胸，用一钱，阴阳水和服，吐去痰即愈。〇治伤食成疟疾者，用一钱，临发，空心水和服，一吐即愈。〇治禁口痢疾，凉水和服一钱，吐痰即愈。

服金液丹各证引药

虚劳白汤下，或姜汤下。〇骨蒸潮热，地骨皮汤或炒胡黄连五分煎汤，或丹皮

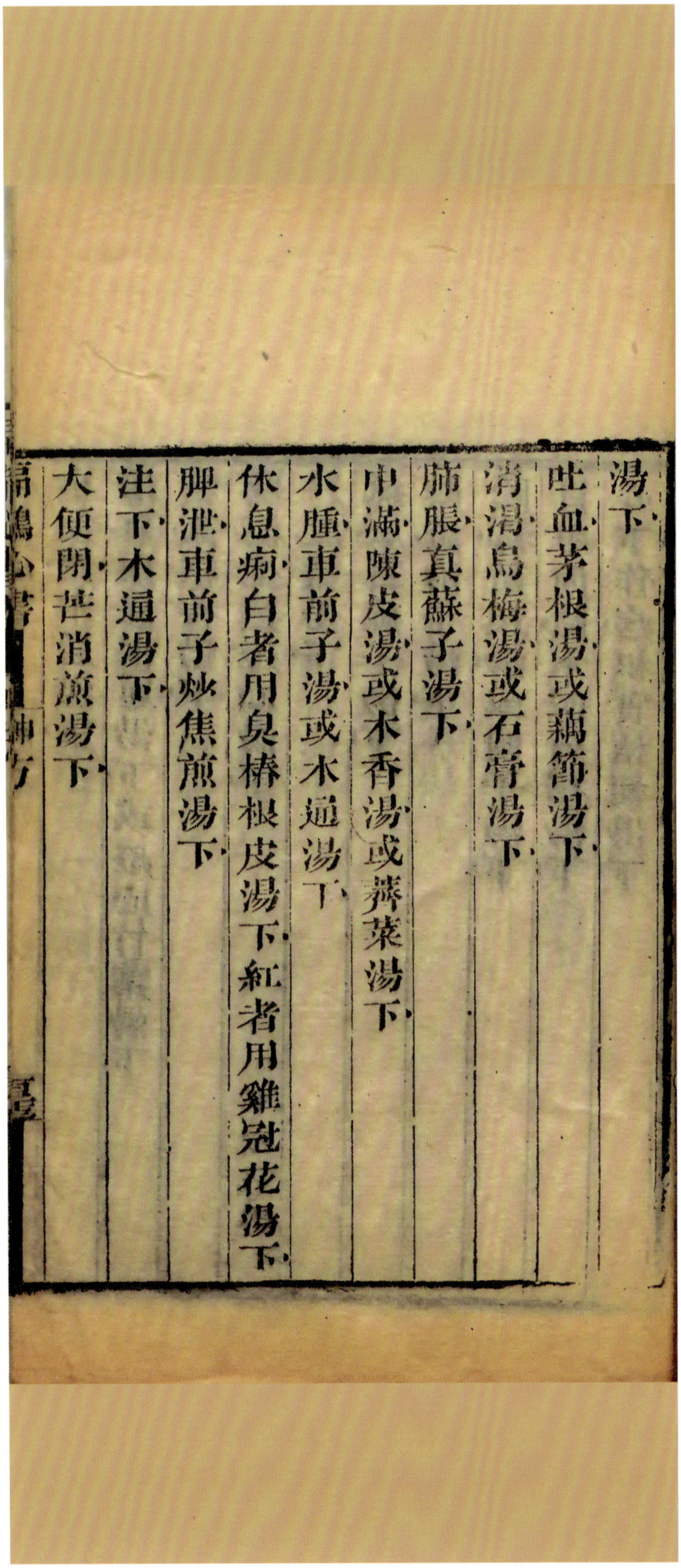

湯下。

吐血茅根湯或藕節湯下。

消渴烏梅湯或石膏湯下。

肺脹真蘇子湯下。

中滿陳皮湯或木香湯或薺菜湯下。

水腫車前子湯或木通湯下。

休息痢白者用臭椿根皮湯下紅者用雞冠花湯下。

脾泄車前子炒焦煎湯下。

注下木通湯下。

大便閉芒消煎湯下。

汤下。

吐血，茅根汤或藕节汤下。

消渴，乌梅汤或石膏汤下。

肺胀，真苏子汤下。

中满，陈皮汤或木香汤或荠菜汤下。

水肿，车前子汤或木通汤下。

休息痢白者，用臭椿根皮汤下；红者用鸡冠花汤下。

脾泄，车前子炒焦煎汤下。

注下，木通汤下。

大便闭，芒硝煎汤下。

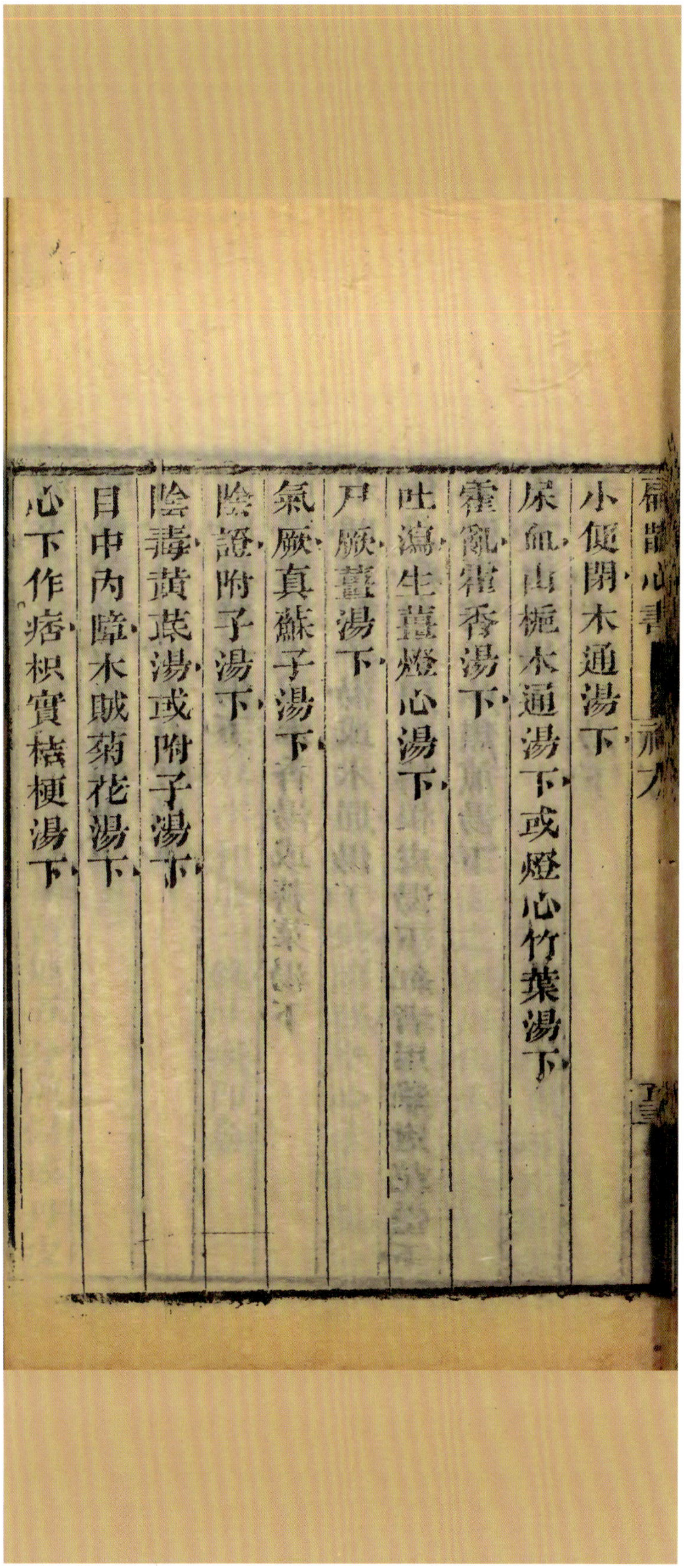
小便閉木通湯下
尿血山梔木通湯下或燈心竹葉湯下
霍亂藿香湯下
吐瀉生薑燈心湯下
尸厥薑湯下
氣厥真蘇子湯下
陰證附子湯下
陰毒黃芪湯或附子湯下
目中內障木賊菊花湯下
心下作痞枳實桔梗湯下

小便闭，木通汤下。

尿血，山栀木通汤下，或灯心竹叶汤下。

霍乱，藿香汤下。

吐泻，生姜灯心汤下。

尸厥，姜汤下。

气厥，真苏子汤下。

阴证，附子汤下。

阴毒，黄芪汤或附子汤下。

目中内障，木贼菊花汤下。

心下作痞，枳实桔梗汤下。

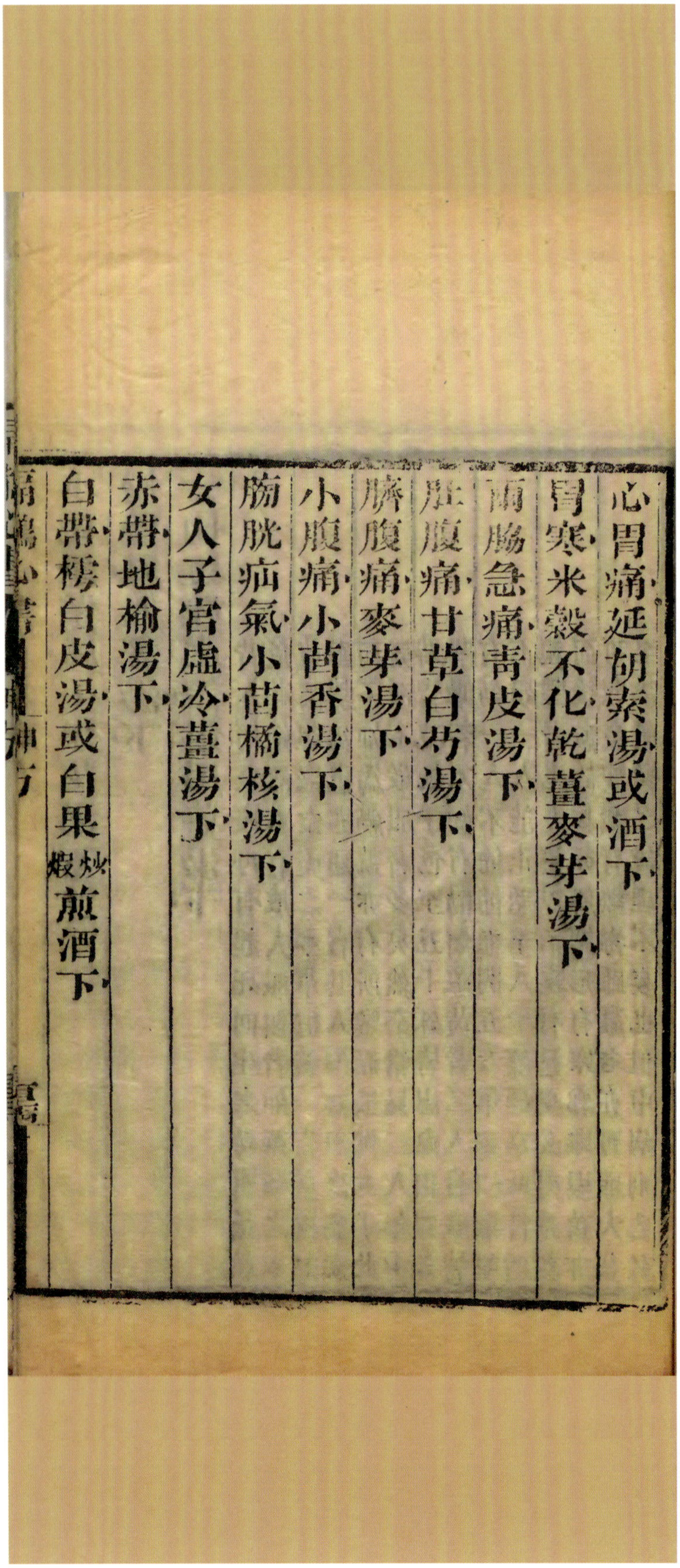
心胃痛，延胡索湯或酒下。
胃寒，米穀不化，乾薑麥芽湯下。
兩脇急痛，青皮湯下。
肚腹痛，甘草白芍湯下。
臍腹痛，麥芽湯下。
小腹痛，小茴香湯下。
膀胱疝氣，小茴橘核湯下。
女人子宫虚冷，薑湯下。
赤帶，地榆湯下。
白帶，樗白皮湯或白果炒煆煎酒下。

心胃痛，延胡索汤或酒下。

胃寒，米谷不化，干姜麦芽汤下。

两胁急痛，青皮汤下。

肚腹痛，甘草白芍汤下。

脐腹痛，麦芽汤下。

小腹痛，小茴香汤下。

膀胱疝气，小茴橘核汤下。

女人子宫虚冷，姜汤下。

赤带，地榆汤下。

白带，樗白皮汤或白果炒煅煎酒下。

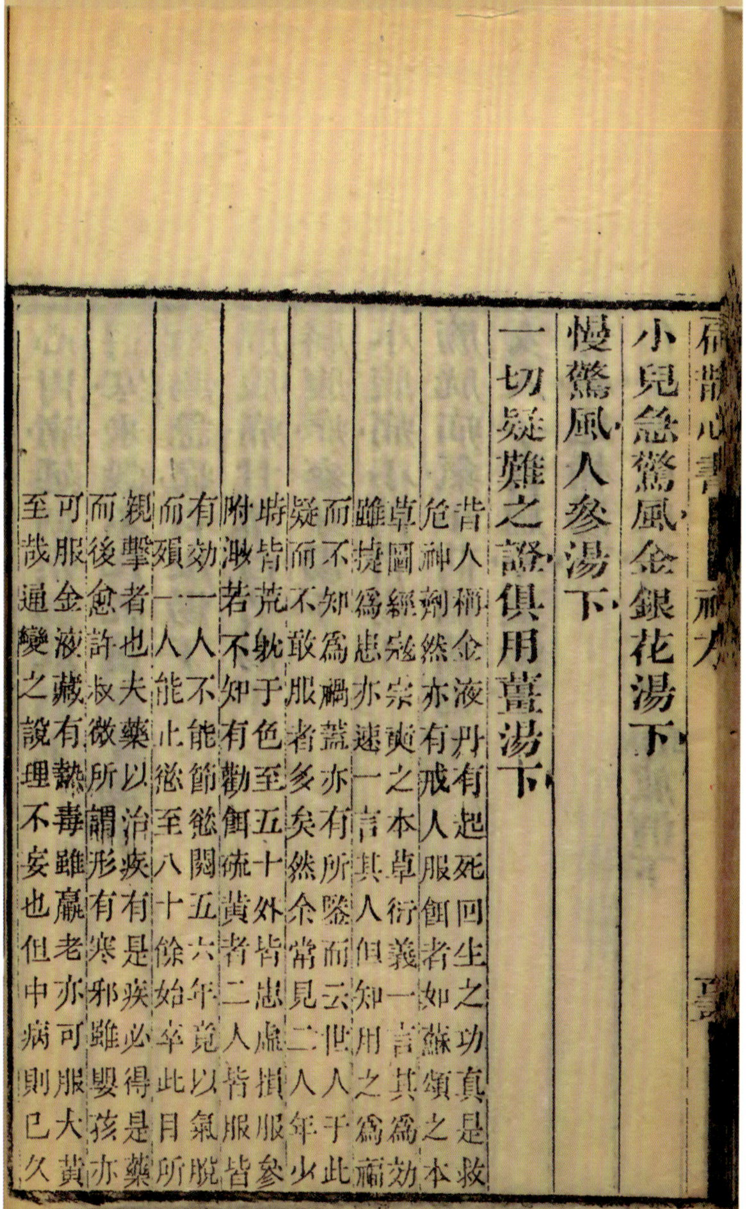

扁鵲心書　神方

小兒急驚風，金銀花湯下。
慢驚風，人參湯下。
一切疑難之證，俱用薑湯下。
昔人稱金液丹有起死回生之功真是救危神劑然亦有戒人服餌者如蘇頌之本草圖經寇宗奭之本草衍義一言其爲效雖捷爲患亦速一言其人但知用之爲福而不知爲禍蓋亦有所鑒而云世人于此疑而不敢服者多矣然余常見二人年少時皆荒躭于色至五十外皆患虛損服參附湯若不知有勸餌硫黃者二人皆服皆有効一人不能節慾閱五六年竟以氣脫而殞一人能止慾至八十餘始卒此目所親擊者也夫藥以治疾有是疾必得是藥而後愈許叔微所謂形有寒邪雖嬰孩亦可服金液藏有熱毒雖羸老亦可服大黃至哉通變之說理不妄也但中病則已久

小儿急惊风，金银花汤下。

慢惊风，人参汤下。

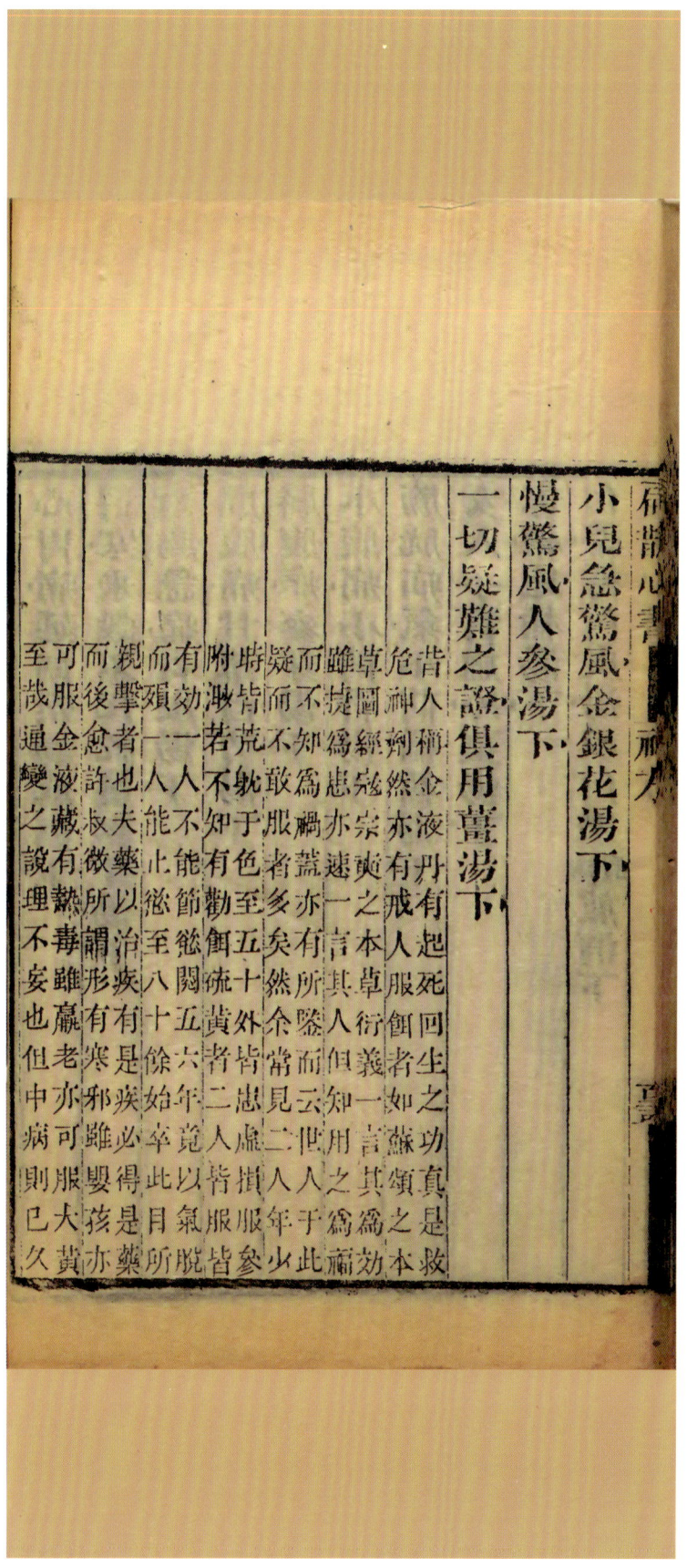

一切疑难之证，俱用姜汤下。

昔人称金液丹有起死回生之功，真是救危神剂。然亦有戒人服饵者，如苏颂之《本草图经》，寇宗奭之《本草衍义》。一言其为效虽捷，为患亦速；一言其人但知用之为福，而不知为祸。盖亦有所鉴而云，世人于此疑而不敢服者多矣。然余常见二人，年少时，皆荒耽于色，至五十外皆患虚损，服参附汤若不知，有劝饵硫黄者，二人皆服皆有效。一人不能节欲，阅五六年竟以气脱而殒；一人能止欲，至八十余始卒，此目所亲击者也。夫药以治疾，有是疾必得是药而后愈。许叔微所谓"形有寒邪，虽婴孩亦可服金液；脏有热毒，虽羸老亦可服大黄。"至哉，通变之说，理不妄也。但中病则已，久

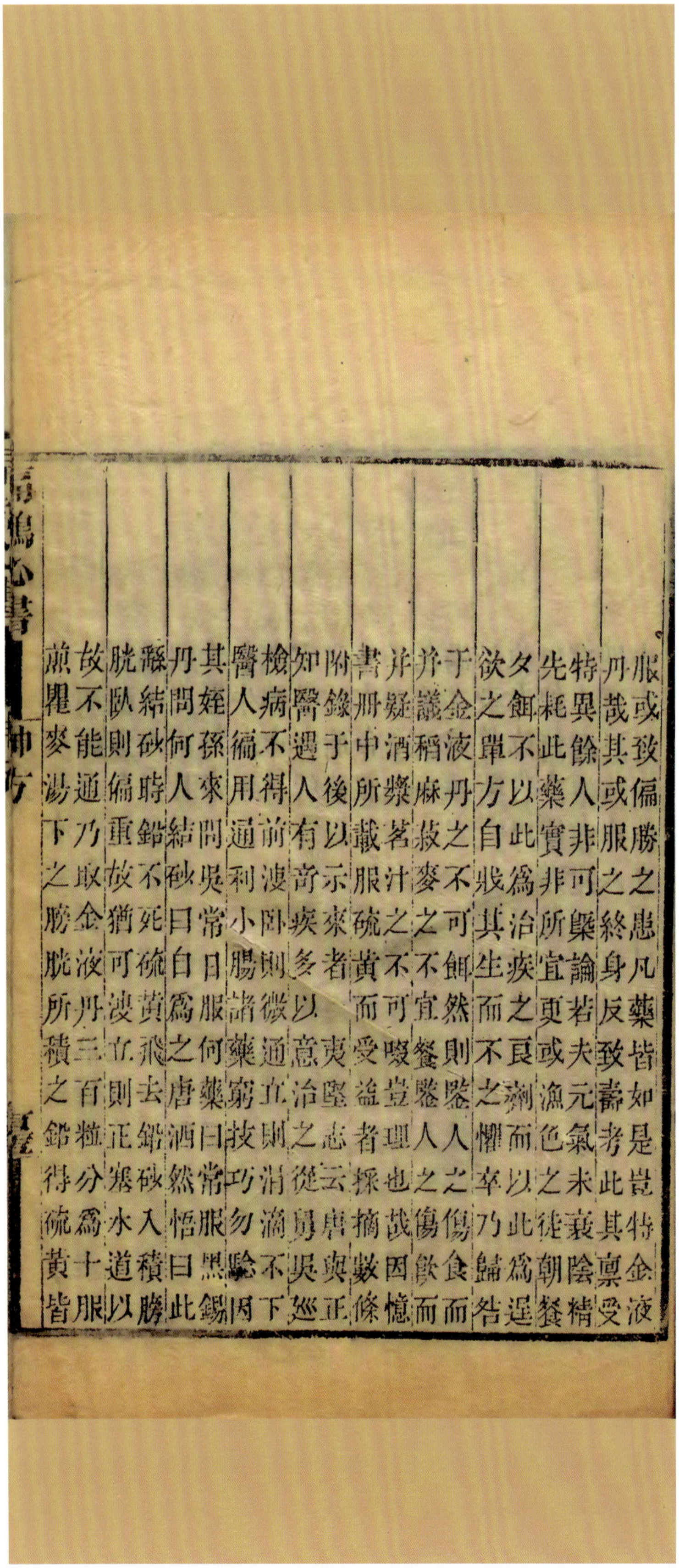
服或致偏勝之患凡藥皆如是豈特金液丹哉其或服之終身反致壽考此其禀受特異餘人非可槩論若夫元氣未衰陰精先耗此藥實非所宜更或漁色之徒朝餐夕餌不以此爲治疾之良劑而以此爲逞欲之單方自戕其生而不之懼卒乃歸咎于金液丹之不可餌然則鑒人之傷食而并議稻麻菽麥之不宜餐鑒人之傷飲而并疑酒漿茗汁之不可啜豈理也哉因憶書冊中所載服硫黃而受益者採摘數條附錄于後以示來者

夷堅志云唐與正知醫遇人有奇疾多以意治之從舅吳巡檢病不得前溲卧則微通立則涓滴不下醫人徧用通利小腸諸藥窮技巧勿驗因其姪孫來問吳常日服何藥曰常服黑錫丹問何人結砂曰自爲之唐洒然悟曰此繇結砂時鉛不死硫黃飛去鉛砂入積膀胱卧則偏重故猶可溲立則正塞水道以故不能通乃取金液丹三百粒分爲十服煎瞿麥湯下之膀胱所積之鉛得硫黃皆

扁鵲心書　神方

服或致偏胜之患。凡药皆如是，岂特金液丹哉。其或服之终身，反致寿考，此其禀受特异余人，非可概论。若夫元气未衰，阴精先耗，此药实非所宜。更或渔色之徒，朝餐夕饵，不以此为治疾之良剂，而以此为逞欲之单方，自戕其生，而不之惧，卒乃归咎于金液丹之不可饵。然则鉴人之伤食而并议稻麻菽麦之不宜餐，鉴人之伤饮而并疑酒浆茗汁之不可啜，岂理也哉？因忆书册中所载服硫黄而受益者采摘数条附录于后以示来者。

《夷坚志》云：唐与正知医，遇人有奇疾，多以意治之。从舅吴巡检病不得前溲，卧则微通，立则涓滴不下，医人遍用通利小肠诸药，穷技巧勿验。因其侄孙来问吴：常日服何药？曰：常服黑锡丹。问：何人结砂？曰：自为之。唐洒然悟曰：此由结砂时，铅不死，硫黄飞去，铅砂入积膀胱，卧则偏重，故犹可溲，立则正塞水道，以故不能通。乃取金液丹三百粒分为十服，煎瞿麦汤下之，膀胱所积之铅得硫黄皆

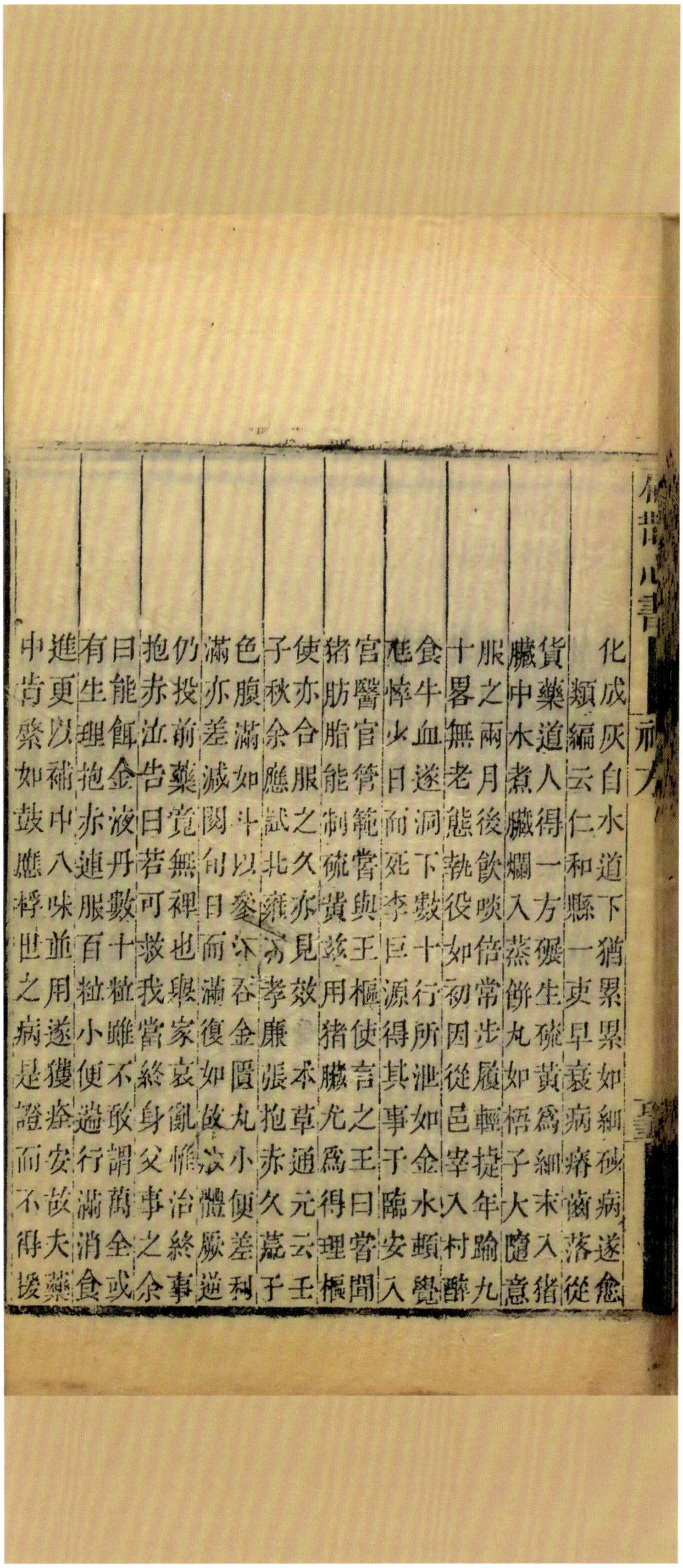
化成灰自水道下猶累累如細砂病遂愈
類編云仁和縣一吏早衰病瘠齒落從
貨藥道人得一方碾生硫黃爲細末入猪
臟中水煮臟爛入蒸餅丸如梧子大隨意
服之兩月後飲啖倍常步履輕捷年踰九
十略無老態執役如初因從邑宰入村醉
食牛血遂洞下數十行所泄如金水頓覺
尫悴少日而死李巨源得其事于臨安入
宮醫官管範嘗與王樞使言之王曰嘗聞
猪肪脂能制硫黃玆用猪臟尤爲得理樞
使亦合服之久亦見效本草通元云壬子
秋余應試北雍有孝廉張抱赤久荒于色
腹滿如斗以參湯吞金匱丸小便差利
滿亦差減閱旬日而滿復如故肢體厥逆
仍投前藥竟無裨也舉家哀亂惟治終事
抱赤泣告曰若可救我當終身父事之余
曰能餌金液丹數十粒雖不敢謂萬全或
有生理抱赤連服百粒小便遄行滿消食
進更以補中八味並用遂獲痊安故夫藥
中肯綮如鼓應桴世之病是證而不得援

化成灰，自水道下，犹累累如细砂，病遂愈。

《类编》云：仁和县一吏早衰，病瘠齿落，从货药道人得一方：碾生硫黄为细末，入猪脏中，水煮脏烂，入蒸饼丸如梧子大，随意服之。两月后饮啖倍常，步履轻捷，年逾九十，略无老态，执役如初。因从邑宰入村，醉食牛血，遂洞下数十行，所泄如金水，顿觉尫悴，少日而死。李巨源得其事于临安入宫医官管范，尝与王枢使言之，王曰：尝闻猪肪脂能制硫黄，兹用猪脏尤为得理。枢使亦合服之，久亦见效。

《本草通元》云：壬子秋余应试，北雍有孝廉张抱赤，久荒于色，腹满如斗，以参汤吞金匮丸，小便差利，满亦差减。阅旬日而满复如故，肢体厥逆，仍投前药，竟无裨也。举家哀乱，惟治终事。抱赤泣告曰：若可救我，当终身父事之。余曰：能饵金液丹数十粒，虽不敢谓万全，或有生理。抱赤连服百粒，小便遄行，满消食进，更以补中、八味并用，遂获痊安。故夫药中肯綮，如鼓应桴。世之病是证而不得援

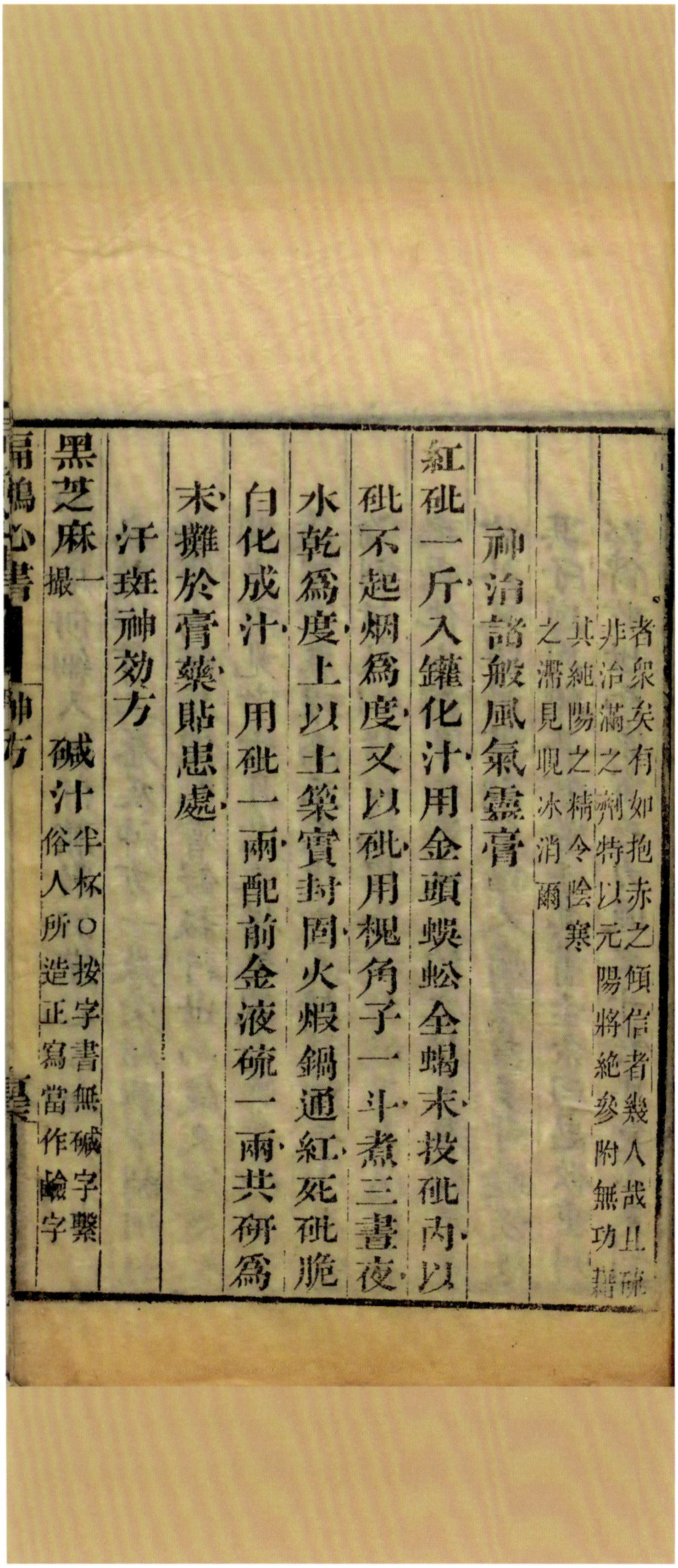

扁鵲心書　神方

者衆矣有如抱赤之傾信者幾人哉且硫非治滿之劑特以元陽將絕參附無功藉其純陽之精令陰寒之滯見晛冰消爾

神治諸般風氣靈膏

紅砒一斤入罐化汁用金頭蜈蚣全蝎末投砒內以砒不起烟爲度又以砒用槐角子一斗煮三晝夜水乾爲度上以土築實封固火煅鍋通紅死砒脆白化成汁用砒一兩配前金液硫一兩共研爲末攤於膏藥貼患處

汗斑神效方

黑芝麻一撮　碱汁半杯○按字書無碱字槩俗人所造正寫當作鹼字

者众矣。有如抱赤之倾信者几人哉。且硫非治满之剂，特以元阳将绝，参附无功，藉其纯阳之精，令阴寒之滞，见晛冰消尔。

神治诸般风气灵膏

红砒一斤入罐化汁，用金头蜈蚣、全蝎末投砒内，以砒不起烟为度。又以砒用槐角子一斗煮三昼夜，水干为度，上以土筑实，封固，火煅锅通红，死砒脆白化成汁。用砒一两，配前金液硫一两，共研为末，摊于膏药贴患处。

汗斑神效方

黑芝麻一撮　碱汁半杯　○按：字书无“碱”字，系俗人所造，正写当作“硷”字。

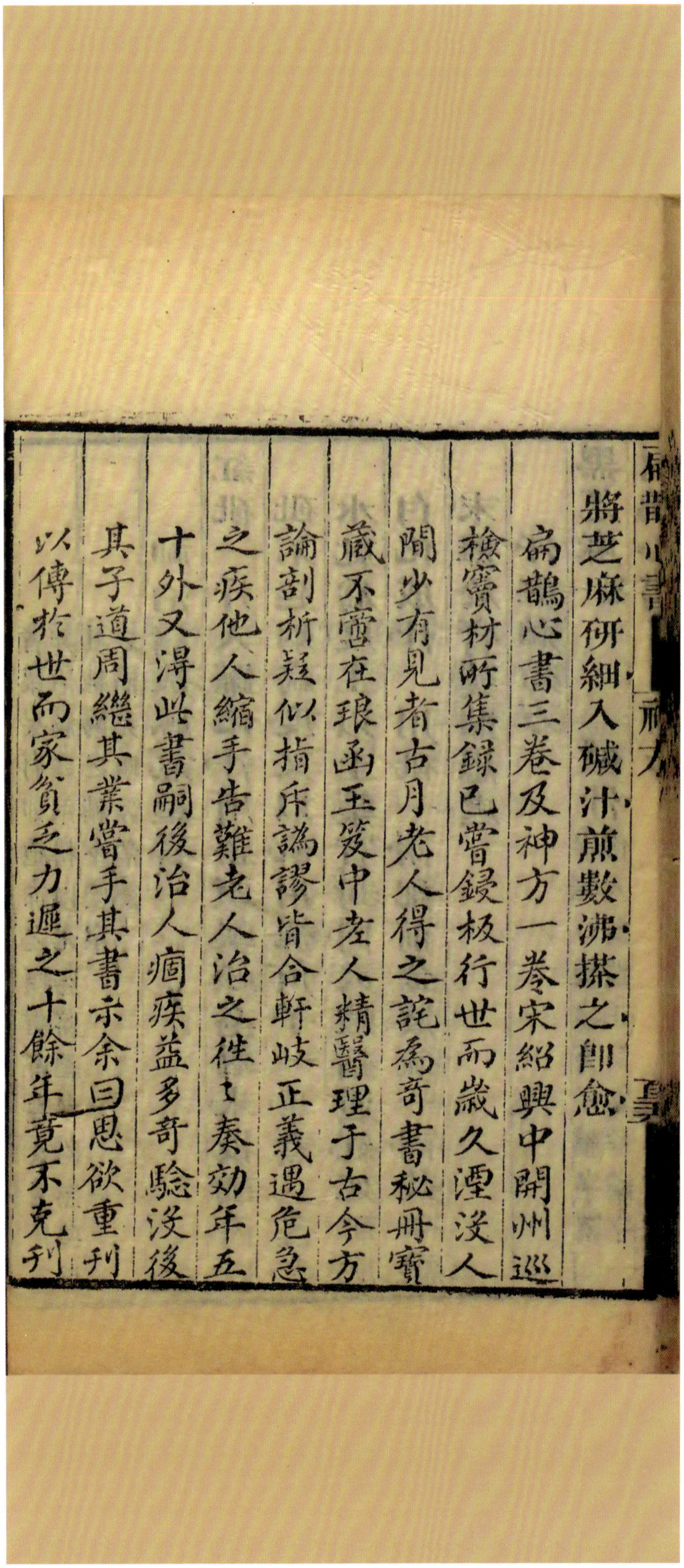
扁鵲心書　神方

將芝麻研細入碱汁煎數沸搽之即愈

扁鵲心書三卷及神方一卷宋紹興中開州巡檢竇材所集録已嘗鋟板行世而歲久湮没人間少有見者古月老人得之詫爲奇書秘册寶藏不啻在琅函玉笈中老人精醫理于古今方論剖析疑似指斥譌謬皆合軒岐正義遇危急之疾他人縮手告難老人治之往往奏効年五十外又得此書嗣後治人痼疾益多奇驗没後其子道周繼其業嘗手其書示余曰思欲重刊以傳於世而家貧乏力遲之十餘年竟不克刊

将芝麻研细入碱汁，煎数沸，搽之即愈。

《扁鹊心书》三卷及《神方》一卷，宋绍兴中开州巡检窦材所集录，已尝锓板行世，而岁久湮没，人间少有见者。古月老人得之，诧为奇书秘册，宝藏不啻在琅函玉笈中。老人精医理，于古今方论，剖析疑似，指斥讹谬，皆合轩岐正义。遇危急之疾，他人缩手告难，老人治之往往奏效。年五十外又得此书，嗣后治人痼疾，益多奇验。没后，其子道周继其业，尝手其书示余，曰：思欲重刊，以传于世。而家贫乏力，迟之十余年，竟不克刊，

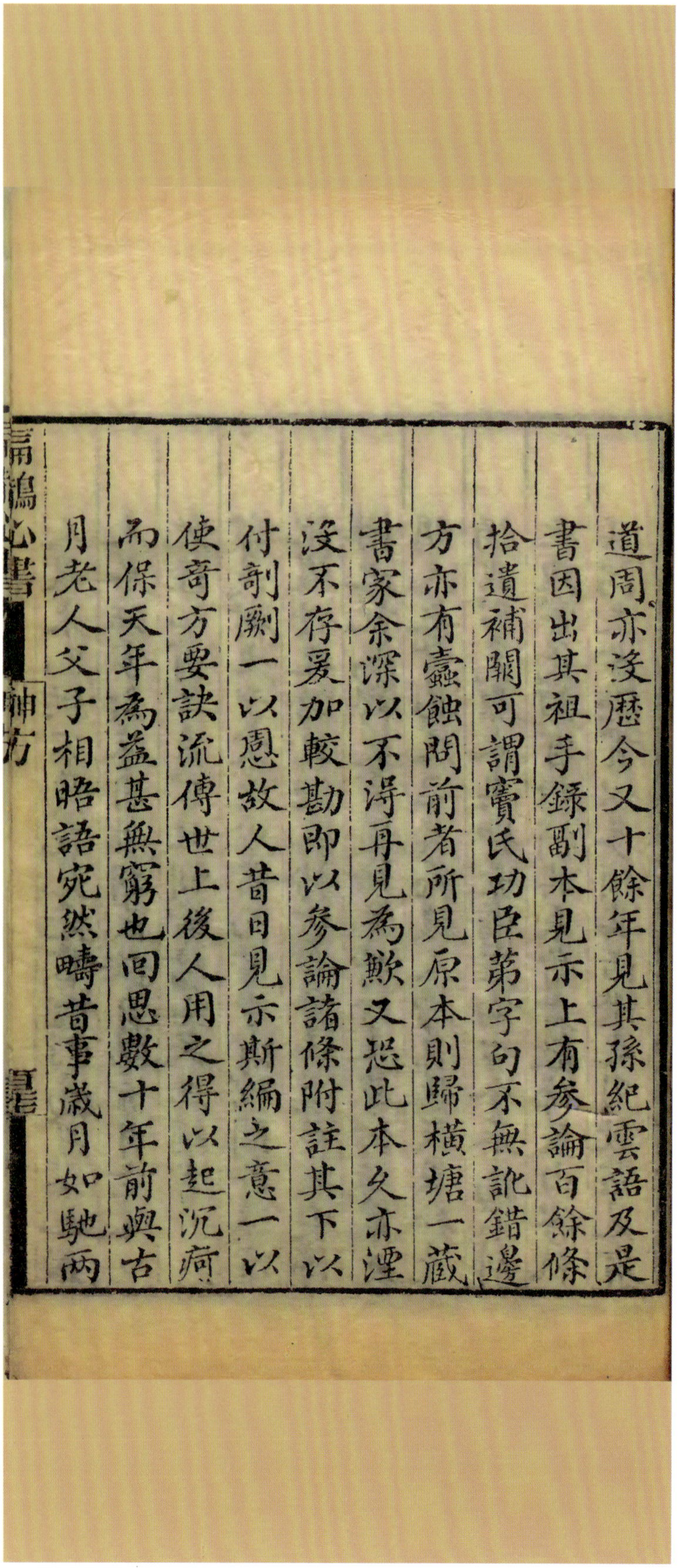
道周亦沒歷今又十餘年見其孫紀雲語及是書因出其祖手錄副本見示上有參論百餘條拾遺補闕可謂竇氏功臣第字句不無訛錯邊方亦有蠹蝕問前者所見原本則歸橫塘一藏書家余深以不得再見為歉又恐此本久亦湮沒不存爰加較勘即以參論諸條附註其下以付剞劂一以慰故人昔日見示斯編之意一以使奇方要訣流傳世上後人用之得以起沉疴而保天年為益甚無窮也回思數十年前與古月老人父子相晤語宛然疇昔事歲月如馳兩

道周亦没，历今又十余年。见其孙纪云语及是书，因出其祖手录副本见示，上有参论百余条，拾遗补阙，可谓窦氏功臣。第字句不无讹错，边方亦有蠹蚀。问前者所见原本，则归横塘一藏书家。余深以不得再见为歉，又恐此本久亦湮没不存。爰加较勘，即以参论诸条附注其下，以付剞劂。一以慰故人昔日见示斯编之意；一以使奇方要诀，流传世上，后人用之得以起沉疴而保天年，为益甚无穷也。回思数十年前与古月老人父子相晤语，宛然畴昔事，岁月如驰，两

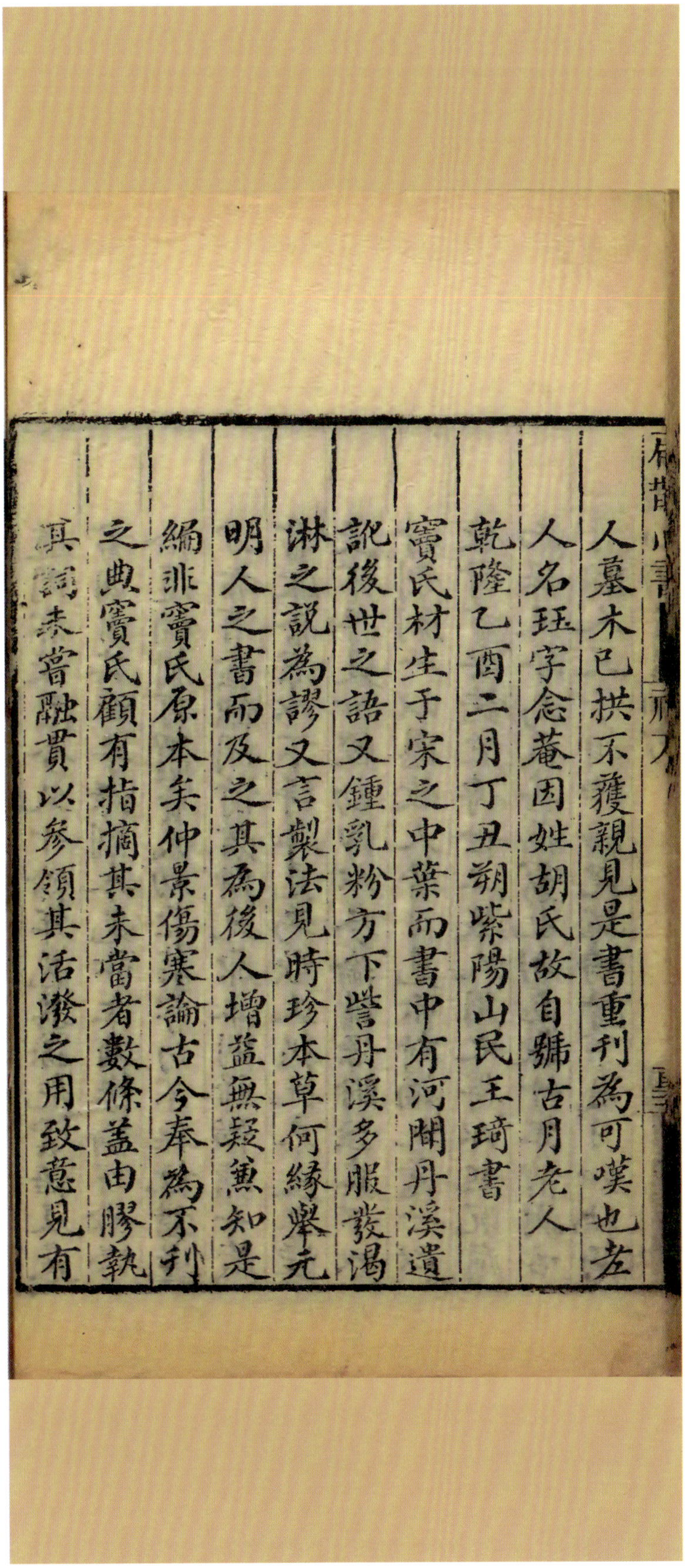
人墓木已拱不獲親見是書重刊為可嘆也老
人名珏字念菴因姓胡氏故自號古月老人
乾隆乙酉二月丁丑朔紫陽山民王琦書
竇氏材生于宋之中葉而書中有河閒丹溪遺
訛後世之語又鍾乳粉方下訾丹溪多服發渴
淋之說為謬又言製法見時珍本草何緣舉元
明人之書而及之其為後人增益無疑兼知是
編非竇氏原本矣仲景傷寒論古今奉為不刊
之典竇氏顧有指摘其未當者數條蓋由膠執
其詞未嘗融貫以參領其活潑之用致意見有

人墓木已拱，不获亲见是书重刊，为可叹也。老人名珏字念庵，因姓胡氏，故自号古月老人。

乾隆乙酉二月丁丑朔紫阳山民

王琦书

窦氏材，生于宋之中叶，而书中有河间、丹溪遗讹后世之语，又钟乳粉方下，訾丹溪“多服发渴淋”之说为谬，又言制法见时珍《本草》，何缘举元明人之书而及之，其为后人增益无疑，兼知是编非窦氏原本矣。仲景《伤寒论》，古今奉为不刊之典，窦氏顾有指摘其未当者数条，盖由胶执其词，未尝融贯以参领其活泼之用，致意见有

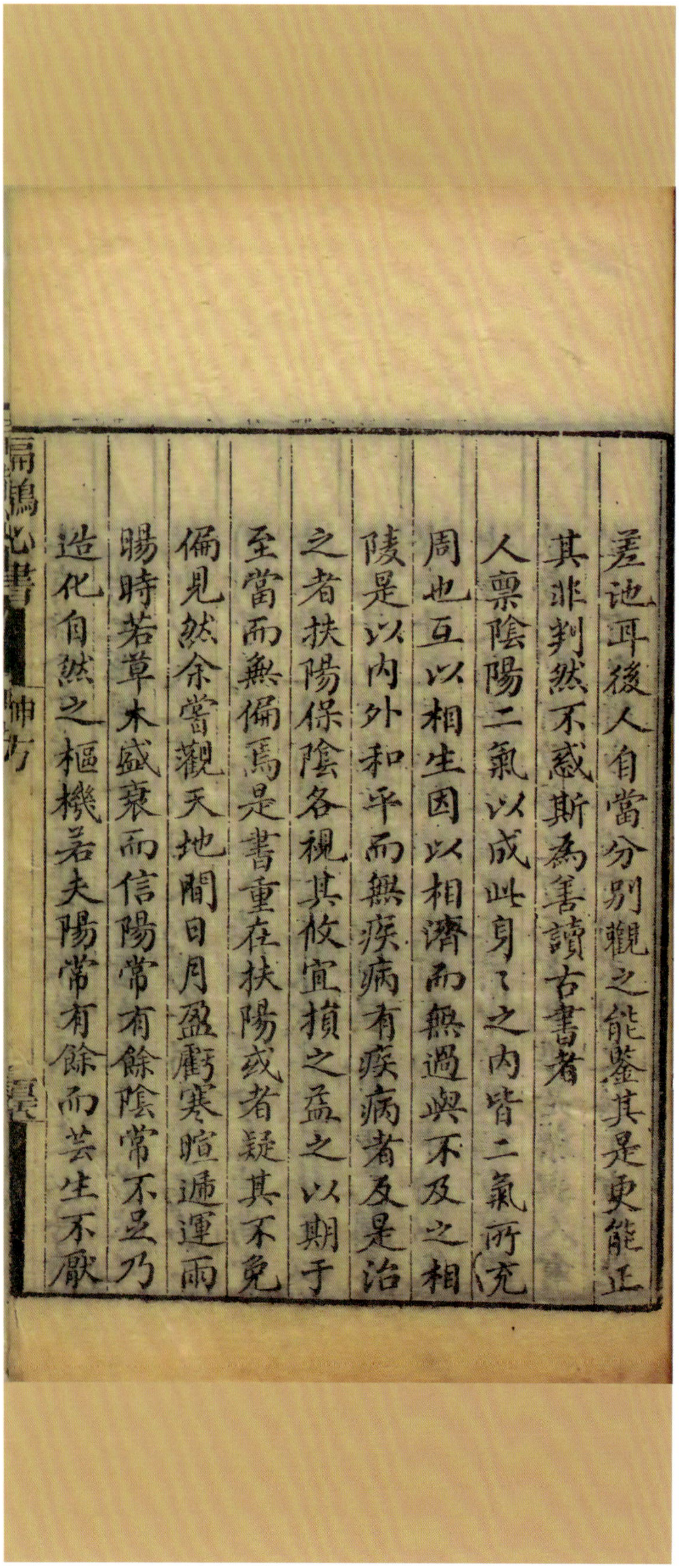

差池耳。后人自当分别观之，能鉴其是，更能正其非，判然不惑，斯为善读古书者。

人禀阴阳二气。以成此身，身之内皆二气所充周也。互以相生，因以相济，而无过与不及之相陵，是以内外和平而无疾病。有疾病者反是。治之者，扶阳保阴，各视其攸宜，损之，益之，以期于至当而无偏焉。是书重在扶阳，或者疑其不免偏见，然余尝观天地间日月盈亏，寒暄递运，雨旸时若，草木盛衰，而信阳常有余，阴常不足，乃造化自然之枢机。若夫阳常有余，而芸生不厌

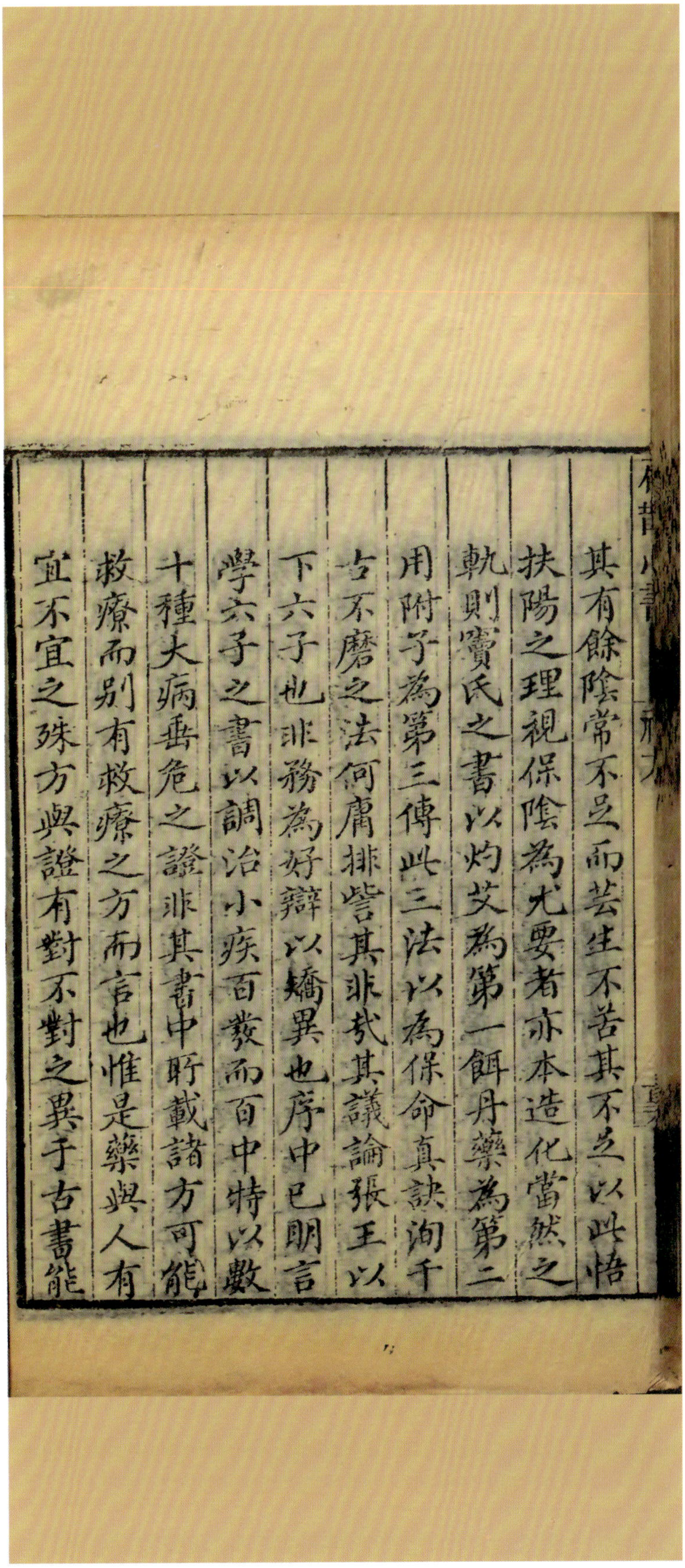
其有餘陰常不足而芸生不苦其不足以此悟扶陽之理視保陰為尤要者亦本造化當然之軌則竇氏之書以灼艾為第一餌丹藥為第二用附子為第三傳此三法以為保命真訣洵千古不磨之法何庸排訾其非哉其議論張王以下六子也非務為好辯以矯異也序中已明言學六子之書以調治小疾百發而百中特以數十種大病垂危之證非其書中所載諸方可能救療而別有救療之方而言也惟是藥與人有宜不宜之殊方與證有對不對之異于古書能

其有余；阴常不足，而芸生不苦其不足。以此悟扶阳之理视保阴为尤要者，亦本造化当然之轨。则窦氏之书以灼艾为第一，饵丹药为第二，用附子为第三，传此三法以为保命真诀，洵千古不磨之法。何庸排訾其非哉。其议论张王以下六子也，非务为好辩以矫异也。序中已明言，学六子之书，以调治小疾百发而百中。特以数十种大病，垂危之证，非其书中所载诸方可能救疗，而别有救疗之方而言也。惟是药与人有宜不宜之殊，方与证有对不对之异，于古书能

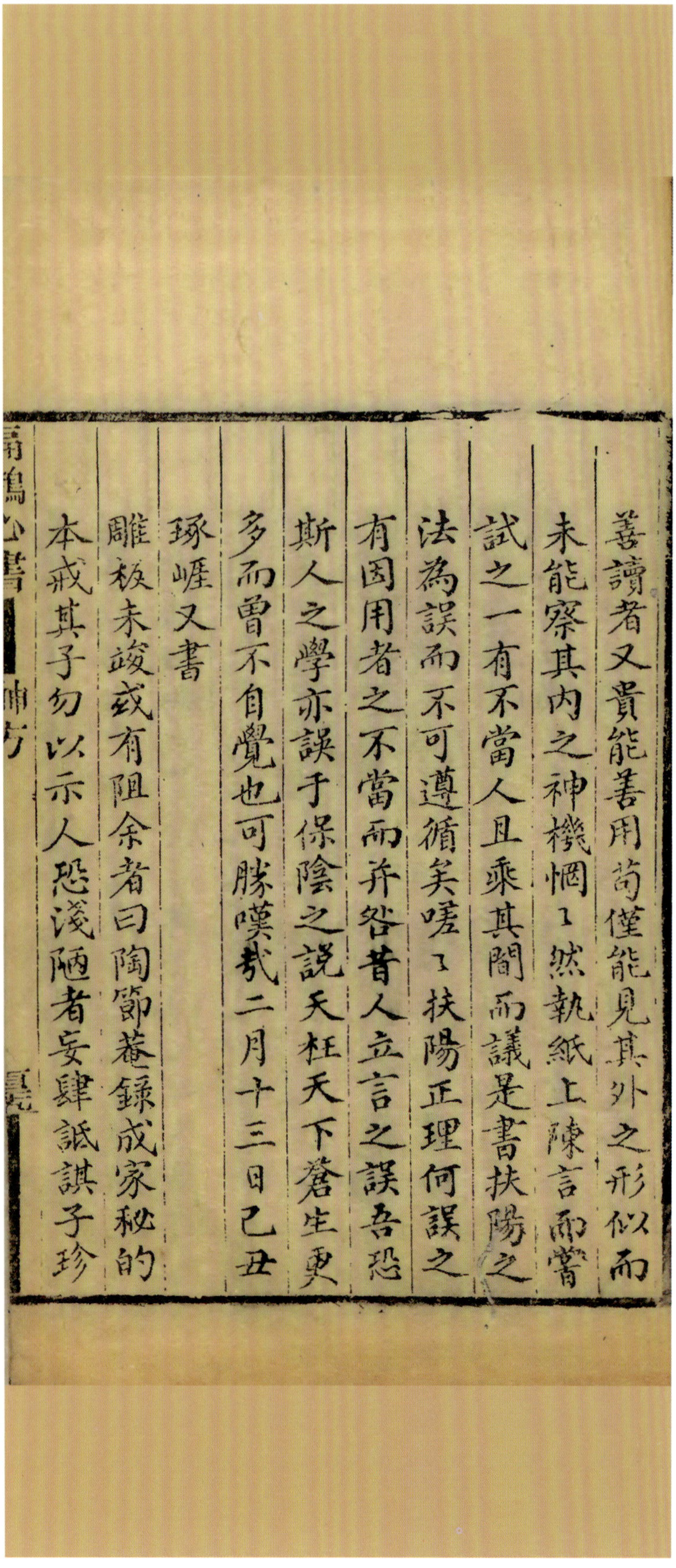
善讀者又貴能善用苟僅能見其外之形似而
未能察其内之神機惘〻然執紙上陳言而嘗
試之一有不當人且乘其間而議是書扶陽之
法為誤而不可遵循矣嗟〻扶陽正理何誤之
有因用者之不當而并咎昔人立言之誤吾恐
斯人之學亦誤于保陰之説夭枉天下蒼生更
多而曾不自覺也可勝嘆哉二月十三日己丑
琢崕又書
雕板未竣或有阻余者曰陶節菴録成家秘的
本戒其子勿以示人恐淺陋者妄肆詆諆子珍
扁鵲心書　神方

善读者，又贵能善用。苟仅能见其外之形似，而未能察其内之神机。惘惘然，执纸上陈言而尝试之，一有不当，人且乘其间而议是书扶阳之法为误而不可遵循矣。嗟嗟！扶阳正理，何误之有，因用者之不当，而并咎昔人立言之误，吾恐斯人之学亦误于保阴之说，夭枉天下苍生更多而曾不自觉也，可胜叹哉。

二月十三日己丑琢崖又书

雕板未竣，或有阻余者曰：陶节庵录成《家秘》的本，戒其子勿以示人，恐浅陋者妄肆诋諆。子珍

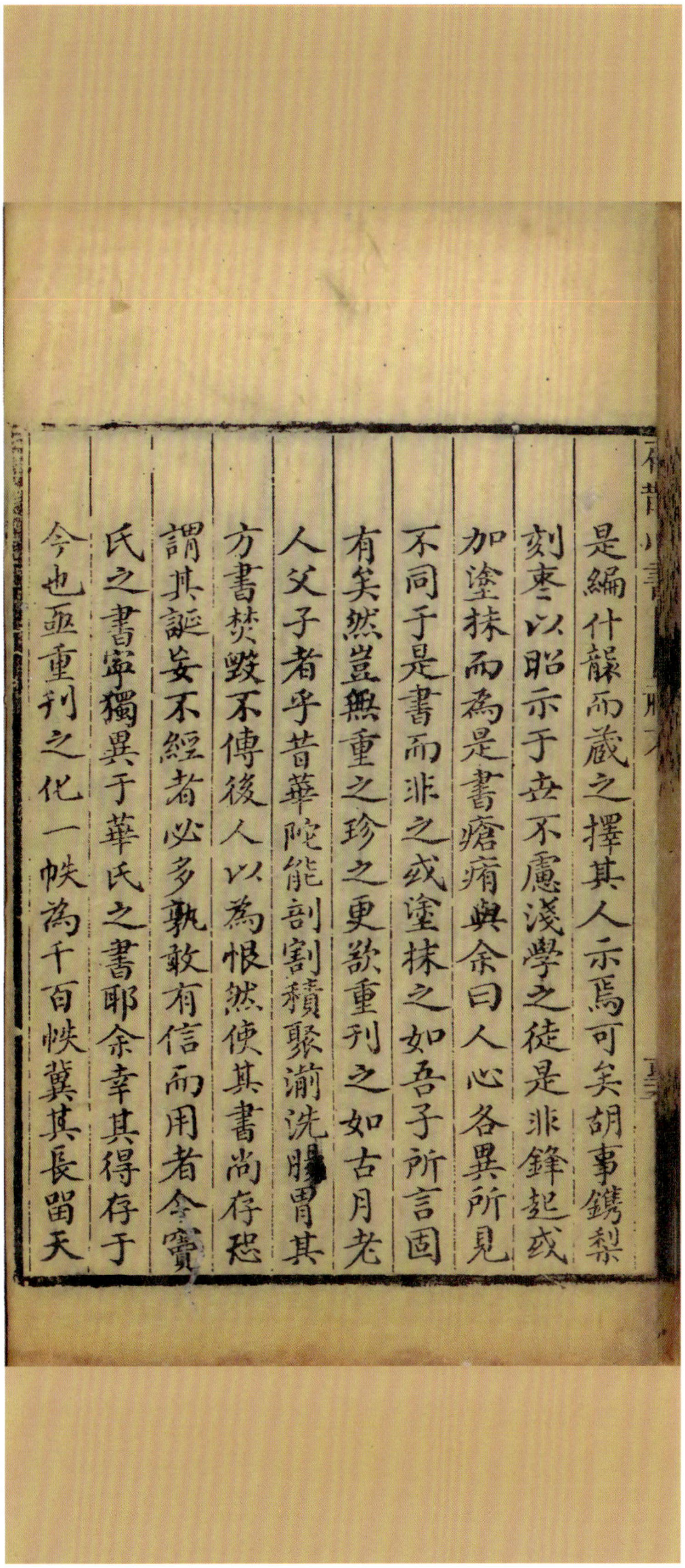
是編什襲而藏之擇其人示焉可矣胡事鐫梨刻棗以昭示于世不慮淺學之徒是非鋒起或加塗抹而爲是書瘡痏與余曰人心各異所見不同于是書而非之或塗抹之如吾子所言固有矣然豈無重之珍之更欲重刊之如古月老人父子者乎昔華陀能剖割積聚湔洗腸胃其方書焚燬不傳後人以爲恨然使其書尚存恐謂其誕妄不經者必多孰敢有信而用者今竇氏之書寧獨異于華氏之書耶余幸其得存于今也亟重刊之化一帙爲千百帙冀其長留天

是编，什袭而藏之，择其人示焉可矣，胡事镌梨刻枣，以昭示于世，不虑浅学之徒是非锋起，或加涂抹，而为是书疮痏与？余曰：人心各异，所见不同，于是书而非之，或涂抹之，如吾子所言固有矣。然岂无重之珍之，更欲重刊之，如古月老人父子者乎。昔华佗能剖割积聚，湔洗肠胃，其方书焚毁不传，后人以为恨，然使其书尚存，恐谓其诞妄不经者必多，孰敢有信而用者。今窦氏之书宁独异于华氏之书耶？余幸其得存于今也。亟重刊之，化一帙为千百帙，冀其长留天

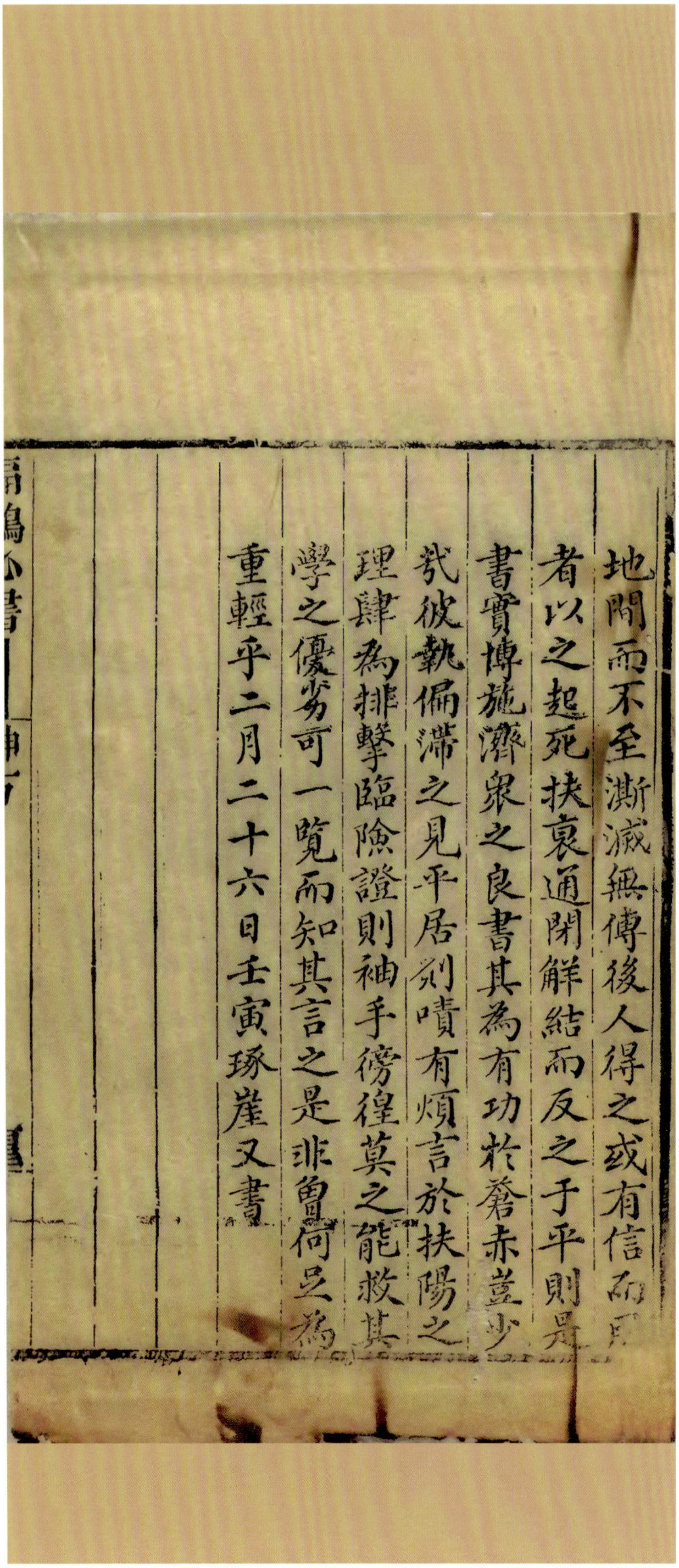
扁鵲心書　神方

地閒而不至澌滅無傳後人得之或有信而用
者以之起死扶衰通閉解結而反之于平則是
書實博施濟衆之良書其為有功於蒼赤豈少
哉彼執偏滯之見平居則嘖有煩言於扶陽之
理肆為排擊臨險證則袖手徬徨莫之能救其
學之優劣可一覽而知其言之是非曾何足為
重輕乎二月二十六日壬寅琢崖又書

地间，而不至澌灭无传。后人得之，或有信而用者，以之起死扶衰，通闭解结，而反之于平。则是书实博施济众之良书，其为有功于苍赤岂少哉。彼执偏滞之见，平居则啧有烦言，于扶阳之理，肆为排击；临险证则袖手彷徨，莫之能救。其学之优劣可一览而知，其言之是非，曾何足为重轻乎。

二月二十六日壬寅琢崖又书

针经摘英集

〔元〕杜思敬 节辑

卞雅莉 校订

元刻济生拔萃本

《针经摘英集》一卷，元代医家杜思敬辑录，收载于医学丛书《济生拔萃》(元延祐二年刊行)。内容辑于不同针灸文献，包括九针式、折量取腧穴法、补泻法、用针呼吸法、治病直刺诀5个部分，记录69种病症的针灸治疗处方。附九针图，图绘并介绍九针大小、形状和用途，是现存较早的九针图。本书以上海涵芬楼影刻元延祐二年（1315）《济生拔萃》本为底本。

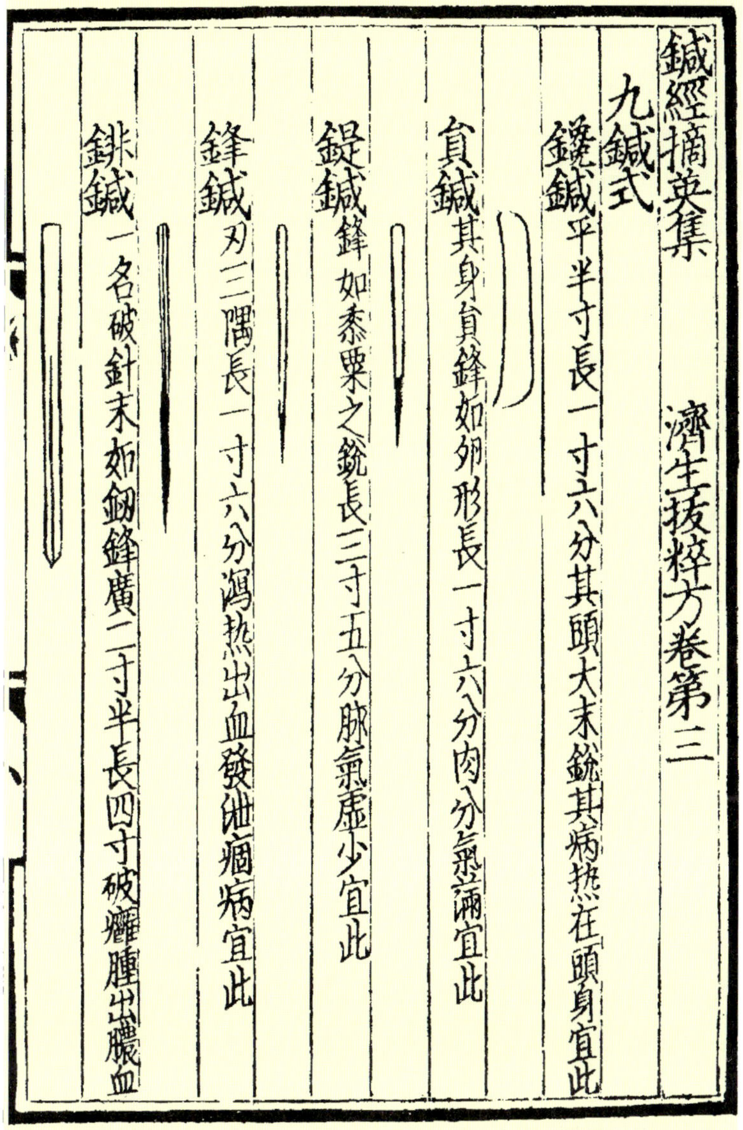
鍼經摘英集　濟生拔粹方卷第三
九鍼式
鑱鍼平半寸長一寸六分其頭大末鋭其病熱在頭身宜此
員鍼其身員鋒如卵形長一寸六分肉分氣滿宜此
鍉鍼鋒如黍粟之鋭長三寸五分脈氣虛少宜此
鋒鍼刃三隅長一寸六分瀉熱出血發泄痼病宜此
鈹鍼一名破鍼末如劍鋒廣二寸半長四寸破癰腫出膿血

针经摘英集　济生拔粹方卷第三

九针式[1]

镵针　平半寸，长一寸六分，其头大，末锐，其病热在头身，宜此。

圆针　其身圆，锋如卵形，长一寸六分，肉分气满，宜此。

锃针　锋如黍粟之锐，长三寸五分，脉气虚少，宜此。

锋针　刃三隅，长一寸六分，泻热、出血、发泄、痼病，宜此。

錍针　一名破针，末如剑锋，广二寸半，长四寸，破痈肿，出脓血。

---

① 九针式：即九针图，《医宗金鉴·刺灸心法要诀》称为“九针式图”。九针名称，《灵枢·九针十二原》依次为镵针、圆针、锃针、锋针、铍针、圆利针、毫针、长针、大针。本书“錍针”与《灵枢》“铍针”同，本书有“燔针”而无《灵枢》“大针”，可能依据别本《针经》。本书是目前所能见到关于“九针”图式最早的文献记载，明代徐春甫《古今医统》所记载“九针图”与之有一定差异。

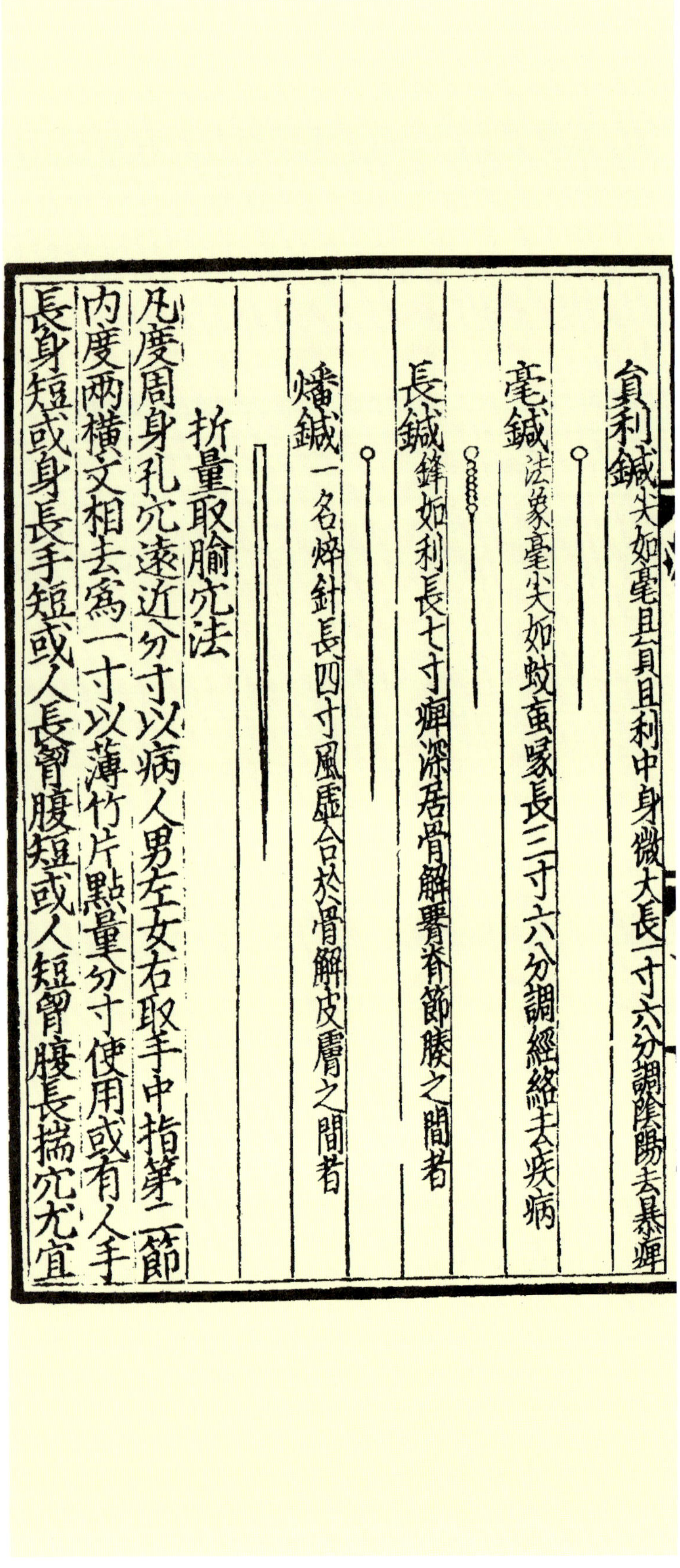
員利鍼尖如毫且員且利中身微大長一寸六分調陰陽去暴痹
毫鍼法象毫尖如蚊虻喙長三寸六分調經絡去疾病
長鍼鋒如利長七寸痹深居骨解腰脊節腠之間者
燔鍼一名焠針長四寸風虛合於骨解皮膚之間者
折量取腧穴法
凡度周身孔穴遠近分寸以病人男左女右取手中指第二節
內度兩橫文相去爲一寸以薄竹片點量分寸使用或有人手
長身短或身長手短或人長胷腹短或人短胷腹長揣穴尤宜

圆利针　尖如毫，且圆且利，中身微大，长一寸六分，调阴阳，去暴痹。

毫针　法象毫，尖如蚊虻喙，长三寸六分，调经络，去疾病。

长针　锋如利，长七寸，痹深居骨，解腰脊节腠之间者。

燔针　一名焠针，长四寸，风虚合于骨，解皮肤之间者。

折量取腧穴法

凡度周身孔穴远近分寸，以病人男左女右，取手中指第二节，内度两横纹相去为一寸，以薄竹片点量分寸使用。或有人手长身短，或身长手短，或人长胸腹短，或人短胸腹长，揣穴尤宜

用意凡穴不離分肉之間動脉之中是谿谷之會以行榮衛以會大氣其經脉麄細狀如細線但令當經而刺之依法補瀉即能愈疾矣

凡點穴時須得身躰平直四肢毋令拳縮坐點毋令俛仰立點毋令傾側坐點則坐針灸卧點則卧針灸立點則立針灸反此則不得其穴耳

補瀉法

夫行鍼者當刺之時口温鍼暖先以左手揣按其所鍼滎俞之處彈而努之爪而下之捫而循之通而取之隨病人咳嗽一聲右手持針而刺之春夏二十四息秋冬三十六息徐出徐入氣來如動脉之狀補者隨經脉推而內之左手閉針空徐出鍼而疾按之瀉者迎經脉動而伸之左手開針空疾出針而徐按之

用意。凡穴不离分肉之间、动脉之中。是溪谷之会，以行荣卫，以会大气，其经脉粗细状如细线，但令当经而刺之，依法补泻，即能愈疾矣。

凡点穴时，须得身体平直，四肢毋令拳缩，坐点毋令俯仰，立点毋令倾侧。坐点则坐针灸，卧点则卧针灸，立点则立针灸，反此则不得其穴耳。

补泻法

夫行针者，当刺之时，口温针暖，先以左手揣按其所针荥俞之处，弹而努之，爪而下之，扪而循之，通而取之，随病人咳嗽一声，右手持针而刺之，春夏二十四息，秋冬三十六息，徐出徐入。气来如动脉之状，补者，随经脉推而内之，左手闭针空，徐出针而疾按之；泻者，迎经脉动而伸之，左手开针空，疾出针而徐按之。

隨而濟之是謂補迎而奪之是謂瀉刺實須其虛者留針陰氣隆至乃去針刺虛須其實者陽氣隆至針下熱乃去針十二經之病盛則瀉之虛則補之熱則疾之寒則留之陷則灸之不盛不虛以經取之

用針呼吸法

呼不過三吸不過五呼外撚針迴經氣吸內撚針行經氣

治病直刺訣

治偏正頭痛刺手少陽經絲竹空二穴在眉後陷中禁灸以患人正坐舉手下鍼鍼入三分

次針足少陽經風池二穴在腦後風府穴兩傍同身寸之各二寸針入七分吸氣五口頂上痛為効

次針手陽明經合谷二穴在手大指岐骨間陷中隨患人咳

随而济之是谓补，迎而夺之是谓泻。刺实须其虚者，留针，阴气隆至乃去针；刺虚须其实者，阳气隆至，针下热乃去针。十二经之病，盛则泻之，虚则补之，热则疾之，寒则留之，陷则灸之，不盛不虚以经取之。

用针呼吸法

呼不过三，吸不过五。呼外捻针回经气，吸内捻针行经气。

治病直刺诀

治偏正头痛：刺手少阳经丝竹空二穴，在眉后陷中。禁灸，以患人正坐举手下针，针入三分。

次针足少阳经风池二穴，在脑后风府穴两旁，同身寸之各二寸。针入七分，吸气五口，顶上痛为效。

次针手阳明经合谷二穴，在手大指岐骨间陷中。随患人咳

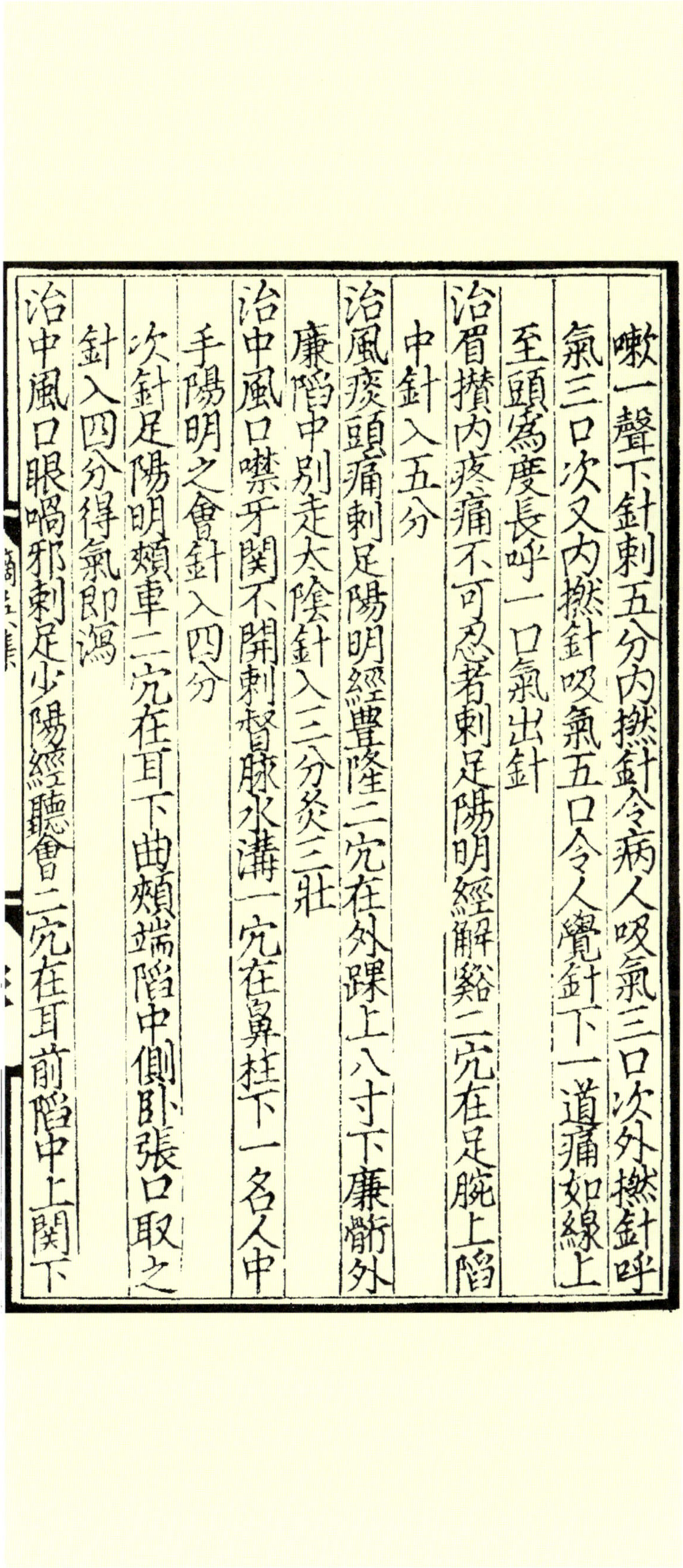

嗽一聲下針刺五分內撚針令病人吸氣三口次外撚針呼氣三口次又內撚針吸氣五口令人覺針下一道痛如線上至頭爲度長呼一口氣出針

治眉攢內疼痛不可忍者刺足陽明經解谿二穴在足腕上陷中針入五分

治風痰頭痛刺足陽明經豐隆二穴在外踝上八寸下廉骱外廉陷中別走太陰針入三分灸三壯

治中風口噤牙関不開刺督脉水溝一穴在鼻柱下一名人中手陽明之會針入四分

次針足陽明頰車二穴在耳下曲頰端陷中側卧張口取之針入四分得氣即瀉

治中風口眼喎邪刺足少陽經聽會二穴在耳前陷中上関下

嗽一声下针，刺五分，内捻针，令病人吸气三口；次外捻针，呼气三口；次又内捻针，吸气五口，令人觉针下一道痛如线，上至头为度，长呼一口气出针。

治眉攒内疼痛不可忍者：刺足阳明经解溪二穴，在足腕上陷中。针入五分。

治风痰头痛：刺足阳明经丰隆二穴，在外踝上八寸下廉，骱外廉陷中，别走太阴。针入三分，灸三壮。

治中风口噤牙关不开：刺督脉水沟一穴，在鼻柱下，一名人中，手阳明之会。针入四分。

次针足阳明颊车二穴，在耳下曲颊端陷中，侧卧张口取之。针入四分，得气即泻。

治中风口眼㖞邪：刺足少阳经听会二穴，在耳前陷中，上关下

一寸動脉宛宛中張口得之
次足陽明經頰車二穴地倉二穴俠口吻傍四分外如近下
有脉微微動蹻脉手足陽明之交會左取右右取左宜頻針
灸以取盡風氣口眼正爲度針入四分
治中風手足不隨針百會穴在前項後一寸五分頂中央旋毛
中可容豆督脉足太陽交會於巔上針入二分
聽會穴手少陽脉氣所發針入七分留三呼得氣即瀉
肩髃穴在肩端兩骨間陷中宛宛中舉臂取之手陽明蹻脉
之會
曲池穴在肘外輔骨屈肘曲骨之中以手拱胸取之針入七分
三里穴在曲池下二寸按手肉起兊肉之端針入三分
懸鍾穴在外踝上三寸動脉中足三陽之大絡針入六分

一寸，动脉宛宛中，张口得之。

次足阳明经颊车二穴、地仓二穴，侠口吻旁四分，外如近下有脉微微动，跷脉、手足阳明之交会。左取右，右取左，宜频针灸，以取尽风气，口眼正为度。针入四分。

治中风手足不随：针百会穴，在前顶[1]后一寸五分，顶中央旋毛中可容豆。督脉、足太阳交会于巅上。针入二分。

听会穴，手少阳脉气所发。针入七分，留三呼，得气即泻。

肩髃穴，在肩端两骨间陷中宛宛中，举臂取之，手阳明、跷脉之会。

曲池穴，在肘外辅骨屈肘曲骨之中，以手拱胸取之。针入七分。

三里穴，在曲池下二寸，按手肉起兑肉之端。针入三分。

悬钟穴，在外踝上三寸动脉中，足三阳之大络。针入六分。

①顶：原作“项”，形误，据《针灸甲乙经》卷三改。

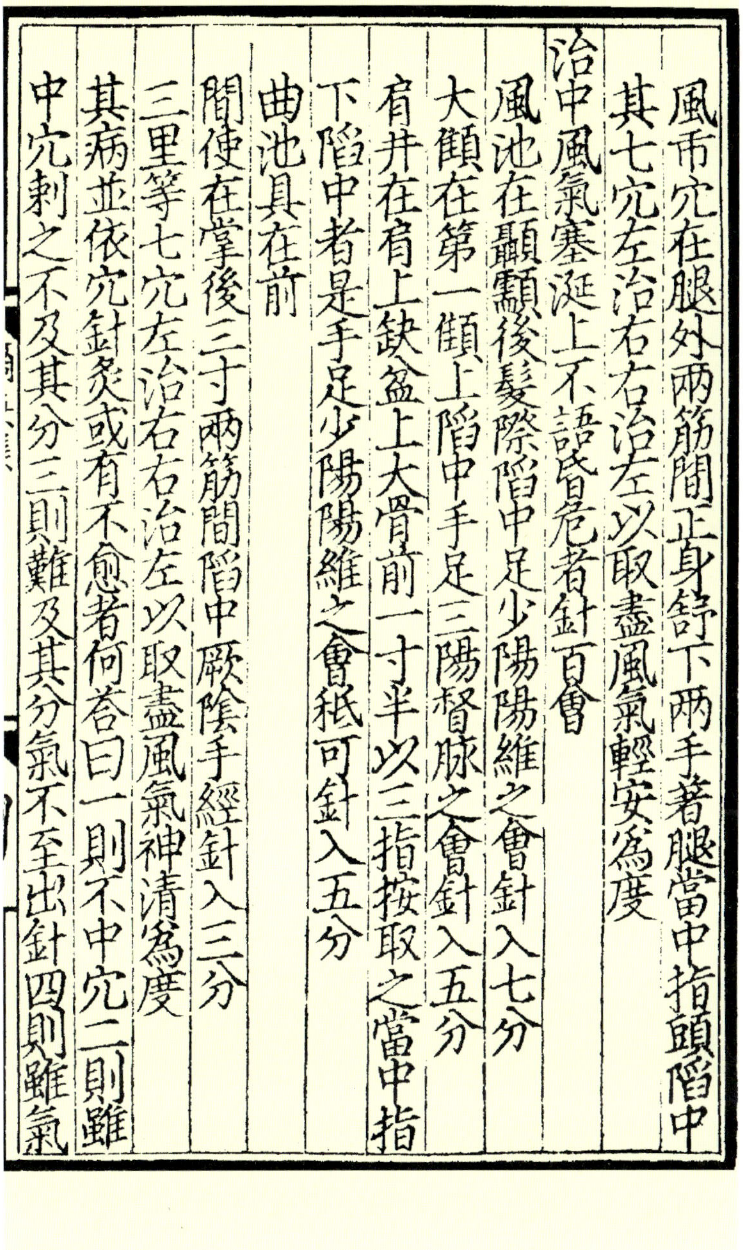
風市穴在腿外兩筋間正身舒下兩手著腿當中指頭陷中
其七穴左治右右治左以取盡風氣輕安爲度
治中風氣塞涎上不語昏危者針百會
風池在顳顬後髮際陷中足少陽陽維之會針入七分
大顀在第一顀上陷中手足三陽督脉之會針入五分
肩井在肩上缺盆上大骨前一寸半以三指按取之當中指
下陷中者是手足少陽陽維之會秖可針入五分
曲池具在前
間使在掌後三寸兩筋間陷中厥陰手經針入三分
三里等七穴左治右右治左以取盡風氣神清爲度
其病並依穴針灸或有不愈者何荅曰一則不中穴二則雖
中穴刺之不及其分三則難及其分氣不至出針四則雖氣

风市穴，在腿外两筋间，正身舒下两手着腿，当中指头陷中。

其七穴左治右，右治左，以取尽风气轻安为度。

治中风，气塞涎上，不语昏危者：针百会。

风池，在颞颥后发际陷中，足少阳、阳维之会。针入七分。

大椎，在第一椎上陷中，手足三阳、督脉之会。针入五分。

肩井，在肩上，缺盆上大骨前一寸半，以三指按取之，当中指下陷中者是。手足少阳、阳维之会。只可针入五分。

曲池具在前。

间使，在掌后三寸两筋间陷中，厥阴手经。针入三分。

三里等七穴，左治右，右治左，以取尽风气，神清为度。

其病并依穴针灸，或有不愈者何？答曰：一则不中穴；二则虽中穴，刺之不及其分；三则难[1]及其分，气不至出针；四则虽气

①难：疑为"虽（雖）"之形误。

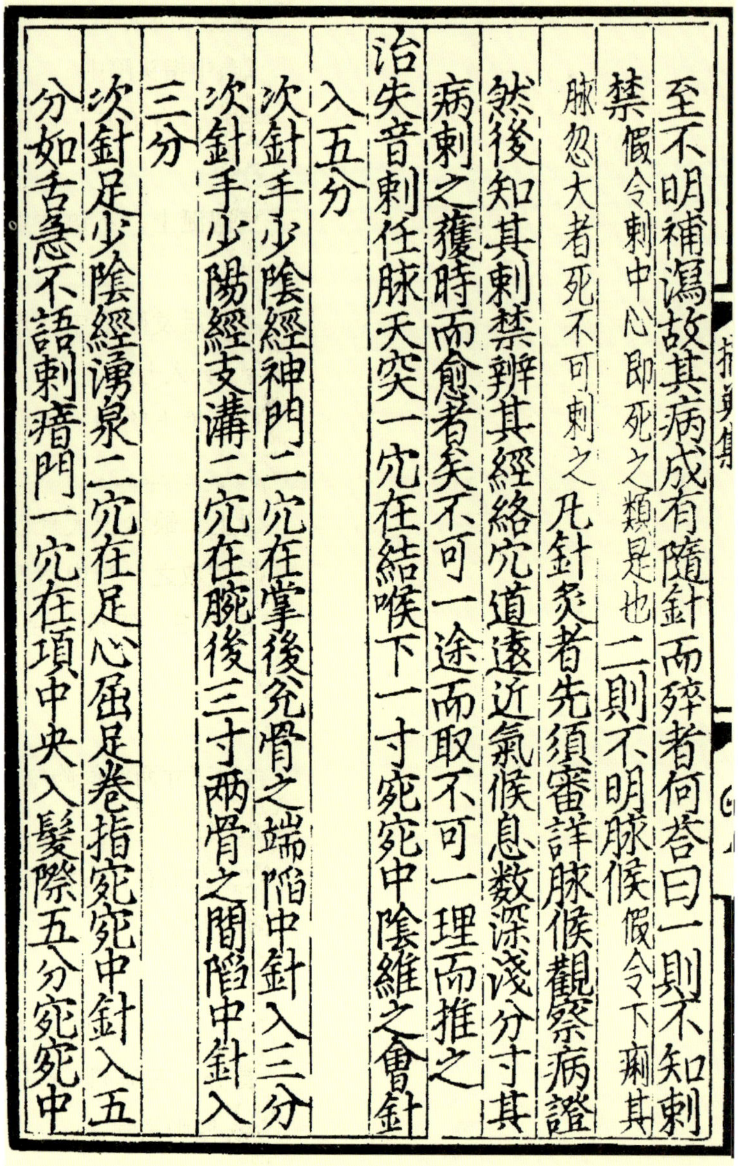
至不明補瀉故其病成有隨針而猝者何荅曰一則不知刺禁假令刺中心即死之類是也二則不明脉候假令下痢其脉忽大者死不可刺之凡針炙者先須審詳脉候觀察病證然後知其刺禁辨其經絡穴道遠近氣候息數深淺分寸其病刺之獲時而愈者矣不可一途而取不可一理而推之
治失音刺任脉天突一穴在結喉下一寸宛宛中陰維之會針入五分
次針手少陰經神門二穴在掌後兊骨之端陷中針入三分
次針手少陽經支溝二穴在腕後三寸兩骨之間陷中針入三分
次針足少陰經湧泉二穴在足心屈足卷指宛宛中針入五分如舌急不語刺瘖門一穴在項中央入髮際五分宛宛中

至，不明补泻故。其病或[1]有随针而卒者何？答曰：一则不知刺禁假令刺中心即死之类是也；二则不明脉候假令下痢，其脉忽大者死，不可刺之。凡针灸者，先须审详脉候，观察病证，然后知其刺禁，辨其经络穴道远近，气候息数深浅分寸，其病刺之获时而愈者矣。不可一途而取，不可一理而推之。

治失音：刺任脉天突一穴，在结喉下一寸宛宛中，阴维之会。针入五分。

次针手少阴经神门二穴，在掌后兑骨之端陷中。针入三分。

次针手少阳经支沟二穴，在腕后三寸两骨之间陷中。针入三分。

次针足少阴经涌泉二穴，在足心，屈足卷指宛宛中。针入五分。如舌急不语，刺瘖门一穴，在项中央入发际五分宛宛中，

①或：原作“成”，形误，据《普济方》卷四一七改。

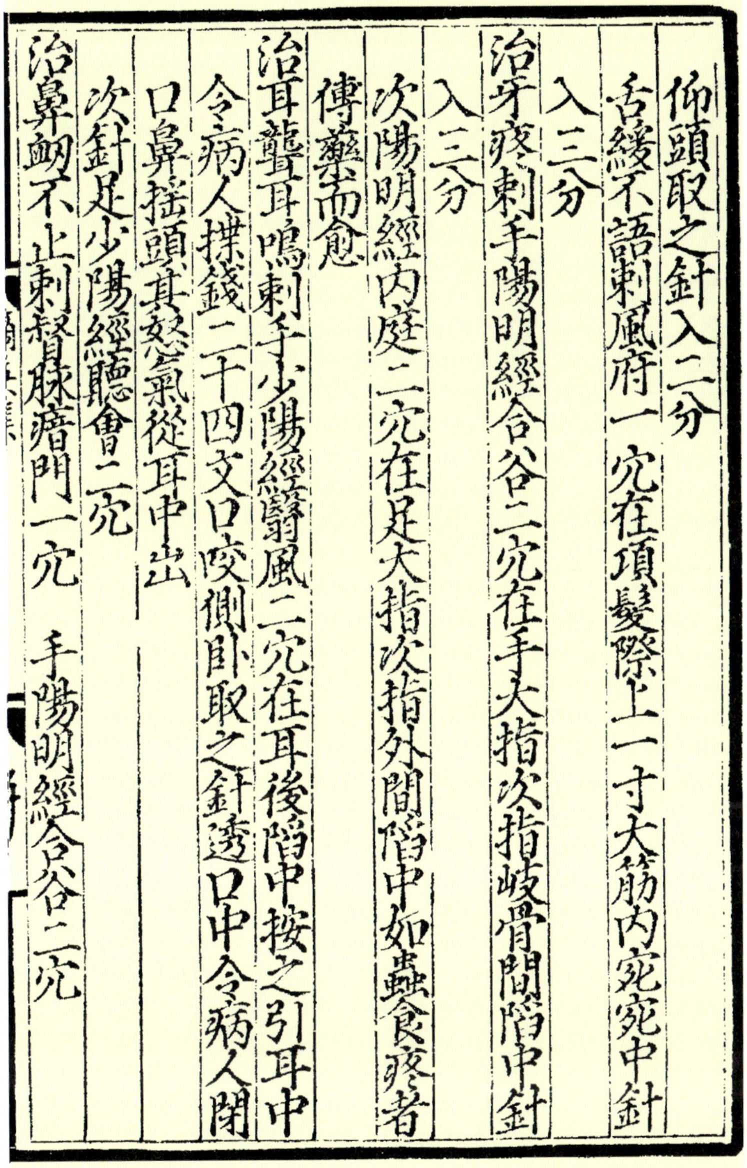
仰頭取之針入二分
舌緩不語刺風府一穴在項髮際上一寸大筋內宛宛中針
入三分
治牙疼刺手陽明經合谷二穴在手大指次指岐骨間陷中針
入三分
次陽明經內庭二穴在足大指次指外間陷中如蟲食疼者
傅藥而愈
治耳聾耳鳴刺手少陽經翳風二穴在耳後陷中按之引耳中
令病人揲錢二十四文口咬側卧取之針透口中令病人閉
口鼻搖頭其怒氣從耳中出
次針足少陽經聽會二穴
治鼻衄不止刺督脈瘖門一穴　手陽明經合谷二穴

仰头取之。针入二分。

舌缓不语，刺风府一穴，在项发际上一寸大筋内宛宛中。针入三分。

治牙疼：刺手阳明经合谷二穴，在手大指次指岐骨间陷中。针入三分。

次阳明经内庭二穴，在足大指次指外间陷中。如虫食疼者，傅药而愈。

治耳聋耳鸣：刺手少阳经翳风二穴，在耳后陷中，按之引耳中。令病人揲钱二十四文，口咬侧卧取之。针透口中，令病人闭口鼻，摇头，其怒气从耳中出。

次针足少阳经听会二穴。

治鼻衄不止：刺督脉瘖门一穴。

手阳明经合谷二穴。

足陽明經內庭二穴足大指次指外間陷中

治眼疼不可忍刺足少陽經風池二穴　手陽明合谷二穴立愈

治頷腫如升喉中閉塞水粒不下以三稜針刺手太陰經少商二穴微出血洩諸陽臟熱湊在手大指端內側去爪甲角如韭葉兼刺手大指背頭節上以三稜針排刺三針出血佳次針手太陽經陽谷二穴而愈在手外側腕中兊骨之下陷中針入三分

治喉痹刺足陽明經豐隆二穴　足少陰經湧泉二穴

次手少陽經關衝二穴在手小指次指之端去爪甲角如韭葉如病甚以小三稜針藏於筆鋒中妄以點藥於喉中痹上乃刺之則有紫血頓下効如不藏針恐患人難以刺之

治繞踝風刺手陽明經曲池二穴

足阳明经内庭二穴，足大指次指外间陷中。

治眼疼不可忍：刺足少阳经风池二穴，手阳明合谷二穴，立愈。

治颔肿如升，喉中闭塞，水粒不下：以三棱针刺手太阴经少商二穴，微出血，泄诸阳脏热凑。在手大指端内侧去爪甲角如韭叶，兼刺手大指背头节上，以三棱针排刺三针，出血佳。次针手太阳经阳谷二穴而愈。在手外侧腕中，兑骨之下陷中，针入三分。

治喉痹：刺足阳明经丰隆二穴。

足少阴经涌泉二穴。

次手少阳经关冲二穴，在手小指次指之端去爪甲角如韭叶。如病甚，以小三棱针藏于笔锋中，妄以点药，于喉中痹上乃刺之，则有紫血顿下，效。如不藏针，恐患人难以刺之。

治绕踝风：刺手阳明经曲池二穴。

如繞外踝痛兼刺足少陽經孫絡二穴在小指間
如繞內踝痛兼刺足太陰經大都二穴在足大指本節後陷
中針入三分如腚前痛兼刺足厥陰經行間二穴在足大指
間動脉應手陷中針入六分
治大便不通刺任脉氣海一穴在臍下一寸五分用長針針入
八分令病人覺急便三五次爲度
次針足陽明經三里二穴在膝下三寸䯒外廉兩筋分肉間
極重按之則足跗上動脉止矣當舉足取之針入五分
凡大便不通勿便攻之先刺氣海穴訖令人下俠臍揉胃之
經即刺三里穴覺腹中鳴三五次即透矣
治轉脬小便不通刺任脉關元一穴在臍下三寸小腸之募也
足太陰少陰厥陰之會下紀者關元也用長針針入八分患

如绕外踝痛，兼刺足少阳经孙络二穴，在小指间。

如绕内踝痛，兼刺足太阴经大都二穴，在足大指本节后陷中。针入三分。

如腚前痛，兼刺足厥阴经行间二穴，在足大指间动脉应手陷中。针入六分。

治大便不通：刺任脉气海一穴，在脐下一寸五分。用长针针入八分，令病人觉急便，三五次为度。

次针足阳明经三里二穴，在膝下三寸，䯒外廉两筋分肉间，极重按之则足跗上动脉止矣，当举足取之。针入五分。

凡大便不通，勿便攻之，先刺气海穴，讫，令人下夹脐揉胃之经，即刺三里穴，觉腹中鸣三五次即透矣。

治转脬，小便不通：刺任脉关元一穴，在脐下三寸。小肠之募也，足太阴、少阴、厥阴之会。下纪者关元也。用长针针入八分，患

人覺如淋瀝三五次爲度次針足太陰經三陰交二穴在足
內踝上三寸骨下陷中足太陰少陰厥陰之交會針入三分
凡小便不通勿便攻之先針關元一穴訖時别使人揉少腹
刺三陰交二穴即透矣
治五噎黄癉醋心多睡嘔吐不止刺任脉天突一穴在結喉下
一寸宛宛中陰維任脉之會針入五分留三呼得氣即瀉
次針足少陰經通關二穴在中脘穴兩傍同身寸之相去各
五分用長針針入八分左撚針能進飲食右撚針能和脾胃
許氏云此穴一針四効凡下針後良久先脾磨食覺針動爲
一効次針破病根腹中作聲爲二効次覺流入膀胱爲三効
然後覺氣流行入腰後腎堂間爲四効矣
治忽然氣滯腰疼不可俛仰刺足太陽絡神關二穴在背俞部

人觉如淋沥三五次为度。次针足太阴经三阴交二穴，在足内踝上三寸骨下陷中，足太阴、少阴、厥阴之交会。针入三分。

凡小便不通，勿便攻之，先针关元一穴，讫时别使人揉少腹，刺三阴交二穴，即透矣。

治五噎，黄疸，醋心，多睡，呕吐不止：刺任脉天突一穴在结喉下一寸宛宛中，阴维、任脉之会。针入五分，留三呼，得气即泻。

次针足少阴经通关[①]二穴，在中脘穴两旁同身寸之相去各五分。用长针针入八分，左捻针能进饮食，右捻针能和脾胃。许氏云此穴一针四效：凡下针后良久，先脾磨食，觉针动为一效；次针破病根，腹中作声为二效；次觉流入膀胱，为三效；然后觉气流行入腰后肾堂间，为四效矣。

治忽然气滞腰疼，不可俯仰：刺足太阳络神关[②]二穴，在背俞部

①通关：即足少阴肾经之阴都穴。阴都上为通谷穴，下为石关穴。

②神关：即志室穴别称。

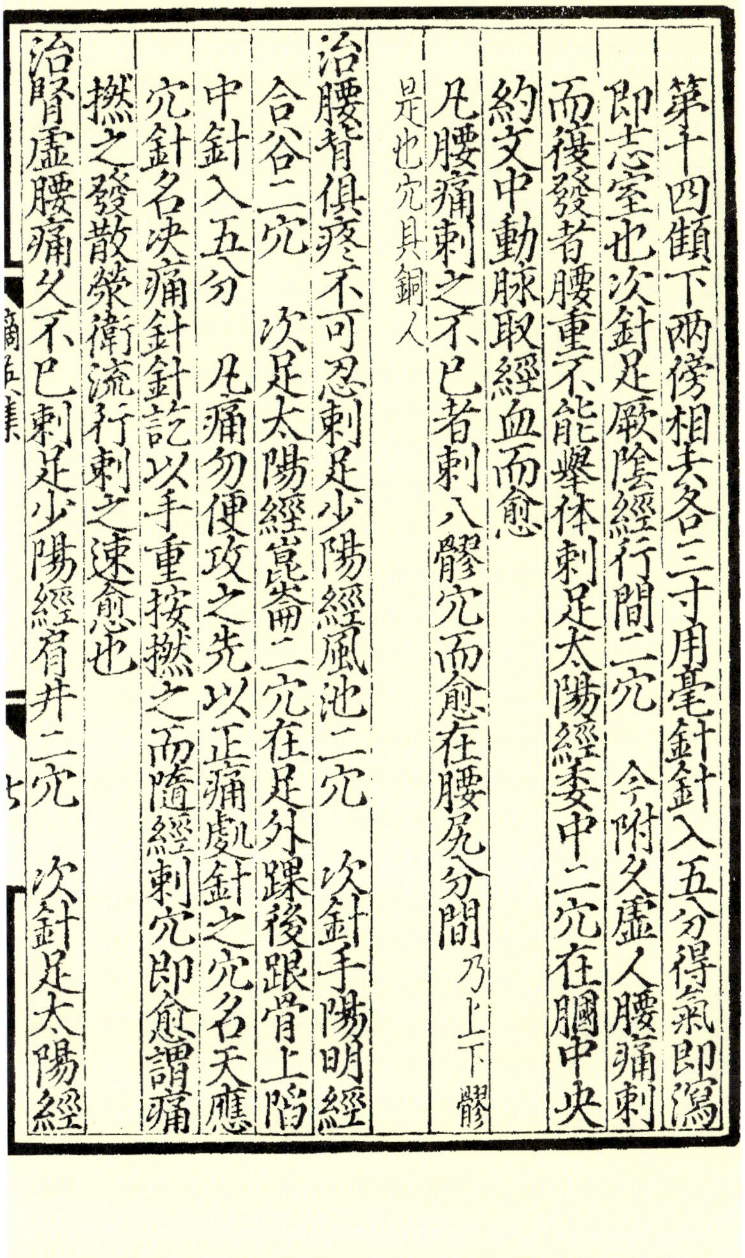
第十四顀下兩傍相去各三寸用毫針針入五分得氣即瀉即志室也次針足厥陰經行間二穴　今附久虛人腰痛刺而復發者腰重不能舉体刺足太陽經委中二穴在膕中央約文中動脉取經血而愈

凡腰痛刺之不已者刺八髎穴而愈在腰尻分間乃上下髎是也穴具銅人

治腰背俱疼不可忍刺足少陽經風池二穴　次針手陽明經合谷二穴　次足太陽經崑崙二穴在足外踝後跟骨上陷中針入五分　凡痛勿便攻之先以正痛處針之穴名天應穴針名決痛針針訖以手重按撚之而隨經刺穴即愈謂痛撚之發散榮衛流行刺之速愈也

治腎虛腰痛久不已刺足少陽經肩井二穴　次針足太陽經

第十四椎下两旁相去各三寸。用毫针针入五分，得气即泻。即志室也。次针足厥阴经行间二穴。今附久虚人腰痛刺而复发者，腰重不能举体。刺足太阳经委中二穴，在腘中央约纹中动脉，取经血而愈。

凡腰痛刺之不已者，刺八髎穴而愈。在腰尻分间。乃上下髎也。穴具《铜人》。

治腰背俱疼不可忍：刺足少阳经风池二穴。次针手阳明经合谷二穴。次足太阳经昆仑二穴，在足外踝后跟骨上陷中。针入五分。凡痛勿便攻之，先以正痛处针之，穴名天应穴①，针名决痛针②。针讫以手重按捻之，而随经刺穴即愈。谓痛捻之发散，荥卫流行，刺之速愈也。

治肾虚腰痛久不已：刺足少阳经肩井二穴。次针足太阳经

①天应穴：类似《千金要方》之“阿是穴”。
②决痛针：选择疼痛最明显的部位进行针刺。从穴法言为“天应穴”，从刺法言则为“决痛针”。

腎俞二穴在背俞部第十四顀下兩傍相去各一寸五分與
臍平針入五分留七呼可灸以年為壯
治腰脊內引痛不得屈伸近上痛者刺手陽明經合谷二穴近
下痛者刺足太陽經崑崙二穴　次刺足少陰經伏白二穴
在足內踝上二寸陷中針入三分留三呼灸三壯
治脊強反折刺督脉瘂門一穴應時立愈
治臂膊疼痛不可忍刺足少陽經肩井穴　手陽明經肩髃穴
次曲池穴得氣先瀉後補之灸亦大良可灸三壯
治腰胯疼痛不得轉側刺足少陽經環跳二穴在髀樞中側卧
伸下足屈上足取之用長針針入一寸　次鍼丘墟二穴在
足外踝下如前陷中去臨泣穴三寸針入五分留三呼灸三壯
治胷脇痛不可忍刺足厥陰經期門二穴肝之募也在不容傍

肾俞二穴，在背俞部第十四椎下两旁相去各一寸五分，与脐平。针入五分，留七呼，可灸以年为壮。

治腰脊内引痛，不得屈伸，近上痛者：刺手阳明经合谷二穴。**近下痛者：**刺足太阳经昆仑二穴。次刺足少阴经伏白[1]二穴，在足内踝上二寸陷中。针入三分，留三呼，灸三壮。

治脊强反折：刺督脉哑门一穴，应时立愈。

治臂膊疼痛不可忍：刺足少阳经肩井穴，手阳明经肩髃穴。次曲池穴，得气先泻后补之。灸亦大良，可灸三壮。

治腰胯疼痛，不得转侧：刺足少阳经环跳二穴，在髀枢中，侧卧伸下足，屈上足取之。用长针针入一寸。次针丘墟二穴，在足外踝下如前陷中，去临泣穴三寸。针入五分，留三呼，灸三壮。

治胸胁痛不可忍：刺足厥阴经期门二穴，肝之募也，在不容旁

①伏白：复溜别名。《铜人腧穴针灸图经》"复溜二穴，一名伏白"。

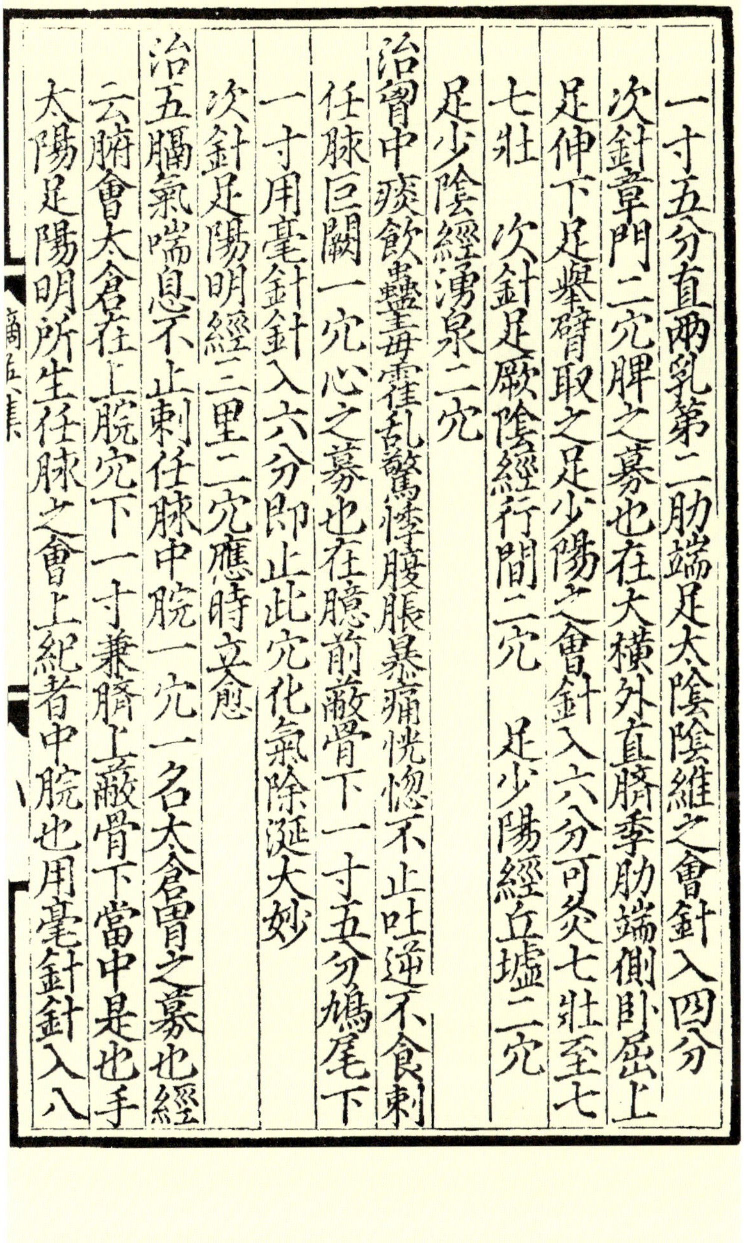
一寸五分直兩乳第二肋端足太陰陰維之會針入四分
次針章門二穴脾之募也在大橫外直臍季肋端側卧屈上
足伸下足舉臂取之足少陽之會針入六分可灸七壯至七
七壯　次針足厥陰經行間二穴　足少陽經丘墟二穴
足少陰經湧泉二穴
治胸中痰飲蠱毒霍亂驚悸腹脹暴痛恍惚不止吐逆不食刺
任脈巨闕一穴心之募也在臆前蔽骨下一寸五分鳩尾下
一寸用毫針針入六分即止此穴化氣除涎大妙
次針足陽明經三里二穴應時立愈
治五膈氣喘息不止刺任脈中脘一穴一名太倉胃之募也經
云腑會太倉在上脘穴下一寸兼臍上蔽骨下當中是也手
太陽足陽明所生任脈之會上紀者中脘也用毫針針入八

一寸五分，直两乳第二肋端。足太阴、阴维之会。针入四分。次针章门二穴，脾之募也，在大横外直脐季肋端。侧卧屈上足，伸下足，举臂取之，足少阳之会。针入六分，可灸七壮，至七七壮。次针足厥阴经行间二穴。足少阳经丘墟二穴。足少阴经涌泉二穴。

治胸中痰饮，蛊毒，霍乱，惊悸，腹胀暴痛，恍惚不止，吐逆不食：刺任脉巨阙一穴，心之募也，在臆前蔽骨下一寸五分，鸠尾下一寸。用毫针针入六分即止。此穴化气除涎大妙。次针足阳明经三里二穴，应时立愈。

治五膈气喘息不止：刺任脉中脘一穴，一名太仓，胃之募也，经云腑会太仓。在上脘穴下一寸，兼脐上蔽骨下当中是也。手太阳、足阳明所生，任脉之会。上纪者，中脘也。用毫针针入八

分　次針足厥陰經期門二穴　凡刺腹部諸俞穴氣虚人
内息大七八口下入丹田閉氣刺之
治心悶不已刺手少陽經支溝二穴足陽明經三里二穴
治熱勞上氣喘滿腰背強痛刺足太陽經肺俞二穴在背俞部
第三顀下兩傍相去同身寸之各一寸五分針入五分留七
呼可灸百壯即止　次針手太陰經尺澤二穴
治卒心痛不可忍刺任脉上脘一穴在蔽骨下三寸足陽明手
太陽之會針入八分先補後瀉之其穴下針令患人覺針下
氣行如衮雞子入腹為度　次針氣海二穴　足少陰湧泉
二穴無積者刺之如食頃而已有積者先飲利藥後刺之立
愈如不已刺手厥陰包絡經　間使二穴在掌後三寸兩筋
間陷中　次針手少陽三膲經支溝二穴　次針足陽明經

分。次针足厥阴经期门二穴。凡刺腹部诸俞穴，气虚人内息大七八口，下入丹田，闭气刺之。

治心闷不已：刺手少阳经支沟二穴。足阳明经三里二穴。

治热劳上气喘满，腰背强痛：刺足太阳经肺俞二穴，在背俞部第三椎下两旁相去同身寸之各一寸五分。针入五分，留七呼，可灸百壮即止。次针手太阴经尺泽二穴。

治卒心痛不可忍：刺任脉上脘一穴，在蔽骨下三寸，足阳明、手太阳之会。针入八分，先补后泻之。其穴下针，令患人觉针下气行如衮鸡子[1]入腹为度。次针气海二穴。足少阴涌泉二穴。无积者刺之如食顷而已；有积者，先饮利药，后刺之立愈。如不已，刺手厥阴包络经间使二穴，在掌后三寸两筋间陷中。次针手少阳三焦经支沟二穴。次针足阳明经

①衮鸡子：即热鸡蛋。

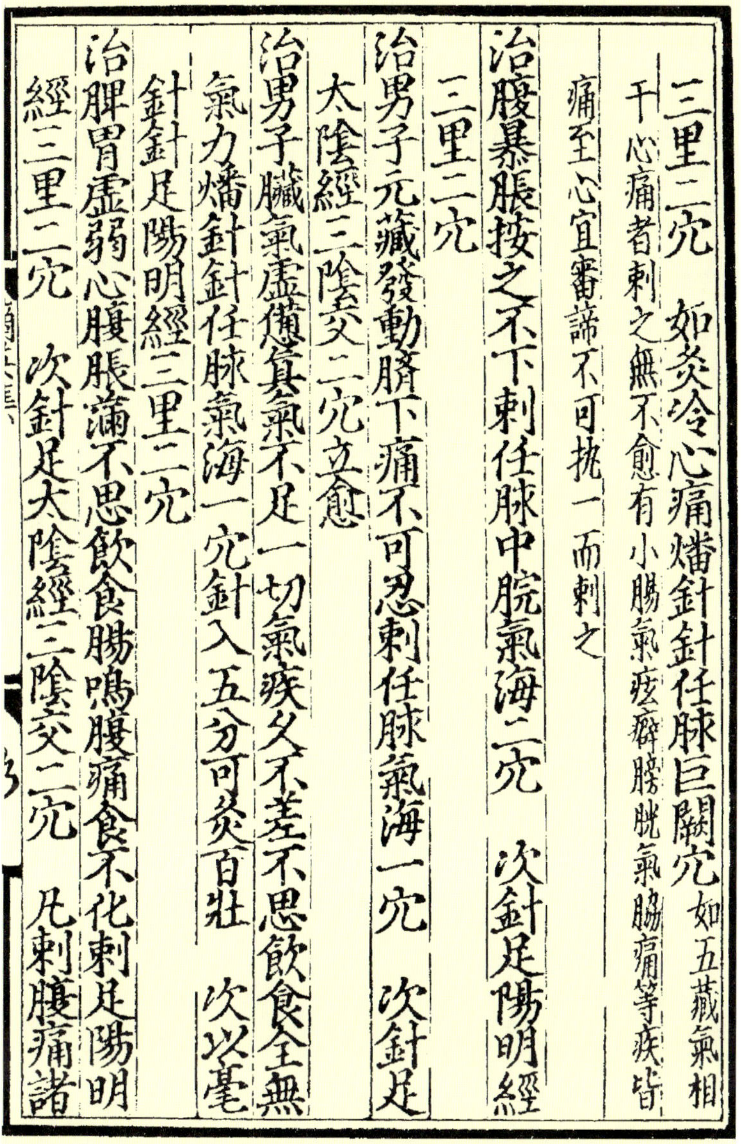
三里二穴　如灸冷心痛燔針針任脉巨闕穴如五藏氣相干心痛者刺之無不愈有小腸氣痃癖膀胱氣脇痛等疾皆痛至心宜審諦不可執一而刺之

治腹暴脹按之不下刺任脉中脘氣海二穴　次針足陽明經三里二穴

治男子元藏發動臍下痛不可忍刺任脉氣海一穴　次針足太陰經三陰交二穴立愈

治男子臟氣虛憊真氣不足一切氣疾久不差不思飲食全無氣力燔針針任脉氣海一穴針入五分可灸百壯　次以毫針針足陽明經三里二穴

治脾胃虛弱心腹脹滿不思飲食腸鳴腹痛食不化刺足陽明經三里二穴　次針足太陰經三陰交二穴　凡刺腹痛諸

三里二穴。如灸冷心痛，燔针针任脉巨阙穴。如五脏气相干心痛者，刺之无不愈。有小肠气、痃癖、膀胱气、胁痛等疾，皆痛至心，宜审谛，不可执一而刺之。

治腹暴胀按之不下：刺任脉中脘、气海二穴。次针足阳明经三里二穴。

治男子元脏发动，脐下痛不可忍：刺任脉气海一穴。次针足太阴经三阴交二穴立愈。

治男子脏气虚惫，真气不足，一切气疾久不瘥，不思饮食，全无气力：燔针针任脉气海一穴。针入五分，可灸百壮。次以毫针针足阳明经三里二穴。

治脾胃虚弱，心腹胀满，不思饮食，肠鸣腹痛，食不化：刺足阳明经三里二穴。次针足太阴经三阴交二穴。凡刺腹痛诸

俞穴須針三里穴下氣良
治水痢不止食不化刺足陽明經天樞二穴大腸之募也在夾
臍兩傍各二寸針入五分留十呼可灸百壯
治脫肛刺督脉百會一穴在頂中央旋毛中可容豆針入二分
可灸七壯至七七壯即止
治腹有逆氣上攻心腹脹滿上搶心痛不得息氣衝腰痛不得
俛仰灸足陽明經氣衝二穴在臍下七寸兩傍相去各二寸
鼠鼷上一寸動脉應手宛宛中可灸七壯炷如大麥禁針
次針三里二穴而愈
治痃癖小腸膀胱腎餘疝氣等疾刺任脉氣海一穴
次針五樞二穴在氣海兩傍相去各三寸三分一併三穴燔
針刺五分可灸百壯即止　次以毫針刺足陽明經三里二

俞穴，须针三里穴下气，良。

治水痢不止，食不化：刺足阳明经天枢二穴，大肠之募也，在夹脐两旁各二寸。针入五分，留十呼，可灸百壮。

治脱肛：刺督脉百会一穴，在顶中央旋毛中可容豆。针入二分，可灸七壮，至七七壮即止。

治腹有逆气上攻，心腹胀满上抢心，痛不得息，气冲腰痛，不得俯仰：灸足阳明经气冲二穴，在脐下七寸，两旁相去各二寸，鼠鼷上一寸，动脉应手宛宛中。可灸七壮，炷如大麦，禁针。次针三里二穴而愈。

治痃癖，小肠、膀胱、肾余疝气等疾：刺任脉气海一穴。次针五枢二穴，在气海两旁相去各三寸三分，一并三穴，燔针刺五分，可灸百壮即止。次以毫针刺足阳明经三里二

穴足太陰經三陰交二穴
治小腹疼痛不可忍者刺任脈関元一穴
次針足陽明經三里二穴
治尸蹷刺任脉玉泉一穴在臍下四寸針入三分　次針足太陰經隱白二穴在足大指端内側去爪甲角如韭葉針入三分更兼两脇下熨之
治鬼擊刺足陽明三里二穴　手少陽經支溝二穴立愈不愈復刺　靈樞經云刺之氣不至無問其數刺之氣至去之勿復針
治中惡刺督脉水溝一穴　任脉中脘氣海二穴凡刺胸腹者必以布缴乃單布上刺
治男子卒疝少腹痛不可忍刺足厥陰經大敦二穴在足大指

穴，足太阴经三阴交二穴。

治小腹疼痛不可忍者：刺任脉关元一穴。次针足阳明经三里二穴。

治尸厥：刺任脉玉泉[1]一穴，在脐下四寸。针入三分。次针足太阴经隐白二穴，在足大指端内侧去爪甲角如韭叶。针入三分。更兼两胁下熨之。

治鬼击：刺足阳明三里二穴、手少阳经支沟二穴立愈。不愈复刺。《灵枢经》云：刺之气不至，无问其数，刺之气至，去之勿复针。

治中恶：刺督脉水沟一穴。任脉中脘、气海二穴，凡刺胸腹者必以布缴[2]乃单布上刺。

治男子卒疝少腹痛不可忍：刺足厥阴经大敦二穴，在足大指

①玉泉：中极穴别名。
②缴：疑为“敫”之误。

外側端去爪甲角如韭葉及三毛中針入三分留六呼可灸七壯　次針足陽明經陰市二穴在膝上三寸伏兎下若拜而取之針入三分可灸五壯　兼刺陰蹻經照海二穴在足内踝下針入三分可灸七壯四穴左取右右取左刺之立已

治風癇熱病心風驚悸霍乱吐痢伏梁氣狀如覆杯刺任脉上脘一穴次針足陽明經三里二穴

治口瘡舌下腫難言舌縱涎出及舌根急縮刺任脉廉泉一穴一名舌本在頷下結喉上陰維之會可灸三壯針入三分得氣即瀉　次針足少陰經湧泉二穴

治傷寒在表發熱惡寒頭項痛腰脊強無汗尺寸脉俱浮宜刺手陽明經合谷二穴依前法刺之候遍体汗出即出針此穴解表發汗大妙

外侧端，去爪甲角如韭叶及三毛中。针入三分，留六呼，可灸七壮。次针足阳明经阴市二穴，在膝上三寸伏兔下，若拜而取之。针入三分，可灸五壮。兼刺阴跷经照海二穴，在足内踝下。针入三分，可灸七壮。四穴左取右，右取左，刺之立已。

治风痫，热病，心风惊悸，霍乱吐痢，伏梁气状如覆杯： 刺任脉上脘一穴。次针足阳明经三里二穴。

治口疮，舌下肿难言，舌纵涎出及舌根急缩： 刺任脉廉泉一穴，一名舌本。在颔下结喉上，阴维之会。可灸三壮，针入三分，得气即泻。次针足少阴经涌泉二穴。

治伤寒在表，发热恶寒，头项痛，腰脊强，无汗，尺寸脉俱浮： 宜刺手阳明经合谷二穴，依前法刺之。候遍体汗出即出针，此穴解表发汗大妙。

治傷寒結胷者別使人以手於心蔽骨下正痛處左伴揉之以毫針刺左伴手少陽經支溝二穴在腕後三寸兩骨之間坐而側臂取之針入二分　次至手厥陰經間使穴即止名曰雙関刺　次針右伴足厥陰經行間穴在足大指間動脉應手陷中卧而取之針入六分此支溝行間穴下針至分數内撚針令病人五吸次外撚針三呼又次内撚針五吸訖長呼一口氣出針即左伴一壁結胷立効右伴依上刺之慢慢呼吸停騰用針獲時而愈無有不効

治傷寒飲水過多腹脹氣喘心下痛不可忍刺任脉中脘氣海二穴立愈如少腹上有氣衝者兼刺足陽明經天樞氣衝三里等穴　次針足太陰經三陰交穴如無此證秪刺前穴而已

治男子婦人血結胷面赤大燥口乾消渴胷中疼痛不可忍者

治伤寒结胸者：别使人以手于心蔽骨下正痛处左伴揉之，以毫针刺左伴手少阳经支沟二穴，在腕后三寸两骨之间，坐而侧臂取之。针入二分，次至手厥阴经间使穴即止，名曰双关刺。次针右伴足厥阴经行间穴，在足大指间动脉应手陷中，卧而取之。针入六分。此支沟、行间穴下针至分数，内捻针令病人五吸，次外捻针三呼，又次内捻针五吸讫，长呼一口气出针，即左伴一壁结胸立效，右伴依上刺之，慢慢呼吸停腾用针，获时而愈，无有不效。

治伤寒饮水过多，腹胀气喘，心下痛不可忍：刺任脉中脘、气海二穴立愈。如少腹上有气冲者，兼刺足阳明经天枢、气冲、三里等穴。次针足太阴经三阴交穴。如无此证只刺前穴而已。

治男子妇人血结胸，面赤，大燥口干，消渴，胸中疼痛不可忍者：

刺足厥陰經期門二穴　次針任脉關元一穴若妊娠不得
刺關元穴刺之胎死不出子母俱亡切須慎之
治傷寒過經不解刺足厥陰經期門二穴使經不傳凡治傷寒
辨其足三陰三陽經審而刺之仲景傷寒傳足經不傳手經
此之謂也
治傷寒手足逆冷刺足太陰經大都二穴在足大指內側本節
後陷中針入三分　次針足陽明經內庭二穴　次針足少
陰經大谿二穴在內踝後跟骨上動脉陷中針入三分　次
針足厥陰經行間二穴
治傷寒交汗不出刺足少陽經風池二穴俠谿二穴在足小指
次指岐骨間本節前陷中針入三分　次手太陰經魚際二
穴在手大指本節後內側散脉中針入二分留三呼　次經

刺足厥阴经期门二穴。次针任脉关元一穴。若妊娠不得刺关元穴，刺之胎死不出，子母俱亡，切须慎之。

治伤寒过经不解：刺足厥阴经期门二穴，使经不传。凡治伤寒，辨其足三阴三阳经，审而刺之。仲景伤寒传足经，不传手经，此之谓也。

治伤寒手足逆冷：刺足太阴经大都二穴，在足大指内侧本节后陷中。针入三分。次针足阳明经内庭二穴。次针足少阴经太溪二穴，在内踝后跟骨上动脉陷中。针入三分。次针足厥阴经行间二穴。

治伤寒交汗不出：刺足少阳经风池二穴、侠溪二穴，在足小指岐骨间本节前陷中。针入三分。次手太阴经鱼际二穴，在手大指本节后内侧散脉中。针入二分，留三呼。次经

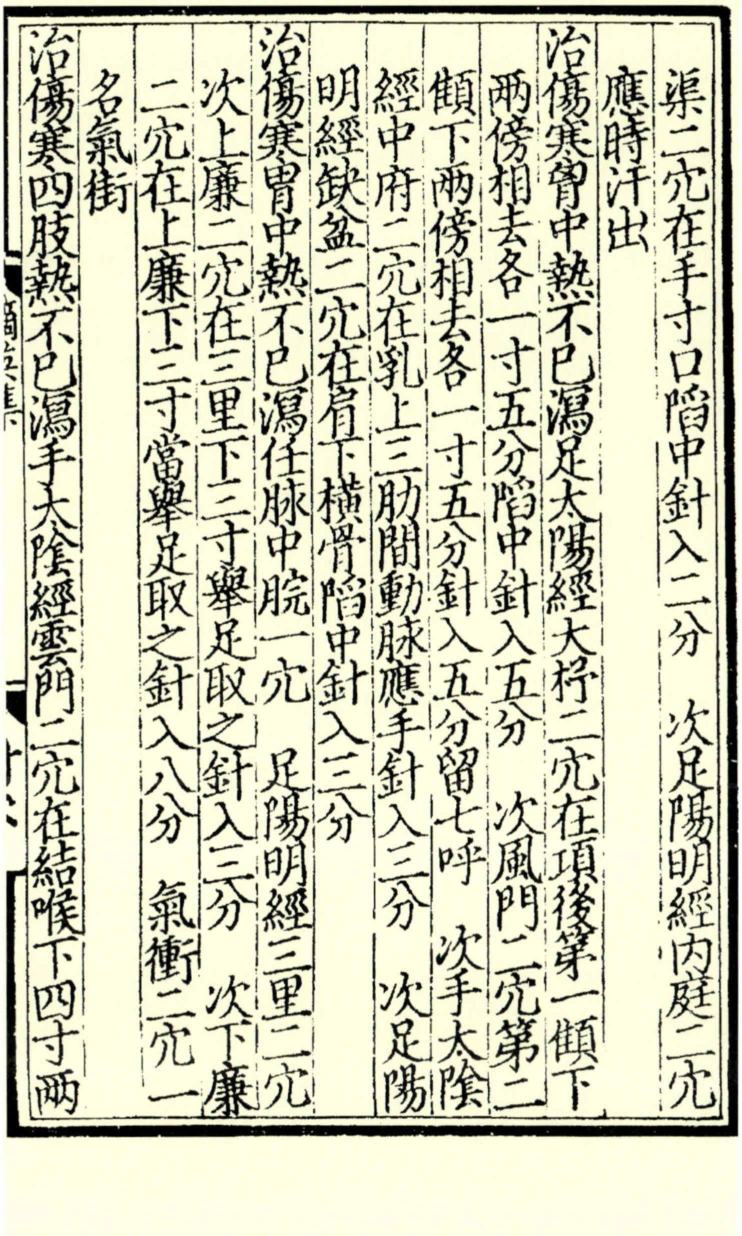
渠二穴在手寸口陷中針入二分　次足陽明經内庭二穴
應時汗出
治傷寒胷中熱不已瀉足太陽經大杼二穴在項後第一顀下
兩傍相去各一寸五分陷中針入五分　次風門二穴第二
顀下兩傍相去各一寸五分針入五分留七呼　次手太陰
經中府二穴在乳上三肋間動脉應手針入三分　次足陽
明經缺盆二穴在肩下横骨陷中針入三分
治傷寒胃中熱不已瀉任脉中脘一穴　足陽明經三里二穴
次上廉二穴在三里下三寸舉足取之針入三分　次下廉
二穴在上廉下三寸當舉足取之針入八分　氣衝二穴一
名氣街
治傷寒四肢熱不已瀉手太陰經雲門二穴在結喉下四寸兩

渠二穴，在手寸口陷中。针入二分。次足阳明经内庭二穴，应时汗出。

治伤寒胸中热不已：泻足太阳经大杼二穴，在项后第一椎下两旁相去各一寸五分陷中。针入五分。次风门二穴，第二椎下两旁相去各一寸五分。针入五分，留七呼。次手太阴经中府二穴，在乳上三肋间，动脉应手。针入三分。次足阳明经缺盆二穴，在肩下横骨陷中。针入三分。

治伤寒胃中热不已：泻任脉中脘一穴，足阳明经三里二穴。次上廉二穴，在三里下三寸，举足取之。针入三分。次下廉二穴，在上廉下三寸，当举足取之。针入八分。气冲二穴，一名气街。

治伤寒四肢热不已：泻手太阴经云门二穴，在结喉下四寸，两

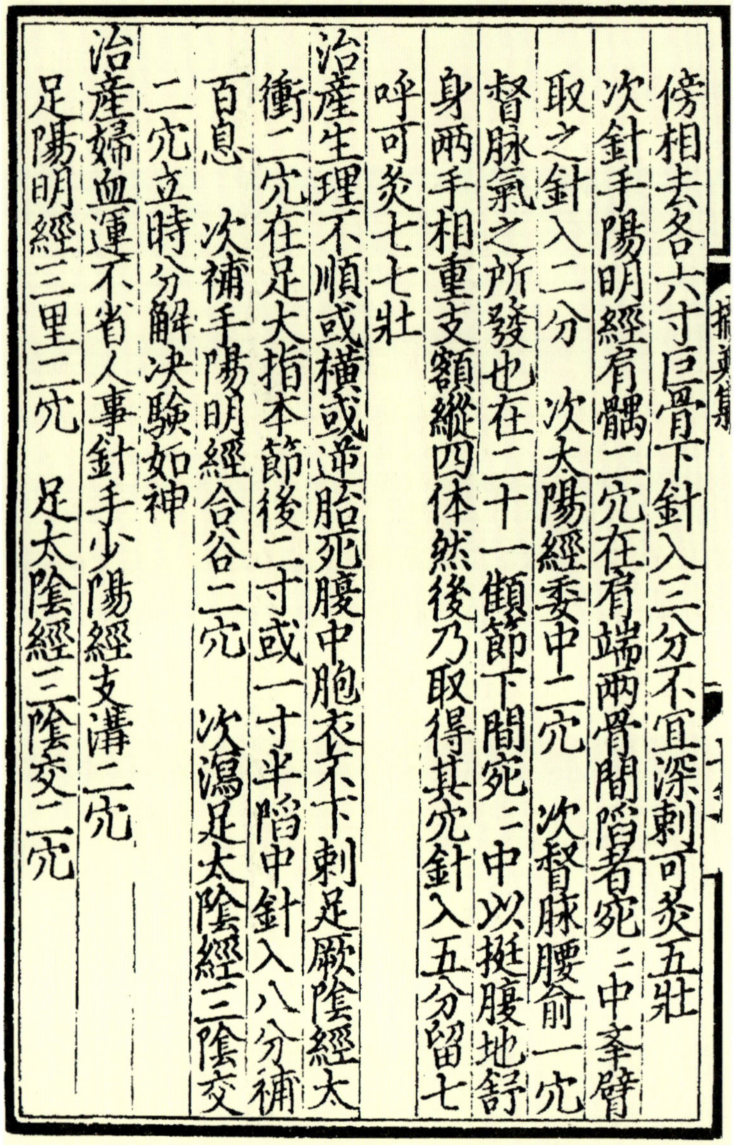
傍相去各六寸巨骨下針入三分不宜深刺可灸五壯
次針手陽明經肩髃二穴在肩端兩骨間陷者宛宛中舉臂
取之針入二分　次太陽經委中二穴　次督脉腰俞一穴
督脉氣之所發也在二十一顀節下間宛宛中以挺腹地舒
身兩手相重支額縱四体然後乃取得其穴針入五分留七
呼可灸七七壯
治產生理不順或横或逆胎死腹中胞衣不下刺足厥陰經太
衝二穴在足大指本節後二寸或一寸半陷中針入八分補
百息　次補手陽明經合谷二穴　次瀉足太陰經三陰交
二穴立時分解決驗如神
治產婦血運不省人事針手少陽經支溝二穴
足陽明經三里二穴　足太陰經三陰交二穴

旁相去各六寸巨骨下。针入三分，不宜深刺，可灸五壮。次针手阳明经肩髃二穴，在肩端两骨间陷者宛宛中，举臂取之。针入二分。次太阳经委中二穴。次督脉腰俞一穴，督脉气之所发也。在二十一椎节下间宛宛中，以挺腹地舒身，两手相重支额，纵四体，然后乃取得其穴。针入五分，留七呼，可灸七七壮。

治产生理不顺，或横或逆，胎死腹中，胞衣不下：刺足厥阴经太冲二穴，在足大指本节后二寸，或一寸半陷中。针入八分，补百息。次补手阳明经合谷二穴。次泻足太阴经三阴交二穴，立时分解，决验如神。

治产妇血运不省人事：针手少阳经支沟二穴，足阳明经三里二穴，足太阴经三阴交二穴。

治婦人經血過多不止并崩中者毫針刺足太陰經三陰交二穴　次針足厥陰經行間二穴　次足少陽經通里二穴在足小指間上二寸骨罅間針入二分各灸二七壯凡灸虛則炷火自滅实則灸火吹滅

治產子上逼心病人正坐用人抱頭抱腰微偃以毫針刺任脉巨闕一穴舉手下針刺至即止令人立甦不悶　次針補手陽明經合谷二穴　瀉足太陰經三陰交二穴應針而落如子手掬心生下手心內有針痕如子頂母心向前人中有針痕向後枕骨上有針痕是驗

治女子漏下不止刺足太陰經三陰交二穴　足厥陰經太衝二穴並止

治婦人經脉不通刺手陽明經曲池二穴　手少陽經支溝二

治妇人经血过多不止并崩中者：毫针刺足太阴经三阴交二穴。次针足厥阴经行间二穴。次足少阳经通里[1]二穴，在足小指间上二寸骨罅间。针入二分，各灸二七壮。凡灸虚则炷火自灭，实则灸火吹灭。

治产子上逼心：病人正坐，用人抱头抱腰微偃，以毫针刺任脉巨阙一穴。举手下针，刺至即止，令人立苏不闷。次针补手阳明经合谷二穴，泻足太阴经三阴交二穴，应针而落。如子手掬心，生下手心内有针痕；如子顶母心，向前人中有针痕，向后枕骨上有针痕，是验。

治女子漏下不止：刺足太阴经三阴交二穴，足厥阴经太冲二穴，并止。

治妇人经脉不通：刺手阳明经曲池二穴、手少阳经支沟二

①通里：足少阳经无“通里”穴，疑为足太阳经之通谷穴。

穴　足陽明經三里二穴　足太陰經三陰交二穴　如經脉壅塞不通者瀉之立通如經脉虚耗不行者補之經脉益盛即通行矣

治婦人墮胎後手足逆冷刺少陽經肩井二穴立愈

治蝎螫不可忍者詳其經絡部分逆順蹙氣毫針刺之

其針呪過呪曰天靈節榮願保長生太玄之一守其眞形藏府神君各保安寧神針欲下萬毒潛形急急如律令攝凡針呪之其病速愈默念一遍吹一口氣於針上刺之

治急食不通并傷寒水結刺手陽明經三間二穴下針至合谷穴三補三瀉候腹中通出針　次取足太陽經承山二穴在兊腨腸下分肉之間陷中針入七分瀉之

治閃著腰疼錯出氣腰疼及本藏氣虚以圓利針刺任脉氣海

穴，足阳明经三里二穴，足太阴经三阴交二穴。如经脉壅塞不通者，泻之立通；如经脉虚耗不行者，补之经脉益盛即通行矣。

治妇人堕胎后手足逆冷：刺少阳经肩井二穴，立愈。

治蝎螫不可忍者：详其经络部分逆顺，蹙气毫针刺之。

其针咒过，咒曰：天灵节荣，愿保长生，太玄之一，守其真形，脏腑神君，各保安宁，神针欲下，万毒潜形。急急如律令摄。凡针咒之，其病速愈。默念一遍，吹一口气于针上刺之。

治急食不通，并伤寒水结：刺手阳明经三间二穴。下针至合谷穴，三补三泻，候腹中通出针。次取足太阳经承山二穴，在兑腨肠下分肉之间陷中。针入七分泻之。

治闪着腰疼，错出气，腰疼及本脏气虚：以圆利针刺任脉气海

一穴肥人針入一寸瘦人針入五分三補三瀉令人覔臍上
或臍下滿腹生痛停針候二十五息左手重按其穴右手進
針三息又停針二十五息依前進針令人覔從外腎熱氣上
入小腹滿肚出針神妙
治頭風面腫項强不得廻顧刺手少陽經天牖二穴在頸筋缺
盆上天容後天柱前完骨下髮際上針入五分留七呼不宜
補亦不宜灸若灸之面腫眼合取足太陽經譩譆二穴在背
俞部第三行肩髆內廉俠第六顀下兩傍相去各三寸正坐
取之足太陽脉之所發也針入六分留三呼瀉五吸後針天
牖風池其病即差若不先針譩譆即難瘳其疾也此者久病
流注之法今舉此爲例學者宜須審詳
治小腸氣以毫針刺足厥陰經行間二穴　足陽明經三里二

一穴。肥人针入一寸，瘦人针入五分，三补三泻，令人觉脐上或脐下满腹生痛停针，候二十五息，左手重按其穴，右手进针三息。又停针二十五息，依前进针，令人觉从外肾热气上入小腹满肚出针，神妙。

治头风面肿，项强不得回顾： 刺手少阳经天牖二穴，在颈筋缺盆上天容后，天柱前，完骨下，发际上。针入五分，留七呼，不宜补，亦不宜灸。若灸之，面肿眼合，取足太阳经噫嘻二穴，在背俞部第三行肩髆内廉，夹第六椎下两旁相去各三寸，正坐取之，足太阳脉之所发也。针入六分，留三呼，泻五吸。后针天牖、风池，其病即瘥。若不先针噫嘻即难瘳其疾也。此者久病流注之法，今举此为例，学者宜须审详。

治小肠气： 以毫针刺足厥阴经行间二穴、足阳明经三里二

穴

治脉微細不見或時无脉者以圓利針刺足少陰經復溜二穴

在內踝上二寸陷中針至骨順針往下刺之候廻陽脉生大

乃出針

鍼經摘英集

穴。

治脉微细不见或时无脉者：以圆利针刺足少阴经复溜二穴，在内踝上二寸陷中。针至骨顺针往下刺之，候回阳脉生大，乃出针。

针经摘英集

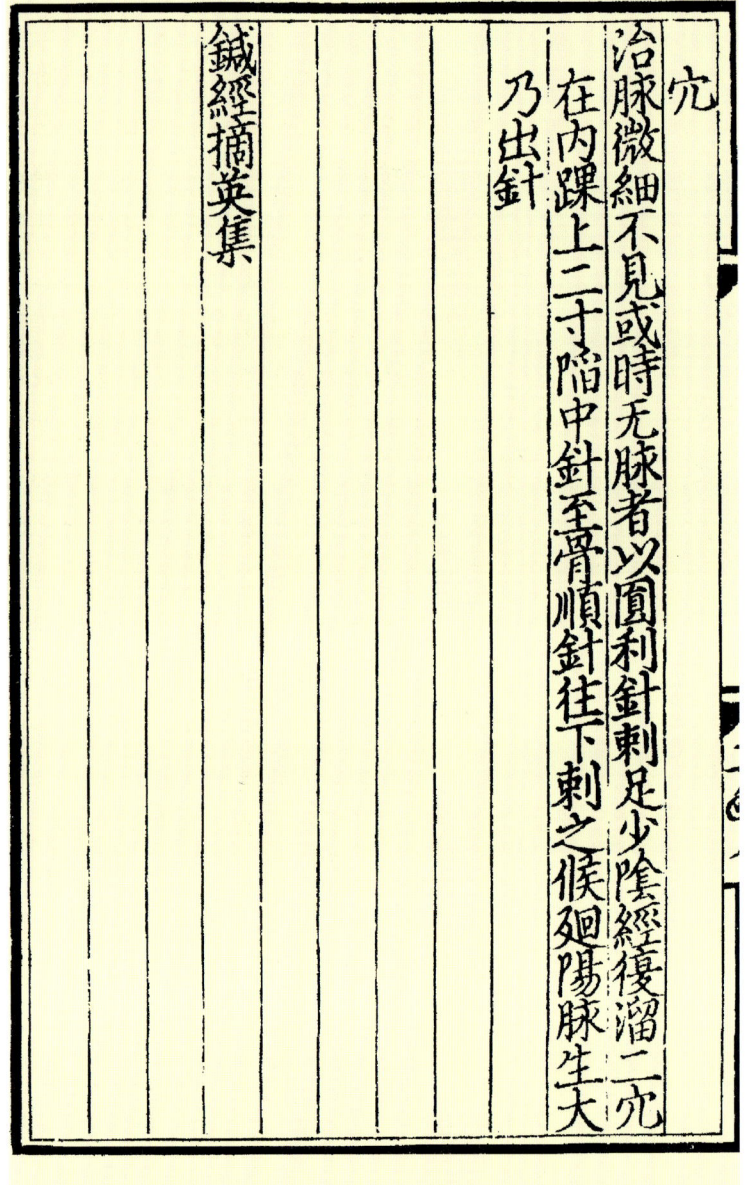

针灸经验方

[朝鲜] 许任 编纂 王旭东 校录

朝鲜仁祖二十二年刻本

《针灸经验方》不分卷，成书于朝鲜仁祖二十二年（1644）。本书在朝鲜半岛地位甚高，朝中社2020年11月27发文，称该书是朝鲜“最初的针灸学专业书籍……清楚地反映了当时我国（朝鲜）针灸学的发展面貌，并为此后的针灸学发展做出了贡献”。作者许任（1570—1647），高丽医学家，出身低贱，但立志医术，专研针灸，成为仁祖太医。其针术高明，“平生所救活指不胜屈，间多起死之效。名声动一时，刺家之流推以为宗”。许氏在长期医学活动中总结针灸理论和经验，纂成此书。该书以中国针灸书《神应经》为基础，参考《针灸资生经》，结合自身临床经验，依次介绍讹穴（易错之穴）、脏腑和经络穴位关系、十二经抄穴和各类穴位（共138穴）、针灸法（含禁忌）、病证诊疗等内容，其个人经验多见于腧穴下“刺灸法”中。作者以便览形式汇总各种疾病治疗，尤为适合临床。成书后广泛流传，现可见多种刻本、钞本和以其他书名之钞本、印本，如《针灸法》《针经正宗》《医学针灸》等，均为本书。日本曾多次刻板翻印。我国清中期针灸书《勉学堂针灸集成》曾大量抄录本书内容。今以朝鲜仁祖二十二年（1644）刻本影印校录出版。

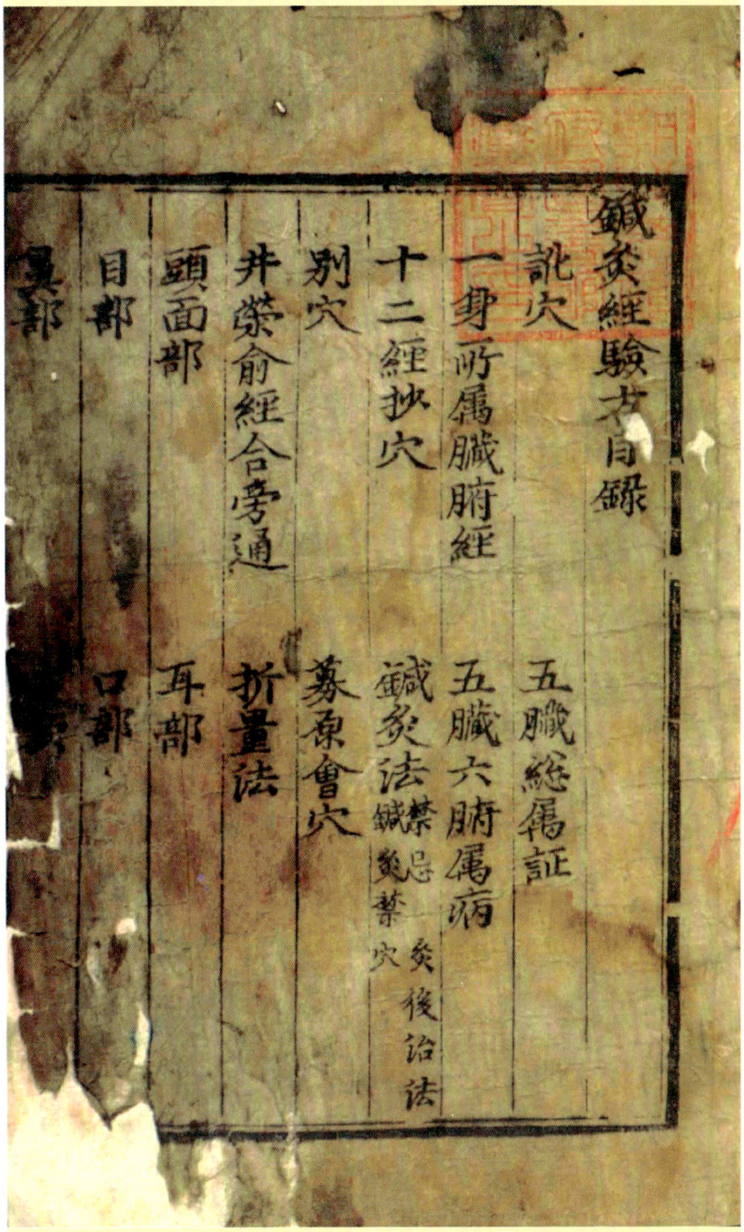
鍼灸經驗方目錄
訛穴
五臟總屬証
一身所屬臟腑經
五臟六腑屬病
十二經抄穴
鍼灸法 禁忌 灸後治法 鍼灸禁穴
別穴
募原會穴
井滎俞經合旁通
折量法
頭面部
耳部
目部
口部
鼻部

针灸经验方目录

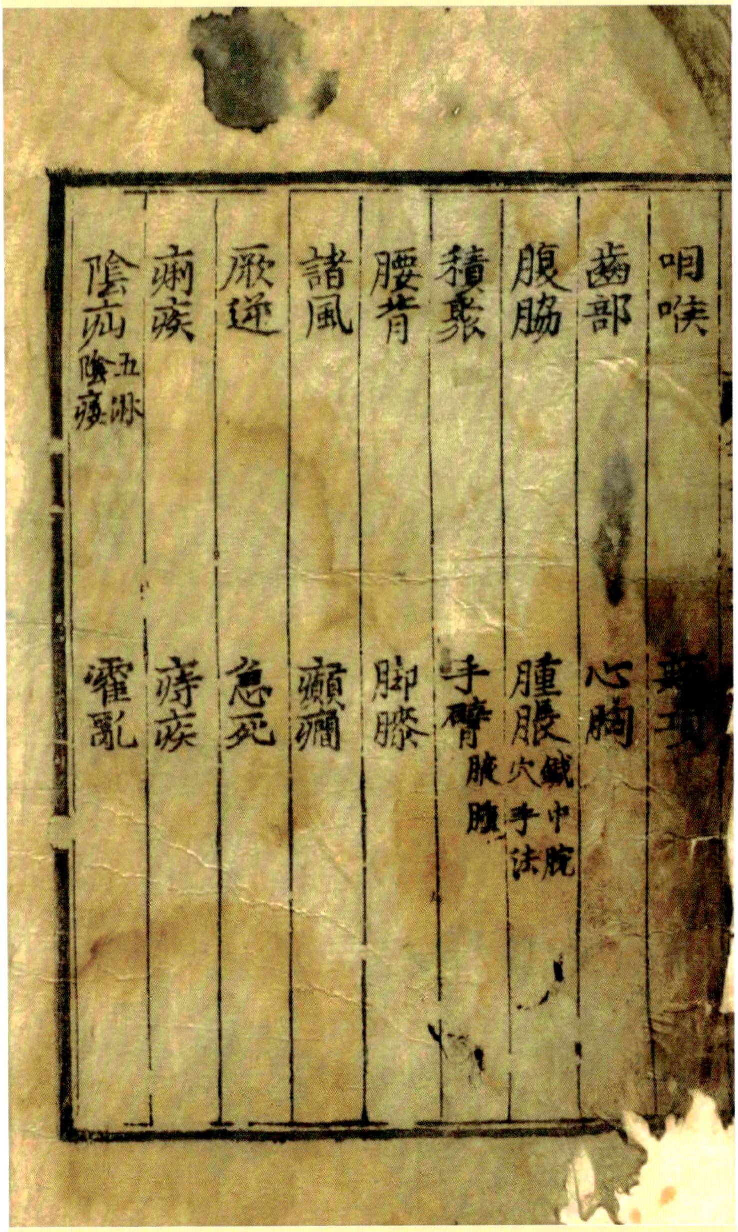

咽喉
颊项
齿部
心胸
腹胁
肿胀针中脘穴手法
积聚
手臂腋肿
腰背
脚膝
诸风
癫痫
厥逆
急死
痢疾
痔疾
阴疝五淋　阴痿
霍乱

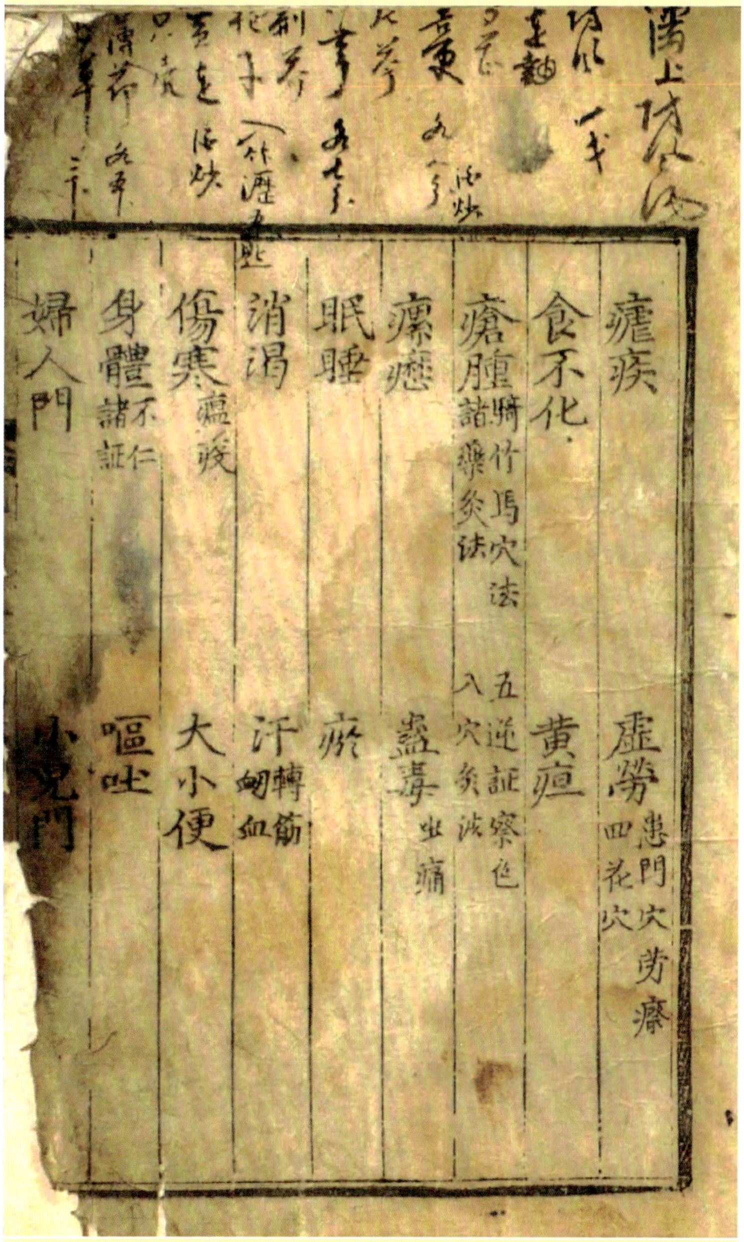
癰疾　虛勞患門穴　勞瘵四花穴
食不化　黃疸
瘡腫騎竹馬穴法　諸藥灸法　五逆證察色　八穴灸法
瘰癧　蠱毒虫痛
眠睡　瘀
消渴　汗轉筋　衄血
傷寒瘟疫　大小便
身體不仁諸證　嘔吐
婦人門　小兒門

鍼灸擇日

针灸择日

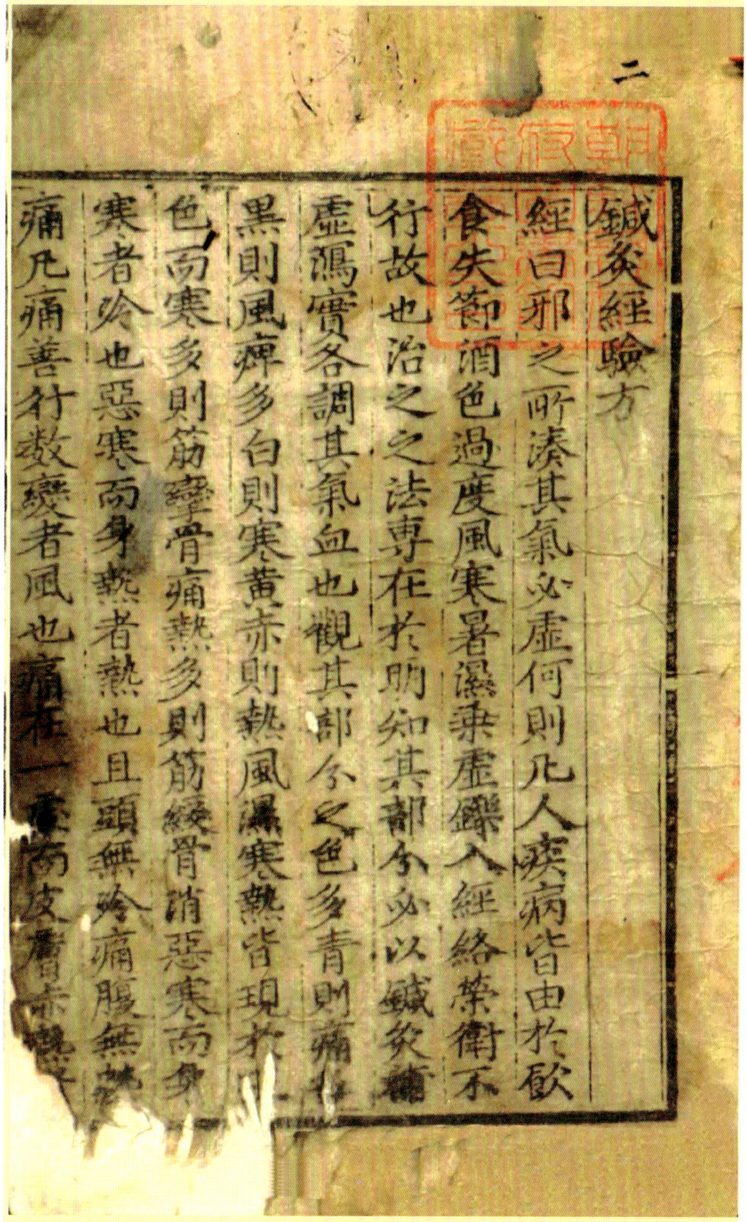
二

鍼灸經驗方

經曰邪之所湊其氣必虛何則凡人疾病皆由於飲食失節酒色過度風寒暑濕乘虛鑠入經絡榮衛不行故也治之之法專在於明知其部分必以鍼灸補虛瀉實各調其氣血也觀其部分之色多青則痛多黑則風痺多白則寒黃赤則熱風濕寒熱皆現於五色而寒多則筋攣骨痛熱多則筋緩骨消惡寒而身寒者冷也惡寒而身熱者熱也且頭無冷痛腹無熱痛凡痛善行數變者風也痛在一處而皮膚赤熱者

针灸经验方序

经曰：邪之所凑，其气必虚。何则？凡人疾病，皆由于饮食失节，酒色过度，风寒暑湿，乘虚铄入经络，荣卫不行故也。治之之法，专在于明知其部分，必以针灸补虚泻实，各调其气血也。观其部分之色，多青则痛，多黑则风痹，多白则寒，黄赤则热。风湿寒热，皆现于五色。而寒多则筋挛骨痛，热多则筋缓骨消。恶寒而身寒者，冷也；恶寒而身热者，热也。且头无冷痛，腹无热痛。凡痛，善行数变者，风也；痛在一处而皮肤赤热者[1]，

①者：底本版蚀，据朝鲜古抄本《针经正宗》补。以下凡版蚀阙字者均据此补录，不再出注。

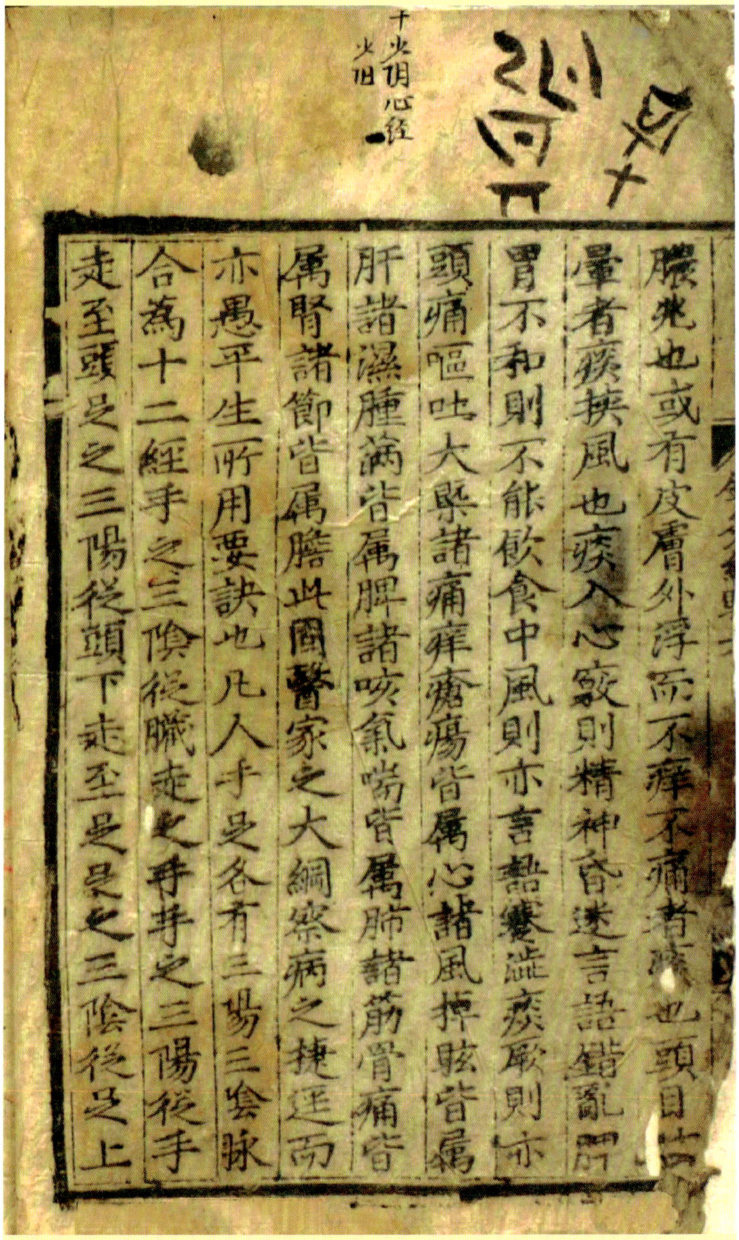
膿兆也或有皮膚外浮而不痒不痛者痰也頭目眩暈者痰挾風也痰入心竅則精神昏迷言語錯亂脾胃不和則不能飲食中風則言語蹇澁痰厥則亦頭痛嘔吐大槩諸痛痒瘡瘍皆屬心諸風掉眩皆屬肝諸濕腫滿皆屬脾諸咳氣喘皆屬肺諸筋骨痛皆屬腎諸節皆屬膽此固醫家之大綱察病之捷逕而亦愚平生所用要訣也凡人手足各有三陽三陰脉合爲十二經手之三陰從臟走之手手之三陽從手走至頭足之三陽從頭下走至足足之三陰從足之上

脓兆也。或有皮肤外浮而不痒不痛者，痰也；头目眩晕者，痰挟风也。痰入心窍，则精神昏迷，言语错乱，脾胃不和，则不能饮食。中风则言语謇涩，痰厥则亦头痛呕吐。大概诸痛痒疮疡皆属心，诸风掉眩皆属肝，诸湿肿满皆属脾，诸咳气喘皆属肺，诸筋骨痛皆属肾，诸节皆属胆。此固医家之大纲，察病之捷径，而亦愚平生所用要诀也。凡人手足，各有三阳三阴脉，合爲十二经。手之三阴，从脏走之手；手之三阳，从手走至头；足之三阳，从头下走至足；足之三阴，从足上

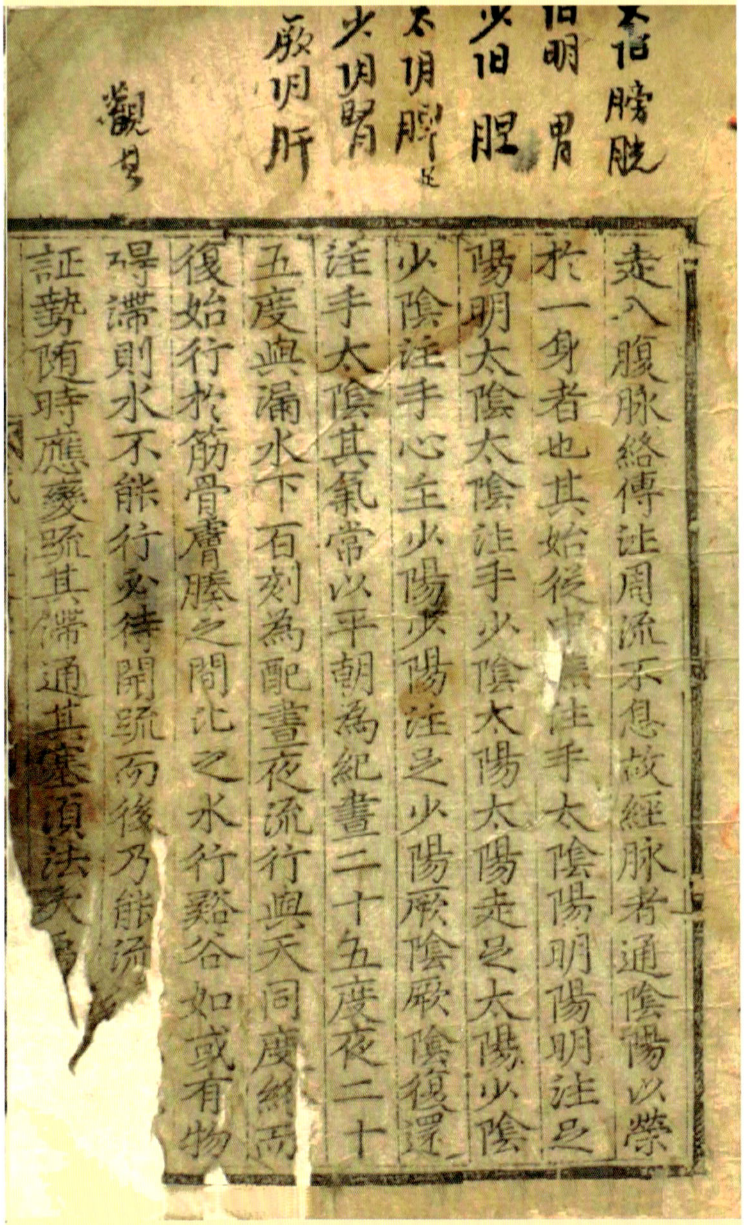

走入腹。脉络传注，周流不息，故经脉者，通阴阳以荣于一身者也。其始从中焦注手太阴、阳明，阳明注足阳明、太阴，太阴注手少阴、太阳，太阳走足太阳、少阴，少阴注手心主、少阳，少阳注足少阳、厥阴，厥阴复还注手太阴。其气常以平朝为纪，昼二十五度，夜二十五度，与漏水下百刻为配。昼夜流行，与天同度，终而复始，行于筋骨肤膝之间。比之水行溪谷，如或有物碍滞，则水不能行，必待开疏，而后乃能流行也，观其证势，随时应变，疏其滞，通其塞，须法大禹开川导水

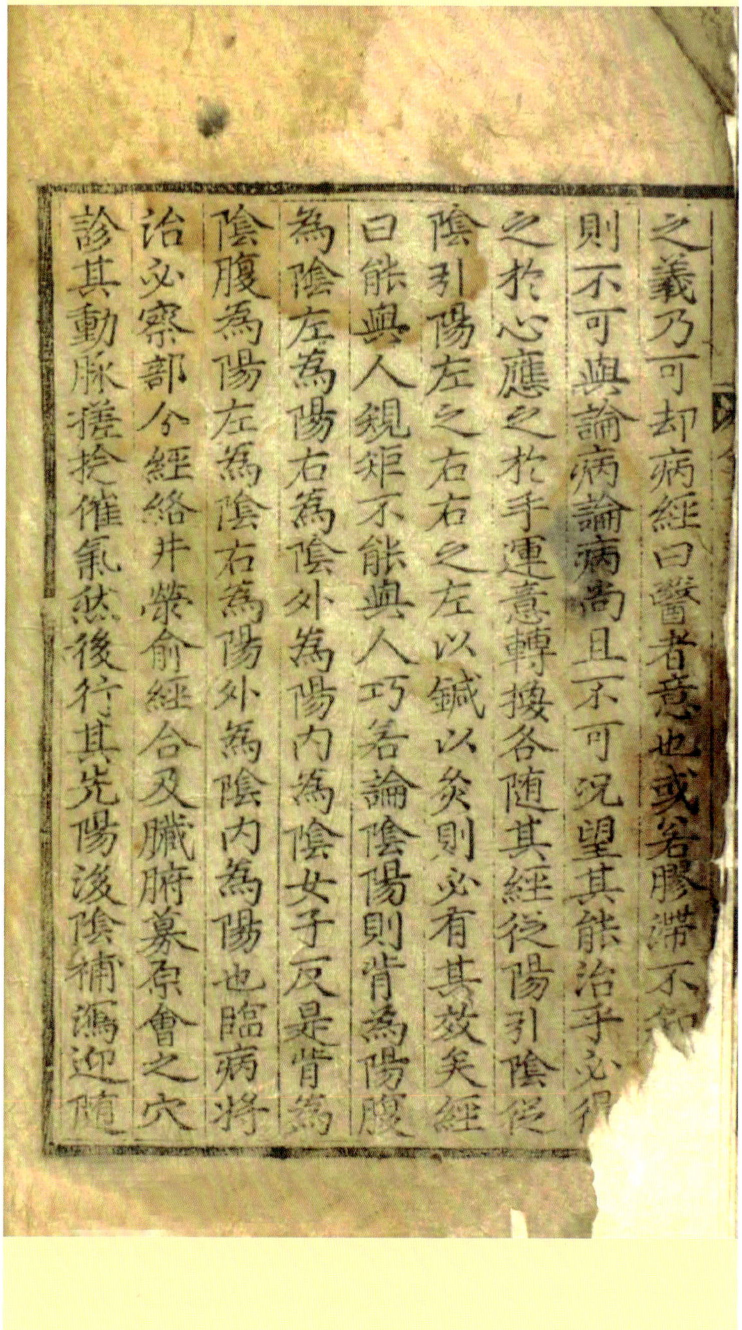
之義乃可却病經曰醫者意也或若膠滯不知則不可與論病論病尚且不可況望其能治乎必得之於心應之於手運意轉換各隨其經從陽引陰從陰引陽左之右右之左以鍼以灸則必有其效矣經曰能與人規矩不能與人巧若論陰陽則背為陽腹為陰左為陽右為陰外為陽内為陰女子反是背為陰腹為陽左為陰右為陽外為陰内為陽也臨病將治必察部分經絡井滎俞經合及臟腑募原會之穴診其動脉撦捻催氣然後行其先陽後陰補瀉迎隨

之义，乃可却病。经曰：医者，意也。或若胶滞，不知变化，则不可与论病。论病尚且不可，况望其能治乎？必得之于心，应之于手，运意转换，各随其经，从阳引阴，从阴引阳，左之右，右之左，以针以灸，则必有其效矣。经曰：能与人规矩，不能与人巧。若论阴阳，则背为阳，腹为阴；左为阳，右为阴；外为阳，内为阴。女子反是，背为阴，腹为阳；左为阴，右为阳；外为阴，内为阳也。临病将治，必察部分经络，井荥俞经合，及脏腑募原会之穴。诊其动脉，搓捻催气，然后行其先阳后阴，补泻迎随

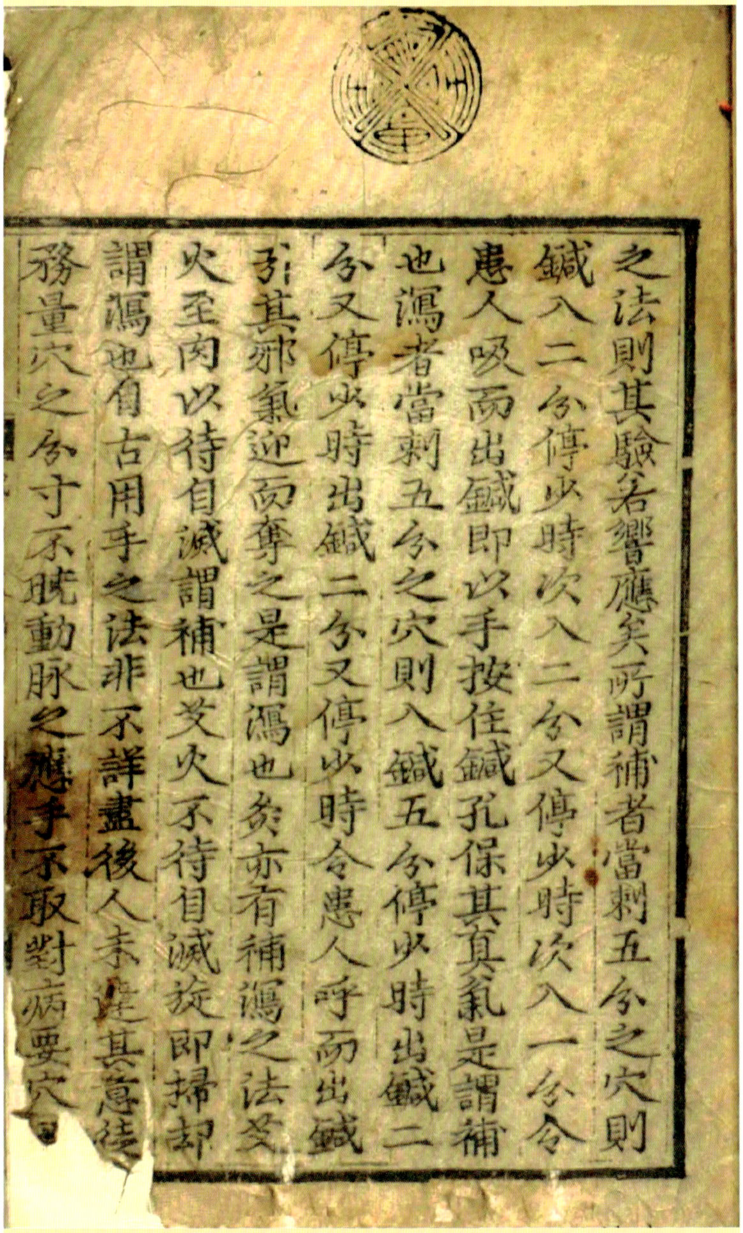

之法，则其验若响应矣。所谓补者，当刺五分之穴，则针入二分，停少时，次入二分，又停少时，次入一分，令患人吸而出针，即以手按住针孔，保其真气，是谓补也。泻者，当刺五分之穴，则入针五分，停少时出针二分，又停少时，出针二分，又停少时，令患人呼而出针，引其邪气，迎而夺之，是谓泻也。灸亦有补泻之法：艾火至肉，以待自灭，谓补也；艾火不待自灭，旋即扫却，谓泻也。自古用手之法，非不详尽，后人未达其意，徒务量穴之分寸，不晓动脉之应手，不取对病要穴，而

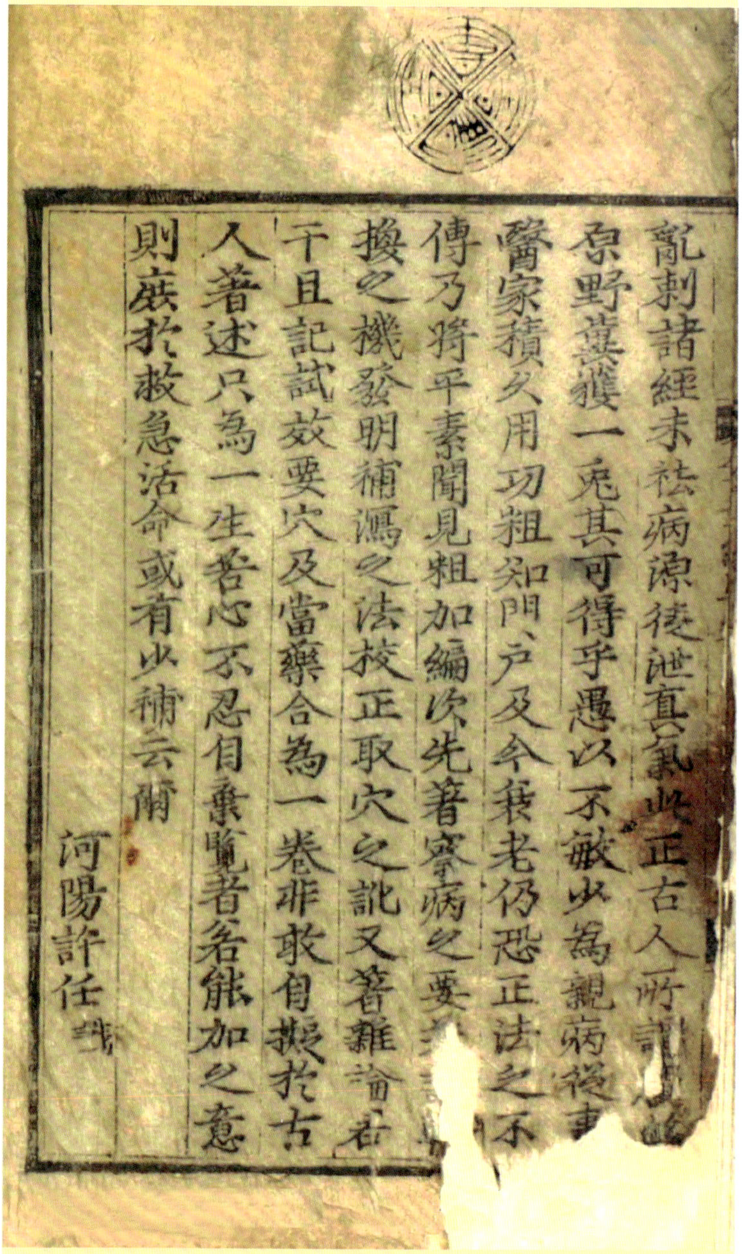

乱刺诸经，未祛病源，徒泻真气，此正古人所谓广络原野，冀获一兔，其可得乎？愚以不敏，少为亲病，从事医家，积久用功，粗知门户。及今衰老，仍恐正法之不传，乃将平素闻见，粗加编次，先著察病之要，并论转换之机，发明补泻之法，校正取穴之讹。又著杂论若干，且记试效要穴及当药，合为一卷。非敢自拟于古人著述，只为一生苦心，不忍自弃。览者若能加之意，则庶于救急活命，或有少补云尔。

河阳许任识

訛穴

小商（銅曰在手大指端内側去爪甲角如韭葉有大小而俗取爪甲距肉如綫而不察爪甲角距肉三分許與萁一節橫紋頭相直手足指端悉皆倣此）

合谷二穴（銅曰在手大指次指岐骨間陷中而俗抑度陽明經之所屬妄徙食指偏取陷中不察岐骨間陷中）

肩井二穴（銅曰在肩上陷缺盆上大骨前一寸半以三指按取之當中指下陷者是俗不察自肩上橫大骨端按三指巧尋髆上誤也）

神門二穴（銅曰在掌後銳骨端陷中而俗不分陰陽經之屬抑徙表腕鋭骨端幾至橫杷太陽少陽經正所謂毫釐之差千里之謬也）

絶骨二穴（銅曰在足外踝上三寸以絶朧處為穴而俗徙取絶朧骨上不察脈行於絶朧向前骨肉之隙）

三里二穴（銅曰在膝蓋下三寸䯒骨外廉兩筋間陷中按揮云膝蓋下三寸䯒外廉自骨邊橫量一寸上太冲脉不動是可驗矣而俗徙取䯒外廉陷中不督其在兩筋間陷中）

（該的兩筋間陷中以手按兩筋間則足跗）

五臟總屬証

諸痛痒瘡瘍皆屬心（汗者心之主在内為血在外為汗濕熱相撲而為汗）諸風掉眩皆屬肝（髮者肝之葉血者肝之液）

（筋者血之餘爪者骨之餘）諸濕腫滿皆屬脾諸咳氣喘皆屬肺諸筋骨痛皆屬腎諸節皆屬

膽（骨者腎之精齒者骨之餘）五心謂手足掌及心臟

讹穴[1]

少商二穴[2]：《铜》曰：在手大指端内侧去爪甲角如韭叶。所谓韭叶[3]有大小。而俗取爪甲距肉如丝，而不察爪甲角距肉三分许，与第一节横纹头相直。手足指端悉皆仿此。

合谷二穴：《铜》曰：在手大指、次指歧骨间陷中。而俗抑度阳明经之所属，妄从食指偏取陷中，不察歧骨间陷中。

肩井二穴：《铜》曰：在肩上陷缺盆上，大骨前一寸半，以三指按取之，当中指下陷者是。俗不察自肩上横大骨端，按三指巧寻髆上，误也。

神门二穴：《铜》曰：在掌后锐骨端陷中。而俗不分阴阳经之属，抑从表腕锐骨端，几至横犯太阳、少阳经。正所谓毫厘之差，千里之谬也。

绝骨二穴：《铜》曰：在足外踝上三寸，必以绝垄处为穴。而俗从取绝垄骨上，不察脉行于绝垄，向前骨肉之隙。

三里二穴：《铜》曰：在膝盖下三寸胻骨外廉两筋间陷中。〇《发挥》云：膝盖下三寸胻外廉，自骨边横量一寸。该的两筋间陷中，以手按两筋间，则足跗上太冲脉不动，是可验矣。而俗从取胻外廉陷中，不察其在两筋间陷中。

五脏总属证

诸痛痒疮皆[4]属心：汗者，心之主。在内为血，在外为汗。湿热相扑而为汗。

诸风掉眩皆属肝：发者，肝之叶；血者，肝之液；筋者，血之余；爪者，骨之余。

诸湿肿满皆属脾。

诸咳气喘皆属肺。

诸筋骨痛皆属肾：骨者，肾之精；齿者，骨之余。[5]

诸节皆属胆。

五心，谓手足掌及心脏。

---

①讹穴：底本脱简缺页，本页及下页书影及校录文字均据《针经正宗》配补。
②二穴：原无，据以下诸穴体例补。
③所谓韭叶：此四字原无，语意不顺，据古钞本《针灸法》补。
④皆：此上原有“疡”字，据《素问·至真要大论》删。
⑤骨者……骨之余：此十字原错置于下文“诸节皆属胆之后”，据《勉学堂针灸集成》卷一乙正。

一身所屬臟腑經

頭屬督脈膀胱經膽經胃經　顙屬督脈膀胱經肝經　目屬肝經白睛屬肺瞳人屬腎大小眥屬心上下胞屬脾胃黑睛及大腸外

眥屬膽經及小腸　面屬心與大腸及胃　耳屬腎與小腸三焦經　鼻屬肺與督脈　口屬脾臟　齒屬腎臟上齗及唇屬胃下齗及唇

屬大腸　上腭屬胃　舌屬心腎肝經　喉嚨屬胃腎心經　腦屬上焦肺心包任脈　腹屬中焦脾肝腎經任脈　小腹屬下焦

肝腎經　脇屬肝膽經　背屬膀胱督脈　肩屬大小腸三焦經　腰屬腎與肝臟　四肢屬脾胃　肌肉屬主脾　皮毛屬

主肺　聲音主肺　九竅屬心臟

五臟六腑屬病　五臟病名　治五臟俞

肺屬病　肺脹滿而喘咳缺盆中痛甚則交兩手而瞀是謂臂厥症也煩心胸滿臑臂內前廉痛掌中熱氣盛有背痛汗出中風小便數而欠氣虛則肩背痛寒少寒氣不足而息尿色疫遺矢無度數也

大腹屬　齒痛頸腫是主津所生病目黃口乾鼽衄喉痺肩前臑痛手大指次指不用陽氣盛陰氣

足則當脈所過者熱腫盛陽不足則寒慄也　胃屬　振寒善伸數欠顏黑惡人聞木音則驚惕心動欲獨閉戶牖而處甚則登高而歌棄

一身所属脏腑经

头属督脉、膀胱经。　颡属督脉、肝经、膀胱经。　腹属中焦、脾、肝、肾经、任脉。　目属肝经。白睛属肺，瞳子属肾，大小眦皆属心，上下胞属脾胃①，黑睛属肝，黑白间属脾，内眦属膀胱、大肠②；外眦属胆经及小肠。　面属心与大肠、胃。　耳属肾与小肠、三焦经。　鼻属肺与督脉。　口属脾脏。　齿属脏肾。上齿及唇属胃，下齿及唇属大肠。　上颚属胃。　舌属心、肾、脾③经。　喉咙属胃、心、肾经。　胸属上焦、肺、心包、任脉。　腹属中焦、脾、肝、肾经、任脉。　小腹属下焦、肝、肾经。　胁属肝、胆经。　背属膀胱、督脉。　肩属大小肠、三焦经。　腰属肾、肝脏。　四肢属脾、胃。　肌肉属主脾。　皮毛属主肺。　声音主肺。　九窍属心脏④。

五脏六腑属病五脏病各治五脏愈

肺属病：肺脏满而喘咳，缺盆中痛，甚则交两手而瞀，是谓臂厥证也。烦心胸满，臑臂⑤内前廉痛，掌中热。气盛则⑥肩背痛，汗出，中风，小便数而欠。气虚则肩背痛寒，少气⑦不足而息，尿色变，遗屎无度数也。

大肠属病⑧：齿痛颊肿，是主津所生病⑨。目黄，口干，鼽衄，喉痹，肩前臑痛，手大指、次指不用。阳气盛，阴气不足，则当脉所过者热肿；阴盛，阳不足，则寒栗也。

胃属：振寒，善伸数欠，颜黑，恶人与火⑩，闻木音则惊。阳心动领，独闭户牖而处，甚则登高而歌，弃

①上下胞属脾胃：此六字原无，据《针灸法》补。
②黑白间属脾，内眦属膀胱、大肠。
③脾：原作“肝”，据《勉学堂针灸集成》卷一改。
④心脏：此下《针灸法》有“项属胃经胆经”六字。
⑤臂：原作“肾”，据《勉学堂针灸集成》卷一改。
⑥则：原无，据《勉学堂针灸集成》卷一补。
⑦气：此上原有“寒”字，据《勉学堂针灸集成》卷一删。
⑧大肠属病：“肠”原作“腹”，“病”字原无，据《勉学堂针灸集成》卷一改、补。
⑨病：原作“痛”，据《勉学堂针灸集成》卷一改。
⑩与火：此二字原无，据《素问·阳明脉解篇》补。

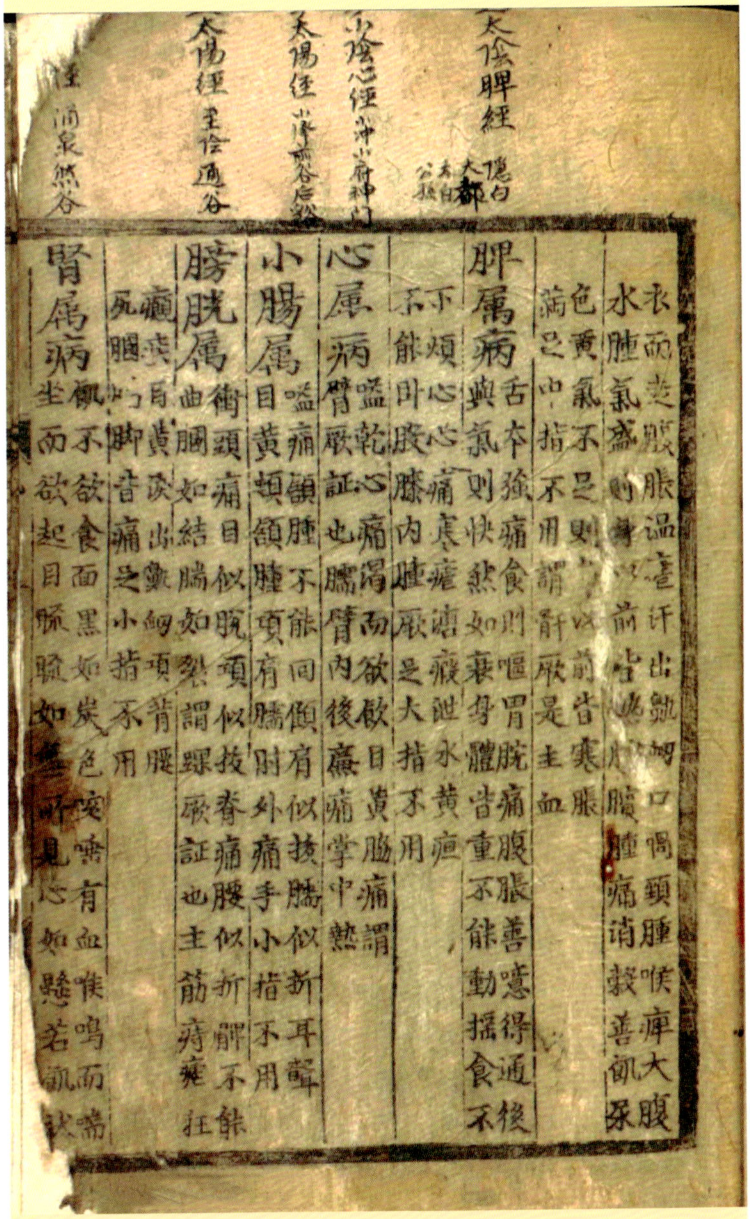

衣而走。腹胀，湿瘟汗出，鼽衄，口㖞，颈肿喉痹，大腹水肿。气盛则身以前皆热，膝髌肿痛，消谷善饥，尿色黄；气不足，则身以前皆寒，胀满，足中指不用，谓骭厥，是主血。

脾属病：舌本强痛，食则呕，胃脘痛，腹胀善噫，得通后与气则快然如衰，身体皆重，不能动摇，食不下，烦心，心痛，寒疟，溏瘕泄水，黄疸，不能卧，股膝内肿厥，足大指不用。

心属病：嗌干，心痛，渴而欲饮，目黄胁痛，谓肩厥证也。臑臂内后廉痛，掌中热。

小肠属：嗌痛，颔肿不能回顾，肩似拔，臑似折，耳聋目黄，颊颔肿，项肩臑肘外痛，手小指不用。

膀胱属：冲头痛，目似脱，项似拔，脊痛，腰似折，髀不能曲，腘如结，腨如裂，谓踝厥证也。主筋，痔、疟、狂，癫疾，目黄泪出，鼽衄，项背腰尻腘腨脚皆痛，足小指不用。

肾属病：饥不欲食，面黑如炭色，咳喘有血，喉鸣而喘，坐而欲起，目䀮䀮如无所见，心如悬，若饥状，

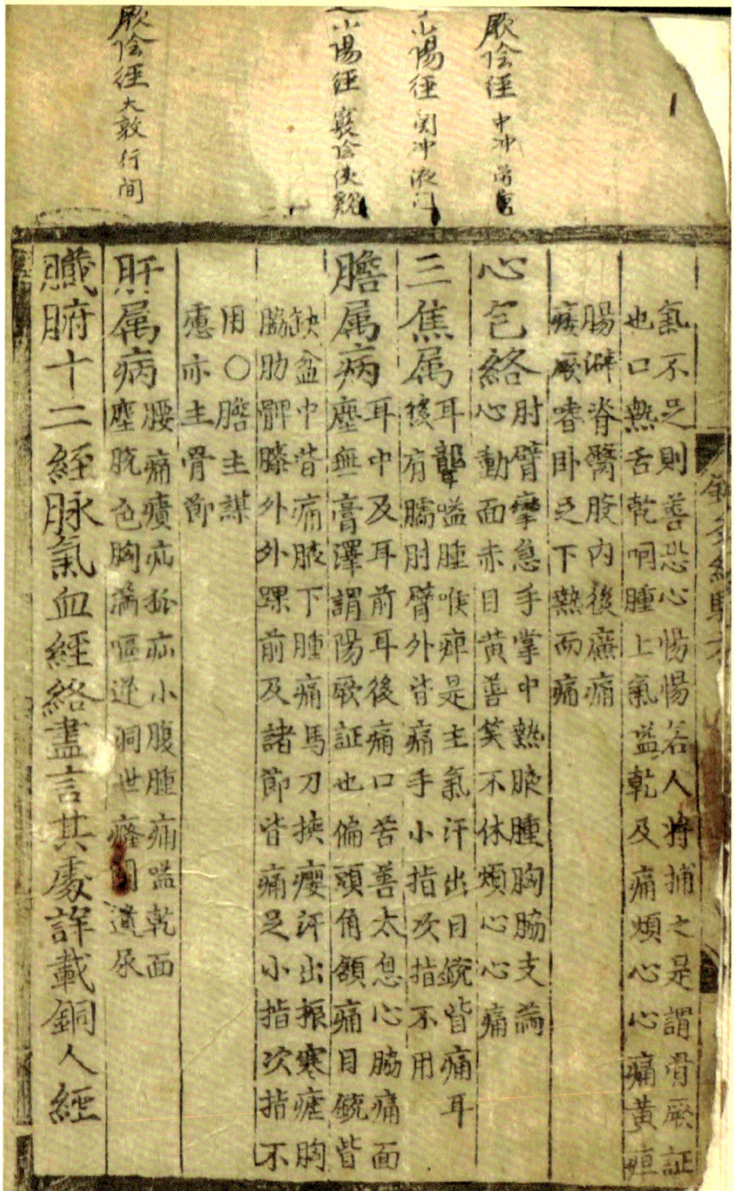

气不足则善恐，心惕惕，若人将捕之，是谓骨厥证也。口热舌干，咽肿上气，嗌干，及痛烦心，心痛。黄疸，肠澼，脊臀股内后廉痛，痿厥，嗜卧，足下热而痛。

心包络：肘臂挛急，手掌中热，腋肿，脑胁支满，心动面赤，目黄，善笑不休，烦心，心痛。

三焦属：耳聋，嗌肿，喉痹，是主气，汗出，目锐背痛，耳后、肩臑、肘臂外皆痛，手小指、次指不用。

胆属病：耳中及耳前、耳后痛，口苦善太息，心胁痛，面尘无膏泽，谓阳厥证也。偏头角颌痛，目锐眦、缺盆中皆痛，腋下肿痛，马刀挟瘿，汗出振寒，疟，胸胁肋髀膝外、外踝前及诸节皆痛，足小指、次指不用。〇胆主谋虑，亦主骨节。

肝属病：腰痛，癀疝，狐疝，小腹肿痛，嗌干，面尘脱色，胸满呕逆，洞泄，癃闭，遗尿。

脏腑十二经脉气血经络尽言其处，详载《铜人经》。

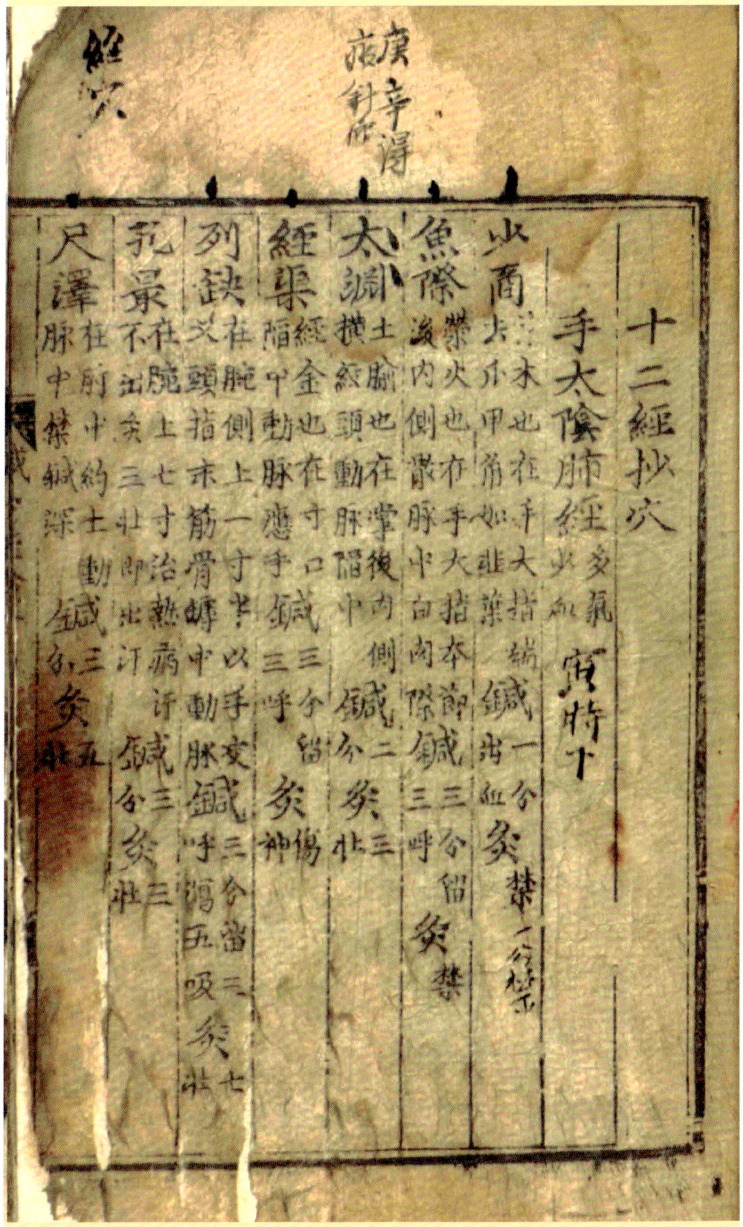

十二经抄穴

手太阴肺经多气少血

少商：井，木也。在手大指端，去爪甲角如韭叶。针一分，出血，灸禁。

鱼际：荥，火也。在手大指本节后内侧散脉中白肉际。针三分，留三呼。灸禁。

太渊：腧，土[1]也。在掌后内侧横纹头动脉陷中。针二分，灸三壮。

经渠：经，金也。在寸口陷中动脉应手。针三分，留三呼。灸伤神。

列缺：在腕侧上一寸半，以手交叉头指末，筋骨罅中动脉。针三分，留三呼，泻五吸，灸七壮。

孔最：在腕上七寸。治热病汗不出，灸三壮即出汗。针三分，灸三壮。

尺泽：在肘中约上动脉中，禁针深。针三分，灸五壮。

---

①腧，土：原倒作"土，腧"，据上文体例乙正。

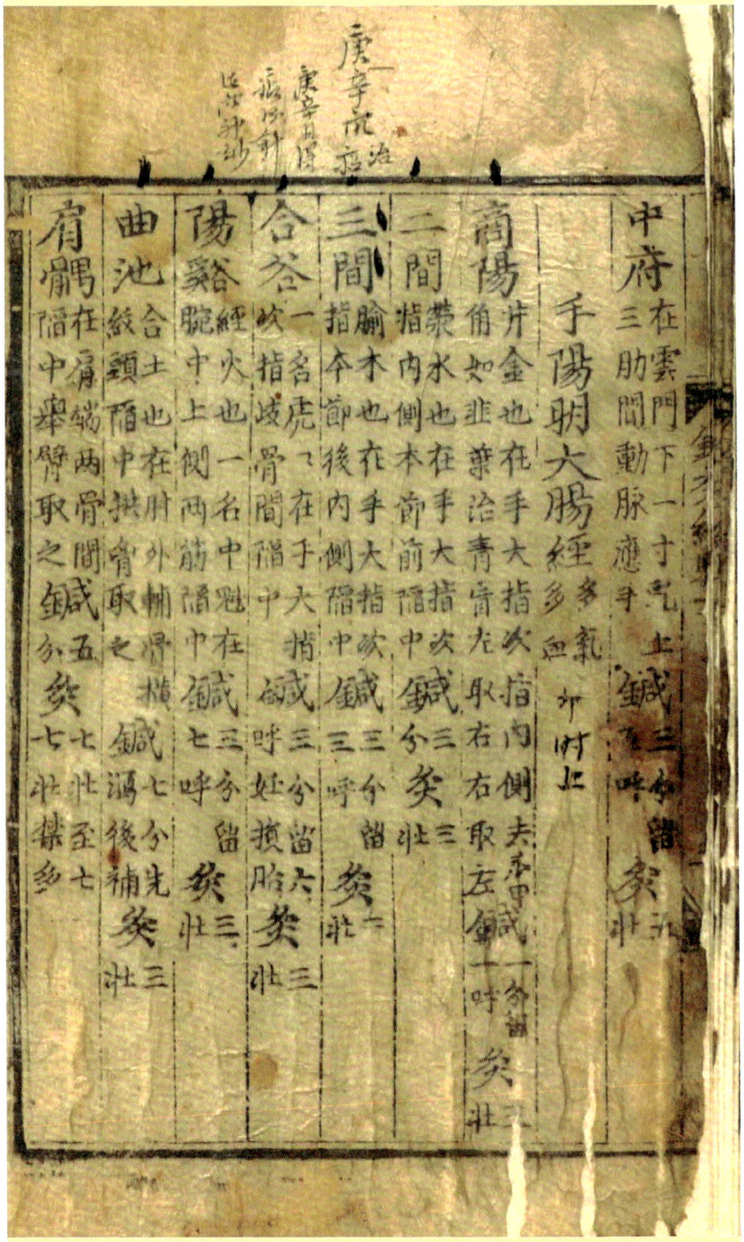
中府在雲門下一寸乳上三肋間動脈應手鍼三分留五呼灸五壯
手陽明大腸經多氣多血
商陽井金也在手大指次指內側去爪甲角如韭葉治青盲左取右右取左鍼一分留一呼灸三壯
二間榮水也在手大指次指內側本節前陷中鍼三分灸三壯
三間腧木也在手大指次指本節後內側陷中鍼三分留三呼灸三壯
合谷一名虎口在手大指次指岐骨間陷中鍼三分留六呼妊損胎灸三壯
陽谿經火也一名中魁在腕中上側兩筋陷中鍼三分留七呼灸三壯
曲池合土也在肘外輔骨橫紋頭陷中拱胸取之鍼七分先瀉後補灸三壯
肩髃在肩端兩骨間陷中舉臂取之鍼五分灸七壯至七七壯禁多

中府：在玉门下一寸，乳上三脉间，动脉应手。针三分，留五呼，灸五壮。

手阳明大肠经多气多血

商阳：井，金也。在手大指、次指内侧，去爪甲角如韭叶。治青盲，左取右，右取左。针一分，留一呼，灸三壮。

二间：荥，水也。在手大指、次指内侧本节前陷中。针三分，灸三壮。

三间：腧，木也。在手大指、次指本节后内侧陷中。针三分，留三呼，灸三壮。

合谷：一名虎口，在手大指、次指岐骨间陷中。针三分，留六呼。妊损胎，灸三壮。

阳溪：经，火也。一名中魁，在腕中上侧两筋陷中。针三分，留七呼，灸三壮。

曲池：合，土也。在肘外辅骨横纹头陷中，拱胸取之。针七分，先泻后补，灸三壮。

肩髃：在肩端两骨间陷中，举臂取之。针五分，灸七壮至七七壮，禁多。

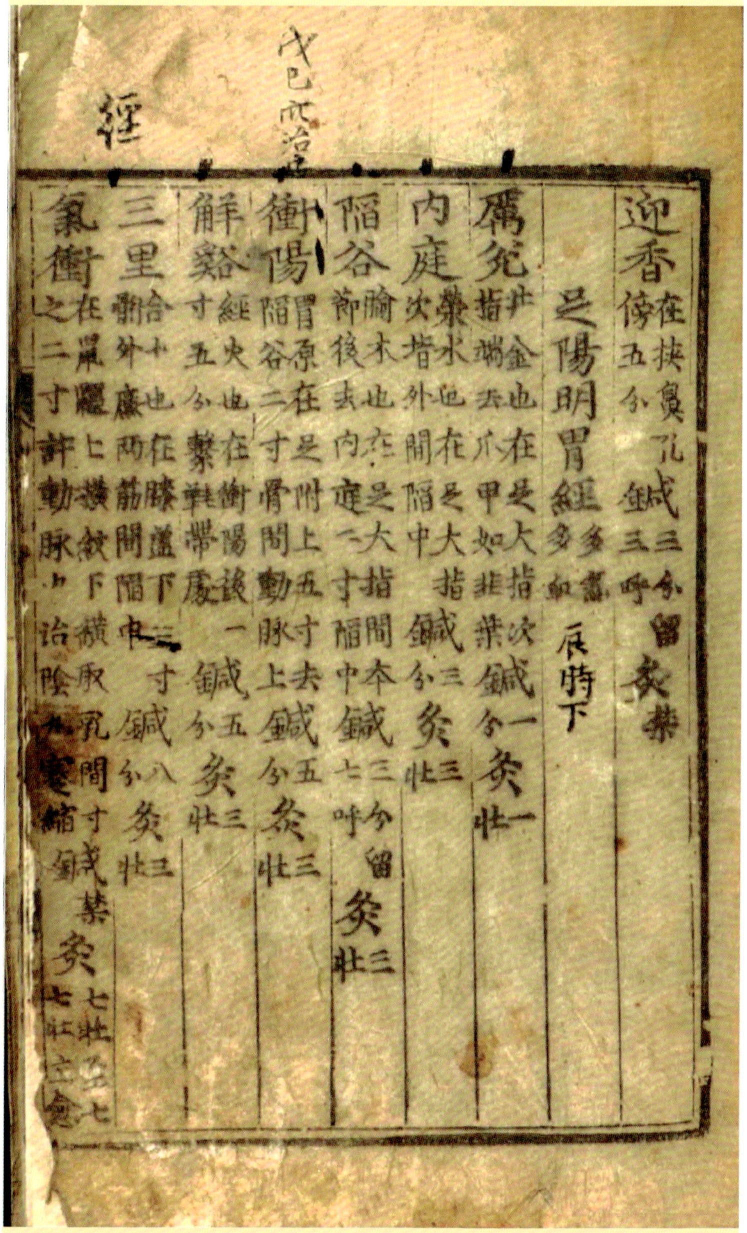

迎香：在挟鼻孔旁五分。针三分，留三呼。灸禁。

足阳明胃经多气多血

厉兑：井，金也，在足大指次指端，去爪甲角如韭叶。针一分，灸一壮。

内庭：荥，水也。在足大指次指外间陷中。针三分，灸三壮。

陷谷：腧，木也。在足大指间本节后，去内庭二寸陷中。针三分，留七呼；灸三壮。

冲阳：胃原。在足跗上五寸，去陷谷二寸骨间动脉上。针五分，灸三壮。

解溪：经，火也。在冲阳后一寸五分，系鞋带处。针五分，灸三壮。

三里：合，土也。在膝盖下三寸，骱外廉两筋间陷中。针八分，灸三壮。

气冲：在鼠鼷上横纹下，横取乳间寸之二寸许，动脉中。治阴丸蹇缩。针禁，灸七壮至七七壮，立愈。

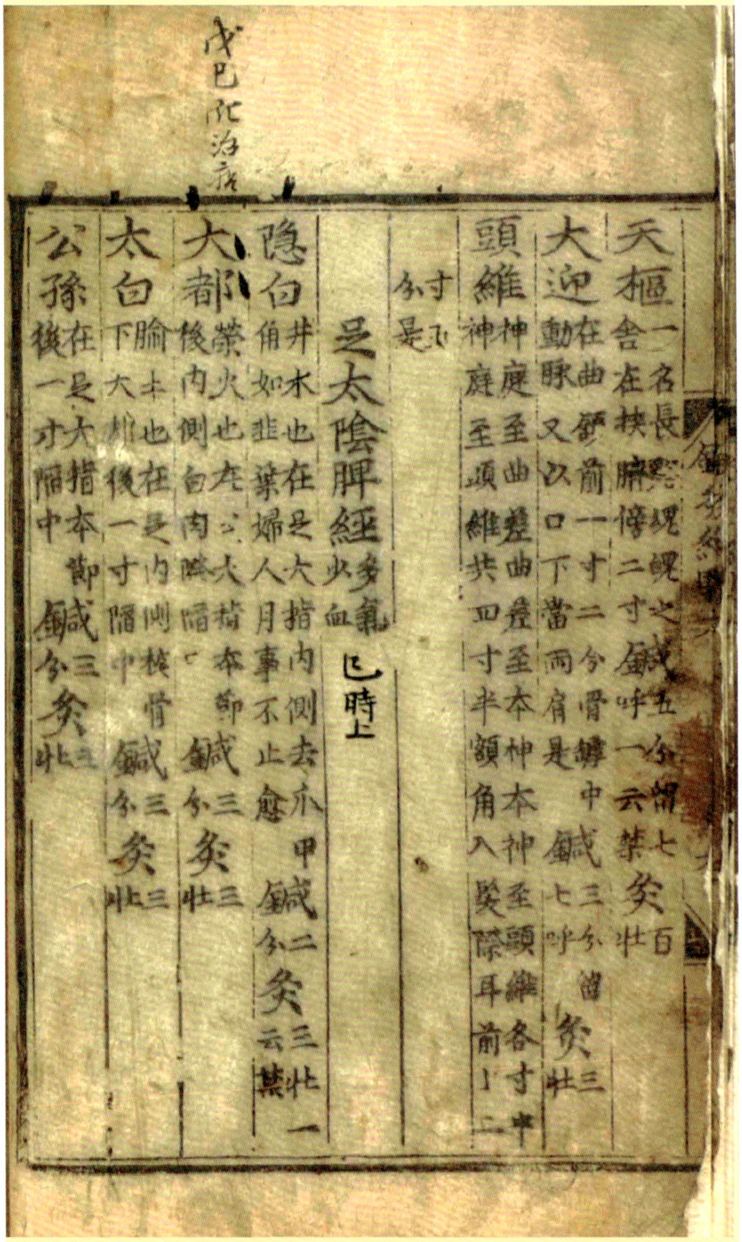

天枢：一名长溪。魂魄之舍。在扶脐旁二寸。针五分，留七呼。一云禁。灸百壮。

大迎：在曲颔前一寸二分骨罅中动脉，又以口下当两肩是。针三分，留七呼；灸三壮。

头维：神庭至曲差，曲差至本神，本神至头维，各寸半；神庭至头维共四寸半；额角入发际，耳前上一寸五分是。

足太阴脾经多气少血

隐白：井，木也。在足大指内侧去爪甲角如韭叶。治妇人月事不止愈。针二分。灸三壮。一云禁。

大都：荥，火也。在足大指本节后内侧白肉际陷中。针三分，灸三壮。

太白：腧，土也，在足内侧核骨下，大都后一寸陷中。针三分，灸三壮。

公孙：在足大指本节后一寸陷中。针三分，灸三壮。

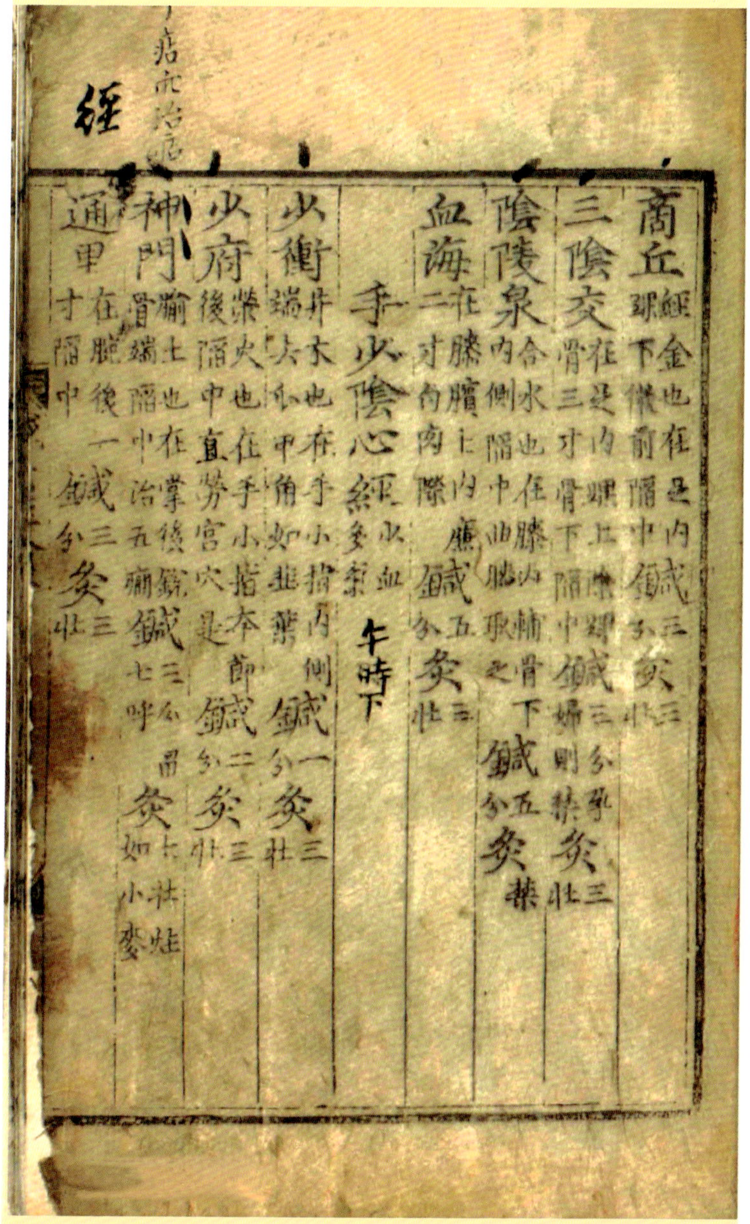
經
商丘 經金也在足內踝下微前陷中 鍼三分 灸三壯
三陰交 在足內踝上除踝骨三寸骨下陷中 鍼三分孕婦則禁 灸三壯
陰陵泉 合水也在膝內輔骨下內側陷中曲膝取之 鍼五分 灸禁
血海 在膝臏上內廉二寸白肉際 鍼五分 灸三壯
手少陰心經 少血多氣 午時下
少衝 井木也在手小指內側端去爪甲角如韭葉 鍼一分 灸三壯
少府 滎火也在手小指本節後陷中直勞宮穴是 鍼二分 灸三壯
神門 腧土也在掌後銳骨端陷中治五癇 鍼三分留七呼 灸七壯炷如小麥
通里 在腕後一寸陷中 鍼三分 灸三壯

商丘：经，金也。在足内踝下微前陷中。针三分，灸三壮。

三阴交：在足内踝上除踝骨三寸骨下陷中。针三分，孕妇则禁；灸三壮。

阴陵泉：合，水也。在膝内辅骨下内侧陷中，曲膝取之。针五分，灸禁。

血海：在膝髌上内廉二寸白肉际。针五分，灸三壮。

手少阴心经少血多气

少冲：井，木也。在手小指内侧端，去爪甲角如韭叶。针一分，灸三壮。

少府：荥，火也。在手小指本节后陷中，直劳宫穴是。针二分，灸三壮。

神门：腧，土也。在掌后锐骨端陷中。治五痫。针三分，留七呼。灸七壮，炷如小麦。

通里：在腕后一寸陷中。针三分，灸三壮。

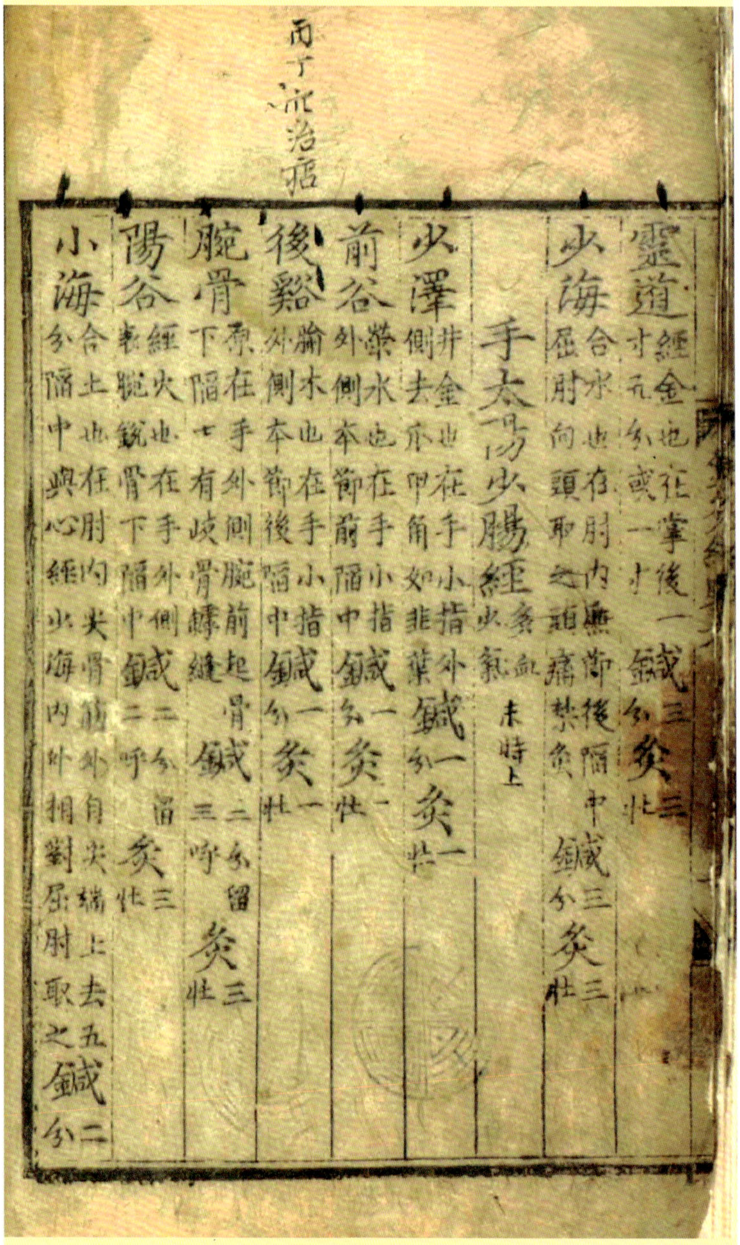
靈道經金也在掌後一寸五分或一寸鍼三分灸三壯
少海合水也在肘內廉節後陷中屈肘向頭取之頭痛禁灸鍼三分灸三壯
手太陽小腸經多血少氣 未時上
少澤井金也在手小指外側去爪甲角如韭葉鍼一分灸一壯
前谷滎水也在手小指外側本節前陷中鍼一分灸一壯
後谿腧木也在手小指外側本節後陷中鍼一分灸一壯
腕骨原在手外側腕前起骨下陷中有岐骨罅縫鍼二分留三呼灸三壯
陽谷經火也在手外側表腕銳骨下陷中鍼二分留二呼灸三壯
小海合土也在肘內尖骨筋外自尖端上去五分陷中與心經少海內外相對屈肘取之鍼二分

灵道：经，金也。在掌后一寸五分或一寸。针三分，灸三壮。

少海：合，水也。在肘内廉节后陷中，屈肘向头取之。头痛禁灸。针三分，灸三壮。

手太阳小肠经多血少气

少泽：井，金也。在手小指外侧，去爪甲角如韭叶。针一分，灸一壮。

前谷：荥，水也。在手小指外侧本节前陷中。针一分，灸一壮。

后溪：腧，木也。在手小指外侧本节后陷中。针一分，灸一壮。

腕骨：原在手外侧腕前起骨下陷中，有歧骨罅缝。针三分，留三呼；灸三壮。

阳谷：经，火也。在手外侧表腕锐骨下陷中。针二分，留二呼；灸三壮。

小海：合，土也。在肘内尖骨筋外，自尖端上去五分陷中，与心经少海内外相对，屈肘取之。针二分，

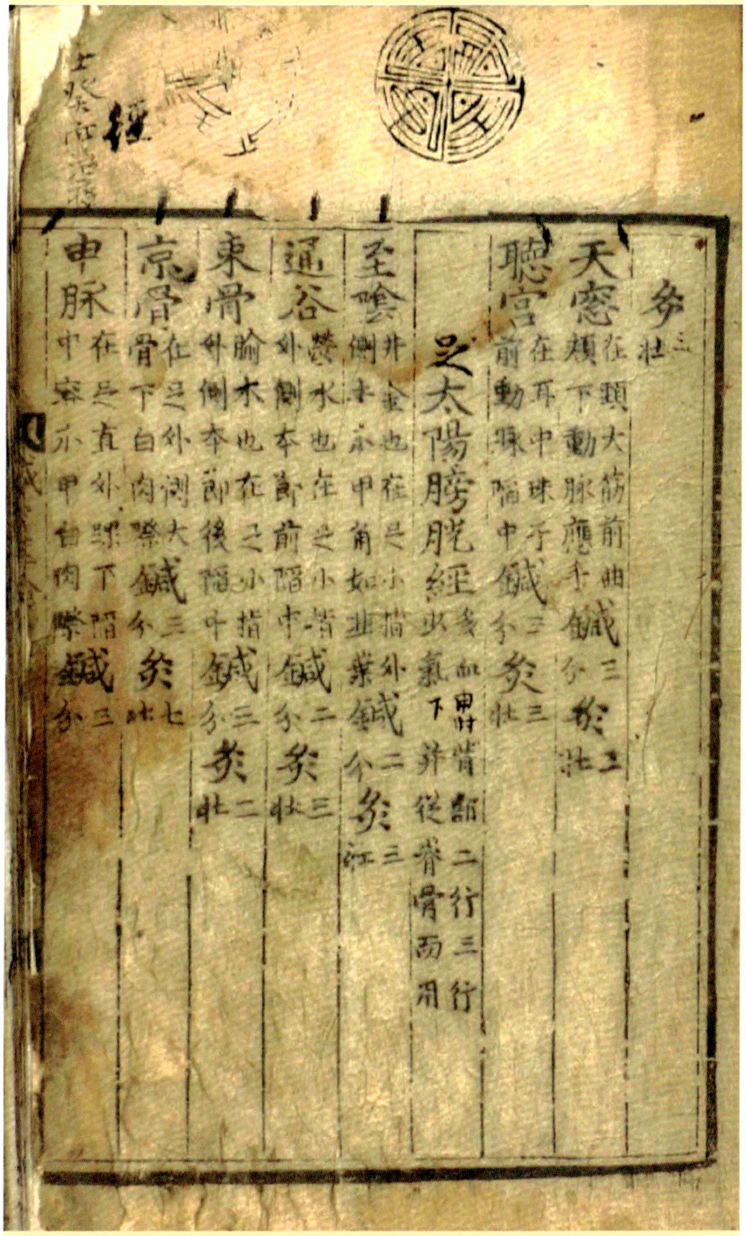

灸三壮。

天窗：在颈大筋前曲颊下动脉应手。针三分，灸三壮。

听宫：在耳中珠子前动脉陷中。针三分，灸三壮。

足太阳膀胱经多血少气。背部二行、三行，并从脊骨而用

至阴：井，金也。在足小指外侧，去爪甲角如韭叶。针二分，灸三壮。

通谷：荥，水也。在足小指外侧本节前陷中。针二分，灸三壮。

束骨：腧，木也。在足小指外侧本节后陷中。针三分，灸二壮。

京骨：在足外侧大骨下白肉际。针三分，灸七壮。

申脉：在足直外踝下陷中容爪甲白肉际。针三分。

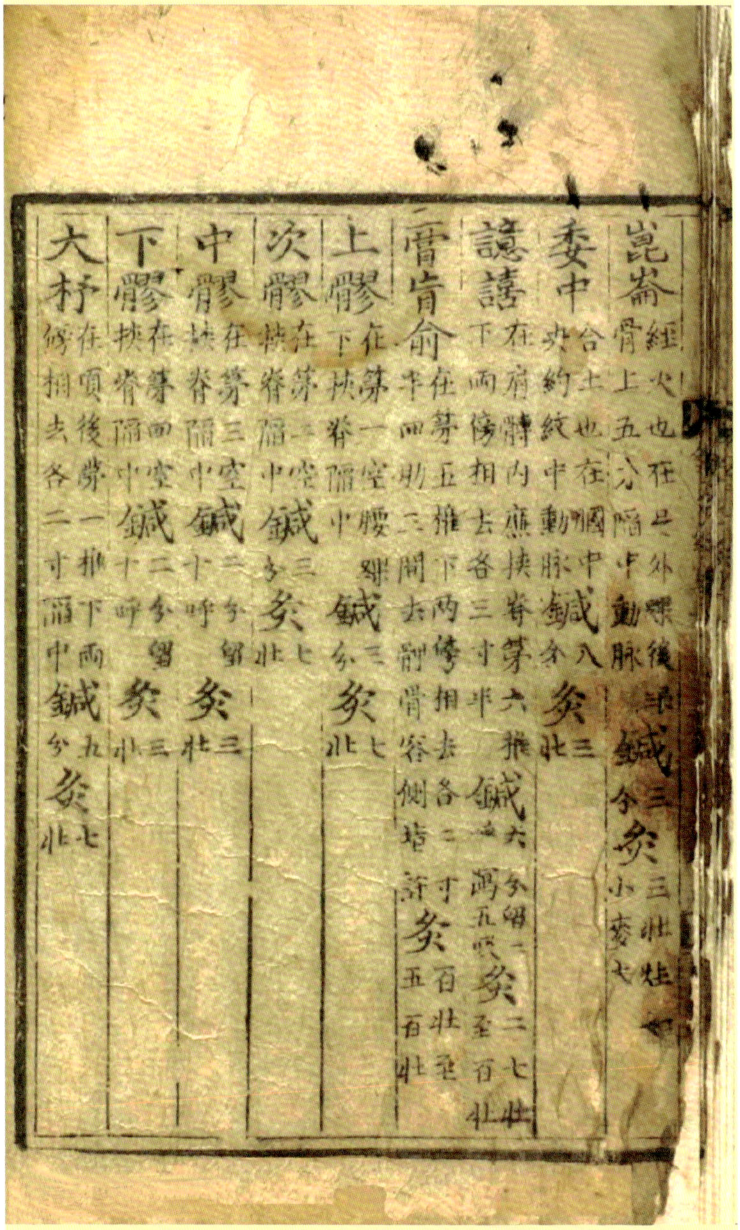

崑崙 在足外踝後跟骨上五分陷中動脈 經火也 鍼三分 灸三壯炷如小麥大

委中 在膕中央約紋中動脈 合土也 鍼八分 灸三壯

譩譆 在肩髆內廉挾脊第六椎下兩傍相去各三寸半 鍼六分留三呼瀉五吸 灸二七壯至百壯

膏肓俞 在第五椎下兩傍相去各三寸半四肋三間去胛骨容側指許 灸百壯至五百壯

上髎 在第一空腰髁下挾脊陷中 鍼三分 灸七壯

次髎 在第二空挾脊陷中 鍼三分 灸七壯

中髎 在第三空挾脊陷中 鍼二分留十呼 灸三壯

下髎 在第四空挾脊陷中 鍼二分留十呼 灸三壯

大杼 在項後第一椎下兩傍相去各二寸陷中 鍼五分 灸七壯

昆仑：经，火也。在足外踝后跟骨上五分陷中动脉。针三分，灸三壮，炷如小麦大。

委中：合，土也。在腘中央约纹中动脉。针八分，灸三壮。

噫嘻：在肩膊内廉挟脊第六椎下、两旁相去各三寸半。针六分，留三呼，泻五吸；灸二七壮至百壮。

膏肓俞：在第五椎下，两旁相去各三寸半，四肋三间，去胛骨容侧指许。灸百壮至五百壮。

上髎：在第一空腰髁下挟脊陷中。针三分，灸七壮。

次髎：在第二空挟脊陷中。针三分，灸七壮。

中髎：在第三空挟脊陷中。针二分，留十呼；灸三壮。

下髎：在第四空挟脊陷中。针二分，留十呼；灸三壮。

大杼：在项后第一椎下，两旁相去各二寸陷中。针五分，灸七壮。

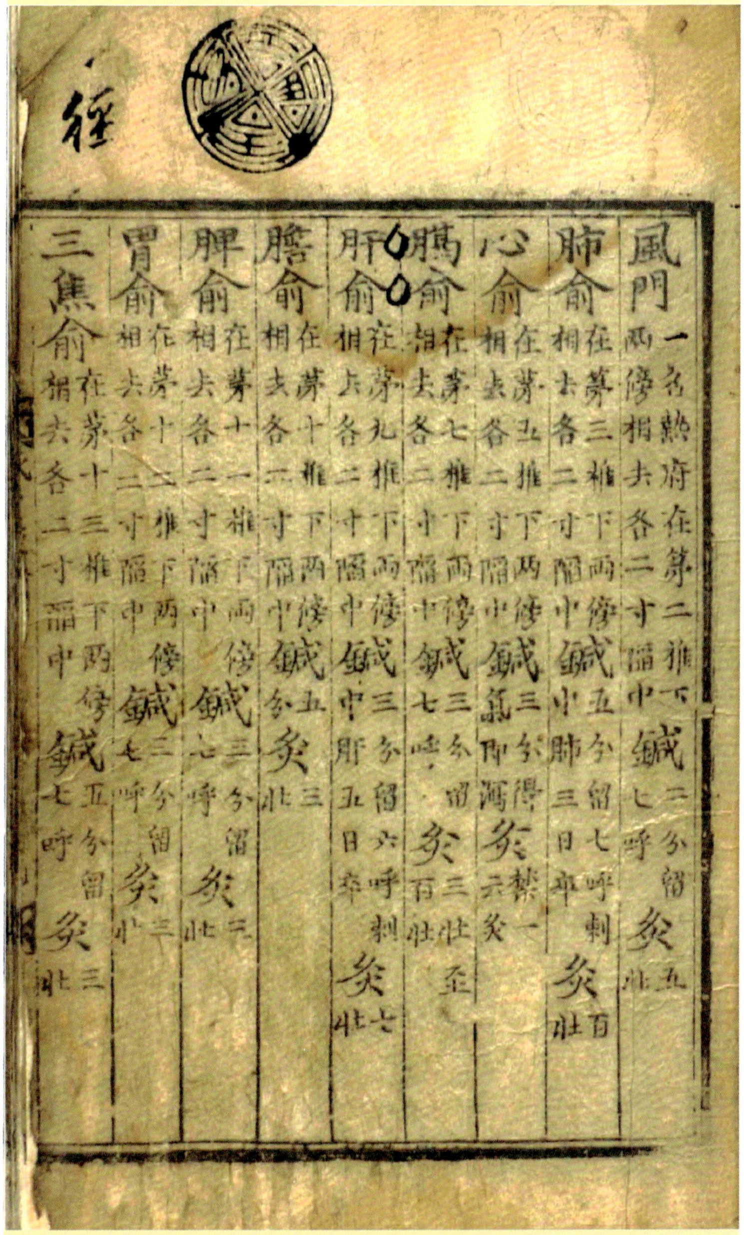
經

風門 一名熱府在第二椎下兩傍相去各二寸陷中鍼二分留七呼灸五壯
肺俞 在第三椎下兩傍相去各二寸陷中鍼五分留七呼刺中肺三日卒灸百壯
心俞 在第五椎下兩傍相去各二寸陷中鍼三分得氣即瀉灸禁一云灸
膈俞 在第七椎下兩傍相去各二寸陷中鍼三分留七呼灸三壯至百壯
肝俞 在第九椎下兩傍相去各二寸陷中鍼三分留六呼刺中肝五日卒灸七壯
膽俞 在第十椎下兩傍相去各二寸陷中鍼五分灸三壯
脾俞 在第十一椎下兩傍相去各二寸陷中鍼三分留七呼灸三壯
胃俞 在第十二椎下兩傍相去各二寸陷中鍼三分留七呼灸三壯
三焦俞 在第十三椎下兩傍相去各二寸陷中鍼五分留七呼灸三壯

风门：一名热府。在第二椎下，两旁相去各二寸陷中。针二分，留七呼；灸五壮。

肺俞：在第三椎下，两旁相去各二寸陷中。针五分，留七呼。刺中肺，三日卒。灸百壮。

心俞：在第五椎下、两旁相去各二寸陷中。针三分，得气即泻；灸禁。一云灸。

膈俞：在第七椎下，两旁相去各二寸陷中。针三分，留七呼；灸三壮至百壮。

肝俞：在第九椎下，两旁相去各二寸陷中。针三分，留六呼。刺中肝，五日卒。灸七壮。

胆俞：在第十椎下，两旁相去各二寸陷中。针五分，灸三壮。

脾俞：在第十一椎下，两旁相去各二寸陷中。针三分，留七呼；灸三壮。

胃俞：在第十二椎下，两旁相去各二寸陷中。针三分，留七呼；灸三壮。

三焦俞：在第十三椎下，两旁相去各二寸陷中。针五分，留七呼；灸三壮。

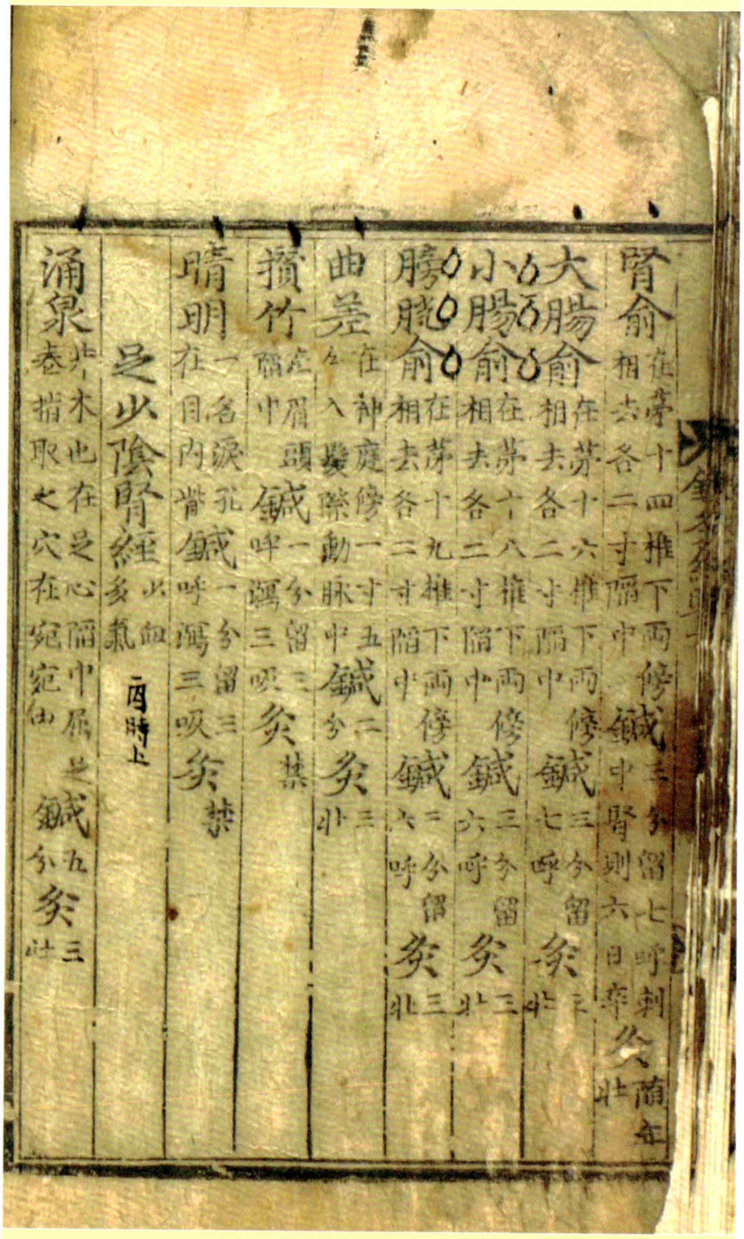

肾俞：在第十四椎下，两旁相去各二寸陷中。针三分，留七呼。刺中肾，则六日卒。灸随年壮。

大肠俞：在第十六椎下，两旁相去各二寸陷中。针三分，留七呼；灸三壮。

小肠俞：在第十八椎下，两旁相去各二寸陷中。针三分，留六呼；灸三壮。

膀胱俞：在第十九椎下，两旁相去各二寸陷中。针三分，留六呼，灸三壮。

曲差：在神庭旁一寸五分，入发际动脉中。针二分，灸三壮。

攒竹：在眉头陷中。针一分，留三呼，泻三吸；灸禁。

睛明：一名泪孔。在目内眦。针一分，留三呼，泻三吸；灸禁。

足少阴肾经少血多气

涌泉：井，木也。在足心陷中，屈足卷指取之，穴在宛之中。针五分，灸三壮。

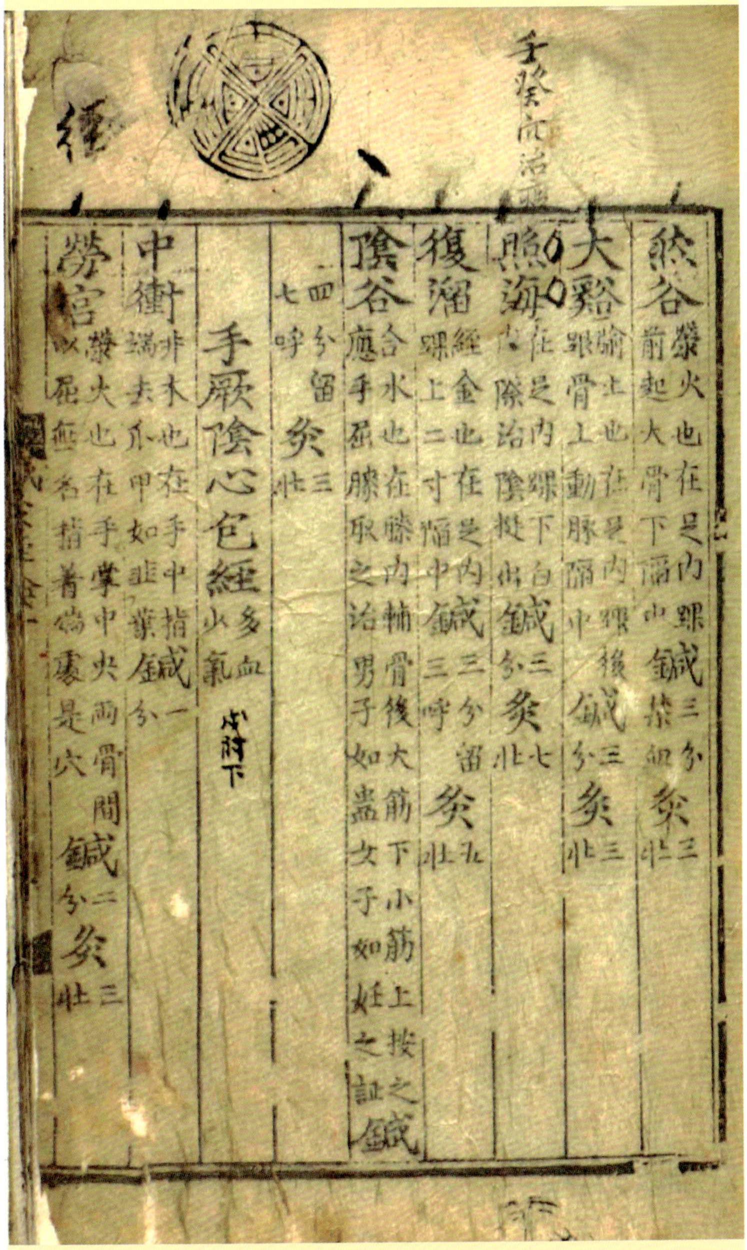

然谷：荥，火也。在足内踝前，起大骨下陷中。针三分，禁血；灸三壮。

太溪：腧，土也。在足内踝后，跟骨上动脉陷中。针三分，灸三壮。

照海：在足内踝下白肉际。治阴挺出。针三分，灸七壮。

复溜：经，金也。在足内踝上二寸陷中。针三分，留三呼；灸五壮。

阴谷：合，水也。在膝内辅骨后大筋下、小筋上，按之应手，屈膝取之。治男子如蛊，女子如妊之证。针四分，留七呼；灸三壮。

手厥阴心包经多血少气

中冲：井，木也。在手中指端去爪甲如韭叶。针一分。

劳宫：荥，火也。在手掌中央两骨间，以屈无名指著端处是穴。针二分，灸三壮。

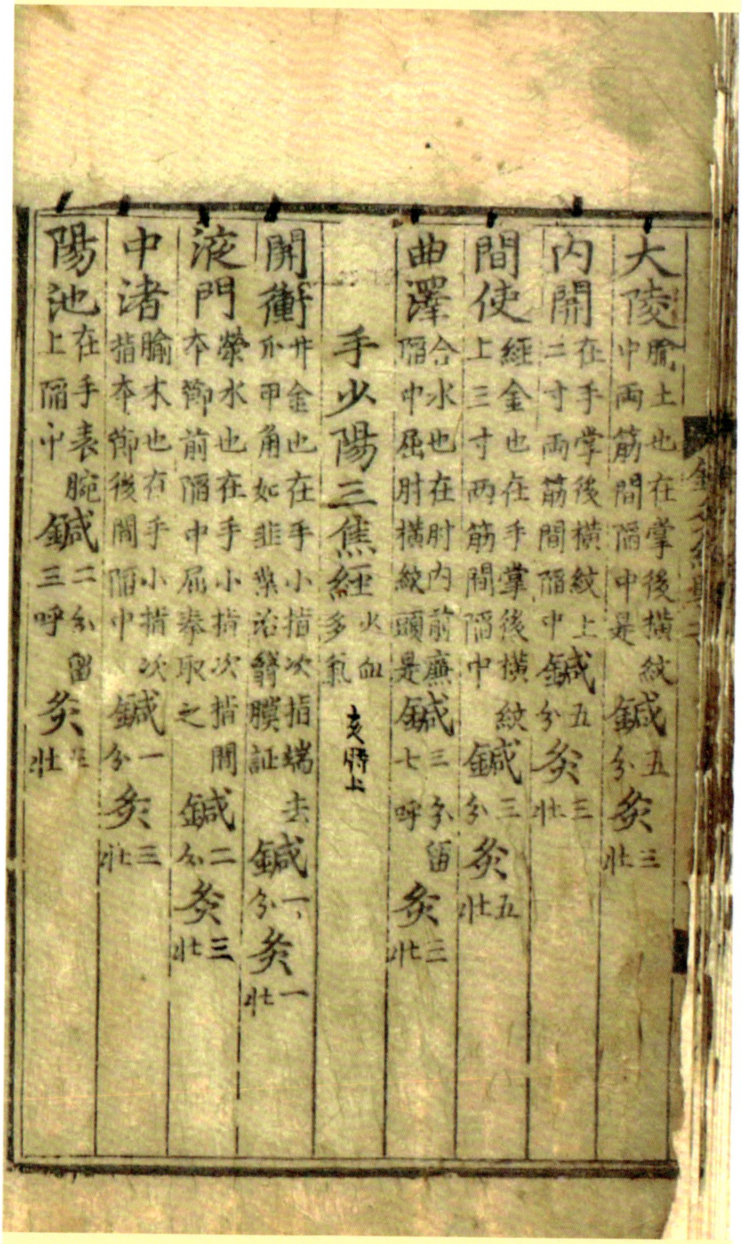
大陵腧土也在掌後横紋中兩筋間陷中是鍼五分灸三壯
内關在手掌後横紋上二寸兩筋間陷中鍼五分灸三壯
間使經金也在手掌後横紋上三寸兩筋間陷中鍼三分灸五壯
曲澤合水也在肘内前廉陷中屈肘横紋頭是鍼三分留七呼灸三壯
手少陽三焦經少血多氣 亥時上
關衝井金也在手小指次指端去爪甲角如韭葉治瞖膜證鍼一分灸一壯
液門滎水也在手小指次指間本節前陷中屈拳取之鍼二分灸三壯
中渚腧木也在手小指次指本節後間陷中鍼一分灸三壯
陽池在手表腕上陷中鍼二分留三呼灸三壯

大陵：腧，土也。在掌后横纹中、两筋间陷中是。针五分，灸三壮。

内关：在手掌后横纹上二寸，两筋间陷中。针五分，灸三壮。

间使：经，金也。在手掌后横纹上三寸，两筋间陷中。针三分，灸五壮。

曲泽：合，水也。在肘内前廉陷中，屈肘横纹头是。针三分，留七呼；灸三壮。

手少阳三焦经少血多气

关冲：井，金也。在手小指、次指端，去爪甲角如韭叶。治翳膜证。针一分，灸一壮。

液门：荥，水也。在手小指、次指间本节前陷中，屈拳取之。针二分，灸三壮。

中渚：腧，木也。在手小指、次指本节后间陷中。针一分，灸三壮。

阳池：在手表腕上陷中。针二分，留三呼；灸三壮。

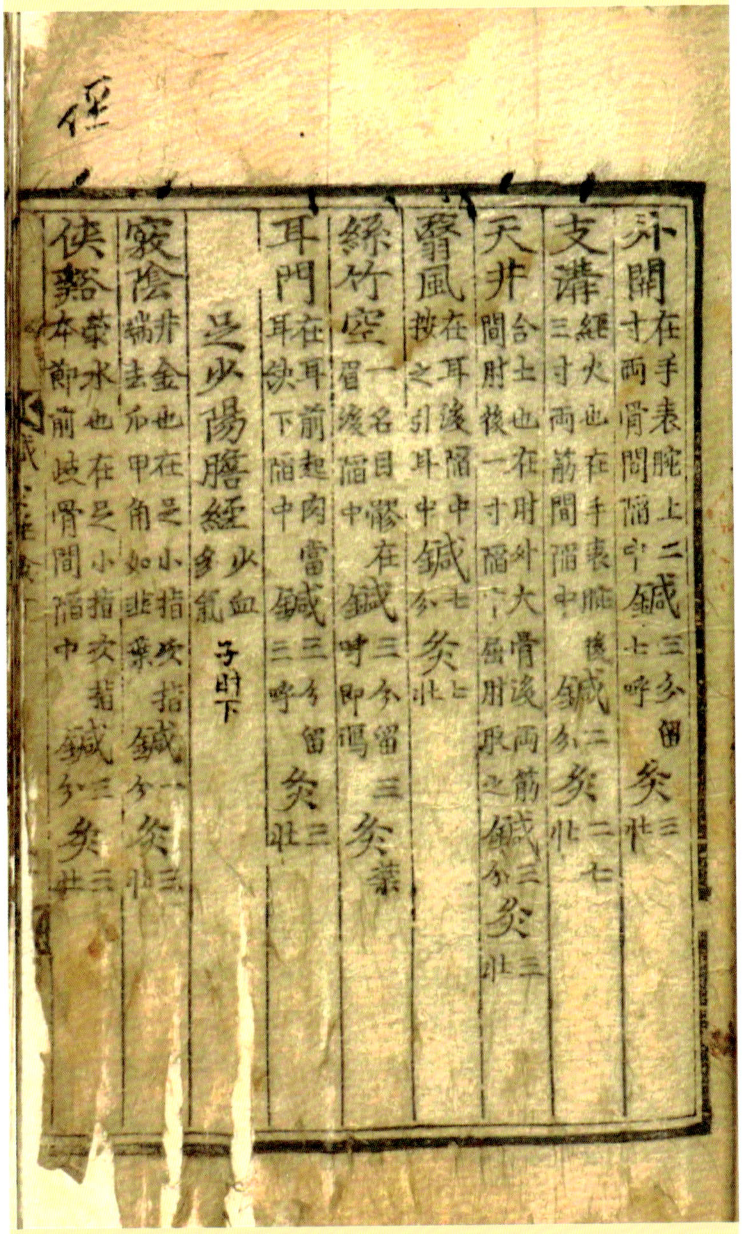

外关：在手表腕上二寸两骨间陷中。针三分，留七呼；灸三壮。

支沟：经，火也。在手表腕后三寸两筋间陷中。针二分，灸二七壮。

天井：合，土也。在肘外大骨后两筋间，肘后一寸陷中，屈肘取之。针三分，灸三壮。

翳风：在耳后陷中，按之引耳中。针七分，灸七壮。

丝竹空：一名目髎。在眉后陷中。针三分，留三呼，即泻；灸禁。

耳门：在耳前起肉当耳缺下陷中。针三分，留三呼，灸三壮。

足少阳胆经少血多气

窍阴：井，金也。在足小指次指端去爪甲角如韭叶。针一分，灸三壮。

侠溪：荥，水也。在足小指次指本节前歧骨间陷中。针三分，灸三壮。

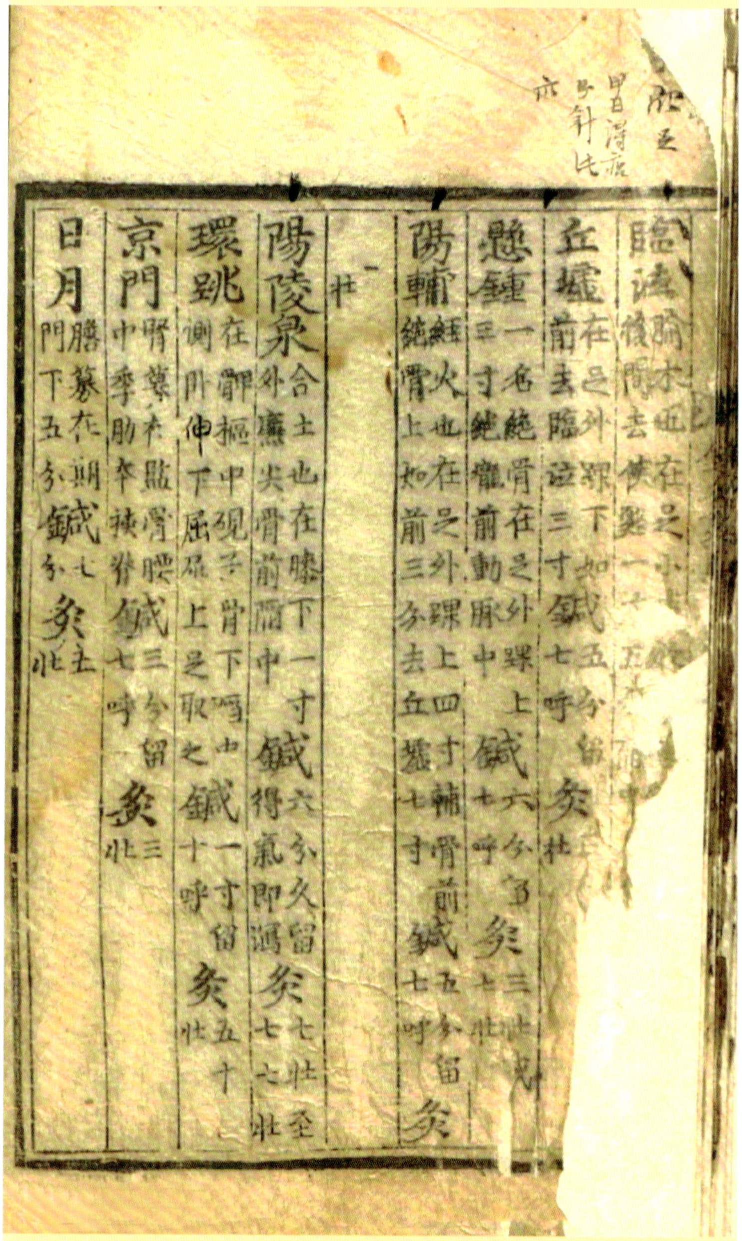

临泣：腧，木也。在足小指次指本节后间，去侠溪一寸五分陷中。针二分，灸三壮。

丘墟：在足外踝下，如前去临泣三寸。针五分，留七呼，灸三壮。

悬钟：一名绝骨。在足外踝上三寸绝垄前动脉中。针六分，留七呼；灸三壮或七壮。

阳辅：经，火也。在足外踝上四寸辅骨前、绝骨上，如前三分，去丘墟七寸。针五分，留七呼；灸三壮。

阳陵泉：合，土也。在膝下一寸外廉，尖骨前陷中。针六分，久留，得气即泻；灸七壮至七七壮。

环跳：在髀枢中砚子骨下陷中，侧卧，伸下足、屈上足取之。针一寸，留十呼；灸五十壮。

京门：肾募。在监骨腰中季肋本，挟脊。针三分，留七呼；灸三壮。

日月：胆募。在期门下五分。针七分，灸五壮。

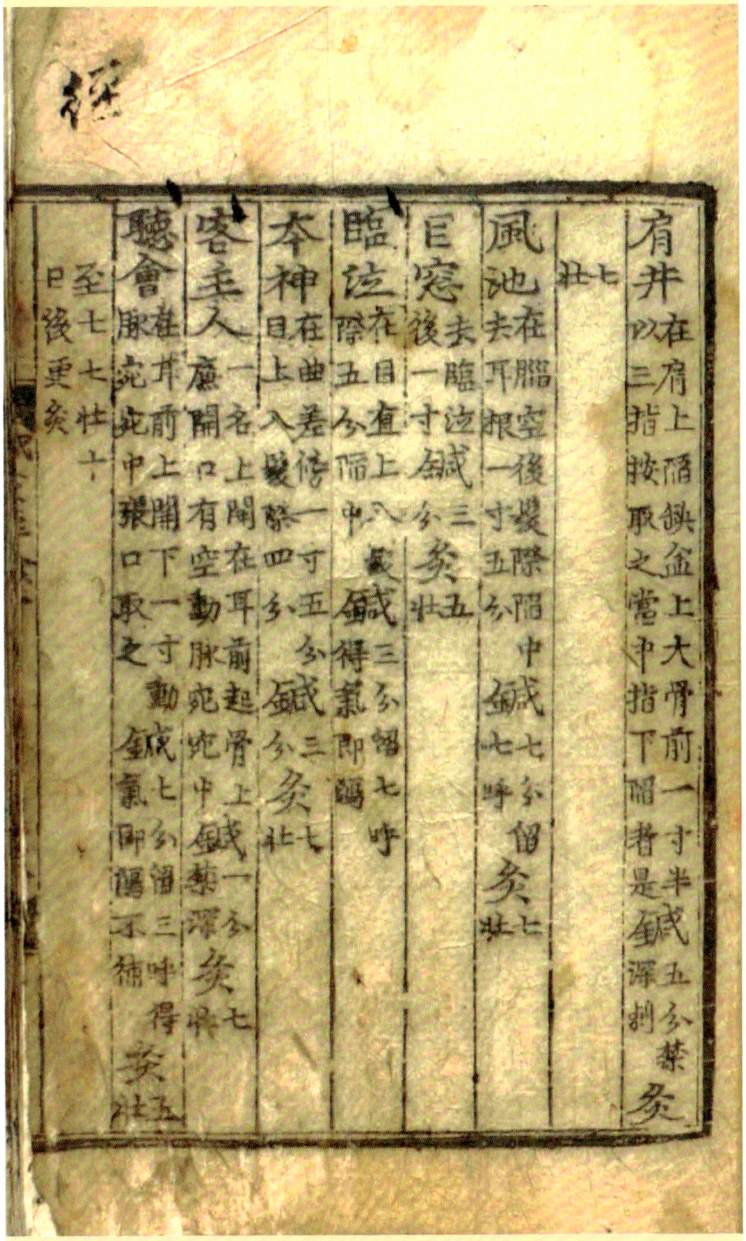

肩井：在肩上陷缺盆上，大骨前一寸半，以三指按取之，当中指下陷者是。针五分，禁深刺；灸七壮。

风池：在脑空后发际陷中，去耳根一寸五分。针七分，留七呼。灸七壮。

目窗：去临泣后一寸。针三分。灸五壮。

临泣：在目直上入发际五分陷中。针三分，留七呼，得气即泻。

本神：在曲差旁一寸五分，目上入发际四分。针三分，灸七壮。

客主人：一名上关。在耳前起骨上廉，开口有空，动脉宛宛中。针一分，禁深。灸七壮。

听会：在耳前上关下一寸，动脉宛宛中，张口取之。针七分，留三呼，得气即泻不补。灸五壮至七七壮，十日后更灸。

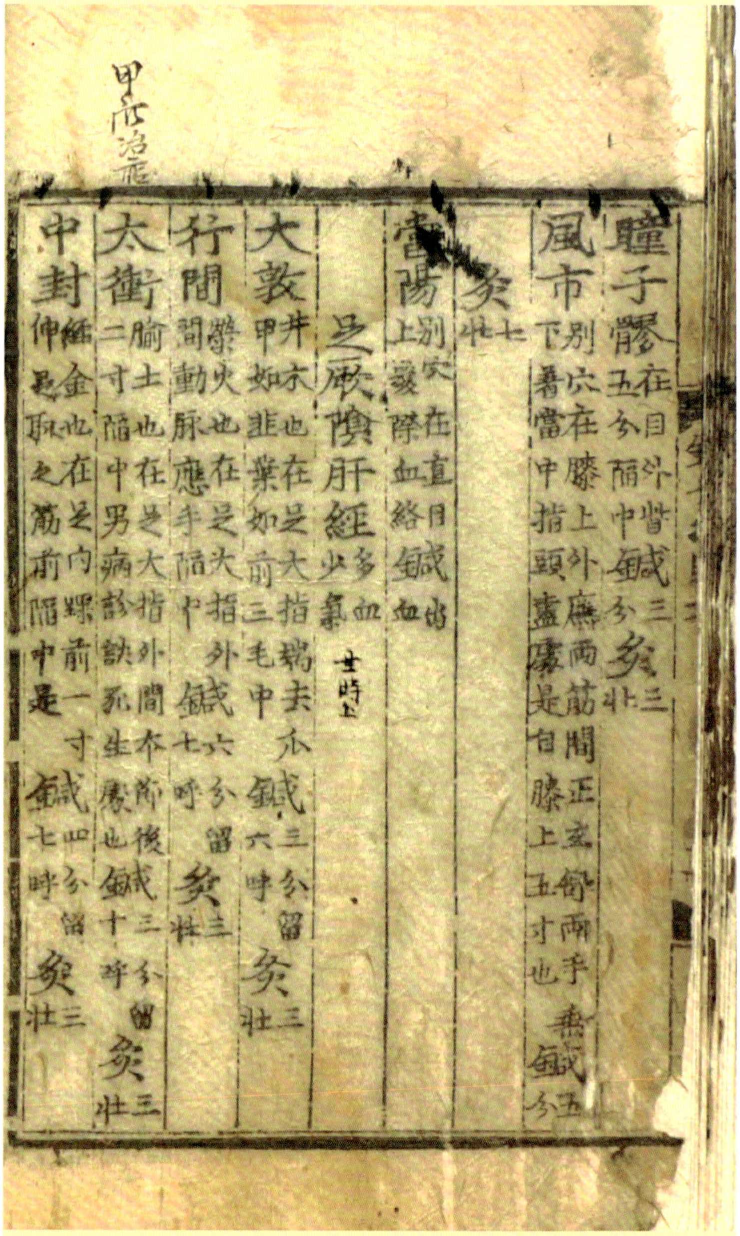

瞳子髎 在目外眥五分陷中鍼三分灸三壯
風市 別穴在膝上外廉兩筋間正立舒兩手垂下着當中指頭盡處是自膝上五寸也鍼五分灸七壯
當陽 別穴在直目上髮際血絡鍼出血
足厥陰肝經 多血少氣
大敦 井木也在足大指端去爪甲如韭葉如前三毛中鍼三分留六呼灸三壯
行間 滎火也在足大指外間動脈應手陷中鍼六分留七呼灸三壯
太衝 腧土也在足大指外間本節後二寸陷中男病診訣死生處也鍼三分留十呼灸三壯
中封 經金也在足內踝前一寸伸足取之筋前陷中是鍼四分留七呼灸三壯

瞳子髎：在目外眦五分陷中。针三分。灸三壮。

风市：别穴。在膝上外廉两筋间，正立，舒两手垂下，着当中指头尽处是，自膝上五寸也。针五分。灸七壮。

当阳：别穴。在直目上发际血络。针出血。

足厥阴肝经多血少气

大敦：井，木也。在足大指端，去爪甲如韭叶，如前三毛中。针三分，留六呼。灸三壮。

行间：荥，火也。在足大指外间，动脉应手陷中。针六分，留七呼。灸三壮。

太冲：腧，土也，在足大指外间本节后二寸陷中，男病诊决死生处也。针三分，留十呼。灸三壮。

中封：经，金也，在足内踝前一寸，伸足取之，筋前陷中是。针四分，留七呼。灸三壮。

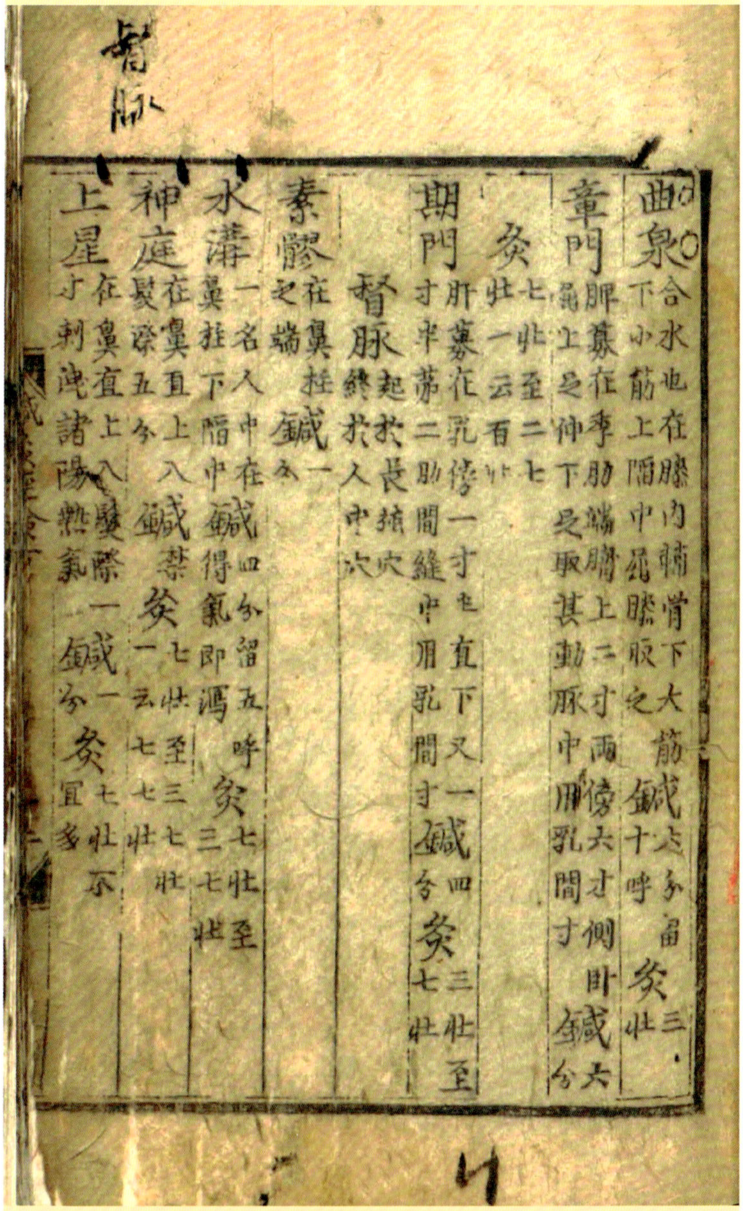

曲泉：合，水也。在膝内辅骨下大筋下、小筋上陷中，屈膝取之。针六分，留十呼。灸三壮。

章门：脾募。在季肋端，脐上二寸，两旁六寸；侧卧，屈上足、伸下足，取其动脉中，用乳间寸。针六分。灸七壮至二七壮，一云百壮。

期门：肝募。在乳旁一寸半直下又一寸半，第二肋间缝中，用乳间寸。针四分。灸三壮至七壮。

督脉起于长强穴，终于人中穴

素髎：在鼻柱之端。针一分。

水沟：一名人中。在鼻柱下陷中。针四分，留五呼，得气即泻。灸七壮至三七壮。

神庭：在鼻直上，入发际五分。针禁。灸七壮至三七壮。一云：七七壮。

上星：在鼻直上，入发际一寸。刺泄诸阳热气。针一分。灸七壮，不宜多。

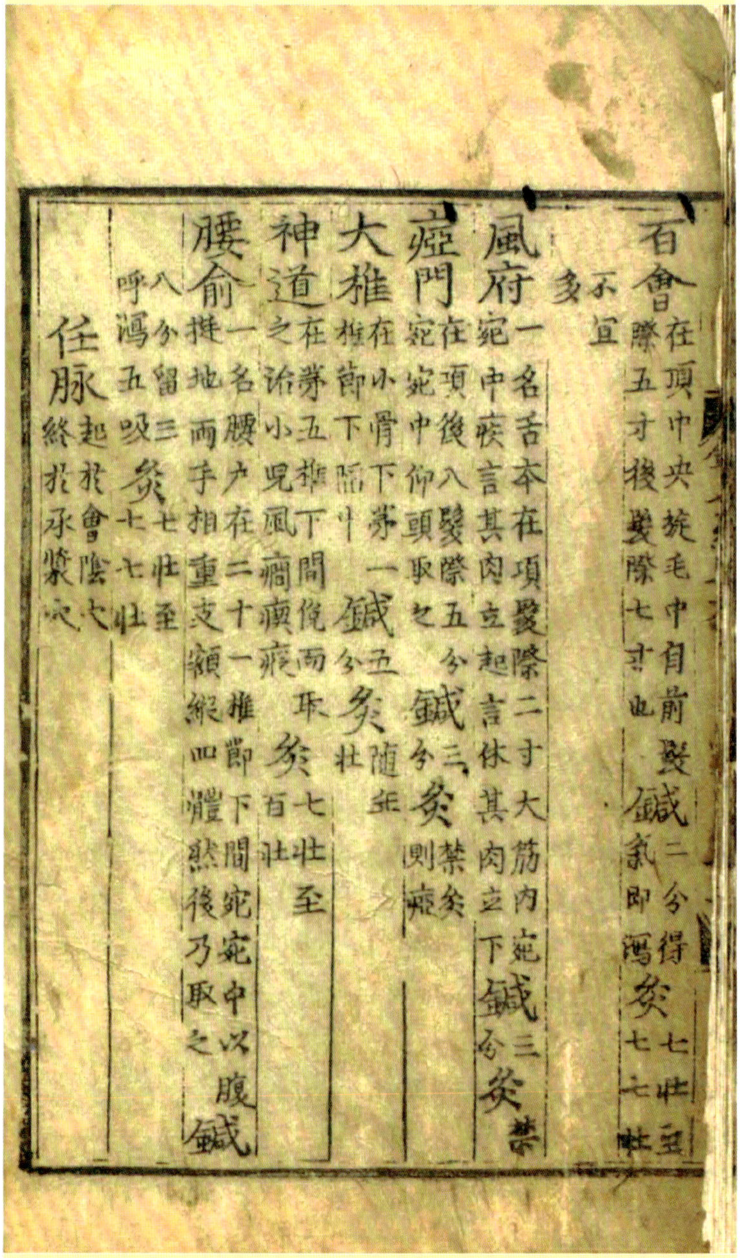
百會在頂中央旋毛中自前髮際五寸後髮際七寸也鍼二分得氣即瀉灸七七壯至七七壯不宜多
風府一名舌本在項髮際二寸大筋內宛宛中疾言其肉立起言休其肉立下鍼三分灸禁
瘂門在項後入髮際五分宛宛中仰頭取之鍼三分灸禁灸則瘂
大椎在小骨下第一椎節下陷中鍼五分灸隨年壯
神道在第五椎節下間俛而取之治小兒風癇瘈瘲灸七壯至百壯
腰俞一名腰户在二十一椎節下間宛宛中以腹挺地兩手相重支額縱四體然後乃取之鍼八分留三呼瀉五吸灸七七壯至七七壯
任脉起於會陰穴終於承漿穴

百会：在项中央旋毛中，自前发际五寸、后发际七寸也。针二分，得气即泻。灸七壮至七七壮，不宜多。

风府：一名舌本。在项发际二寸，大筋内宛宛中。疾言其肉立起，言休其肉立下。针三分。灸禁。

哑门：在项后入发际五分宛宛中，仰头取之。针三分，灸禁，灸则哑。

大椎：在小骨下第一椎节下陷中。针五分。灸随年壮。

神道：在第五椎下间，俯而取之，治小儿风痫、瘈疭。灸七壮至百壮。

腰俞：一名腰户。在二十一椎节下间宛宛中，以腹挺地，两手相重支额，纵四体，然后乃取之。针八分，留三呼，泻五吸。灸七壮至七七壮[1]。

任脉起于会阴穴，终于承浆穴

①七七壮：此下《针经正宗》有“抄穴”一节，记载天容、天窗、承筋、天柱、玉枕、络却、通天、承光、五处、大钟、交信、囟会、前顶、脑户十四穴，内容同《针灸甲乙经》《铜人腧穴针灸图经》。

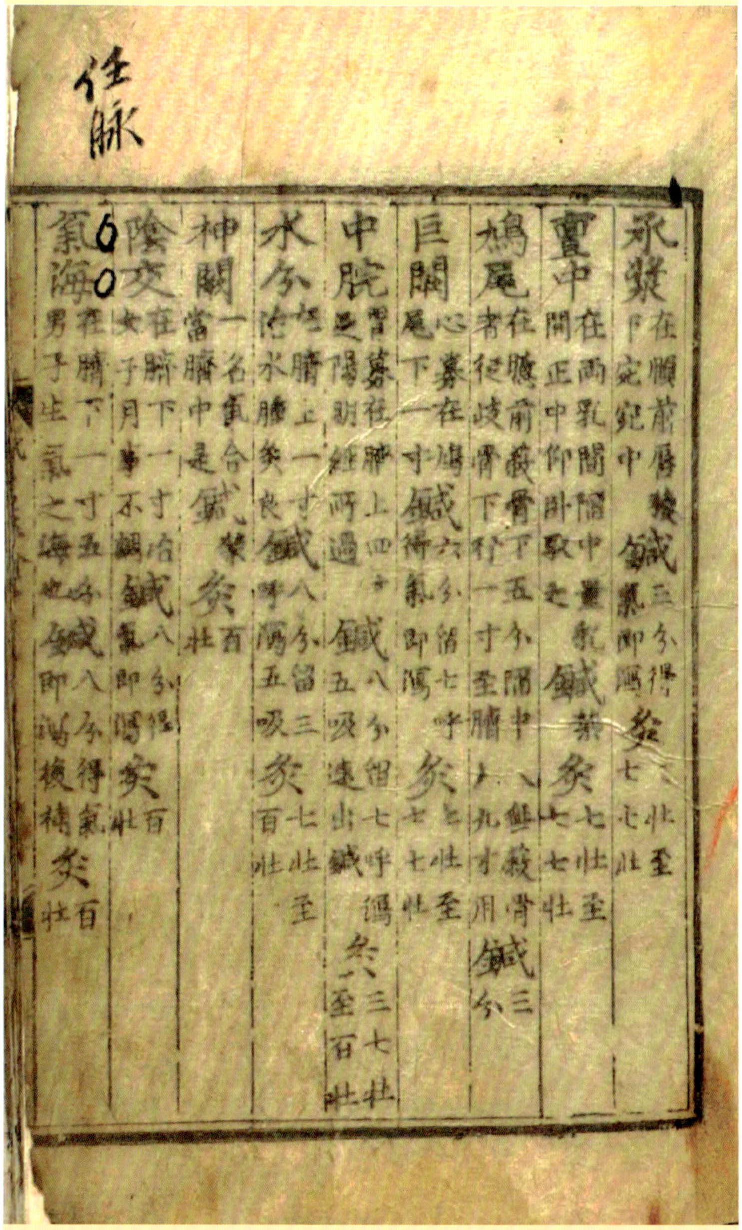

任脈

承漿 在頤前唇稜下宛宛中 鍼三分得氣即瀉 灸七壯至七七壯
膻中 在兩乳間陷中量乳間正中仰卧取之 鍼禁 灸七壯至七七壯
鳩尾 在臆前蔽骨下五分陷中人無蔽骨者從岐骨下行一寸至臍八九寸用 鍼三分
巨闕 心募 在鳩尾下一寸 鍼六分留七呼得氣即瀉 灸七壯至七七壯
中脘 胃募 在臍上四寸足陽明經所過 鍼八分留七呼瀉五吸速出鍼 灸三七壯至百壯
水分 在臍上一寸治水腫灸良 鍼八分留三呼瀉五吸 灸七壯至百壯
神闕 一名氣合 當臍中是 鍼禁 灸百壯
陰交 在臍下一寸治女子月事不調 鍼八分得氣即瀉 灸百壯
氣海 在臍下一寸五分男子生氣之海也 鍼八分得氣即瀉後補 灸百壯

承浆：在颐前唇棱下宛宛中。针三分，得气即泻。灸七壮至七七壮。

膻中：在两乳间陷中，量乳间正中，仰卧取之。针禁。灸七壮至七七壮。

鸠尾：在臆前蔽骨下五分陷中，人无蔽骨者，从歧骨下行一寸至脐共九寸用。针三分。

巨阙：心募。在鸠尾下一寸。针六分，留七呼，得气即泻。灸七壮至七七壮。

中脘：胃募。在脐上四寸，足阳明经所过。针八分，留七呼，泻五吸，速出针。灸三七壮至百壮。

水分：在脐上一寸，治水肿，灸良。针八分，留三呼，泻五吸。灸七壮至百壮。

神阙：一名气合。当脐中是。针禁。灸百壮。

阴交：在脐下一寸。治女子月事不调。针八分，得气即泻。灸百壮。

气海：在脐下一寸五分。男子生气之海也。针八分，得气即泻后补。灸百壮。

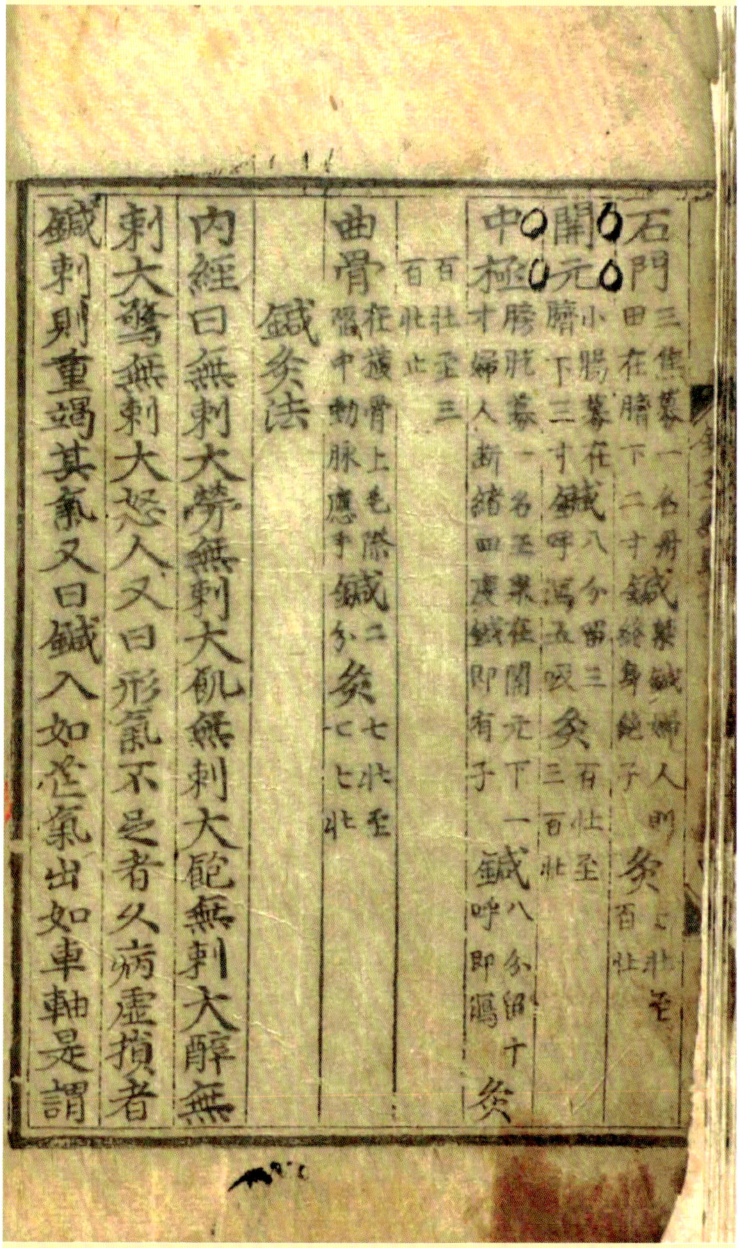
石門三焦募一名丹田在臍下二寸鍼禁鍼婦人則終身絕子灸七壯至百壯
關元小腸募在臍下三寸鍼八分留三呼瀉五吸灸百壯至三百壯
中極膀胱募一名玉泉在關元下一寸婦人斷緒四度鍼即有子鍼八分留十呼即瀉灸百壯至三百壯
曲骨在橫骨上毛際陷中動脉應手鍼二分灸七壯至七七壯
鍼灸法
內經曰無刺大勞無刺大飢無刺大飽無刺大醉無
刺大驚無刺大怒人又曰形氣不足者久病虛損者
鍼刺則重竭其氣又曰鍼入如芒氣出如車軸是謂

石门：三焦募。一名丹田。在脐下二寸。针禁，针妇人则终身绝子。灸七壮至百壮。

关元：小肠募。在脐下三寸。针八分，留三呼，泻五吸。灸百壮至三百壮。

中极：膀胱募。一名玉泉。在关元下一寸。妇人断绪四度，针即有子。针八分，留十呼即泻。灸百壮至三百壮。

曲骨：在横骨上毛际陷中，动脉应手。针二分。灸七壮至七七壮[1]。

针灸法

《内经》曰：无刺大劳，无刺大饥，无刺大饱，无刺大醉，无刺大惊，无刺大怒人。又曰：形气不足者，久病虚损者，针刺则重竭其气。又曰：针入如芒，气出如车轴，是谓

①七七壮：此下《针经正宗》有上脘、建里、下脘、廉泉、天突、璇玑、华盖、紫宫、玉堂、中庭、会阴十一穴。

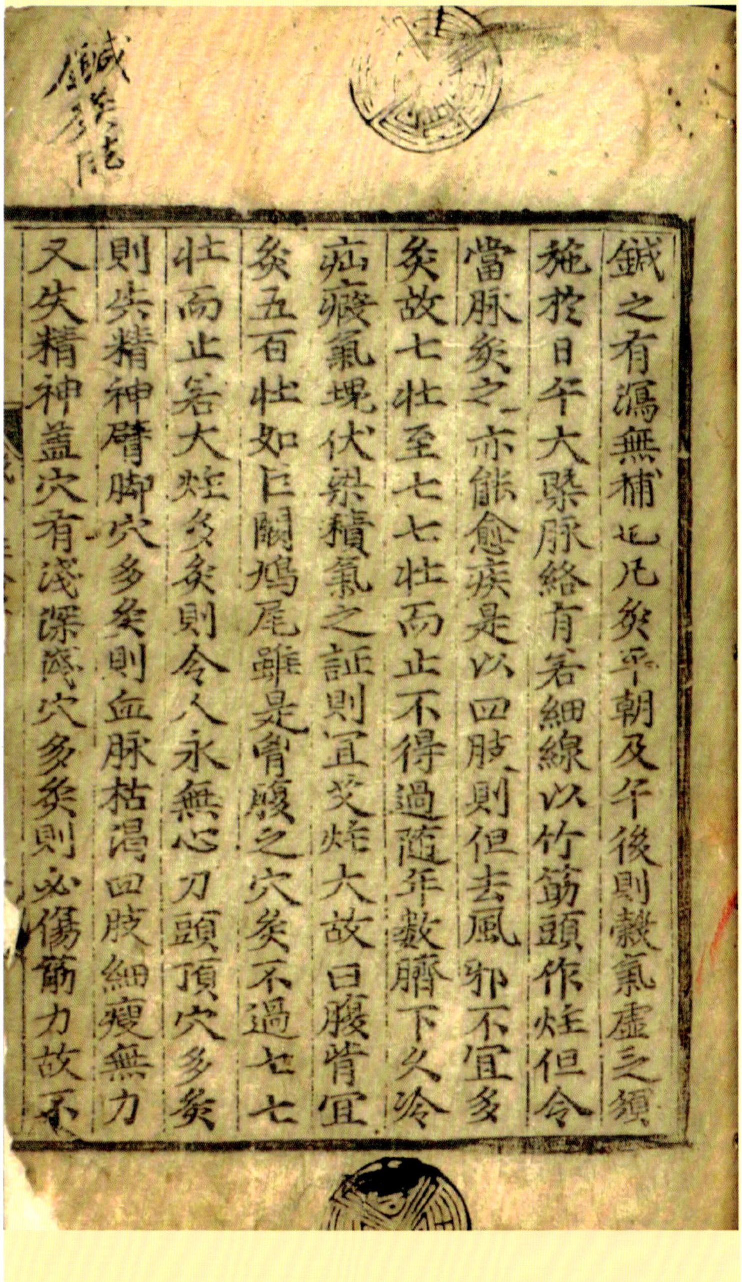
鍼之有瀉無補也凡灸平朝及午後則穀氣虛乏須
施於日午大槩脉絡有若細線以竹筯頭作炷但令
當脉灸之亦能愈疾是以四肢則但去風邪不宜多
灸故七壯至七七壯而止不得過隨年數臍下久冷
疝瘕氣塊伏梁積氣之証則宜艾炷大故曰腹背宜
灸五百壯如巨闕鳩尾雖是胷腹之穴灸不過七七
壯而止若大炷多灸則令人永無心力頭頂穴多灸
則失精神臂脚穴多灸則血脉枯渴四肢細瘦無力
又失精神蓋穴有淺深淺穴多灸則必傷筋力故不

针之有泻无补也。凡灸平朝及午后，则谷气虚乏，须施于日午。大概脉络有若细线，以竹筯头作炷，但令当脉灸之，亦能愈疾。是以四肢则但去风邪，不宜多灸，故七壮至七七壮而止，不得过随年数。脐下久冷、疝瘕、气块、伏梁、积气之证，则宜艾炷大。故曰：腹背宜灸五百壮。如巨阙、鸠尾，虽是胸腹之穴，灸不过七七壮而止。若大炷多灸，则令人永无心力；头顶穴多灸，则失精神；臂脚穴多灸，则血脉枯竭，四肢细瘦无力，又失精神。盖穴有浅深，浅穴多灸，则必伤筋力，故不

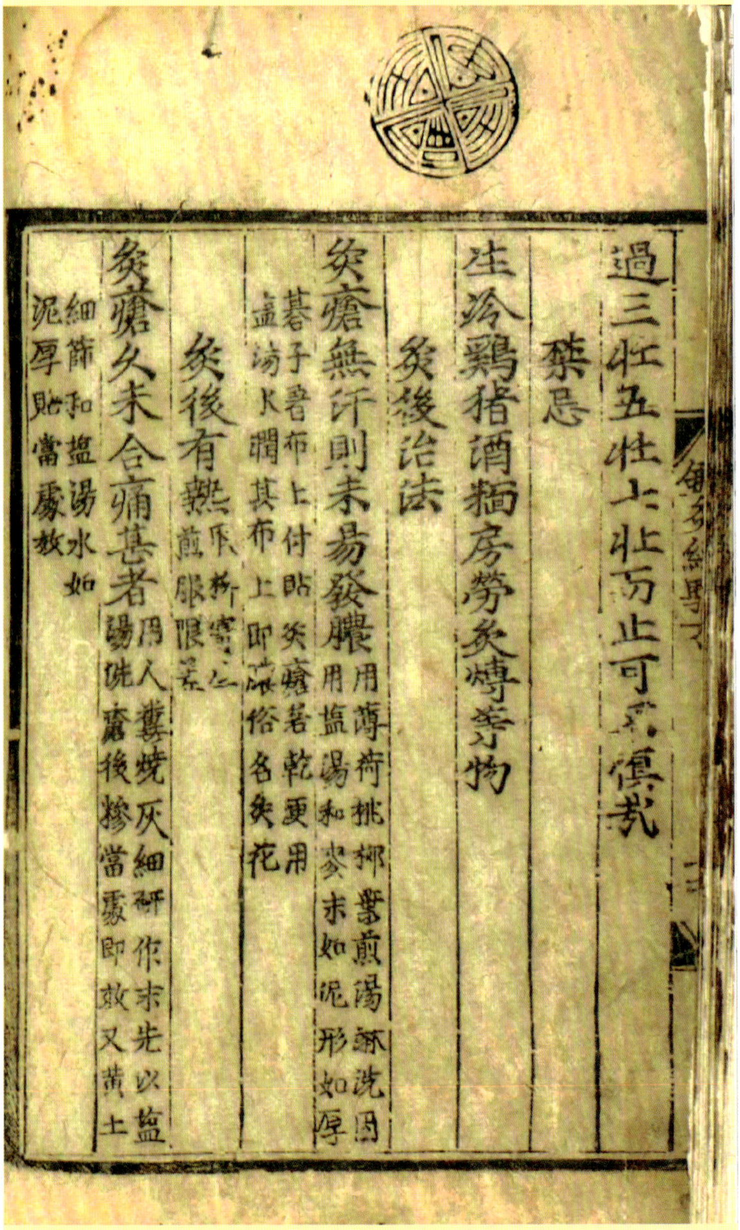

過三壯五壯七壯而止可不慎哉
禁忌
生冷鷄猪酒麵房勞炙煿等物
灸後治法
灸瘡無汗則未易發膿用薄荷桃柳葉煎湯淋洗因用鹽湯和麥末如泥形如厚棊子着布上付貼灸瘡若乾更用鹽湯水潤其布上即膿俗名灸花
灸後有熱煎服限差
灸瘡久未合痛甚者用人糞燒灰細研作末先以鹽湯洗瘡後糝當處即效又黃土細篩和鹽湯水如泥厚貼當處效

过三壮、五壮、七壮而止，可不慎哉？

禁忌

生、冷、鸡、猪、酒、面、房劳、炙煿等物。

灸后治法

灸疮无汗，则未易发脓：用薄荷、桃、柳叶煎汤淋洗。因用盐汤和麦末如泥，形如厚棋子着布上敷贴灸疮。若干，更用盐汤水润其布上，即脓。俗名灸花。

灸后有热：取柳寄生煎服，限差[1]。

灸疮久未合，痛甚者：用人粪烧灰，细研作末，先以盐汤洗疮，后糁当处，即效。又黄土细筛，和盐汤水如泥，厚贴当处，效。

①限差：似为“即瘥”之误。

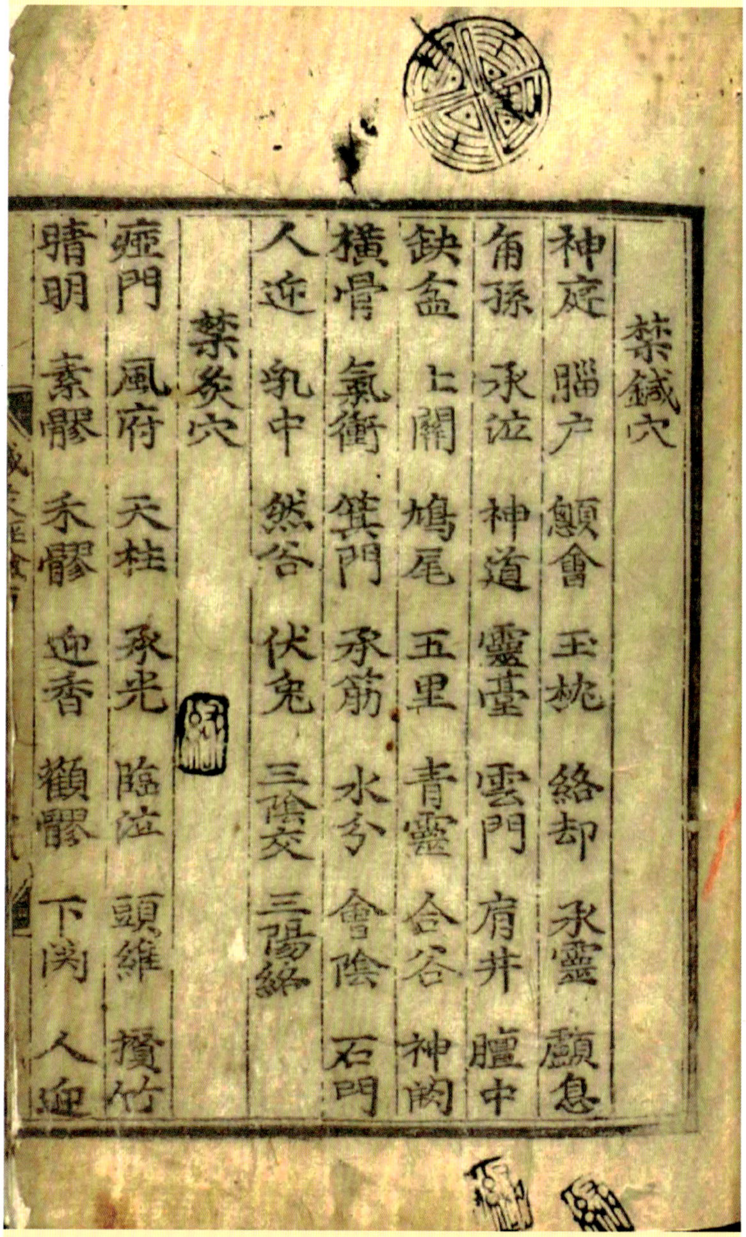
禁鍼穴

神庭 腦户 顖會 玉枕 絡却 承靈 顱息

角孫 承泣 神道 靈臺 雲門 肩井 膻中

缺盆 上關 鳩尾 五里 青靈 合谷 神闕

橫骨 氣衝 箕門 承筋 水分 會陰 石門

人迎 乳中 然谷 伏兔 三陰交 三陽絡

禁灸穴

瘂門 風府 天柱 承光 臨泣 頭維 攢竹

睛明 素髎 禾髎 迎香 顴髎 下関 人迎

禁针穴

神庭 脑户 囟会 玉枕 络却 承灵 颅息 角孙 承泣 神道 灵台 云门 肩井 膻中 缺盆 上关 鸠尾 五里 青灵 合谷 神阙 横骨 气冲 箕门 承筋 水分 会阴 石门 人迎 乳中 然谷 伏兔 三阴交 三阳络

禁灸穴

哑门 风府 天柱 承光 临泣 头维 攒竹 睛明 素髎 禾髎 迎香 颧髎 下关 人迎

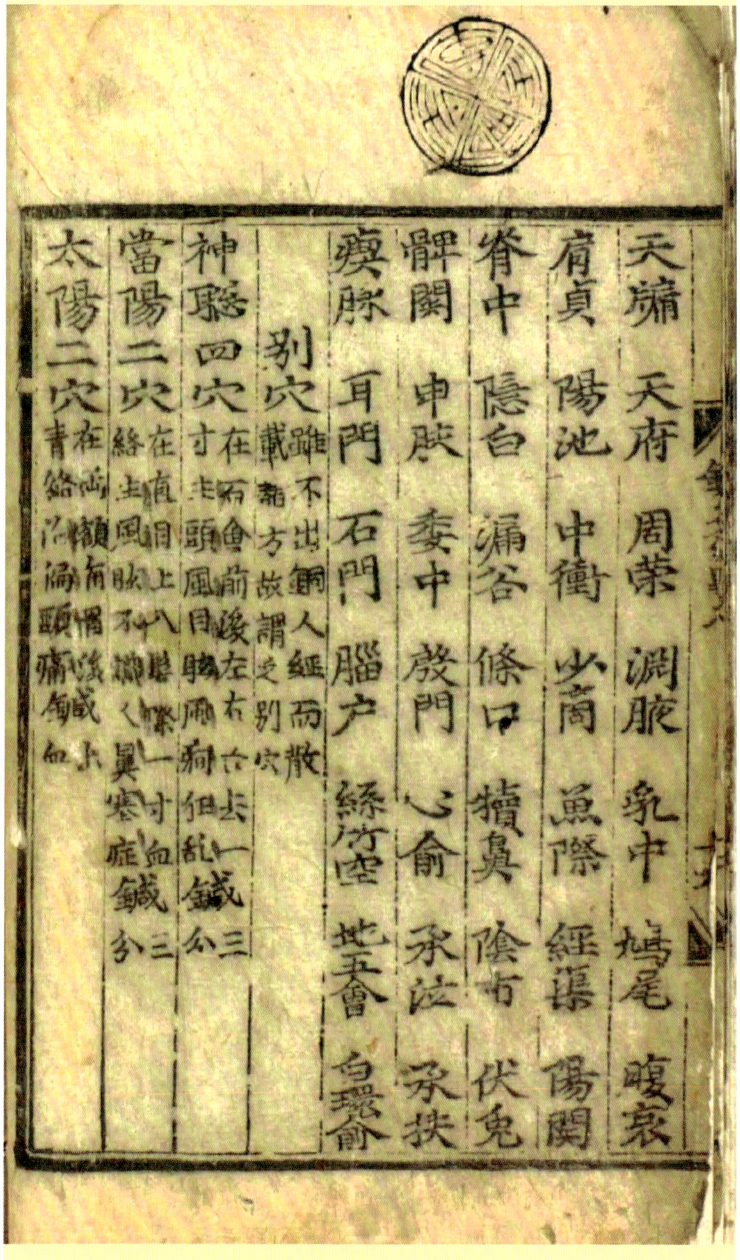

天牖　天府　周荣　渊腋　乳中
鸠尾　腹哀　肩贞　阳池　中冲
少商　鱼际　经渠　阳关　脊中
隐白　漏谷　条口　犊鼻　阴市
伏兔　髀关　申脉　委中　股门
心俞　承泣　承扶　瘈脉　耳门
石门　脑户　丝竹空　地五会　白环俞

别穴虽不出《铜人经》，而散载诸方，故谓之别穴。

神聪四穴：在百会前后左右各去一寸。主头风目眩，风痫、狂乱。针三分。

当阳二穴：在直目上，入发际一寸血络。主风眩、不识人、鼻塞症。针三分。

太阳二穴：在两额角眉后青络。治偏头风。针出血。

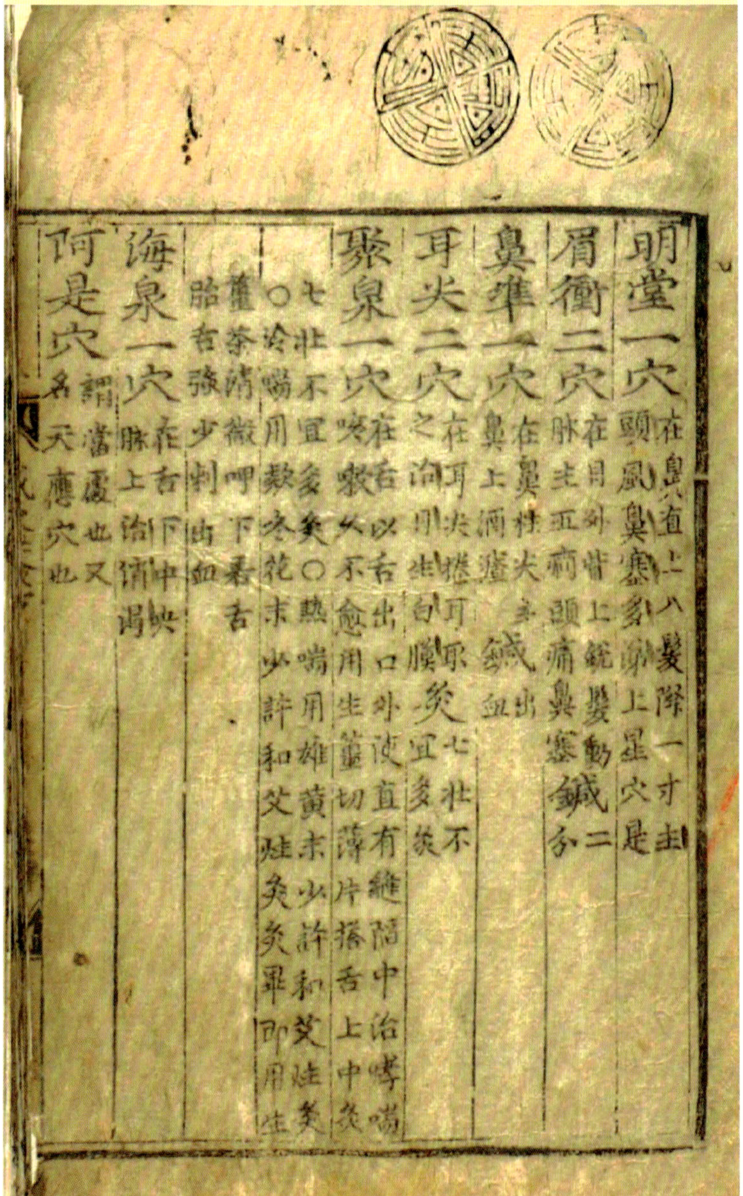

明堂一穴在鼻直上入髮際一寸主頭風鼻塞多涕上星穴是

眉衝二穴在目外眥上銳髮動脉主五癇頭痛鼻塞鍼二分

鼻準一穴在鼻柱尖主鼻上酒齄鍼出血

耳尖二穴在耳尖捲耳取之治目生白膜灸七壯不宜多灸

聚泉一穴在舌以舌出口外使直有縫陷中治哮喘咳嗽久不愈用生薑切薄片搭舌上中灸七壯不宜多灸○熱喘用雄黃末少許和艾炷灸○冷喘用款冬花末少許和艾炷灸灸畢即用生薑茶清微呷下若舌胎舌強少刺出血

海泉一穴在舌下中央脉上治消渴

阿是穴謂當處也又名天應穴也

明堂一穴：在鼻直上，入发际一寸。主头风、鼻塞、多涕。上星穴是。

眉冲二穴：在目外眦上，锐发动脉。主五痫、头痛、鼻塞。针二分。

鼻准一穴：在鼻柱尖。主鼻上酒齄。针出血。

耳尖二穴：在耳尖，卷耳取之。治目生白膜。灸七壮，不宜多灸。

聚泉一穴：在舌，以舌出口外使直，有缝陷中。治哮喘、咳嗽久不愈。用生姜切薄片，搭舌上中，灸七壮，不宜多灸。〇热喘，用雄黄末少许，和艾炷灸。〇冷喘，用款冬花末少许，和艾炷灸。灸毕，即用生姜茶清微呷下。若舌胎、舌强，少刺出血。

海泉一穴：在舌下中央脉上。治消渴。

阿是穴：谓当处也。又名天应穴也。

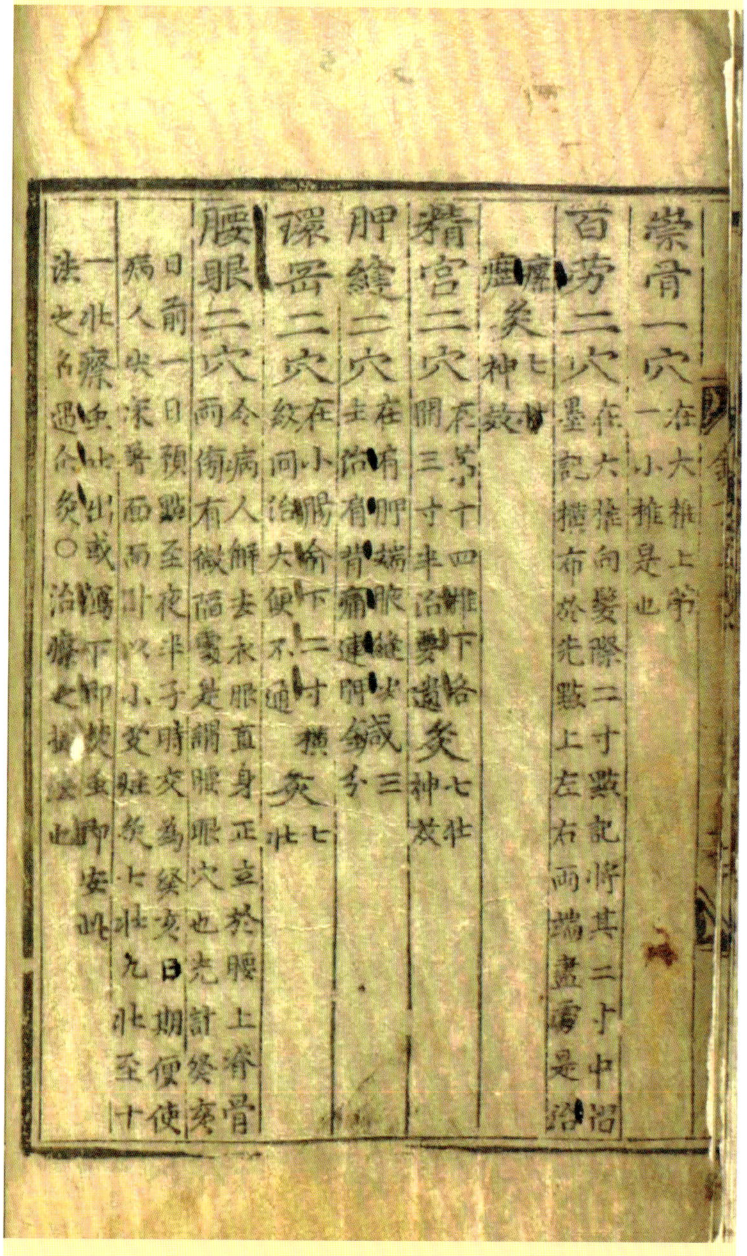
崇骨一穴 在大椎上第一小椎是也
百勞二穴 在大椎向髮際二寸點記將其二寸中沼墨記橫布於先點上左右兩端盡處是治
瘰癧灸七壯神效
精宮二穴 在第十四椎下各開三寸半治夢遺灸七壯神效
胛縫二穴 在肩胛端腋縫尖主治肩背痛連胛鍼三分
環岡二穴 在小腸俞下二寸橫紋間治大便不通灸七壯
腰眼二穴 令病人解去衣服直身正立於腰上脊骨兩傍有微陷處是謂腰眼穴也先計癸亥
日前一日預點至夜半子時交為癸亥日期便使
病人伏床著面而臥以小艾炷灸七壯九壯至十
一壯瘵虫吐出或瀉下即焚虫即安此
法之名遇仙灸○治瘵之捷法也

崇骨一穴：在大椎上，第一小椎是也。

百劳二穴：在大椎向发际二寸点记，将其二寸中折，墨记横布于先点上，左右两端尽处是。治瘰疬。灸七壮，神效。

精宫二穴：在第十四椎下，各开三寸半。治梦遗。灸七壮，神效。

胛缝二穴：在肩胛端，腋缝尖。主治肩背痛连胛。针三分。

环冈二穴：在小肠俞下二寸横纹间。治大便不通。灸七壮。

腰眼二穴：令病人解去衣服，直身正立，于腰上脊骨两旁有微陷处，是谓腰眼穴也。先计癸亥日前一日预点，至夜半子时交为癸亥日期，便使病人伏床，著面而卧，以小艾炷灸七壮、九壮至十一壮，瘵虫吐出或泻下，即焚虫，即安。此法之名遇仙灸。〇治瘵之捷法也。

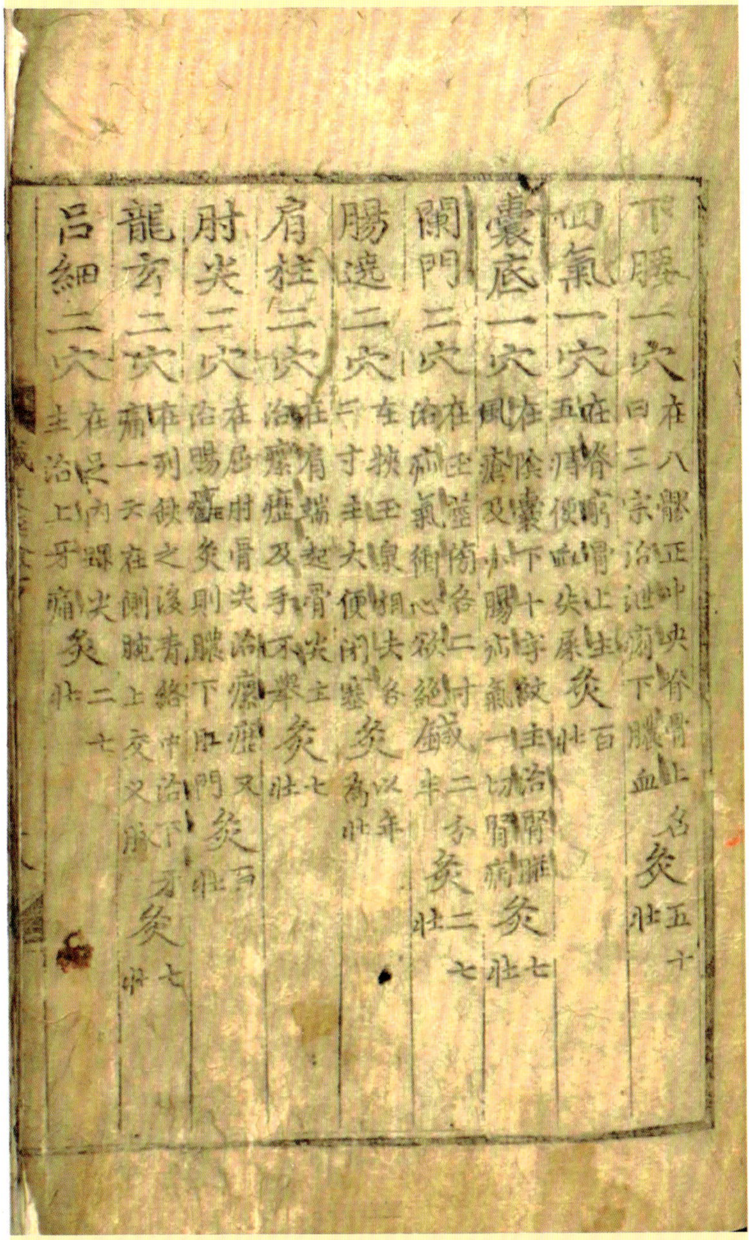

下腰一穴：在八髎正中央脊骨上，名曰三宗。治泄痢下脓血。灸五十壮。

回气一穴：在脊穷骨上。主五痔、便血、失屎。灸百壮。

囊底一穴：在阴囊下十字纹。主治：肾脏风疮及小肠疝气，一切肾病。灸七壮。

阑门二穴：在玉茎旁各二寸。治疝气冲心欲绝。针二分半[1]，灸二七壮。

肠绕二穴：在挟玉泉相去各二寸。主大便闭塞。灸以年为壮。

肩柱二穴：在肩端起骨尖。主治：瘰疬及手不举。灸七壮。

肘尖二穴：在屈肘骨尖。治瘰疬。又治肠痈。灸则脓下肛门。灸百壮。

龙玄二穴：在列缺之后青络中。治下牙痛。一云：在侧腕上交叉脉。灸七壮。

吕细二穴：在足内踝尖。主治：上牙痛。灸二七壮。

①针二分半：《类经图翼》卷十一、《罗遗编》卷下、《传悟灵济录》卷下均作“针一寸半”。

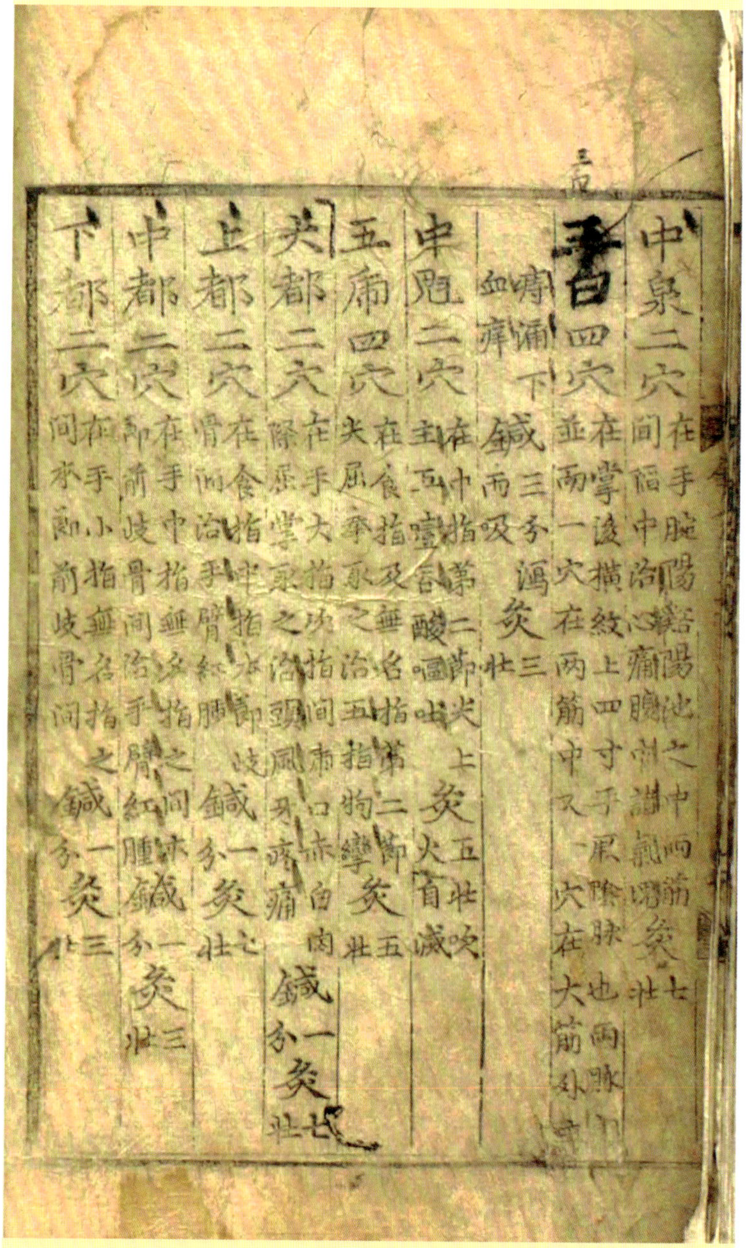

中泉二穴：在手腕阳溪、阳池之中两筋间陷中。治心痛、腹中诸气块。灸七壮。

三白四穴：在掌后横纹上四寸，手厥阴脉也。两脉相并而一穴在两筋中，又一穴在大筋外。主痔漏下血、痒。针三分，泻两吸，灸三壮。

中魁二穴：在中指第二节尖上。主五噎、吞酸、呕吐。灸五壮，吹火自灭。

五虎四穴：在食指及无名指第二节尖，屈拳取之。治五指拘挛。灸五壮。

大都二穴：在手大指、次指间，虎口赤白肉际，屈掌取之，治头风，牙疼痛。针一分，灸七壮。

上都二穴：在食指、中指本节歧骨间。治手臂红肿。针一分，灸七壮。

中都二穴：在手中指、无名指之间，本节前歧骨间。治手臂红肿。针一分，灸三壮。

下都二穴：在手小指、无名指之间，本节前歧骨间。治手臂红肿①。针一分，灸三壮。

①治手臂红肿：此五字原无，据《勉学堂针灸集成》卷一补。

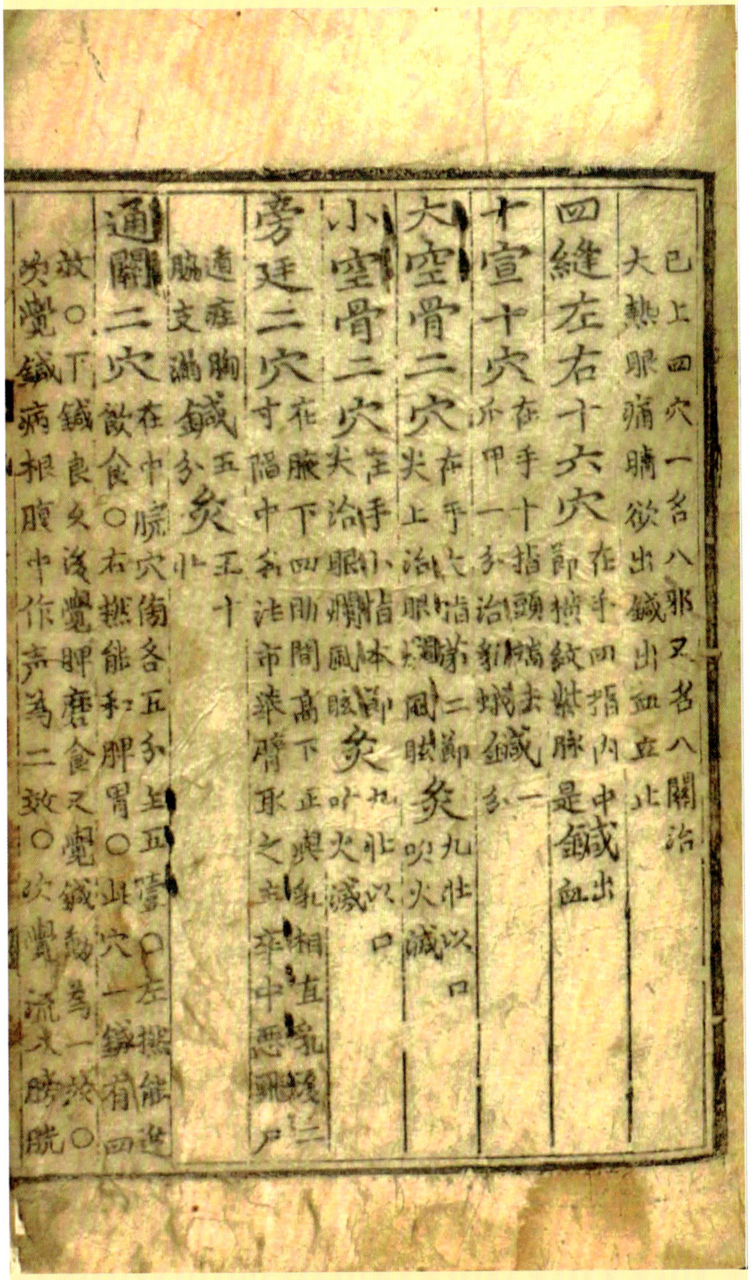
已上四穴一名八邪又名八關治
大熱眼痛睛欲出鍼出血立止
四縫左右十六穴 在手四指內中節橫紋紫脉是鍼出血
十宣十穴 在手十指頭端去爪甲一分治乳蛾鍼一分
大空骨二穴 在手大指第二節尖上治眼爛風眩灸九壯以口吹火滅
小空骨二穴 在手小指本節尖治眼爛風眩灸九壯以口吹火滅
旁廷二穴 在腋下四肋間高下正與乳相直乳後二寸陷中名注市舉臂取之主卒中惡飛尸
遁疰胸脇支滿鍼五分灸五十壯
通關二穴 在中脘穴旁各五分主五噎○左撚能進飲食○右撚能和脾胃○此穴一鍼有四
效○下鍼良久後覺脾磨食又覺鍼動爲一效○次
覺鍼病根腹中作声爲二效○次覺流入膀胱

以上四穴，一名八邪，又名八关。治大热，眼痛睛欲出。针出血，立止。

四缝左右十六穴：在手四指内中节横纹紫脉是。针出血。

十宣十穴：在手十指头端，去爪甲一分。治乳蛾。针一分。

大骨空[1]二穴：在手大指第二节尖上。治眼烂风眩。灸九壮，以口吹火灭。

小骨空二穴：在手小指本节尖。治眼烂风眩。灸九壮，以口吹火灭。

旁廷二穴：在腋下四肋间，高下正与乳相直，乳后二寸陷中。名注市，举臂取之。主卒中恶、飞尸、遁疰、胸胁支满。针五分，灸五十壮。

通关二穴：在中脘穴旁各五分。主五噎。○左捻能进饮食，○右捻能和脾胃。○此穴一针有四效，○下针良久后，觉脾磨食，又觉针动，为一效；○次觉针病根、腹中作声，为二效；○次觉流入膀胱，

①骨空：原作“空骨”，据《扁鹊神应经针灸玉龙经》《针灸大成》卷七改。下一个“小骨空”同。

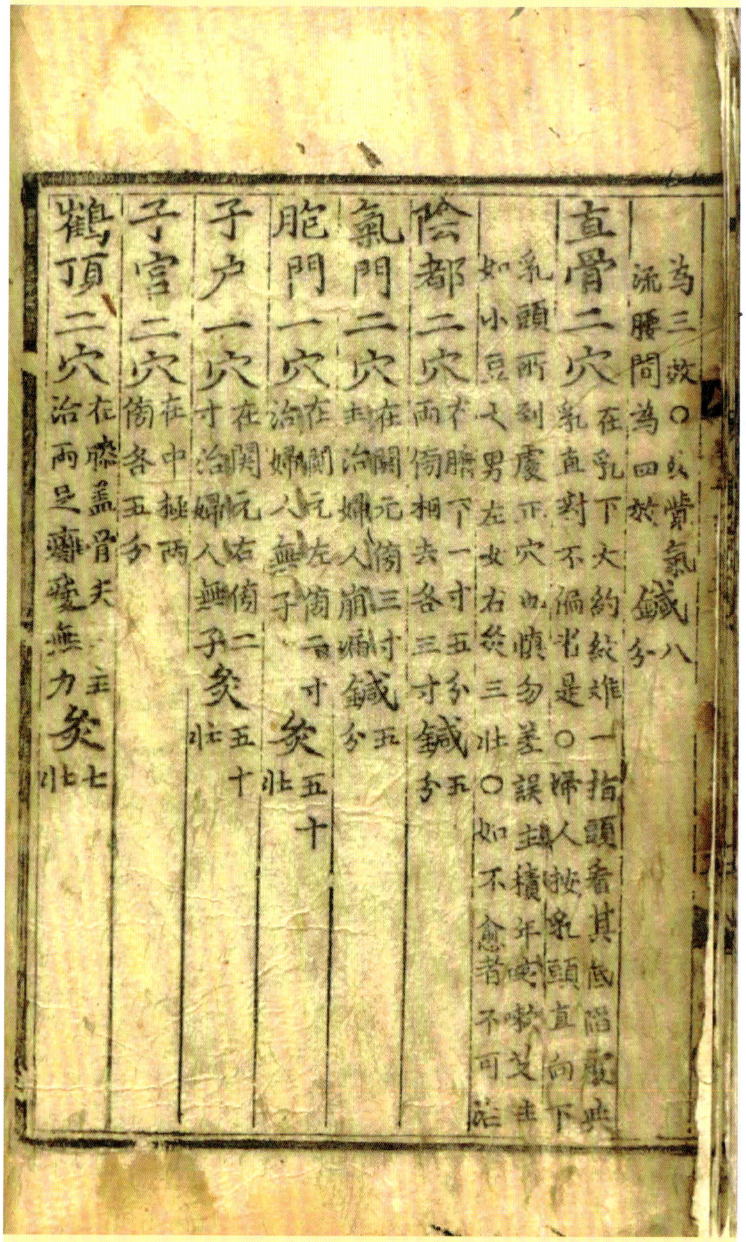

为三效；〇四觉气流腰间，为四效。针八分。

直骨二穴：在乳下大约纹离一指头，看其低陷处与乳直对不偏者是。〇妇人按乳头直向下，乳头所到处正穴也，慎勿差误。主积年咳嗽。艾炷如小豆大，男左女右，灸三壮。〇如不愈者，不可治。

阴都二穴：在脐下一寸五分，两旁相去各三寸。针五分。

气门二穴：在关元旁三寸。主治妇人崩漏。针五分。

胞门一穴：在关元左旁二寸。治妇人无子。灸五十壮。

子户一穴：在关元右旁二寸。治妇人无子。灸五十壮。

子宫二穴：在中极二旁各五分。

鹤顶二穴：在膝盖骨尖上。主治两足瘫痪无力。灸七壮。

膝眼二穴　一名百虫窠又名血郄在膝盖下两傍陷中主治肾脏风疮及膝膑痠痛鍼五分留三呼灸禁一云二七壮

風市二穴　使病人正立以两手自然垂下当第三指之端是穴主治中風証灸七壮

營衝二穴　一名營池在足内踝前後两邊池中脉主赤白帶下小便不通鍼三分灸三十壮

漏陰二穴　在足内踝下五分有脉微微動主治赤白帶下鍼一分灸三十壮

交儀二穴　在足内踝上五寸主婦人漏下赤白灸三十壮

陰陽二穴　在足大拇指下屈裏紋頭白肉際主婦人赤白帶下灸二七壮

陰獨八穴　一名八風又名八邪在足四指間主治婦人月經不調須待經定為度又治足背上

膝眼二穴：一名百虫窠，又名血郄。在膝盖下两旁陷中。主治肾脏风疮，及膝膑酸痛。针五分，留三呼，灸禁。一云二七壮。

风市二穴：使病人正立，以两手自然垂下，当第三指之端是穴。主治中风证。灸七壮。

营冲二穴：一名营池。在足内踝前后两边池中脉。主赤白带下，小便不通。针三分，灸三十壮。

漏阴二穴：在足内踝下五分，有脉微微动。主治赤白带下。针一分，灸三十壮。

交仪二穴：在足内踝上五寸，主妇人漏下赤白。灸三十壮。

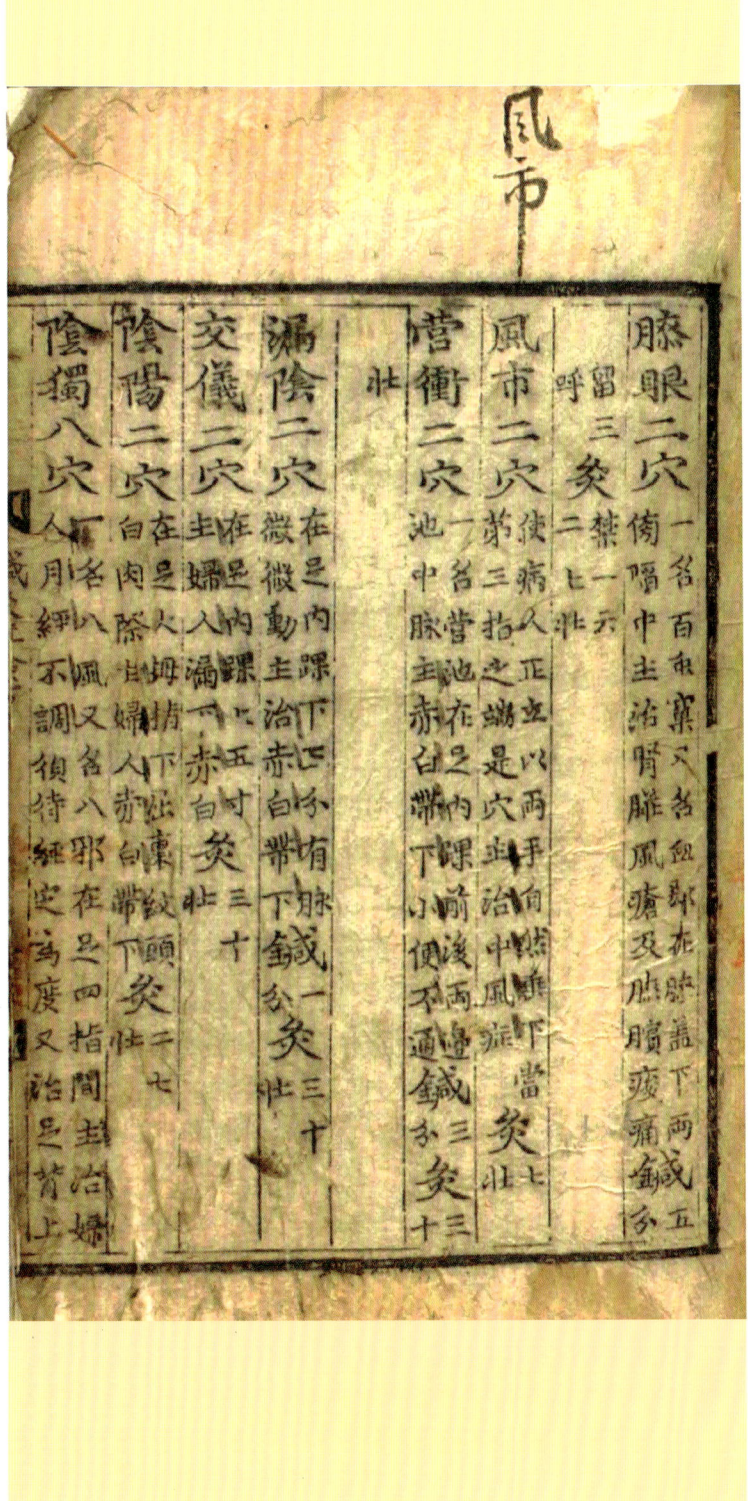

阴阳二穴：在足大拇指下，屈里纹头白肉际。主妇人赤白带下。灸二七壮。

阴独八穴：一名八风，又名八邪。在足四指间。主治妇人月经不调，须待经定为度。又治足背上

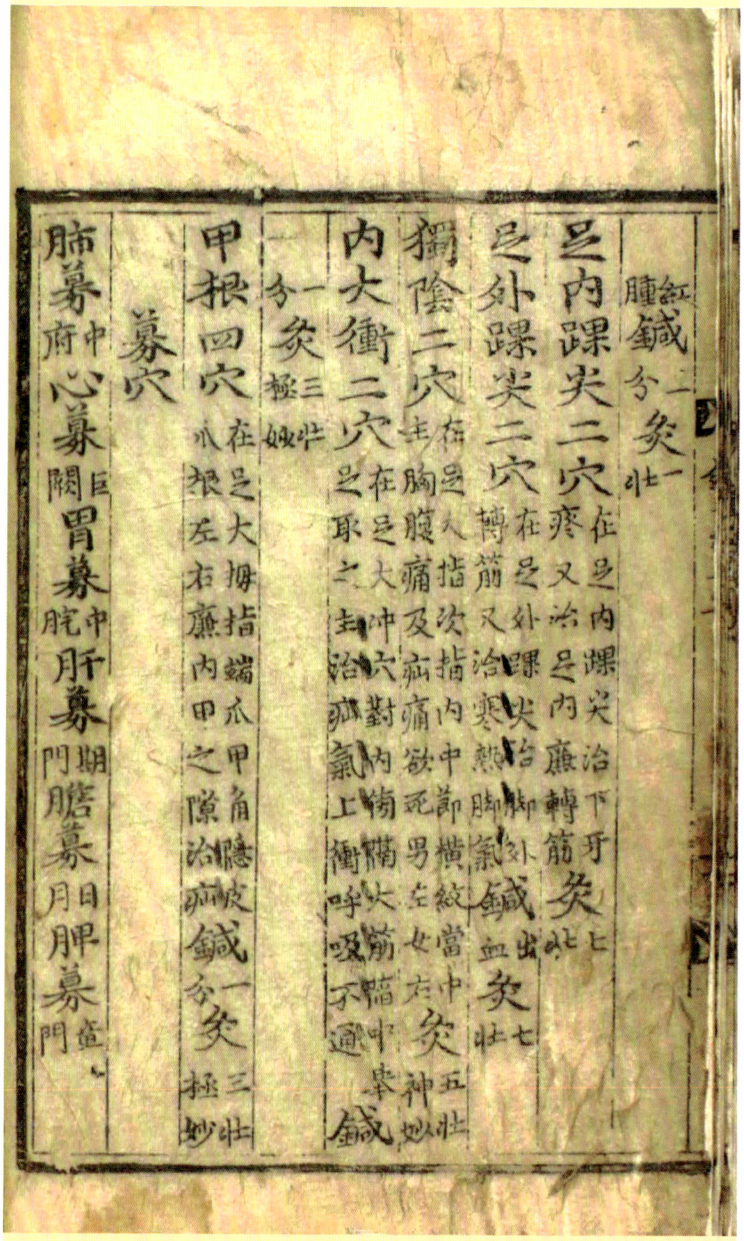
紅腫鍼三分灸一壯
足內踝尖二穴在足內踝尖治下牙疼又治足內廉轉筋灸七壯
足外踝尖二穴在足外踝尖治脚外轉筋又治寒熱脚氣鍼出血灸七壯
獨陰二穴在足大指次指內中節橫紋當中主胸腹痛及疝痛欲死男左女右灸五壯神妙
內大衝二穴在足大衝穴對內傍大筋陷中舉足取之主治疝氣上衝呼吸不通鍼一分灸三壯極妙
甲根四穴在足大拇指端爪甲角隱皮爪根左右廉內甲之隙治疝鍼一分灸三壯極妙
募穴
肺募中府心募巨闕胃募中脘肝募期門膽募日月脾募章門

红肿。针三分，灸一壮。

足内踝尖二穴：在足内踝尖，治下牙疼。又治足内廉转筋。灸七壮。

足外踝尖二穴：在足外踝尖。治脚外转筋，又治寒热脚气。针出血，灸七壮。

独阴二穴：在足大指、次指内中节横纹当中。主胸腹痛，及疝痛欲死。男左女右。灸五壮，神妙。

内太冲二穴：在足太冲穴对内，旁隔大筋陷中，举足取之。主治：疝气上冲，呼吸不通。针一分，灸三壮。极妙。

甲根四穴：在足大拇指端，爪甲角隐皮，爪根左右廉内甲之隙。治疝。针一分，灸三壮，极妙。

募穴

肺募中府　心募巨阙　胃募中脘

肝募期门　胆募日月　脾募章门

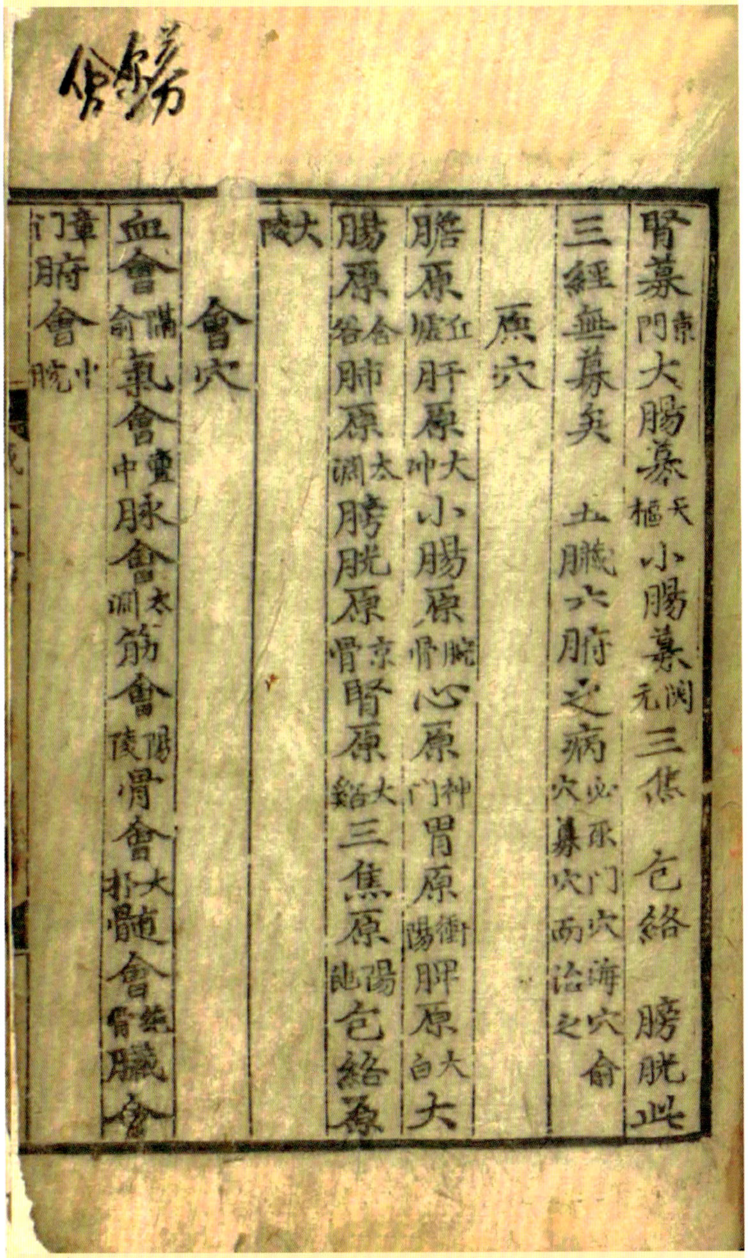

肾募京门　大肠募天枢　小肠募关元。

三焦、包络、膀胱，此三经无募矣。五脏六腑之病，必取门穴、海穴、俞穴、募穴而治之。

原穴

胆原丘墟　肝原太冲　小肠原腕骨　心原神门　胃原冲阳　脾原太白　大肠原合谷　肺原太渊　膀胱原京骨　肾原太溪　三焦原阳池　包络原大陵。

会穴

血会膈俞　气会膻中　脉会太渊　筋会阳陵　骨会大杼　髓会绝骨　脏会章门　腑会中脘。

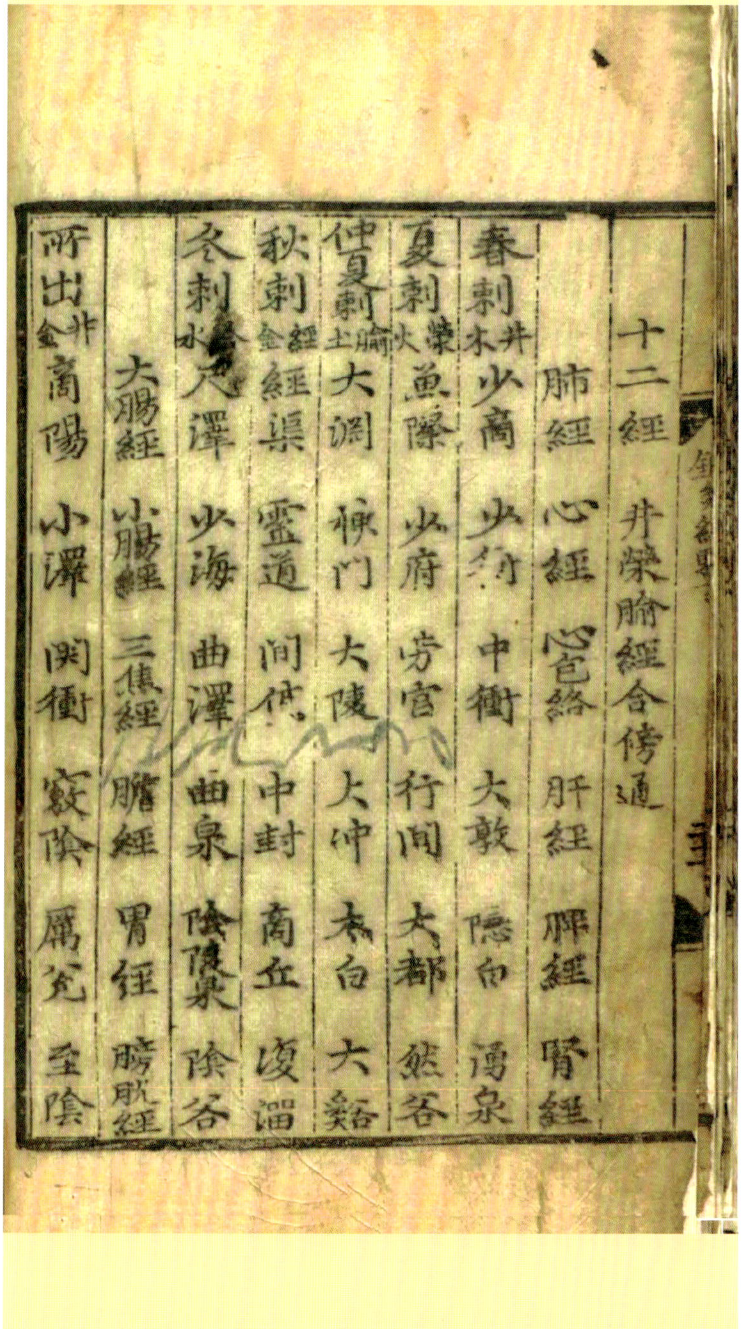

十二經 井滎腧經合傍通

	肺經	心經	心包絡	肝經	脾經	腎經
春刺井木	少商	少衝	中衝	大敦	隱白	湧泉
夏刺滎火	魚際	少府	勞宮	行間	大都	然谷
仲夏刺腧土	大淵	神門	大陵	大冲	太白	大谿
秋刺經金	經渠	靈道	間使	中封	商丘	復溜
冬刺合水	尺澤	少海	曲澤	曲泉	陰陵泉	陰谷
	大腸經	小腸經	三焦經	膽經	胃經	膀胱經
所出井金	商陽	小澤	關衝	竅陰	厲兌	至陰

十二经：井荥腧经合旁通

	肺经	心经	心包络	肝经	脾经	肾经
春刺井木	少商	少冲	中冲	大敦	隐白	涌泉
夏刺荥火	鱼际	少府	劳宫	行间	大都	然谷
仲夏刺腧土	太渊	神门	大陵	太冲	太白	太溪
秋刺经金	经渠	灵道	间使	中封	商丘	复溜
冬刺合水	尺泽	少海	曲泽	曲泉	阴陵泉	阴谷
	大肠经	小肠经	三焦经	胆经	胃经	膀胱经
所出井金	商阳	少泽	关冲	窍阴	厉兑	至阴

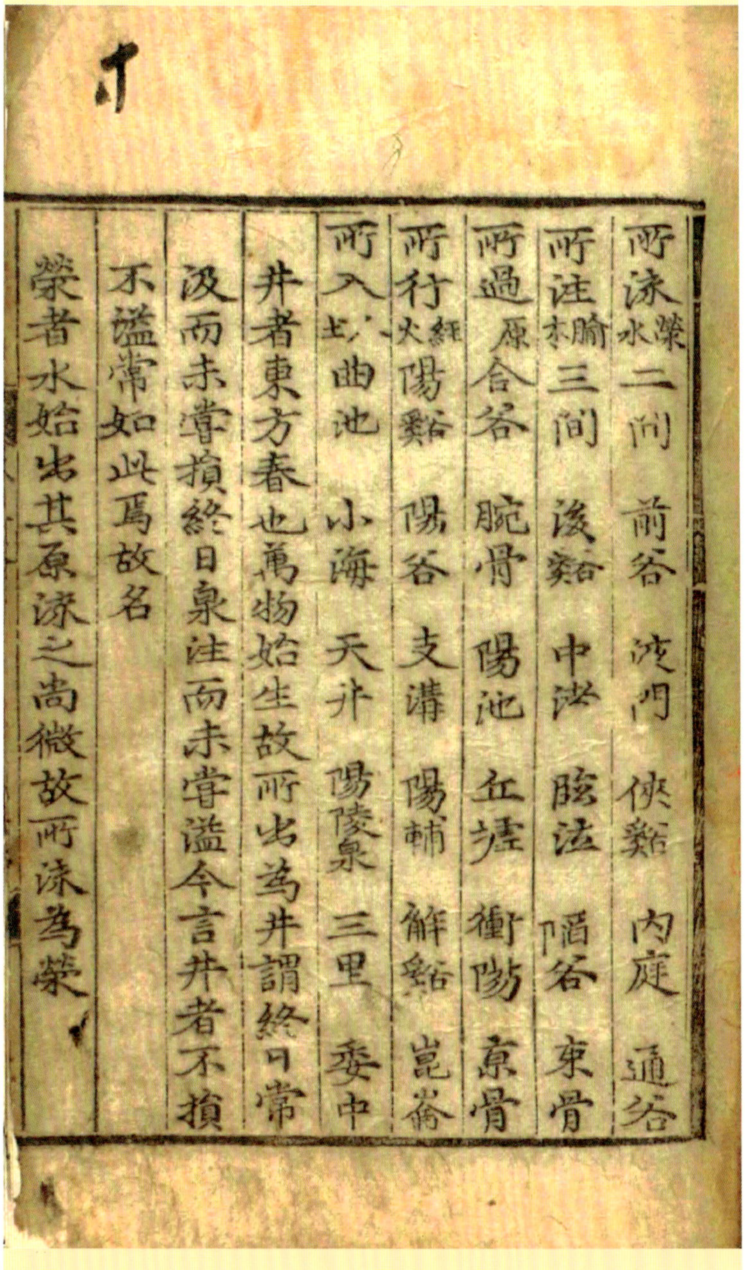
所流水榮 二間 前谷 液門 俠谿 內庭 通谷
所注木腧 三間 後谿 中渚 臨泣 陷谷 束骨
所過原 合谷 腕骨 陽池 丘墟 衝陽 京骨
所行火經 陽谿 陽谷 支溝 陽輔 解谿 崑崙
所入土合 曲池 小海 天井 陽陵泉 三里 委中
井者東方春也萬物始生故所出為井謂終日常
汲而未嘗損終日泉注而未嘗溢今言井者不損
不溢常如此焉故名
榮者水始出其原流之尚微故所流為榮

所流荥水	二间	前谷	液门	侠溪	内庭	通谷
所注腧木	三间	后溪	中渚	临泣	陷谷	束骨
所过原	合谷	腕骨	阳池	丘墟	冲阳	京骨
所行经火	阳溪	阳谷	支沟	阳辅	解溪	昆仑
所入合土	曲池	小海	天井	阳陵泉	三里	委中

井者，东方春也，万物始生，故所出为井。谓终日常汲而未尝损，终日泉注而未尝溢，今言井者，不损不溢，常如此焉，故名。

荥者，水始出，其原流之尚微，故所流为荥。

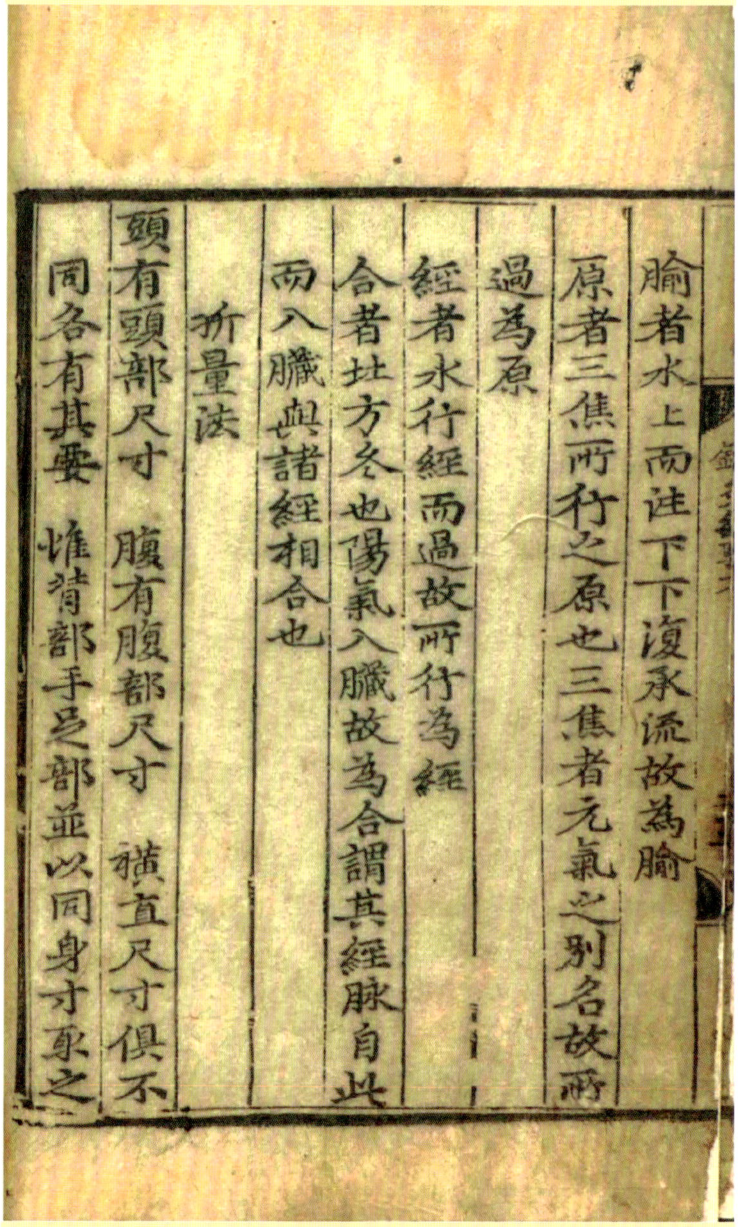
腧者水上而注下下復承流故為腧
原者三焦所行之原也三焦者元氣之別名故所
過為原
經者水行經而過故所行為經
合者北方冬也陽氣入臟故為合謂其經脉自此
而入臟與諸經相合也
折量法
頭有頭部尺寸　腹有腹部尺寸　横直尺寸俱不
同各有其要　惟背部手足部並以同身寸取之

腧者，水上而注下，下复承流，故为腧。

原者，三焦所行之原也。三焦者，元气之别名，故所过为原。

经者，水行经而过，故所行为经。

合者，北方冬也，阳气入脏，故为合。谓其经脉自此而入脏，与诸经相合也。

折量法

头有头部尺寸，腹有腹部尺寸，横直尺寸俱不同，各有其要，惟背部手足部并以同身寸取之。

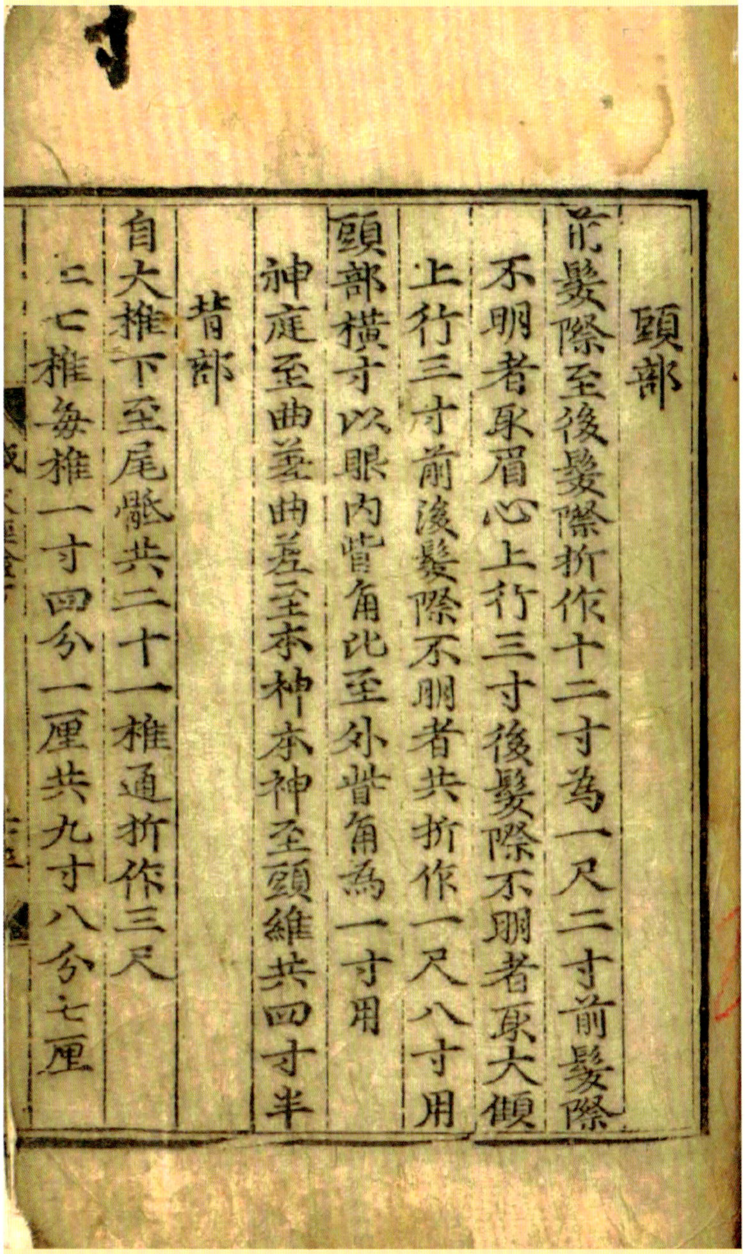
頭部
前髮際至後髮際折作十二寸為一尺二寸前髮際不明者取眉心上行三寸後髮際不明者取大顀上行三寸前後髮際不明者共折作一尺八寸用
頭部横寸以眼内眥角比至外眥角為一寸用
神庭至曲差曲差至本神本神至頭維共四寸半
背部
自大椎下至尾骶共二十一椎通折作三尺
上七椎每椎一寸四分一厘共九寸八分七厘

头部

前发际至后发际折作十二寸，为一尺二寸。前发际不明者，以眉心上行三寸；后发际不明者，取大椎上行三寸；前后发际不明者，共折作一尺八寸用。

头部横寸，以眼内眦角比至外眦角为一寸用。

神庭至曲差，曲差至本神，本神至头维共四寸半。

背部

自大椎下至尾骶，共二十一椎，通折作三尺。

上七椎：每椎一寸四分一厘，共九寸八分七厘；

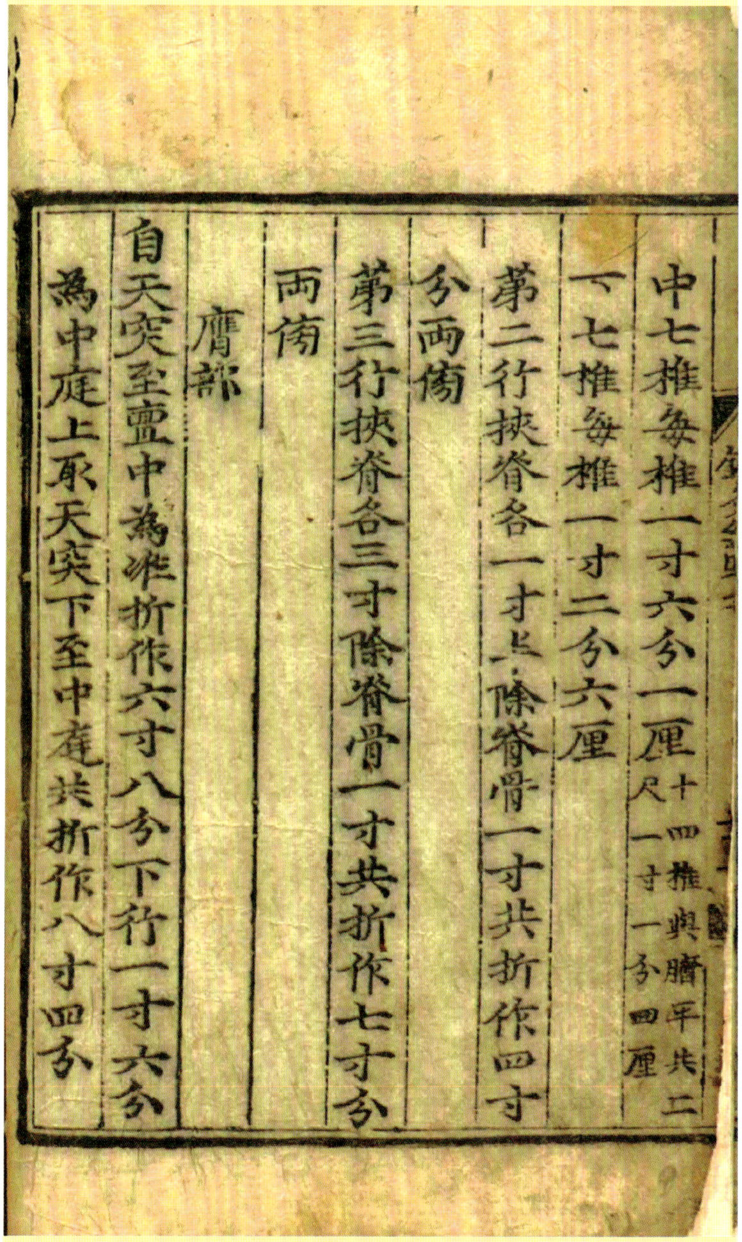

中七椎：每椎一寸六分一厘，十四椎与脐平，共二尺一寸一分四厘；

下七椎：每椎一寸二分六厘。

第二行，挟脊各一寸半，除脊骨一寸，共折作四寸，分两旁。

第三行，挟脊各三寸，除脊骨一寸，共折作七寸，分两旁。

膺部

自天突至膻中为准，折作六寸八分。下行一寸六分为中庭，上取天突，下至中庭，共折作八寸四分。

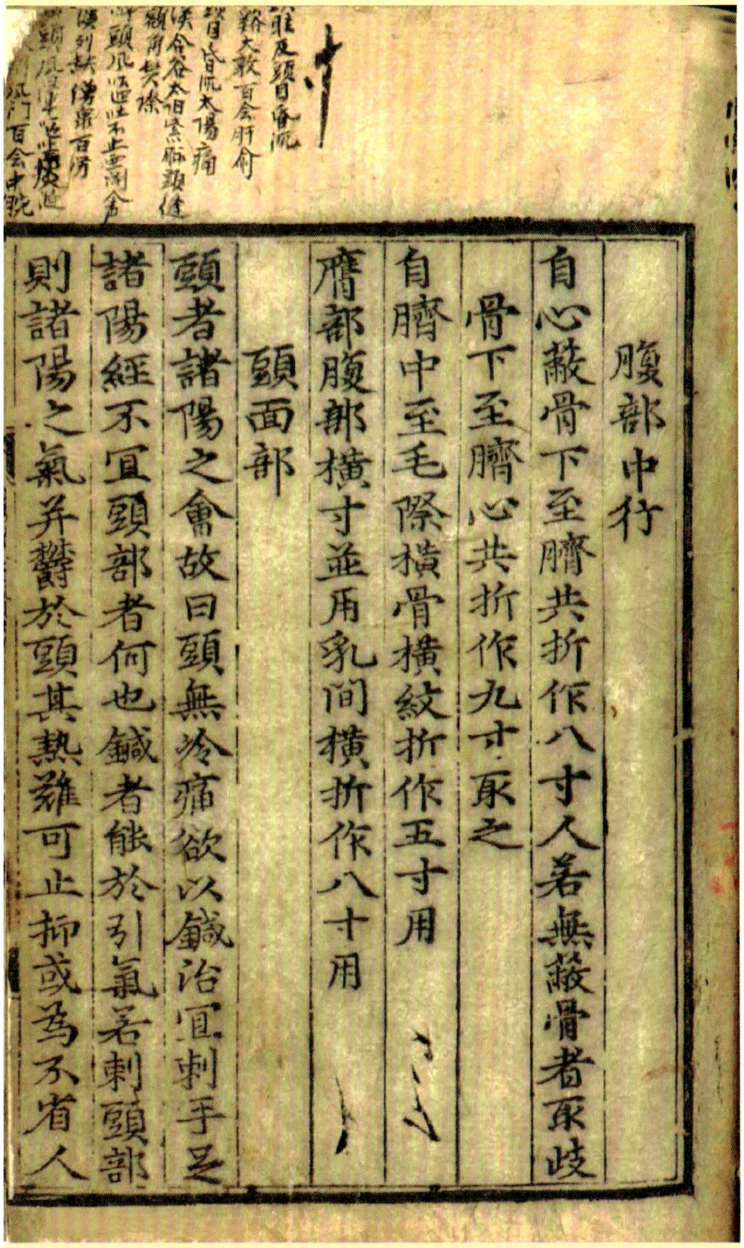

腹部中行

自心蔽骨下至臍共折作八寸人若無蔽骨者取歧骨下至臍心共折作九寸取之

自臍中至毛際横骨横紋折作五寸用

膺部腹部横寸並用乳間横折作八寸用

頭面部

頭者諸陽之會故曰頭無冷痛欲以鍼治宜刺手足諸陽經不宜頭部者何也鍼者能於引氣若刺頭部則諸陽之氣并鬱於頭其熱難可止抑或為不省人

腹部中行

自心蔽骨下至脐，共折作八寸。人若无蔽骨者，取歧骨下至脐心，共折作九寸取之。

自脐中至毛际横骨横纹，折作五寸用。

膺部、腹部横寸，并用乳间横折作八寸用。

头面部

头者，诸阳之会。故曰：头无冷痛，欲以针治，宜刺手足诸阳经，不宜头部者，何也？针者，能于引气，若刺头部，则诸阳之气并郁于头，其热难可止抑，或为不省人

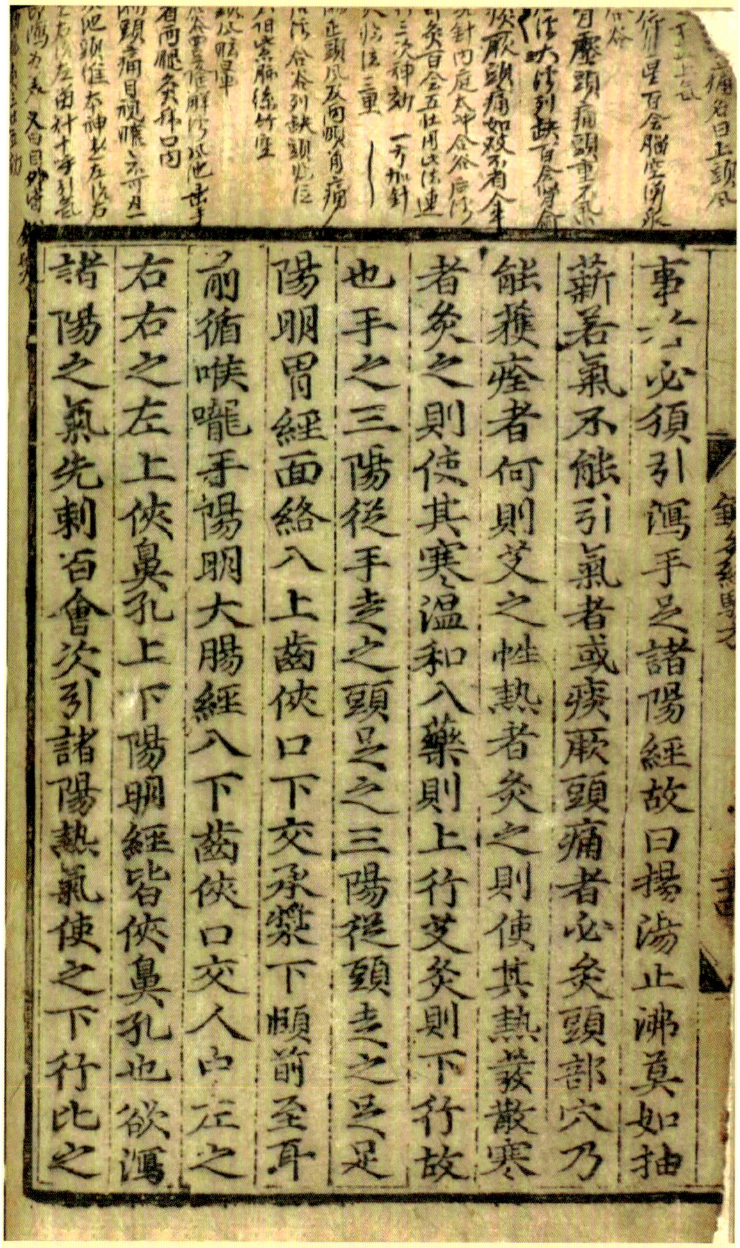

事者，必须引泻手足诸阳经，故曰扬汤止沸，莫如抽薪。若气不能引气者，或痰厥头痛者，必灸头部穴乃能获痊者，何则？艾之性，热者灸之。则使其热发散；寒者灸之，则使其寒温和，入药则上行，艾灸则下行故也。手之三阳，从手走之头；足之三阳，从头走之足。足阳明胃经，面络入上齿，挟口下交承浆，下颐前，至耳前，循喉咙；手阳明大肠经，入下齿，挟口交人中，左之右，右之左，上挟鼻孔。上下阳明经皆挟鼻孔也。欲泻诸阳之气，先刺百会，次引诸阳热气使之下行，比之

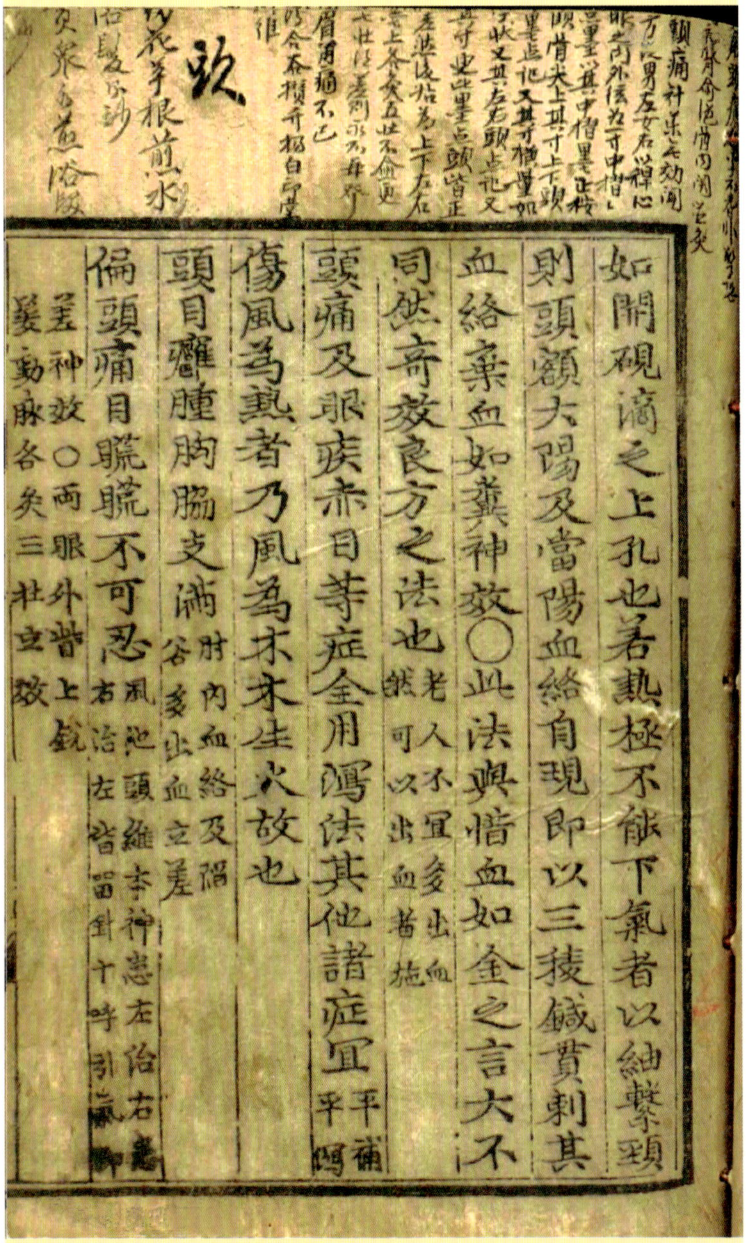
如開硯滴之上孔也若熱極不能下氣者以紬繫頸
則頭額太陽及當陽血絡自現即以三稜鍼貫刺其
血絡棄血如糞神效○此法與惜血如金之言大不
同然奇效良方之法也老人不宜多出血然可以出血者施
頭痛及眼疾赤目等症全用瀉法其他諸症宜平補平瀉
傷風為熱者乃風為木木生火故也
頭目癰腫胸脇支滿肘内血絡及陷谷多出血立差
偏頭痛目𥆨𥆨不可忍風池頭維本神患左治右患右治左皆留針十呼引氣即
差神效○兩眼外眥上銳髮動脉各灸三壯立效

如开砚滴之上孔也。若热极不能下气者，以绸系颈，则头额太阳及当阳血络自现，即以三棱针贯刺其血络，弃血如粪，神效。○此法与惜血如金之言大不同，然《奇效良方》之法也。老人不宜多出血，然可以出血者施。

头痛及眼疾赤目等症全用泻，其他诸症宜平补平泻。

伤风为热者，乃风为木，木生火故也。

头目臃肿，胸胁支满：肘内血络，及陷谷多出血，立瘥。

偏头痛，目𥆨𥆨不可忍：风池、头维、本神，患左治右，患右治左，皆留针十呼，引气即瘥，神效。○两眼外眦上锐发动脉，各灸三壮，立效。

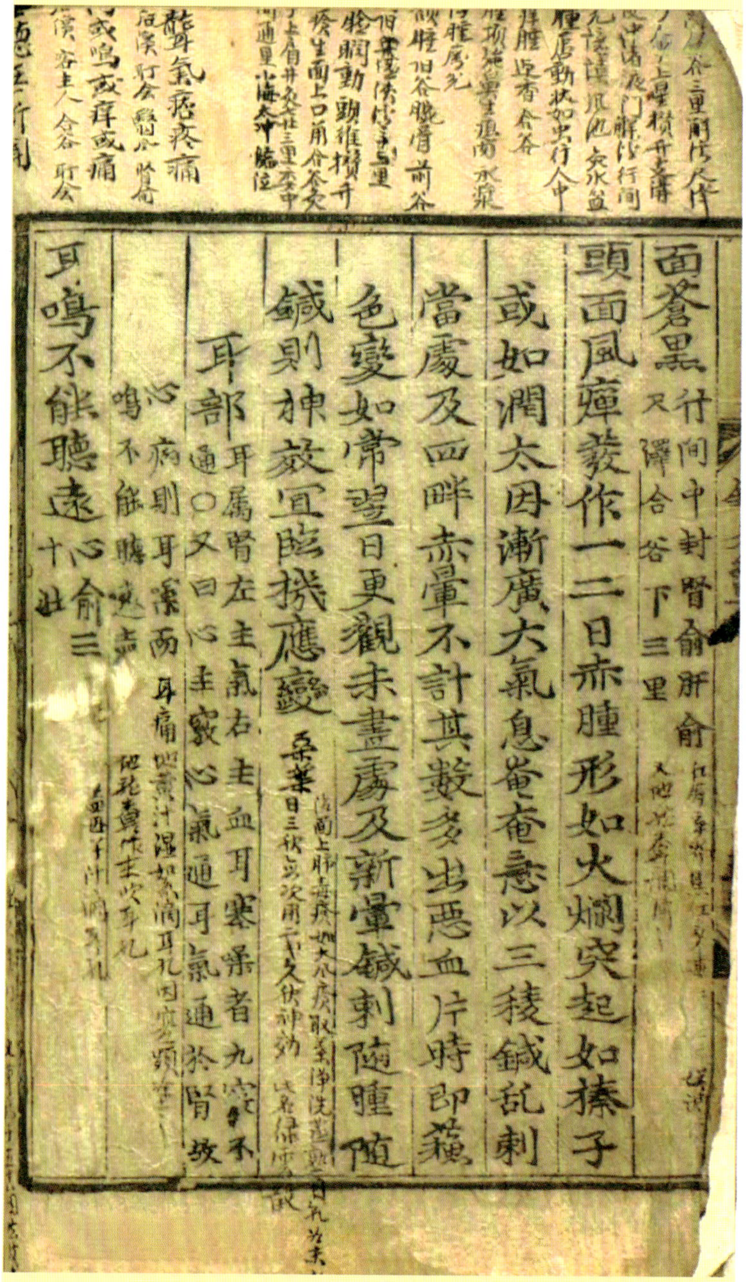

面苍黑：行间、中封、肾俞、肝俞、尺泽、合谷、下三里。

头面风痺，发作一二日，赤肿，形如火烂，突起如榛子，或如润太，因渐广大，气息奄奄，急以三棱针乱刺当处及四畔赤晕，不计其数，多出恶血，片时即苏，色变如常。翌日更观未尽处及新晕针刺，随肿随针则神效，宜临机应变。

耳部耳属肾，左主气，右主血。耳塞噪者，九窍不通。〇又曰：心主窍，心气通耳，气通于肾，故心病则耳噪而鸣，不能听远声。

耳鸣不能听远：心俞三十壮。

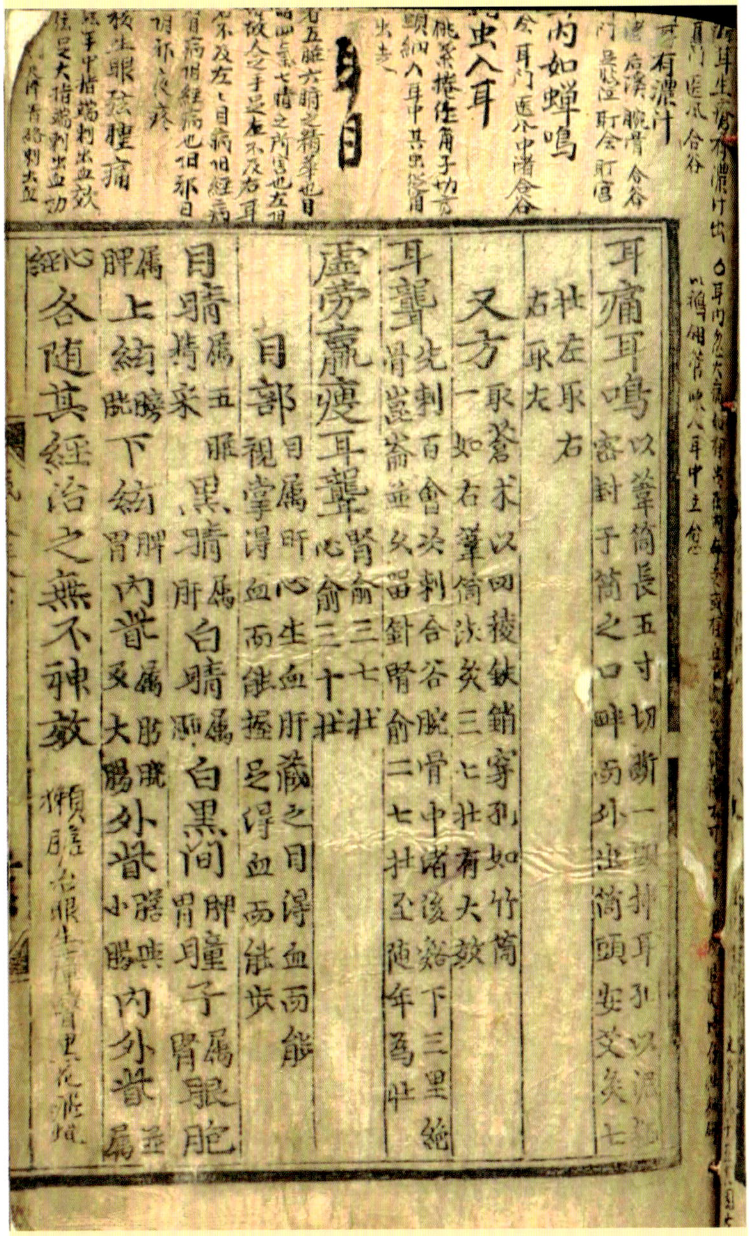

耳痛、耳鸣：以苇筒长五寸切断，一头插耳孔，以泥面密封于筒之口畔而外出筒头，安艾灸七壮，左取右，右取左。

又方：取苍术以四棱铁销穿孔如竹筒，一如前苇筒法，灸三七壮，有大效。

耳聋：先刺百会，次刺合谷、腕骨、中渚、后溪、下三里、绝骨、昆仑并久留针，肾俞二七壮至随年为壮。

虚劳羸瘦耳聋：肾俞三七壮，心俞三十壮。

目部目属肝，心主血，肝藏之，目得血而能视，掌得血而能握，足得血而能步。

目睛属五脏精采，黑睛属肝，白睛属肺，白黑间脾胃，瞳子属肾，眼胞属脾，上弦膀胱，下弦脾胃，内眦属膀胱及大肠，外眦胆与小肠，内外眦并属心经，各随其经治之，无不神效。

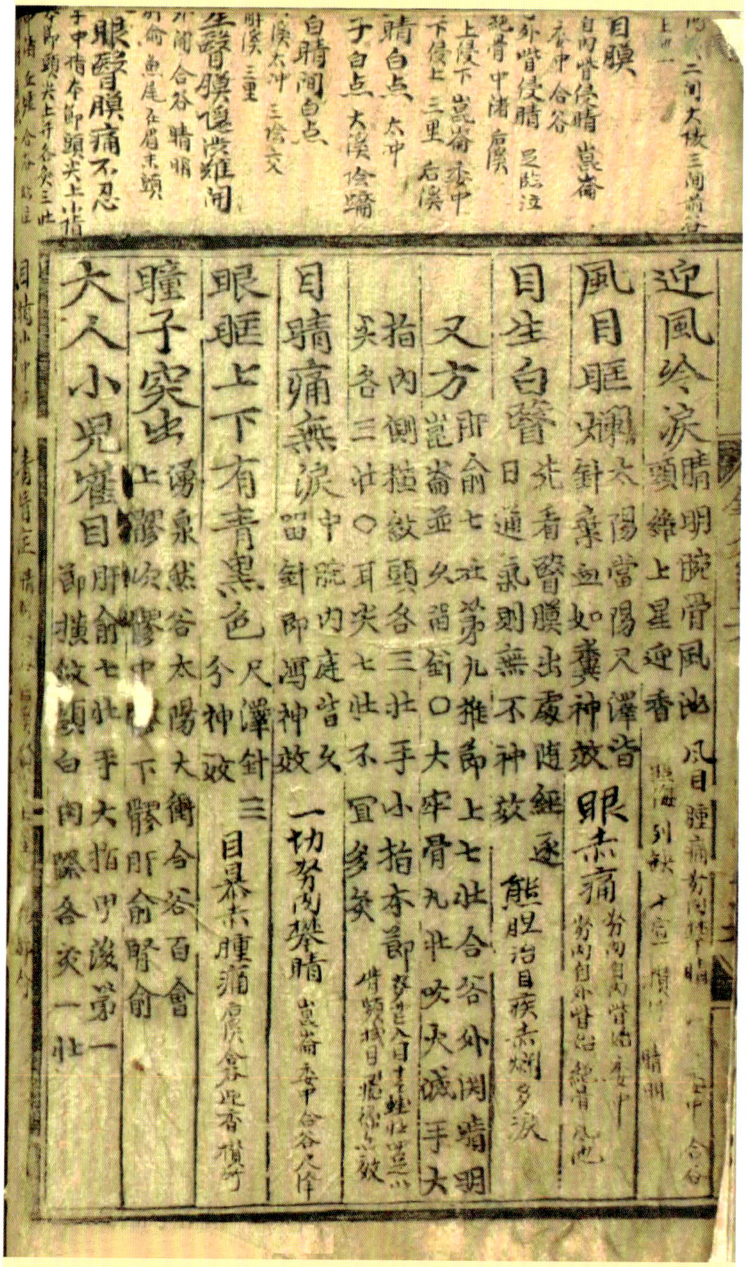

迎风冷泪：睛明、腕骨、风池、头维、上星、迎香。

风目眶烂：太阳、当阳、尺泽皆针，弃血如粪，神效。

目生白翳：先看翳膜出处，随经逐日通气，则无不神效。

又方：肝俞七壮，第九椎节上七壮，合谷、外关、睛明、昆仑，并久留针。〇大牢骨九壮，吹火灭。手大指内侧横纹头各三壮。手小指本节尖各三壮。〇耳尖七壮，不宜多灸。

目睛痛无泪：中脘、内庭皆久留针，即泻，神效。

眼眶上下有青黑色：尺泽针三分，神效。

瞳子突出：涌泉、然谷、太阳、太冲、合谷、百会、上髎、次髎、中髎、下髎、肝俞、肾俞。

大人小儿雀目：肝俞七壮，手大指甲后第一节横纹头白肉际各灸一壮。

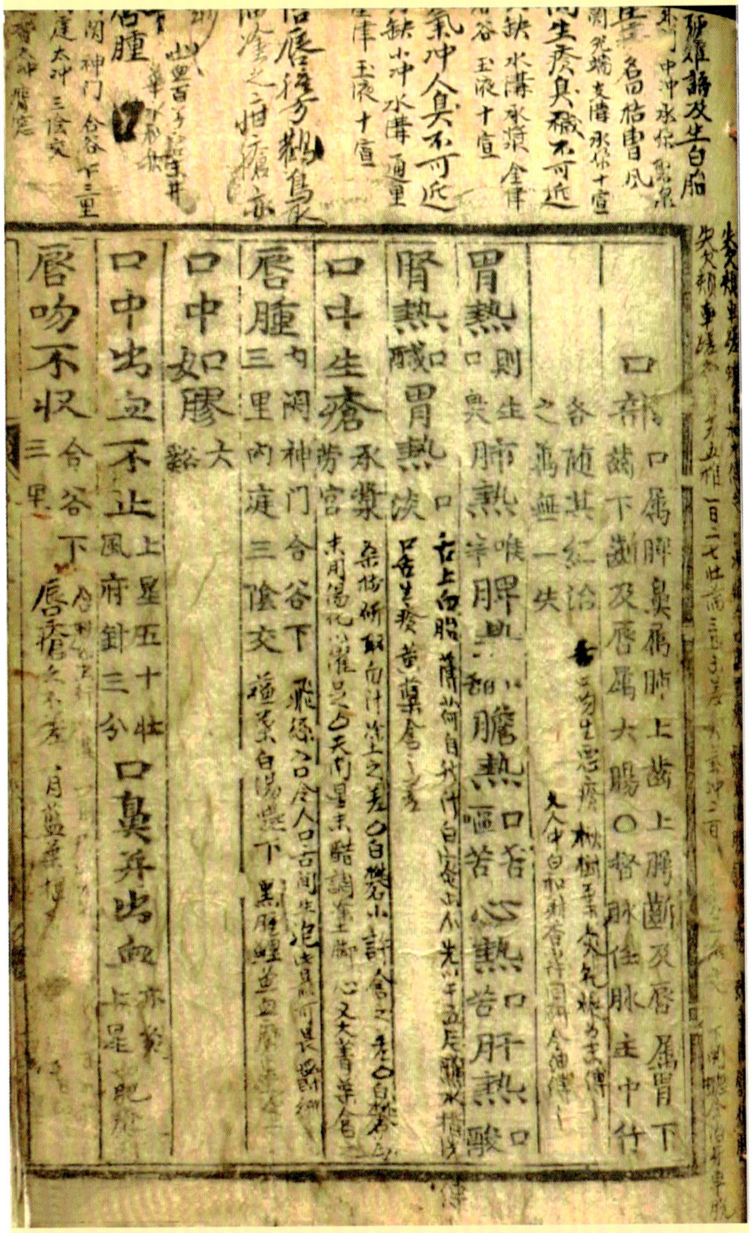

口部口属脾，鼻属肺，上齿、上腭、龈及唇属胃，下齿、下龈及唇属大肠。○督脉、任脉主中行，各随其经治之，万无一失。

胃热则主口臭，肺热喉辛，脾热口甜，胆热口苦呕苦，心热口苦，肝热口酸，肾热口咸，胃热口淡。

口中生疮：承浆、劳宫。

唇肿：内关、神门、合谷、下三里、内庭、三阴交。

口中如胶：太溪。

口中出血不止：上星五十壮，风府针三分。口鼻并出血，亦灸上星。

唇吻不收：合谷、下三里。

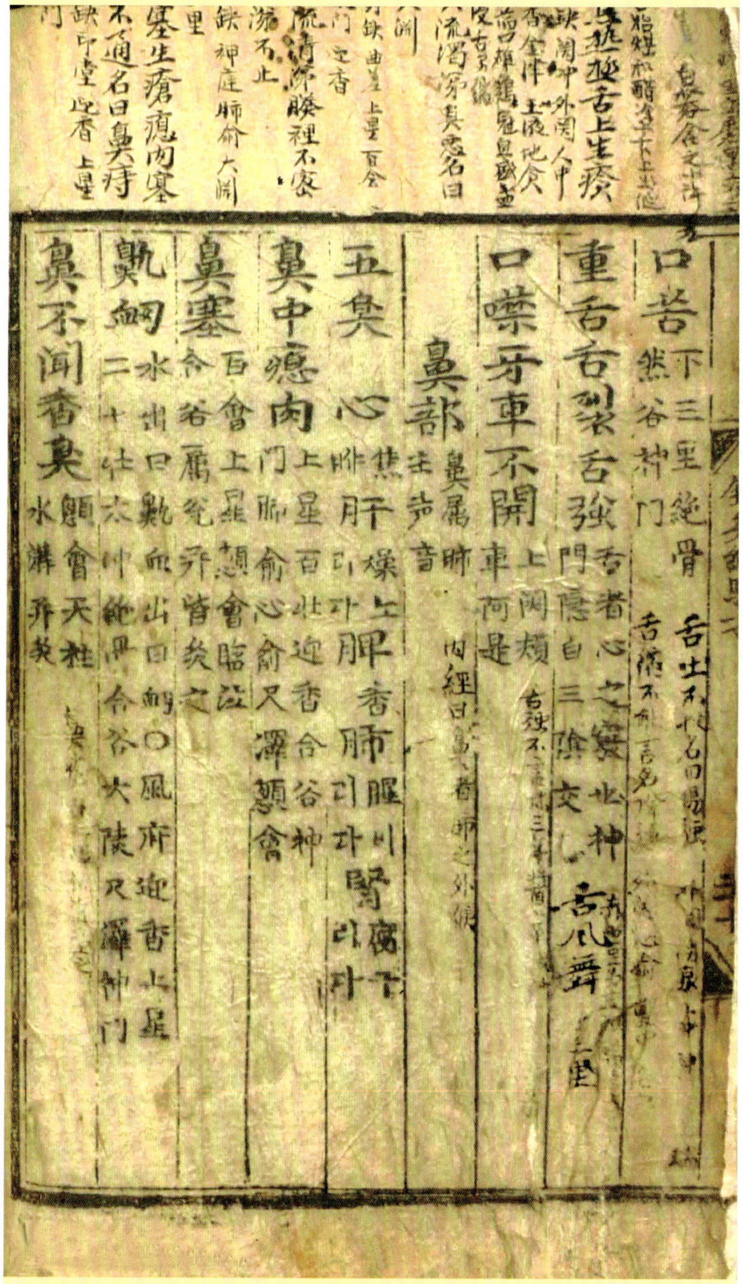

口苦：下三里、绝骨、然谷、神门。

重舌、舌裂、舌强：舌者，心之窍也，神门、隐白、三阴交。

口噤，牙车不开：上关、颊车、阿是。

鼻部鼻属肺，主声音

五臭：心焦、肝燥、脾香、肺腥、肾腐。

鼻中息肉：上星百壮，迎香、合谷、神门、肺俞、心俞、尺泽、囟会。

鼻塞：百会、上星、囟会、临泣、合谷、历兑，并皆灸之。

鼽衄：水出曰鼽，血出曰衄。〇风府、迎香、上星二七壮，太冲、绝骨、合谷、大陵、尺泽、神门。

鼻不闻香臭：囟会、天柱、水沟并灸。

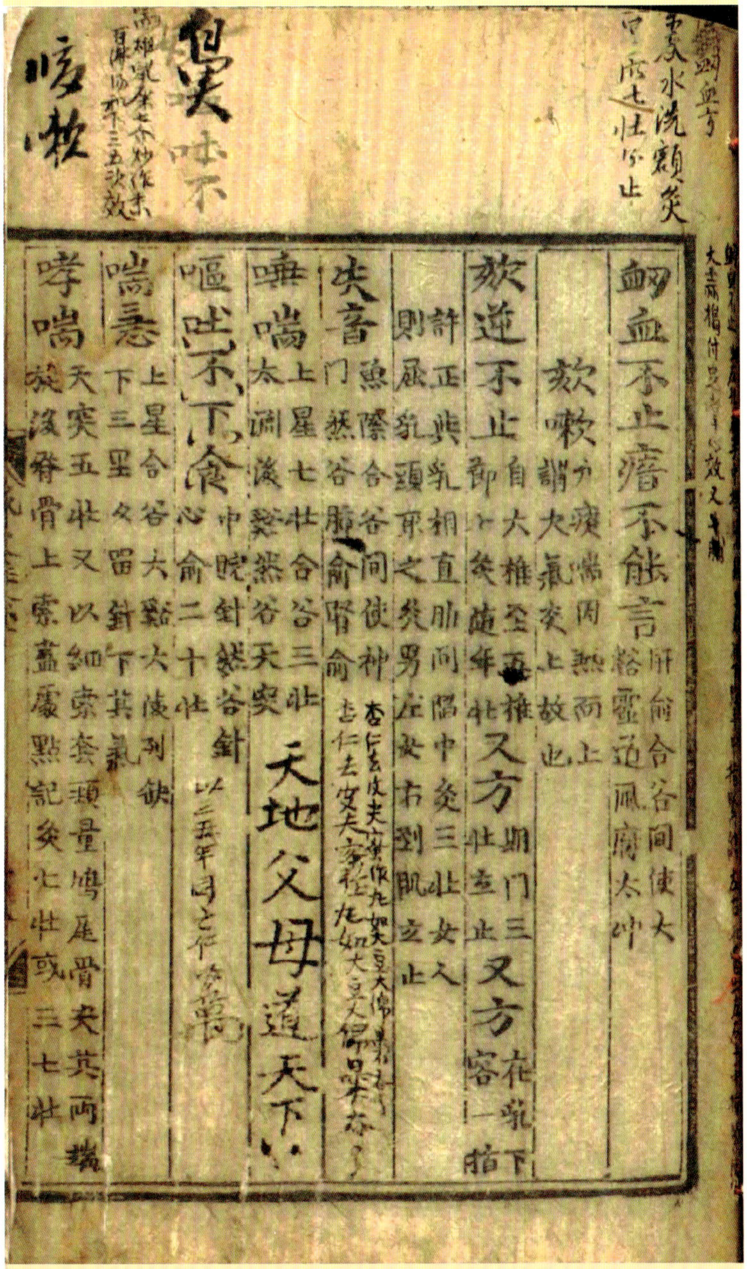

衄血不止，瘖不能言：肝俞、合谷、间使、太溪、灵道、风府、太冲。

咳嗽凡痰喘因热而上，谓火气炎上故也。

咳逆不止：自大椎至五椎节上，炙随年壮。又方：期门三壮立止。又方：在乳下容一指许，正与乳相直肋间陷中灸三壮，女人则屈乳头取之，灸男左女右到肌，立止。

失音：鱼际、合谷、间使、神门、然谷、肺俞、肾俞。

唾喘：上星七壮，合谷三壮，太渊、后溪、然谷、天突。

呕吐不下食：中脘、然谷针；心俞二十壮。

喘急：上星、合谷、太溪、大陵、列缺、下三里，久留针，下其气。

哮喘：天突五壮，又以细索套颈量鸡尾骨尖其两端，旋后脊骨上索尽处点记，灸七壮或三七壮。

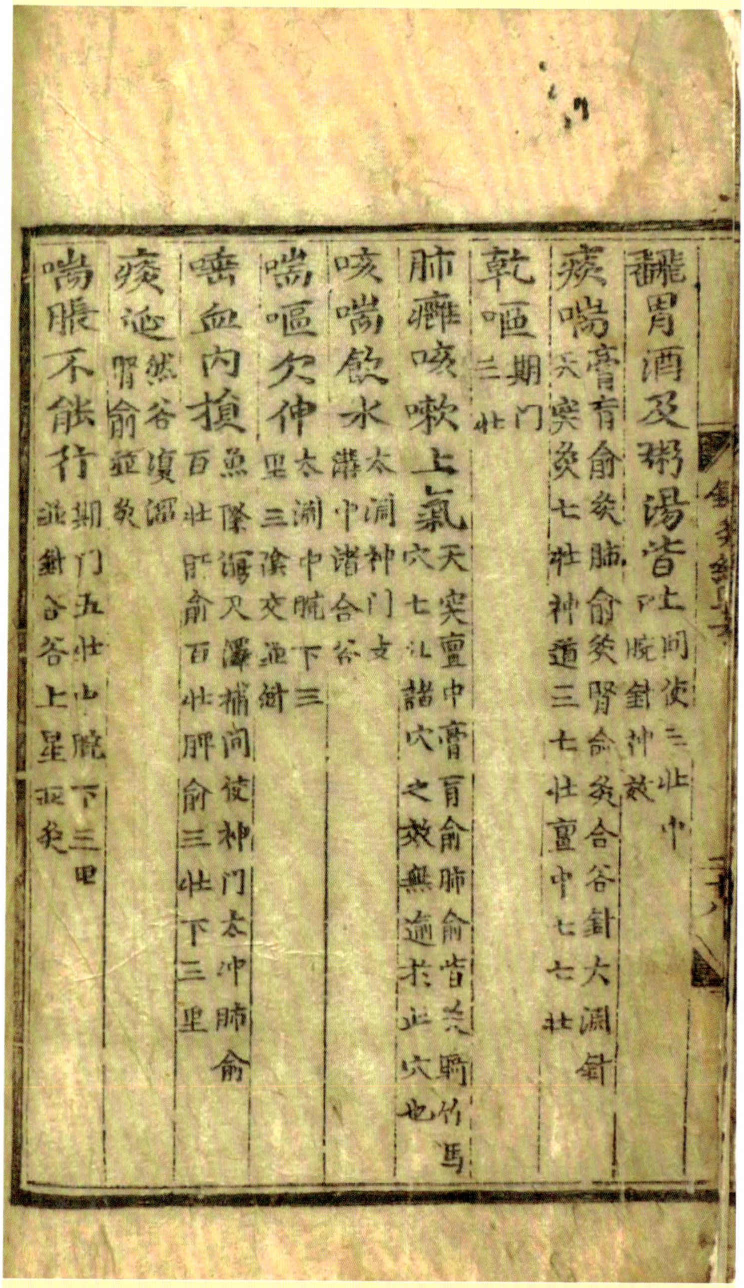

翻胃，酒及粥汤皆吐：间使三壮，中脘针，神效。

痰喘：膏肓俞灸，肺俞灸，肾俞灸，合谷针，太渊针，天突灸七壮，神道三七壮，膻中七七壮。

干呕：期门三壮。

肺痈，咳嗽上气：天突、膻中、膏肓俞、肺俞皆灸。骑竹马穴七壮，诸穴之效，无逾于此穴也。

咳喘饮水：太渊、神门、支沟、中渚、合谷。

喘呕欠伸：太渊、中脘、下三里、三阴交并针。

唾血内损：鱼际泻，尺泽补。间使、神门、太冲、肺俞百壮，肝俞百壮，脾俞三壮，下三里。

痰涎：然谷、复溜、肾俞并灸。

喘胀不能行：期门五壮，中脘、下三里并针，合谷、上星并灸。

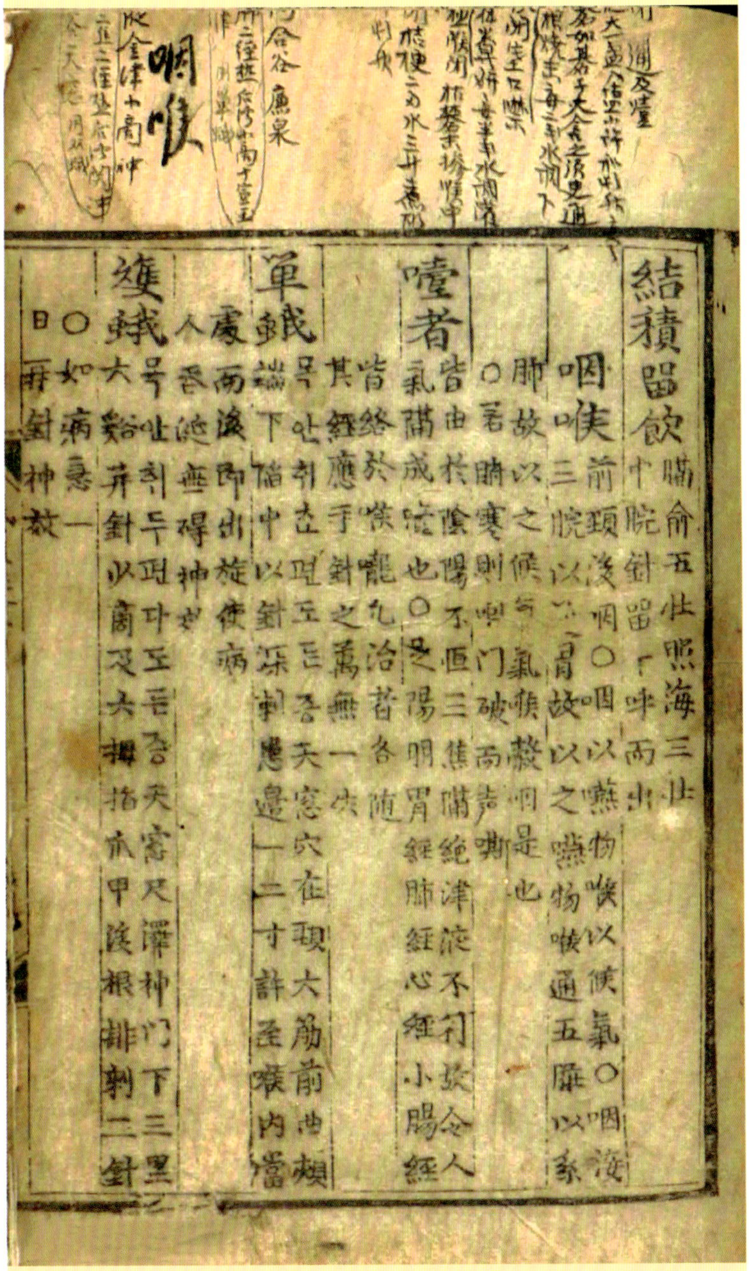
結積留飲 膈俞五壯照海三壯中脘針留十呼而出
咽喉 前頸後咽○咽以嚥物喉以候氣○咽接三脘以通胃故以之嚥物喉通五臟以系肺故以之候氣氣喉谷咽是也○若臟寒則咽門破而聲嘶
噎者 皆由於陰陽不恒三焦隔絶津液不利故令人氣隔成噎也○足陽明胃經肺經心經小腸經皆絡於喉嚨凡治者各隨其經應手針之萬無一失
單蛾 天窗穴在頸大筋前曲頰端下陷中以針深刺患邊一二寸許至喉內當處而後即出然使病人吞涎無碍神效
雙蛾 天窗尺澤神门下三里太溪并針少商及大拇指爪甲後根排刺三針○如病急一日再針神效

结积留饮：膈俞五壮，照海三壮，中脘针，留十呼而出。

咽喉前颈后咽。〇咽以咽物，喉以候气。〇咽接三脘以通胃，故以之咽物；喉通五脏以系肺，故以之候气，气喉谷咽是也。〇若脏寒，则咽门破而声嘶。

噎者：皆由于阴阳不恒，三焦隔绝，津液不利，故令人气隔成噎也。〇足阳明胃经、肺经、心经、小肠经，皆络于喉咙。凡治者，各随其经应手针之，万无一失。

单蛾：天窗穴，在颈大筋前曲颊端下陷中，以针深刺患边一二寸许，至喉内当处而后即出，然使病人吞涎无碍，神效。

双蛾：天窗、尺泽、神门、下三里、太溪，并针少商及大拇指爪甲后根排刺三针。〇如病急，一日再针，神效。

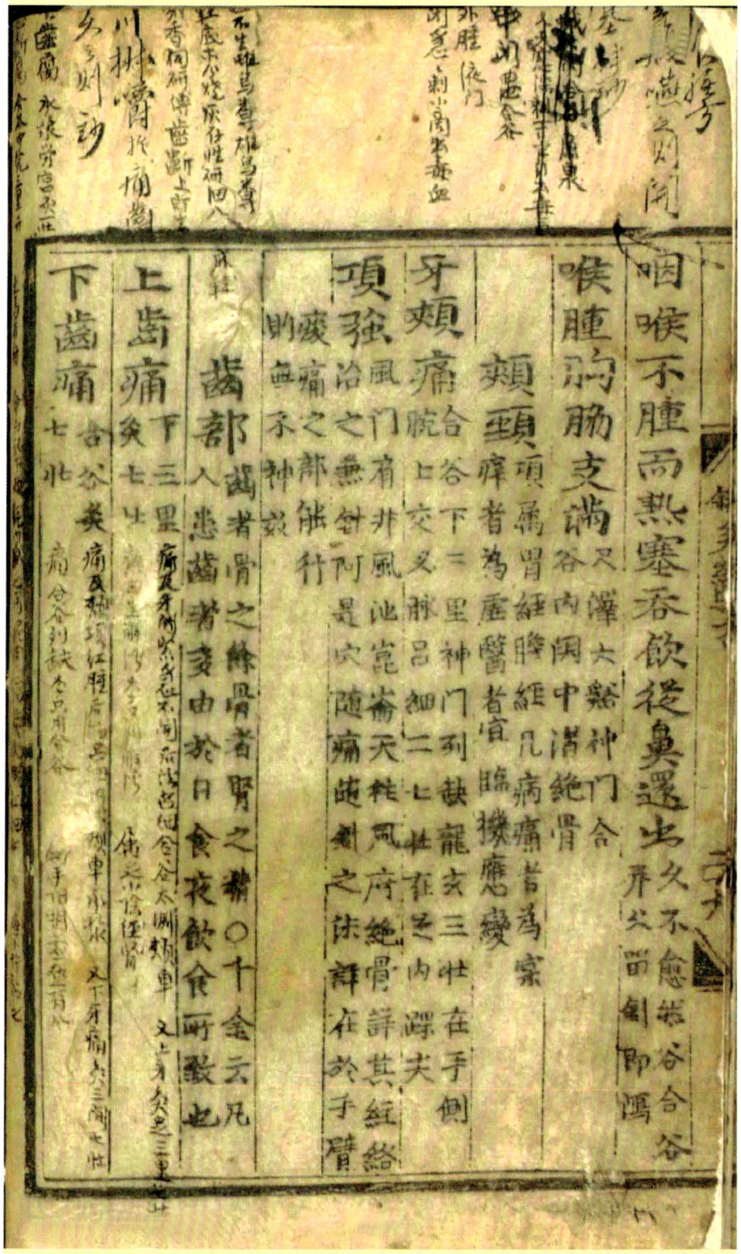

咽喉不肿而热塞吞饮从鼻还出：久不愈，然谷、合谷并久留针即泻。

喉痛胸胁支满：尺泽、太溪、神门、合谷、内关、中渚、绝骨。

颊颈项属胃经、胆经，凡病痛者为实，痒者为虚，医者宜临机应变。

牙颊痛：合谷、下三里、神门、列缺、龙玄三壮，在手侧腕上交叉脉，吕细二七壮，在足内踝尖。

项强：风门、肩井、风池、昆仑、天柱、风府、绝骨，详其经络治之，兼针阿是穴。随痛随针之法，详在于手臂酸痛之部，能行则无不神效。

齿部齿者，骨之余。骨者，肾之精。○《千金》云：凡人患齿者，多由于日食夜饮，食所致也。

上齿痛：下三里灸七壮。

下齿痛：合谷灸七壮。

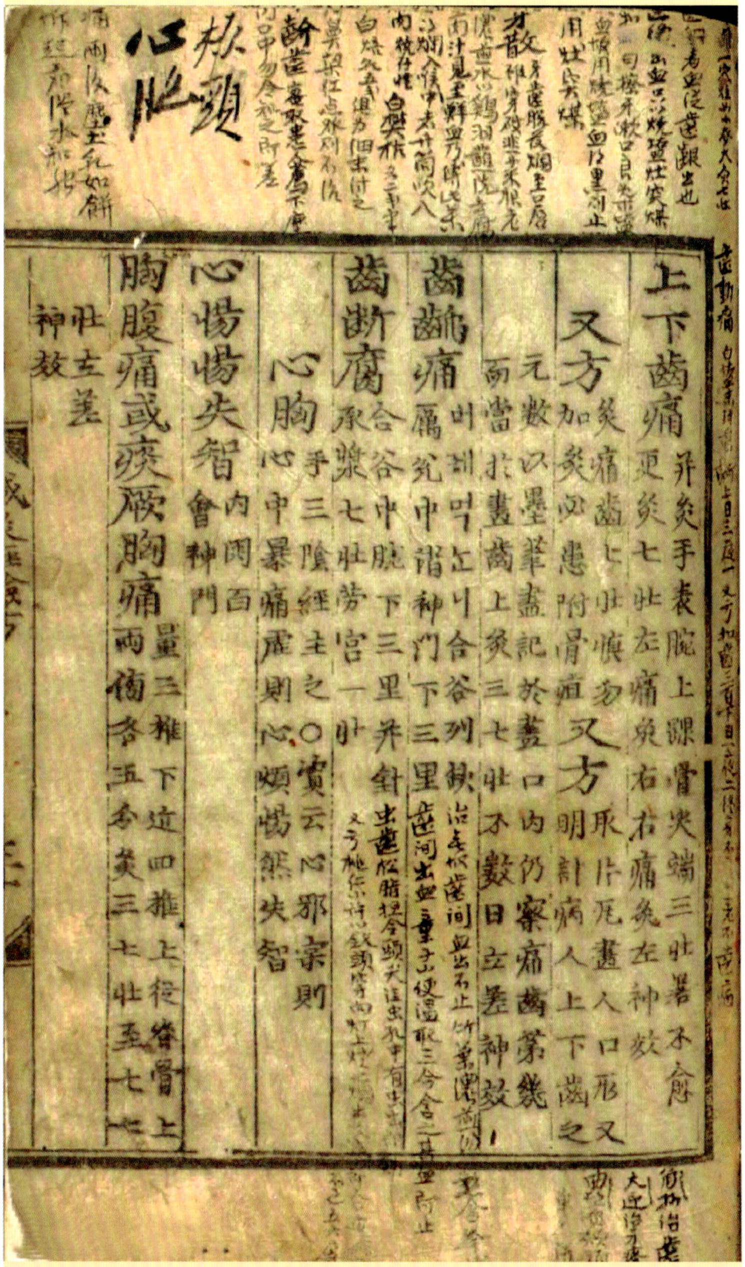

上下齒痛 并灸手表腕上踝骨尖端三壯若不愈更灸七壯左痛灸右右痛灸左神效

又方 灸痛齒七壯慎勿加灸必患附骨疽 又方 取片瓦畫人口形又明計病人上下齒之元數以墨筆盡記於畫口內仍察痛齒第幾而當於畫齒上灸三七壯不數日立差神效

齒齲痛 厲兌中渚神門下三里

齒齗腐 合谷中脘下三里并針承漿七壯勞宮一壯

心胸 手三陰經主之○資云心邪實則心中暴痛虛則心煩惕然失智

心惕惕失智 內關百會神門

胸腹痛或痰厥胸痛 量三椎下近四椎上從脊骨上兩傍各五分灸三七壯至七七壯立差神效

上下齿痛：并灸手表腕上、踝骨尖端三壮。若不愈，更灸七壮，左痛灸右，右痛灸左，神效。又方：灸痛齿七壮，慎勿加灸，必患附骨疽。又方：取片瓦画人口形，又明计病人上下齿之元数，以墨笔尽记于画口内，仍察痛齿第几，而当于画齿上灸三七壮，不数日立瘥，神效。

齿龋痛[1]：合谷、列缺、厉兑、中渚、神门、下三里。

齿龈腐：合谷、中脘、下三里并针，承浆七壮，劳宫一壮。

心胸手三阴经主之。〇《资》云：心邪实则心中暴痛，虚则心烦，惕然失智。

心惕惕，失智：内关、百会、神门。

胸腹痛或痰厥胸痛：量三椎下近四椎上，从脊骨上两旁各五分。灸三七壮至七七壮立差，神效。

①齿龋痛：此下原有韩文注释，本书录写校注部分仅录汉字，故略去。下同，不另出注。

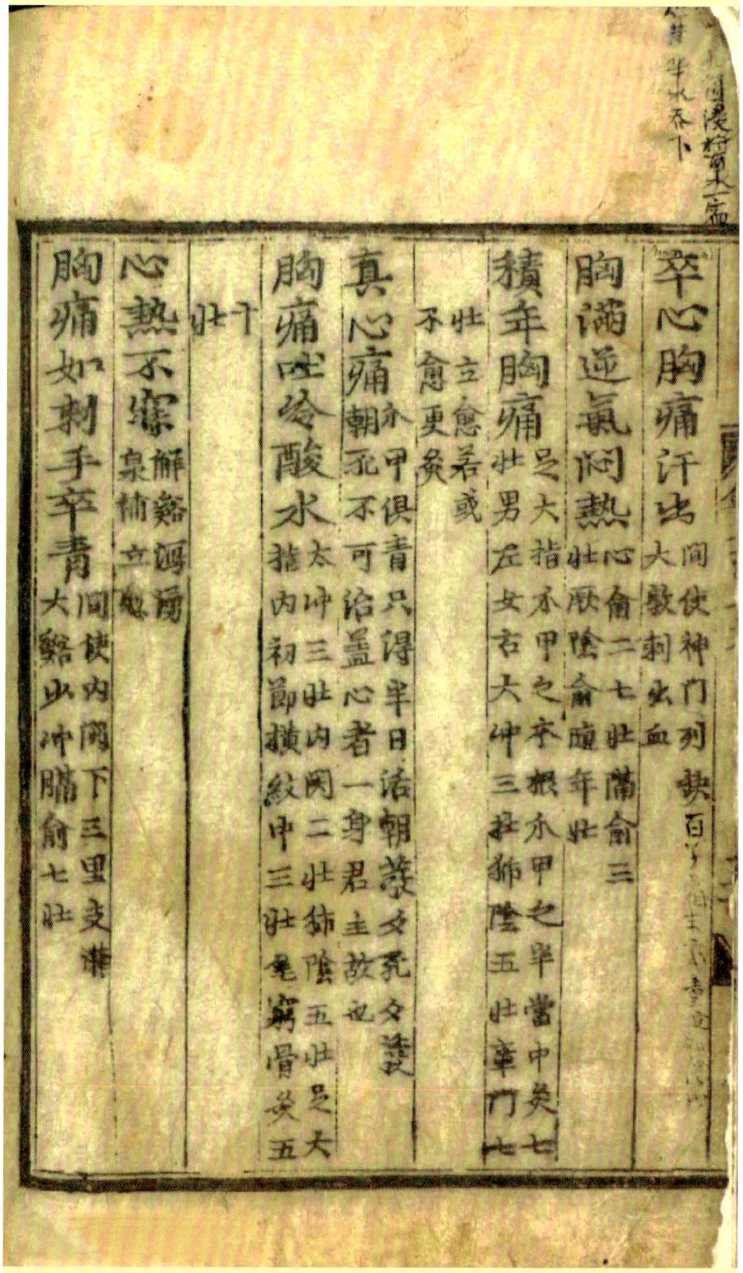

卒心胸痛汗出間使神門列缺大敦刺出血
胸滿逆氣悶熱心俞二七壯膈俞三壯厥陰俞隨年壯
積年胸痛足大指爪甲之本根爪甲之半當中灸七壯男左女右大冲三壯獨陰五壯章門七壯立愈若或不愈更灸
真心痛爪甲俱青只得半日活朝發夕死夕發朝死不可治盖心者一身君主故也
胸痛吐冷酸水太冲三壯內關二壯獨陰五壯足大指內初節横紋中三壯尾窮骨灸五十壯
心熱不寐解谿瀉涌泉補立愈
胸痛如刺手卒青間使內關下三里支溝大谿少冲膈俞七壯

卒心胸痛，汗出：间使、神门、列缺、大敦刺出血。

胸满逆气，闷热：心俞二七壮，膈俞三壮，厥阴俞随年壮。

积年胸痛：足大指爪甲之本根、爪甲之半当中灸七壮，男左女右。太冲三壮，独阴五壮，章门七壮，立愈，若或不愈更灸。

真心痛：爪甲俱青，只得半日活，朝发夕死，夕发朝死，不可治。盖心者，一身君主故也。

胸痛吐冷酸水：太冲三壮，内关二壮，独阴五壮，足大指内初节横纹中三壮，尾穷骨灸五十壮。

心热不寐：解溪泻，涌泉补，立愈。

胸痛如刺，手卒青：间使、内关、下三里、支沟、太溪、少冲、膈俞七壮。

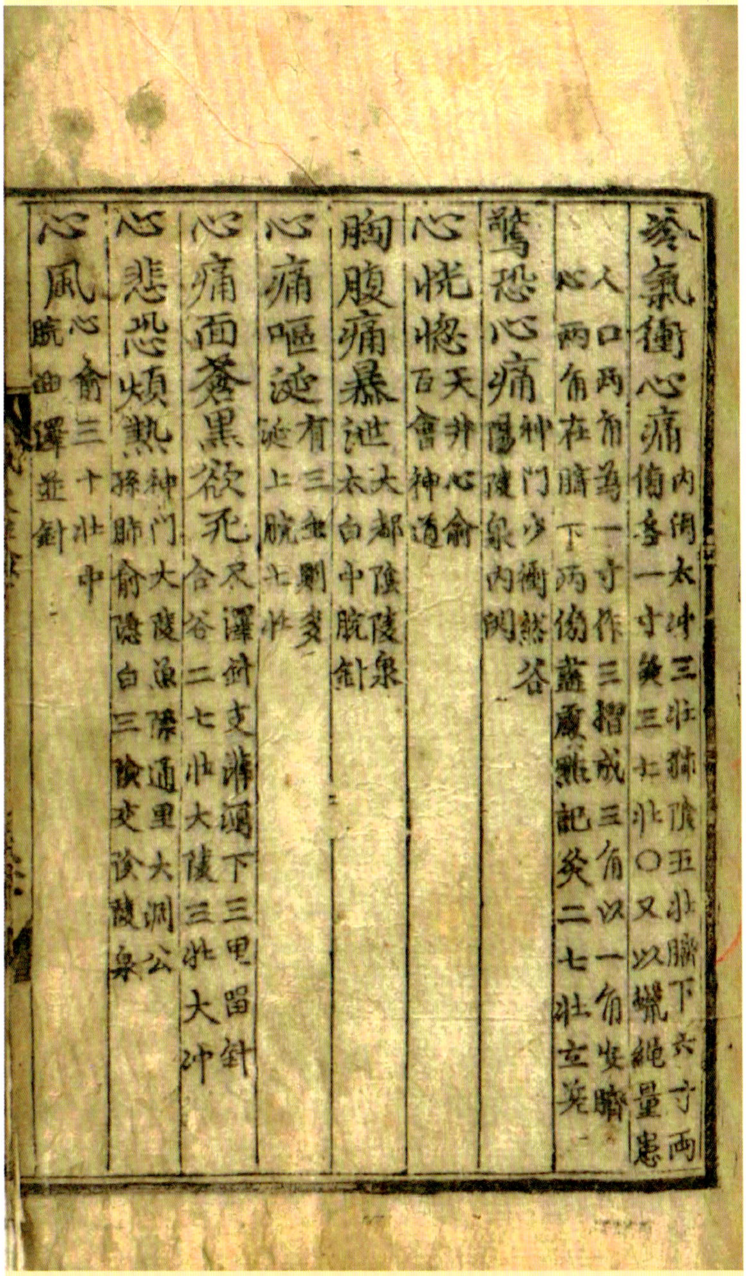
冷氣衝心痛內關、太衝三壯，獨陰五壯，臍下六寸兩傍各一寸，灸三七壯。○又以蠟繩量患人口兩角爲一寸，作三摺成三角，以一角安臍心，兩角在臍下兩傍盡處記，灸二七壯立瘥。
驚恐心痛神門、少衝、然谷、陽陵泉、內關。
心恍惚天井、心俞、百會、神道。
胸腹痛暴泄大都、陰陵泉、太白、中脘針。
心痛嘔涎有三虫則多涎，上脘七壯。
心痛面蒼黑欲死尺澤針，支溝瀉，下三里留針，合谷二七壯，大陵三壯，大衝。
心悲恐煩熱神門、大陵、魚際、通里、太淵、公孫、肺俞、隱白、三陰交、陰陵泉。
心風心俞三十壯，中脘、曲澤並針。

冷气冲心痛：内关、太冲三壮，独阴五壮，脐下六寸两旁各一寸，灸三七壮。○又以蜡绳量患人口两角为一寸，作三折成三角，以一角安脐心，两角在脐下两旁尽处点记，灸二七壮立瘥。

惊恐心痛：神门、少冲、然谷、阳陵泉、内关。

心恍惚：天井、心俞、百会、神道。

胸腹痛，暴泄：大都、阴陵泉、太白、中脘针。

心痛呕涎：有三虫则多涎，上脘七壮。

心痛，面苍黑欲死：尺泽针，支沟泻，下三里留针，合谷二七壮，大陵三壮，太冲。

心悲恐，烦热：神门、大陵、鱼际、通里、太渊、公孙、肺俞、隐白、三阴交、阴陵泉。

心风：心俞三十壮，中脘、曲泽并针。

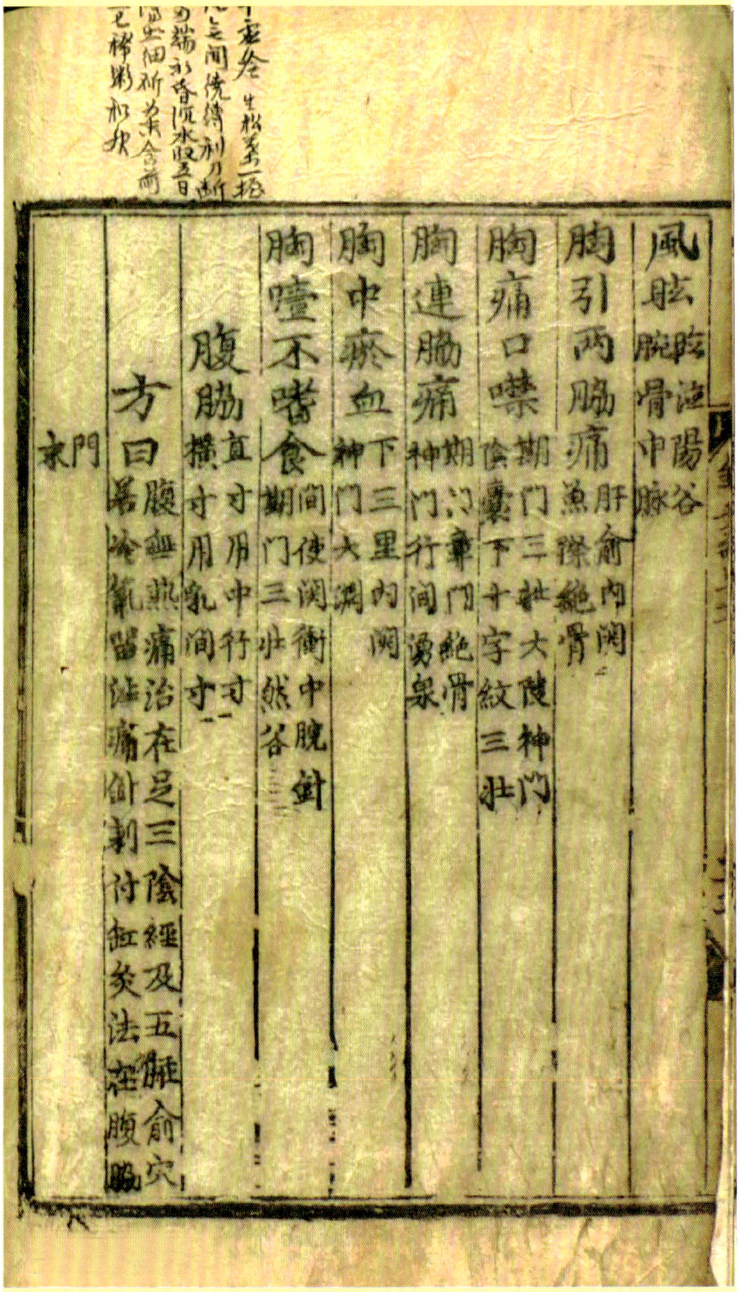

风眩：临泣、阳谷、腕骨、申脉。

胸引两胁痛：肝俞、内关、鱼际、绝骨。

胸痛口噤：期门三壮，大陵、神门、阴囊下十字纹三壮。

胸连胁痛：期门、章门、绝骨、神门、行间、涌泉。

胸中瘀血：下三里、内关、神门、太渊。

胸噎不嗜食：间使、关冲、中脘针，期门三壮，然谷。

腹胁直寸用中行寸，横寸用乳间寸。

方曰：腹无热痛，治在足三阴经及五脏俞穴。若冷气留注痛，针刺付缸灸法，在腹胁门末。

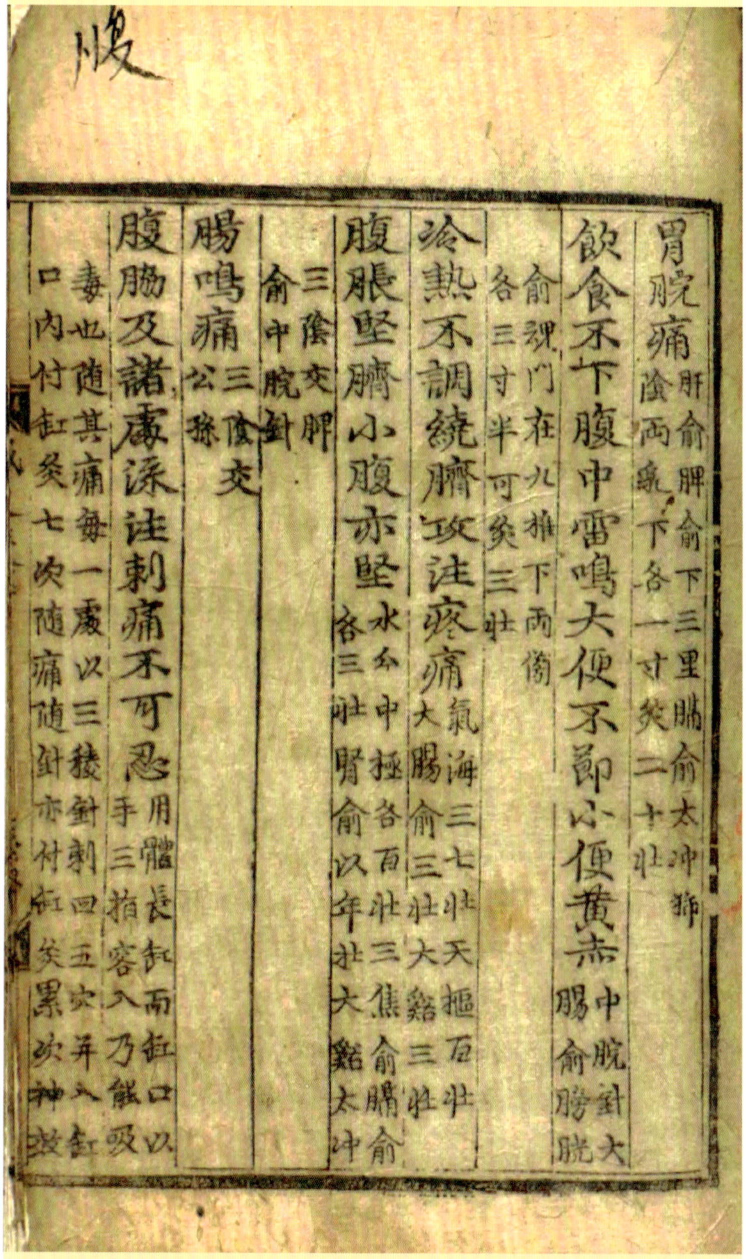

胃脘痛肝俞脾俞下三里膈俞太冲獨陰兩乳下各一寸灸二十壯

飲食不下腹中雷鳴大便不節小便黃赤中脘針大腸俞膀胱俞魂門在九椎下兩傍各三寸半可灸三壯

冷熱不調繞臍攻注疼痛氣海三七壯天樞百壯大腸俞三壯大谿三壯

腹脹堅臍小腹亦堅水分中極各百壯三焦俞膈俞各三壯腎俞以年壯大谿太冲三陰交脾俞中脘針

腸鳴痛三陰交公孫

腹脇及諸處流注刺痛不可忍用體長缸而缸口以手三指容入乃能吸毒也隨其痛每一處以三稜針刺四五穴并入缸口內付缸灸七壯隨痛隨針亦付缸灸累次神效

胃脘痛：肝俞、脾俞、下三里、膈俞、太冲、独阴、两乳下各一寸，灸二十壮。

饮食不下，腹中雷鸣，大便不节，小便黄赤：中脘针，大肠俞、膀胱俞、魂门在九椎下两旁各三寸半，可灸三壮。

冷热不调，绕脐攻注疼痛：气海三七壮，天枢百壮，大肠俞三壮，太溪三壮。

腹胀坚脐，小腹亦坚：水分、中极各百壮，三焦俞、膈俞各三壮，肾俞以年壮，太溪、太冲、三阴交、脾俞、中脘针。

肠鸣痛：三阴交、公孙。

腹胁及诸处流注刺痛不可忍：用体长缸，而缸口以手三指容入，乃能吸毒也。随其痛，每一处以三棱针刺四五穴，并入缸口内，付缸灸七壮，随痛随针，亦敷缸灸累次，神效。

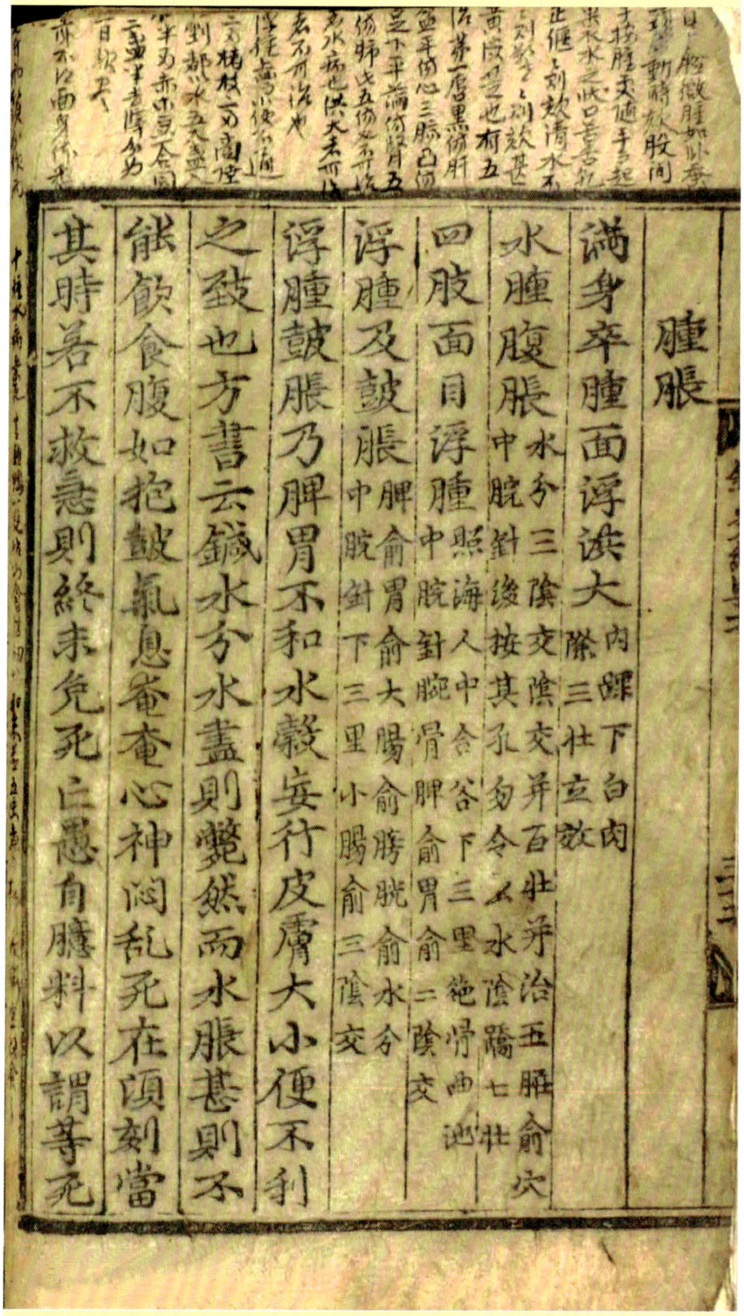

腫脹

滿身卒腫面浮洪大 內踝下白肉際三壯立效

水腫腹脹 水分三陰交陰交并百壯并治五脏俞穴 中脘針後按其孔勿令出水陰蹻七壯

四肢面目浮腫 照海人中合谷下三里絶骨曲池 中脘針腕骨脾俞胃俞三陰交

浮腫及鼓脹 脾俞胃俞大腸俞膀胱俞水分 中脘針下三里小腸俞三陰交

浮腫鼓脹乃脾胃不和水穀妄行皮膚大小便不利之致也方書云鍼水分水盡則甦然而水脹甚則不能飲食腹如抱鼓氣息奄奄心神悶乱死在頃刻當其時若不救急則終未免死亡愚自臆料以謂等死

肿胀

满身卒肿、面浮洪大：内踝下白肉际三壮，立效。

水肿腹胀：水分、三阴交、阴交并百壮，并治五脏俞穴。中脘针后按其孔，勿令出水。阴跷七壮。

四肢面目浮肿：照海、人中、合谷、下三里、绝骨、曲池、中脘针、腕骨、脾俞、胃俞、三阴交。

浮肿及鼓胀：脾俞、胃俞、大肠俞、膀胱俞、水分、中脘针，下三里、小肠俞、三阴交。

浮肿鼓胀，乃脾胃不和，水谷妄行皮肤，大小便不利之致也。方书云：针水分，水尽则甦。然而水胀甚则不能饮食，腹如抱鼓，气息奄奄，心神闷乱，死在顷刻，当其时若不救急，则终未免死亡。愚自臆料以谓等死，

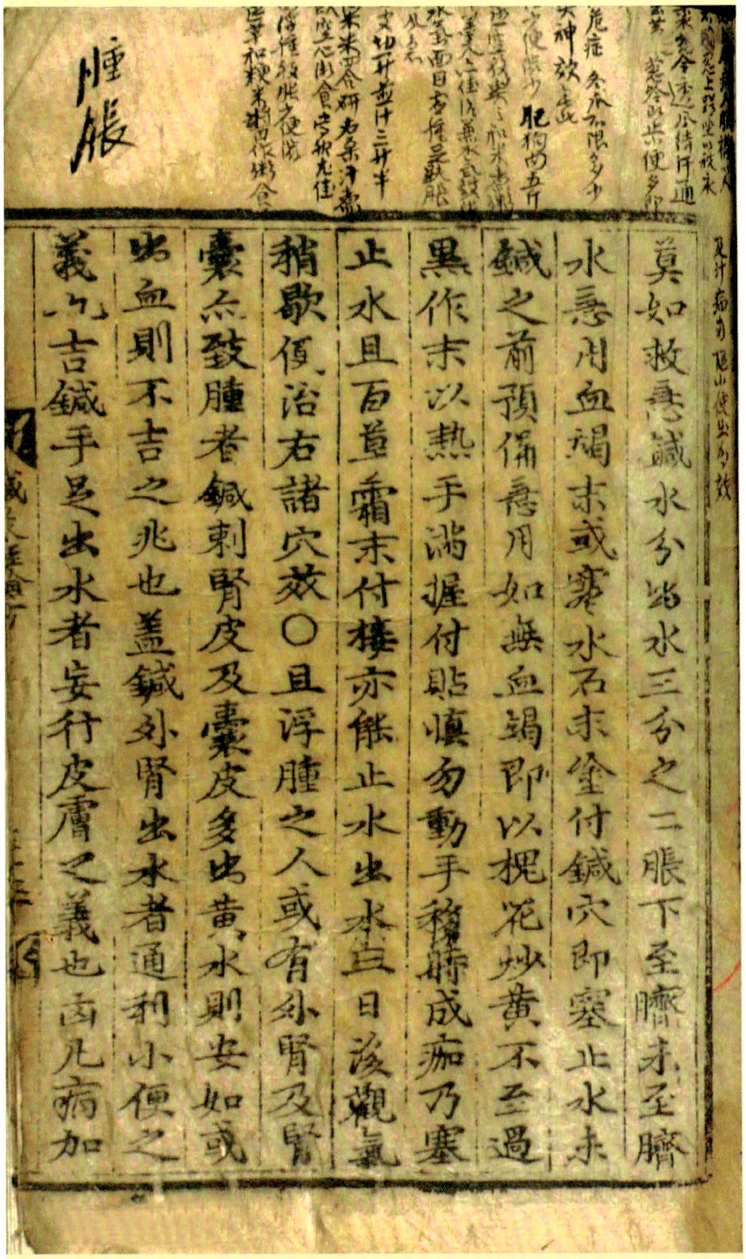
腫脹

莫如救急鍼水分出水三分之二脹下至臍未至臍水急用血竭末或寒水石末塗付鍼穴即塞止水未鍼之前預備急用如無血竭即以槐花炒黃不至過黑作末以熱手滿握付貼慎勿動手移時成痂乃塞止水且百草霜末付接亦能止水出水三日後觀氣稍歇便治右諸穴效○且浮腫之人或有外腎及腎囊亦致腫者鍼刺腎皮及囊皮多出黃水則安如或出血則不吉之兆也蓋鍼外腎出水者通利小便之義也吉鍼手足出水者妄行皮膚之義也凶凡病加

莫如救急，针水分，出水三分之二，胀下至脐，未至脐水，急用血竭末或寒水石末涂敷针穴，即塞止水，未针之前预备急用。如无血竭，即以槐花炒黄不至过黑作末，以热手满握敷贴，慎勿动手，移时成痂乃塞止水，且百草霜末敷接亦能止水。出水三日后，观气稍歇，便治右诸穴，效。〇且浮肿之人或有外肾及肾囊亦致肿者，针刺肾皮及囊皮，多出黄水则安，如或出血，则不吉之兆也。盖针外肾出水者，乃通利小便之义也，吉。针手足出水者，妄行皮肤之义也，凶。凡病加

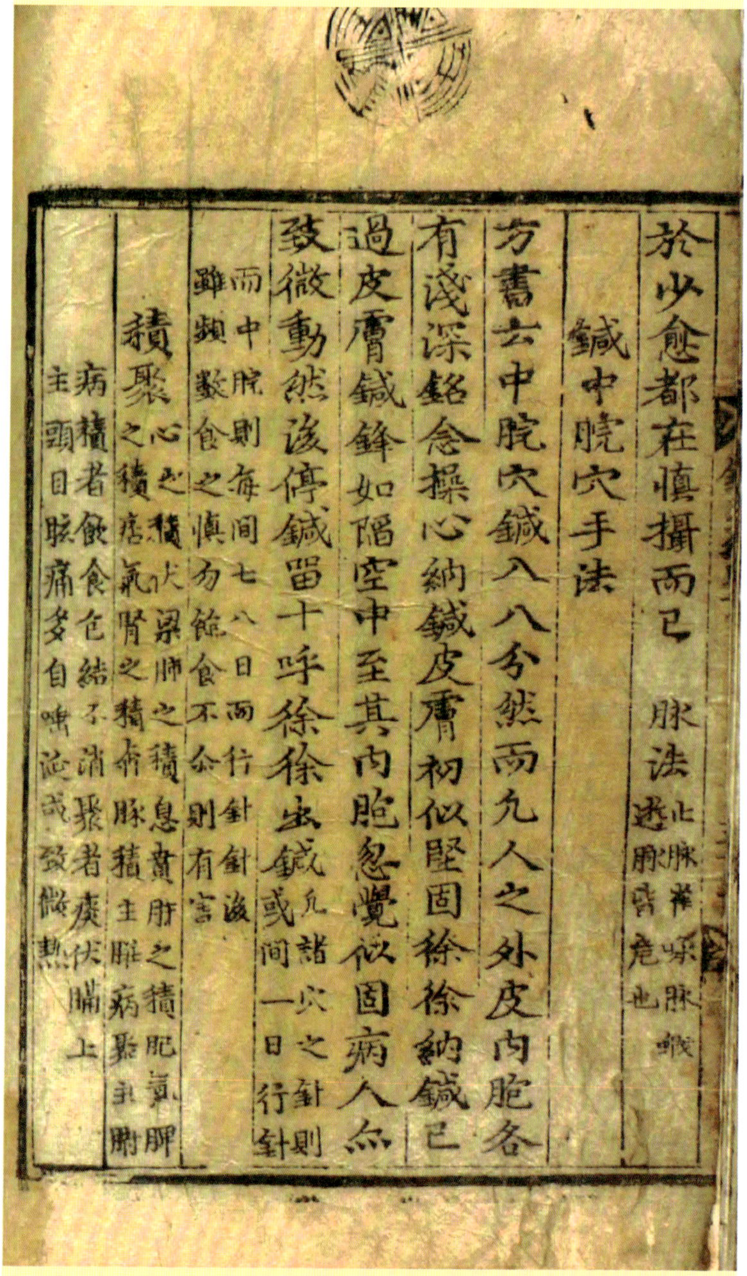
於少愈都在愼攝而已 脉法 止脉雀啄脉蝦遊脉皆危也
鍼中脘穴手法
方書云中脘穴鍼入八分然而凡人之外皮內胞各
有淺深銘念操心納鍼皮膚初似堅固徐徐納鍼已
過皮膚鍼鋒如陷空中至其內胞忽覺似固病人亦
致微動然後停鍼留十呼徐徐出鍼 凡諸穴之針則或間一日行針
而中脘則每間七八日而行針針後雖頻數食之愼勿飽食不尒則有害
積聚 心之積伏梁肺之積息賁肝之積肥氣脾之積痞氣腎之積奔豚積主臟病聚主腑
病積者飮食包結不消聚者痰伏膈上
主頭目眩痛多自唾涎或發微熱

与少愈，都在慎摄而已。〇脉法：止脉、雀啄脉、虾游脉，皆危也。

针中脘穴手法

方书云：中脘穴，针人八分，然而凡人之外皮内胞，各有浅深，铭念操心。纳针皮肤，初似坚固，徐徐纳针，已过皮肤，针锋如陷空中，至其内胞，忽觉似固，病人亦致微动，然后停针，留十呼，徐徐出针。凡诸穴之针，则或间一日行针，而中脘则每间七八日而行针，针后虽频数食之，慎勿饱食，不尔则有害。

积聚：心之积伏梁，肺之积息贲，肝之积肥气，脾之积痞气，肾之积奔豚。积主脏病，聚主腑病。积者，饮食包结不消；聚者，痰伏膈上，主头目眩痛，多自唾涎，或致微热。

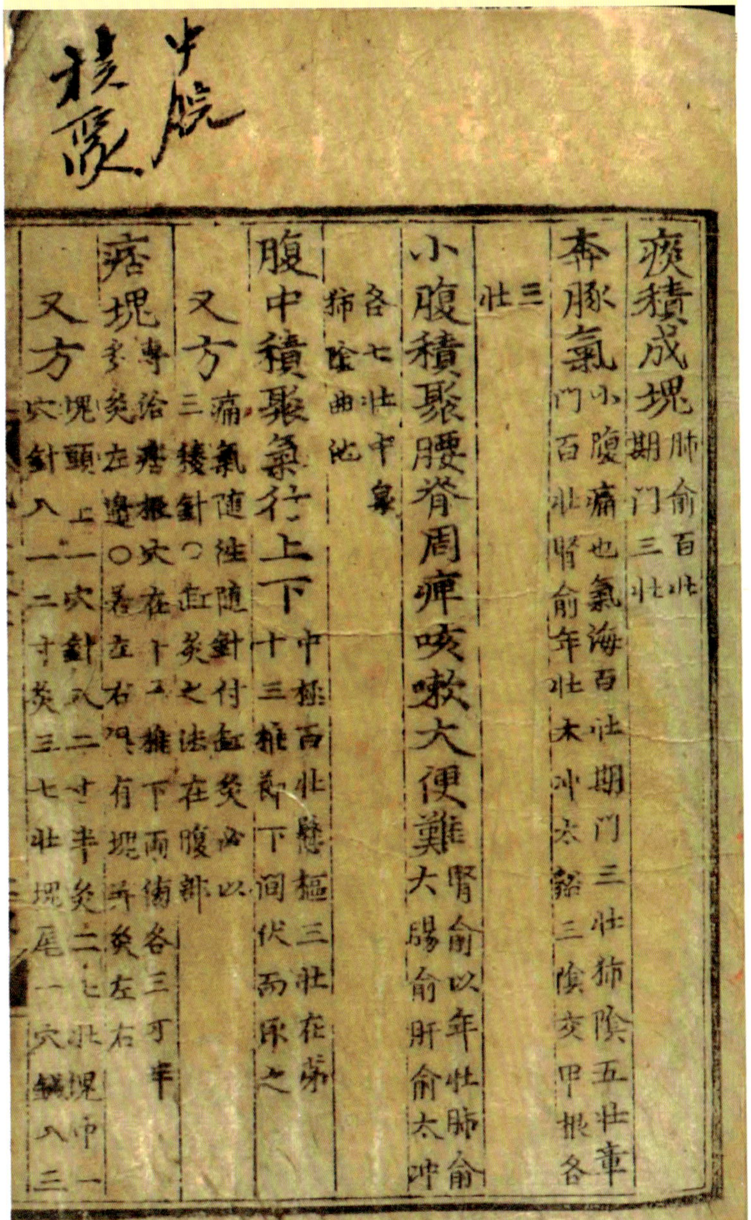

痰积成块：肺俞百壮，期门三壮。

奔豚气：小腹痛也，气海百壮，期门三壮，独阴五壮，章门百壮，肾俞年壮，太冲、太溪、三阴交、甲根各三壮。

小腹积聚，腰脊周痹，咳嗽大便难：肾俞以年壮，肺俞、大肠俞、肝俞、太冲各七壮，中泉、独阴、曲池。

腹中积聚，气行上下：中极百壮，悬枢三壮，在第十三椎节下间，伏而取之。又方：痛气随往随针，付缸灸必以三棱针。〇缸灸之法在腹部。

痞块：专治痞根，穴在十二椎下两旁各三寸半，多灸左边。〇若左右俱有块，并灸左右。又方：块头上一穴，针入二寸半，灸二七壮；块中一穴，针入一二寸，灸三七壮；块尾一穴，针入三

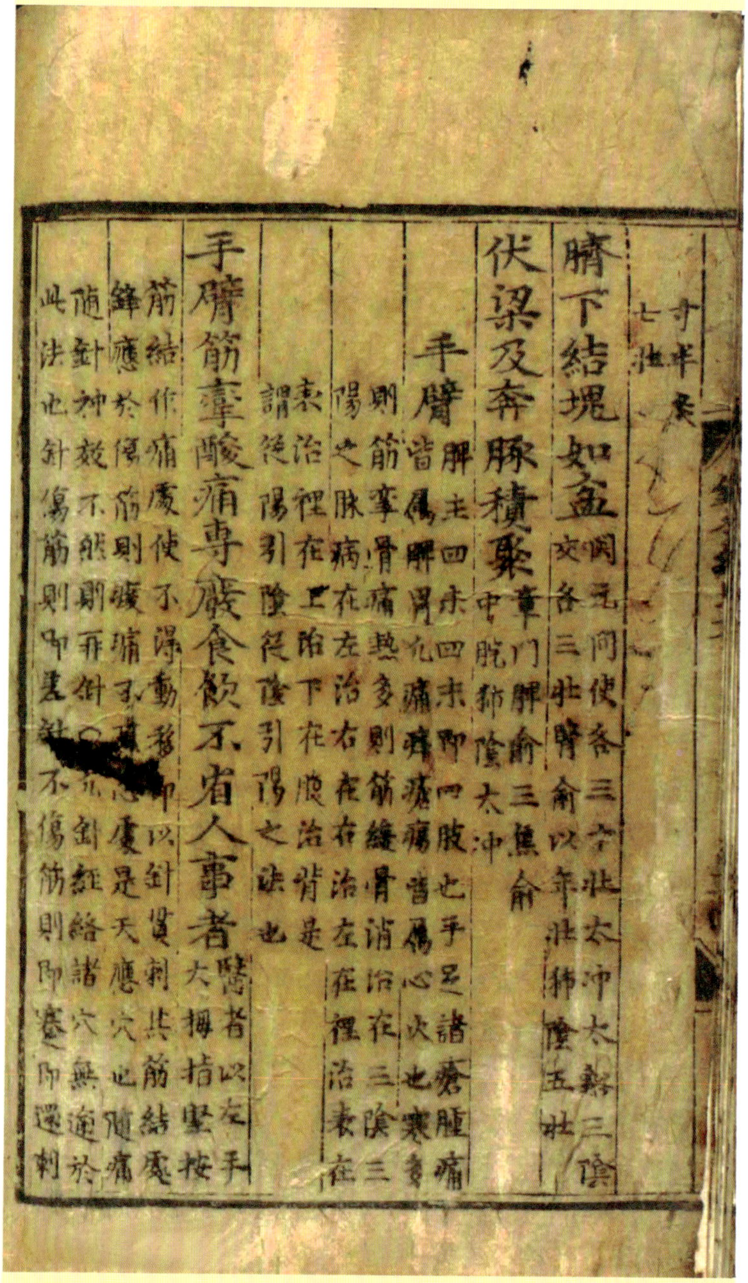
寸半灸七壯
臍下結塊如盆 関元間使各三十壯太冲太谿三陰交各三壯腎俞以年壯獨陰五壯
伏梁及奔豚積聚 章門脾俞三焦俞中脘獨陰太冲
手臂 脾主四末四末即四肢也手足諸瘡腫痛皆屬脾胃凡痛痒瘡瘍皆屬心火也寒多則筋攣骨痛熱多則筋緩骨消治在三陰三陽之脉病在左治右在右治左在裡治表在表治裡在上治下在腹治背是謂從陽引陰從陰引陽之法也
手臂筋攣酸痛專廢食飲不省人事者 醫者以左手大拇指堅按筋結作痛處使不得動移即以針貫刺其筋結鋒應於傷筋則酸痛不可忍處是天應穴也隨痛隨針神效不然則再針凡針經絡諸穴無逾於此法也針傷筋則即瘥針不傷筋則即寒即還刺

寸半，灸七壮。

脐下结块如盆：关元、间使各三十壮，太冲、太溪、三阴交各三壮，肾俞以年壮，独阴五壮。

伏梁，及奔豚、积聚：章门、脾俞、三焦俞、中脘、独阴、太冲。

手臂脾主四末，四末即四肢也。手足诸疮肿痛皆属脾胃，凡痛痒疮疡皆属心火也。寒多则筋挛骨痛，热多则筋缓骨消，治在三阴三阳之脉。病在左治右，在右治左，在里治表，在表治里，在上治下，在腹治背，是谓从阳引阴，从阴引阳之法也。

手臂筋挛酸痛、专废食饮、不省人事者：医者以左手大拇指坚按筋结作痛处，使不得动移即以针，贯刺其筋结处，锋应于伤筋则酸痛不可忍处，是天应穴也。随痛随针，神效，不然则再针。凡针经络诸穴，无逾于此法也。针伤筋则即瘥，针不伤筋则即寒，即还刺

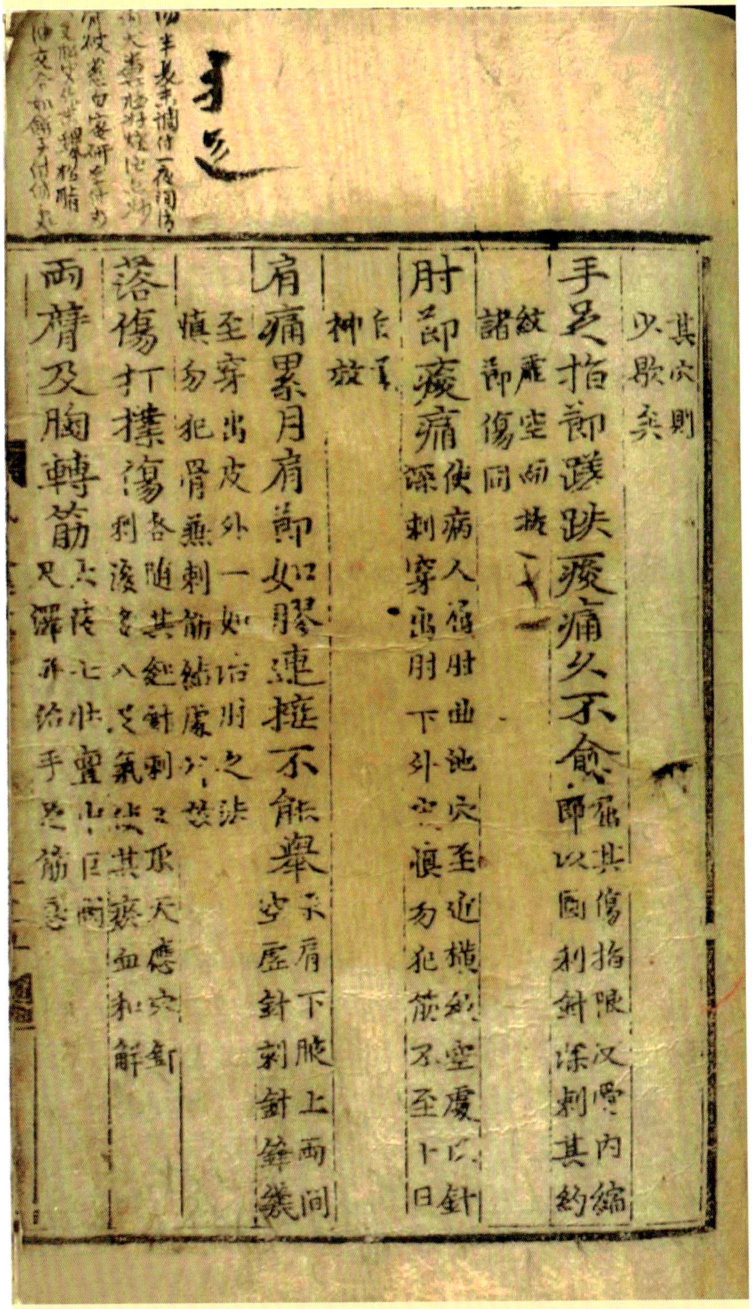

其穴，则少歇矣。

手足指节蹉跌，酸痛久不愈：屈其伤指限皮骨内缩，即以圆利针深刺其约纹虚空而拔，诸节伤同。

肘节酸痛：使病人屈肘，曲池穴至近横纹空虚以针，深刺穿出肘下外皮，慎勿犯筋，不至十日自瘥，神效。

肩痛累月、肩节如胶连接，不能举：取肩下腋上两间空虚针刺，针锋几至穿出皮外，一如治肘之法，慎勿犯骨，兼刺筋结处，神效。

落伤打扑伤：各随其经针刺，又取天应穴针刺，后多入艾气，使其瘀血和解。

两臂及胸转筋：大陵七壮，膻中、巨阙、尺泽并治手足筋急。

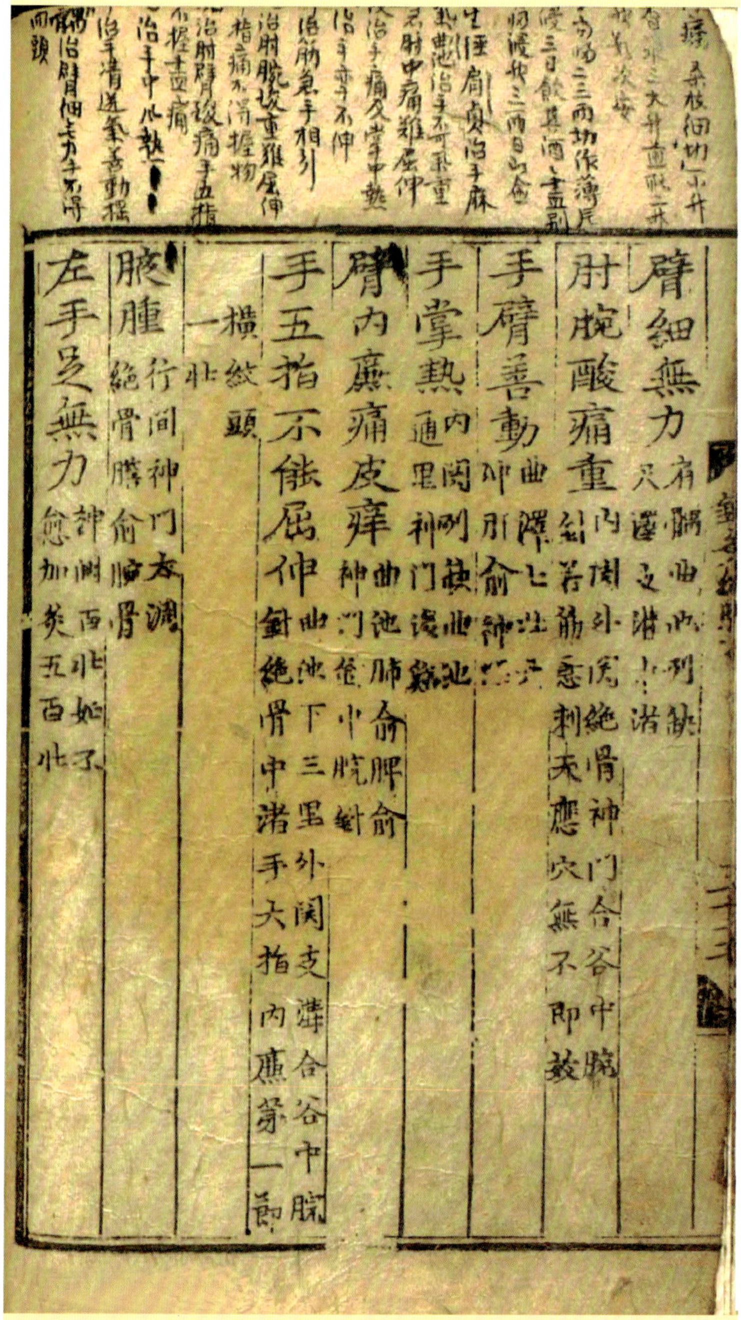

臂細無力 肩髃 曲池 列缺 尺澤 支溝 中渚
肘腕酸痛重 內關 外關 絕骨 神門 合谷 中脘針 若筋急刺天應穴無不即效
手臂善動 曲澤七壯 太衝 肝俞 神門
手掌熱 內關 列缺 曲池 通里 神門 後溪
臂內廉痛皮痒 曲池 肺俞 脾俞 神門 中脘針
手五指不能屈伸 曲池 下三里 外關 支溝 合谷 中脘 針絕骨 中渚 手大指內廉第一節橫紋頭 一壯
腕腫 行間 神門 太淵 絕骨 膽俞 腕骨
左手足無力 神闕百壯 如不愈加灸五百壯

臂细无力：肩髃、曲池、列缺、尺泽、支沟、中渚。

肘腕酸痛重：内关、外关、绝骨、神门、合谷、中脘针。若筋急，刺天应穴无不即效。

手臂善动：曲泽七壮，太冲、肝俞、神门。

手掌热：内关、列缺、曲池、通里、神门、后溪。

臂内廉痛，皮痒：曲池、肺俞、脾俞、神门针，中脘针。

手五指不能屈伸：曲池、下三里、外关、支沟、合谷、中脘针，绝骨、中渚。又手大指内廉第一节横纹头，一壮。

腕肿：行间、神门、太渊、绝骨、胆俞、腕骨。

左手足无力：神阙百壮。如不愈，加灸五百壮。

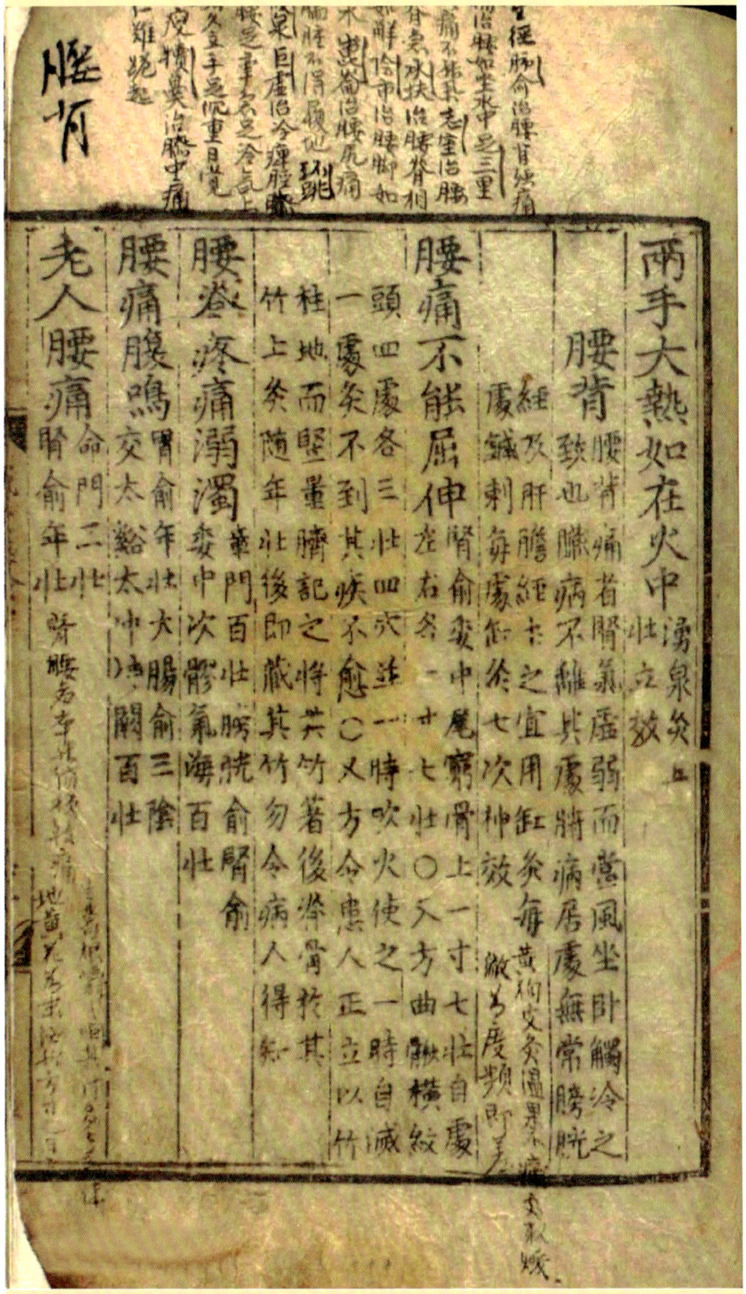
兩手大熱如在火中 湧泉灸五壯立效
腰背 腰背痛者腎氣虛弱而當風坐卧觸冷之致也臟病不離其處腑病居處無常膀胱經及肝膽經主之宜用缸灸每處鍼刺每處缸灸七次神效
腰痛不能屈伸 腎俞委中尾窮骨上一寸七壯自處左右各一寸七壯○又方曲瞅橫紋頭四處各三壯四穴並一時吹火使之一時自滅一處灸不到其疾不愈○又方令患人正立以竹柱地而竪量臍記之將其竹著後脊骨於其竹上灸隨年壯後即藏其竹勿令病人得知
腰脊疼痛溺濁 章門百壯膀胱俞腎俞委中次髎氣海百壯
腰痛腹鳴 胃俞年壯大腸俞三陰交太谿太冲神闕百壯
老人腰痛 命門三壯腎俞年壯

两手大热，如在火中：涌泉灸五壮，立效。

腰背腰背痛者，肾气虚弱而当风坐卧，触冷之致也。脏病不离其处，腑病居处无常，膀胱经及肝胆经主之，宜用缸灸，每处针刺，每处缸灸七次，神效。

腰痛不能屈伸：肾俞、委中、尾穷骨上一寸七壮，自处左右各一寸七壮。〇又方：曲瞅横纹头四处各三壮，四穴并一时吹火，使之二时自灭，一处灸不到，其疾不愈。〇又方：令患人正立，以竹柱地而竖量脐记之，将其竹著后脊骨，于其竹上灸随年壮，后即藏其竹，勿令病人得知。

腰脊疼痛，溺浊：章门百壮，膀胱俞、肾俞、委中、次髎、气海百壮。

腰痛腹鸣：胃俞年壮，大肠俞、三阴交、太溪、太冲、神阙百壮。

老人腰痛：命门三壮，肾俞年壮。

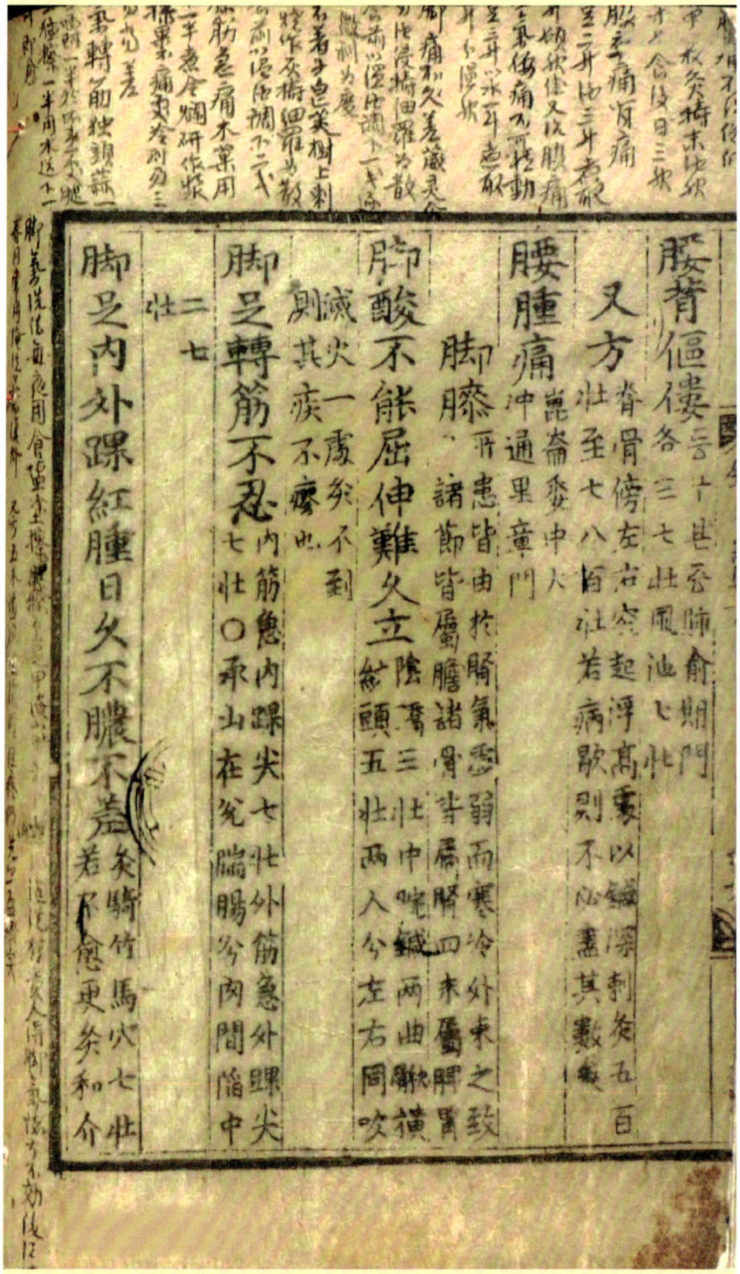

腰背伛偻：肺俞、期门各三七壮，风池七壮。

又方：脊骨旁左右突起浮高处以针深刺，炙五百壮至七八百壮。若病歇，则不必尽其数矣。

腰肿痛：昆仑、委中、太冲、通里、章门。

脚膝所患皆由于肾气虚弱，而寒冷外束之致也。诸节皆属胆，诸骨皆属肾，四末属脾胃。

脚酸不能屈伸难久立：阴跷三壮，中脘针，两曲脉横纹头五壮，两人分左右同吹灭火，一处炙不到，则其疾不疗也。

脚足转筋不忍：内筋急，内踝尖七壮。外筋急，外踝尖七壮。○承山在兑腨肠分肉间陷中，二七壮。

脚足内外踝红肿日久，不脓不瘥：炙骑竹马穴七壮。若不愈，更炙和介

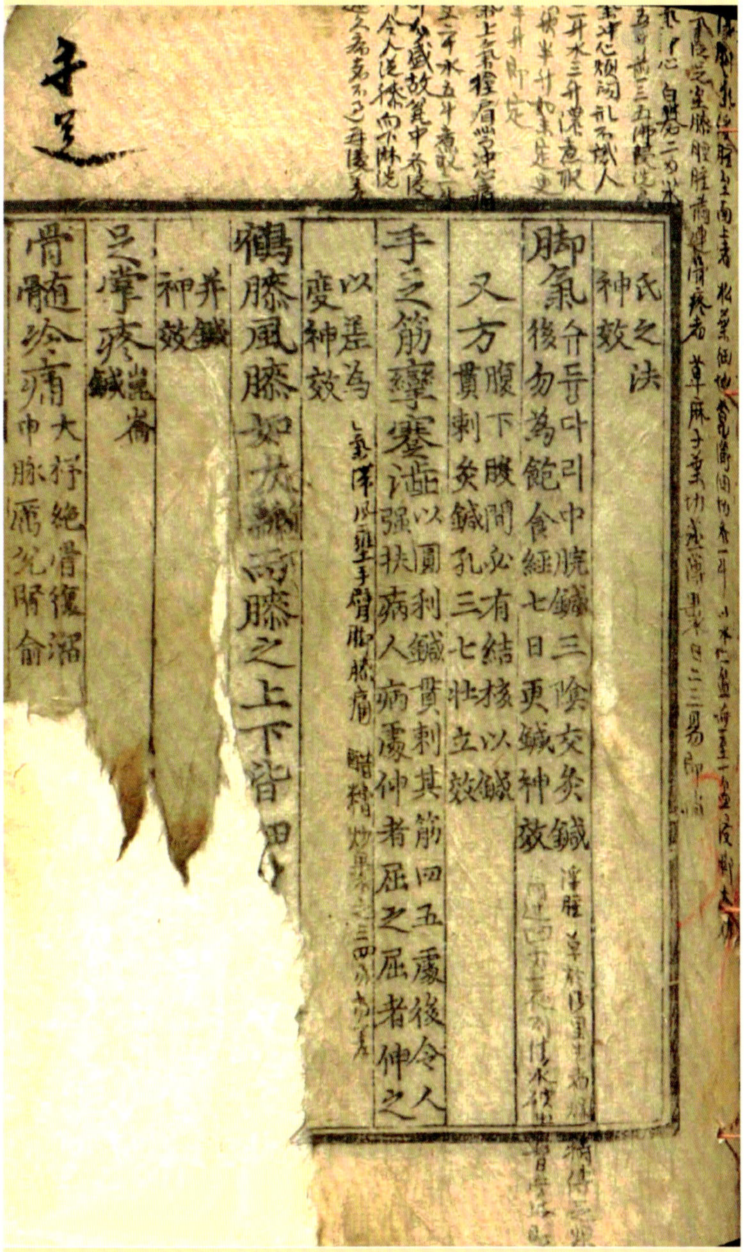

氏之法，神效。

脚气：中脘针，三阴交灸，针后勿为饱食，经七日更针，神效。

又方：腹下股间有结核，以针贯刺，灸针孔三七壮，立效。

手足筋挛蹇涩：以圆利针贯刺其筋四五处后，令人强扶病人病处，伸者屈之，屈者伸之，以差为度，神效。

鹤膝风，膝如大瓢，而膝之上下皆细，身热痛：中脘、委中、风池并针，神效。

足掌疼：昆仑针。

骨髓冷痛：大抒、绝骨、复溜、申脉、厉兑、肾俞。

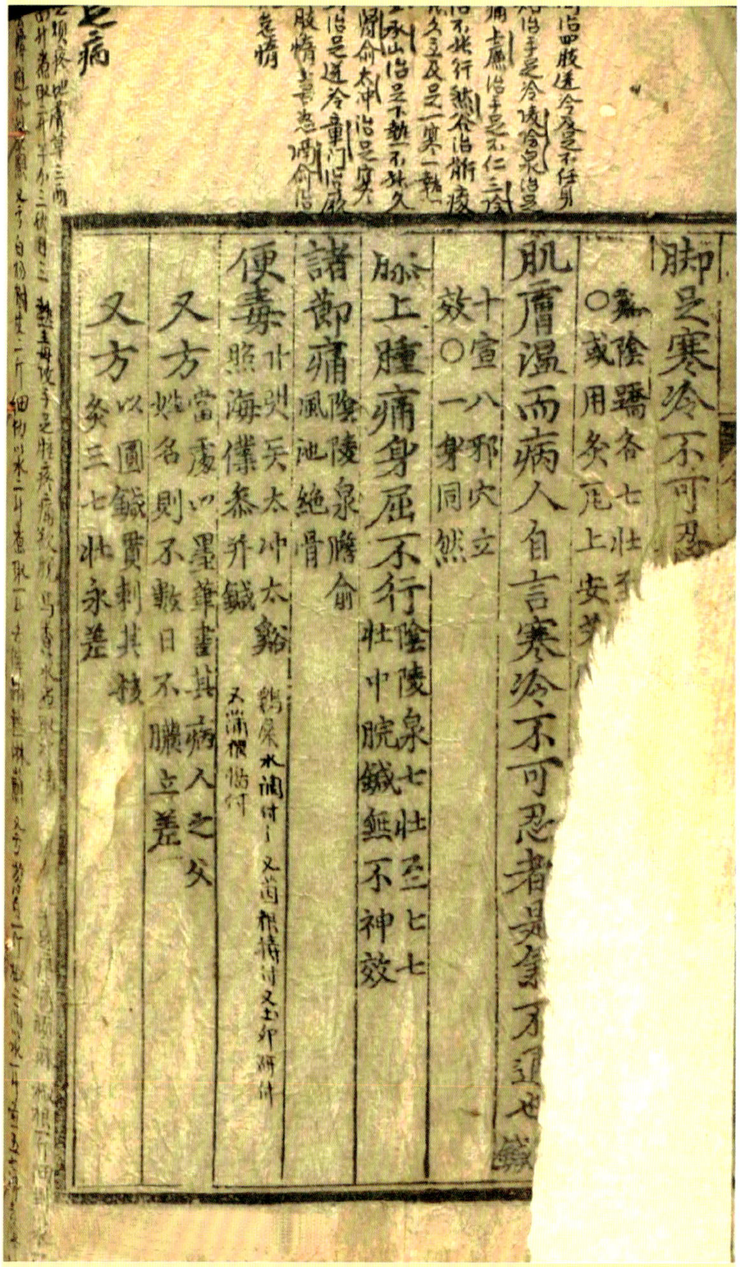

脚足寒冷不可忍：以热手久按，冷彻于手则是痼冷也。肾俞、大杼、下三里、绝骨、太冲、太溪、跷各七壮至三七壮。〇或用灸，瓦上安艾熨之。

肌肤温，而病人自言寒冷不可忍者，是气不通也：即针十宣、八邪穴，立效。〇一身同然。

膝上肿痛，身屈不行：阴陵泉七壮至七七壮，中脘针，无不神效。

诸节痛：阴陵泉、胆俞、风池、绝骨。

便毒：太冲、太溪、照海、仆参并针。

又方：当处以墨笔书其病人之父姓名，则不数日不脓立瘥。

又方：以圆针贯刺其核，灸三七壮，永瘥。

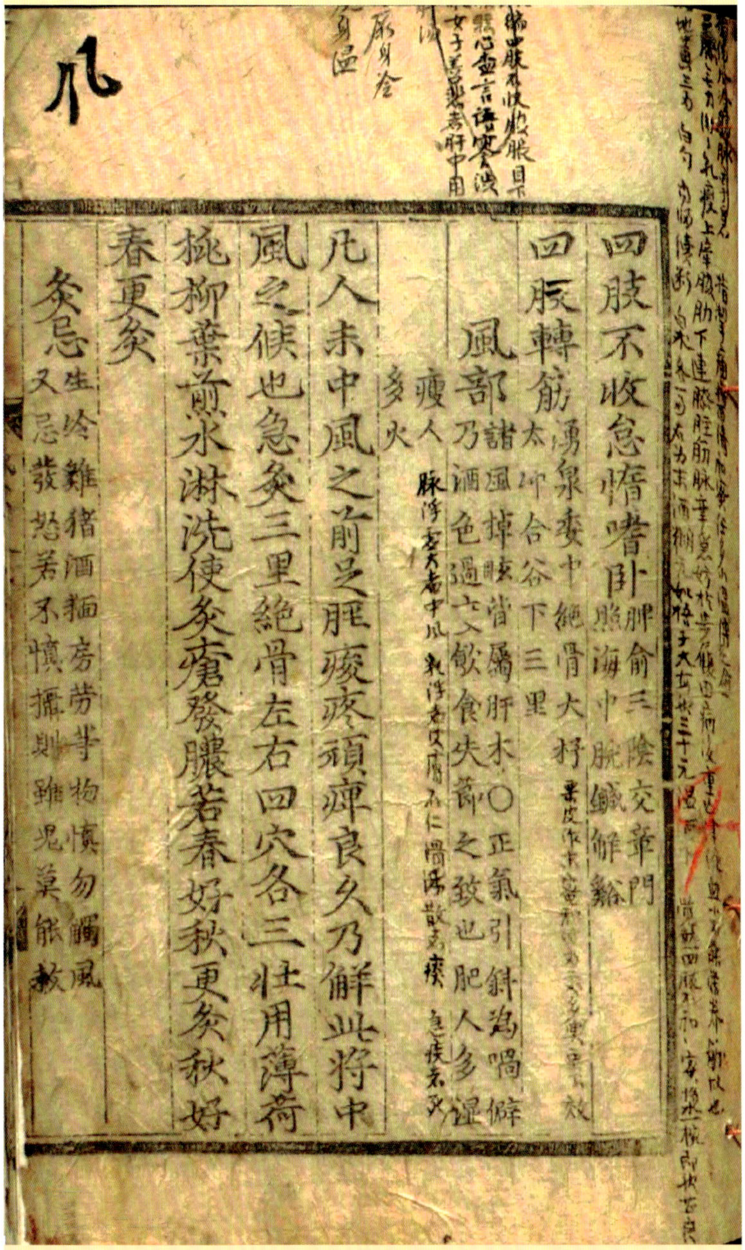

四肢不收怠惰嗜卧脾俞三陰交章門照海中脘鍼解谿

四肢轉筋湧泉委中絕骨大杼太冲合谷下三里

風部諸風掉眩皆屬肝木○正氣引斜為喎僻乃酒色過度飲食失節之致也肥人多濕瘦人多火

凡人未中風之前足脛痠疼頑痺良久乃解此將中風之候也急灸三里絕骨左右四穴各三壯用薄荷桃柳葉煎水淋洗使灸瘡發膿若春好秋更灸秋好春更灸

灸忌生冷雞猪酒麵房勞等物慎勿觸風又忌發怒若不慎攝則雖鬼莫能救

四肢不收，怠惰嗜卧：脾俞、三阴交、章门、照海、中脘针，解溪。

四肢转筋：涌泉、委中、绝骨、大杼、太冲、合谷、下三里。

风部诸风掉眩，皆属肝木。○　正气引斜为㖞僻，乃酒色过度、饮食失节之致也。肥人多湿，瘦人多火。

凡人未中风之前，足胫酸疼，顽痹良久，乃解此将中风之候也。急灸三里、绝骨，左右四穴，各三壮，用薄荷、桃柳叶煎水淋洗，使灸疮发脓。若春好，秋更灸；秋好，春更灸。

灸忌：生冷、猪、鸡、酒、面、房劳等物，慎勿触风，又忌发怒。若不慎摄，则虽鬼莫能救。

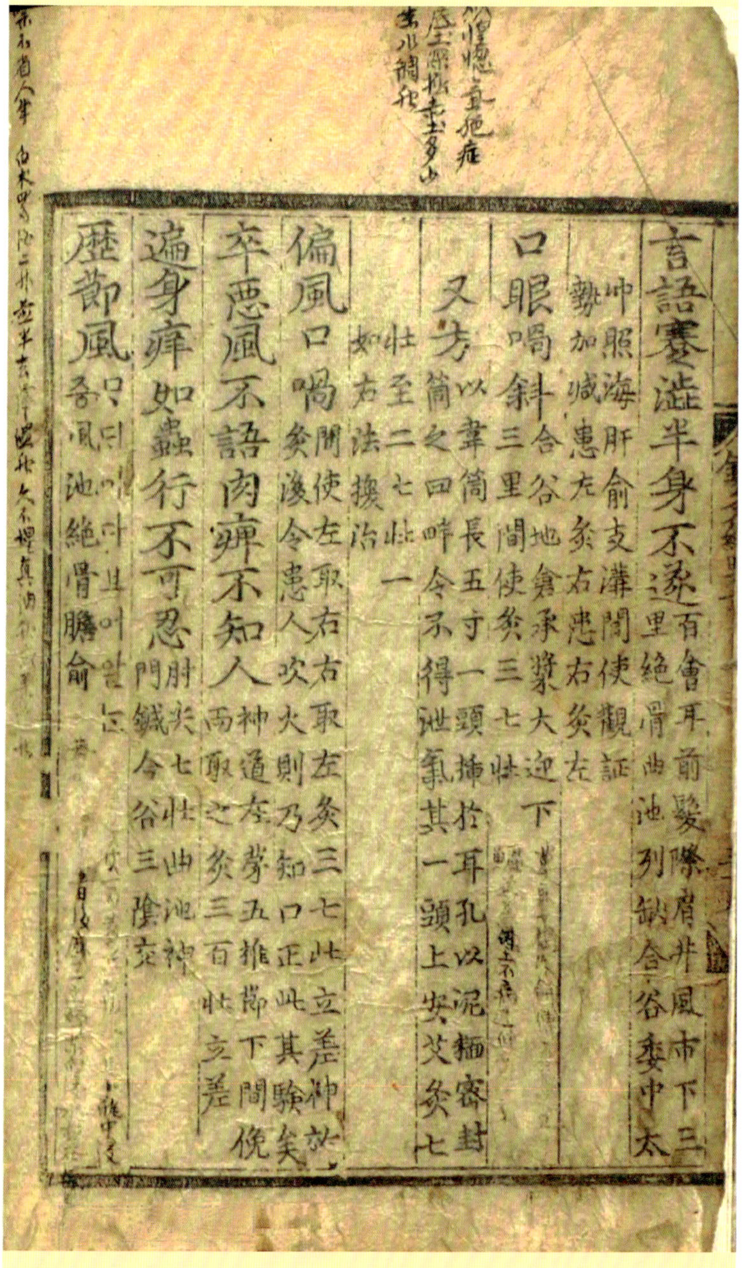

言語蹇澁半身不遂 百會 耳前髮際 肩井 風市 下三里 絶骨 曲池 列缺 合谷 委中 太冲 照海 肝俞 支溝 間使 觀証勢加減 患左灸右 患右灸左

口眼喎斜 合谷 地倉 承漿 大迎 下三里 間使 灸三七壯

又方 以葦筒長五寸 一頭插於耳孔 以泥麵密封筒之四畔 令不得泄氣 其一頭上安艾灸七壯至二七壯 一如右法換治

偏風口喎 間使 左取右 右取左 灸三七壯立差 神效 灸後令患人吹火 則乃知口正 此其驗矣

卒惡風不語肉痹不知人 神道在第五椎節下間俛而取之 灸三百壯立差

遍身痒如蟲行不可忍 肘尖七壯 曲池 神門 鍼合谷 三陰交

歷節風 風池 絶骨 膽俞

言语蹇涩、半身不遂：百会、耳前发际、肩井、风市、下三里、绝骨、曲池、列缺、合谷、委中、太冲、照海、肝俞、支沟、间使，观证势加减，患左灸右，患右灸左。

口眼㖞斜：合谷、地仓、承浆、大迎、下三里、间使，灸三七壮。又方：以苇筒长五寸，一头插于耳孔，以泥面密封筒之四畔，令不得泄气，其一头上按艾灸七壮至二七壮，一如右法换治。

偏风口㖞：间使左取右、右取左，灸三七壮立差，神效。灸后令患人吹火，则乃知口正，此其验也。

卒恶风不语、肉痹不知人：神道在第五椎节下间俯而取之，灸三百壮，立差。

遍身痒如虫行不可忍：肘尖七壮，曲池、神门，针合谷、三阴交。

历节风：风池、绝骨、胆俞。

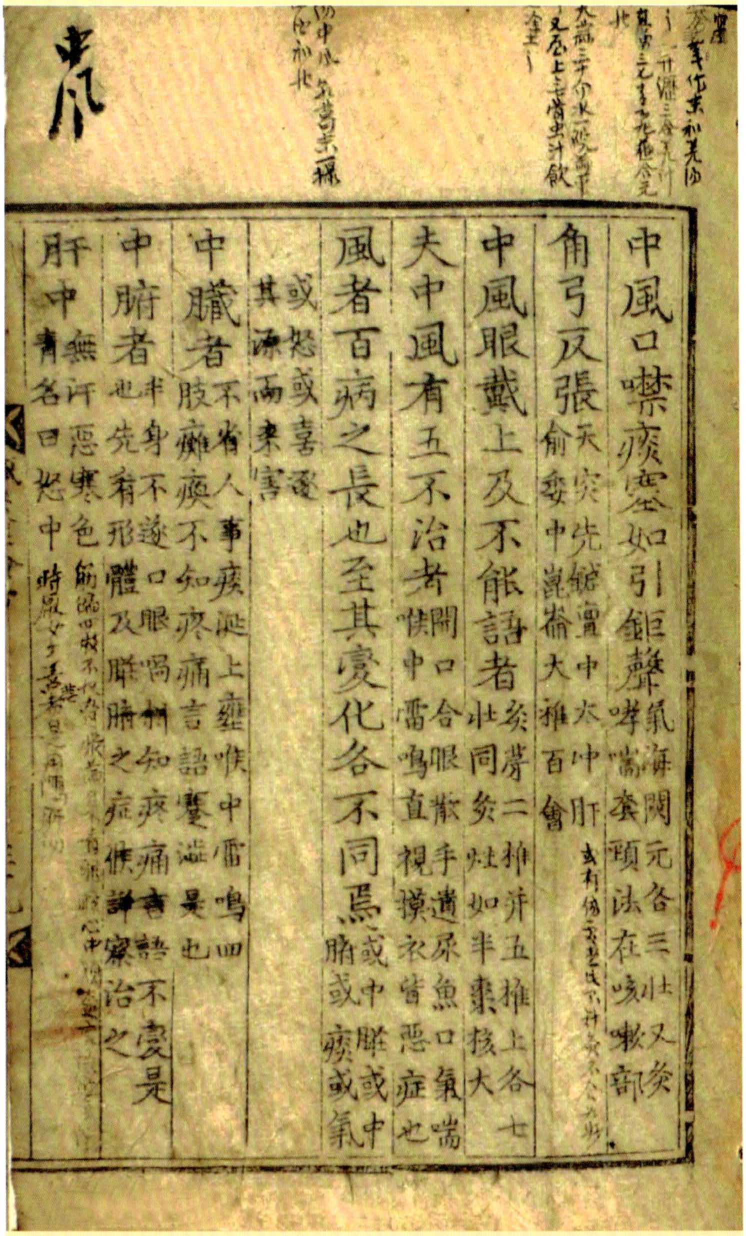

中风口噤，痰塞如引钜声：气海、关元各三壮。又，灸哮喘套颈法，在咳嗽部。

角弓反张：天突先针，膻中、太冲、肝俞、委中、昆仑、大椎、百会。

中风眼戴上，及不能语者：灸第二椎并五椎上各七壮同灸，炷如半枣核大。

夫中风有五不治者：开口合眼、散手遗尿、鱼口气喘、喉中雷鸣、直视摸衣，皆恶症也。

风者百病之长也，至其变化各不同焉：或中脏或中腑，或痰或气或怒或喜，逐其源而来害。

中脏者：不省人事，痰涎上壅，喉中雷鸣，四肢瘫痪不知疼痛，言语蹇涩是也。

中腑者：半身不遂，口眼㖞斜，知疼痛，言语不变，是也。先看形体及脏腑之症候，详察治之。

肝中：无汗、恶寒、色青，名曰怒中。

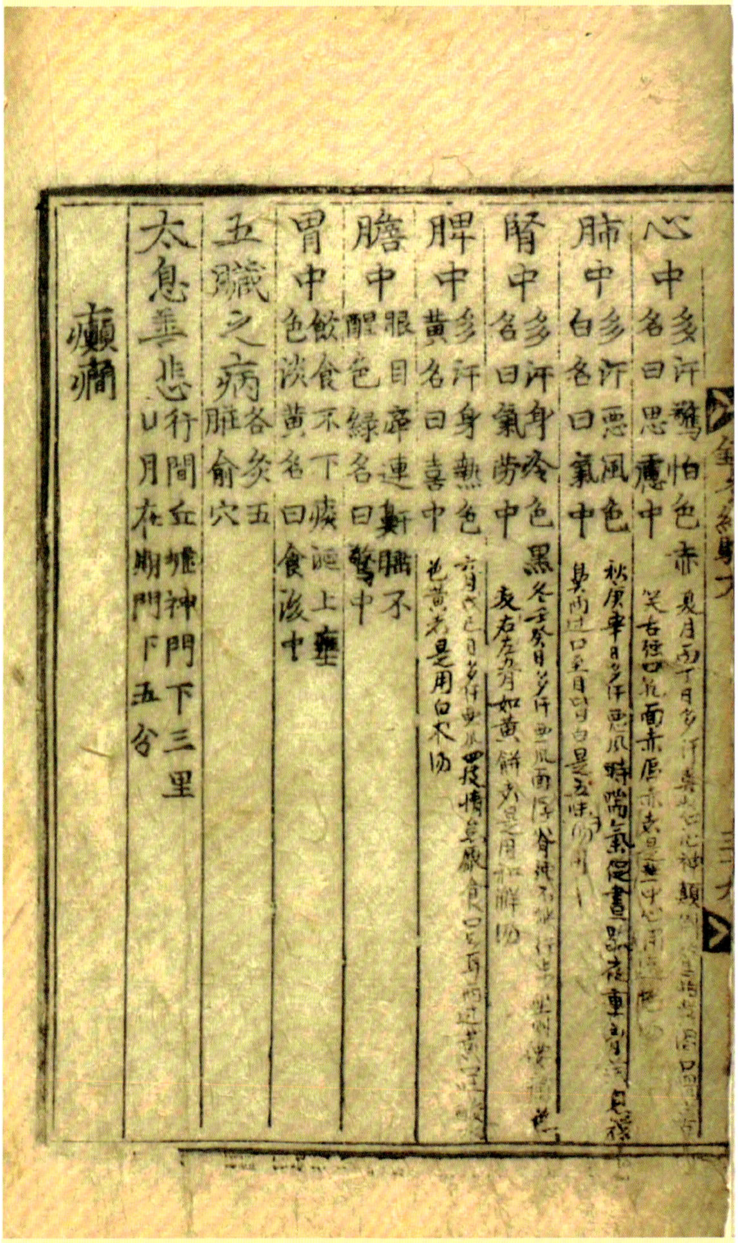

心中：多汗、惊怕、色赤，名曰思虑中。

肺中：多汗、恶风、色白，名曰气中。

肾中：多汗、身冷、色黑，名曰气劳中。

脾中：多汗、身热、色黄，名曰喜中。

胆中：眼目牵连、酣睡不醒、色绿，名曰惊中。

胃中：饮食不下、痰涎上壅、色淡黄，名曰食后中。

五脏之病：各灸五脏俞穴。

太息善悲：行间、丘墟、神门、下三里、日月在期门下五分。

癫痫

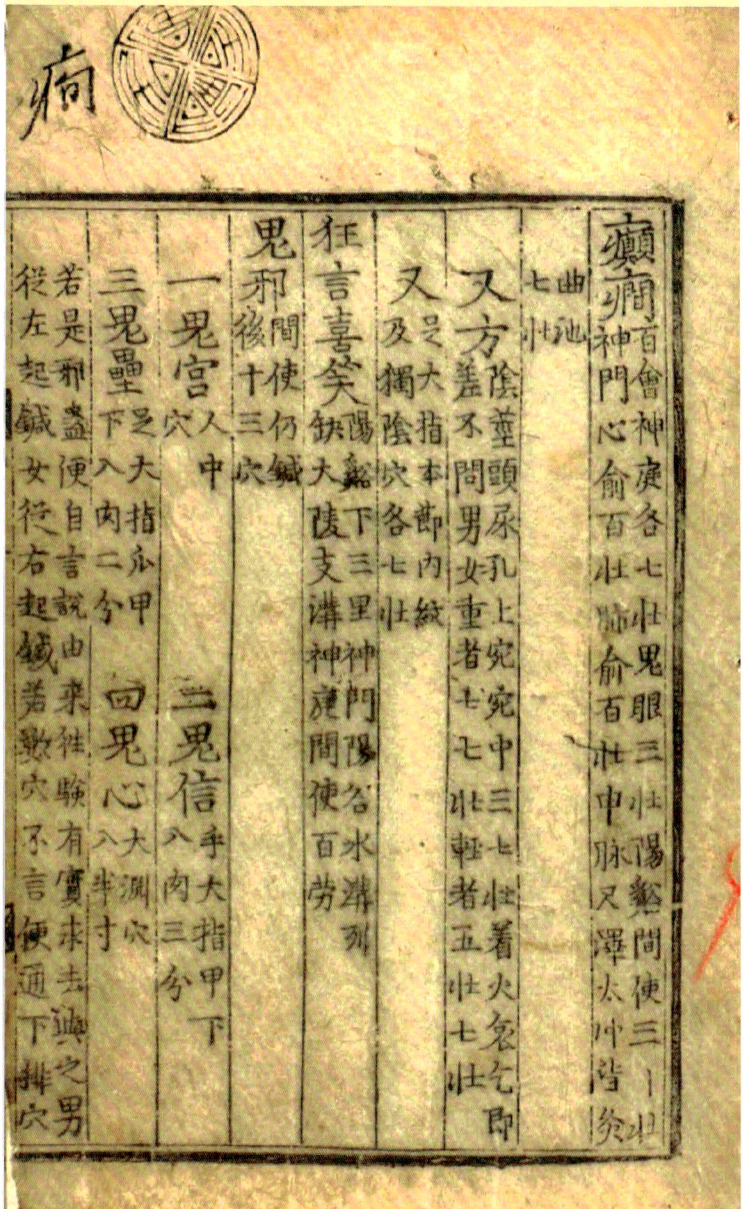

癲癇 百會神庭各七壯鬼眼三壯陽谿間使三十壯神門心俞百壯肺俞百壯申脉尺澤太冲皆灸曲池七壯

又方 陰莖頭尿孔上宛宛中三七壯著火衰乞即瘥不問男女重者七七壯輕者五壯七壯

又 足大指本節內紋及獨陰穴各七壯

狂言喜笑 陽谿下三里神門陽谷水溝列缺大陵支溝神庭間使百勞

鬼邪 間使仍鍼後十三穴

一鬼宫 人中穴 二鬼信 手大指甲下入肉三分

三鬼壘 足大指爪甲下入肉二分 四鬼心 太淵穴入半寸

若是邪蠱便自言說由來往驗有實求去與之男從左起鍼女從右起鍼若數穴不言便通下排穴

癫痫：百会、神庭各七壮，鬼眼三壮，阳溪、间使三十壮，神门、心俞百壮，肺俞百壮，申脉、尺泽、太冲皆灸，曲池七壮。

又方：阴茎头尿孔上宛宛中三七壮，着火衰乞即瘥。不问男女，重者七七壮，轻者五壮、七壮。

又：足大指本节内纹及独阴穴，各七壮。

狂言喜笑：阳溪、下三里、神门、阳谷、水沟、列缺、大陵、支沟、神庭、间使、百劳。

鬼邪：间使，仍针后十三穴。

一鬼宫：人中穴。

二鬼信：手大指甲下入肉三分。

三鬼垒：足大指爪甲下入肉二分。

四鬼心：太渊穴入半寸。

若是邪蛊，便自言说，由来往验。有实求去与之，男从左起针，女从右起针，若数穴不言，便通下排穴。

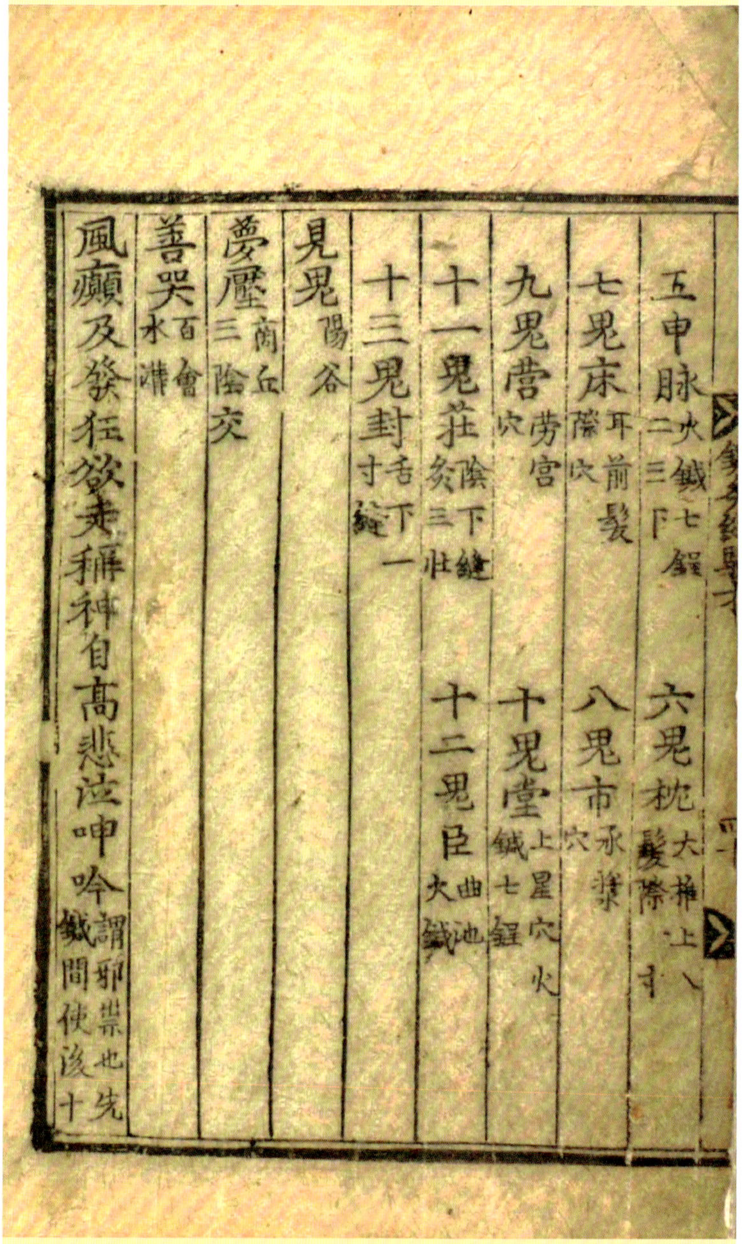

五申脉火鍼七鋥二三下　六鬼枕大椎上入髮際一寸

七鬼床耳前髮際穴　八鬼市承漿穴

九鬼营勞宮穴　十鬼堂上星穴火鍼七鋥

十一鬼莊陰下縫灸三壯　十二鬼臣曲池火鍼

十三鬼封舌下一寸縫

見鬼陽谷

夢魘商丘三陰交

善哭百會水溝

風癲及發狂欲走稱神自高悲泣呻吟謂邪祟也先鍼間使後十

五鬼路[1]：申脉。火针七锃二三下。

六鬼枕：大椎上入发际一寸。

七鬼床：耳前发际穴。

八鬼市：承浆穴。

九鬼营：劳宫穴。

十鬼堂：上星穴火针七锃。

十一鬼庄：阴下缝灸三壮。

十二鬼臣：曲池火针。

十三鬼封：舌下一寸缝。

见鬼：阳谷。〇梦魇：商丘、三阴交。〇善哭：百会、水沟。

风癫及发狂欲走，称神自高，悲泣呻吟：谓邪祟也，先针间使，后十

①鬼路：原脱，据《千金要方》卷十四第五补。

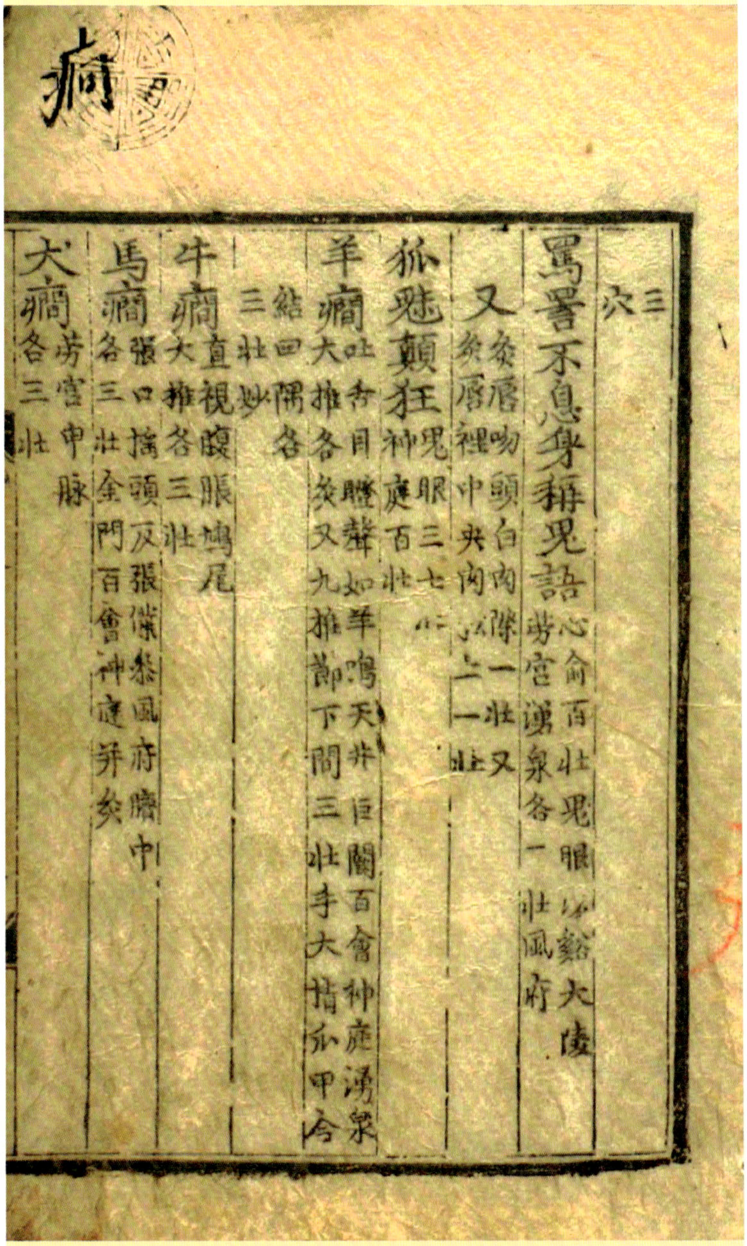

三穴。

骂詈不息，身称鬼语：心俞百壮，鬼眼、后溪、大陵、劳宫、涌泉各三壮，风府。

又：灸唇吻头白肉际一壮。又灸唇里中央肉弦上一壮。

狐魅颠狂：鬼眼三七壮，神庭百壮。

羊痫：吐舌目瞪，声如羊鸣，天井、巨阙、百会、神庭、涌泉、大椎各灸，又九椎节下间三壮，手大指爪甲合结四隅，各三壮，妙。

牛痫：直视腹胀，鸠尾、大椎各三壮。

马痫：张口、摇头反张，仆参、风府、脐中各三壮，金门、百会、神庭并灸。

犬痫：劳宫、申脉各三壮。

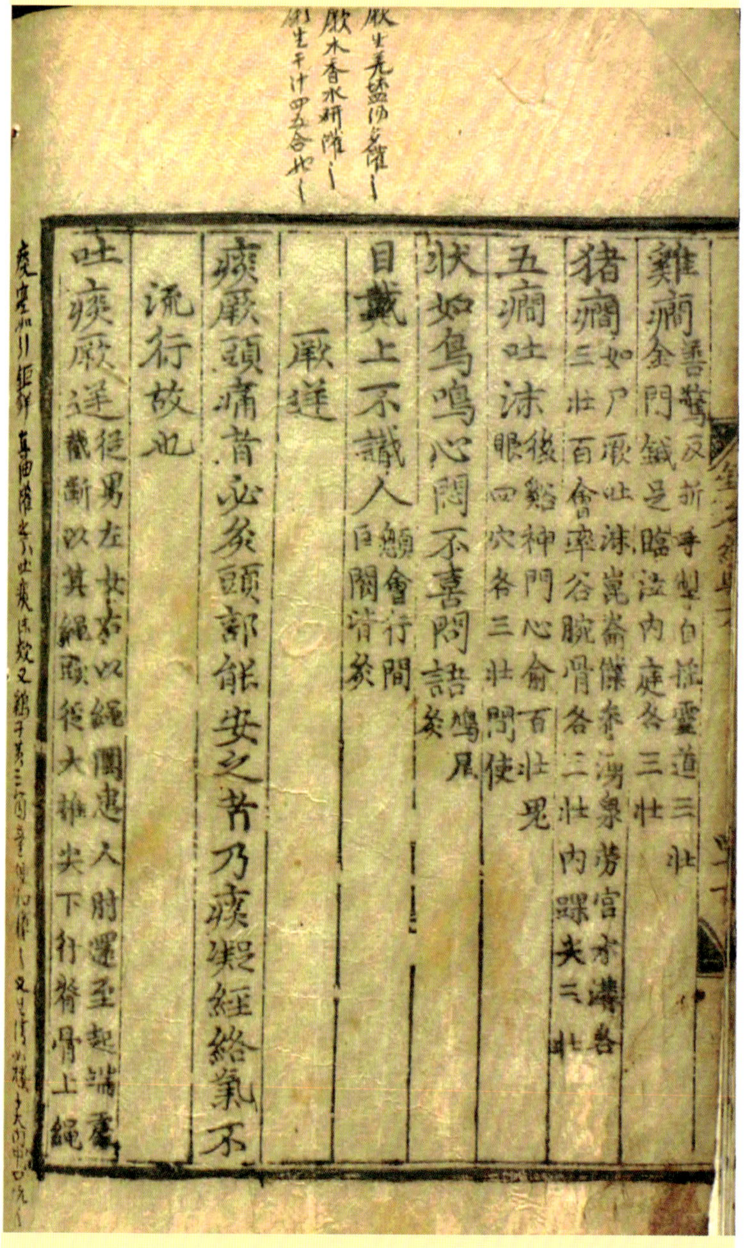

雞癎 善驚反折手掣自搖 靈道三壯 金門鍼 足臨泣 內庭各三壯

猪癎 如尸厥吐沫 崑崙 僕參 湧泉 勞宮 水溝各三壯 百會 率谷 腕骨各三壯 內踝尖三壯

五癎吐沫 後谿 神門 心俞百壯 鬼眼四穴各三壯 間使

狀如鳥鳴心悶不喜問語 鳩尾灸

目戴上不識人 顖會 行間 巨闕皆灸

厥逆

痰厥頭痛者必灸頭部能安之者乃痰凝經絡氣不流行故也

吐痰厥逆 從男左女右以繩圍患人肘還至起端處截斷以其繩頭從大椎尖下行脊骨上繩

鸡痫：善惊、反折手掣自摇，灵道三壮，金门针，足临泣、内庭各三壮。

猪痫：如尸厥吐沫，昆仑、仆参、涌泉、劳宫、水沟各三壮，百会、率谷、腕骨各三壮，内踝尖三壮。

五痫吐沫：后溪、神门、心俞百壮，鬼眼四穴各三壮，间使。

状如鸟鸣，心闷不喜问语：鸠尾灸。

目戴上不识人：囟会、行间、巨阙皆灸。

厥逆

痰厥头痛者，必灸头部，能安之者，乃痰凝经络，气不流行故也。

吐痰厥逆：从男左女右，以绳围患人肘，还至起端处截断，以其绳头从大椎尖下行脊骨上，绳

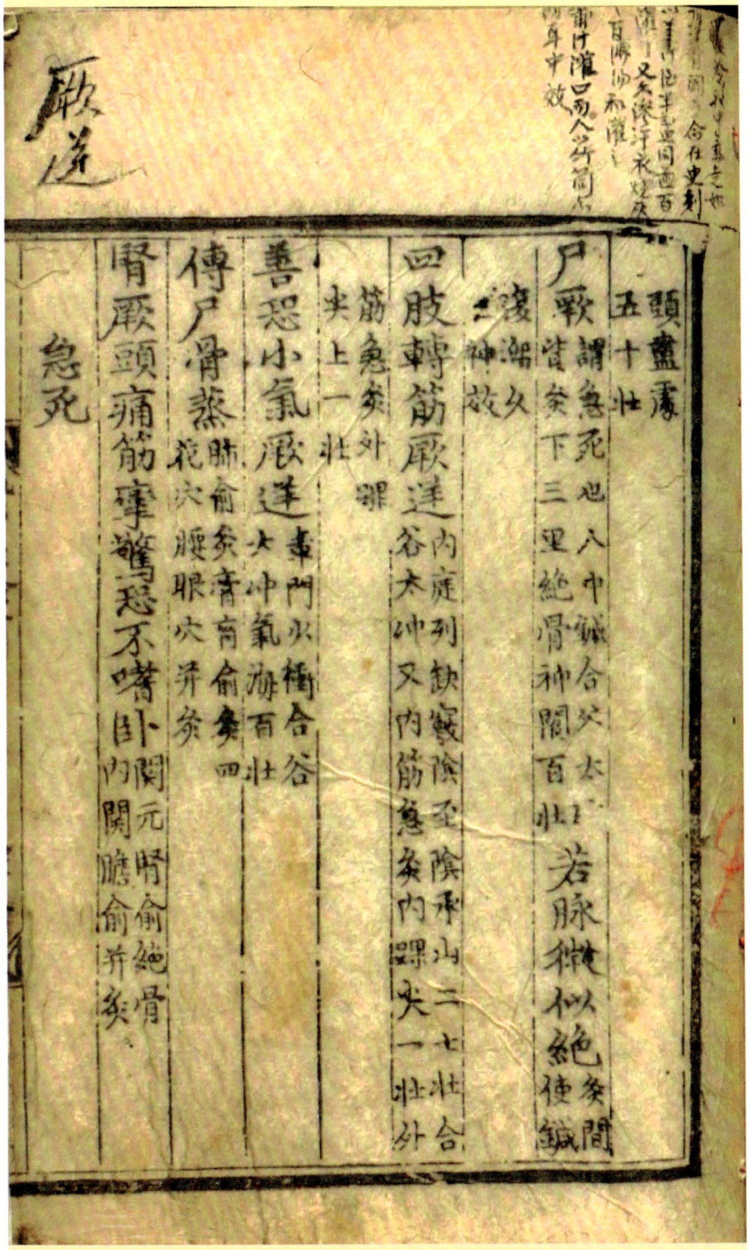

頭盡處五十壯

尸厥謂急死也人中鍼合谷太冲皆灸下三里絕骨神闕百壯若脉微似絕灸間使鍼復溜久留神效

四肢轉筋厥逆內庭列缺竅陰至陰承山三七壯合谷太冲又內筋急灸內踝尖一壯外筋急灸外踝尖上一壯

善恐少氣厥逆章門少衝合谷太冲氣海百壯

傳尸骨蒸肺俞灸膏肓俞灸四花穴腰眼穴并灸

腎厥頭痛筋攣驚恐不嗜臥關元腎俞絕骨內關膽俞并灸

急死

头尽处，五十壮。

尸厥：谓急死也，人中针，合谷、太冲皆灸，下三里、绝骨、神阙百壮。若脉微似绝：灸间使，针复溜，久留神效。

四肢转筋，厥逆：内庭、列缺、窍阴、至阴、承山三七壮，合谷、太冲。又内筋急，灸内踝尖一壮；外筋急，灸外踝尖，上一壮。

善恐，少气厥逆：章门、少冲、合谷、太冲、气海百壮。

传尸骨蒸：肺俞灸，膏肓俞灸，四花穴、腰眼穴并灸。

肾厥，头痛筋挛，惊恐不嗜卧：关元、肾俞、绝骨、内关、胆俞并灸。

急死

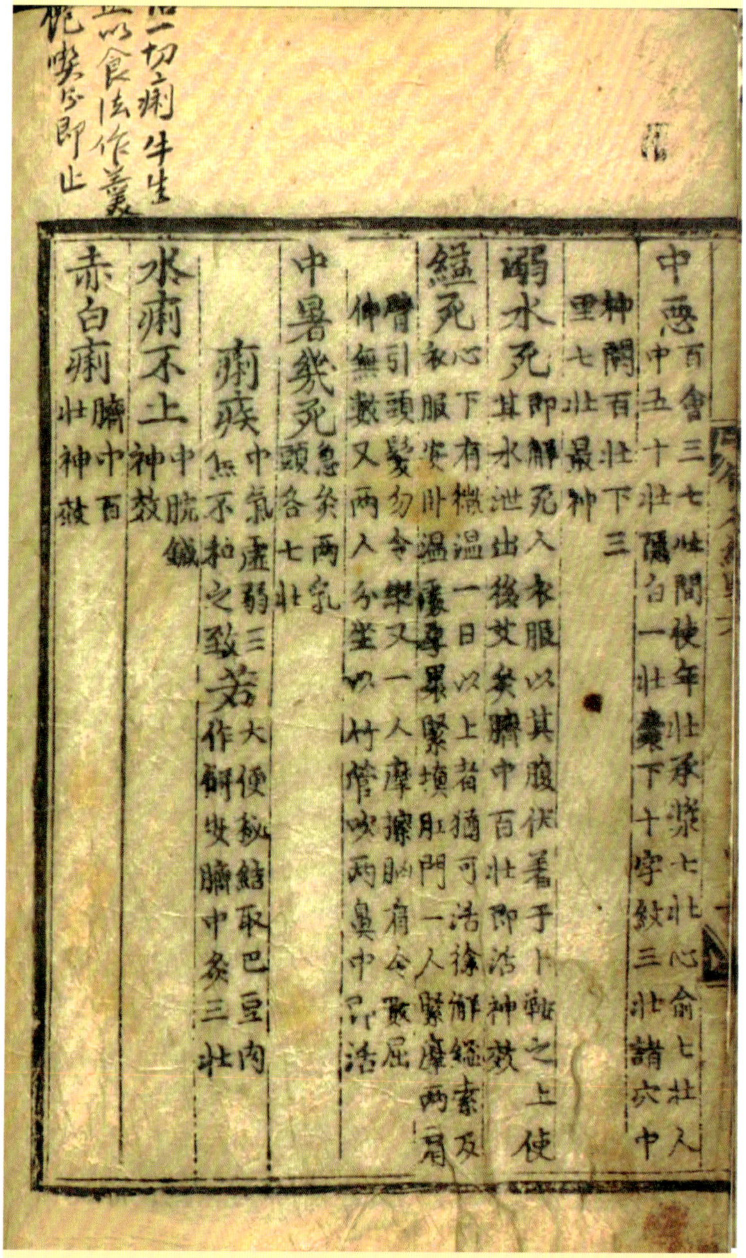

中恶：百会三七壮，间使年壮，承浆七壮，心俞七壮，人中五十壮，隐白一壮，囊下十字纹三壮，诸穴中神阙百壮，下三里七壮，最神。

溺水死：即解死人衣服，以其腹伏著于马鞍之上，使其水泄出后，艾灸脐中百壮，即活，神效。

缢死：心下有微温一日以上者，犹可活。徐解缢索及衣服，安卧温处厚裹，紧填肛门，一人紧摩两肩臂引头发勿令纵，又一人摩擦胸肩令数屈伸无数，又两人分坐以竹管吹两鼻中，即活。

中暑几死：急灸两乳头各七壮。

痢疾中气虚弱，三焦不和之致。若大便秘结，取巴豆肉作饼安脐中，灸三壮。

水痢不止：中脘针，神效。

赤白痢：脐中百壮，神效。

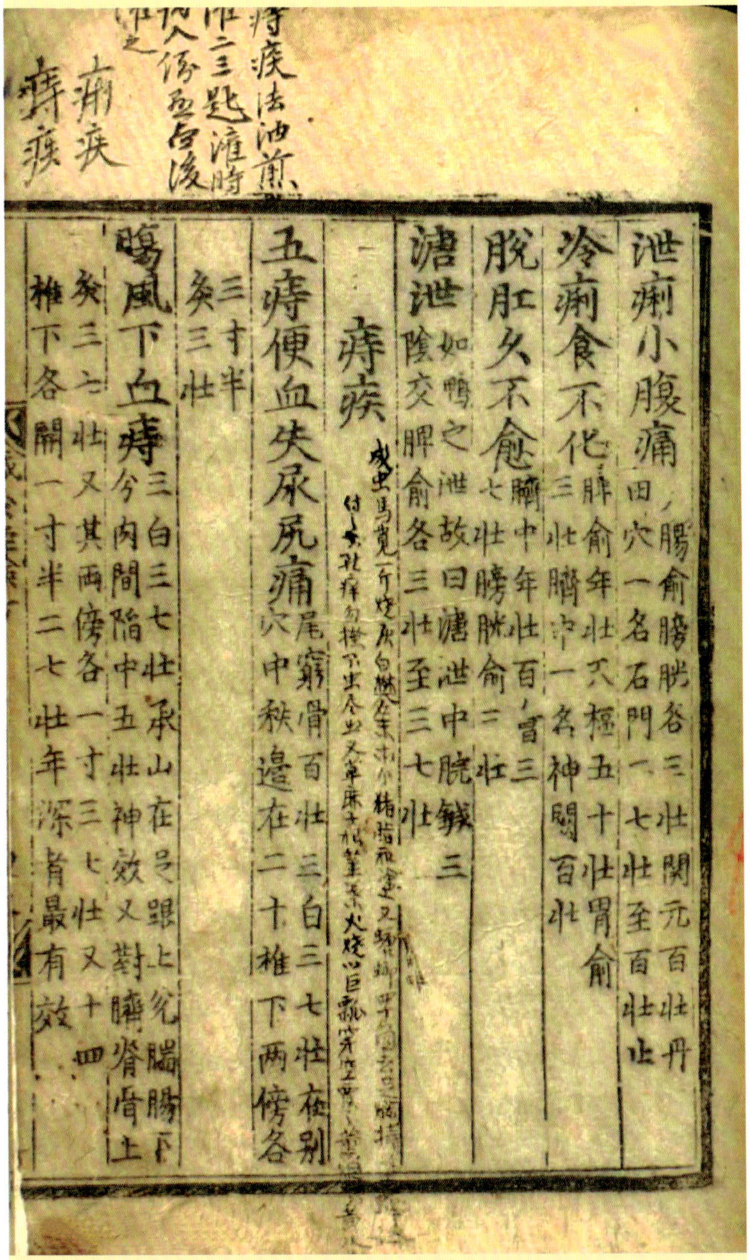
泄痢小腹痛 腸俞膀胱各三壯關元百壯丹田穴一名石門二七壯至百壯止
冷痢食不化 脾俞年壯天樞五十壯胃俞三壯臍中一名神闕百壯
脫肛久不愈 臍中年壯百會三七壯膀胱俞三壯
溏泄 如鴨之泄故曰溏泄中脘鍼三陰交脾俞各三壯至三七壯
痔疾
五痔便血失尿尻痛 尾窮骨百壯三白三七壯在別穴中秩邊在二十椎下兩傍各三寸半灸三壯
腸風下血痔 三白三七壯承山在足跟上兌腨腸下分肉間陷中五壯神效又對臍脊骨上灸三七壯又其兩傍各一寸三七壯又十四椎下各開一寸半二七壯年深者最有效

泄痢，小腹痛：大肠俞、膀胱俞[①]各三壮，关元百壮，丹田穴一名石门二七壮至百壮止。

冷痢，食不化：脾俞年壮，天枢五十壮，胃俞三壮，脐中一名神阙百壮。

脱肛久不愈：脐中年壮，百会三七壮，膀胱俞三壮。

溏泄：如鸭之泄，故曰溏泄。中脘针，三阴交、脾俞各三壮至三七壮。

痔疾

五痔便血，失尿尻痛：尾穷骨百壮，三白三七壮在别穴中，秩边在二十椎下两旁各三寸半灸三壮。

肠风下血痔：三白三七壮，承山在足跟上，兑腨肠下分肉间陷中五壮，神效。又对脐脊骨上灸三七壮，又其两旁各一寸三七壮，又十四椎下各开一寸半二七壮，年深者最有效。

①俞：原无，据《勉学堂针灸集成》卷二补。

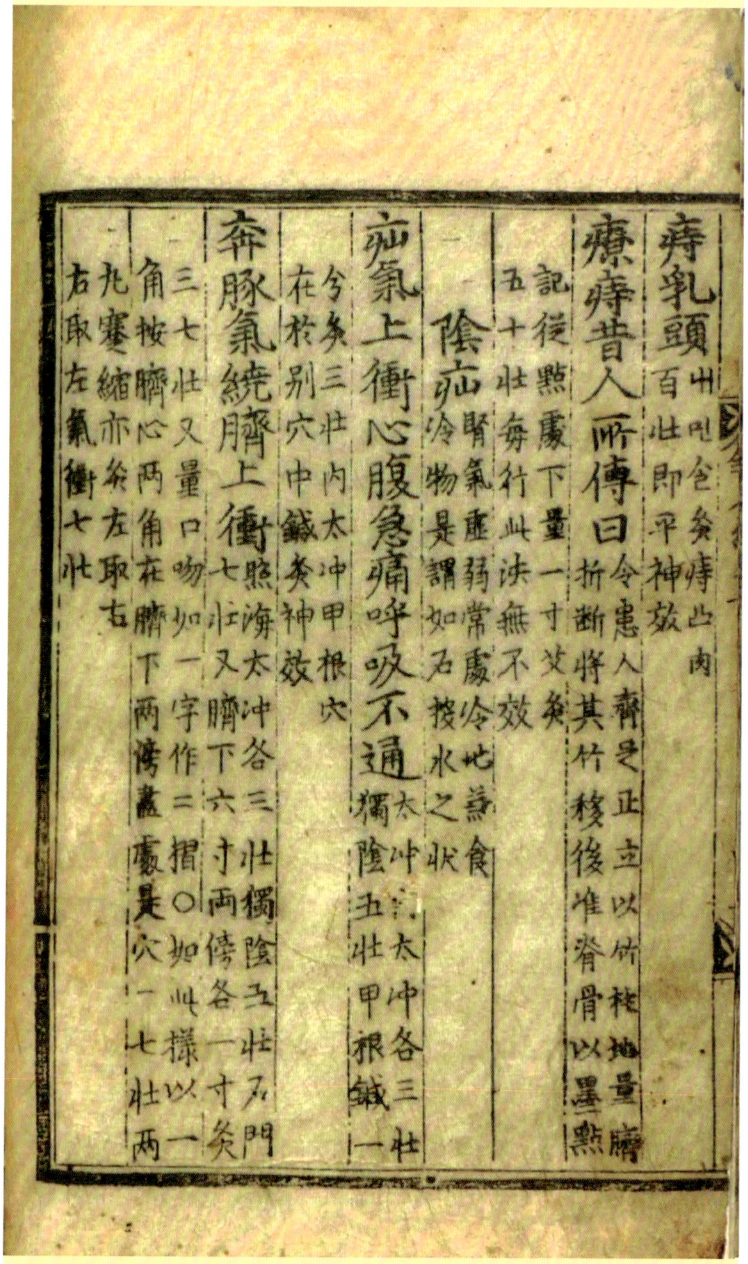

痔乳頭百壯即平神效灸痔凸肉
療痔昔人所傳曰令患人齊足正立以竹柱地量臍折断將其竹移後准脊骨以墨點
記從點處下量一寸艾灸五十壯每行此法無不效
陰疝腎氣虛弱常處冷地兼食冷物是謂如石投水之狀
疝氣上衝心腹急痛呼吸不通太冲內太冲各三壯獨陰五壯甲根鍼一
分灸三壯內太冲甲根穴在於別穴中鍼灸神效
奔豚氣繞臍上衝照海太冲各三壯獨陰五壯石門七壯又臍下六寸兩傍各一寸灸
三七壯又量口吻如一字作三摺○如此樣以一角按臍心兩角在臍下兩傍盡處是穴一七壯兩
丸蹇縮亦灸左取右右取左氣衝七壯

痔乳头：灸痔凸肉百壮即平，神效。

疗痔，昔人所传，曰：令患人齐足正立，以竹拄地量脐，折断，将其竹移后，准脊骨，以墨点记，从点处下量一寸，艾灸五十壮，每行此法无不效。

阴疝肾气虚弱，常处冷地兼食冷物是谓，如石投水之状。

疝气上冲，心腹急痛，呼吸不通：太冲、内太冲各三壮，独阴五壮，甲根针一分，灸三壮，内太冲、甲根穴在于别穴中。针灸神效。

奔豚气，绕脐上冲：照海、太冲各三壮，独阴五壮，石门七壮，又脐下六寸两旁各一寸，灸三七壮。又量口吻如一字作三折，△[1]如此样以一角按脐心，两角在脐下两旁尽处是穴，二七壮。两丸蹇缩亦灸，左取右、右取左，气冲七壮。

①△：原作“○”，据《勉学堂针灸集成》卷二改。

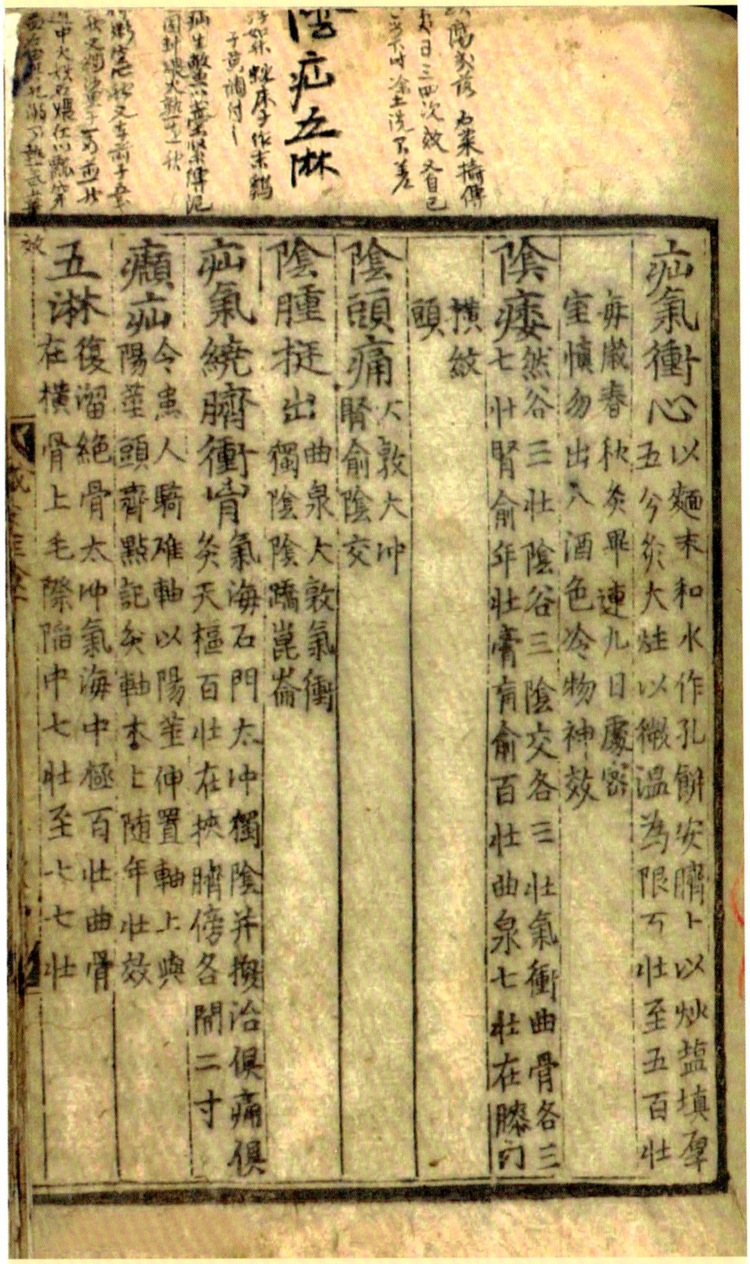

疝气冲心：以面末和水作孔饼按脐上，以炒盐填厚五分灸大炷，以微温为限，百壮至五百壮，每岁春秋灸毕，连九日处密室，慎勿出入，酒色冷物，神效。

阴痿：然谷三壮，阴谷、三阴交各三壮，气冲、曲骨各三七壮，肾俞年壮，膏肓俞百壮，曲泉七壮。在膝内横纹头。

阴头痛：大敦、太冲、肾俞、阴交。

阴肿挺出：曲骨、大敦、气冲、独阴、阴跷、昆仑。

疝气绕脐冲胸：气海、石门、太冲、独阴并换治，俱痛俱灸，天枢百壮，在挟脐旁各开二寸。

癫疝：令患人骑雄轴，以阳茎伸置轴上，与阳茎头齐点记，灸轴木上随年壮，效。

五淋：复溜、绝骨、太冲、气海、中极百壮，曲骨在横骨上毛际陷中七壮至七七壮。

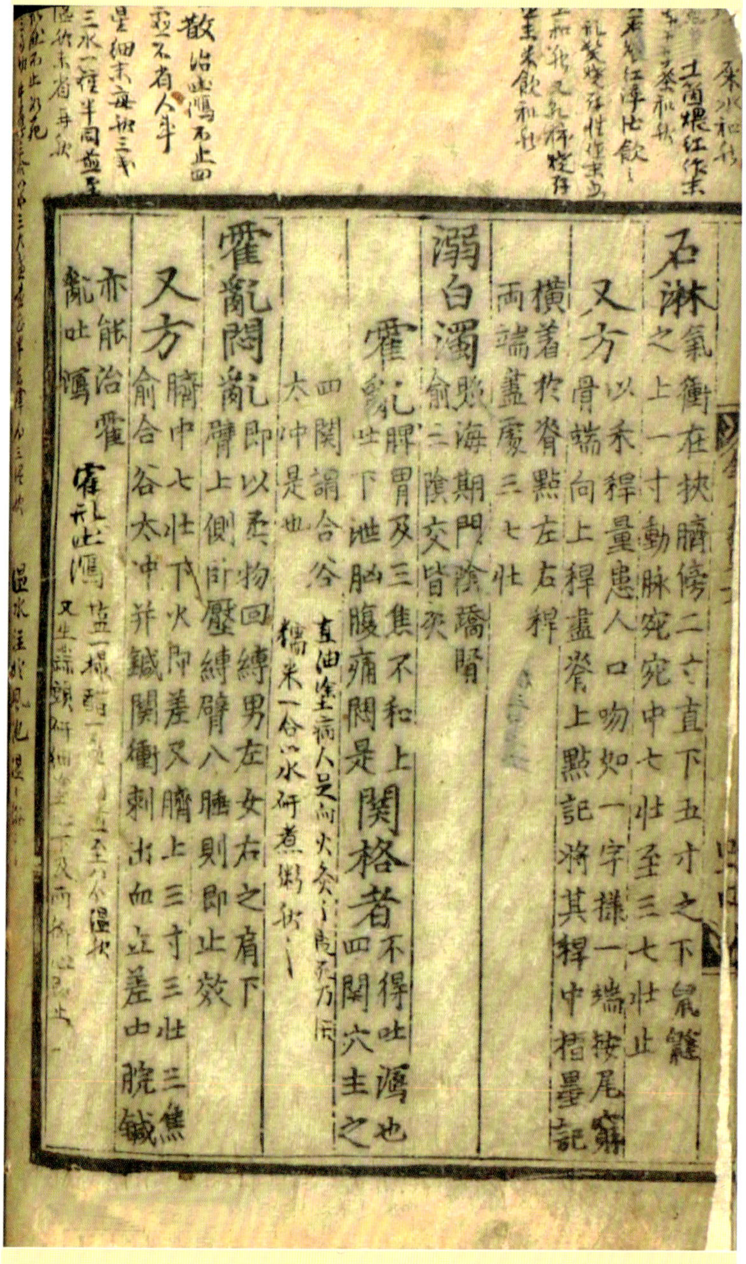

石淋：气冲在挟脐旁二寸直下、五寸之下、鼠鼷之上一寸动脉宛宛中，七壮至三七壮止。

又方：以禾秆量患人口吻如一字样，一端按尾穷骨端向上，秆尽脊上点记，将其秆中折墨记，横着于脊点左右。秆两端尽处，三七壮。

溺白浊：照海、期门、阴跷、肾俞、三阴交皆灸。

霍乱脾胃及三焦不和，上吐下泄，胸腹痛闷是。**关格者，**不得吐泻也，四关穴主之。四关谓合谷、太冲是也。

霍乱闷乱：即以柔物回缚，男左女右之肩下、臂上，侧卧压缚臂入睡，则即止，效。

又方：脐中七壮，下火即瘥。又脐上三寸三壮，三焦俞、合谷、太冲并针，关冲刺出血立瘥。中脘针，亦能治霍乱吐泻。

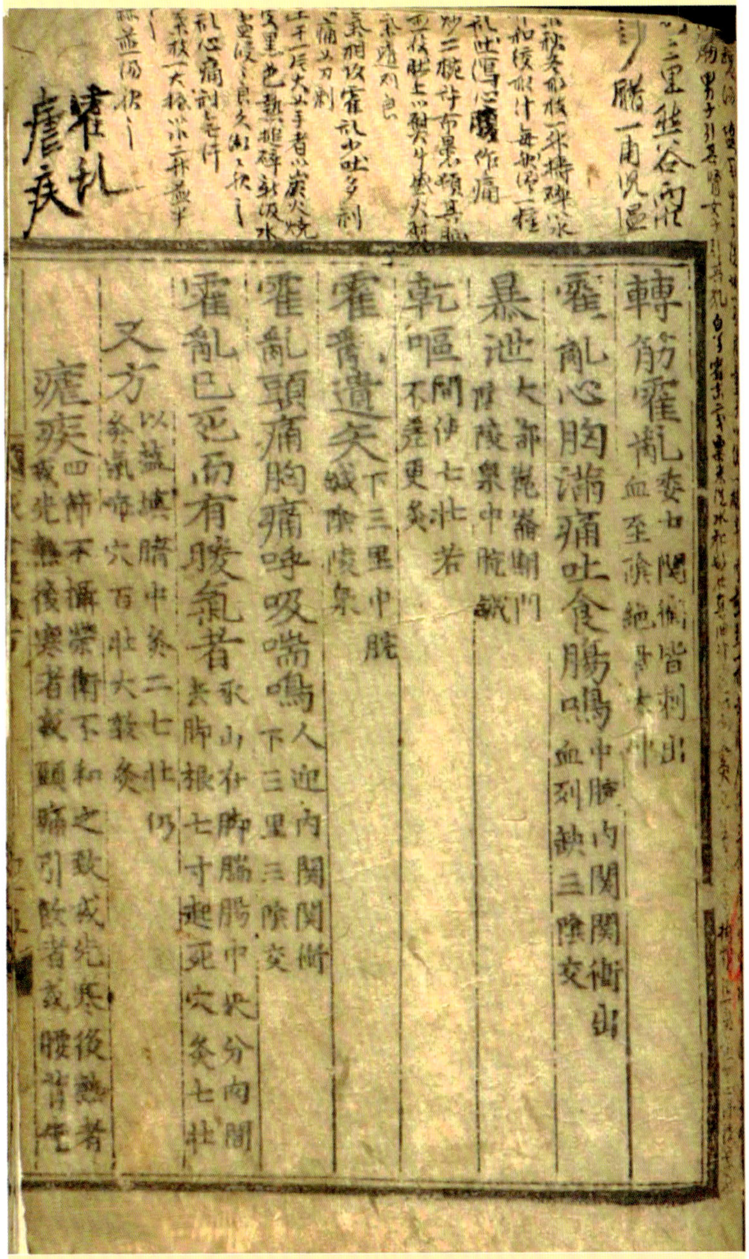

转筋霍乱：委中、关冲皆刺出血，至阴、绝骨、太冲。

霍乱心胸满痛，吐食肠鸣：中脘、内关、关冲出血，列缺、三阴交。

暴泄：大都、昆仑、期门、阴陵泉、中脘针。

干呕：间使七壮，若不差更灸。

霍乱遗矢：下三里、中脘针，阴陵泉。

霍乱，头痛胸痛，呼吸喘鸣：人迎、内关、关冲、下三里、三阴交。

霍乱已死，而有暖气者：承山在脚腨肠中央分肉间去脚跟七寸，起死穴灸七壮。

又方：以盐填脐中，灸二七壮，仍灸气海穴百壮，大敦穴。

疟疾四节不摄、荣卫不和之致，或先寒后热者，或先热后寒者，或头痛引饮者，或腰背先

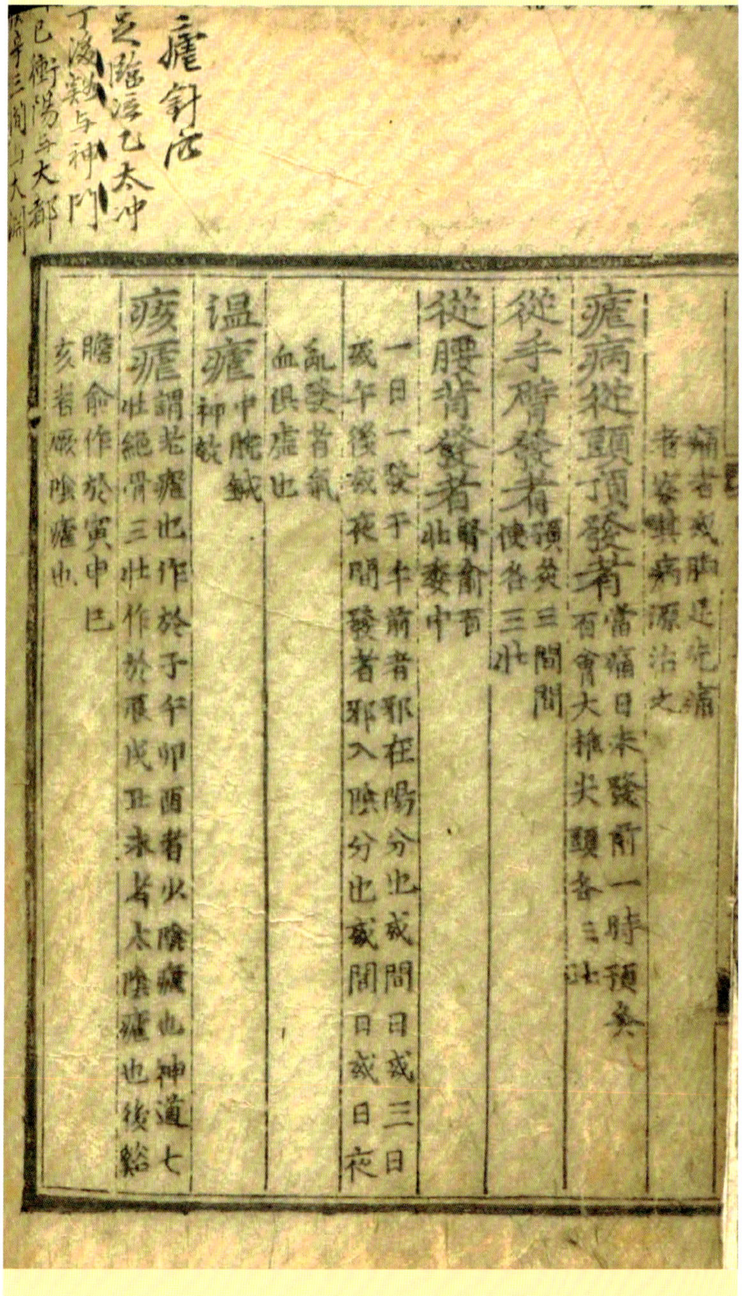

痛者，或脚足先痛者，察其病源治之。

疟病从头顶发者：当痛日未发前一时，预灸百会、大椎尖头各三壮。

从手臂发者：预灸三间、间使各三壮。

从腰背发者：肾俞百壮，委中。

一日一发于午前者，邪在阳分也。或间日或三日或午后；或夜间发者，邪入阴分也。或间日或日夜乱发者，气血俱虚也。

温疟：中脘针，神效。

痎疟：谓老疟也。作于子、午、卯、酉者，少阴疟也，神道七壮，绝骨三壮。作于辰、戌、丑、未者，太阴疟也，后溪、胆俞。作于寅、申、巳、亥者，厥阴疟也。

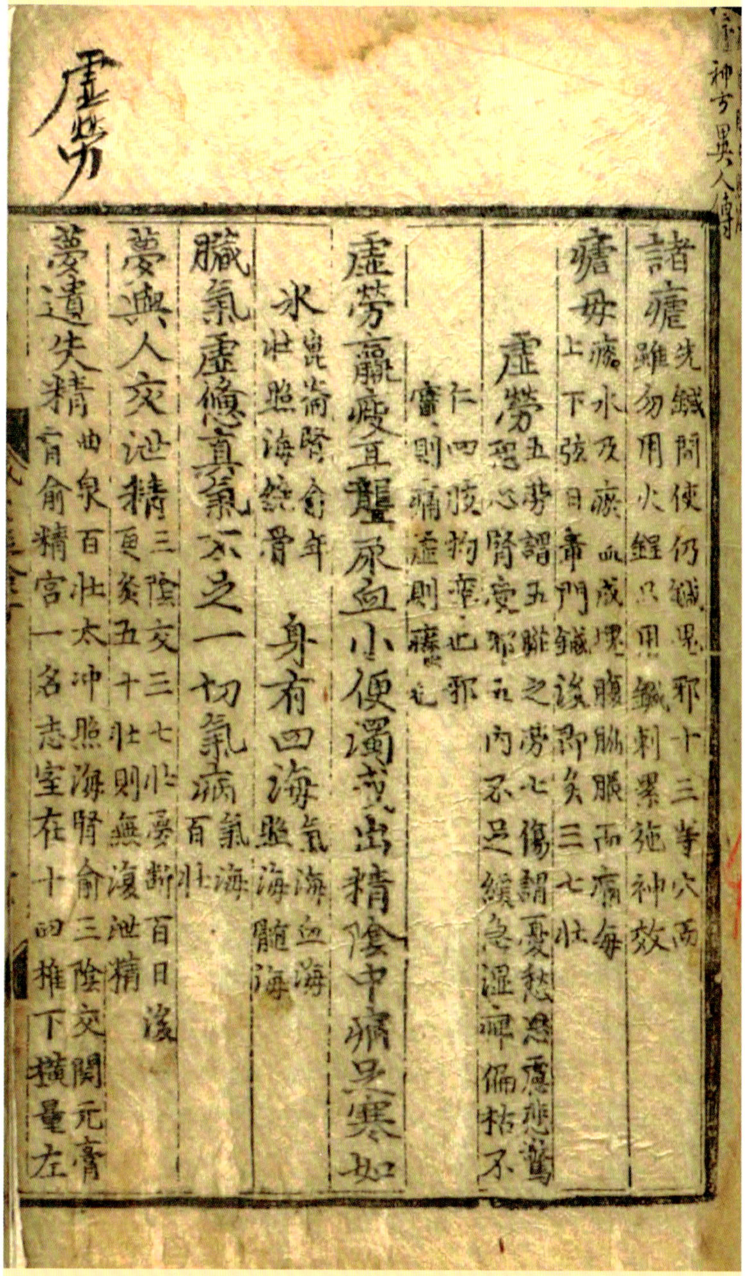

诸疟：先针间使，仍针鬼邪十三等穴，而虽勿用火锃，只用针刺，累施神效。

疟母：痰水及瘀血成块，腹胁胀而痛，每上下弦日，章门针后，即灸三七壮。

虚劳五劳，谓五脏之劳；七伤，谓忧、愁、思、虑、悲、惊、恐。心肾受邪，五内不足，缓急湿痹，偏枯不仁，四肢拘挛也。邪实则痛，虚则痒也。

虚劳羸瘦，耳聋，尿血小便浊或出精阴中痛足寒如冰：昆仑、肾俞年壮，照海、绝骨。〇身有四海：气海、血海、照海、髓海。

脏气虚惫，真气不足，一切气病：气海百壮。

梦与人交泄精：三阴交三七壮。梦断百日后，更灸五十壮，则无复泄精。

梦遗失精：曲泉百壮，太冲、照海、肾俞、三阴交、关元、膏肓俞、精宫，一名志室，在十四椎下横量左

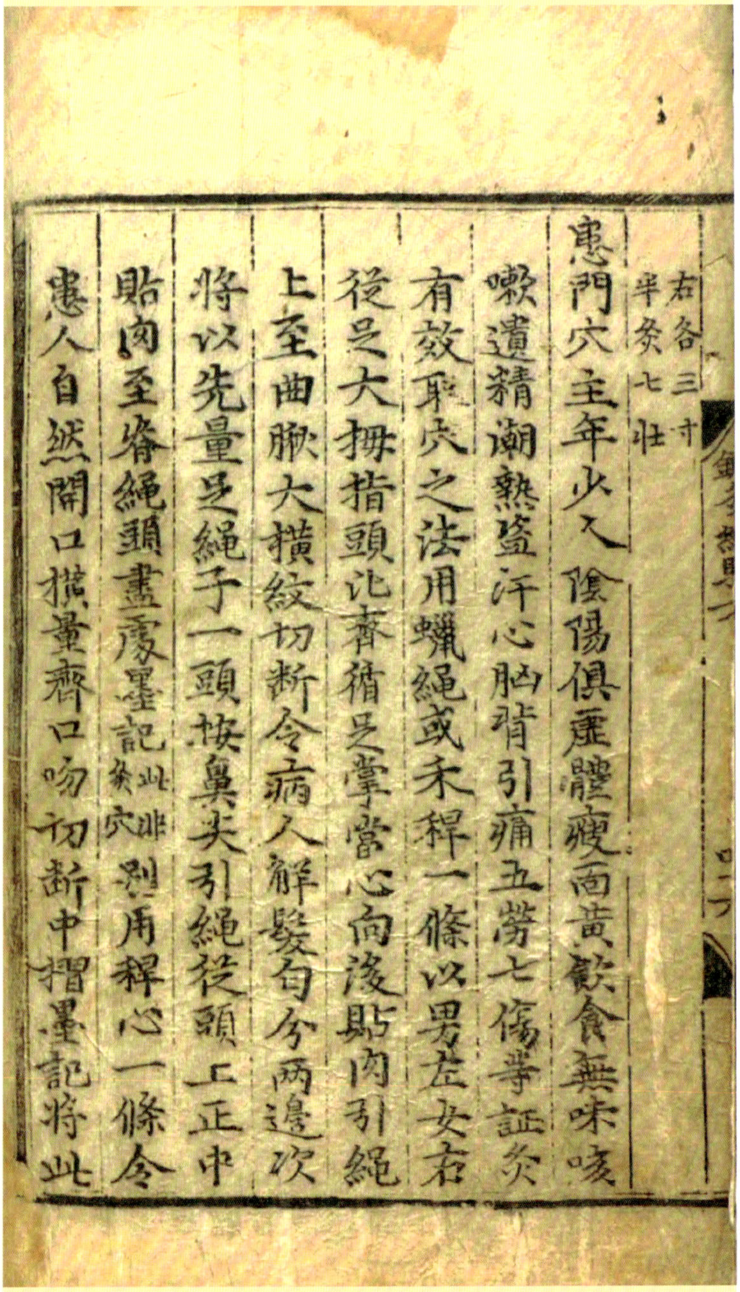

右各三寸半。灸七壮。

患门穴，主年少人阴阳俱虚，体瘦面黄，饮食无味，咳嗽，遗精，潮热盗汗，心、胸、背引痛，五劳七伤等证，灸有效。取穴之法：用蜡绳或禾秆一条，以男左女右，从足大拇指头比齐，循足掌当心向后贴肉，引绳上至曲脉大横纹切断，令病人解发，匀分两边，次将以先量足绳子一头按鼻尖，引绳从头上正中贴肉至脊，绳头尽处墨记此非灸穴。别用秆心一条，令患人自然开口，横量，齐口吻切断，中折墨记，将此

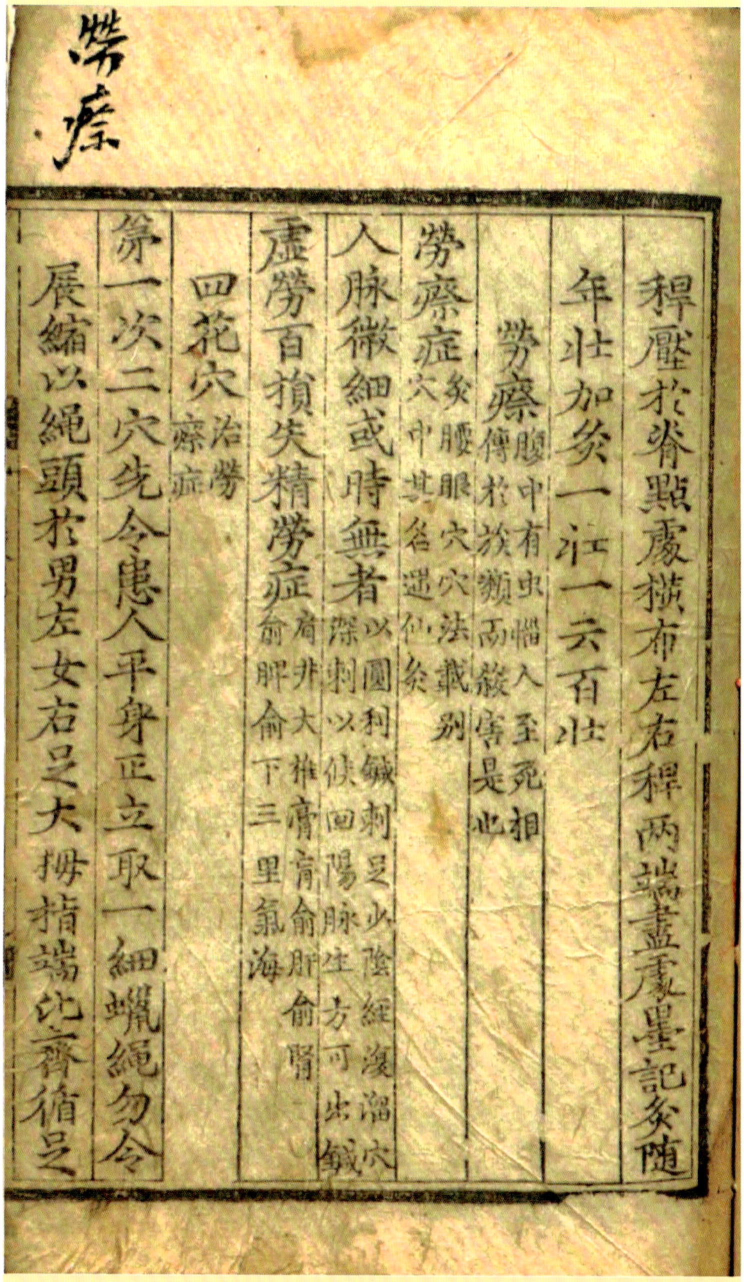

秆压于脊点处，横布左右，秆两端尽处墨记，灸随年壮加灸一壮。一云百壮。

劳瘵腹中有虫，恼人至死，相传于族类而杀害是也。

劳瘵症：灸腰眼穴。穴法载别穴中，其名遇仙灸。

人脉微细，或时无者：以圆利针刺足少阴经复溜穴，深刺以候回阳、脉生，方可出针。

虚劳百损，失精劳症：肩井、大椎、膏肓俞、肝俞、肾俞、脾俞、下三里、气海。

四花穴：治劳瘵症。

第一次二穴，先令患人平身正立，取一细蜡绳，勿令展缩，以绳头于男左女右足大拇指端比齐，循足

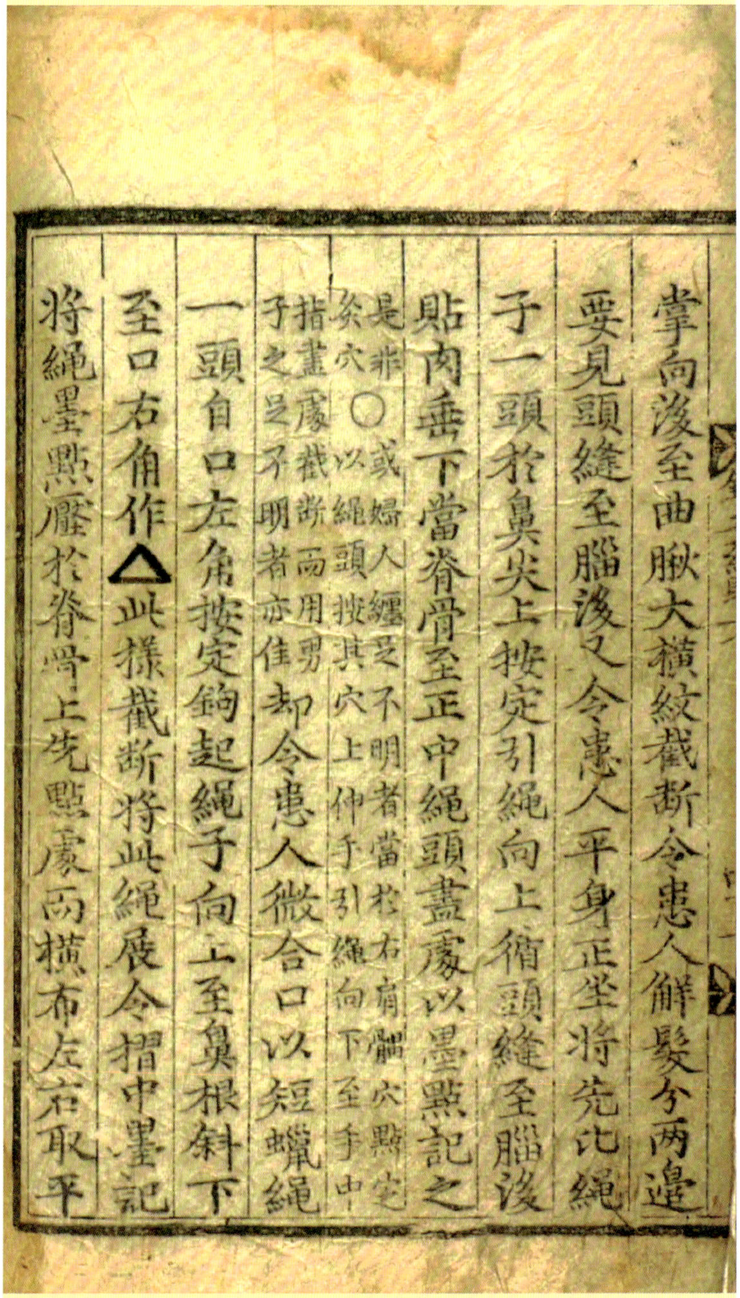

掌向后至曲脉大横纹截断，令患人解发，分两边，要见头缝，至脑后。又令患人平身正坐，将先比绳子一头于鼻尖上按定，引绳向上循头缝至脑后，贴肉垂下，当脊骨至正中，绳头尽处，以墨点记之此非灸穴。○或妇人缠足不明者，当于右肩髃穴点定，以绳头按其穴上，伸手引绳向下，至手中指尽处截断而用，男子之足不明者亦佳。却令患人微合口，以短绳一头先自口左角按定，钩起绳子，向上至鼻根，斜下至口右角，作△此样截断，将此绳展令折中墨记，将绳墨点压于脊骨上先点处，而横布左右取平，

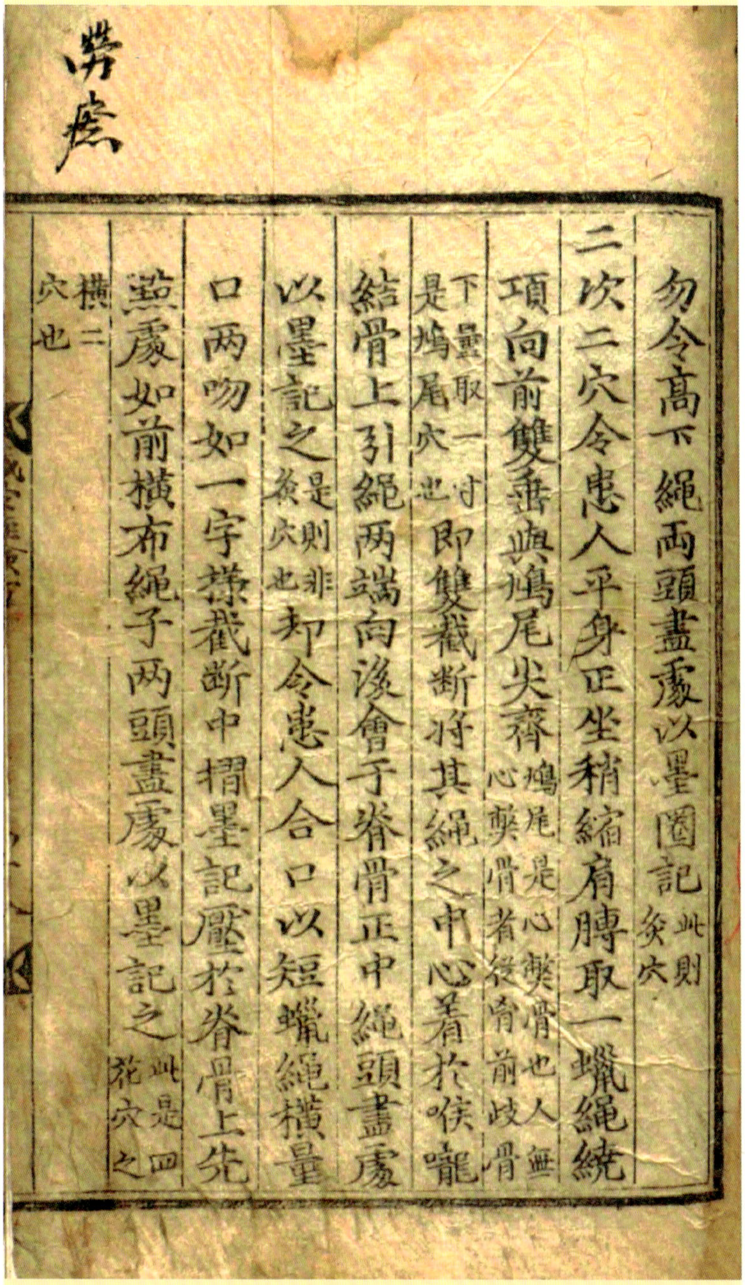

勿令高下，绳两头尽处以墨圈记此则灸穴。

二次二穴，令患人平身正坐，稍缩肩膊，取一蜡绳绕项向前双垂，与鸠尾尖齐。鸠尾是心蔽骨也，人无心蔽骨者，从胸前歧骨下量取一寸，是鸠尾穴也。即双截断，将其绳之中心着于喉咙结骨上，引绳两端向后，令于脊骨正中绳头尽处以墨记之是则非灸穴也，却令患人合口，以短蜡绳横量口两吻如一字样，截断，中折墨记压于脊骨上先点处，如前横布绳子两头尽处，以墨记之此是四花穴之横二穴也。

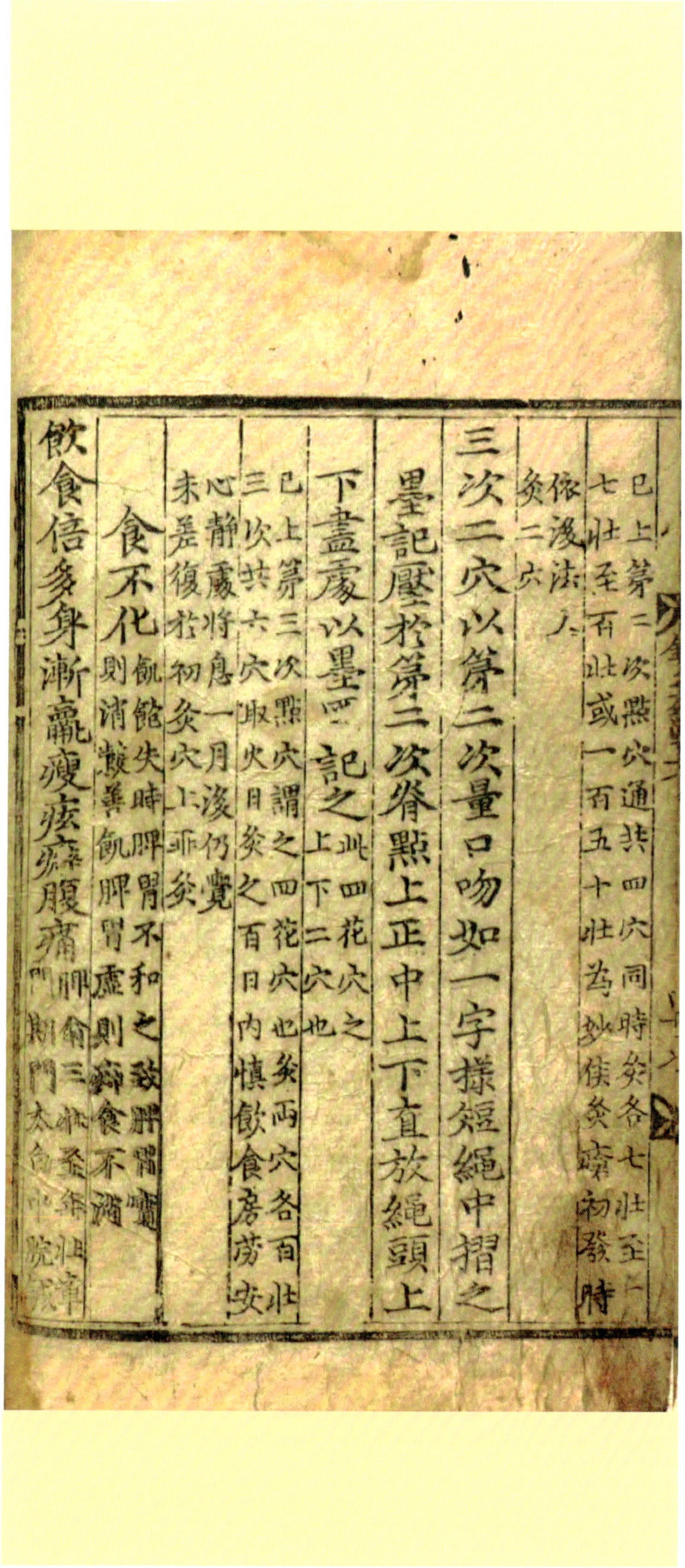

以上第二次点穴，通共四穴，同时灸各七壮至二七壮至百壮，或一百五十壮为妙，候灸疮初发时，依后法又灸二穴。

三次二穴，以第二次量口吻一字样短绳中折之墨记，压于第二次脊点上，正中上下直放，绳头上下尽处以墨点记之此四花穴之上下二穴也。

以上第三次点穴，谓之四花穴也。灸两穴各百壮，三次共六穴，取火日灸之。百日内慎饮食、房劳，安心静处，将息一月后仍觉未差，复于初灸穴上再灸。

食不化饥饱失时，脾胃不和之致。脾胃实则消谷善饥；脾胃虚，则癖食不消。

饮食倍多，身渐羸瘦，痃癖腹痛：脾俞三壮至年壮，章门、期门、太白、中脘针。

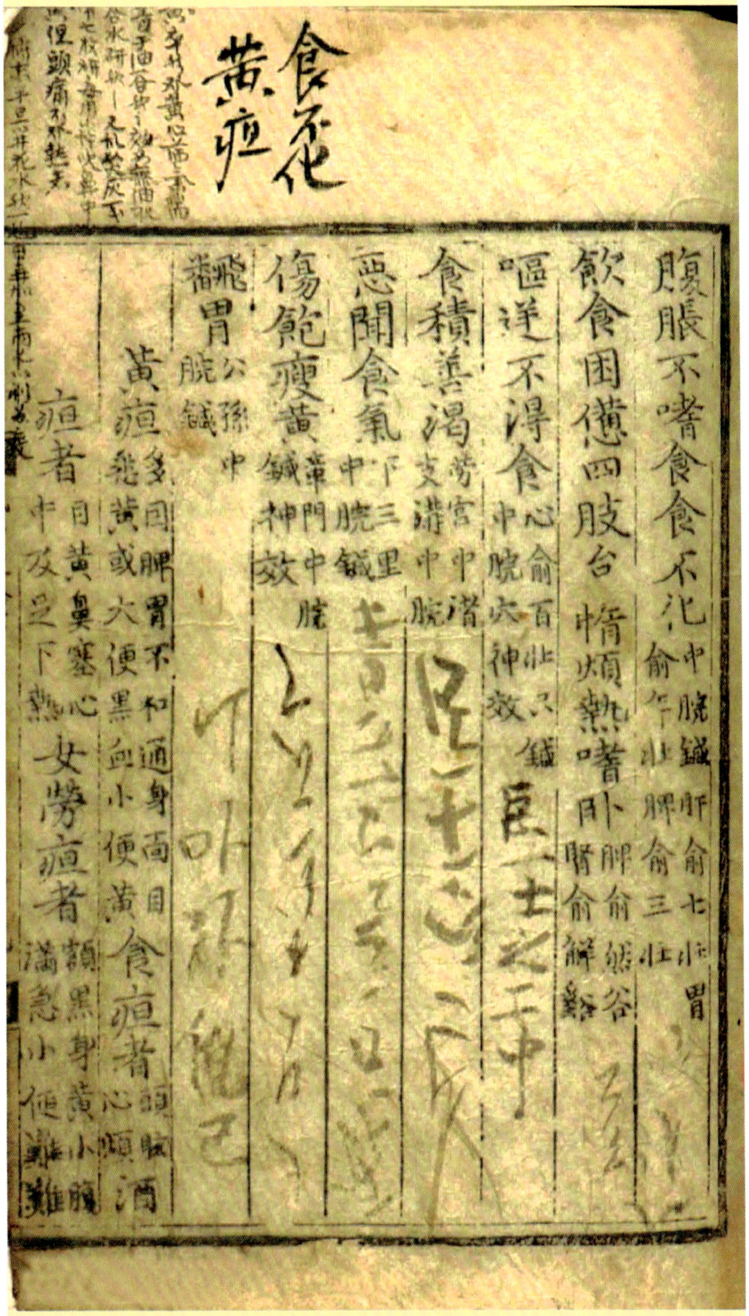

腹胀不嗜食，食不化：中脘针，肝俞七壮，胃俞年壮，脾俞三壮。

饮食困惫，四肢怠惰，烦热嗜卧：脾俞、然谷、肾俞、解溪。

呕逆不得食：心俞百壮，只针中脘穴、神效。

食积善渴：劳宫、中渚、支沟、中脘。

恶闻食气：下三里、中脘针。

伤饱瘦黄：章门、中脘针，神效。

翻胃：公孙、中脘针。

黄疸多因脾胃不和，通身面目悉黄，或大便黑血，小便黄。食疸者，头眩心烦；酒疸者，目黄，鼻塞，心中及足下热；女劳疸者，额黑身黄，小腹满急，小便难，难

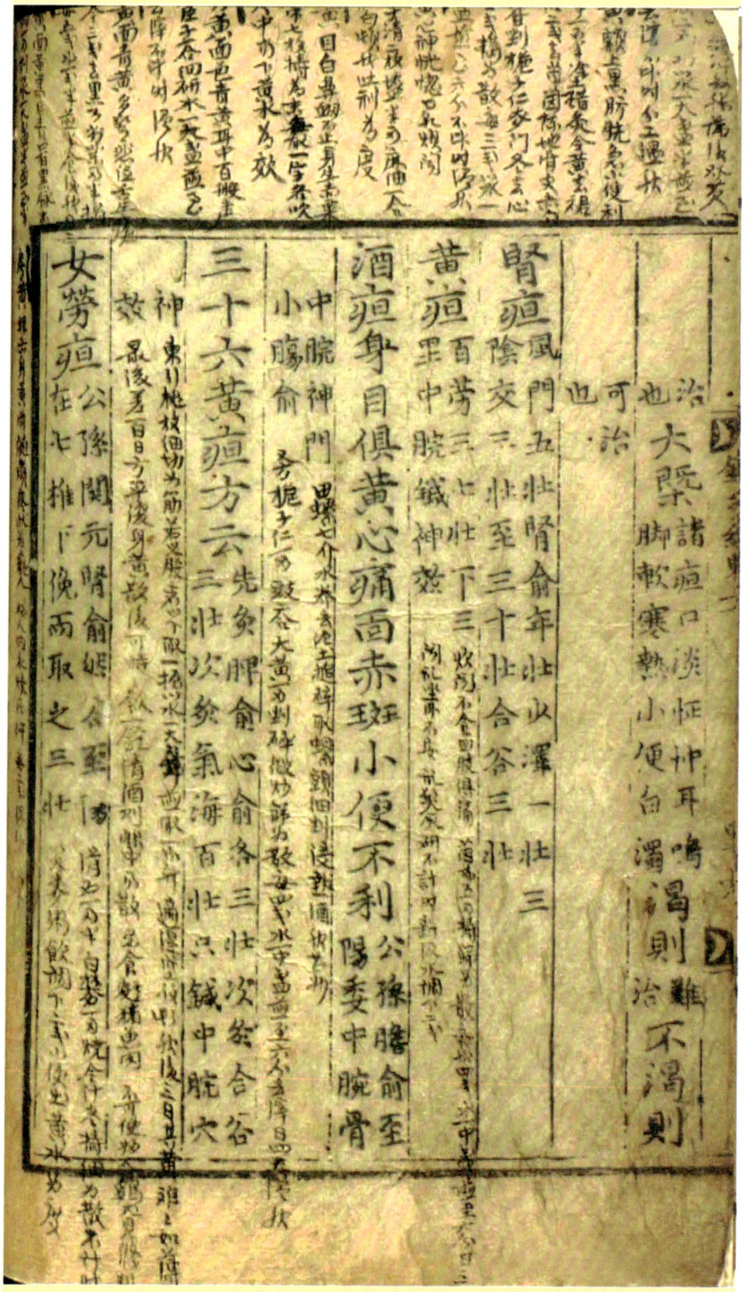

治也。大概诸疸口淡，怔忡，耳鸣，脚软，寒热，小便白浊，渴则难治，不渴则可治也。

肾疸：风门五壮，肾俞年壮，少泽一壮，三阴交三壮至三十壮，合谷三壮。

黄疸：百劳三七壮，下三里、中脘针，神效。

酒疸，身目俱黄，心痛，面赤斑，小便不利：公孙、胆俞、至阳、委中、腕骨、中脘、神门、小肠俞。

三十六黄疸，方云：先灸脾俞、心俞各三壮，次灸合谷三壮，次灸气海百壮，只针中脘穴，神效。

女劳疸：公孙、关元、肾俞、然谷、至阳，在七椎下，俯而取之。三壮。

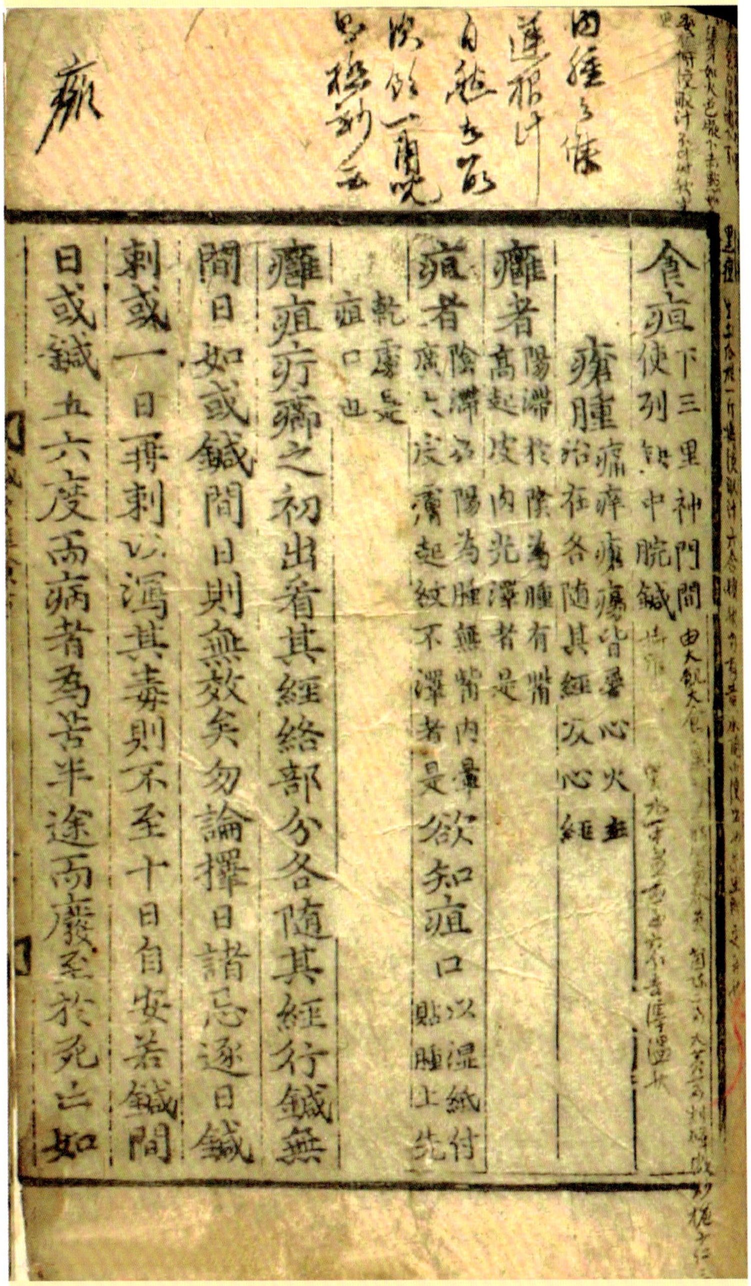

食疸：下三里、神门、间使、列缺、中脘针。

疮肿痈、痒、疮、疡，皆属心火，主治：在各随其经及心经。

痈者：阳滞于阴为肿，有背高起，皮肉光泽者是。

疽者：阴滞于阳为肿，无背，内晕广大，皮肤起纹不泽者是。欲知疽口，以湿纸敷贴肿上，先干处是疽口也。

痈、疽、疔、疖之初出，看其经络部分，各随其经，行针无间日，如或针旬日，则无效矣。勿论择日诸忌，逐日针刺，或一日再刺，以泻其毒，则不至十日自安。若针间日，或针五六度而病者为苦，半途而废，至于死亡；如

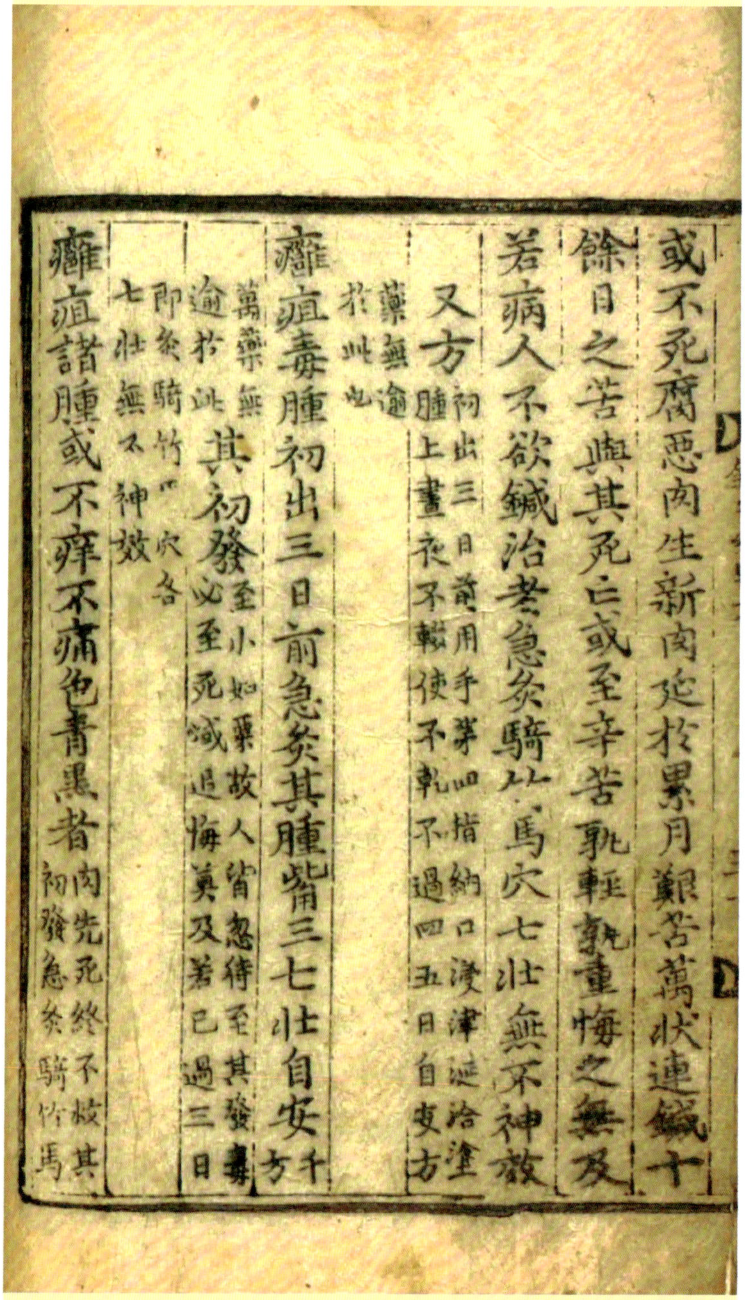
或不死腐惡肉生新肉延於累月艱苦萬狀連鍼十餘日之苦與其死亡或至辛苦孰輕孰重悔之無及若病人不欲鍼治者急灸騎竹馬穴七壯無不神效
又方初出三日前用手第四指納口浸津涎洽塗腫上晝夜不輟使不乾不過四五日自安方藥無逾於此也
癰疽毒腫初出三日前急灸其腫觜三七壯自安千方萬藥無逾於此其初發至小如粟故人皆忽待至其發毒必至死域追悔莫及若已過三日即灸騎竹馬穴各七壯無不神效
癰疽諸腫或不痒不痛色青黑者肉先死終不救其初發急灸騎竹馬

或不死，腐恶内生，新肉延于累月，艰苦万状；连针十余日之苦，与其死亡，或至辛苦，孰轻孰重，悔之无及。若病人不欲针治者，急灸骑竹马穴七壮，无不神效。

又方：初出三日前，用手第四指纳口，浸津涎，洽涂肿上，昼夜不辍，使不干，不过四五日自安。方药无逾于此也。

痈疽毒肿，初出三日前，急灸其肿嘴，三七壮自安千方万药无逾于此。其初发，至小如粟，故人皆忽。待至其发毒，必至死域，追悔莫及。若已过三日，即灸骑竹马穴各七壮，无不神效。

痈疽诸肿，或不痒不痛，色青黑者：肉先死，终不救。其初发，急灸骑竹马

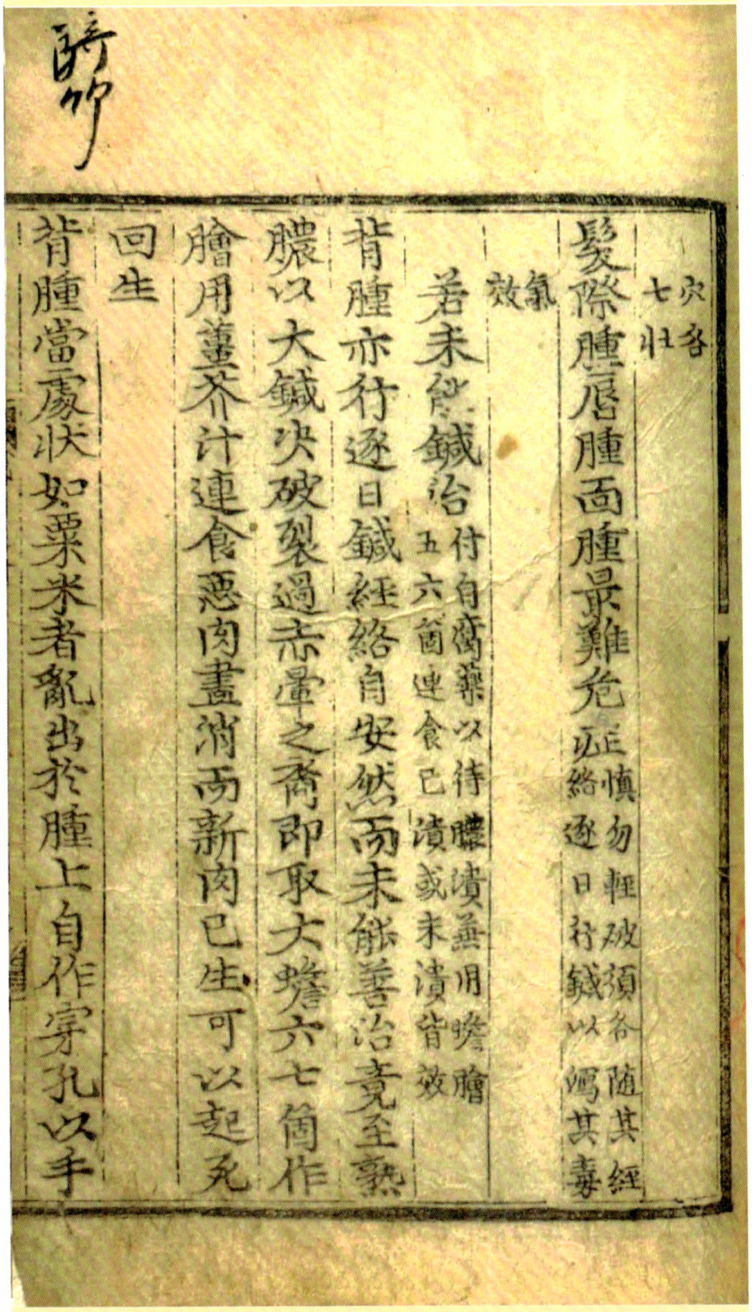

穴各七壮。

发际肿、唇肿、面肿，最难危症：慎勿轻破，须各随其经络逐日行针，以泻其毒气，效。

若未能针治，敷自腐药，以待脓溃，兼用蟾脍五六个连食，已溃或未溃皆效。

背肿，亦行逐日针经络自安，然而未能善治竟至熟脓，以大针决破裂过赤晕之裔，即取大蟾六七个作脍，用姜芥汁连食，恶肉尽消，而新肉已生，可以起死回生。

背肿当处，状如粟米者，乱出于肿上，自作穿孔，以手

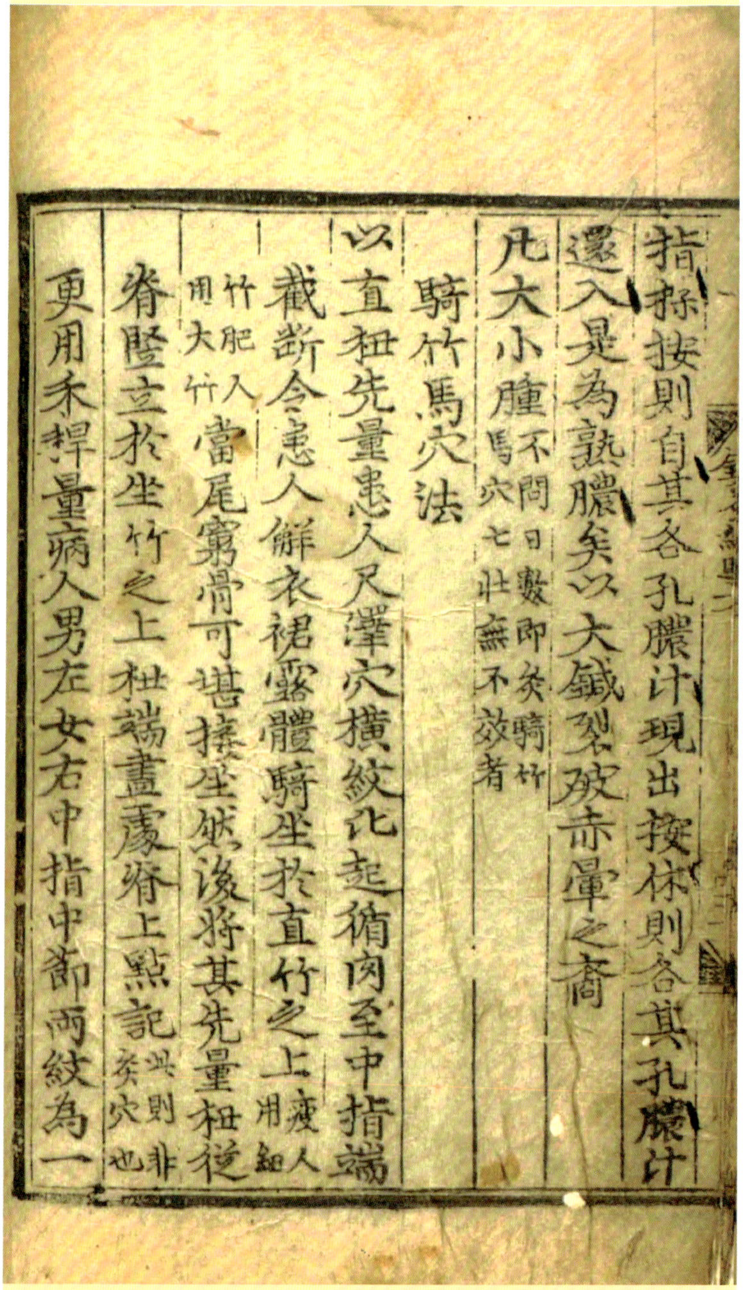

指揉按，则自其各孔脓汁现出；按休，则其各孔脓汁还入，是为熟脓矣。以大针裂破赤晕之裔。

凡大小肿：不问日数，即灸骑竹马穴七壮，无不效者。

骑竹马穴法

以直杻先量患人尺泽穴横纹，此起循肉至中指端截断，令患人解衣裙露体，骑坐于直竹之上。瘦人用细竹，肥人用大竹。当尾穷骨可堪接坐，然后将其先量杻，从脊竖立于坐竹之上，杻端尽处脊上点记此则非灸穴也，更用禾秆量病人男左女右中指中节两纹为一

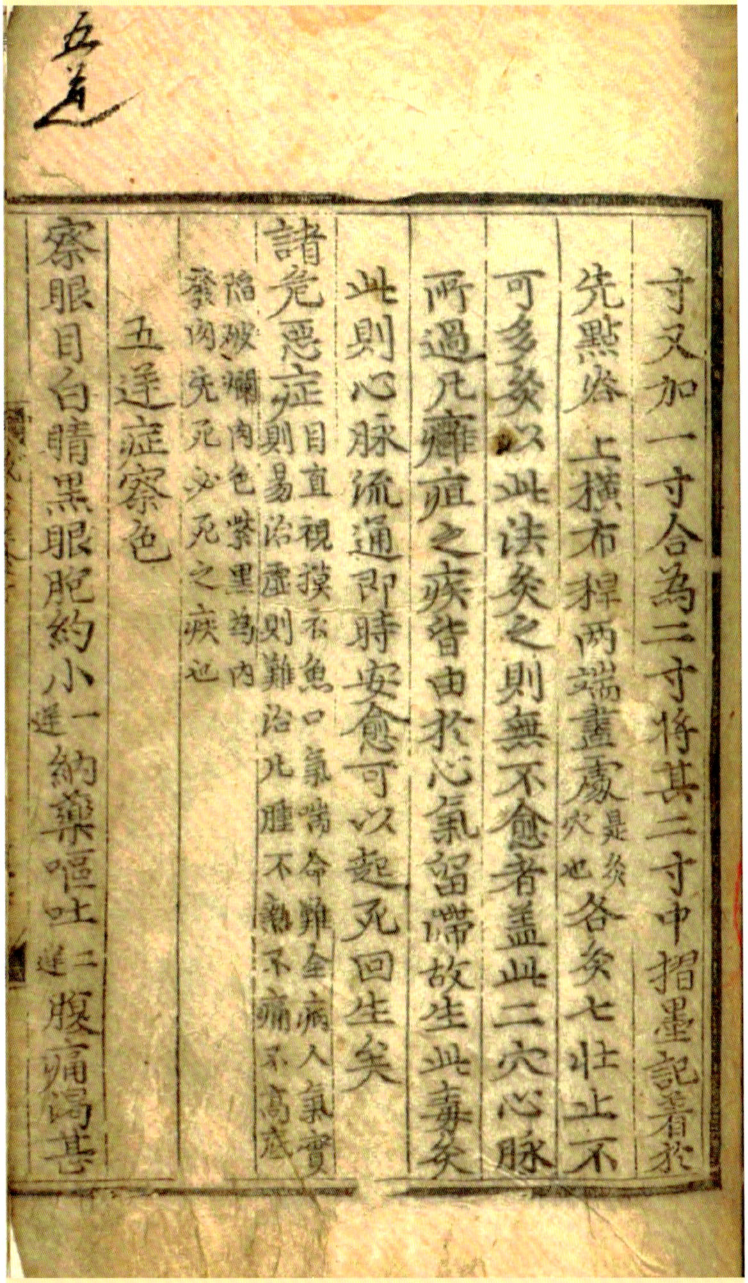
寸又加一寸合為二寸將其二寸中摺墨記著於先點脊上橫布桿兩端盡處是灸穴也各灸七壯止不可多灸以此法灸之則無不愈者蓋此二穴心脈所過凡癰疽之疾皆由於心氣留滯故生此毒灸此則心脈流通即時安愈可以起死回生矣

諸危惡症目直視摸衣魚口氣喘命難全病人氣實則易治虛則難治凡腫不熱不痛不高低陷破爛肉色紫黑為內發肉先死必死之疾也

五逆症察色

察眼目白睛黑眼胞約小一逆納藥嘔吐二逆腹痛渴甚

寸，又加一寸，合为二寸。将其二寸中折，墨记，着于先点脊上横布杆两端尽处是灸穴也。各灸七壮止，不可多灸。以此法灸之，则无不愈者，盖此二穴心脉所过，凡痈疽之疾，皆由于心气留滞，故生此毒，灸此则心脉流通，即时安愈，可以起死回生矣。

诸危恶症：目直视，摸衣，鱼口气喘，命难全。病人气实则易治，虚则难治。凡肿不热、不痛、不高低陷、破烂、肉色紫黑为内发，肉先死，必死之疾也。

五逆症察色

察眼目，白睛黑眼胞约小，一逆；纳药呕吐，二逆；腹痛渴甚，

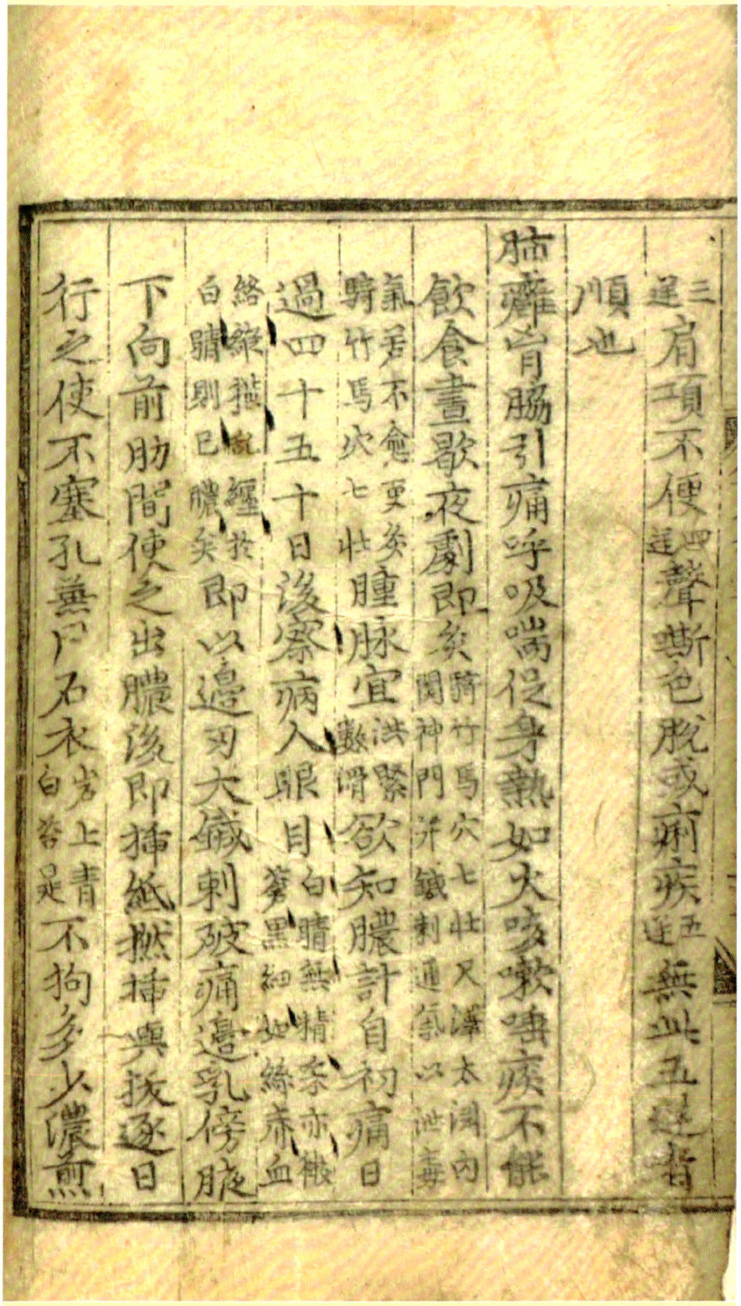

三逆 肩項不便四逆 聲嘶色脫或痢疾五逆 無此五逆者順也

肺癰胷脇引痛呼吸喘促身熱如火咳嗽唾痰不能飲食晝歇夜劇即灸騎竹馬穴七壯尺澤太淵內關神門幷鍼刺通氣以泄毒氣若不愈更灸騎竹馬穴七壯 腫脉宜洪緊數滑 欲知膿計自初痛日過四十五十日後察病人眼目白睛無精彩亦微蒼黑細如絲赤血絡縱橫亂纏白睛則已膿矣 即以邊刃大鍼刺破痛邊乳傍腋下向前肋間使之出膿後即揷紙撚揷與拔逐日行之使不塞孔兼用石衣岩上青白苔是不拘多少濃煎

三逆；肩项不便，四逆；声嘶色脱或痢疾，五逆。无此五逆者顺也。

肺痈，胸胁引痛，呼吸喘促，身热如火，咳嗽唾痰，不能饮食，昼歇夜剧即灸。骑竹马穴七壮，尺泽、太渊、内关、神门，并针刺通气，以泄毒气。若不愈，更灸骑竹马穴七壮。肿，脉宜洪、紧、数、滑。欲知脓，计自初痛日，过四十、五十日后察病人眼目，白睛无精采，亦微苍黑，细如丝，赤血络，纵横乱缠于白睛，则已脓矣，即以边刃大针刺破痛边，乳旁腋下向前肋间，使之出脓后，即插纸捻；插与拔，逐日行之，使不塞孔，兼用石衣岩上青白苔是，不拘多少，浓煎，

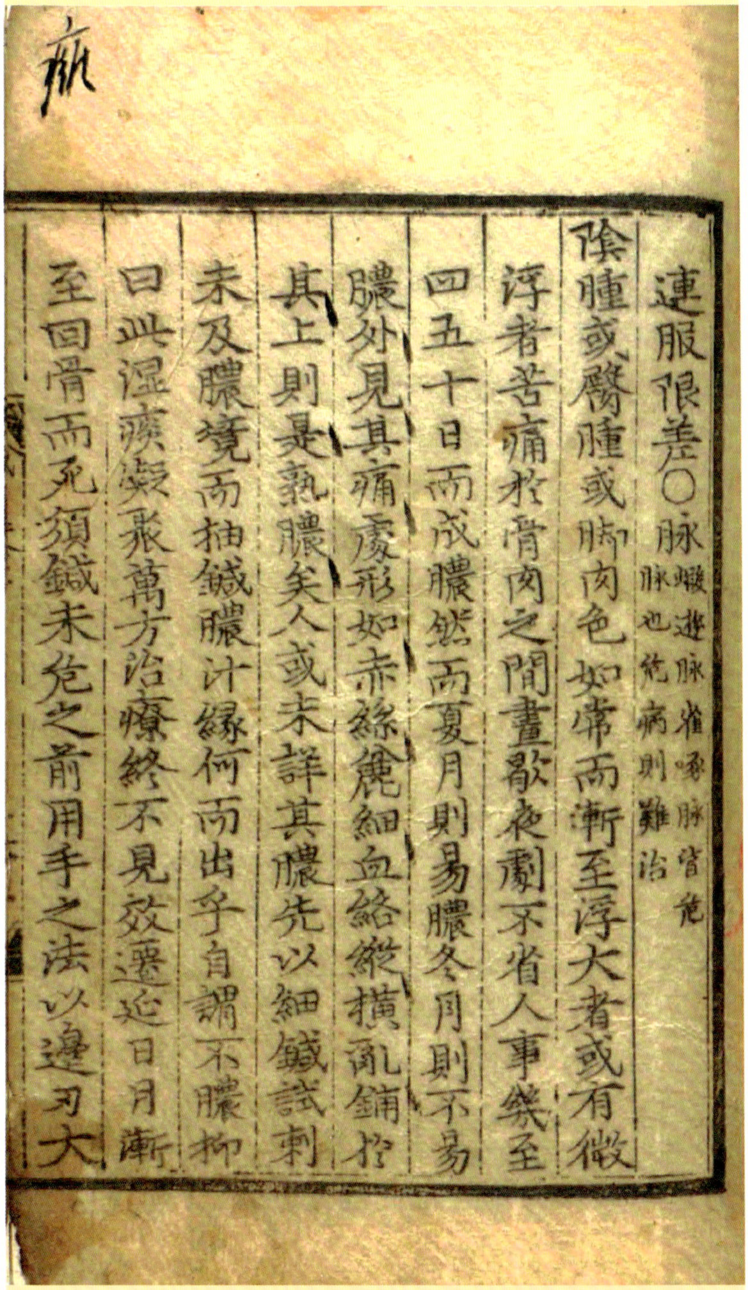
連服限差〇脉蝦遊脉雀啄脉皆危脉也危病則難治
陰腫或臀腫或脚肉色如常而漸至浮大者或有微
浮者苦痛於骨肉之間晝歇夜劇不省人事幾至
四五十日而成膿然而夏月則易膿冬月則不易
膿外見其痛處形如赤絲麁細血絡縱横亂鋪於
其上則是熟膿矣人或未詳其膿先以細鍼試刺
未及膿境而抽鍼膿汁縁何而出乎自謂不膿抑
曰此湿痰凝滯萬方治療終不見效遷延日月漸
至回骨而死須鍼未危之前用手之法以邊刃大

连服限差。〇脉，虾游脉、雀啄脉，皆危脉也。危病则难治。

阴肿，或臀肿，或脚肉色如常，而渐至浮大者，或有微浮者，苦痛于骨肉之间，昼歇夜剧不省人事，几至四五十日而成脓，然而夏月则易脓，冬月则不易脓。外见其痛处，形如赤丝粗细，血络纵横乱铺于其上，则是熟脓矣。人或未详其脓，先以细针刺试，未及脓境而抽针，脓汁缘何而出乎？自谓不脓。抑曰此湿痰凝滞，万方治疗终不见效，迁延日月渐至回骨而死，须针未危之前，用手之法。以边刃大

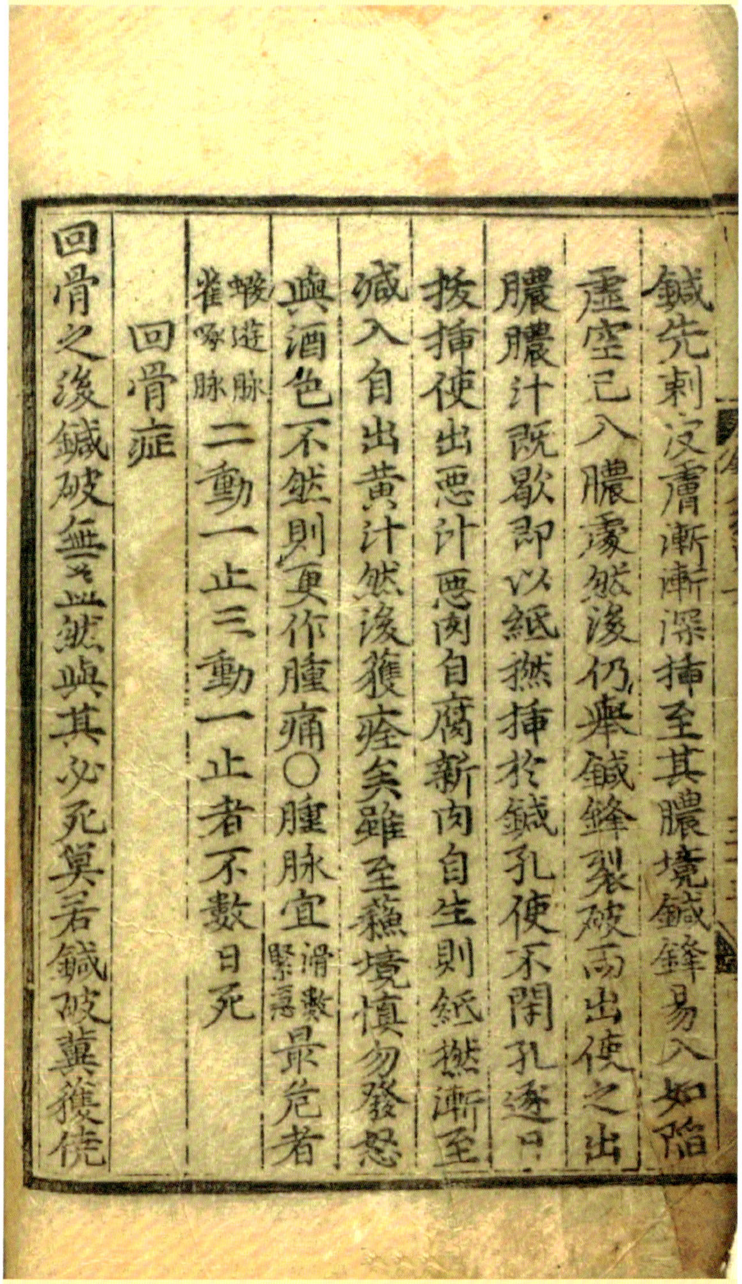
鍼先刺皮膚漸漸深插至其膿境鍼鋒易入如陷
虛空已入膿處然後仍舉鍼鋒裂破而出使之出
膿膿汁既歇即以紙撚插於鍼孔使不閉孔逐日
拔插使出惡汁惡肉自腐新肉自生則紙撚漸至
減入自出黃汁然後獲瘥矣雖至蘇境慎勿發怒
與酒色不然則更作腫痛○腫脈宜滑數緊急最危者
蝦遊脈雀啄脈二動一止三動一止者不數日死
回骨症
回骨之後鍼破無益然與其必死莫若鍼破冀獲僥

针先刺皮肤，渐渐深插至其脓境，针锋易入，如陷虚空，已入脓处，然后仍举针锋裂破而出，使之出脓，脓汁既歇，即以纸捻插于针孔，使不闭孔，逐日拔插使出恶汁，恶肉自腐，新肉自生，则纸捻渐至减入，自出黄汁然后获瘥矣。虽至苏境，慎勿发怒与酒色，不然则更作肿痛。○肿脉宜滑、数、急、紧；最危者，虾游脉、雀啄脉，二动一止，三动一止者，不数日死。

回骨症

回骨之后，针破无益。然与其必死，莫若针破，冀获侥

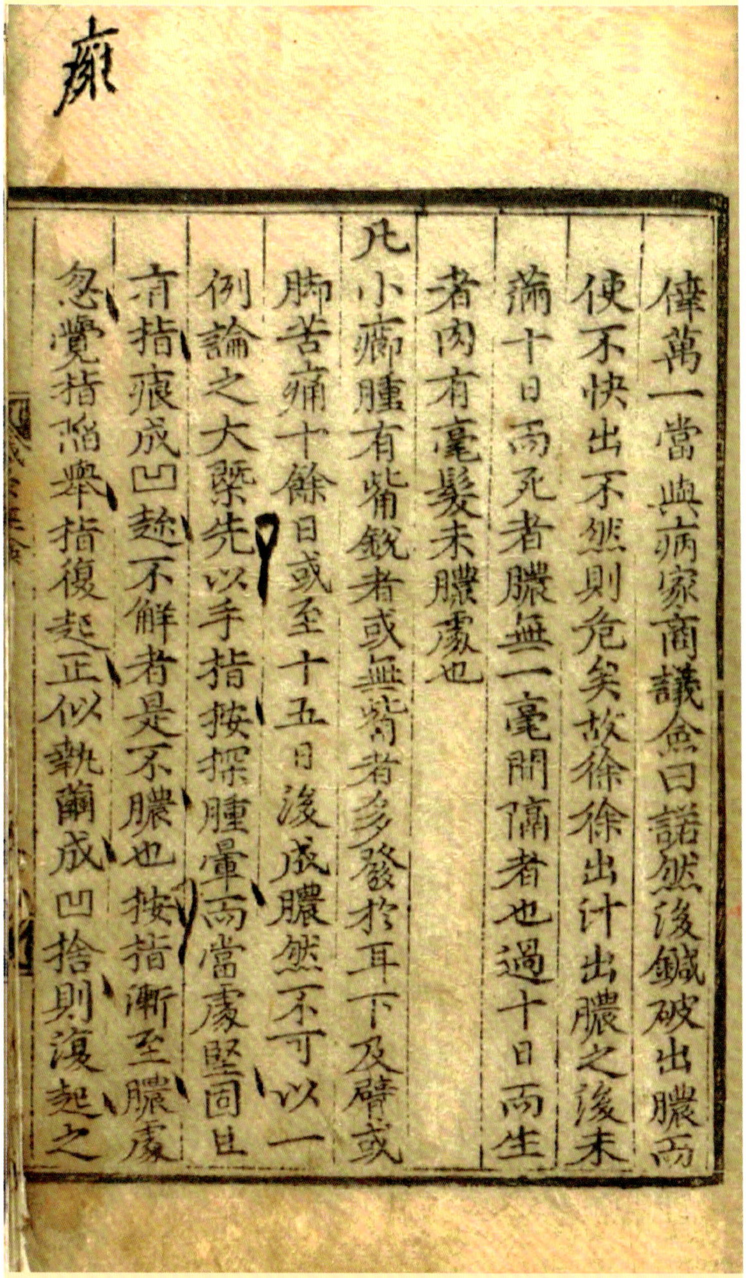

幸万一。当与病家商议，佥曰诺，然后针破出脓，而使不快出，不然则危矣，故徐徐出汁。出脓之后，未满十日而死者，脓无一毫间隔者也；过十日而生者，肉有毫发未脓处也。

凡小疖肿，有嘴锐者或无嘴者，多发于耳下及臂或脚，苦痛十余日或至十五日后成脓，然不可以一例论之大概，先以手指按探肿晕，而当处坚固且有指痕成凹趁不解者，是不脓也。按指渐至脓处，忽觉指陷，举指复起，正似执茧成凹，舍则复起之

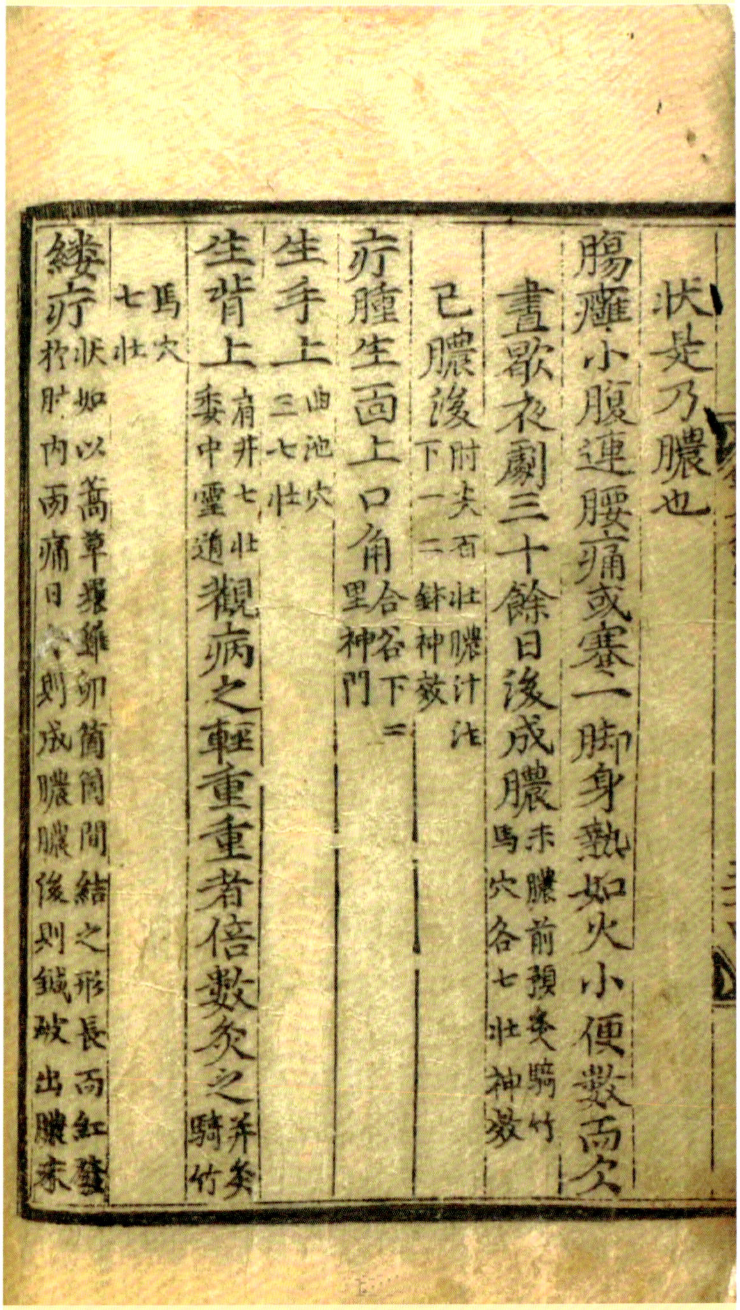

状，是乃脓也。

肠痈，小腹连腰痛，或蹇一脚，身热如火，小便数而欠，昼歇夜剧，三十余日后成脓。未脓前，预灸骑竹马穴各七壮，神效。

已脓后，肘尖百壮，脓汁注下一二钵，神效。

疔肿生面上口角：合谷、下三里、神门。

生手上：曲池穴三七壮。

生背上：肩井七壮，委中、灵道。观病之轻重，重者倍数灸之，并灸骑竹马穴七壮。

缕疔：状如以蒿草裹鸡卵，个个间结之。形长而红，发于肘内而痛。日久则成脓，脓后则针破出脓。未

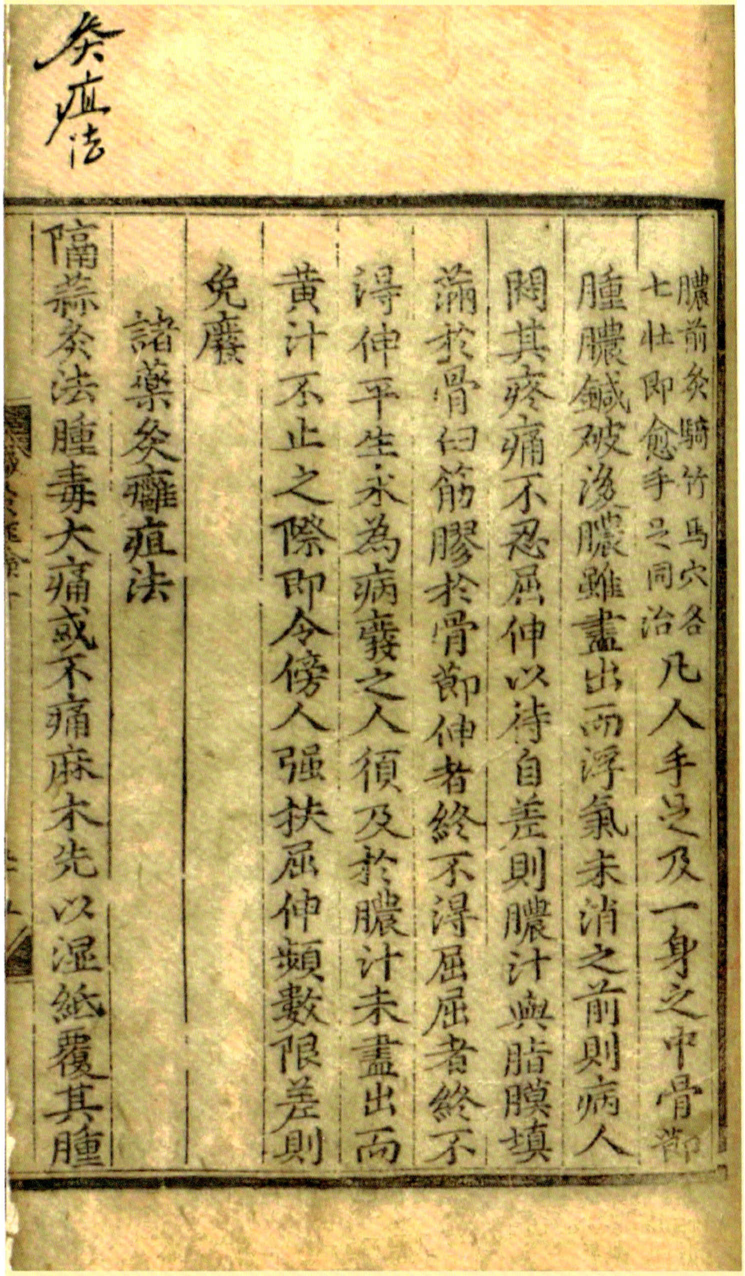
灸疽法
膿前灸騎竹馬穴各七壯即愈手足同治凡人手足及一身之中骨節腫膿鍼破後膿雖盡出而浮氣未消之前則病人悶其疼痛不忍屈伸以待自差則膿汁與脂膜填滿於骨臼筋膠於骨節伸者終不得屈屈者終不得伸平生永為病廢之人須及於膿汁未盡出而黃汁不止之際即令傍人强扶屈伸頻數限差則免廢

諸藥灸癰疽法

隔蒜灸法腫毒大痛或不痛麻木先以濕紙覆其腫

脓前灸骑竹马穴各七壮，即愈，手足同治。凡人手足及一身之中骨节肿脓，针破后脓虽尽出而浮气未消之前，则病人闷，其疼痛不忍屈伸，以待自差，则脓汁与脂膜填满于骨臼，筋胶于骨节，伸者终不得屈，屈者终不得伸，平生永为病废之人。须及于脓汁未尽出而黄汁不止之际，即令旁人强扶屈伸，频数限差则免废。

诸药灸痈疽法

隔蒜灸法： 肿毒大痛或不痛麻木，先以湿纸覆其肿

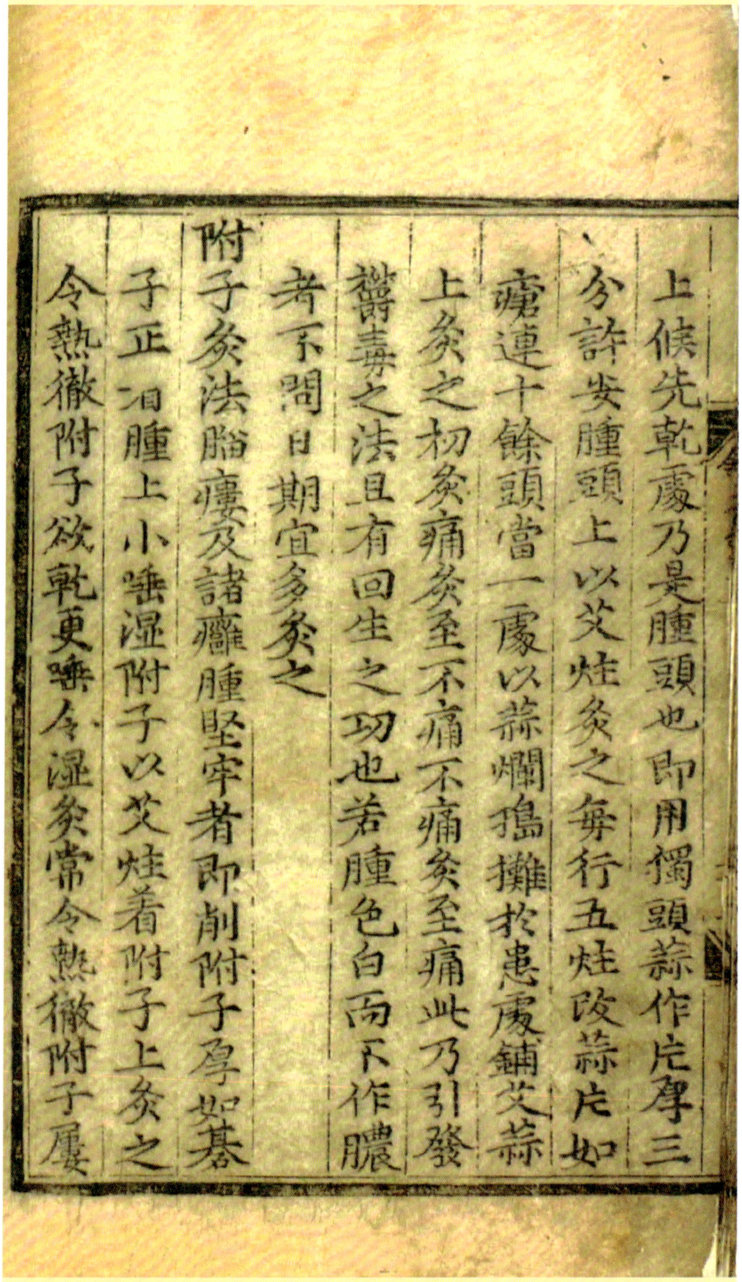

上候先乾處乃是腫頭也即用獨頭蒜作片厚三
分許安腫頭上以艾炷灸之每行五炷改蒜片如
瘡連十餘頭當一處以蒜爛擣攤於患處鋪艾蒜
上灸之初灸痛灸至不痛不痛灸至痛此乃引發
鬱毒之法且有回生之功也若腫色白而不作膿
者不問日期宜多灸之
附子灸法腦瘻及諸癰腫堅牢者即削附子厚如碁
子正着腫上以唾濕附子以艾炷着附子上灸之
令熱徹附子欲乾更唾令濕灸常令熱徹附子屢

上，先干处乃是肿头也，即用独头蒜切作片厚三分许，安肿头上，以艾住灸之，每行五炷改蒜片，如疮连十余头，当一处以蒜烂捣，摊于患处，铺艾蒜上灸之。初灸痛，灸至不痛，不痛灸至痛，此乃引发郁毒之法，且有回生之功也。若肿色白而不作脓者，不问日期，宜多灸之。

附子灸法：脑瘘及诸痈肿坚牢者，即削附子厚如棋子，正着肿上，唾湿附子，以艾炷着附子上灸之，令热彻附子欲干，更唾令湿灸，常令热彻附子屡

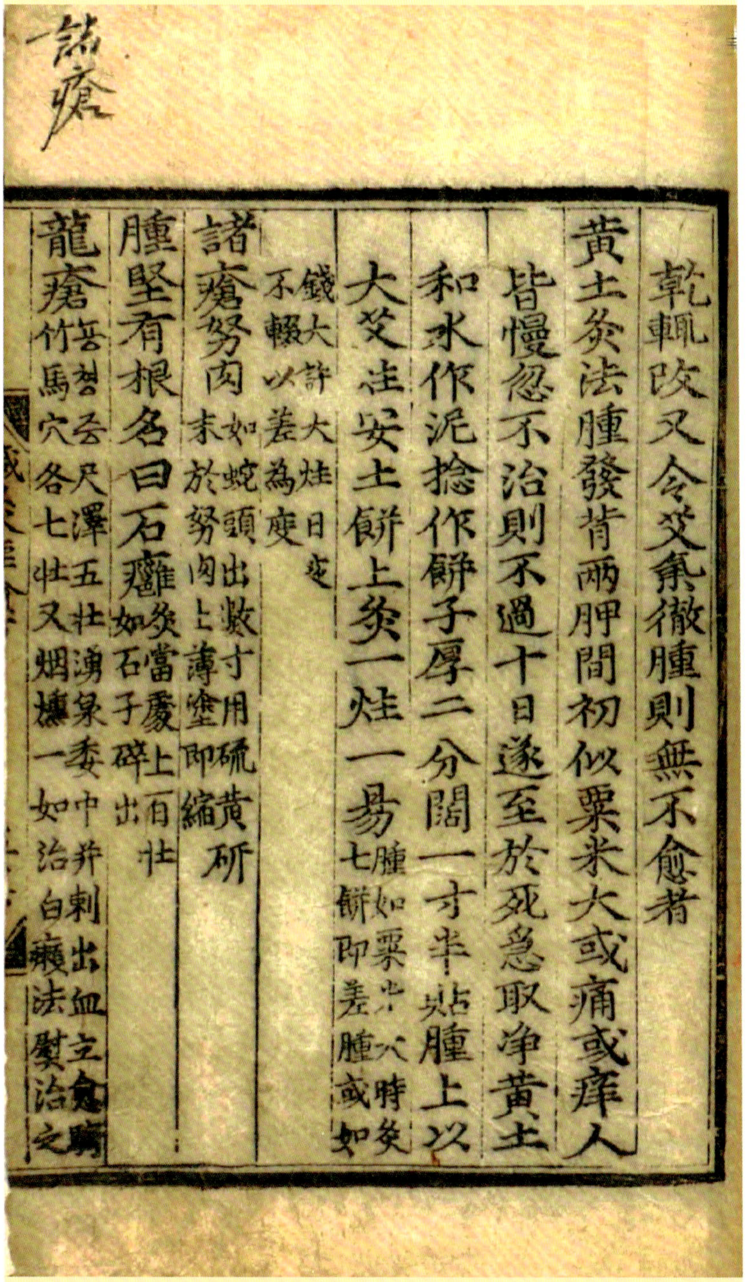
乾輒改，又令艾氣徹腫，則無不愈者。
黃土灸法：腫發背兩胛間，初似粟米大，或痛或痒，人皆慢忽不治，則不過十日遂至於死，急取淨黃土和水作泥，捻作餅子，厚二分，闊一寸半，貼腫上，以大艾炷安土餅上灸，一炷一易。腫如粟米大時，灸七餅即差；腫或如錢大許，大炷日夜不輟，以差為度。
諸瘡努肉：如蛇頭出數寸，用硫黃研末，於努肉上薄塗即縮。
腫堅有根，名曰石癰：灸當處上百壯，如石子碎出。
龍瘡：尺澤五壯，湧泉、委中并刺出血，立愈。騎竹馬穴各七壯，又烟燻一如治白癩法熨治之。

干辄改，又令艾气彻肿，则无不愈者。

黄土灸法：肿发背两胛间，初似粟米大，或痛或痒，人皆慢忽不治，则不过十日遂至于死，急取净黄土和水作泥，捻作饼子，厚二分、阔一寸半，贴肿上，以大艾炷安土饼上灸，一炷一易。肿如粟米大时，灸七饼即差；肿或如钱大许，大炷日夜不辍，以差为度。

诸疮努肉：如蛇头出数寸，用硫黄研末，于努肉上薄涂，即缩。

肿坚有根，名曰石痈：灸当处上百壮，如石子碎出。

龙疮：尺泽五壮，涌泉、委中并刺出血，立愈。骑竹马穴各七壮，又烟熏一如治白癞法熨治之，

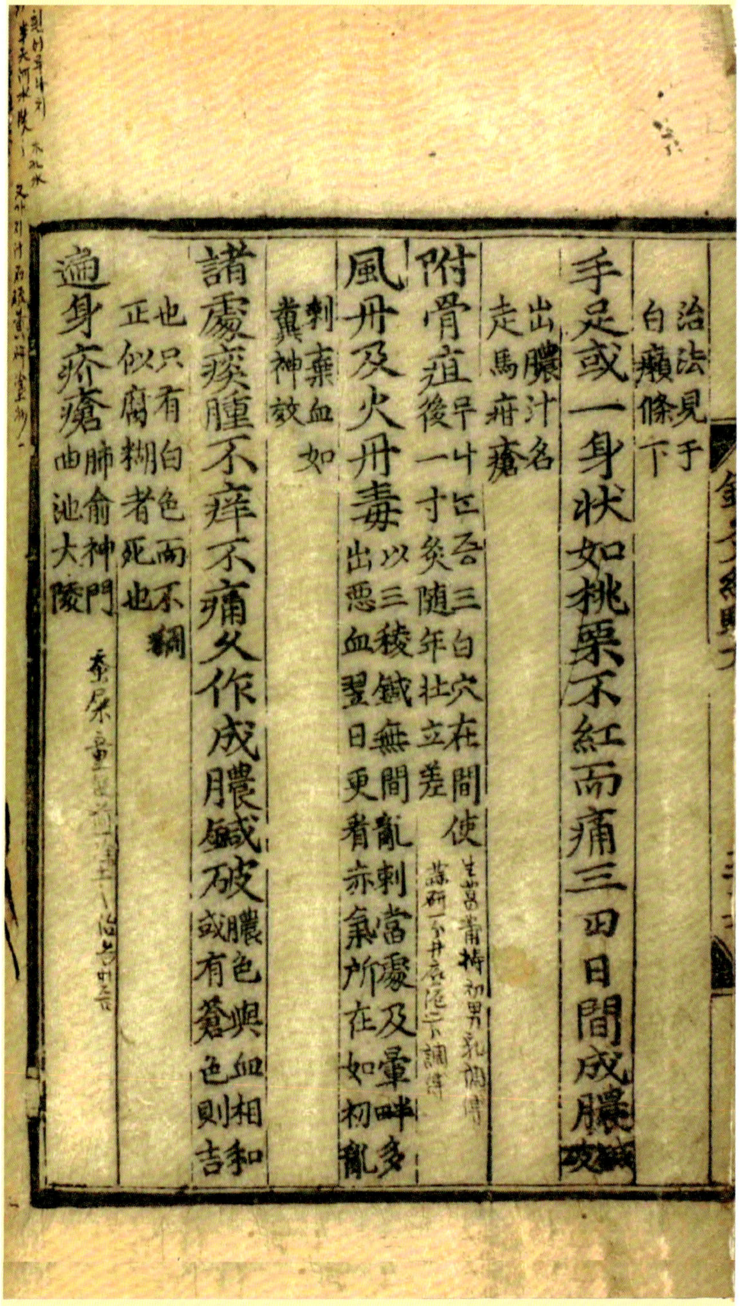
治法見于白癩條下
手足或一身狀如桃栗不紅而痛三四日間成膿鍼破出膿汁名走馬瘑瘡
附骨疽三白穴在間使後一寸灸隨年壯立差
風丹及火丹毒以三稜鍼無間亂刺當處及暈畔多出惡血翌日更看赤氣所在如初亂刺棄血如糞神效
諸處痰腫不痒不痛久作成膿鍼破膿色與血相和或有蒼色則吉也只有白色而不稠正似腐糊者死也
遍身疥瘡肺俞神門曲池大陵

治法见于白癞条下。

手足或一身状如桃栗，不红而痛，三四日间成脓：针破出脓汁，名走马瘑疮。

附骨疽：三白穴，在间使后一寸，灸随年壮，立差。

风丹及火丹毒：以三棱针，无间乱刺当处及晕畔，多出恶血，翌日更看赤气所在，如初乱刺，弃血如粪，神效。

诸处痰肿，不痒不痛，久作成脓，针破。脓色与血相和，或有苍色则吉也；只有白色而不稠，正似腐糊者，死也。

遍身疥疮：肺俞、神门、曲池、大陵。

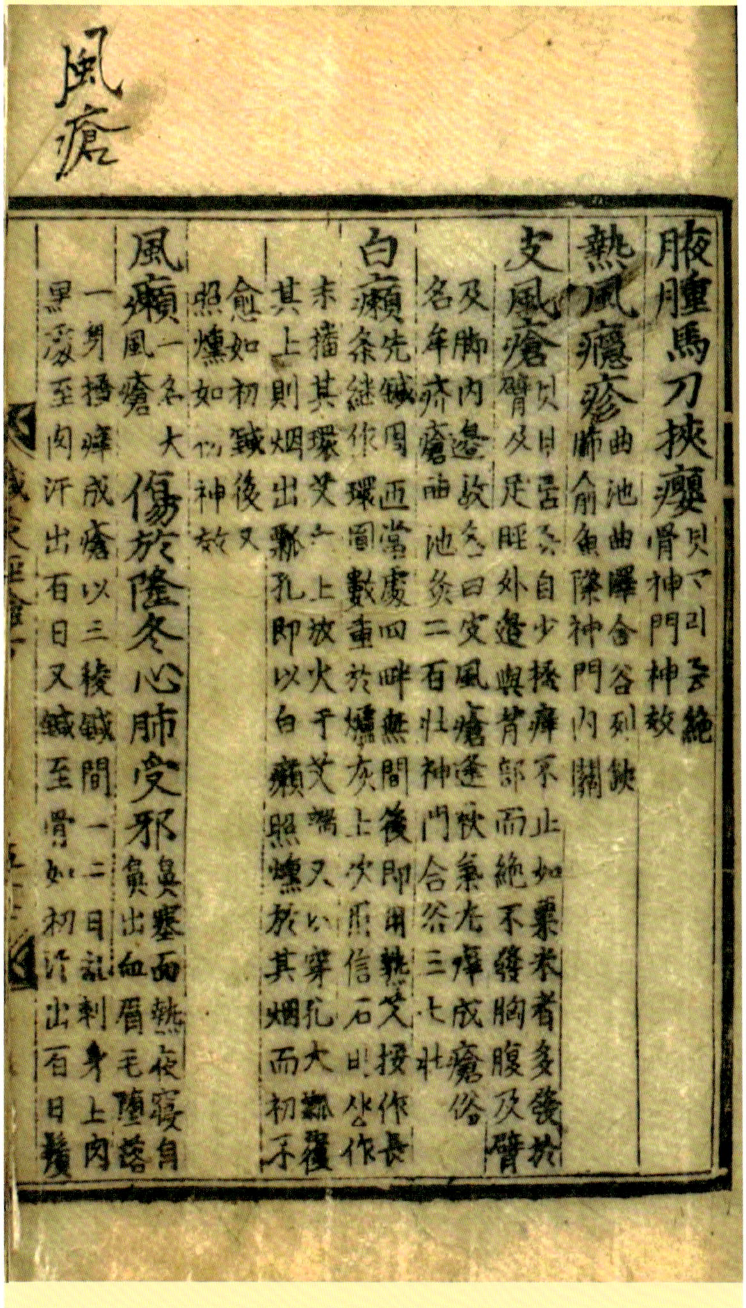

腋肿，马刀挟瘿：绝骨、神门，神效。

热风瘾疹：曲池、曲泽、合谷、列缺、肺俞、鱼际、神门、内关。

皮风疮：自少搔痒不止，如粟米者，多发于臂及足胫外边与背部，而绝不发胸、腹及臂及脚内边，故名曰皮风疮。逢秋气尤痒成疮，俗名年疥疮。曲池灸二百壮，神门、合谷三七壮。

白癞：先针周匝当处四畔无间，后即用熟艾按作长条，继作环圆数重于炉灰上，次用信石作末，播其环艾之上，放火于艾端，又以穿孔大瓢覆其上，则烟出瓢孔，即以白癞照熏于其烟，而初不愈，如初针后，又照熏如初，神效。

风癞：一名大风疮，伤于隆冬，心肺受邪，鼻塞面热，夜寝自鼻出血，眉毛堕落，一身搔痒成疮。以三棱针间一二日乱刺身上肉黑处，至肉汗出，百日又针至骨，如初汗出，百日须

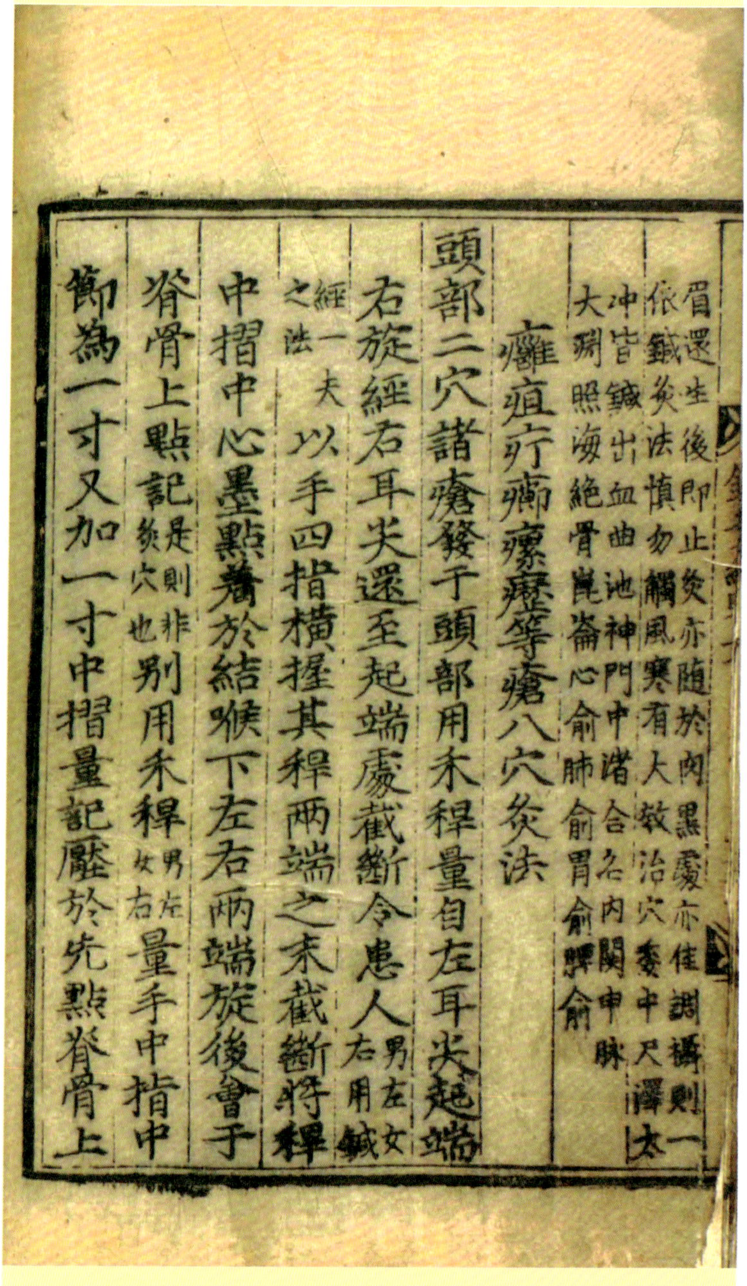

眉还生后即止，灸亦随于肉黑处亦佳，调摄则一依针灸法，慎勿触风寒，有大效。治穴：委中、尺泽、太冲皆刺出血，曲池、神门、中渚、合谷、内关、申脉、太渊、照海、绝骨、昆仑、心俞、肺俞、胃俞、脾俞。

痈疽疔疖瘰疬等疮八穴灸法

头部二穴：诸疮发于头部，用禾秆量自左耳尖起端，右旋经右耳尖还至起端处截断，令患人男左女右，用《针经》一夫之法以手四指横握其秆两端之末，截断，将秆中折，中心墨点着于结喉下，左右两端，旋后会于脊骨上点记是则非灸穴也。别用禾秆男左女右量手中指中节为一寸，又加一寸，中折墨①记，压于先点脊骨上，

①墨：原作“量”，据《勉学堂针灸集成》卷二改。

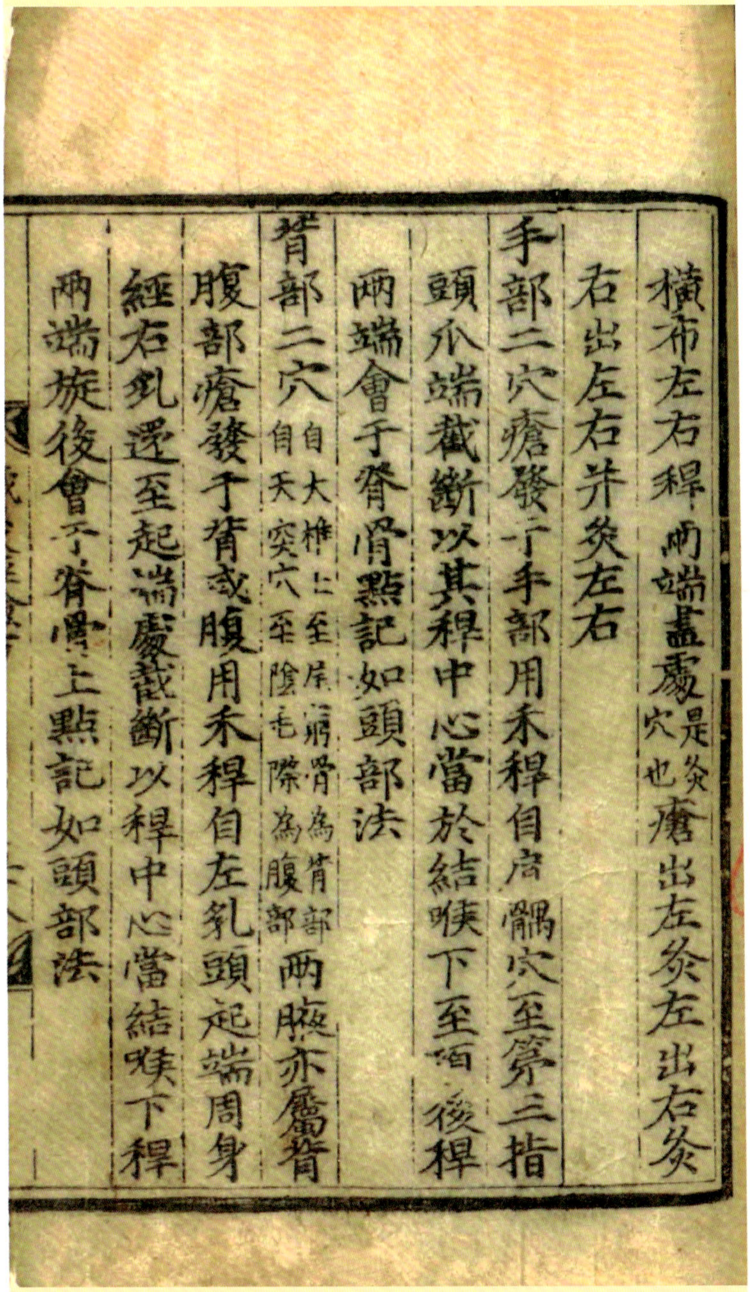
横布左右稈兩端盡處是灸穴也瘡出左灸左出右灸
右出左右并灸左右
手部二穴瘡發于手部用禾稈自肩髃穴至第三指
頭爪端截斷以其稈中心當於結喉下至項後稈
兩端會于脊骨點記如頭部法
背部二穴自大椎上至尾窮骨為背部自天突穴至陰毛際為腹部兩腋亦屬背
腹部瘡發于背或腹用禾稈自左乳頭起端周身
經右乳還至起端處截斷以稈中心當結喉下稈
兩端旋後會于脊骨上點記如頭部法

横布左右秆两端尽处是灸穴也。疮出左灸左，出右灸右，出左右并灸左右。

手部二穴：疮发于手部，用禾秆自肩髃穴至第三指头爪端截断，以其秆中心当于结喉下至项后，秆两端会于脊骨点记，如头部法。

背部二穴：自大椎上至尾穷骨为背部，自天突穴至阴毛际为腹部，两腋亦属背腹部。疮发于背或腹，用禾秆自左乳头起端，周身经右乳还至起端处截断，以秆中心当结喉下，秆两端旋后会于脊骨上点记，如头部法。

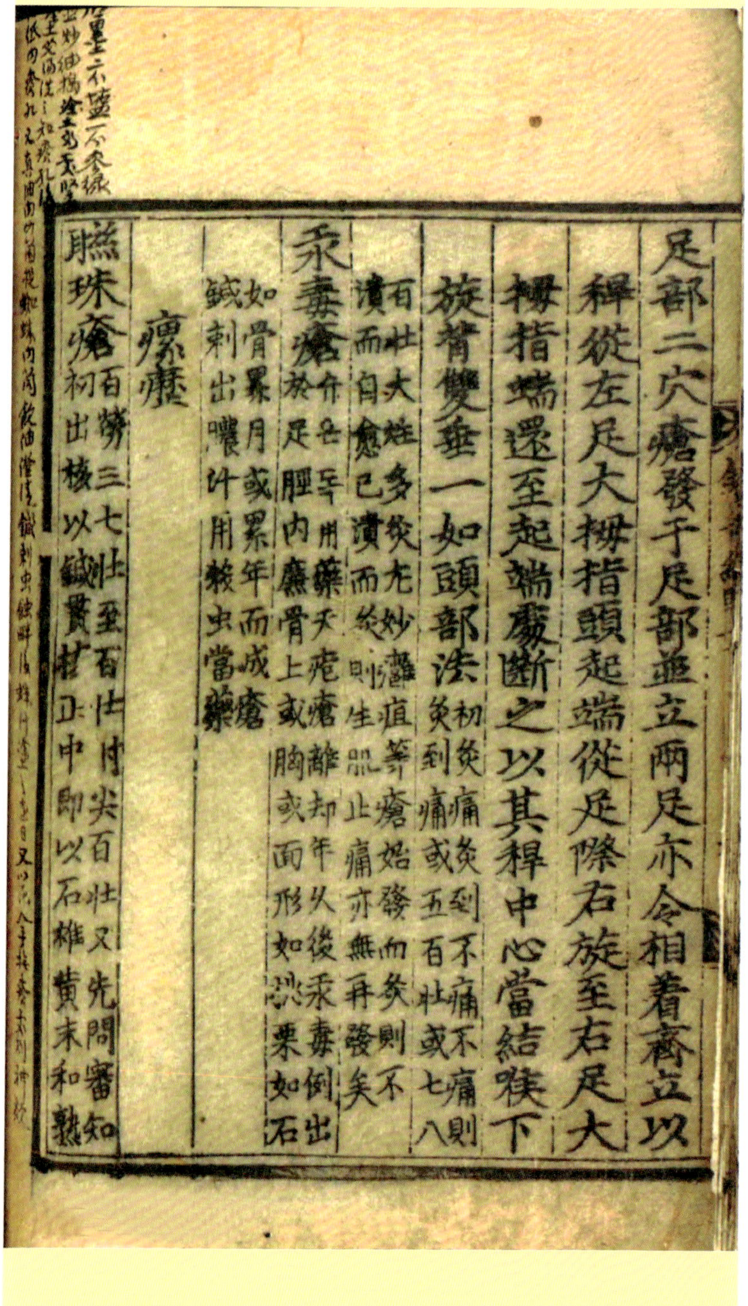

足部二穴：疮发于足部，并立两足，亦令相着齐立，以秆从左足大拇指头起端，从足际右旋至右足大拇指端，还至起端处断之，以其秆中心当结喉下，旋背双垂，一如头部法。初灸痛，灸到不痛，不痛则灸到痛。或五百壮，或七八百壮，大炷多灸尤妙。痈疽等疮始发而灸，则不溃而自愈；已溃而灸，则生肌止痛，亦无再发矣。

氶毒疮：用①药夭疱疮，离却年久后，氶毒例出于足胫内廉骨上，或胸或面，形如桃栗、如石、如骨，累月或累年而成疮。针刺出脓汁，用杀虫当药。

瘰疬

联珠疮：百劳三七壮至百壮，肘尖百壮。又先问审知初出核，以针贯核正中，即以石雄黄末和熟

①用：此上有韩文三字。

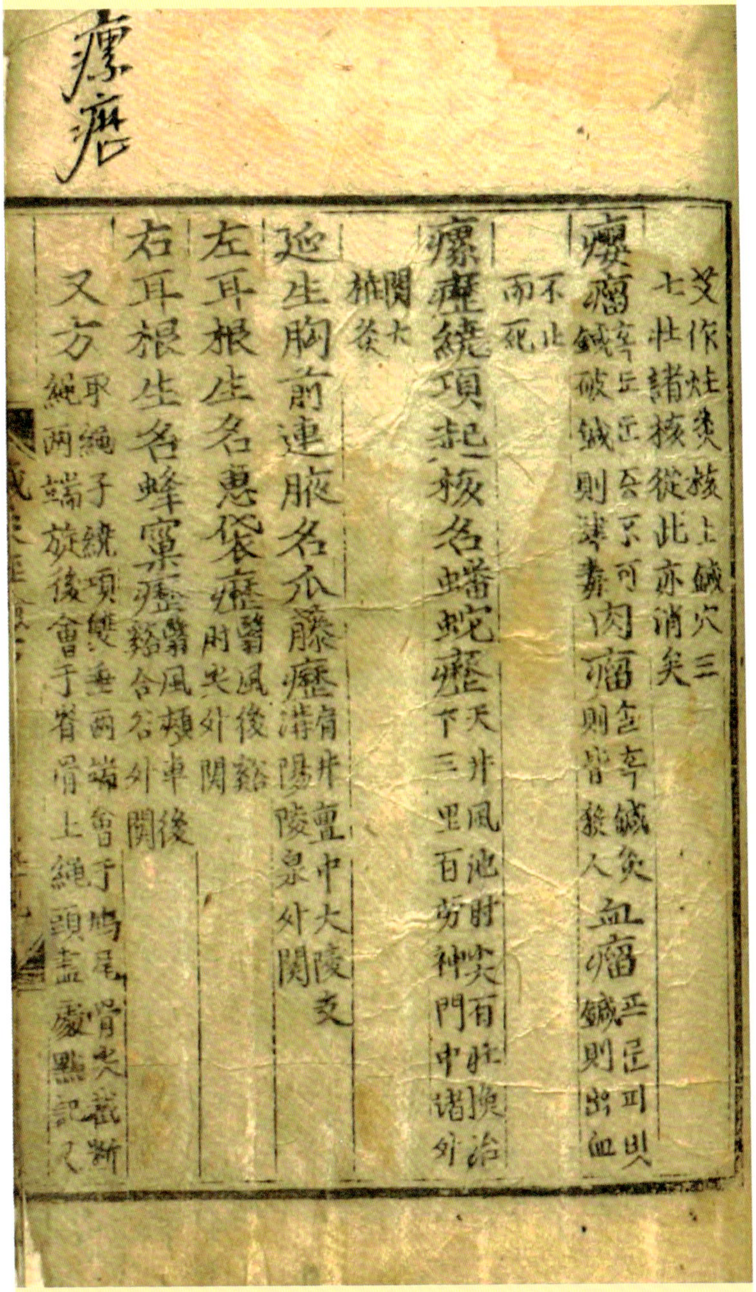

瘰癧

艾作炷灸核上鍼穴三七壯諸核從此亦消矣

瘿瘤不可鍼破鍼則肆毒　肉瘤鍼灸則皆殺人　血瘤鍼則出血不止而死

瘰癧繞項起核名蟠蛇癧天井風池肘尖百壯換治下三里百勞神門中渚外關大椎灸

延生胸前連腋名瓜藤癧肩井膻中大陵支溝陽陵泉外關

左耳根生名惠袋癧翳風後谿肘尖外關

右耳根生名蜂窠癧翳風頰車後谿合谷外關

又方取繩子繞項雙垂兩端會于鳩尾骨尖截斷繩兩端旋後會于脊骨上繩頭盡處點記又

艾作炷，灸核上针穴三七壮，诸核从此亦消矣。

瘿瘤：不可针破，针则肆毒。

肉瘤：针灸则皆杀人。

血瘤：针则出血，不止而死。

瘰疬绕项起核名蟠蛇疬：天井、风池、肘尖百壮，换治下三里、百劳、神门、中渚、外关、大椎灸。

延生胸前连腋，名瓜藤疬：肩井、膻中、大陵、支沟、阳陵泉、外关。

左耳根生，名惠袋疬：翳风、后溪、肘尖、外关。

右耳根生，名蜂窠疬：翳风、颊车、后溪、合谷、外关。

又方：取绳子绕项双垂，两端会于鸠尾骨尖截断，绳两端旋后会于脊骨上，绳头尽处点记。又

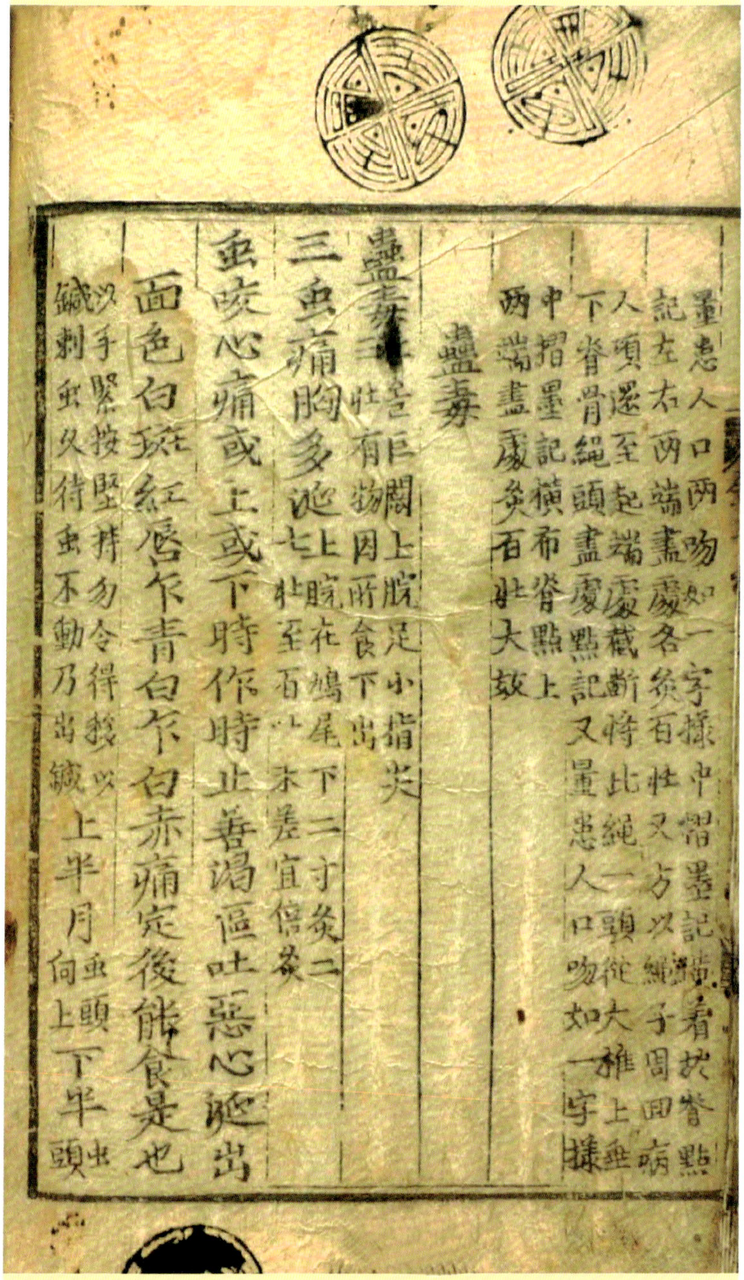
量患人口兩吻如一字樣中摺墨記着於脊點記左右兩端盡處各灸百壯又方以繩子周回病人項還至起端處截斷將此繩從大椎上垂下脊骨繩頭盡處點記又量患人口吻如一字樣中摺墨記橫布脊點上兩端盡處灸百壯大效

蠱毒

蠱毒 巨闕上脘足小指尖三壯有物因所食下出

三虫痛胸多涎 上脘在鳩尾下二寸灸二七壯至百壯未差宜倍灸

虫咬心痛或上或下時作時止善渴嘔吐惡心涎出面色白斑紅唇乍青白乍白赤痛定後能食是也以手緊按堅持勿令得移以鍼刺虫久待虫不動乃出鍼上半月虫頭向上下半月虫頭

量患人口两吻如一字样，中折墨记，横着于脊，点记左右两端尽处，各灸百壮。又方：以绳子周回病人项，还至起端处截断，将此绳一头从大椎上垂下脊骨，绳头尽处点记，又量患人口吻如一字样，中折墨记，横布脊点上两端尽处，灸百壮，大效。

蛊毒

蛊毒：巨阙、上脘、足小指尖三壮，有物因所食下出。

三虫痛胸多涎：上脘，在鸠尾下二寸，灸二七壮至百壮，未差宜倍灸。

虫咬心痛，或上或下，时作时止，善渴呕吐，恶心涎出，面色白斑，红唇乍青白、乍白赤，痛定后能食是也。以手紧按，坚持勿令得移，以针刺虫久待，虫不动乃出针。上半月，虫头向上，下半月[1]，虫头

①月：原脱，据《针经正宗》补。

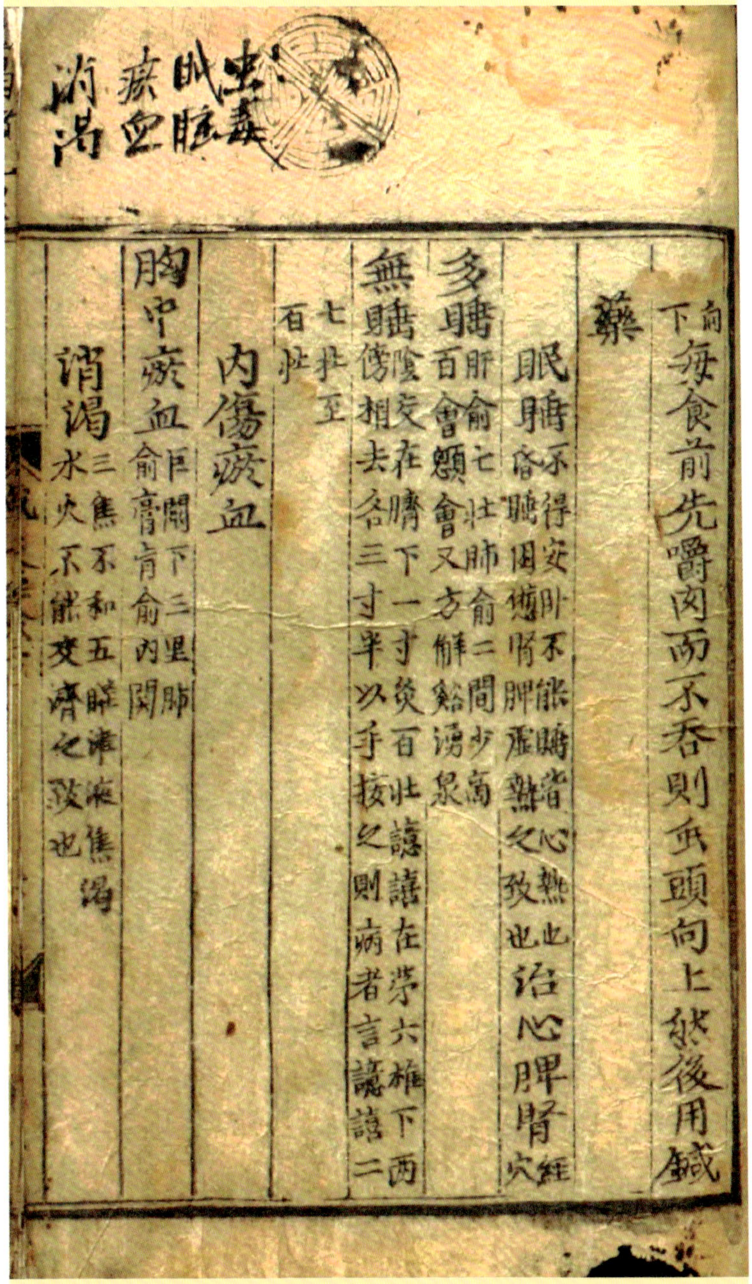
向下每食前先嚼肉而不吞則虫頭向上然後用鍼藥

眠睡不得安卧不能睡皆心熱也昏睡困憊腎脾虛熱之致也治心脾腎經穴

多睡肝俞七壯肺俞二間少商百會顖會又方解谿湧泉

無睡陰交在臍下一寸灸百壯譩譆在第六椎下兩旁相去各三寸半以手按之則病者言譩譆二七壯至百壯

內傷瘀血

胸中瘀血巨闕下三里肺俞膏肓俞內關

消渴三焦不和五臟津液焦渴水火不能交濟之致也

向下。每食前先嚼肉而不吞，则虫头向上，然后用针药。

眠睡不得安卧，不能睡，皆心热也。昏睡困惫，肾脾虚热之致也。治心、脾、肾经穴。

多睡：肝俞七壮，肺俞、二间、少商、百会、囟会。又方：解溪、涌泉。

无睡：阴交，在脐下一寸，灸百壮；譩譆，在第六椎下两旁相去各三寸半。以手按之则病者言“譩譆”，二七壮至百壮。

内伤瘀血

胸中瘀血：巨阙、下三里、肺俞、膏肓俞、内关。

消渴三焦不和，五脏津液焦渴，水火不能交济之致也。

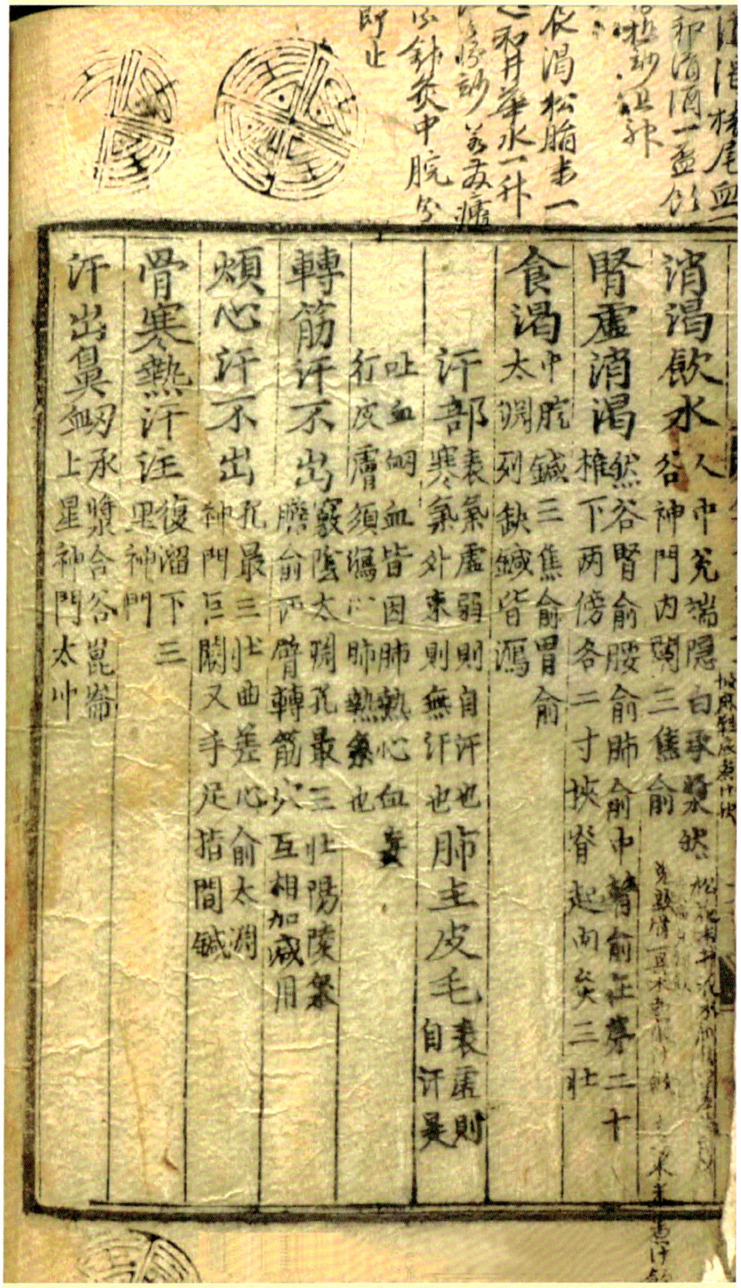

消渴飲水人中兌端隱白承漿然谷神門內關三焦俞
腎虛消渴然谷腎俞腰俞肺俞中膂俞在第二十椎下兩傍各二寸挾脊起肉灸三壯
食渴中脘鍼三焦俞胃俞太淵列缺鍼皆瀉

汗部表氣虛弱則自汗也寒氣外束則無汗也肺主皮毛表虛則自汗是
吐血衄血皆因肺熱心血妄行皮膚須瀉心肺熱氣也
轉筋汗不出竅陰太淵孔最三壯陽陵泉膽俞兩臂轉筋穴互相加減用
煩心汗不出孔最三壯曲差心俞太淵神門巨闕又手足指間鍼
骨寒熱汗注復溜下三里神門
汗出鼻衄承漿合谷崑崙上星神門太冲

消渴饮水：人中、兑端、隐白、承浆、然谷、神门、内关、三焦俞。

肾虚消渴：然谷、肾俞、腰俞、肺俞、中膂俞，在第二十椎下两旁各二寸。挟脊起肉端。灸三壮。

食渴：中脘针，三焦俞、胃俞、太渊、列缺针，皆泻。

汗部表气虚弱则自汗也，寒气外束则无汗也。肺主皮毛，表虚则自汗是。〇吐血、衄血皆因肺热，心血妄行皮肤，须泻心肺热气也。

转筋，汗不出：窍阴、太渊、孔最三壮，阳陵泉、胆俞，两臂转筋穴互相加减用。

烦心，汗不出：孔最三壮，曲差、心俞、太渊、神门、巨阙，又手足指间针。

骨寒热，汗注：复溜、下三里、神门。

汗出鼻衄：承浆、合谷、昆仑、上星、神门、太冲。

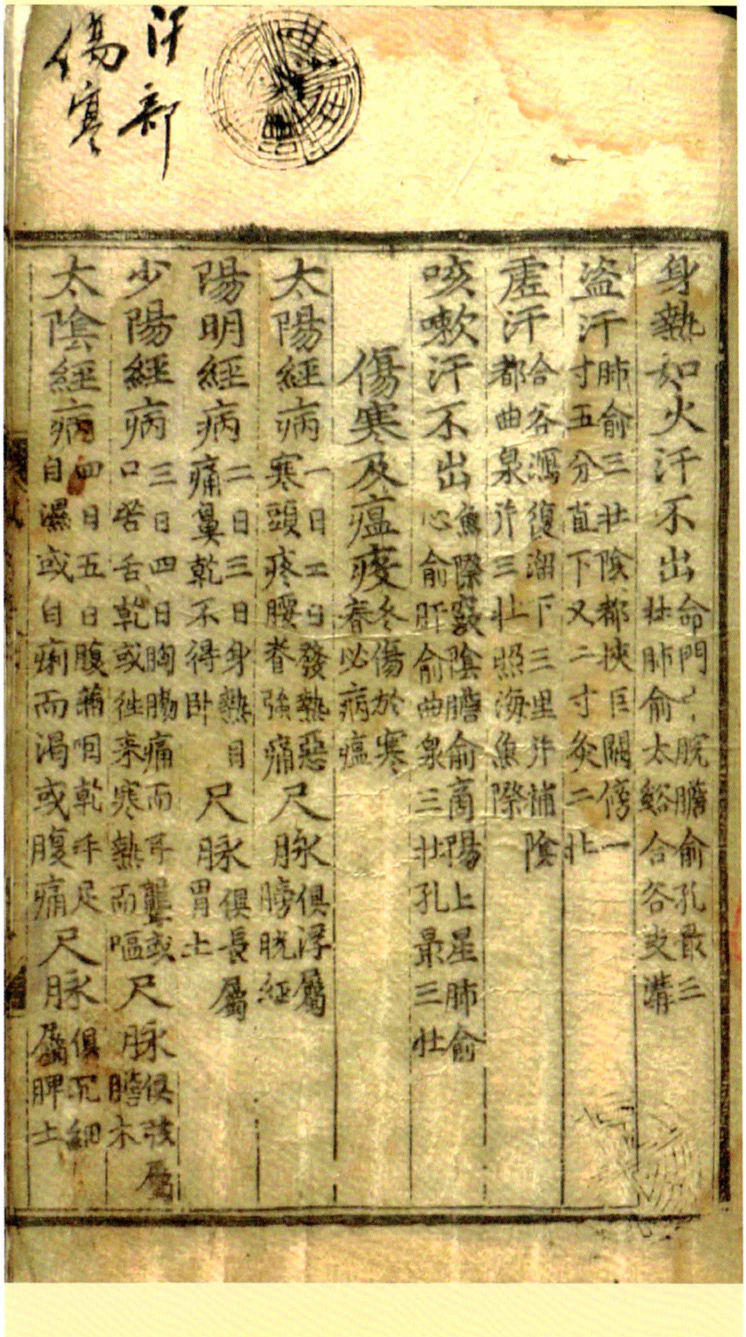
身熱如火汗不出命門中脘膽俞孔最三壯肺俞太谿合谷支溝
盜汗肺俞三壯陰都挾巨闕傍一寸五分直下又二寸灸二壯
虛汗合谷瀉復溜下三里并補陰都曲泉并三壯照海魚際
咳嗽汗不出魚際竅陰膽俞商陽上星肺俞心俞肝俞曲泉三壯孔最三壯
傷寒及瘟疫冬傷於寒春必病瘟
太陽經病一日二日發熱惡寒頭疼腰脊強痛尺脉俱浮屬膀胱經
陽明經病二日三日身熱目痛鼻乾不得臥尺脉俱長屬胃土
少陽經病三日四日胸脇痛而耳聾或口苦舌乾或往來寒熱而嘔尺脉俱弦屬膽木
太陰經病四日五日腹滿咽乾手足自濕或自痢而渴或腹痛尺脉俱沉細屬脾土

身热如火，汗不出：命门、中脘、胆俞、孔最三壮，肺俞、太溪、合谷、支沟。

盗汗：肺俞三壮，阴都，挟巨阙旁一寸五分直下又二寸。灸二壮。

虚汗：合谷泻，复溜、下三里并补，阴都、曲泉并三壮，照海、鱼际。

咳嗽汗不出：鱼际、窍阴、胆俞、商阳、上星、肺俞、心俞、肝俞、曲泉三壮，孔最三壮。

伤寒及瘟疫冬伤于寒，春必病瘟。

太阳经病：一日二日发热、恶寒、头痛、腰脊强痛，尺脉俱浮，属膀胱经。

阳明经病：二日三日身热、目痛、鼻干、不得卧，尺脉俱长，属胃土。

少阳经病：三日四日胸胁痛而耳聋，或口苦、舌干，或往来寒热而呕，尺脉俱弦，属胆木。

太阴经病：四日五日腹满、咽干、手足自湿，或自痢而渴，或腹痛，尺脉俱沉细，属脾土。

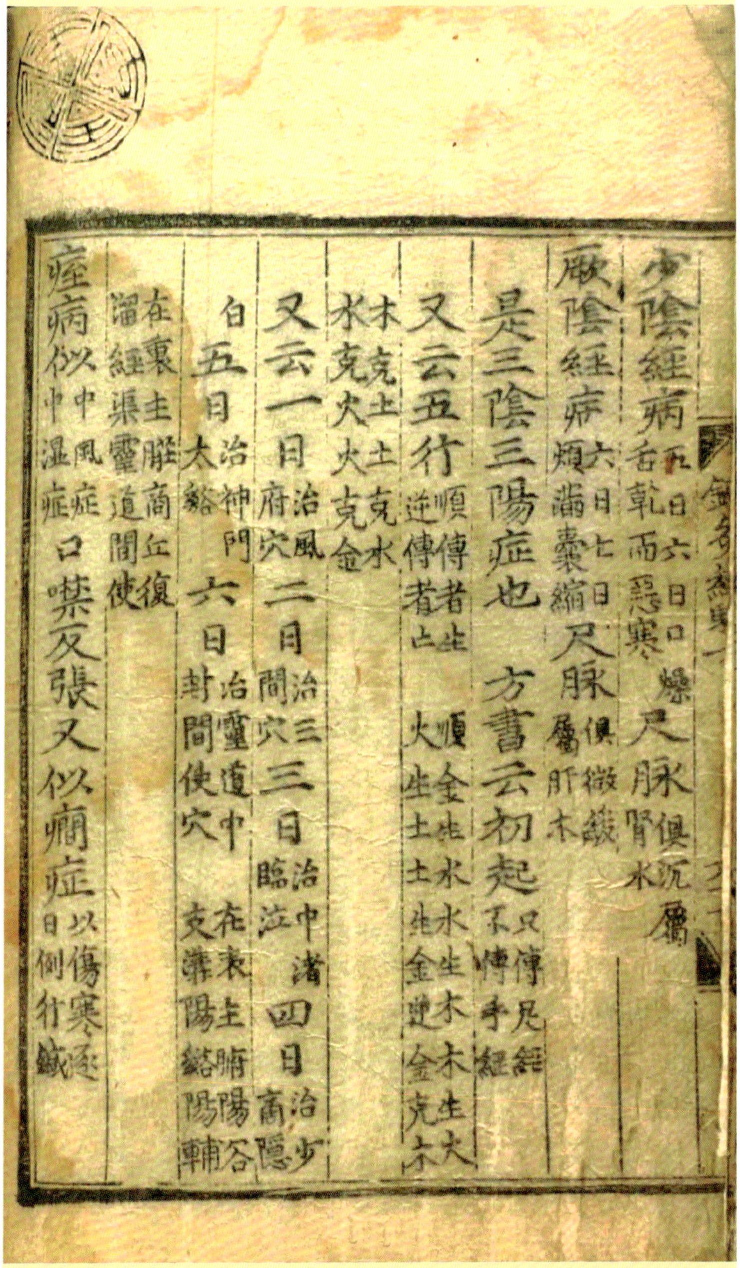

少阴经病：五日六日口燥、舌干而恶寒，尺脉俱沉，属肾水。

厥阴经病：六日七日烦懑、囊缩，尺脉俱微缓，属肝木。

是三阴三阳症也。〇方书云：初起只传足经，不传手经。又云：五行，顺传者生，逆传者亡。〇顺，金生水、水生木、木生火、火生土、土生金；逆，金克木、木克土、土克水、水克火、火克金。

又云：一日治风府穴，二日治三间穴，三日治中渚、临泣，四日治少商、隐白，五日治神门、太溪，六日治灵道、中封、间使穴。

在表主腑：阳谷、支沟、阳溪、阳辅；在里主脏：商丘、复溜、经渠、灵道、间使。

痓病似中风症、中湿症，口噤反张，又似痫症，以伤寒逐日例行针。

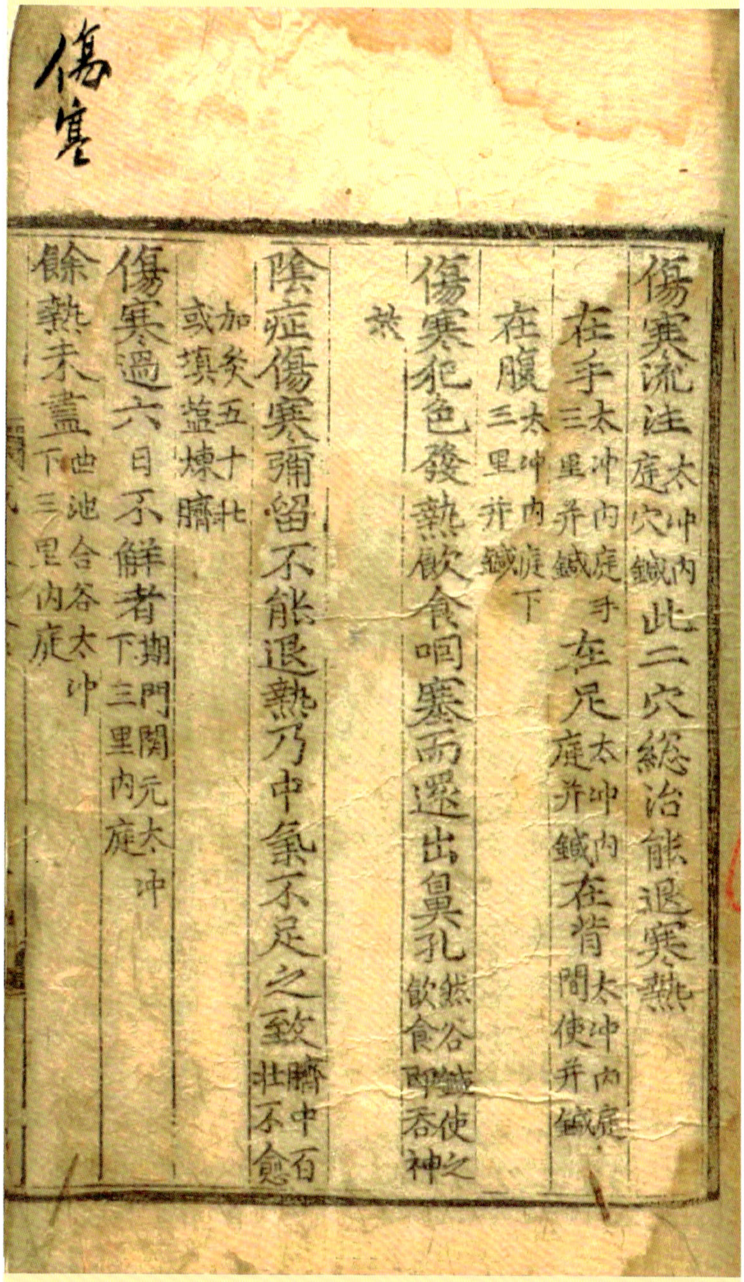

伤寒流注：太冲、内庭穴针。此二穴总治能退寒热。

在手，太冲、内庭、手三里并针；在足，太冲、内庭并针；在背，太冲、内庭、间使并针；在腹，太冲、内庭、下三里并针。

伤寒犯色，发热，饮食咽塞而还出鼻孔：然谷针，使之饮食即吞，神效。

阴症伤寒，弥留不能退热，乃中气不足之致：脐中百壮，不愈加灸五十壮，或填盐炼脐。

伤寒过六日不解者：期门、关元、太冲、下三里、内庭。

余热未尽：曲池、合谷、太冲、下三里、内庭。

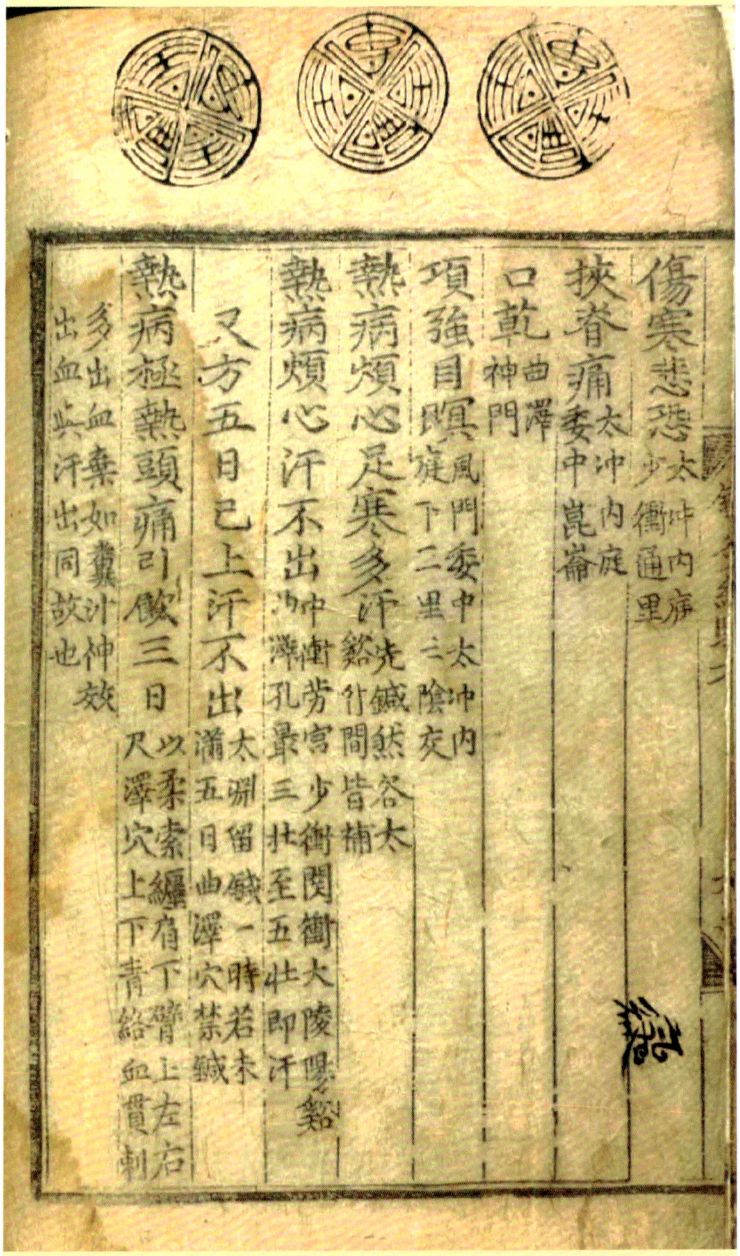

傷寒悲恐太冲內庭少衝通里
挾脊痛太冲內庭委中崑崙
口乾曲澤神門
項強目瞑風門委中太冲內庭下三里三陰交
熱病煩心足寒多汗先鍼然谷太谿行間皆補
熱病煩心汗不出中衝勞宮少衝関衝大陵陽谿曲澤孔最三壯至五壯即汗
又方五日已上汗不出太淵留鍼一時若未滿五日曲澤穴禁鍼
熱病極熱頭痛引飮三日以柔索纏肩下臂上左右尺澤穴上下青絡血貫刺多出血棄如糞汁神效出血與汗出同故也

伤寒悲恐：太冲、内庭、少冲、通里。

挟脊痛：太冲、内庭、委中、昆仑。

口干：曲泽、神门。

项强目瞑：风门、委中、太冲、内庭、下三里、三阴交。

热病烦心，足寒多汗：先针然谷，太溪、行间皆补。

热病烦心汗不出：中冲、劳宫、少冲、关冲、大陵、阳溪、曲泽、孔最三壮至五壮，即汗。又方：五日以上汗不出，太渊留针一时；若未满五日，曲泽穴禁针。

热病极热头痛，引饮三日：以柔索缠肩下臂上左右尺泽穴，上下青络血贯，刺多出血，弃如粪汁，神效。出血与汗出同故也。

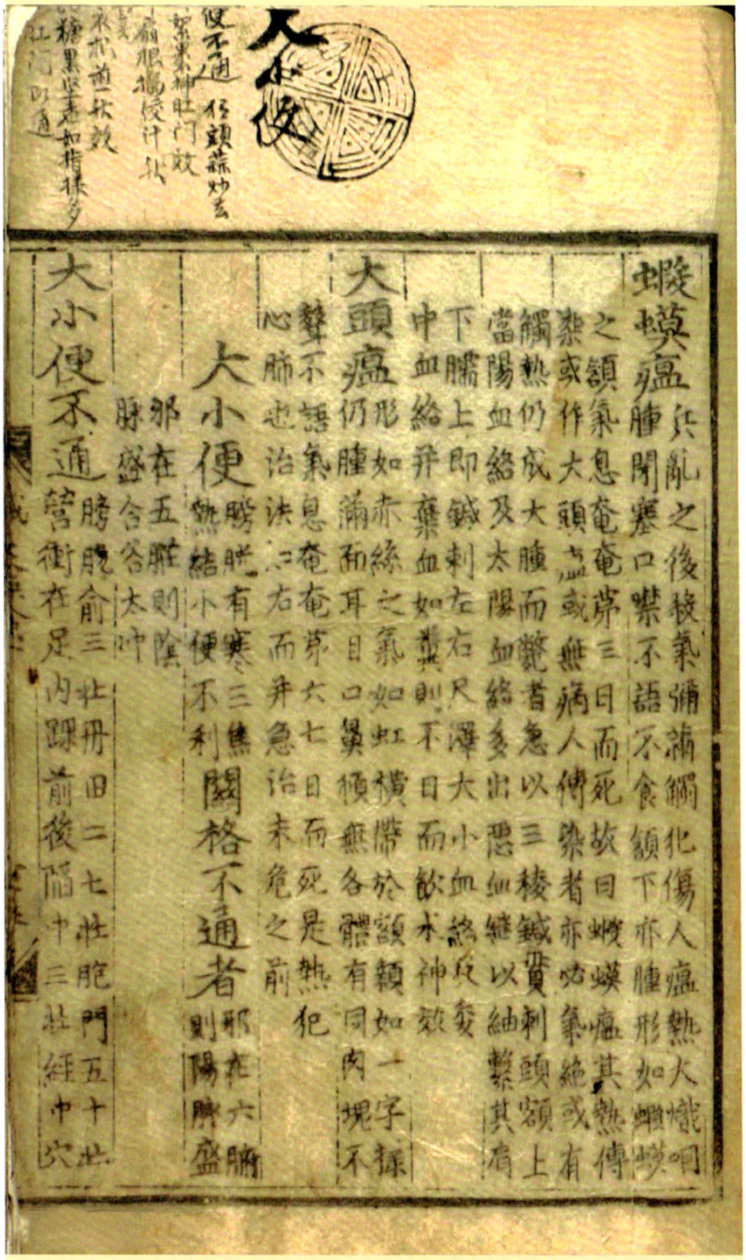
蝦蟆瘟 兵亂之後殺氣彌滿觸犯傷人瘟熱大熾咽
之頷氣息奄奄第三日而死故曰蝦蟆瘟其熱傳
染或作大頭瘟或無病人傳染者亦必氣絶或有
觸熱仍成大腫而斃者急以三棱鍼貫刺頭額上
當陽血絡及太陽血絡多出惡血繼以紬繫其肩上
下臑上即鍼刺左右尺澤大小血絡及委
中血絡并棄血如糞則不日而飲水神效
大頭瘟 形如赤絲之氣如虹橫帶於額顙如一字樣
仍腫滿面耳目口鼻頓無各體有同肉塊不
聲不語氣息奄奄第六七日而死是熱犯
心肺也治法如右而并急治未危之前
大小便 膀胱有寒三焦熱結小便不利 關格不通者 邪在六腑則陽脈盛
邪在五臟則陰脈盛合谷太冲
大小便不通 膀胱俞三壯丹田二七壯胞門五十壯
營衛在足內踝前後陷中三壯經中穴

虾蟆瘟：兵乱之后，杀气弥满，触犯伤人。瘟热大炽，咽肿闭塞，口噤不语、不食，颔下亦肿，形如虾蟆之颔，气息奄奄，第三日而死，故曰虾蟆瘟。其热传染，或作大头瘟，或无病人传染者亦必气绝，或有触热仍成大肿而毙者，急以三棱针贯刺头额上当阳血络及太阳血络，多出恶血，继以绸系其肩下臑上，即针刺左右尺泽、大小血络及委中血络，并弃血如粪，则不日而饮水，神效。

大头瘟：形如赤丝之气，如虹横带于额颡，如一字样，仍肿满面、耳、目、口、鼻顿无各体，有同肉块，不声不语，气息奄奄，第六七日而死，是热犯心、肺也。治法如右，而并急治未危之前。

大小便膀胱有寒，三焦热结，小便不利。**关格不通者：**邪在六腑，则阳脉盛，邪在五脏，则阴脉盛，合谷、太冲。

大小便不通：膀胱俞三壮，丹田二七壮，胞门五十壮，营冲在足内踝前后陷中三壮，经中穴，

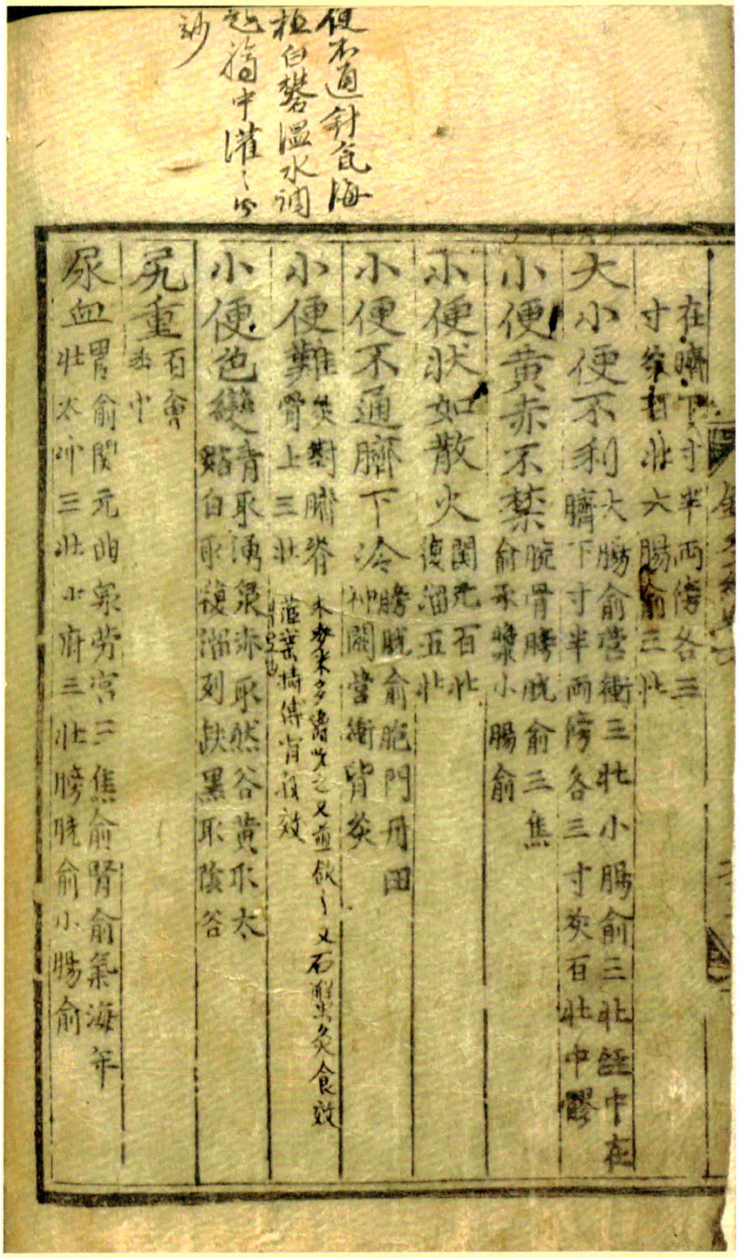
在臍下寸半兩傍各三寸灸百壯大腸俞三壯
大小便不利 大腸俞營衝三壯小腸俞三壯經中在臍下寸半兩傍各三寸灸百壯中膂
小便黃赤不禁 腕骨膀胱俞三焦俞承漿小腸俞
小便狀如散火 關元百壯復溜五壯
小便不通臍下冷 膀胱俞胞門丹田神闕營衝皆灸
小便難 灸對臍脊骨上三壯
小便色變 青取涌泉赤取然谷黃取太溪白取復溜列缺黑取陰谷
尻重 百會委中
尿血 胃俞關元曲泉勞宮三焦俞腎俞氣海年壯太冲三壯少府三壯膀胱俞小腸俞

在脐下寸半两旁各三寸。灸百壮，大肠俞三壮。

大小便不利：大肠俞、营冲三壮，小肠俞三壮，经中在脐下寸半两旁各三寸灸百壮，中膂。

小便黄赤不禁：腕骨、膀胱俞、三焦俞、承浆、小肠俞。

小便状如散火：关元百壮，复溜五壮。

小便不通，脐下冷：膀胱俞、胞门、丹田、神阙、营冲皆灸。

小便难：灸对脐脊骨上三壮。

小便色变：青取涌泉，赤取然谷，黄取太溪，白取复溜、列缺，黑取阴谷。

尻重：百会、委中。

尿血：胃俞、关元、曲泉、劳宫、三焦俞、肾俞、气海年壮，太冲三壮，少府三壮，膀胱俞、小肠俞。

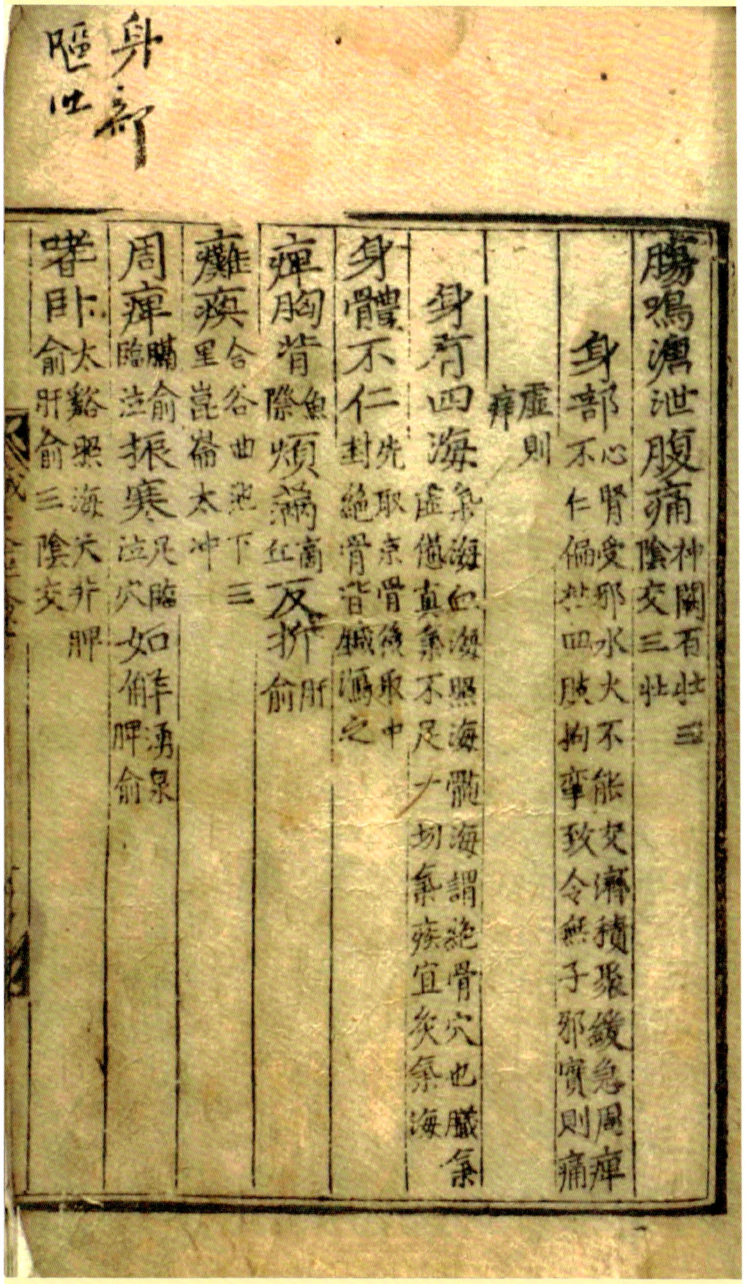
腸鳴溏泄腹痛神闕百壯三陰交三壯
身部心腎受邪水火不能交濟積聚緩急周痺不仁偏枯四肢拘攣致令無子邪實則痛虛則痒
身有四海氣海血海照海髓海謂絕骨穴也臟氣虛憊真氣不足一切氣疾宜灸氣海
身體不仁先取京骨後取中封絕骨皆瀉之
痺胸背魚際煩滿商丘反折肝俞
癱瘓合谷曲池下三里崑崙太冲
周痺膈俞臨泣振寒足臨泣穴如解湧泉脾俞
嗜臥太谿照海天井脾俞肝俞三陰交

肠鸣，溏泄，腹痛：神阙百壮，三阴交三壮。

身部心肾受邪，水火不能交济，积聚缓急，周痹不仁，偏枯，四肢拘挛，致令无子。邪实则痛，虚则痒。

身有四海：气海、血海、照海、髓海，谓绝骨穴也。脏气虚惫、真气不足，一切气疾，皆灸气海。

身体不仁：先取京骨，后取中封、绝骨，皆针泻之。

痹胸背：鱼际。 **烦满**：商丘。

反折：肝俞。

瘫痪：合谷、曲池、下三里、昆仑、太冲。

周痹：隔俞、临泣。

振寒：足临泣穴。

如解：涌泉、脾俞。

嗜卧：太溪、照海、天井、脾俞、肝俞、三阴交。

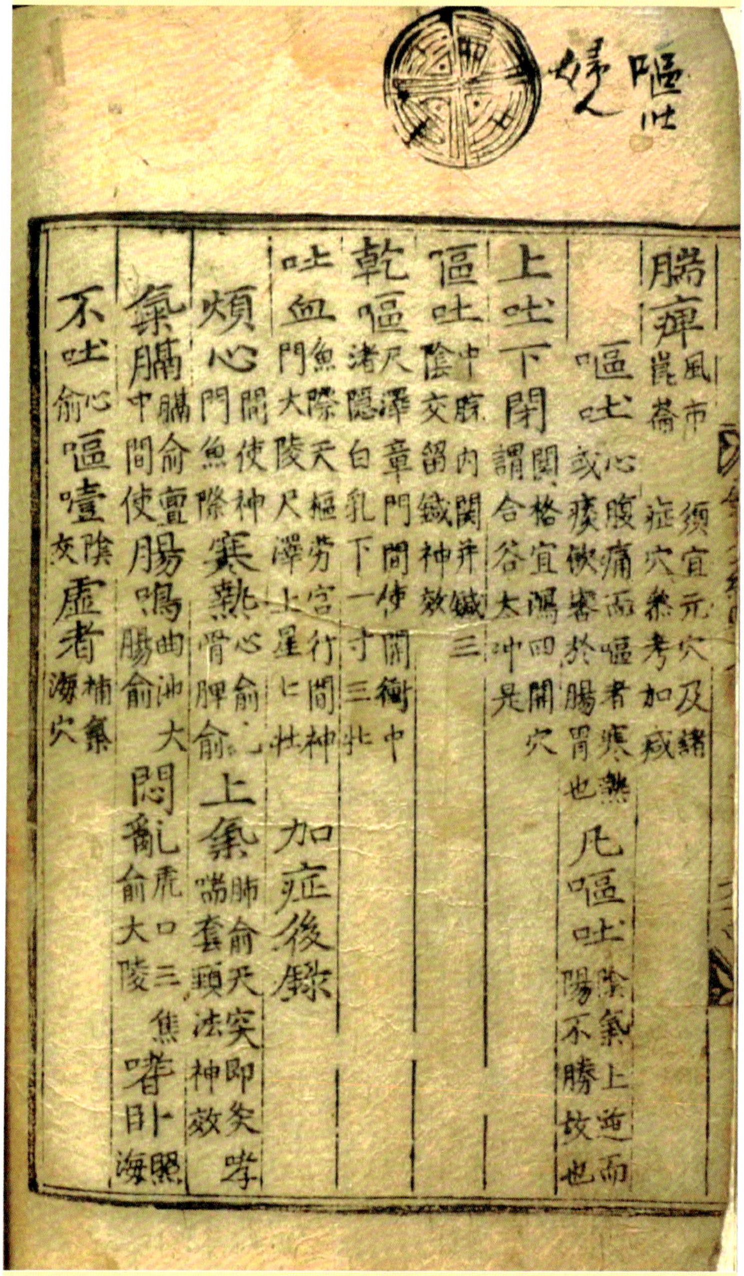

腨痹風市崑崙○須宜元穴及諸症穴參考加減

嘔吐心腹痛而嘔者寒熱或痰飲客於腸胃也　凡嘔吐陰氣上逆而陽不勝故也

上吐下閉關格宜瀉四關穴謂合谷太冲是

嘔吐中脘內關幷鍼三陰交留鍼神效

乾嘔尺澤章門間使關衝中渚隱白乳下一寸三壯

吐血魚際天樞勞宮行間神門大陵尺澤上星七壯　加症後錄

煩心間使神門魚際　寒熱心俞絕骨脾俞　上氣肺俞天突即灸哮喘套頸法神效

氣膈膈俞膻中間使　腸鳴曲池大腸俞　悶亂虎口三焦俞大陵　嗜臥照海

不吐心俞　嘔噎陰交　虛者補氣海穴

腨痹：风市、昆仑。〇须宜元穴及诸症穴参考加减。

呕吐心腹痛而呕者，寒热或痰饮客于肠胃也。**凡呕吐**阴气上逆而阳不胜故也。

上吐下闭：关格宜泻四关穴。谓合谷、太冲是。

呕吐：中脘、内关并针，三阴交留针，神效。

干呕：尺泽、章门、间使、关冲、中渚、隐白、乳下一寸三壮。

吐血：鱼际、天枢、劳宫、行间、神门、大陵、尺泽、上星七壮。加症后录。

烦心：间使、神门、鱼际。寒热：心俞、绝骨、脾俞。上气：肺俞、天突即灸，哮喘套颈法，神效。气膈：膈俞、膻中、间使。肠鸣：曲池、大肠俞。闷乱：虎口、三焦俞、大陵。嗜卧：照海。不吐：心俞。呕噎：阴交。虚者：补气海穴。

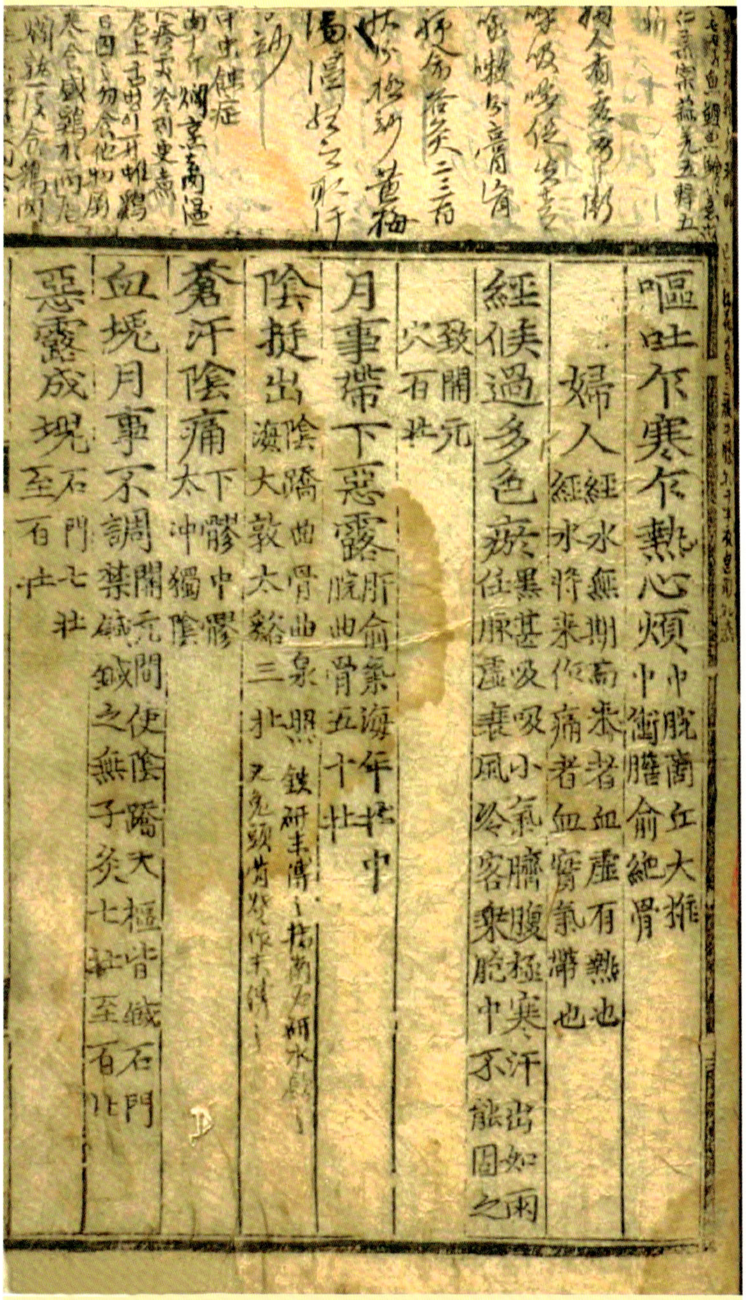

呕吐，乍寒乍热，心烦：中脘、商丘、大椎、中冲、胆俞、绝骨。

妇人经水无期而来者，血虚有热也；经水将来作痛者，血实气滞也。

经候过多，色瘀：黑甚，呼吸小气，脐腹极寒，汗出如雨，任脉虚衰，风令客乘，胞中不能固之致，关元穴百壮。

月事带下恶露：肝俞、气海年壮，中脘、曲骨五十壮。

阴挺出：阴跷、曲骨、曲泉、照海、大敦、太溪三壮。

苍汗阴痛：下髎、中髎、太冲、独阴。

血块月事不调：关元、间使、阴跷、天枢皆针，石门禁针，针之无子，灸七壮至百壮。

恶露成块：石门七壮至百壮。

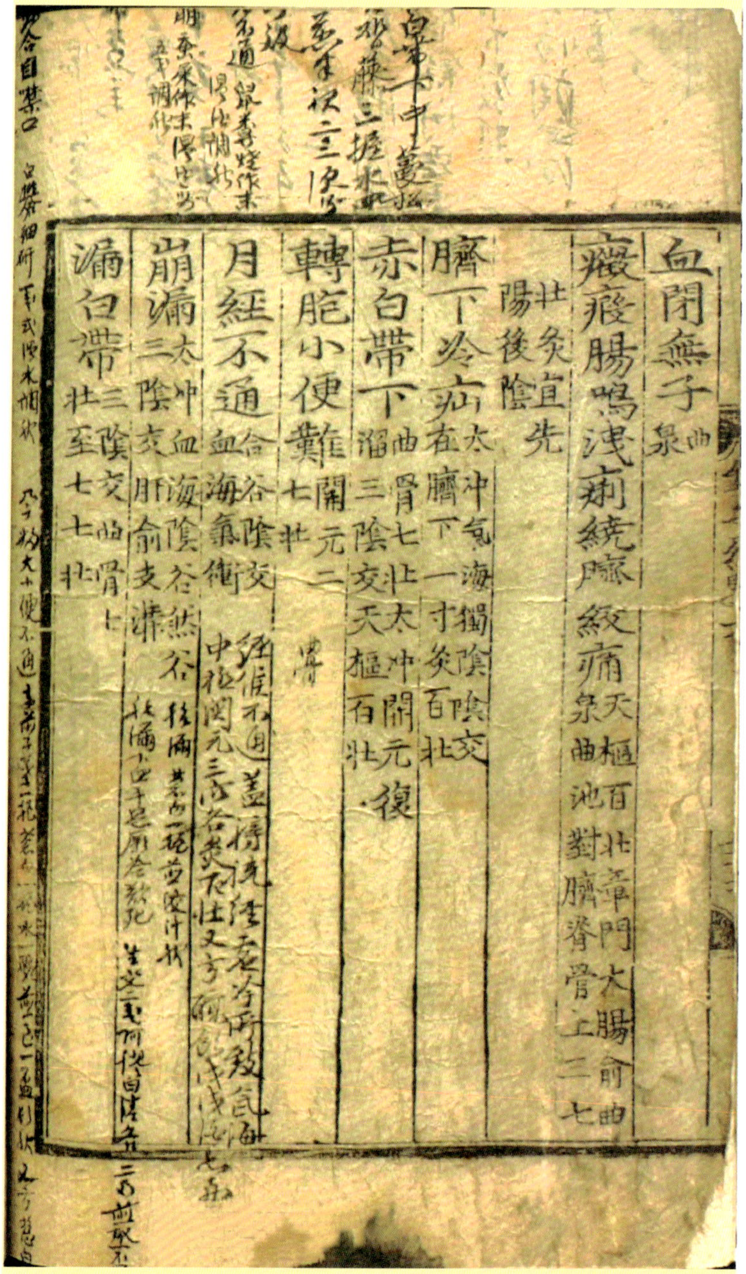

血闭无子：曲泉。

癥瘕，肠鸣泄痢，绕脐绞痛：天枢百壮，章门、大肠俞、曲泉、曲池、对脐脊骨上三七壮，灸宜先阳后阴。

脐下冷疝：太冲、气海、独阴、阴交，在脐下一寸。灸百壮。

赤白带下：曲骨七壮，太冲、关元、复溜、三阴交、天枢百壮。

转胞小便难：关元二七壮。

月经不通：合谷、阴交、血海、气冲。

崩漏：太冲、血海、阴谷、然谷、三阴交、肝俞、支沟。

漏白带：三阴交、曲骨七壮至七七壮。

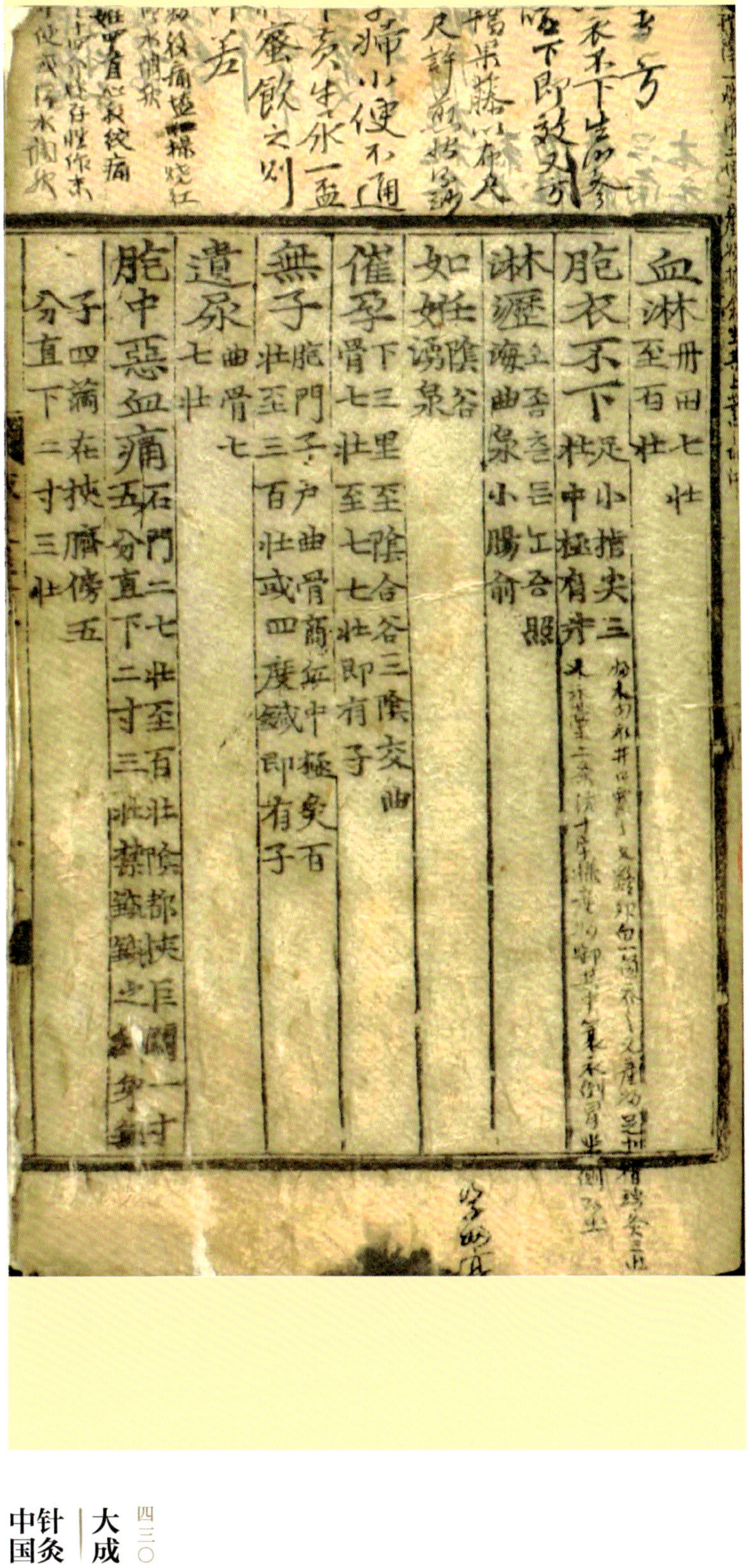

血淋：丹田七壮至百壮。

胞衣不下：足小指尖三壮，中极、肩井。

淋沥：照海、曲泉、小肠俞。

如妊：阴谷、涌泉。

催孕：下三里、至阴、合谷、三阴交、曲骨七壮至七七壮，即有子。

无子：胞门、子户、曲骨、商丘、中极灸百壮至三百壮，或四度针，即有子。

遗尿：曲骨七七壮。

胞中恶血痛：石门二七壮至百壮。阴都挟巨阙一寸五分直下二寸，三壮，禁针，针之终身无子。四满在挟脐旁五分直下二寸，三壮。

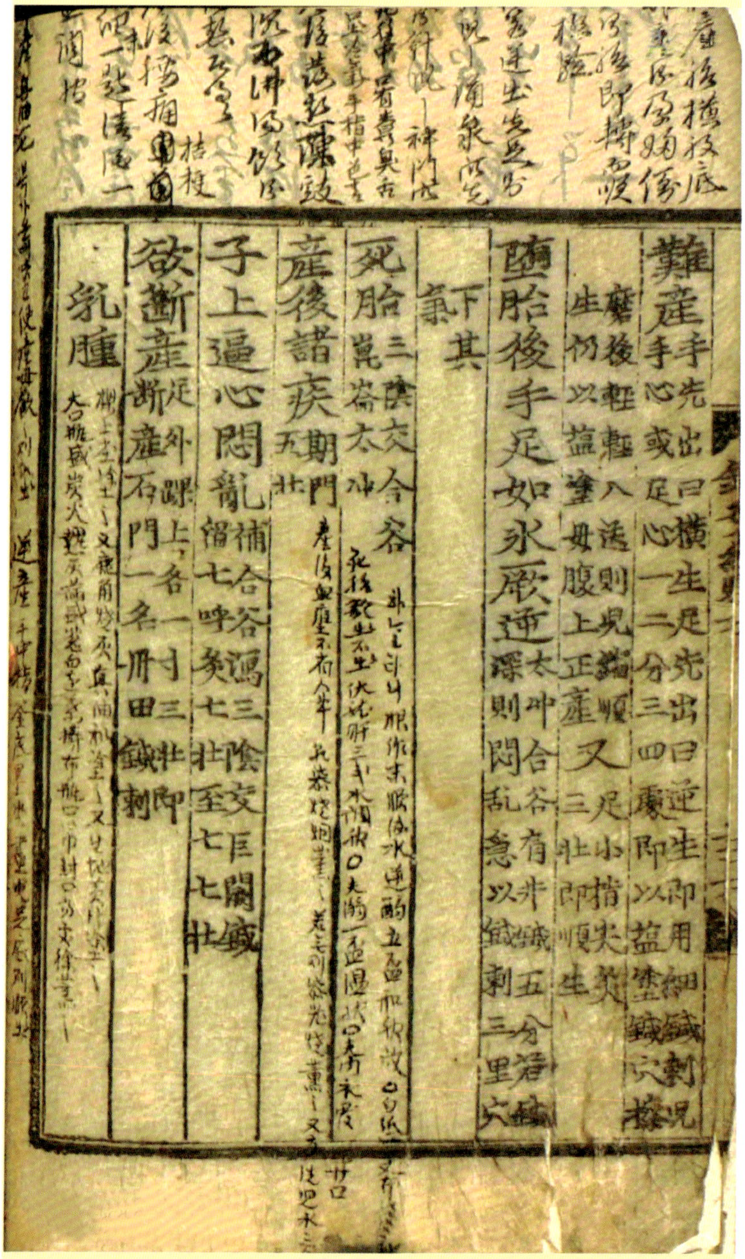

难产：手先出曰横生，足先出曰逆生。即用细针刺儿手心或足心一二分、三四处，即以盐涂针穴，擦磨后轻轻入送，则儿缩顺生，仍以盐涂母腹上，正产。又足小指尖灸三壮，即顺生。

堕胎后手足如冰厥冷：太冲、合谷、肩井针五分。若针深则闷乱，急以针刺三里穴，下其气。

死胎：三阴交、合谷、昆仑、太冲。

产后诸疾：期门五壮。

子上逼心闷乱：补合谷、泻三阴交，巨阙针留七呼、灸七壮至七七壮。

欲断产：足外踝上各一寸三壮，即断产。石门，一名丹田，针刺。

乳肿

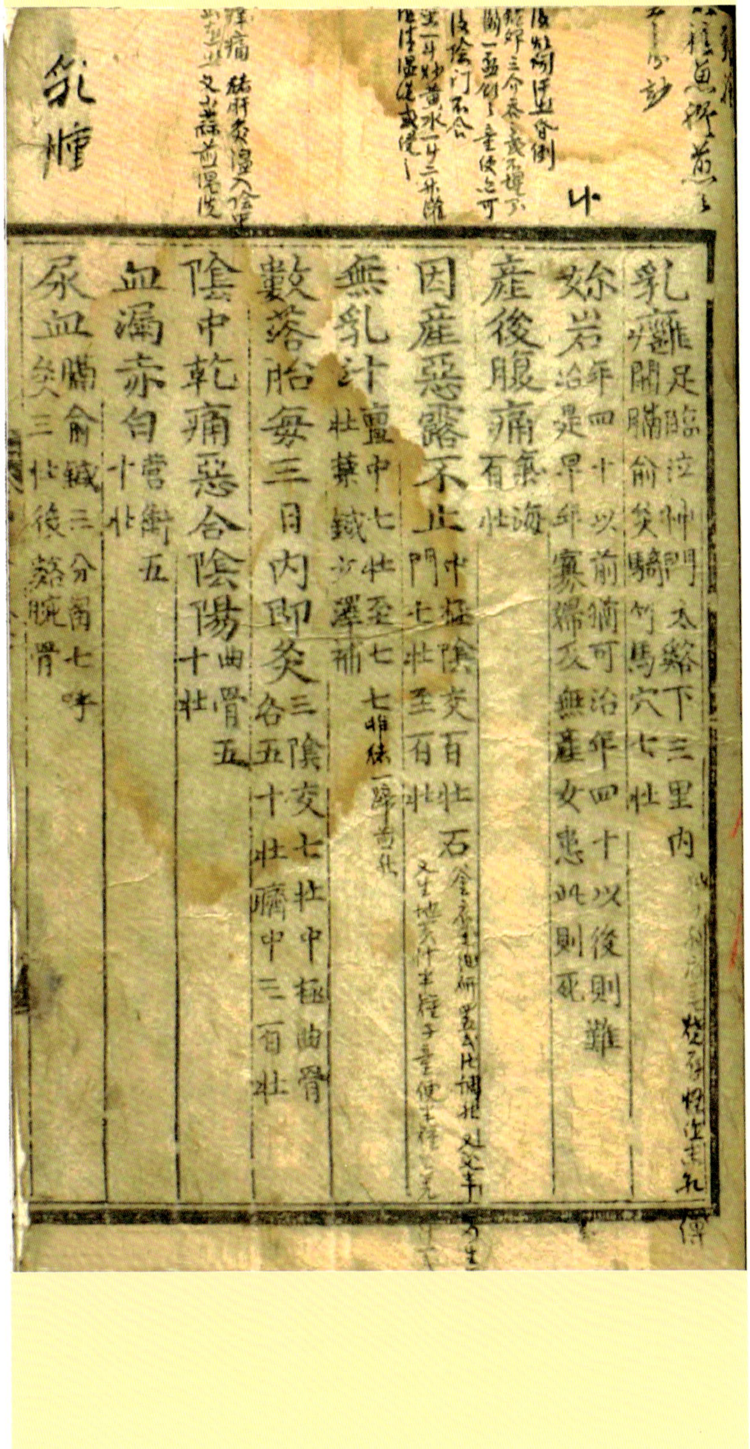
乳癰足臨泣神門太谿下三里内關膈俞灸騎竹馬穴七壯
妳岩年四十以前猶可治年四十以後則難治是早年寡婦及無產女患此則死
產後腹痛氣海百壯
因產惡露不止中極陰交百壯石門七壯至百壯
無乳汁膻中七壯至七七壯禁鍼少澤補
數落胎每三日内即灸三陰交七壯中極曲骨各五十壯臍中三百壯
陰中乾痛惡合陰陽曲骨五十壯
血漏赤白營衝五十壯
尿血膈俞鍼三分留七呼灸三壯後谿腕骨

乳痈：足临泣、神门、太溪、下三里、内关、膈俞、骑竹马穴各七壮。

奶岩：年四十以前犹可治，年四十以后则难治。是早年寡妇及无产女患此则死。

产后腹痛：气海百壮。

因产恶露不止：中极、阴交百壮，石门七壮至百壮。

无乳汁：膻中七壮至七七壮，禁针，少泽补。

数落胎，每三日内即灸：三阴交七壮，中极、曲骨各五十壮，脐中三百壮。

阴中干痛，恶合阴阳：曲骨五十壮。

血漏赤白：营冲五十壮。

尿血：膈俞针三分，留七呼。灸三壮，后溪，腕骨。

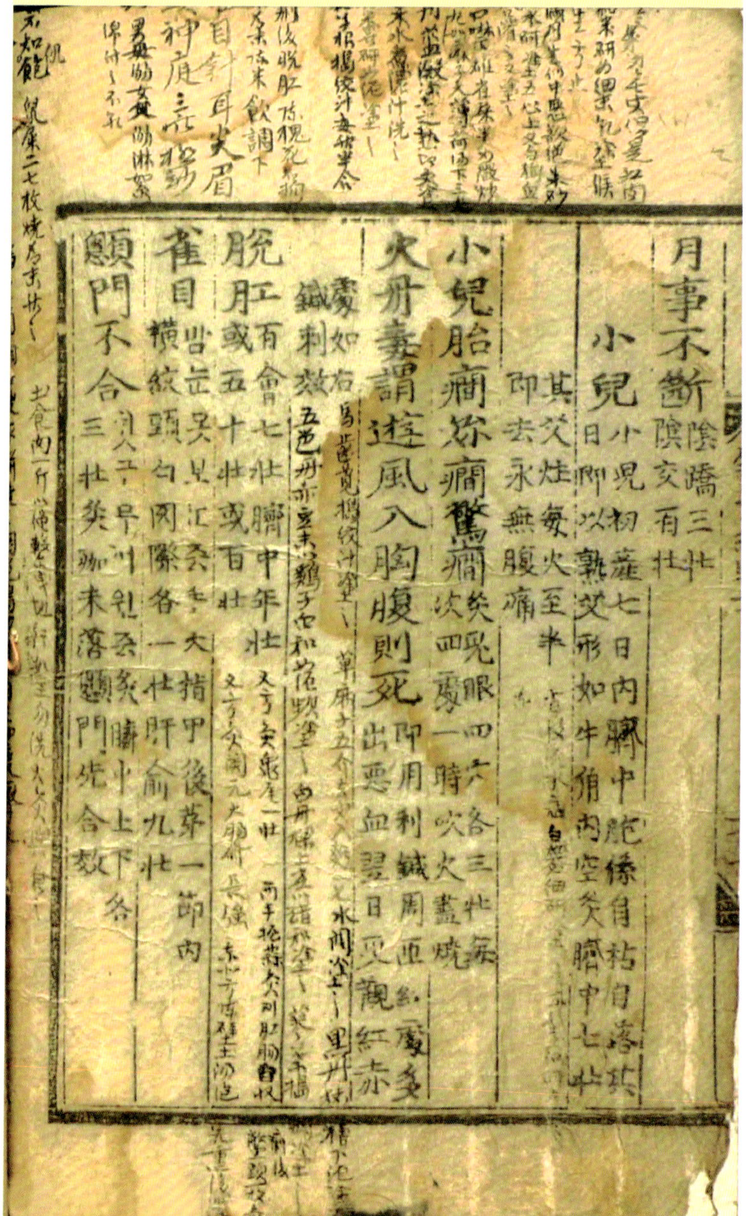

月事不斷陰蹻三壯陰交百壯

小兒小兒初産七日內臍中胞係自枯自落其日即以熟艾形如牛角內空灸臍中七壯其艾炷每火至半即去永無腹痛

小兒胎癎妳癎驚癎灸鬼眼四穴各三壯每次四處一時吹火盡燒

火丹毒謂遊風入胸腹則死即用利鍼周匝紅處多出惡血翌日更觀紅赤處如右鍼刺效

脫肛百會七壯臍中年壯或五十壯或百壯

雀目手大指甲後第一節內橫紋頭白肉際各一壯肝俞九壯

顖門不合灸臍中上下各三壯灸瘢未落顖門先合效

月事不断：阴跷三壮，阴交百壮。

小儿小儿初产七日内，脐中胞系自枯自落，其日即以熟艾、形如牛角内空，灸脐中七壮，其艾炷每火至半即去，永无腹痛。

小儿胎痫、奶痫、惊痫：灸鬼眼四穴各三壮，每次四处，一时吹火尽烧。

火丹毒谓游风，入胸腹则死：即用利针周匝红处，多出恶血，翌日更观红赤处，如右针刺，效。

脱肛：百会七壮，脐中年壮或五十壮或百壮。

雀目：手大指甲后第一节内横纹头白肉际各一壮，肝俞九壮。

囟门不合：灸脐中上下各三壮，灸瘢未落、囟门先合，效。

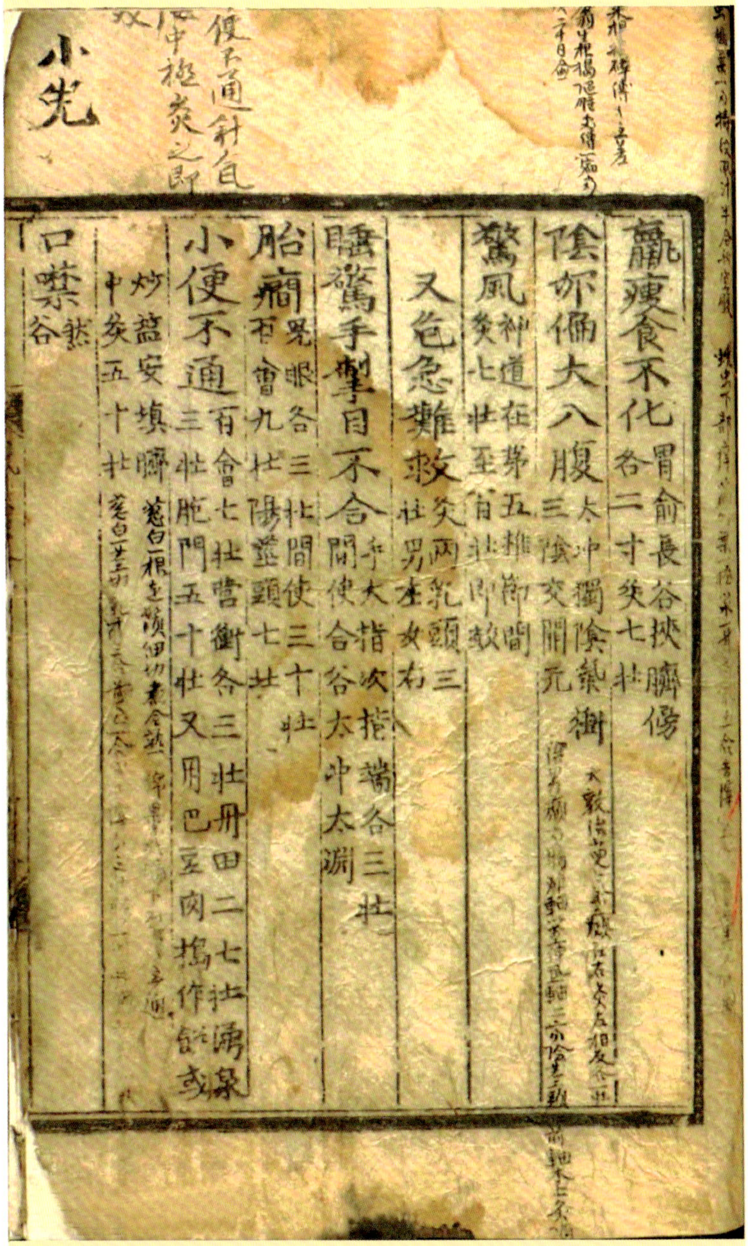

羸瘦，食不化：胃俞、长谷、挟脐旁各二寸。灸七壮。

阴卵偏大入腹：太冲、独阴、气冲、三阴交、关元。

惊风：神道，在第五节间，灸七壮至百壮，即效。又危急难救，灸两乳头三壮，男左女右。

睡惊手掣目不合：手大指、次指端各三壮，间使、合谷、太冲、太渊。

胎痫：鬼眼各三壮，间使三十壮，百会九壮，阳茎头七壮。

小便不通：百会七壮，营冲各三壮，丹田二七壮，涌泉三壮，胞门五十壮。又用巴豆肉捣作饼或炒盐，安填脐中灸五十壮。

口噤：然谷。

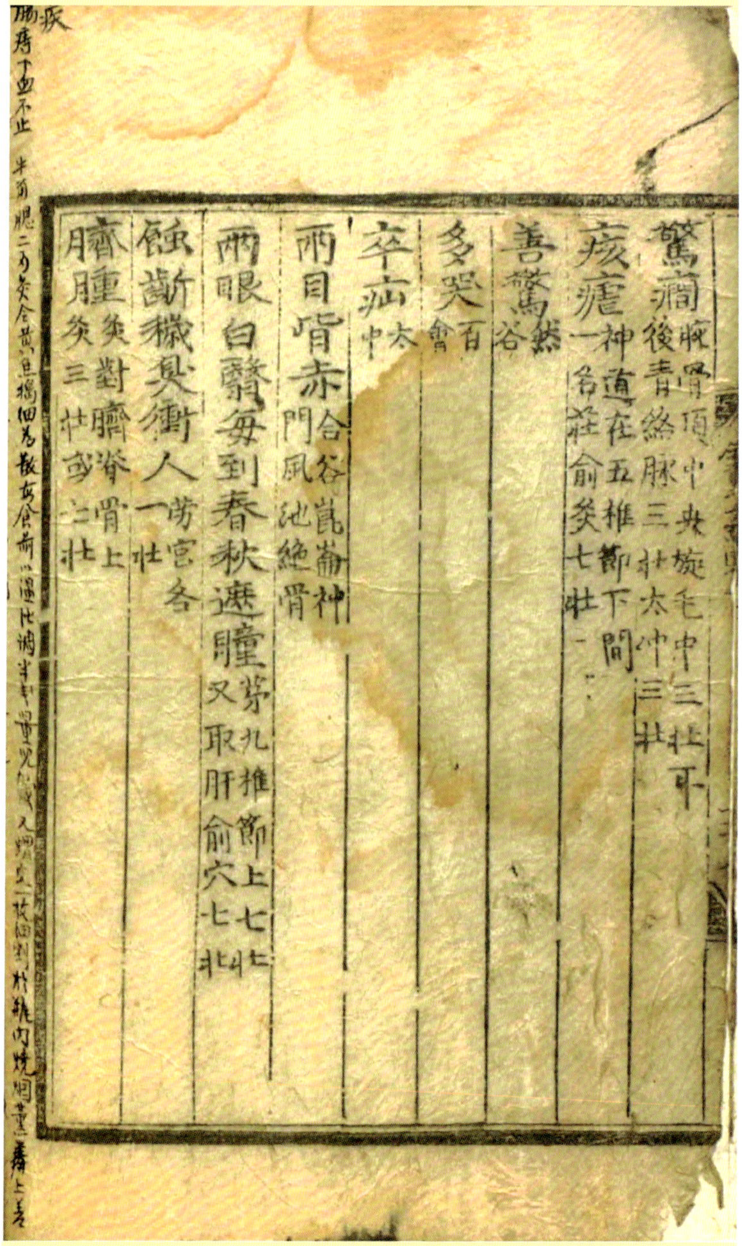
驚癇 腕骨項中央旋毛中三壯耳後青絲脈三壯太冲三壯
痎瘧 神道在五椎節下間一名莊俞灸七壯
善驚 然谷
多哭 百會
卒疝 太冲
兩目眥赤 合谷崑崙神門風池絕骨
兩眼白翳每到春秋遮瞳 第九椎節上七壯又取肝俞穴七壯
蝕齗穢臭衝人 勞宮各一壯
臍腫 灸對臍脊骨上灸三壯或七壯

惊痫：腕骨、项中央旋毛中三壮，耳后青络脉三壮，太冲三壮。

痎疟：神道，在五椎节下间，一名庄俞。灸七壮。

善惊：然谷。

多哭：百会。

卒病：太冲。

两目眦赤：合谷、昆仑、神门、风池、绝骨。

两眼白翳，每到春秋遮瞳：第九椎节上七壮，又取肝俞穴七壮。

蚀龈臭秽冲人：劳宫各一壮。

脐肿：灸对脐脊骨上，灸三壮或七壮。

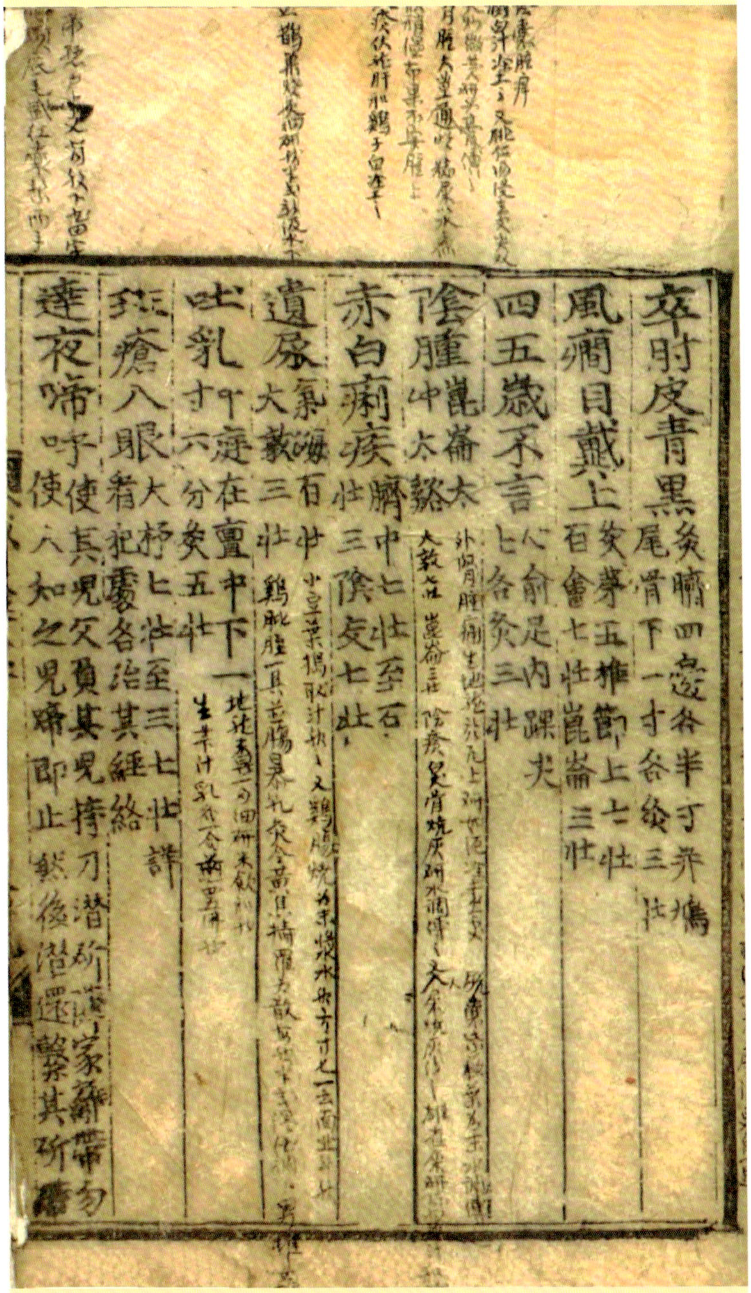

卒肘皮青黑：灸脐四边各半寸，并鸠尾骨下一寸，各灸三壮。

风痫目戴上：灸第五椎节上七壮，百会七壮，昆仑三壮。

四五岁不言：心俞、足内踝尖上各灸三壮。

阴肿：昆仑、太冲、太溪。

赤白痢疾：脐中七壮至百壮，三阴交七壮。

遗尿：气海百壮，大敦三壮。

吐乳：中庭，在膻中下一寸六分。灸五壮。

斑疮入眼：大杼七壮至三七壮，详看犯处，各治其经络。

达夜啼呼：使其儿父负其儿，持刀潜斫邻家篱带，勿使人知之，儿啼即止。然后潜还系其斫带，

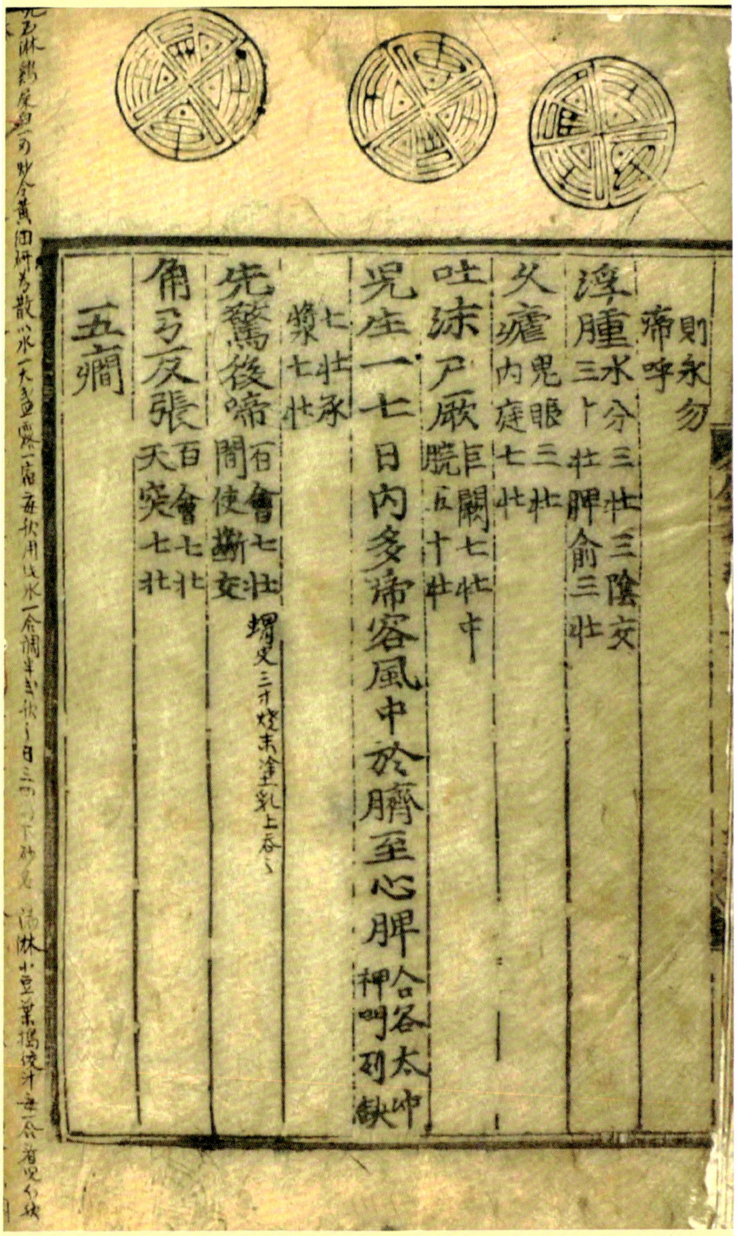
則永勿啼呼
浮腫水分三壯三陰交三十壯脾俞三壯
久瘡鬼眼三壯内庭七壯
吐沫尸厥巨闕七壯中脘五十壯
兒生一七日内多啼客風中於臍至心脾合谷太冲神門列缺七壯承漿七壯
先驚後啼百會七壯間使斷交
角弓反張百會七壯天突七壯
五癎

则永勿啼呼。

浮肿：水分三壮，三阴交三十壮，脾俞三壮。

久疟：鬼眼三壮，内庭七壮。

吐沫尸厥：巨阙七壮，中脘五十壮。

儿生一七日内多啼，客风中于脐至心脾：合谷、太冲、神门、列缺七壮，承浆七壮。

先惊后啼：百会七壮，间使断交。

角弓反张：百会七壮，天突七壮。

五痫

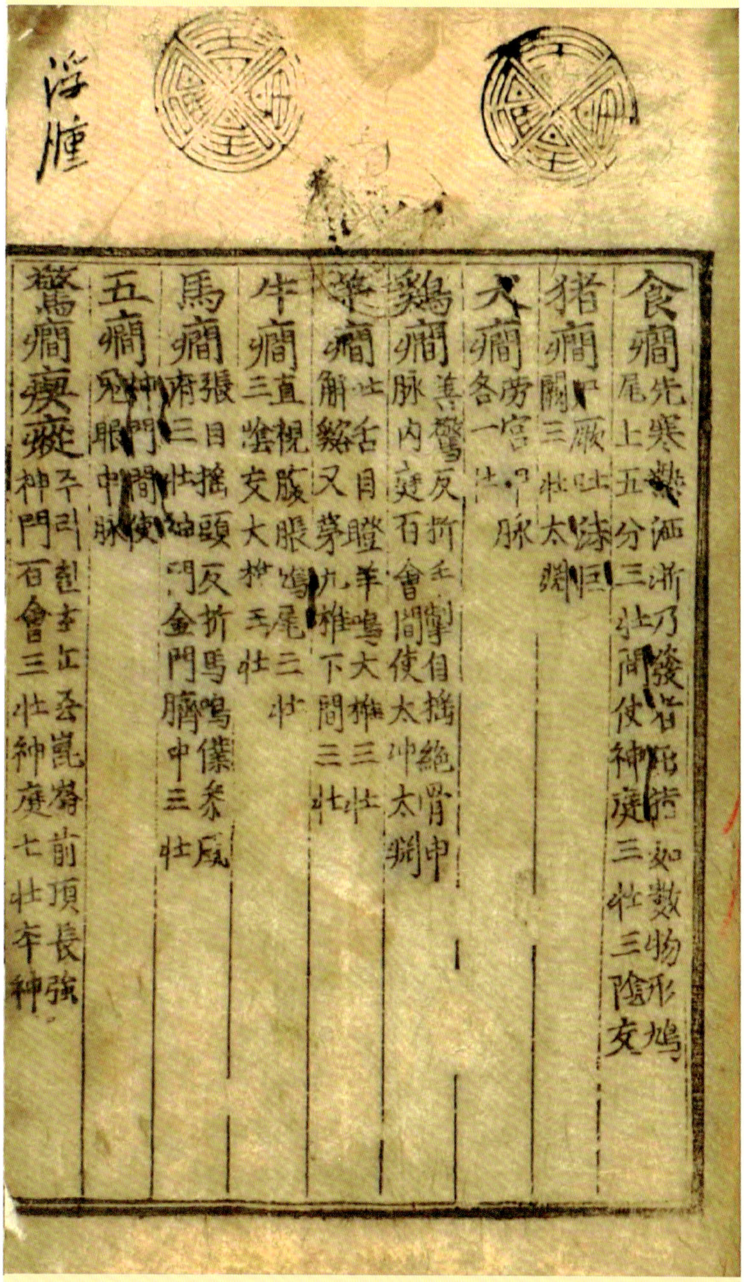

食痫：先寒热洒淅乃发者，屈指如数物形，鸠尾上五分三壮，间使、神庭三壮，三阴交。

猪痫：尸厥吐沫，巨阙三壮，太渊。

犬痫：劳宫、申脉一壮。

鸡痫：善惊反折，手掣自摇，绝骨、申脉、内庭、百会、间使、太冲、太渊。

羊痫：吐舌、瞪目、羊鸣，大椎三壮，解溪又第九椎下间三壮。

牛痫：直视腹胀，鸠尾三壮，三阴交、大椎三壮。

马痫：张目摇头，反折马鸣，仆参、风府三壮，神门、金门、脐中三壮。

五痫：神门、间使、鬼眼、申脉。

惊痫瘛疭：昆仑[1]、前项、长强、神门、百会三壮，神庭七壮，本神。

[1]昆仑：此上有六字韩文注释。

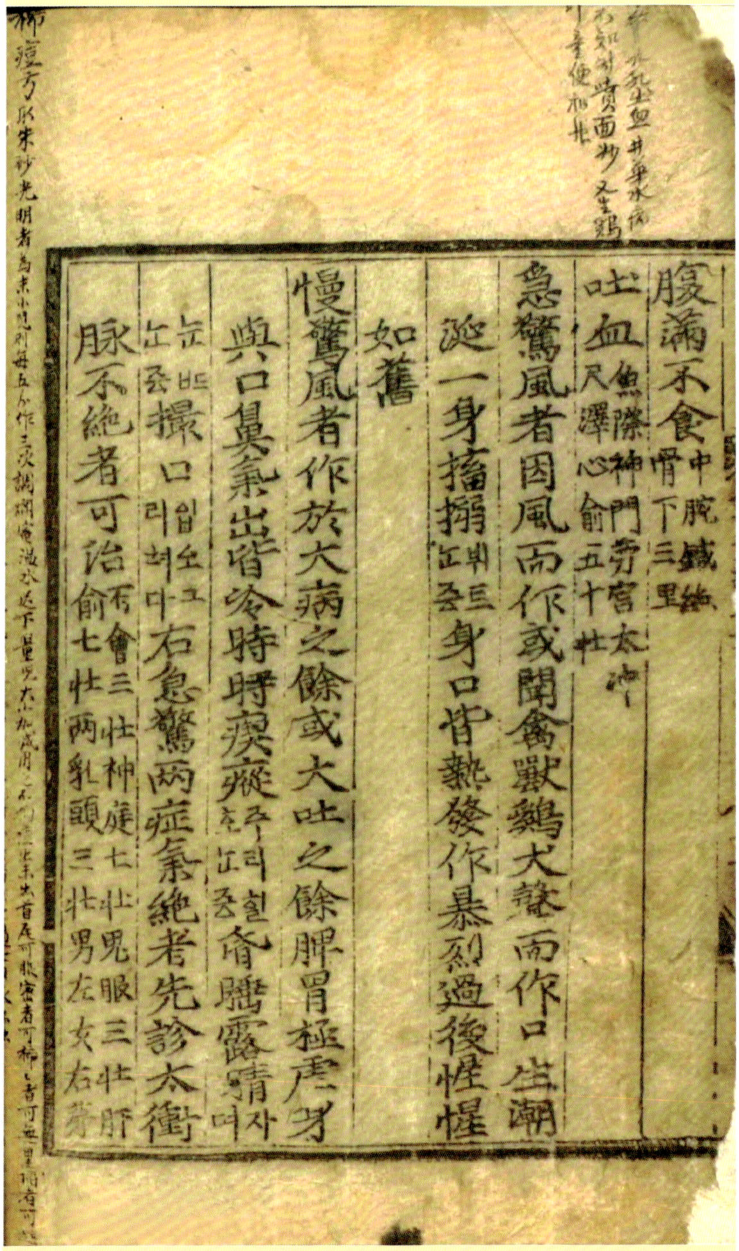

腹满不食：中脘，针绝骨，下三里。

吐血：鱼际、神门、劳宫、太冲、尺泽、心俞五十壮。

急惊风者，因风而作，或闻禽兽鸡犬声而作，口生潮涎，一身搐搦，身[1]口皆热，发作暴烈过后，惺惺如旧。

慢惊风者作于大病之余，或大吐之余，脾胃极虚，身与口鼻气出皆冷，时时瘛疭[2]，昏睡露睛，撮口。右急惊两症气绝者先诊，太冲脉不绝者可治：百会三壮，神庭七壮，鬼眼三壮，肝俞七壮，两乳头三壮，男左女右第

①身：此上有四字韩文注释。

②瘛疭：此下有六字韩文注释。又，下文“昏睡露睛”“撮口”下均有韩文注释。

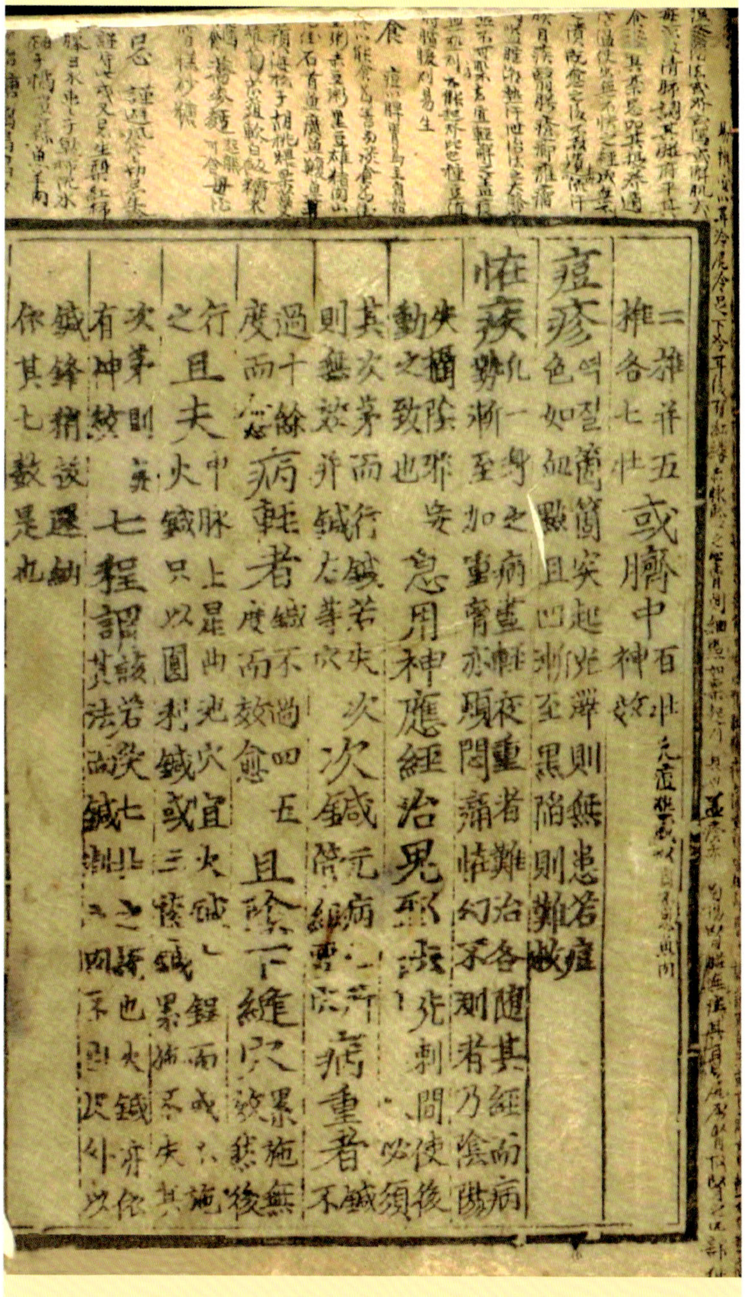

二椎并五椎各七壮。或脐中百壮神效。

痘疹[1]：个个突起光泽则无患，若痘色如血点，且凸渐至黑陷则难救。

怪疾：凡一身之病昼轻夜重者难治，各随其经而病势渐至加重。胸亦烦闷，痛怪幻不测者，乃阴阳失摄，阴邪妄动之致也。急用《神应经》治鬼邪法：先刺间使，后十三穴必须其次第而行针。若失次则无效，并针右等穴。次针：元病之所管经要穴。病重者：针不过十余度而愈。病轻者：针不过四五度而效愈。且阴下缝穴，累施无效，然后行之。且夫：申脉、上星、曲池穴宜火针七锃，而或不施火针，只以圆利针或三棱针累施，不失其次第则每有神效。七锃谓：该若灸七壮之说也，火针亦依其法，而针刺入肉不出，皮外以针锋稍拔还纳，依其七数是也。

①痘疹：此下有二字韩文注释。

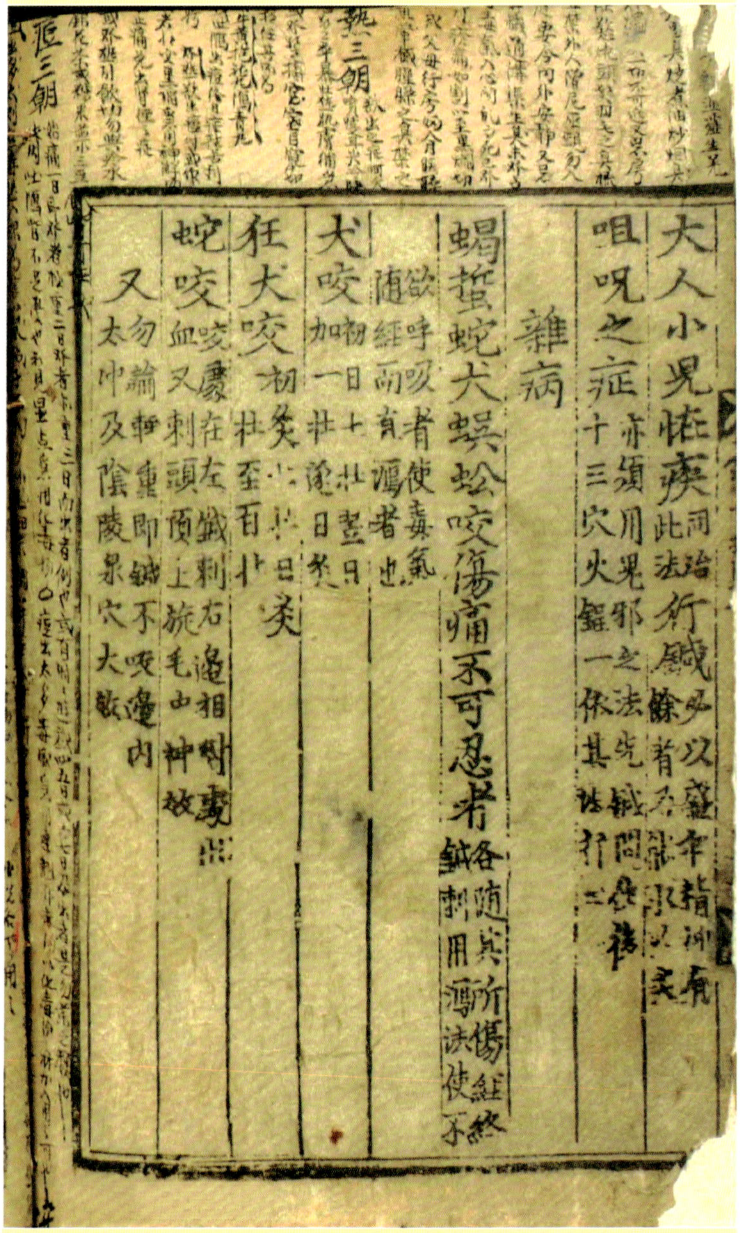

大人小儿怪疾：同治此法。行针：必以盛年精神有余者，乃能取效矣。

咀呪之症：亦须用鬼邪之法，先针间使后十三穴，火鋥一依其法行之。

杂病

蝎蛰蛇犬蜈蚣咬伤，痛不可忍者。各随其所伤经络，针刺用泻法，使不欲呼吸者，使毒气随经而直泻者也。

犬咬：初日七壮，翌日加一壮，日灸。

狂犬咬：初灸七壮，日灸，一壮至百壮。

蛇咬：咬处在左，针刺右边，相对处出血，又刺头项上旋毛中，神效。

又：勿论轻重，即针不咬边，内太冲及阴陵泉穴，大效。

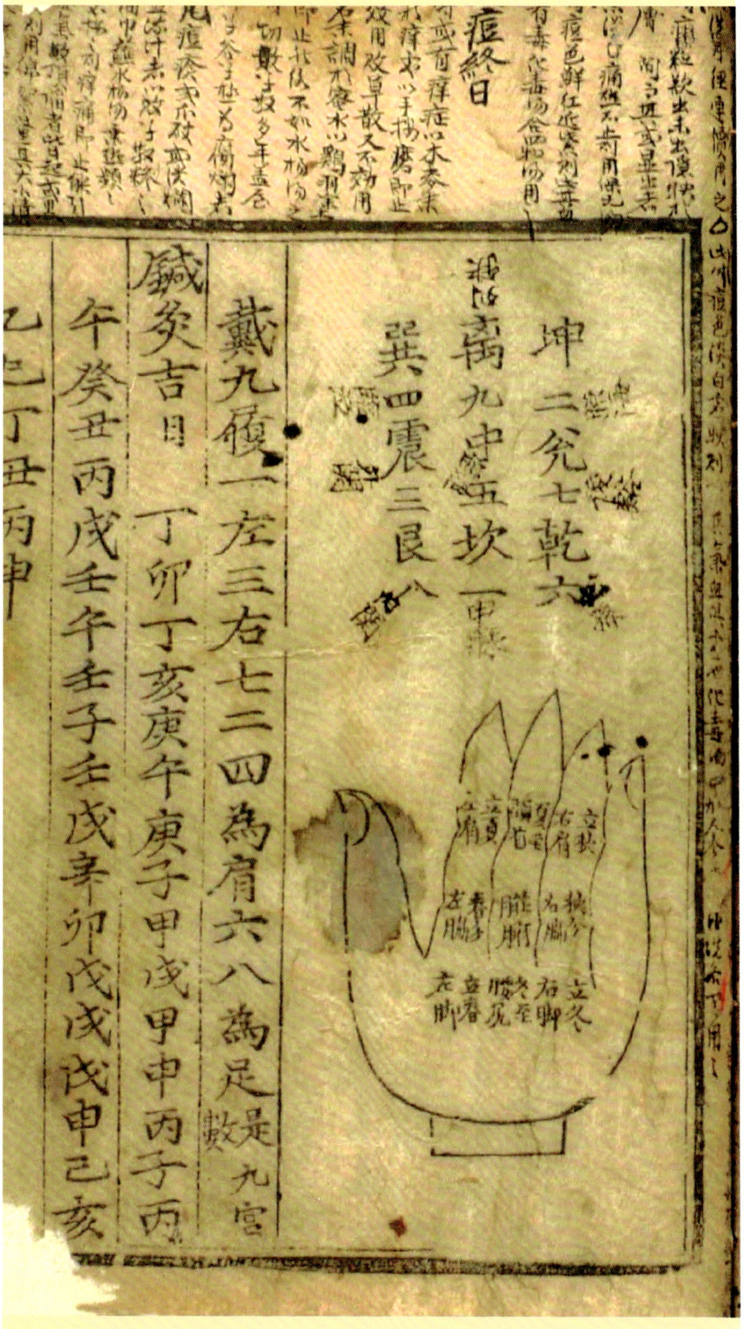

坤二兌七乾六

離九中五坎一

巽四震三艮八

戴九履一左三右七二四為肩六八為足是九宮數

鍼灸吉日 丁卯丁亥庚午庚子甲戌甲申丙子丙午癸丑丙戌壬午壬子壬戌辛卯戊戌戊申己亥乙巳丁丑丙申

（手图见左）

坤二兑七乾六

离九中五坎一

巽四震三艮八

戴九履一，左三右七，二四为肩，六八为足。是九宫数。

针灸吉日：丁卯、丁亥、庚午、庚子、甲戌、甲申、丙子、丙午、癸丑、丙戌、壬午、壬子、壬戌、辛卯、戊戌、戊申、巳亥、乙巳、丁丑、丙申。

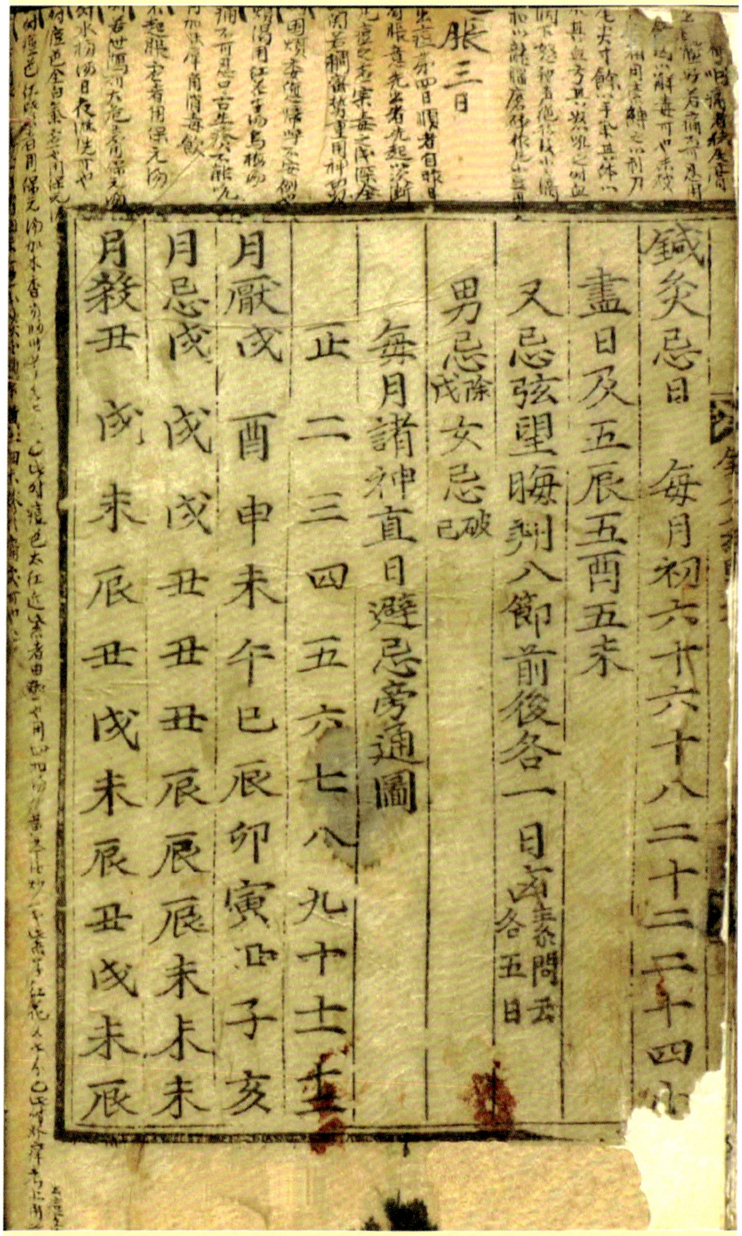

针灸吉日：每月初六、十六、十八、二十二、二十四，小尽日及五辰、五酉、五未。

又：忌弦望晦朔八节前后各一日凶。《素问》云：各五日。男忌除戌，女忌破己。

每月诸神值日避忌旁通图

	月厌	月忌	月杀
正	戌	戌	丑
二	酉	戌	戌
三	申	戌	未
四	未	丑	辰
五	午	丑	丑
六	巳	丑	戌
七	辰	辰	戌
八	卯	辰	辰
九	寅	辰	丑
十	丑	未	戌
十一	子	未	未
十二	亥	未	辰

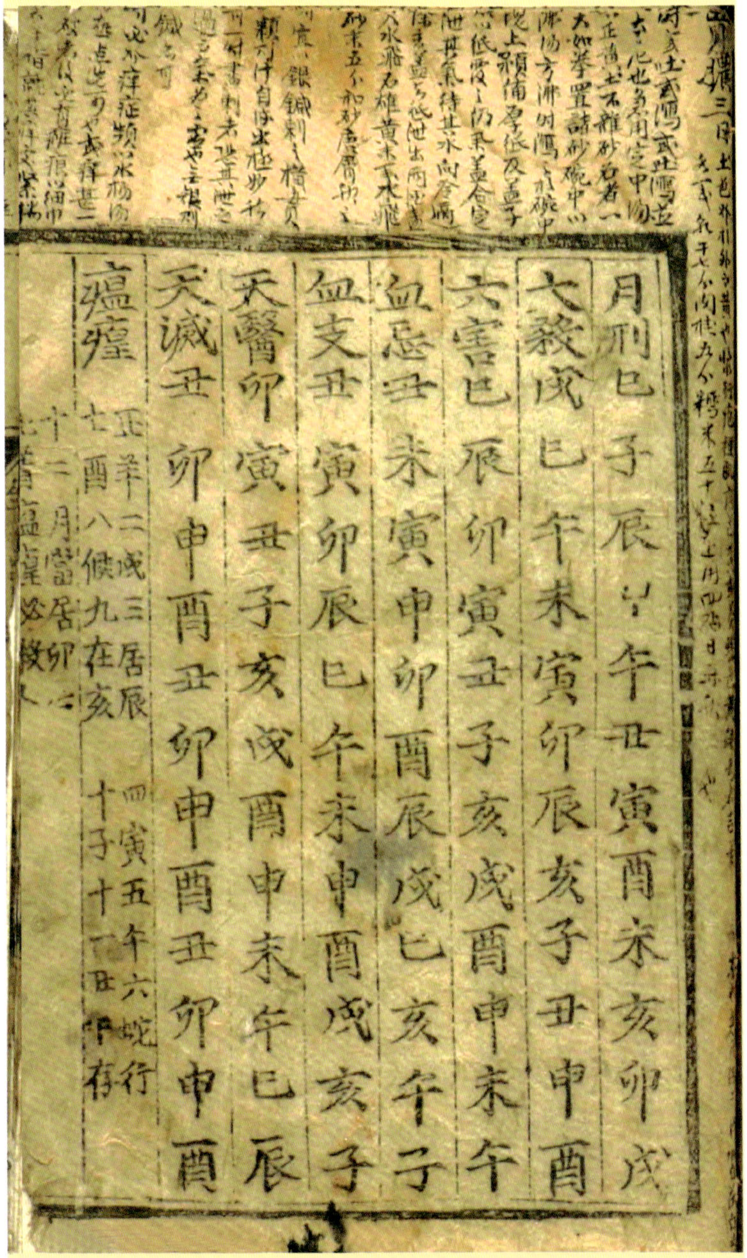

	正	二	三	四	五	六	七	八	九	十	十一	十二
月刑	巳	子	辰	申	午	丑	寅	酉	未	亥	卯	戌
大杀	戌	巳	午	未	寅	卯	辰	亥	子	丑	申	酉
六害	巳	辰	卯	寅	丑	子	亥	戌	酉	申	未	午
血忌	丑	未	寅	申	卯	酉	辰	戌	巳	亥	午	子
血支	丑	寅	卯	辰	巳	午	未	申	酉	戌	亥	子
天医	卯	亥	丑	未	巳	卯	丑	亥	酉	未	巳	卯
天灭	丑	卯	申	酉	丑	卯	申	酉	丑	卯	申	酉

瘟癀　正羊二戌三居辰，四寅五午六蛇行，七酉八猴九在亥，十子十一丑中存，十二月当居卯位，犯着瘟癀必杀人。

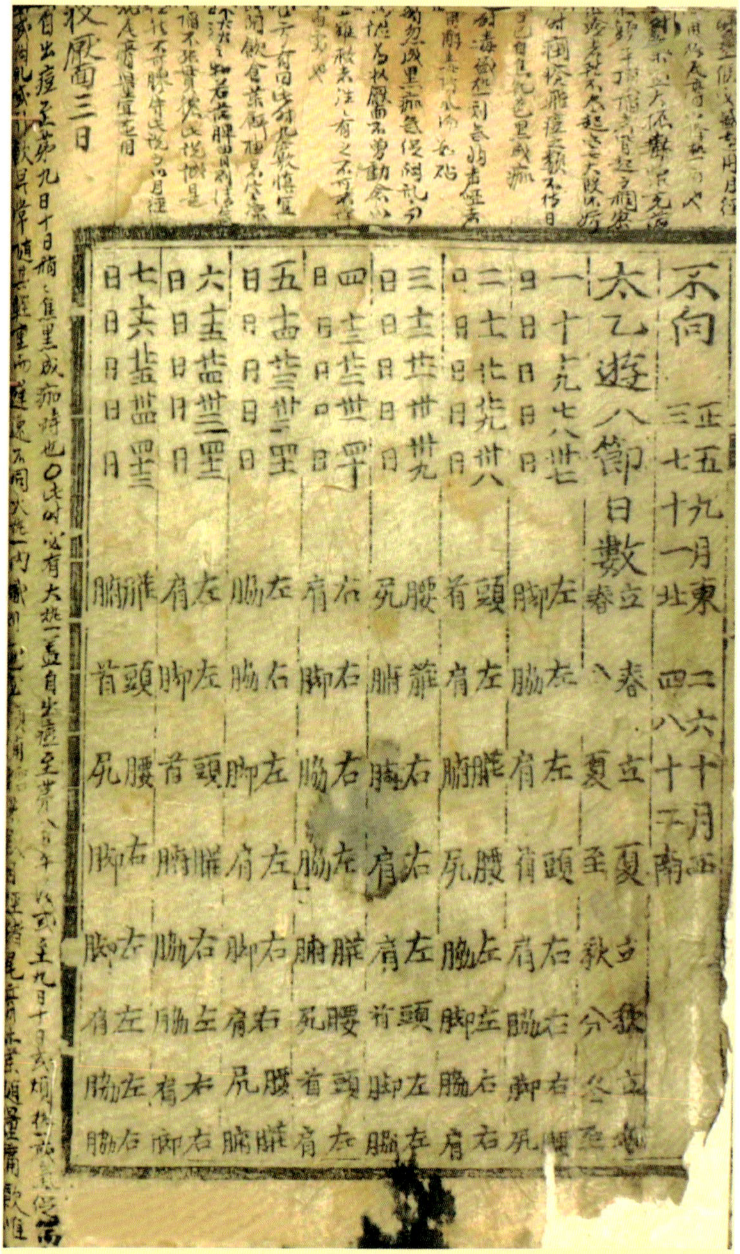

不向正五九月东，二六十月西，三七十一北，四八十二南。

太乙游人节日数

					立春	立夏	立秋	立冬	春分	夏至	秋分	冬至
一日	十日	十九日	二十八日	三十七日	左脚	左胁	左肩	头首	右肩	右胁	右脚	腰尻
二日	十一日	二十日	二十九日	三十八日	头首	左肩	脏腑	腰尻	左胁	左脚	右胁	右肩
三日	十二日	二十一日	三十日	三十九日	腰尻	脏腑	右脚	右肩	左肩	头首	左脚	左胁
四日	十三日	二十二日	三十一日	四十日	右肩	右脚	右胁	左胁	脏腑	腰尻	头首	左肩
五日	十四日	二十三日	三十二日	四十一日	左胁	右胁	左脚	左肩	右脚	右肩	腰尻	脏腑
六日	十五日	二十四日	三十三日	四十二日	左肩	左脚	头首	脏腑	右胁	左胁	右肩	右脚
七日	十六日	二十五日	三十四日	四十三日	脏腑	头首	腰尻	右脚	左脚	左肩	左胁	右胁

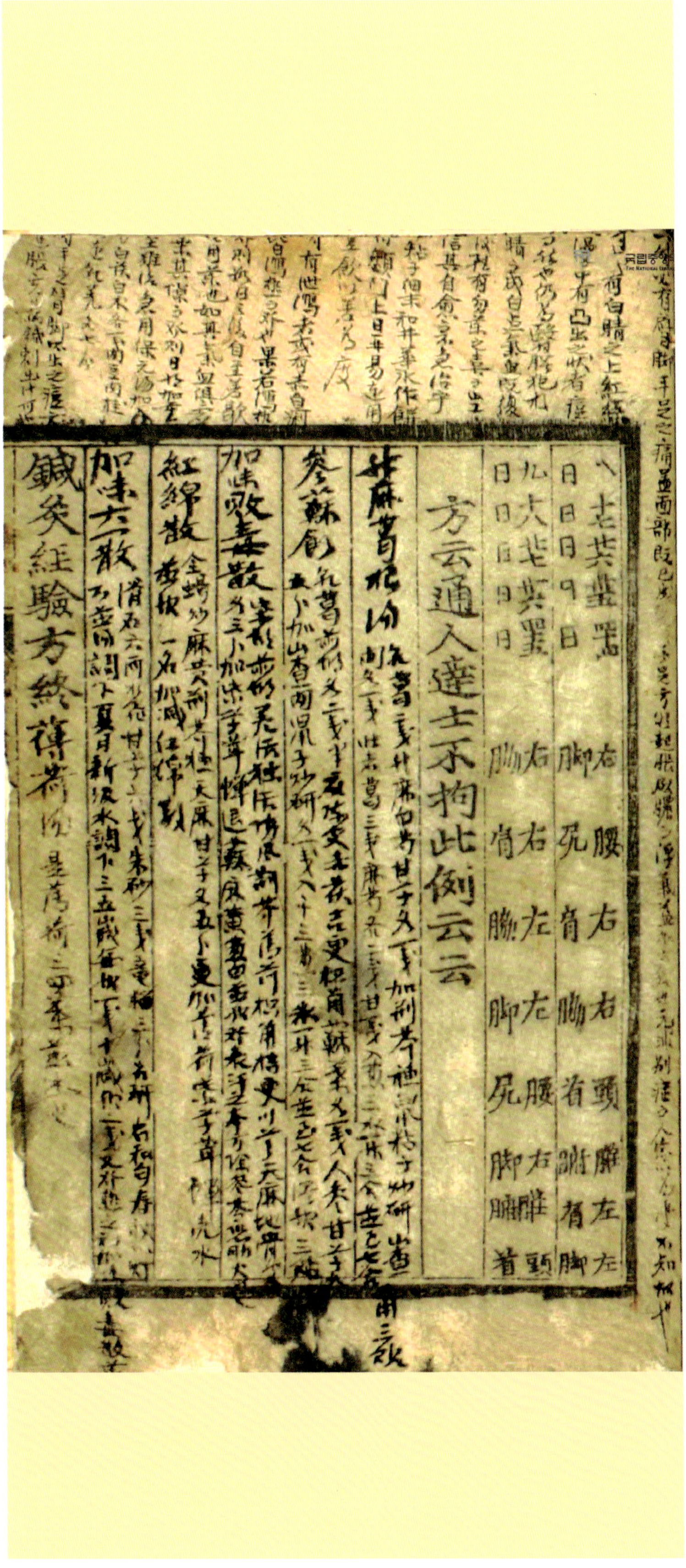

左脚	左肩	脏腑	头首	右胁	右肩	腰尻	右脚	四十四日	三十五日	二十六日	十七日	八日
头首	脏腑	右脚	腰尻	左脚	左胁	右肩	右胁	四十五日	三十六日	二十七日	十八日	九日

方云：通人达士，不拘此例，云云。

针灸经验方终

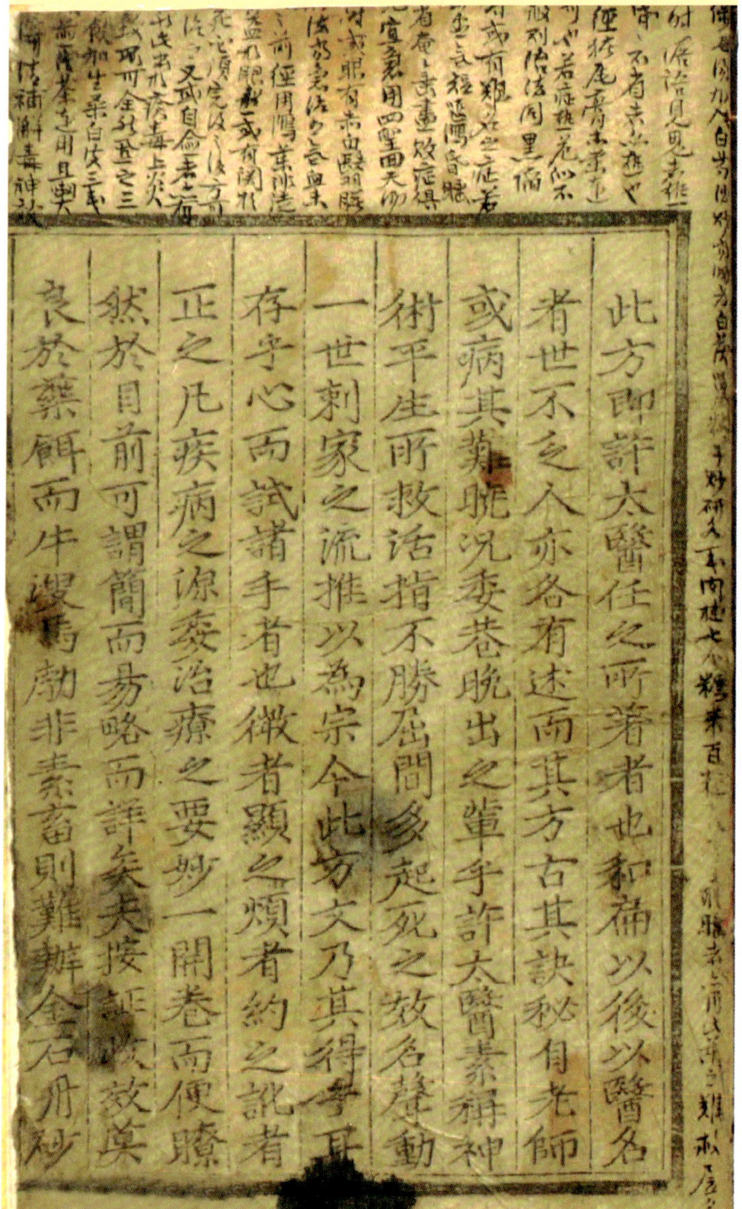
此方即許太醫任之所著者也和扁以後以醫名者世不乏人亦各有述而其方古其訣秘自老師或病其難曉況委巷晚出之輩乎許太醫素稱神術平生所救活指不勝屈間多起死之效名聲動一世剌家之流推以爲宗今此方文乃其得乎耳存乎心而試諸手者也微者顯之煩者約之訛者正之凡疾病之源委治療之要妙一開卷而便瞭然於目前可謂簡而易略而詳矣夫按證收效莫良於藥餌而牛溲馬勃非素畜則難辨金石丹砂

此方即许太医任之所著者也。和、扁以后，以医名者，世不乏人，亦各有述。而其方古，其诀秘，自老师或病其难晓，况委巷晚出之辈乎？许太医素称神术，平生所救活，指不胜屈，间多起死之效，名声动一世，刺家之流，推以为宗。今此方文乃其得乎耳，存乎心，而试诸手者也。微者显之，烦者约之，讹者正之。凡疾病之源委，治疗之要妙，一开卷而便了然于目前，可谓简而易略而详矣。夫按证收效，莫良于药饵。而牛溲马勃，非素畜则难辨；金石丹砂，

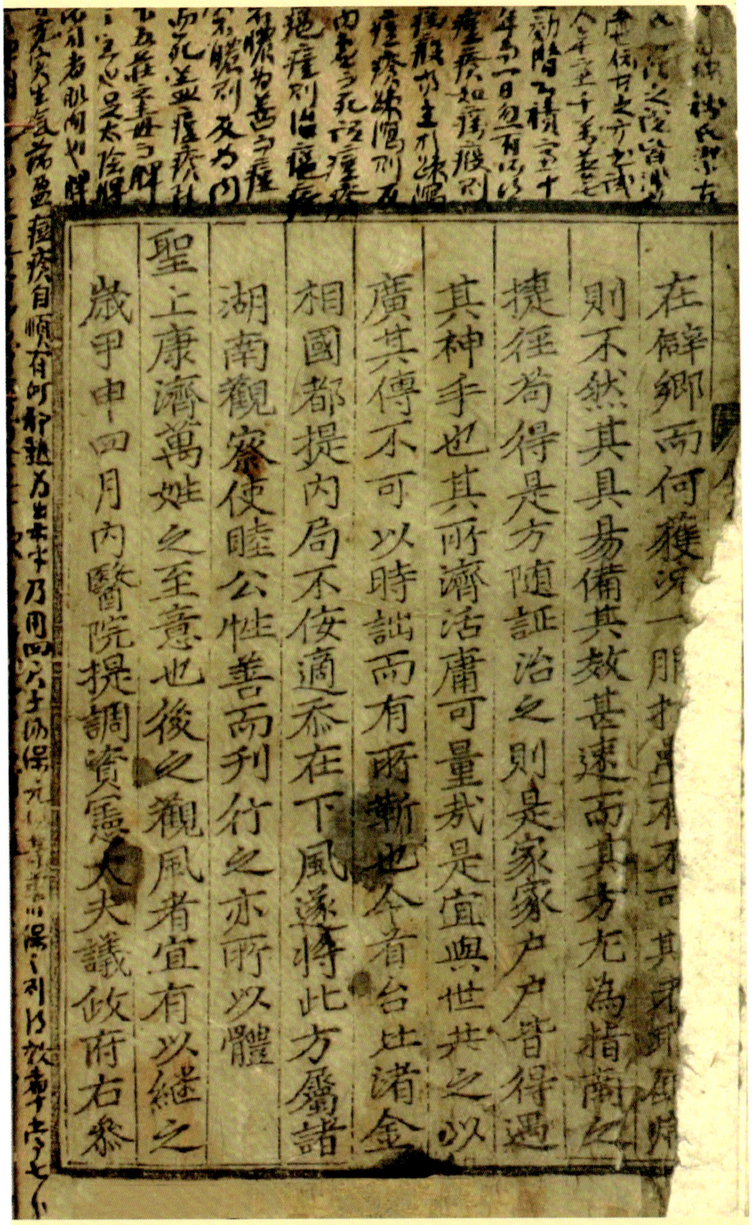

在僻乡而何获？况一服打叠，有不可期者耶。针焫则不然，其具易备，其效甚速，而其方尤为指南之捷径。苟得是方，随证治之，则是家家户户皆得遇其神手也。其所济活，庸可量哉？是宜与世共之，以广其传，不可以时诎而有所靳也。今首台北渚金相国都提内局，不佞适忝在下风，遂将此方嘱诸。湖南观察使睦，公性善而刊行之，亦所以体圣上康济万姓之至意也。后之观风者，宜有以继之。

岁甲申四月

内医院提调资宪大夫、议政府右参

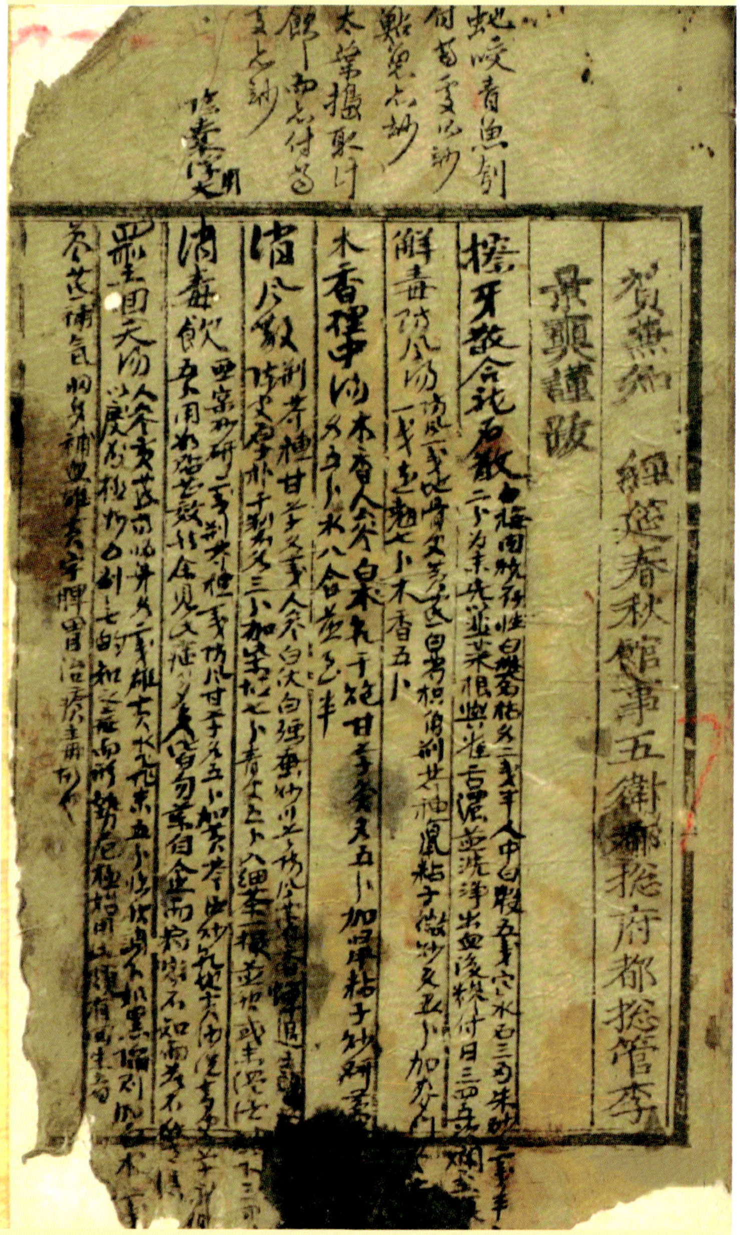

赞、兼知经筵春秋馆事、五卫都总

府都总管

李景奭　谨跋

针灸要诀

〔朝鲜〕柳成龙 撰 王旭东 校订

朝鲜大正十四年刻本

《针灸要诀》一卷，朝鲜柳成龙撰于李朝宣祖三十三年（1600）。柳成龙（1542—1607），字而见，号西厓，为李朝著名文臣，曾任领议政一职，封号丰原府院君，死后谥号文忠。据卷首柳成龙序，因年少多病，偶览《医学入门》中有针灸篇，深感针灸得当，可以疗疾，屏居河村时，累年批阅，颇有心得，遂摘其精要，类聚各经，而分穴处治法，著成是编。本书以《医学入门》为蓝本，将针灸学复杂之经穴及其施针方法与效果，以表解的方式加以系统分类，使阅者一目了然。其内容大多出于《医学入门》，少量抄录于《针灸资生经》。另据其孙柳伍荣后序曰：偶览家中旧箧，得先生手写《针灸本草》，尚幸此书不泯，复出三百年之后，而独恨夫《辨证指南》之未得同时并现也……可知柳成龙所撰《针灸要诀》虽幸存，而《医学辨证指南》已亡佚。作者从政之余，坚持探索针灸理论，勤于实践，形成了自己的见解，如宣祖二十八年（1595）乙未四月，宣祖违豫，屡受针于专门针医。时柳成龙领议政，认为施针有泻无补，不宜反复受针，故上书慎之。本书内容摘编于中国古籍，反映了当时朝鲜针灸学术状态，现以朝鲜大正十四年（1925）朝鲜柳伍荣重刻本影印校订。

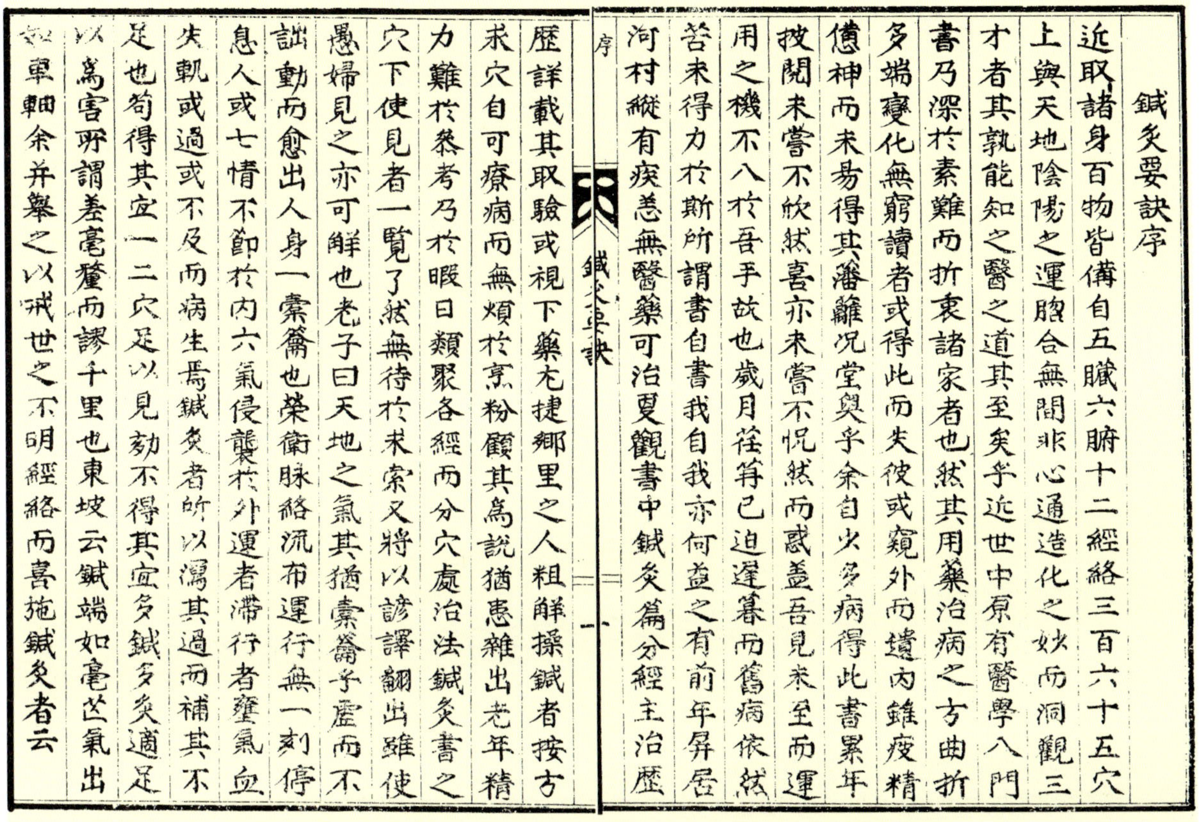

鍼灸要訣序

近取諸身百物皆備自五臟六腑十二經絡三百六十五穴上與天地陰陽之運脗合無間非心通造化之妙而洞觀三才者其孰能知之醫之道其至矣乎近世中原有醫學入門書乃深於素難而折衷諸家者也然其用藥治病之方曲折多端變化無窮讀者或得此而失彼或窺外而遺內雖疲精憊神而未易得其藩籬況堂奥乎余自少多病得此書累年披閱未嘗不欣然喜亦未嘗不悅然而惑蓋吾見未至而運用之機不入於吾手故也歲月荏苒已迫遲暮而舊病依然苦未得力於斯所謂書自書我自我亦何益之有前年屏居河村縱有疾恙無醫藥可治更觀書中鍼灸篇分經主治歷

序　鍼灸要訣　二

歷詳載其取驗或視下藥尤捷鄉里之人粗解操鍼者按方求穴自可療病而無煩於烹粉顧其爲說猶患雜出老年精力難於參考乃於暇日類聚各經而分穴處治法鍼灸書之穴下使見者一覽了然無待於求索又將以諺譯翻出雖使愚婦見之亦可解也老子曰天地之氣其猶槖籥乎虛而不詘動而愈出人身一槖籥也榮衛脉絡流布運行無一刻停息人或七情不節於內六氣侵襲於外運者滯行者壅氣血失軌或過或不及而病生焉鍼灸者所以瀉其過而補其不足也苟得其宜一二穴足以見効不得其宜多鍼多灸適足以爲害所謂差毫釐而謬千里也東坡云鍼端如毫芒氣出如車軸余并舉之以戒世之不明經絡而喜施鍼灸者云

针灸要诀序

近取诸身，百物皆备，自五脏六腑、十二经络、三百六十五穴，上与天地阴阳之运吻合无间，非心通造化之妙而洞观三才者，其孰能知之医之道其至矣乎。近世中原有《医学入门》书，乃深于《素》《难》而折衷诸家者也。然其用药治病之方，曲折多端，变化无穷，读者或得此而失彼，或窥外而遗内，虽疲精惫神，而未易得其藩篱，况堂奥乎！余自少多病，得此书累年披阅，未尝不欣然喜，亦未尝不怳然而惑。盖吾见未至，而运用之机不入于吾手故也。岁月荏苒，已迫迟暮，而旧病依然，苦未得力于斯。所谓书自书，我自我，亦何益之有？前年屏居河村，纵有疾恙，无医药可治。更观书中针灸篇，分经主治，历历详载，其取验或视下药尤捷，乡里之人粗解操针者，按方求穴，自可疗病，而无烦于烹粉，顾其为说，犹患杂出，老年精力难于参考，乃于暇日类聚各经，而分穴处治法，针灸书之穴下，使见者一览了然，无待于求索。又将以谚译翻出，虽使愚妇见之，亦可解也。老子曰：天地之气，其犹橐籥乎？虚而不诎，动而愈出。人身一橐籥也，荣卫脉络，流布运行，无一刻停息。人或七情不节于内，六气侵袭于外，运者滞，行者壅，气血失轨，或过或不及，而病生焉。针灸者，所以泻其过而补其不足也。苟得其宜，一二穴足以见効，不得其宜，多针多灸适足以为害。所谓差毫厘而谬千里也。东坡云：针端如毫芒，气出如车轴。余并举之，以戒世之不明经络而喜施针灸者云。

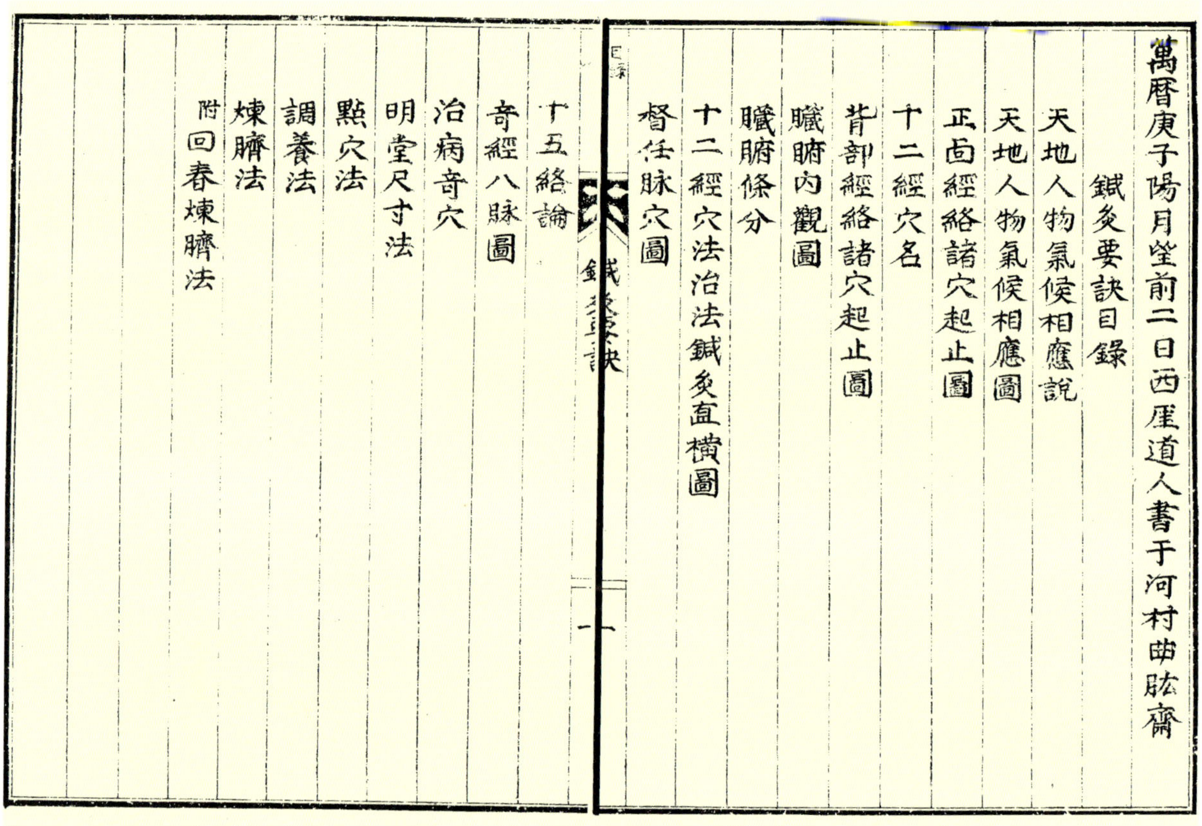

萬曆庚子陽月望前二日西厓道人書于河村曲肱齋

鍼灸要訣目錄

天地人物氣候相應說
天地人物氣候相應圖
正面經絡諸穴起止圖
十二經穴名
背部經絡諸穴起止圖
臟腑內觀圖
臟腑條分
十二經穴法治法鍼灸直橫圖
督任脉穴圖

鍼灸要訣　一

十五絡論
奇經八脉圖
治病奇穴
明堂尺寸法
點穴法
調養法
煉臍法
附回春煉臍法

万历庚子阳月望前二日西厓道人书于河村曲肱斋

针灸要诀目录

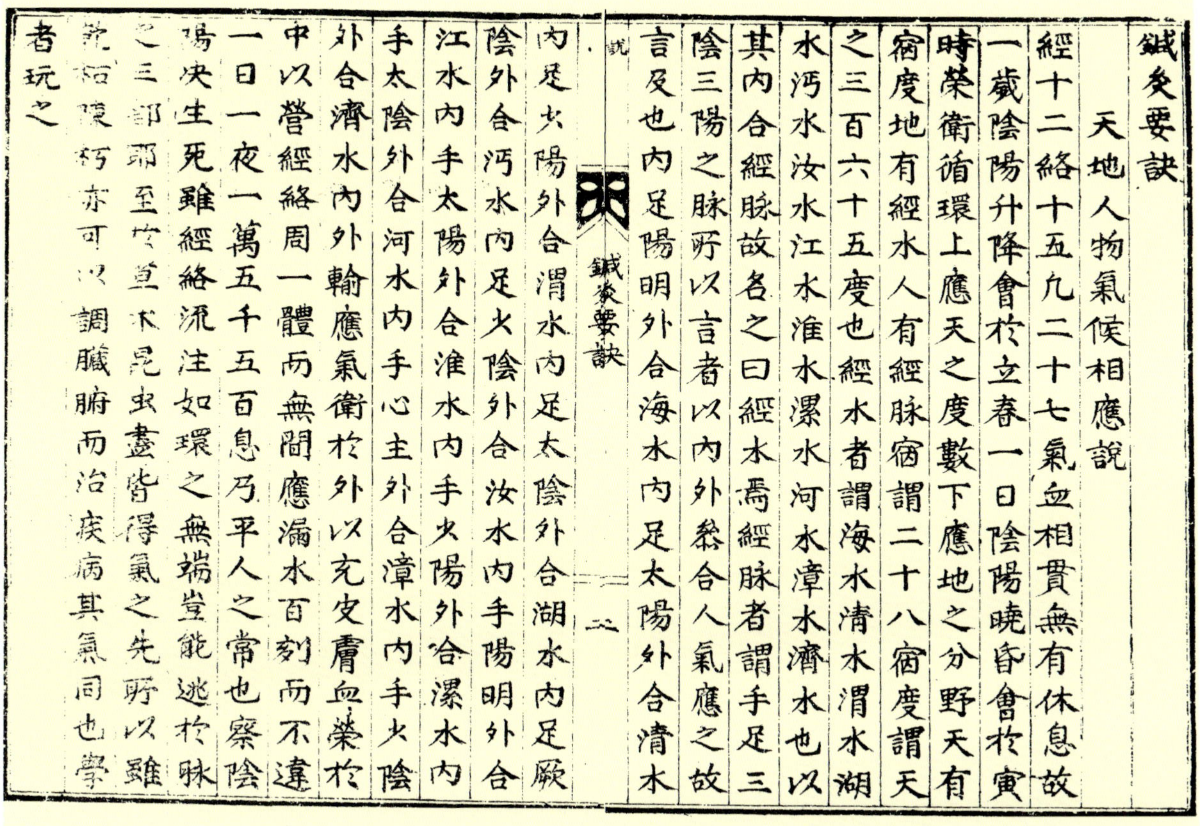

鍼灸要訣

天地人物氣候相應說

經十二絡十五凡二十七氣血相貫無有休息故一歲陰陽升降會於立春一日陰陽曉昏會於寅時榮衛循環上應天之度數下應地之分野天有宿度地有經水人有經脉宿謂二十八宿度謂天之三百六十五度也經水者謂海水清水渭水湖水沔水汝水江水淮水漯水河水漳水濟水也以其內合經脉故名之曰經水焉經脉者謂手足三陰三陽之脉所以言者以內外參合人氣應之故言及也內足陽明外合海水內足太陽外合清水

鍼灸要訣 二

內足少陽外合渭水內足太陰外合湖水內足厥陰外合沔水內足少陰外合汝水內手陽明外合江水內手太陽外合淮水內手少陽外合漯水內手太陰外合河水內手心主外合漳水內手少陰外合濟水內外輸應氣衛於外以充皮膚血榮於中以營經絡周一體而無間應漏水百刻而不違一日一夜一萬五千五百息乃平人之常也察陰陽決生死雖經絡流注如環之無端豈能逃於脉之三部耶至於草木昆虫盡皆得氣之先所以雖乾枯陳朽亦可以調臟腑而治疾病其氣同也學者玩之

针灸要诀

天地人物气候相应说

经十二，络十五，凡二十七。气血相贯，无有休息，故一岁阴阳升降，会于立春一日；阴阳晓昏，会于寅时。荣卫循环，上应天之度数，下应地之分野。天有宿度，地有经水，人有经脉。宿，谓二十八宿度，谓天之三百六十五度也；经水者，谓海水、清水、渭水、湖水、沔水、汝水、江水、淮水、漯水、河水、漳水、济水也。以其内合经脉，故名之曰经水焉。经脉者，谓手足三阴三阳之脉，所以言者以内外参合，人气应之，故言及也。内足阳明，外合海水；内足太阳，外合清水；内足少阳，外合渭水；内足太阴，外合湖水；内足厥阴，外合沔水；内足少阴，外合汝水；内手阳明，外合江水；内手太阳，外合淮水；内手少阳，外合漯水；内手太阴，外合河水；内手心主，外合漳水；内手少阴，外合济水，内外输应。气卫于外，以充皮肤；血荣于中，以营经络，周一体而无间，应漏水百刻而不违，一日一夜一万五千五百息，乃平人之常也。察阴阳，决生死，虽经络流注如环之无端，岂能逃于脉之三部耶？至于草木昆虫，尽皆得气之先，所以虽干枯陈朽，亦可以调脏腑，而治疾病，其气同也。学者玩之

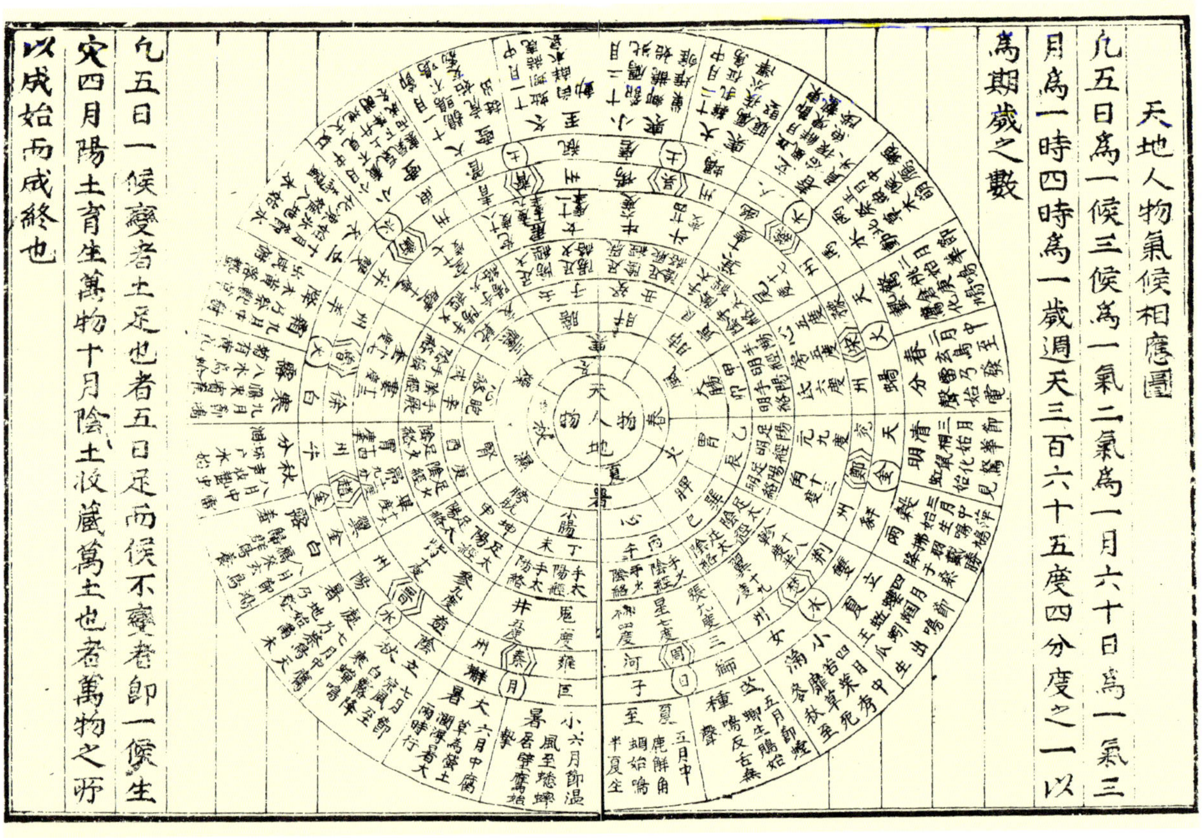
天地人物氣候相應圖

凡五日爲一候三候爲一氣二氣爲一月六十日爲一氣三月爲一時四時爲一歲周天三百六十五度四分度之一以爲期歲之數

凡五日一候變者土足也者五日足而候不變者卽一候生灾四月陽土育生萬物十月陰土收藏萬土也者萬物之所以成始而成終也

天地人物气候相应图（图见上）

凡五日为一候，三候为一气；二气为一月，六十日为一气；三月为一时，四时为一岁。周天三百六十五度四分度之一，以为期岁之数

凡五日一候变者，土足也者。五日足，而候不变者，即一候生灾。四月阳土，育生万物；十月阴土，收藏万土也者，万物之所以成始而成终也。

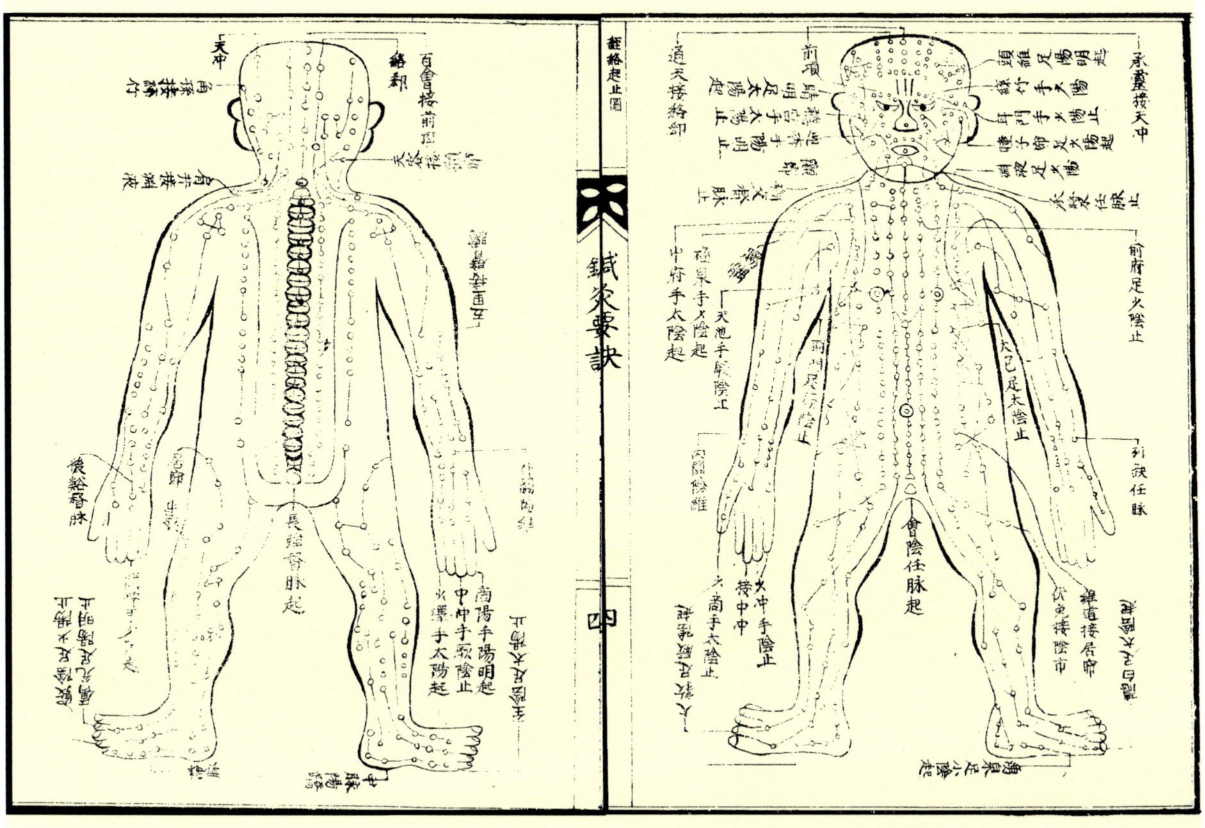

经络起止图（图见上）

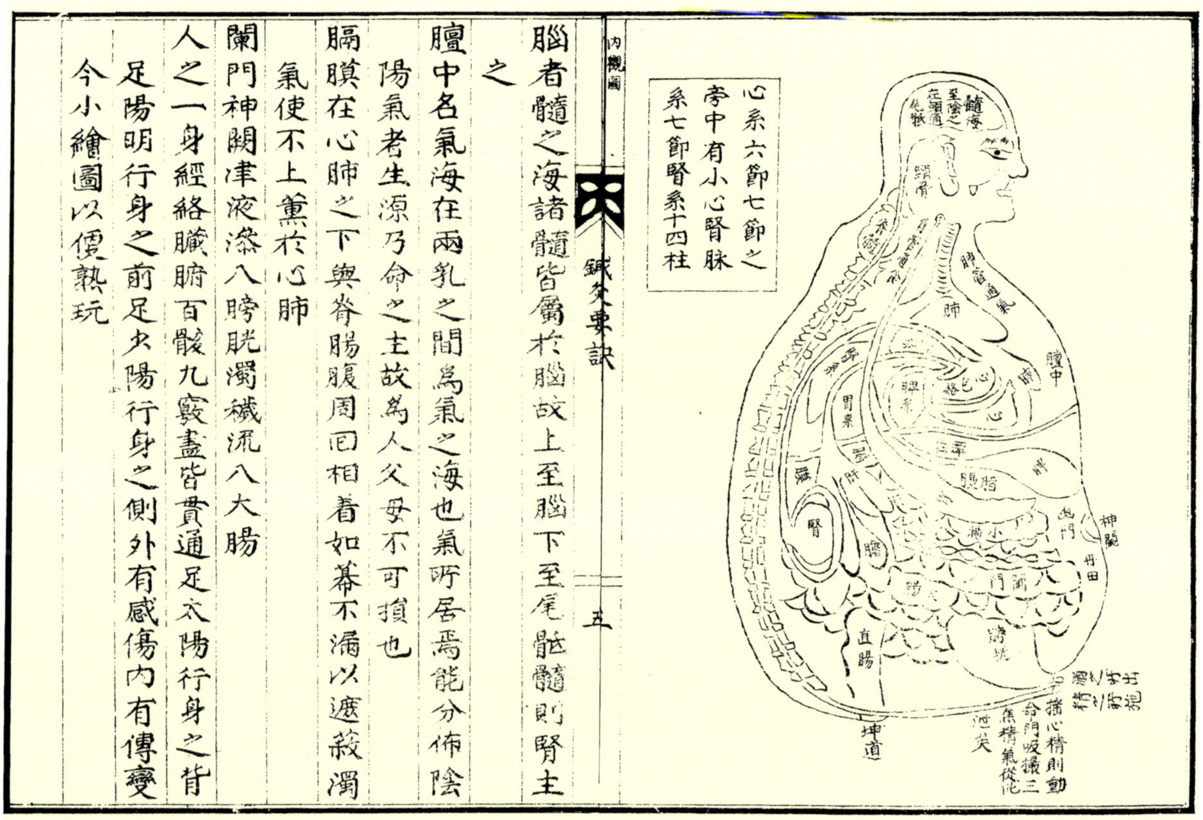

腦者髓之海諸髓皆屬於腦故上至腦下至尾骶髓則腎主之
膻中名氣海在兩乳之間為氣之海也氣所居焉能分佈陰陽氣者生源乃命之主故為人父母不可損也
膈膜在心肺之下與脊腸腹周回相着如幕不漏以遮蔽濁氣使不上熏於心肺
闌門神闕津液滲入膀胱濁穢流入大腸
人之一身經絡臟腑百骸九竅盡皆貫通足太陽行身之背足陽明行身之前足少陽行身之側外有感傷內有傳變今小繪圖以便熟玩

内观图（图见上）

心系六节、七节之旁，中有小心，肾脉系七节，肾系十四柱。

脑者髓之海，诸髓皆属于脑，故上至脑，下至尾骶，髓则肾主之。

膻中名气海，在两乳之间，为气之海也，气所居焉，能分布阴阳。气者生源，乃命之主，故为人父母，不可损也。

膈膜在心肺之下，与脊、肠、腹周回相着，如幕不漏，以遮蔽浊气，使不上熏于心肺。

阑门、神阙，津液渗入膀胱，浊秽流入大肠。

人之一身，经络脏腑，百骸九窍，尽皆贯通。足太阳行身之背，足阳明行身之前，足少阳行身之侧。外有感伤，内有传变，今小绘图以便熟玩。

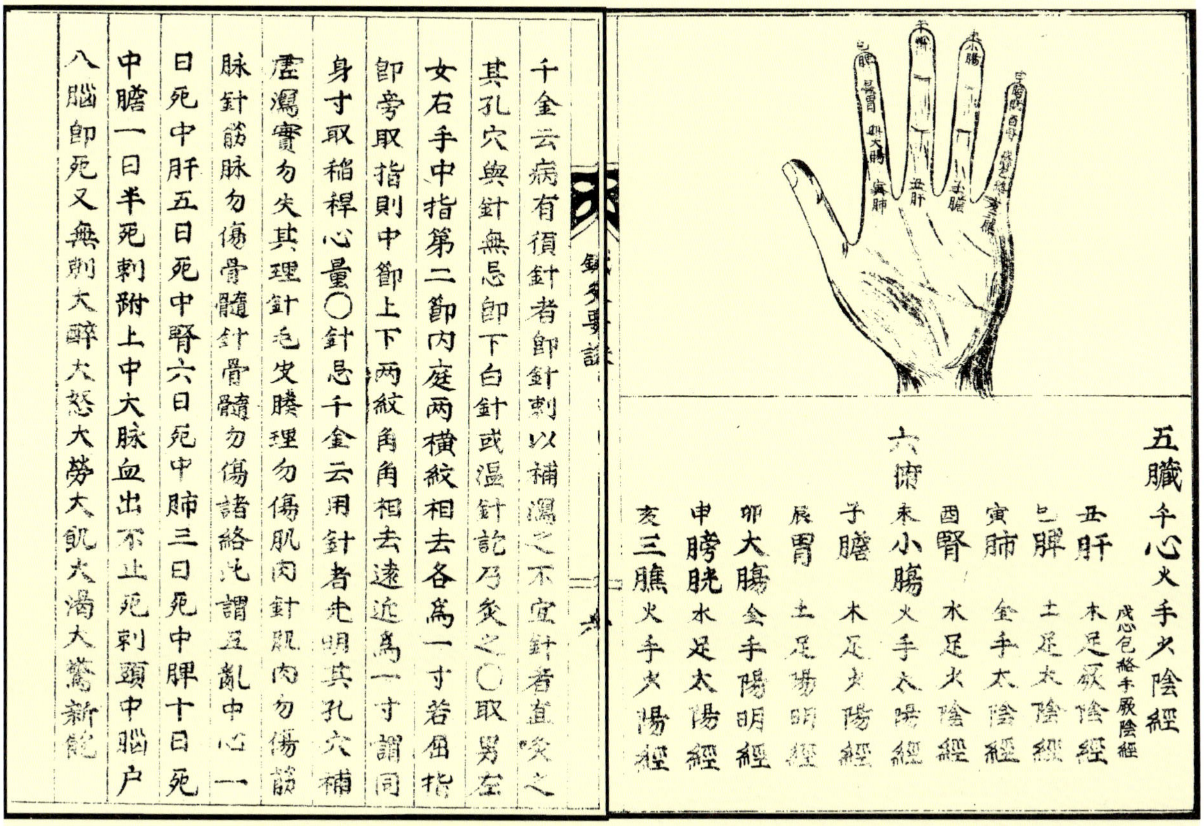

鍼灸要訣

千金云病有須針者即針刺以補瀉之不宜針者直灸之其孔穴與針無忌即下白針或溫針訖乃灸之〇取男左女右手中指第二節內庭兩橫紋相去各為一寸若屈指即旁取指則中節上下兩紋角角相去遠近為一寸謂同身寸取稻稈心量〇針忌千金云用針者先明其孔穴補虛瀉實勿失其理針毛皮腠理勿傷肌肉針肌肉勿傷筋脉針筋脉勿傷骨髓針骨髓勿傷諸絡此謂五亂中心一日死中肝五日死中腎六日死中肺三日死中脾十日死中膽一日半死刺跗上中大脉血出不止死刺頭中腦户入腦即死又無刺大醉大怒大勞大飢大渴大驚新飽

五臟

午心火手少陰經

戌心包絡手厥陰經

丑肝木足厥陰經

巳脾土足太陰經

寅肺金手太陰經

酉腎水足少陰經

六腑

未小腸火手太陽經

子膽木足少陽經

辰胃土足陽明經

卯大腸金手陽明經

申膀胱水足太陽經

亥三焦火手少陽經

五脏						六腑					
午	戌	丑	巳	寅	酉	未	子	辰	卯	申	亥
心	心包络	肝	脾	肺	肾	小肠	胆	胃	大肠	膀胱	三焦
火		木	土	金	水	火	木	土	金	水	火
手少阴经	手厥阴经	足厥阴经	足太阴经	手太阴经	足少阴经	手太阳经	足少阳经	足阳明经	手阳明经	足太阳经	手少阳经

《千金》云：病有须针者，即针刺以补泻之；不宜针者，直灸之。其孔穴与针无忌，即下白针，或温针迄，乃灸之。○取男左女右手中指第二节内庭两横纹，相去各为一寸。若屈指，即旁取指，则中节上下两纹角，角相去远近为一寸，谓同身寸。取稻秆心量。○针忌：《千金》云：用针者，先明其孔穴，补虚泻实，勿失其理。针毛皮腠理，勿伤肌肉；针肌肉，勿伤筋脉；针筋脉，勿伤骨髓；针骨髓，勿伤诸络。此谓五乱。中心，一日死；中肝，五日死；中肾，六日死；中肺，三日死；中脾，十日死；中胆，一日半死。刺跗上，中大脉，血出不止，死；刺头，中脑户，入脑即死。又，无刺大醉、大怒、大劳、大饥、大渴、大惊、新饱。

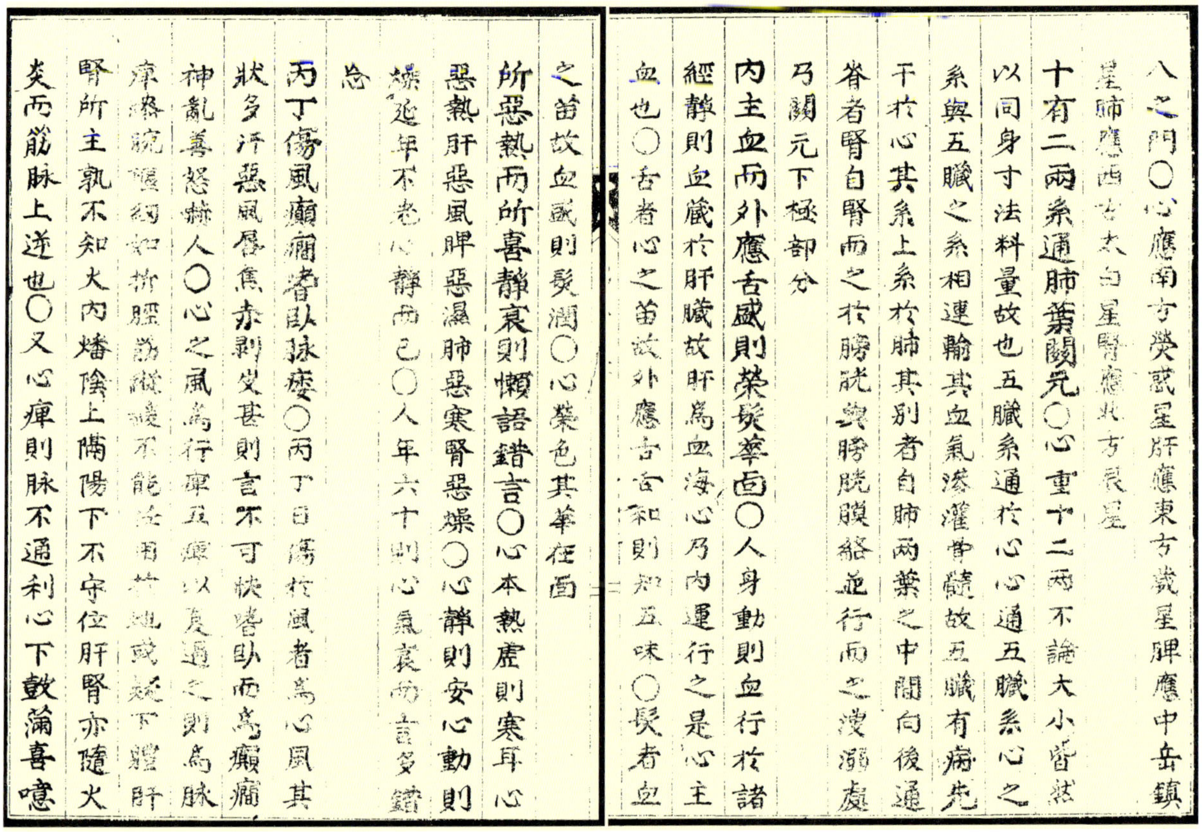

八之门〇心应南方荧惑星，肝应东方岁星，脾应中岳镇星，肺应西方太白星，肾应北方辰星。

十有二两，系通肺叶，关元。〇心重十二两，不论大小皆然，以同身寸法料量故也。五脏系通于心，心通五脏。系心之系，与五脏之系相连，输其血气，渗灌骨髓，故五脏有病，先干于心。其系上系于肺。其别者，自肺两叶之中间向后通脊者肾，自肾而之于膀胱，与膀胱膜络并行，而之溲溺处，乃关元下极部分。

内主血而外应舌，盛则荣发华面。〇人身动则血行于诸经，静则血藏于肝脏，故肝为血海，心乃内运行之，是心主血也。〇舌者，心之苗，故外应舌。舌和则知五味。〇发者，血之苗，故血盛则发润。〇心荣色，其华在面。

所恶热而所喜静，衰则懒语错言。〇心本热，虚则寒耳。心恶热，肝恶风，脾恶湿，肺恶寒，肾恶燥。〇心静则安，心动则躁，延年不老，心静而已。〇人年六十，则心气衰而言多错忘。

丙丁伤风，癫痫，嗜卧，脉痿。〇丙丁日伤于风者，为心风，其状多汗恶风，唇焦赤剥。更甚则言不可快，嗜卧而为癫痫，神乱善怒吓人。〇心之风，为行痹。五痹以夏过之则为脉痹，膝腕枢纽如折，胫筋纵缓，不能任用于地。或疑下体肝肾所主，孰不知火内燔，阴上隔阳，下不守位，肝肾亦随火炎而筋脉上逆也。〇又，心痹则脉不通利，心下鼓满，喜噫

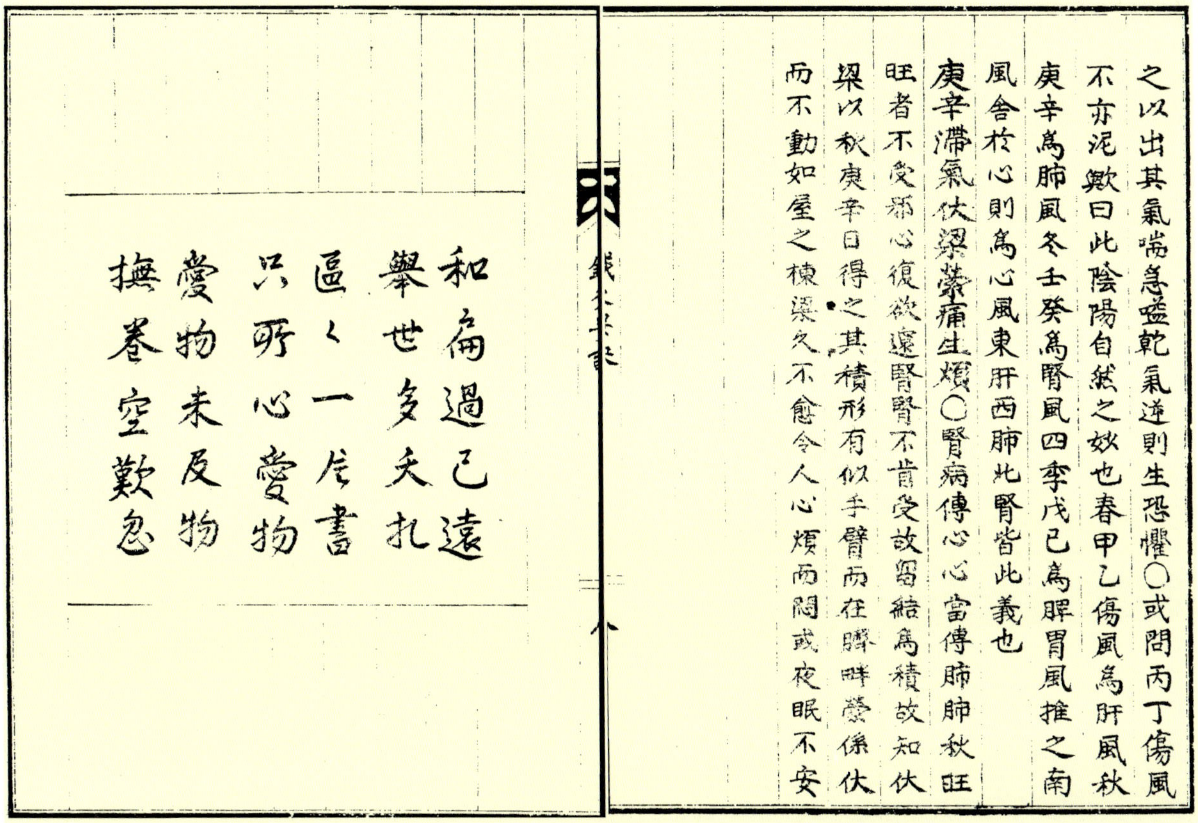
之以出其氣喘急嗌乾氣逆則生恐懼〇或問丙丁傷風不亦泥歟曰此陰陽自然之妙也春甲乙傷風爲肝風秋庚辛爲肺風冬壬癸爲腎風四季戊己爲脾胃風推之南風舍於心則爲心風東肝西肺北腎皆此義也

庚辛滯氣伏梁縈痛生煩〇腎病傳心心當傳肺肺秋旺旺者不受邪心復欲還腎腎不肯受故留結爲積故知伏梁以秋庚辛日得之其積形有似手臂而在臍畔縈係伏而不動如屋之棟梁久不愈令人心煩而悶或夜眠不安

和扁過已遠
舉世多夭扎
區區一片書
只所心愛物
愛物未及物
撫卷空歎忽

之，以出其气，喘急嗌干，气逆则生恐惧。〇或问：丙丁伤风，不亦泥欤？曰：此阴阳自然之妙也。春甲乙伤风为肝风，秋庚辛为肺风，冬壬癸为肾风，四季戊己为脾胃风，推之南风舍于心则为心风。东肝西肺北肾，皆此义也。

庚辛滞气，伏梁萦痛生烦。〇肾病传心，心当传肺，肺秋旺，旺者不受邪，心复欲还肾，肾不肯受，故留结为积。故知伏梁以秋庚辛日得之。其积形有似手臂而在脐畔，萦系伏而不动，如屋之栋梁，久不愈，令人心烦而闷，或夜眠不安。

和扁过已远，
举世多夭扎。
区区一片书，
只所心爱物。
爱物未及物，
抚卷空叹忽。

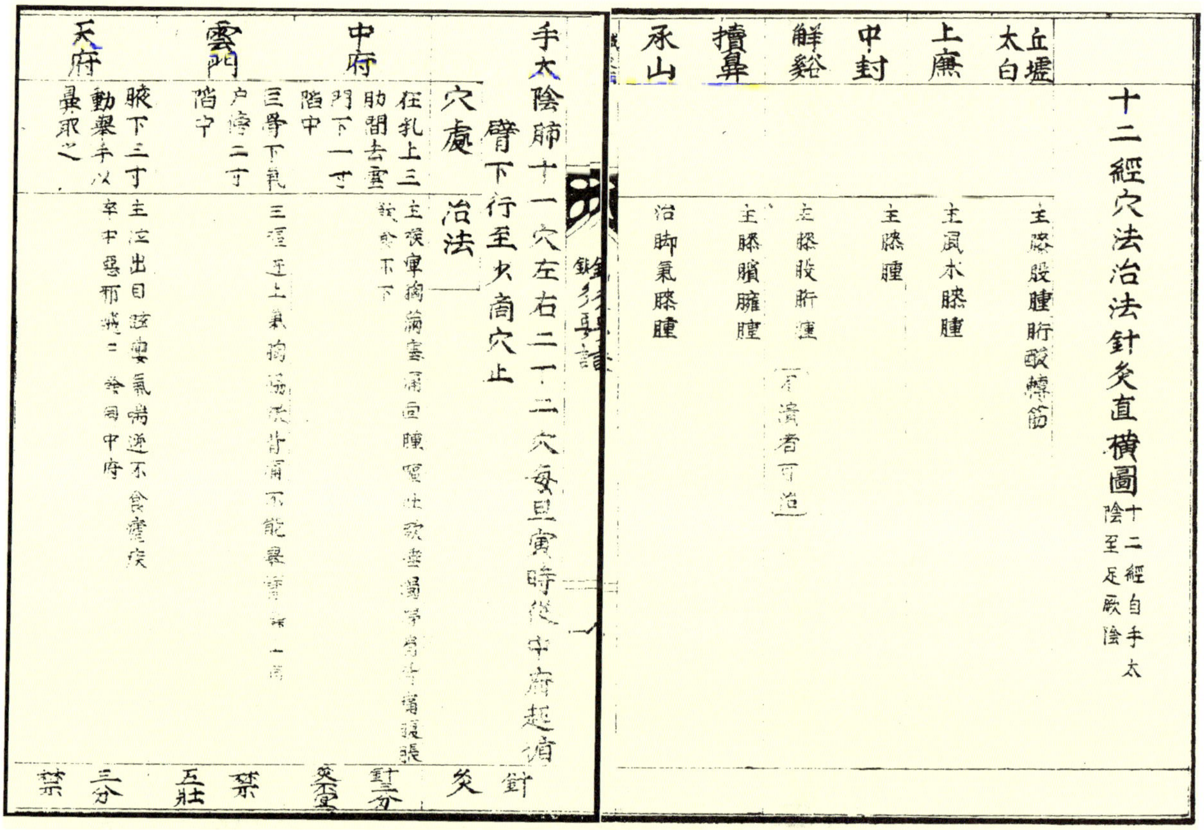

十二经穴法治法针灸直横图十二经自手太阴至足厥阴

丘墟：主膝股肿，胻酸转筋。

太白

上廉：主风水膝肿。

中封：主膝肿。

解溪：主膝股胻肿不溃者可治。

犊鼻：主膝膑壅肿。

承山：治脚气膝肿。

手太阴肺十一穴左右二十二穴每旦寅时从中府起循臂下行至少商穴止

	中府	云门		天府
穴处	在乳上三肋间去云门下一寸陷中。	巨骨下气户旁二寸陷中。		腋下三寸，动举手以鼻取之。
治法	主喉痹，胸满塞痛，面肿呕吐，咳唾浊涕，肩背痛，腹胀，饮食不下。	主呕逆上气，胸胁彻背痛，不能举臂余上同。		主泣出目眩，瘿气，喘逆不食，疟疾。卒中恶邪，飞尸。余同中府
针	针三分	禁		三分
灸	灸不宜	五壮		禁

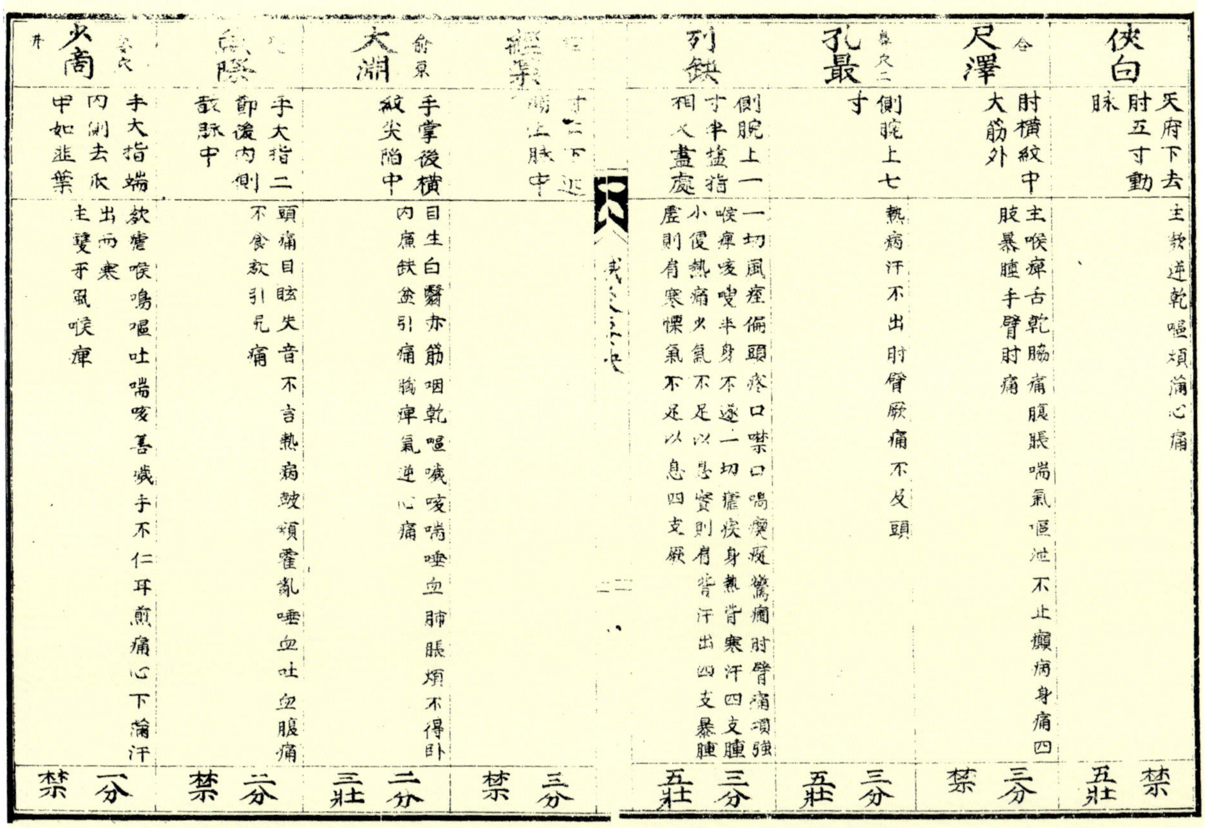

	侠白	合尺泽	鼻穴二 孔最	列缺	经渠	俞原 太渊	荥 鱼际	要穴 少商井
穴处	天府下去肘五寸动脉。	肘横纹中大筋外。	侧腕上七寸。	侧腕上一寸半盐指相入尽处。	寸口下近关上脉中。	手掌后横纹尖陷中。	手大指二节后内侧散脉中。	手大指端内侧去爪甲如韭叶。
治法	主咳逆干呕，烦满心痛。	主喉痹舌干，胁痛腹胀，喘气，呕泄不止，癫痫，身痛，四肢暴肿，手臂肘痛。	热病汗不出，肘臂厥痛不及头。	一切风痓，偏头疼，口噤口㖞瘈疭惊痫肘臂痛，项强，喉痹，咳嗖，半身不遂，一切疟疾。身热背寒，汗，四肢肿，小便热痛，少气不足以息。实则肩背汗出，四肢暴肿；虚则肩寒栗，气不足以息，四肢厥。		目生白翳赤筋，咽干呕哕，咳喘唾血肺胀，烦不得卧，内廉缺盆引痛胸痹气逆心痛。	头痛目眩，失音不言，热病鼓颔，霍乱，唾血吐血，腹痛不食，咳引尻痛。	咳疟喉鸣，呕吐喘咳，善哕，手不仁，耳煎痛，心下满，汗出而寒。主双牙风喉痹。
针	禁	三分	三分	三分	三分	二分	二分	一分
灸	五壮	禁	五壮	五壮	禁	三壮	禁	禁

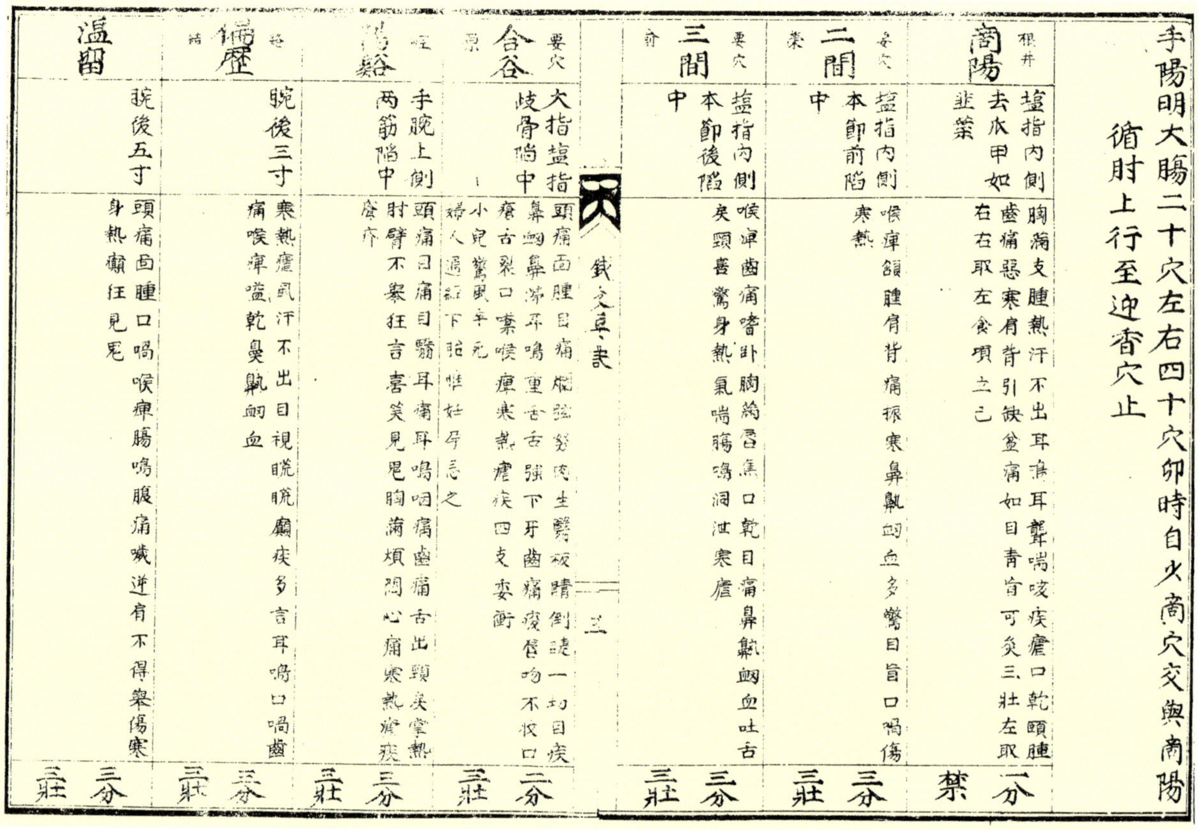

手阳明大肠二十穴左右四十穴卯时自少商穴交与商阳循肘上行至迎香穴止

	根井商阳	要穴 二间荥	要穴 三间俞	要穴合谷原	经阳溪	络偏历 结	温留
穴处	盐指内侧去爪甲如韭叶。	盐指内侧本节前陷中。	盐指内侧本节后陷中。	大指盐指歧骨陷中。	手腕上侧两筋陷中。	腕后三寸。	腕后五寸。
治法	胸满支肿，热汗不出，耳鸣耳聋，喘咳，疾疟，口干颐肿，齿痛，恶寒，肩背引缺盆痛，如目青盲，可灸三壮。左取右，右取左，食项立已。	喉痹颔肿，肩背痛，振寒，鼻衄衄血，多惊，目盲，口㖞，伤寒热。	喉痹齿痛，嗜卧，胸满唇焦，口干目痛，鼻衄衄血，吐舌，戾颈，喜惊，身热气喘，肠鸣洞泄，寒疟。	头痛面肿，目痛，烂弦胬肉，生翳板睛倒睫，一切目疾。鼻衄鼻涕，耳鸣重舌，舌强，下牙齿痛酸，唇吻不收，口疮舌裂，口噤喉痹，寒热疟疾，四肢委冲。小儿惊风卒死，妇人通经下胎。惟妊孕忌之。	头痛目痛，目翳，耳痛耳鸣，咽痛齿痛，舌出，颈戾，掌热，肘臂不举，狂言喜笑见鬼，胸满烦闷，心痛，寒热，疟疾。疮疥。	寒热疟，风汗不出，目视眈眈，癫疾多言，耳鸣口㖞，齿痛，喉痹嗌干，鼻衄衄血。	头痛面肿，㖞喉痹，肠鸣腹痛，哕逆，肩不得举伤寒身热，癫狂见鬼。
针	一分	三分	三分	二分	三分	三分	三分
灸	禁	三壮	三壮	三壮	三壮	三壮	三壮

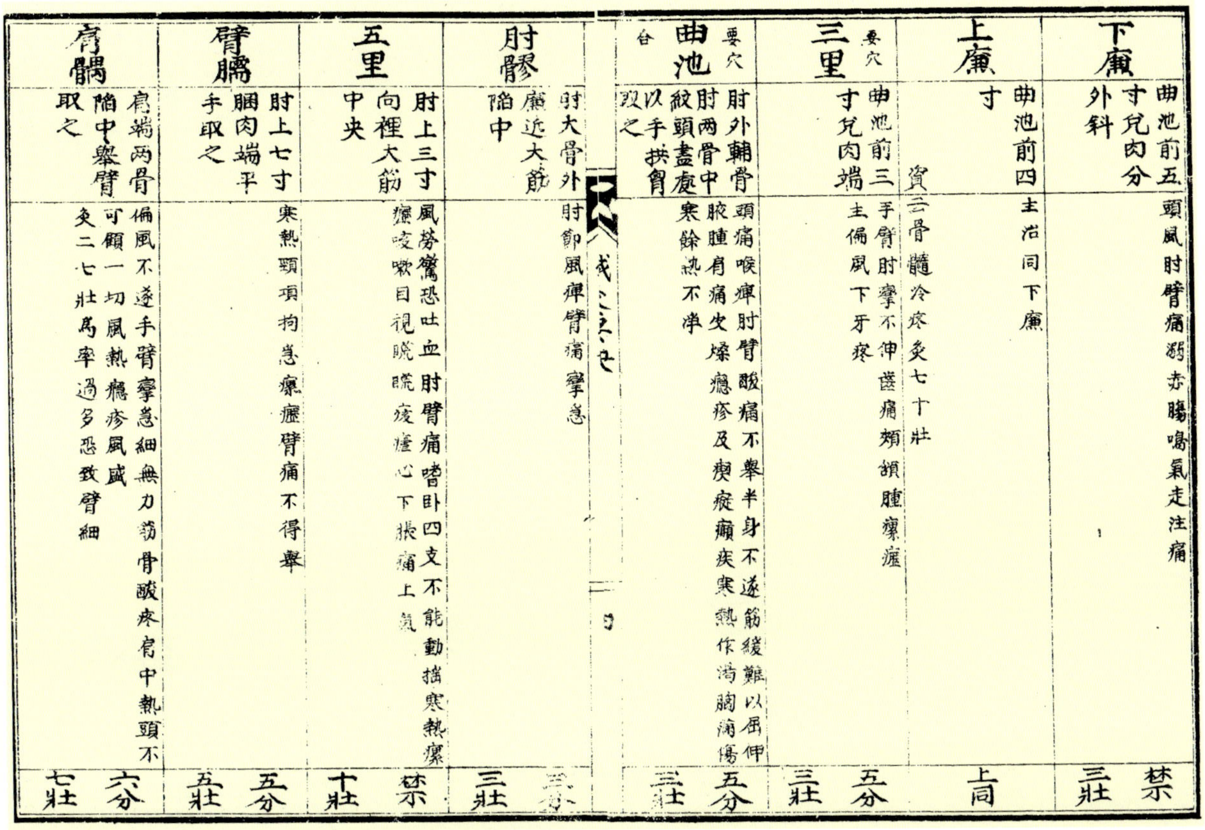

	下廉	上廉	要穴 三里	要穴 曲池合	肘髎	五里	臂臑	肩髃
穴处	曲池前五寸兑肉分外斜。	曲池前四寸。	曲池前三寸兑肉端。	肘外辅骨肘两骨中纹头尽处，以手拱胸取之。	肘大骨外廉近大筋陷中。	肘上三寸向里大筋中央。	肘上七寸䐃肉端平手取之。	肩端两骨陷中，举臂取之。
治法	头风，肘臂痛，溺赤，肠鸣，气走注痛。	主治同下廉。《资》云：骨髓冷疼，灸七十壮。	手臂肘挛不伸，齿痛，颊颔肿，瘰疬。主偏风，下牙疼。	头痛喉痹，肘臂酸痛不举，半身不遂，筋缓难以屈伸，腋肿肩痛，皮燥瘾疹，及瘈疭癫疾，寒热作渴胸痛，伤寒余热不净。	肘节风痹，臂痛挛急。	风劳惊恐吐血，肘臂痛，嗜卧，四肢不能动摇，寒热瘰疬，咳嗽，目视睆睆，痎疟，心下胀痛上气。	寒热颈项拘急，瘰疬，臂痛不得举。	偏风不遂，手臂挛急，细无力，筋骨酸疼，肩中热，头不可顾。一切风热瘾疹，风盛。灸二七壮为率，过多恐致臂细。
针	禁	上同	五分	五分	三分	禁	五分	六分
灸	三壮		三壮	三壮	三壮	十壮	五壮	七壮

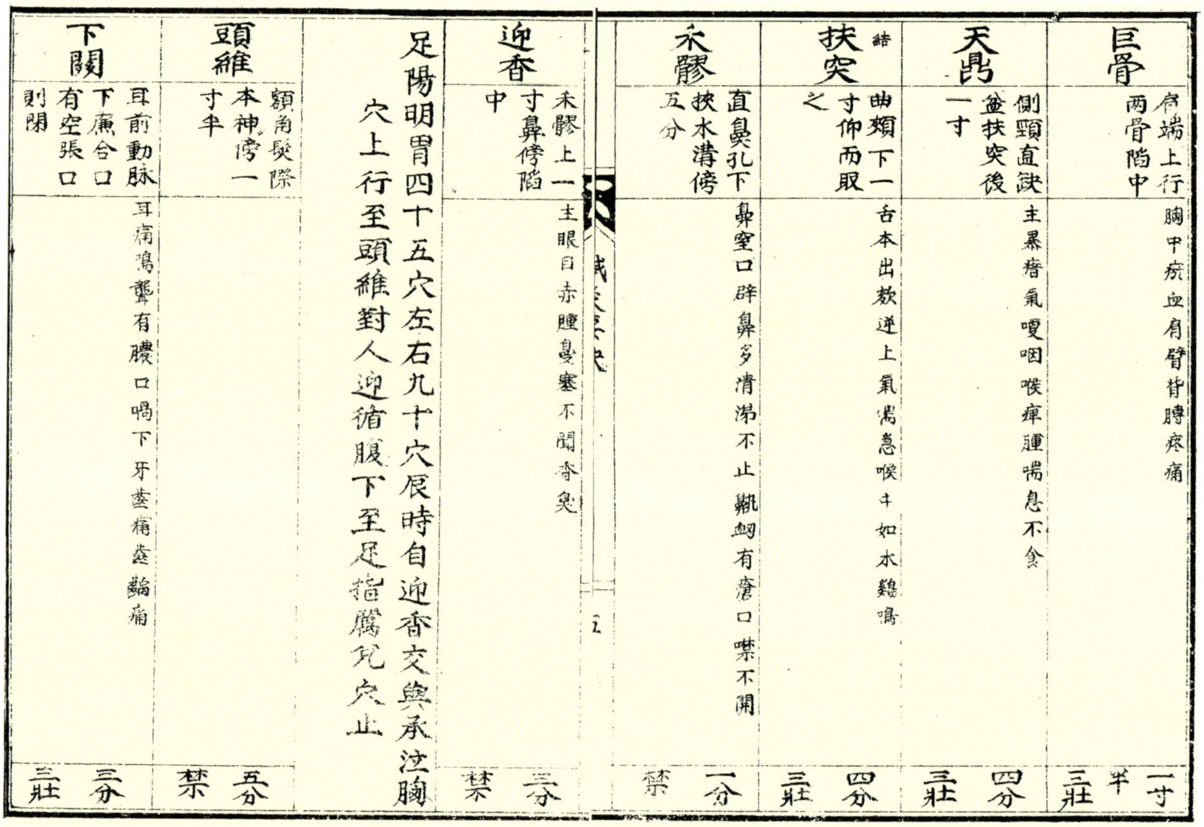

巨骨 肩端上行兩骨陷中 胸中瘀血肩臂背膊疼痛 一寸半 三壯

天鼎 側頸直缺盆扶突後一寸 主暴瘖氣哽咽喉痺腫喘息不食 四分 三壯

扶突 結 曲頰下一寸仰而取之 舌本出数逆上氣喘急喉中如水鷄鳴 四分 三壯

禾髎 直鼻孔下挾水溝傍五分 鼻窒口辟鼻多清涕不止衄衂有瘡口噤不開 一分 禁

迎香 禾髎上一寸鼻傍陷中 主眼目赤腫鼻塞不聞香臭 三分 禁

足陽明胃四十五穴左右九十穴辰時自迎香交與承泣胸穴上行至頭維對人迎循腹下至足指厲兌穴止

頭維 額角髮際本神傍一寸半 五分 禁

下關 耳前動脉下廉合口有空張口則閉 耳痛鳴聾有膿口喎下牙齒痛齒齲痛 三分 三壯

	巨骨	天鼎	结扶突	禾髎	迎香
穴处	肩端上行两骨陷中。	侧颈直缺盆扶突后一寸。	曲颊下一寸，仰而取之。	直鼻孔下，挟水沟旁五分。	禾髎上一寸鼻旁陷中。
治法	胸中瘀血，肩臂背膊疼痛。	主暴瘖气哽，咽喉痹肿，喘息不食。	舌本出，咳逆上气喘急，喉中如水鸡鸣。	鼻窒口辟，鼻多清涕不止，衄衄，有疮，口噤不开。	主眼目赤肿，鼻塞不闻香臭。
针	一寸半	四分	四分	一分	三分
灸	三壮	三壮	三壮	禁	禁

足阳明胃四十五穴左右九十穴辰时自迎香交与承泣胸穴上行至头维对人迎循腹下至足指厉兑穴止

	头维	下关
穴处	额角发际本神旁一寸半。	耳前动脉下廉，合口有空张口则闭。
治法		耳痛鸣聋，有脓，口喎，下牙齿痛，齿龋痛。
针	五分	三分
灸	禁	三壮

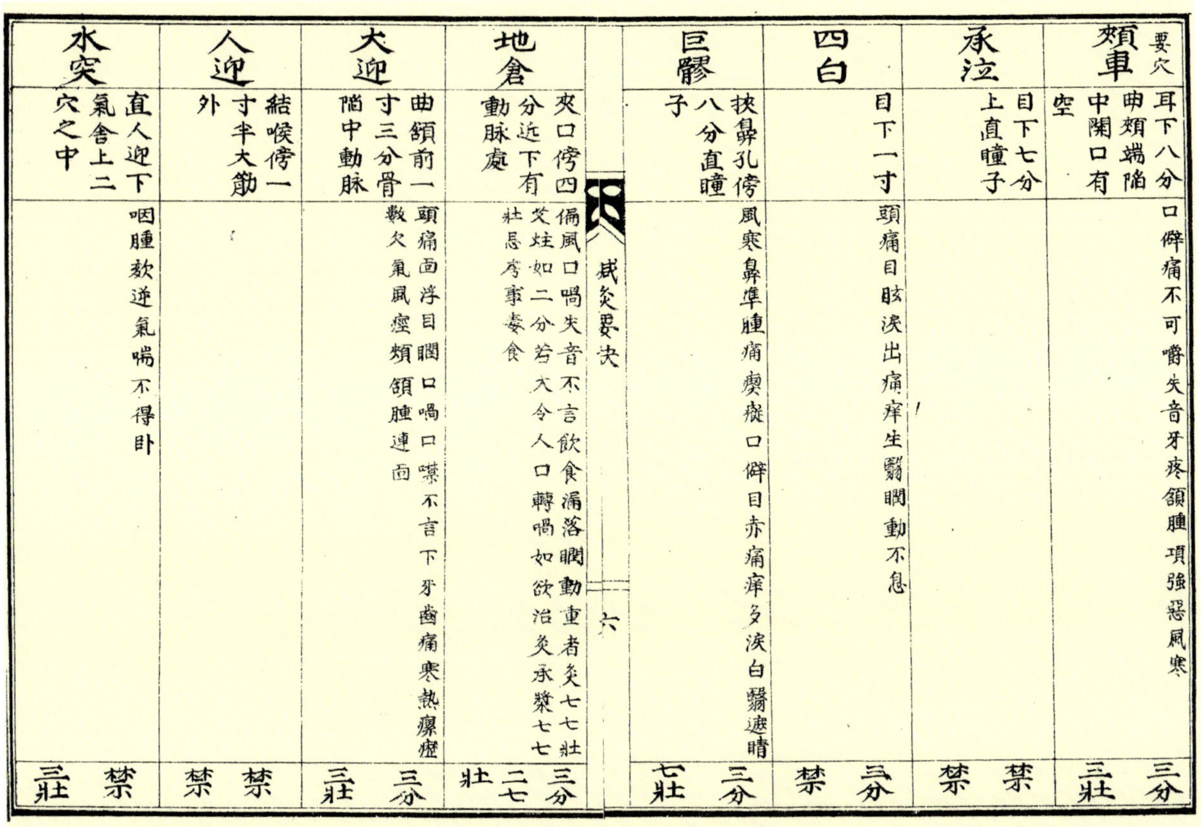

	要穴颊车	承泣	四白	巨髎	地仓	大迎	人迎	水突
穴处	耳下八分曲颊端陷中，开口有空。	目下七分，上直瞳子。	目下一寸。	挟鼻孔旁八分，直瞳子。	夹口旁四分，近下有动脉处。	曲颔前一寸三分，骨陷中动脉。	结喉旁一寸半大筋外。	直人迎下气舍上二穴之中。
治法	口僻痛，不可嚼，失音，牙疼颔肿，项强恶风寒。		头痛目眩，泪出，痛痒生翳，瞤动不息。	风寒鼻准肿痛，瘈疭口僻，目赤痛痒，多泪，白翳遮睛。	偏风口㖞，失音不言，饮食漏落，瞤动。重者灸七七壮，艾炷如二分，若大，令人口转㖞。如欲治，灸承浆七七壮。忌房事毒食。	头痛面浮，目瞤口㖞，口噤不言，下牙齿痛，寒热瘰疬，数欠气，风痉颊颔肿连面。		咽肿咳逆气喘不得卧
针	三分	禁	三分	三分	三分	三分	禁	禁
灸	三壮	禁	禁	七壮	二七壮	三壮	禁	三分

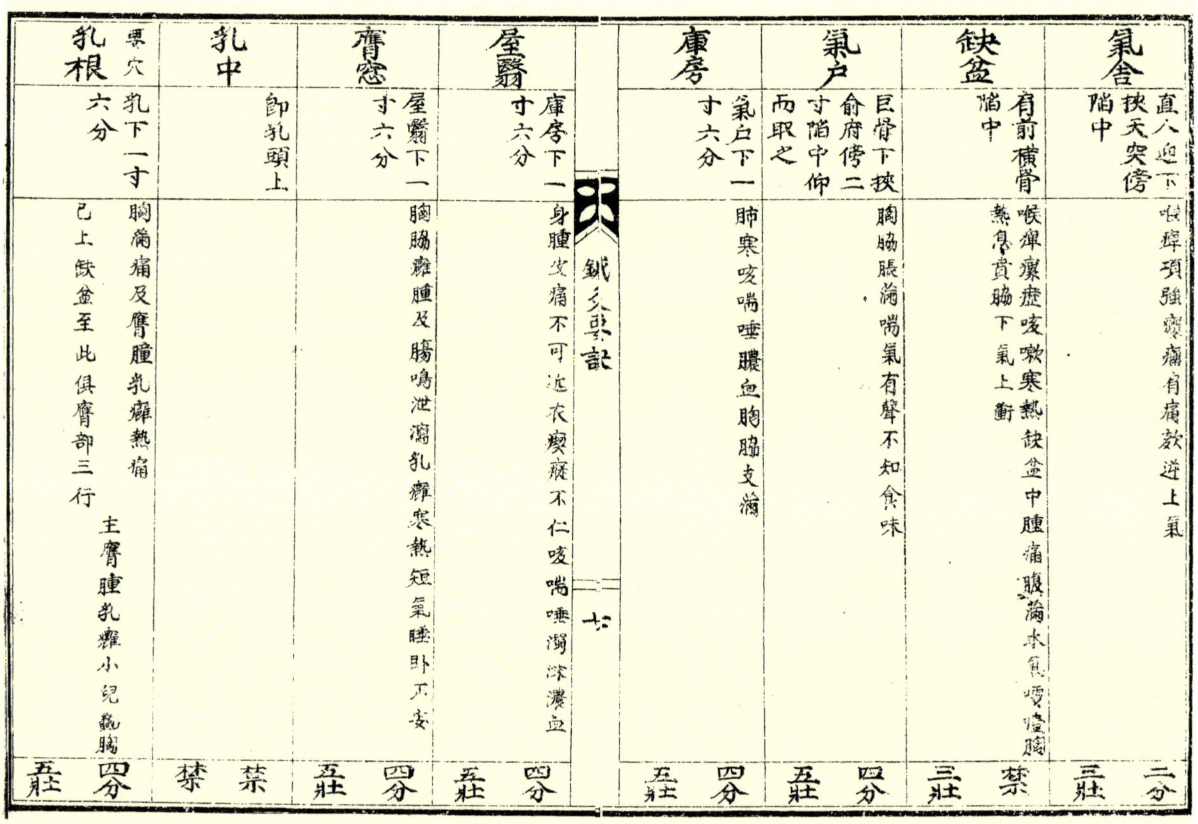

氣舍	缺盆	氣戶	庫房	屋翳	膺窗	乳中	要穴 乳根
直人迎下挾天突傍陷中	肩前横骨陷中	巨骨下挾俞府傍二寸陷中仰而取之	氣戶下一寸六分	庫房下一寸六分	屋翳下一寸六分	即乳頭上	乳下一寸六分
喉痺項强瘿瘤肩痛欬逆上氣	喉痺瘰癧咳嗽寒熱缺盆中腫痛腹滿水氣哽噎胸熱息賁脇下氣上衝	胸脇脹滿喘氣有聲不知食味	肺寒咳喘唾膿血胸脇支滿	身腫皮痛不可近衣瘈瘲不仁咳喘唾濁沫膿血	胸脇癰腫及腸鳴泄瀉乳癰寒熱短氣睡卧不安		胸滿痛及膺腫乳癰熱痛 主膺腫乳癰小兒龜胸 已上缺盆至此俱膺部三行
三分	禁	四分	四分	四分	四分	禁	四分
三壯	三壯	五壯	五壯	五壯	五壯	禁	五壯

	气舍	缺盆	气户	库房	屋翳	膺窗	乳中	要穴乳根
穴处	直人迎下挟天突旁陷中。	肩前横骨陷中。	巨骨下挟俞府旁二寸陷中，仰而取之。	气户下一寸六分。	库房下一寸六分。	屋翳下一寸六分。	即乳头上。	乳下一寸六分。
治法	喉痹项强，瘿瘤，肩痛，咳逆上气。	喉痹瘰疬，咳嗽寒热，缺盆中肿痛，腹满水气，哽噎胸热，息贲，胁下气上冲。	胸胁胀满，喘气有声，不知食味。	肺寒咳喘，唾脓血，胸胁支满。	身肿皮痛，不可近衣，瘈疭不仁，咳喘，唾浊沫脓血。	胸胁痈肿，及肠鸣泄泻，乳痈，寒热短气，睡卧不安。		胸满痛，及膺肿，乳痈热痛。主膺肿乳痈，小儿龟胸。以上缺盆至此俱膺部三行。
针	三分	禁	四分	四分	四分	四分	禁	四分
灸	三壮	三壮	五壮	五壮	五壮	五壮	禁	五壮

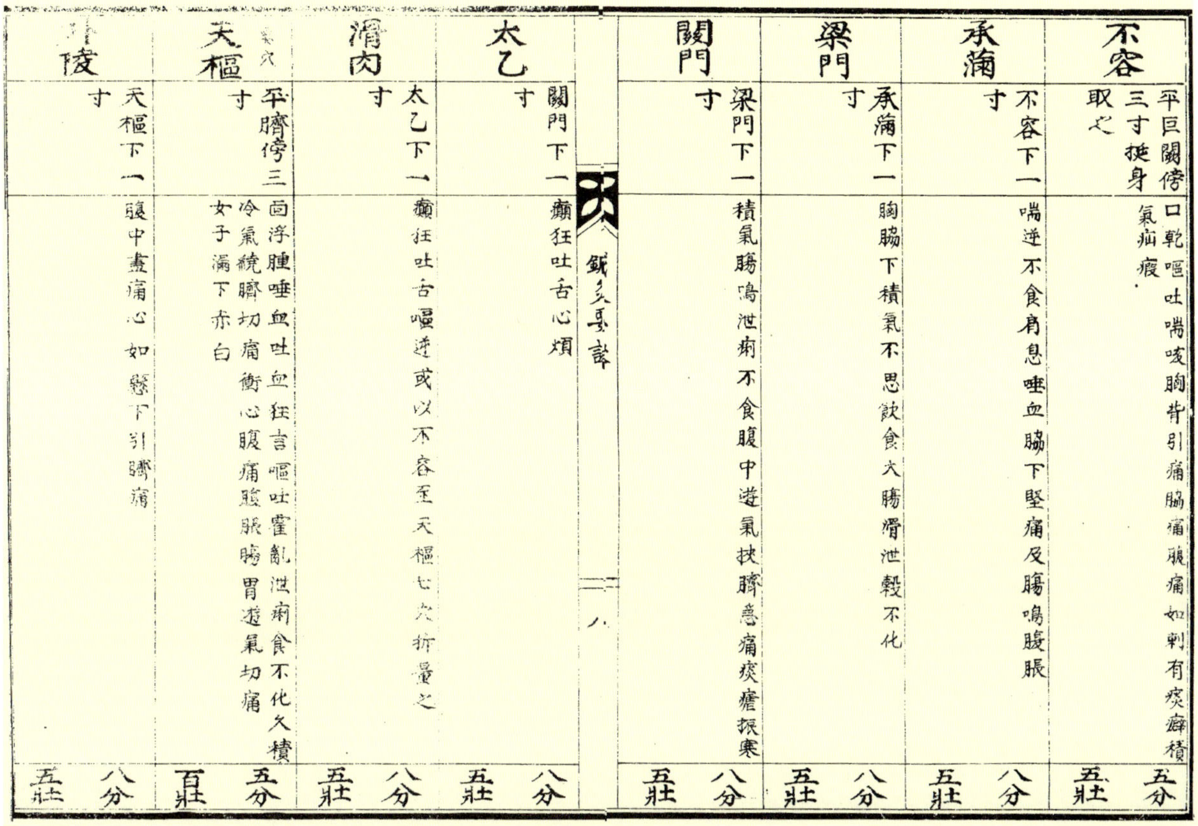

	不容	承滿	梁門	關門	太乙	滑肉	天樞	外陵
	平巨闕傍三寸挺身取之	不容下一寸	承滿下一寸	梁門下一寸	關門下一寸	太乙下一寸	平臍傍三寸	天樞下一寸
	口乾嘔吐喘咳胸背引痛脇痛腹痛如刺有痰癖積氣疝瘕	喘逆不食肩息唾血脇下堅痛及腸鳴腹脹	胸脇下積氣不思飲食大腸滑泄穀不化	積氣腸鳴泄痢不食腹中遊氣挾臍急痛痎瘧振寒	癲狂吐舌心煩	癲狂吐舌嘔逆或以不容至天樞七穴折量之	面浮腫唾血吐血狂言嘔吐霍亂泄痢食不化久積冷氣繞臍切痛衝心腹痛腹脹腸胃遊氣切痛女子漏下赤白	腹中盡痛心如懸下引臍痛
	五分	八分	八分	八分	八分	八分	五分	八分
	五壯	五壯	五壯	五壯	五壯	五壯	百壯	五壯

	不容	承满	梁门	关门	太乙	滑肉	天枢	外陵
穴处	平巨阙旁三寸，挺身取之。	不容下一寸。	承满下一寸。	梁门下一寸。	关门下一寸。	太乙下一寸。	平脐旁三寸。	天枢下一寸。
治法	口干呕吐，喘咳，胸背引痛，胁痛腹痛如刺，有痰癖积气疝瘕。	喘逆不食，肩息唾血，胁下坚痛，及肠鸣腹胀	胸胁下积气，不思饮食，大肠滑泄，谷不化。	积气，肠鸣泄痢，不食，腹中游气，挟脐急痛，痎疟振寒。	癫狂吐舌，心烦。	癫狂吐舌，呕逆。或以不容至天枢七穴折量之。	面浮肿，唾血吐血，狂言，呕吐霍乱，泄痢，食不化，久积。冷气绕脐切痛，冲心腹痛，腹胀肠胃游气切痛。女子漏下赤白。	腹中尽痛，心如悬，下引脐痛。
针	五分	八分	八分	八分	八分	八分	五分	八分
灸	五壮	五壮	五壮	五壮	五壮	五壮	百壮	五壮

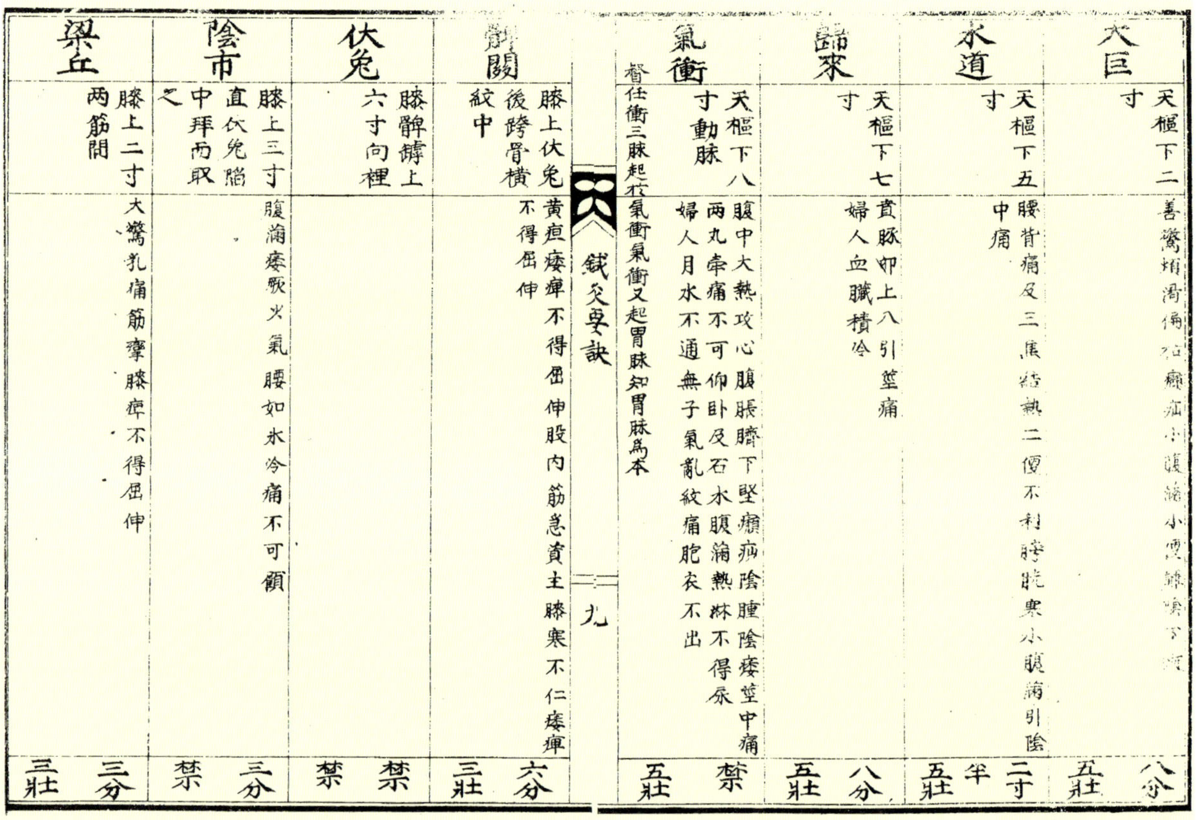

	大巨	水道	归来	气冲	髀关	伏兔	阴市	梁丘
穴处	天枢下二寸。	天枢下五寸。	天枢下七寸。	天枢下八寸动脉。	膝上伏兔后跨骨横纹中。	膝髀罅上六寸向里。	膝上三寸，直伏兔陷中，拜而取之。	膝上二寸两筋间。
治法	善惊，烦渴，偏枯癞疝，小腹满，小便难，阴下肿。	腰背痛，及三焦结热，二便不利，膀胱寒，小腹满引阴。	贲豚，卵上人，引茎痛。妇人血脏积冷。	腹中大热，攻心腹胀，脐下坚，癞疝，阴肿阴痿，茎中痛，两丸牵痛，不可仰卧，及石水腹满，淋不得尿。妇人月水不通，无子，气乱绞痛，胞衣不出。 督、任、冲三脉起于气冲，气冲又起胃脉，知胃脉为本。	黄疸，痿痹不得屈伸，股内筋急。《资》主膝寒不仁，痿痹，不得屈伸。		腹满，痿厥，少气，腰如冰冷，痛不可顾。	大惊，乳痛筋挛，膝痹不得屈伸。
针	八分	二寸半	八分	禁	六分	禁	三分	三分
灸	五壮	五壮	五壮	五壮	三壮	禁	禁	三壮

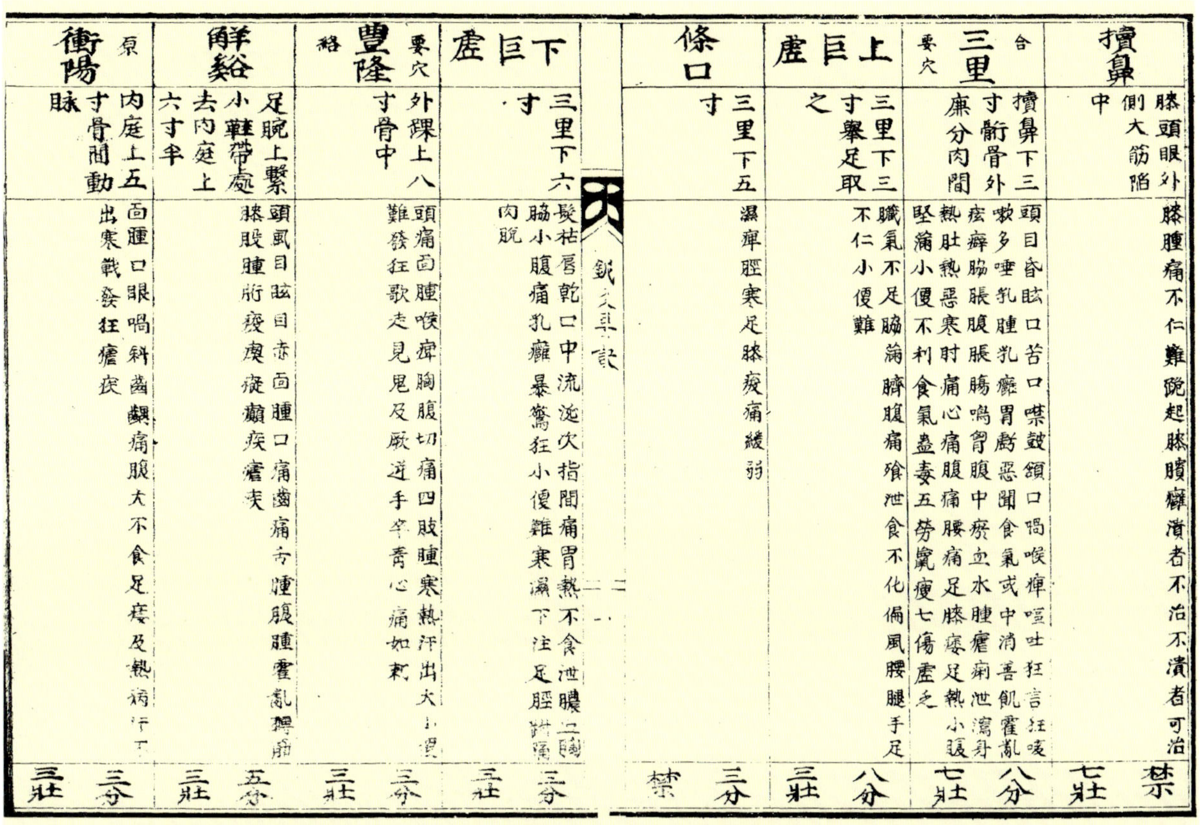

	犊鼻	合三里要穴	上巨虚	条口	下巨虚	要穴 丰隆络	解溪	原冲阳
穴处	膝头眼外侧大筋陷中。	犊鼻下三寸，骱骨外廉分肉间。	三里下三寸，举足取之。	三里下五寸。	三里下六寸。	外踝上八寸骨中。	足腕上系小鞋带处，去内庭上六寸半。	内庭上五寸骨间动脉。
治法	膝肿痛不仁，难跪起，膝膑痈，溃者不治，不溃者可治。	头目昏眩，口苦口噤，鼓颔，口㖞，喉痹，呕吐，狂言狂咳，嗽多唾，乳肿乳痈，胃亏，恶闻食气，或中消善饥，霍乱痃癖，胁胀腹胀鸣，胸腹中瘀血，水肿疟痢泄泻，身热肚热，恶寒时痛，心痛腹痛腰痛，足膝痿，足热，小腹坚满，小便不利，食气蛊毒，五劳羸瘦，七伤虚乏。	脏气不足，胁满，脐腹痛，飧泄食不化，偏风，腰腿手足不仁，小便难。	湿痹，胫寒，足膝酸痛缓弱。	发枯唇干，口中流涎，次指间痛，胃热不食，泄脓血，胸胁小腹痛，乳痈。暴惊狂，小便难。寒湿下注，足胫胕痛肉脱。	头痛面肿，喉痹，胸腹切痛，四肢肿，寒热汗出，大小便难，发狂歌走，见鬼及厥逆，手卒青，心痛如刺。	头风目眩，目赤面肿，口痛齿痛，舌肿腹肿，霍乱转筋，膝股肿，胻酸瘈疭，癫疾疟疾。	面肿，口眼㖞斜，齿龋痛，腹大不食，足痿及热病汗不出，寒战发狂，疟疾。
针	禁	八分	八分	三分	三分	三分	五分	三分
灸	七壮	七壮	三壮	禁	三壮	三壮	三壮	三壮

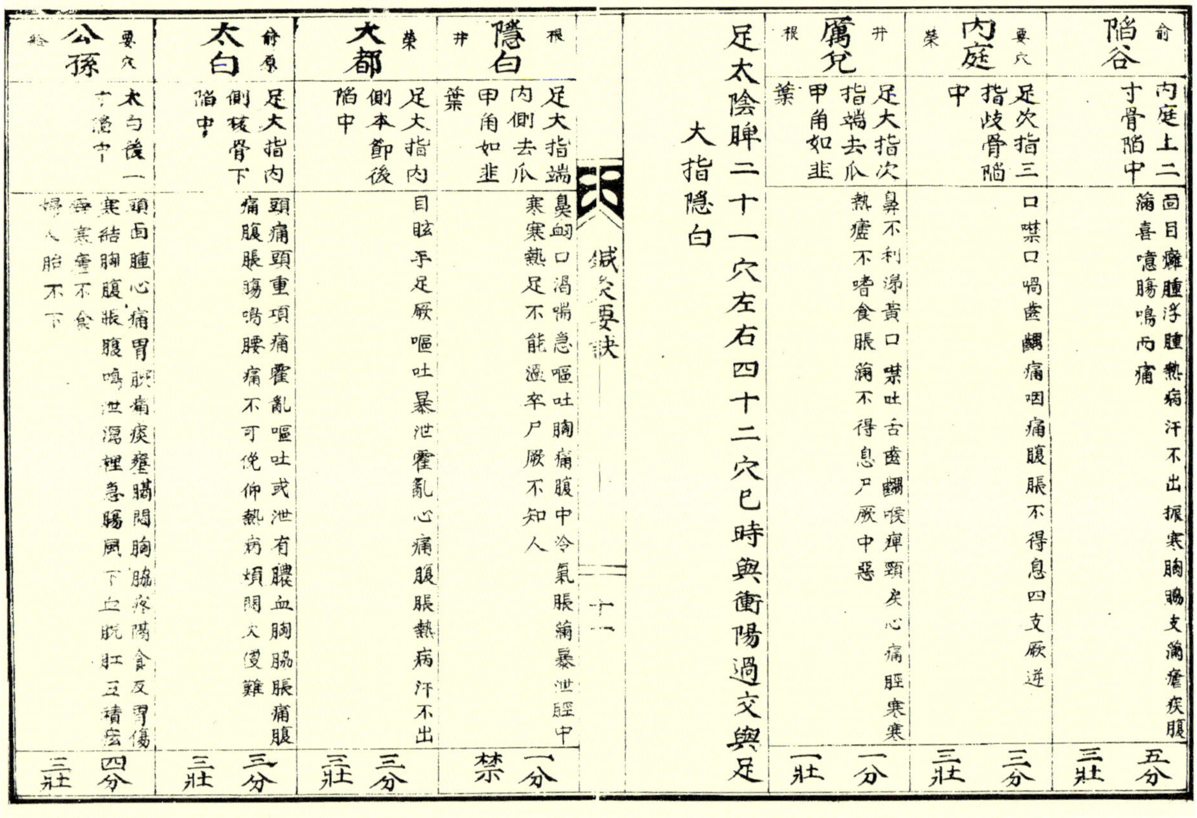

	俞陷谷	要穴内庭荥	井厉兑根
穴处	内庭上二寸骨陷中。	足次指三指歧骨陷中。	足大指次指端去爪甲角如韭叶。
治法	面目痈肿浮肿，热病汗不出，振寒，胸胁支满，疟疾腹满，喜噫，肠鸣而痛。	口噤口㖞，齿龋痛，咽痛，腹胀不得息，四肢厥逆。	鼻不利，涕黄，口噤吐舌，齿龋喉痹，颈戾，心痛，胫寒，寒热疟，不嗜食，胀满不得息，尸厥中恶。
针	五分	三分	一分
灸	三壮	三壮	一壮

足太阴脾二十一穴左右四十二穴巳时与冲阳过交于足大指隐白

	根隐白井	荥大都	俞原太白	要穴公孙溪
穴处	足大指端内侧去爪甲角如韭叶。	足大指内侧本节后陷中。	足大指内侧核骨下陷中。	太白后一寸陷中。
治法	鼻衄口渴，喘息呕吐，胸痛，腹中冷气胀满，暴泄，胫中寒，寒热足不能温，卒尸厥不知人。	目眩，手足厥，呕吐暴泄，霍乱心痛腹胀，热病汗不出。	头痛头重项痛，霍乱呕吐，或泄有脓血，胸胁胀痛，腹痛腹胀肠鸣，腰痛不可俯仰。热病烦闷，大便难。	头面肿，心痛，胃腕痛，痰壅膈闷，胸胁疼，膈食及胃伤寒结，胸腹胀，腹鸣泄泻，里急，肠风下血，脱肛，五积痃癖，寒疟不食。妇人胎不下。
针	一分	三分	三分	四分
灸	禁	三壮	三壮	三壮

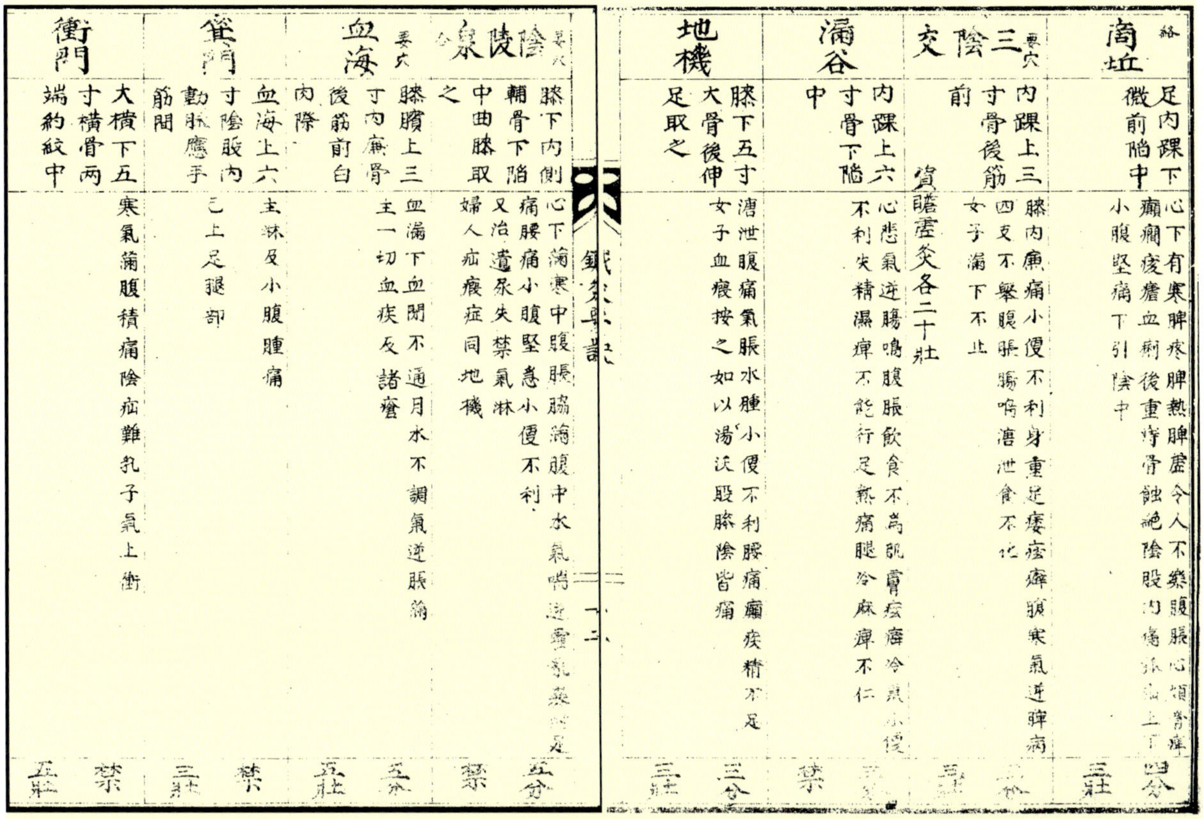

	络商丘	要穴 三阴交	漏谷	地机	要穴 阴陵泉合	要穴血海	箕门	冲门
穴处	足内踝下微前陷中。	内踝上三寸骨后筋前。	内踝上六寸骨下陷中。	膝下五寸大骨后，伸足取之。	膝下内侧辅骨下陷中，曲膝取之。	膝膑上三寸内廉骨后筋前白肉际。	血海上六寸阴股内动脉应手筋间。	大横下五寸，横骨端约纹中。
治法	心下有寒，脾疼脾热脾虚，令人不乐，腹胀，心烦骨痹，癫痫痃疟，血痢后重，痔，骨蚀，绝阴，股内痛，狐疝上下，小腹坚痛，下引阴中。	膝内廉痛，小便不利，身重足痿，痃癖，腹寒气逆，脾病四肢不举，腹胀肠鸣，溏泄食不化。女子漏下不止。《资》胆虚灸各二十壮。	心悲气逆，肠鸣腹胀，饮食不为肌肤，痃癖冷气，小便不利，失精，湿痹不能行，足热痛，腿冷，麻痹不仁。	溏泄腹痛，气胀水肿，小便不利，腰痛癫疾，精不足。女子血瘕，按之如以汤沃，股膝阴皆痛。	心下满，寒中腹胀，胁满，腹中水气，喘逆，霍乱暴泄，足痛腰痛，小腹坚急，小便不利。又治遗尿失禁，气淋。妇人疝瘕症同地机。	血漏下，血闭不通，月水不调，气逆胀满。主一切血疾及诸疮。	主淋及小腹肿痛。以上腿足部。	寒气满腹，积痛阴疝，难乳子，气上冲。
针	四分	三分	三分	三分	五分	五分	禁	禁
灸	三壮	三壮	禁	三壮	禁	五壮	三壮	五壮

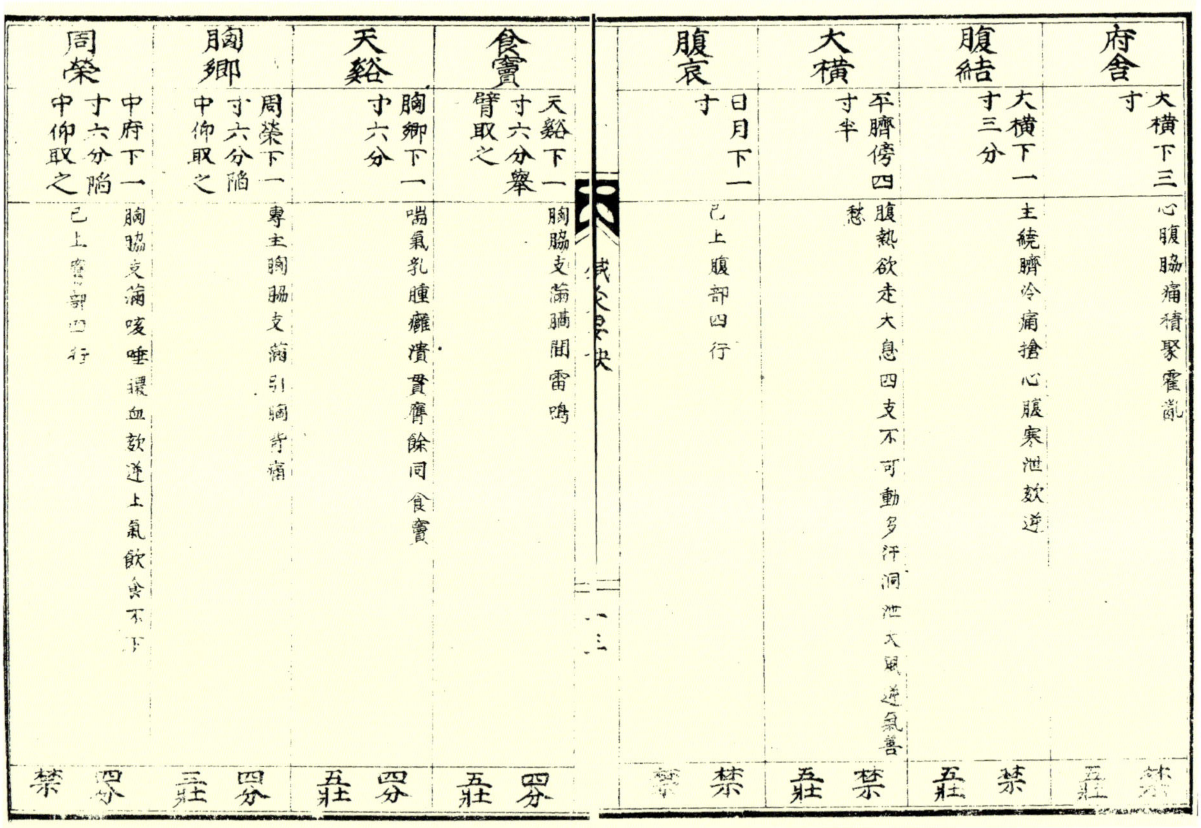

府舍　大横下三寸　心腹脇痛積聚霍亂　禁　五壯

腹結　大横下一寸三分　主繞臍冷痛搶心腹寒泄欬逆　禁　五壯

大横　平臍傍四寸半　腹熱欲走大息四支不可動多汗洞泄大風逆氣善愁　禁　五壯

腹哀　日月下一寸　已上腹部四行　禁　禁

針灸要訣　十三

食竇　天谿下一寸六分擧臂取之　胸脇支滿膈間雷鳴　四分　五壯

天谿　胸鄉下一寸六分　喘氣乳腫癰潰貫膺餘同食竇　四分　五壯

胸鄉　周榮下一寸六分陷中仰取之　專主胸脇支滿引胸背痛　四分　三壯

周榮　中府下一寸六分陷中仰取之　胸脇支滿咳唾膿血欬逆上氣飲食不下 已上膺部四行　四分　禁

	府舍	腹结	大横	腹哀	食窦	天溪	胸乡	周荣
穴处	大横下三寸。	大横下一寸三分。	平脐旁四寸半。	日月下一寸。	天溪下一寸六分，举臂取之。	胸乡下一寸六分。	周荣下一寸六分陷中，仰取之。	中府下一寸六分陷中，仰取之。
治法	心腹胁痛，积聚霍乱。	主绕脐冷痛抢心腹，寒泄咳逆。	腹热欲走，太息，四肢不可动，多汗，洞泄，大风逆气，善愁。	以上腹部四行。	胸胁支满，膈间雷鸣。	喘气，乳肿痈溃贯膺。余同食窦。	专主胸胁支满，引胸背痛。	胸胁支满，咳唾脓血，咳逆上气，饮食不下。以上膺部四行。
针	禁	禁	禁	禁	四分	四分	四分	四分
灸	五壮	五壮	五壮	禁	五壮	五壮	三壮	禁

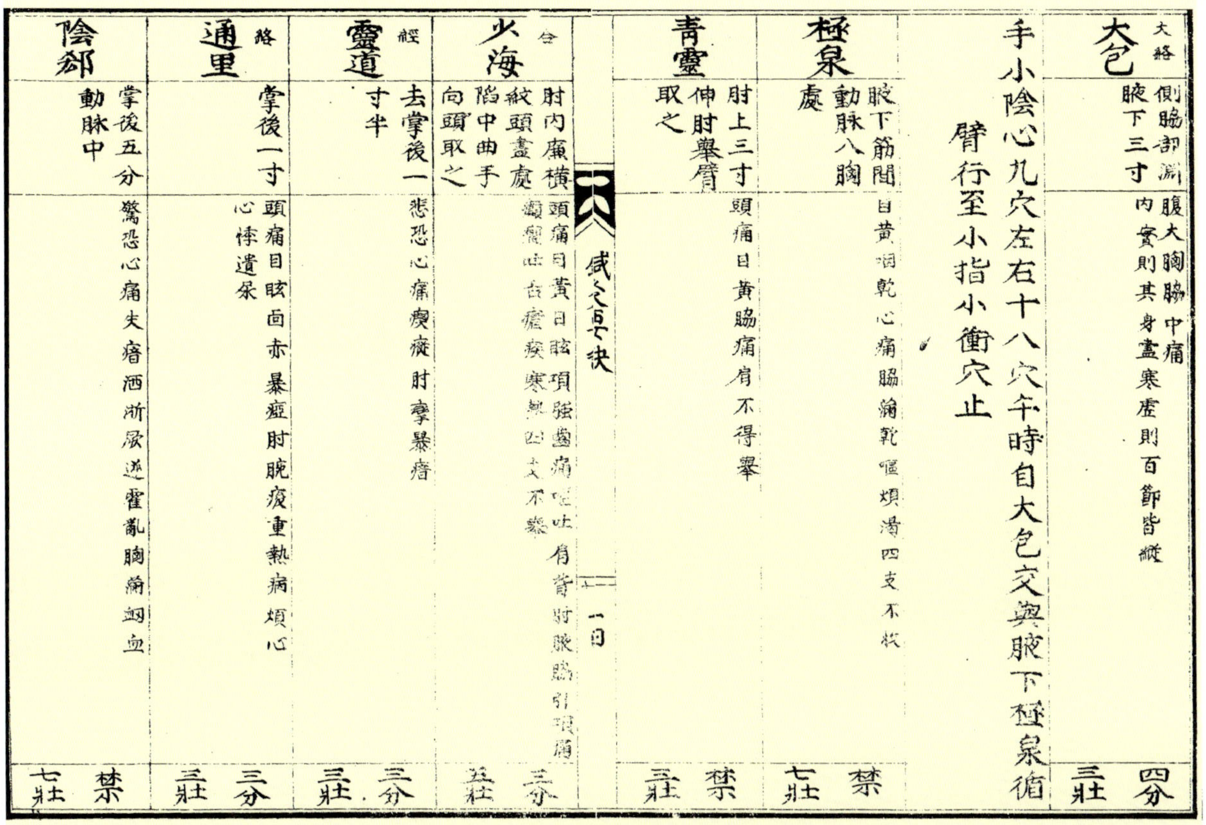

	大络大包
穴处	侧胁部渊腋下三寸。
治法	腹大，胸胁中痛。内实则其身尽寒，虚则百节皆纵。
针	四分
灸	三壮

手少阴心九穴左右十八穴午时自大包交于腋下极泉循臂行至小指少冲穴止

	极泉	青灵	合少海	经灵道	络通里	阴郄
穴处	腋下筋间动脉入胸处。	肘上三寸，伸肘举臂取之。	肘内廉横纹头尽处陷中，曲手向头取之。	去掌后一寸半。	掌后一寸。	掌后五分动脉中。
治法	目黄咽干，心痛胁满，干呕烦渴，四肢不收。	头痛目黄，胁痛，肩不得举。	头痛目黄，目眩项强，齿痛，呕吐，肩背肘腋胁引项痛，癫痫吐舌，疟疾寒热，四肢不举。	悲恐心痛，瘈疭，肘挛，暴瘖。	头痛目眩，面赤暴哑，肘腕酸重，热病烦心，心悸遗尿。	惊恐心痛，失瘖，洒淅厥逆，霍乱，胸满衄血。
针	禁	禁	三分	三分	三分	禁
灸	七壮	三壮	五壮	三壮	三壮	七壮

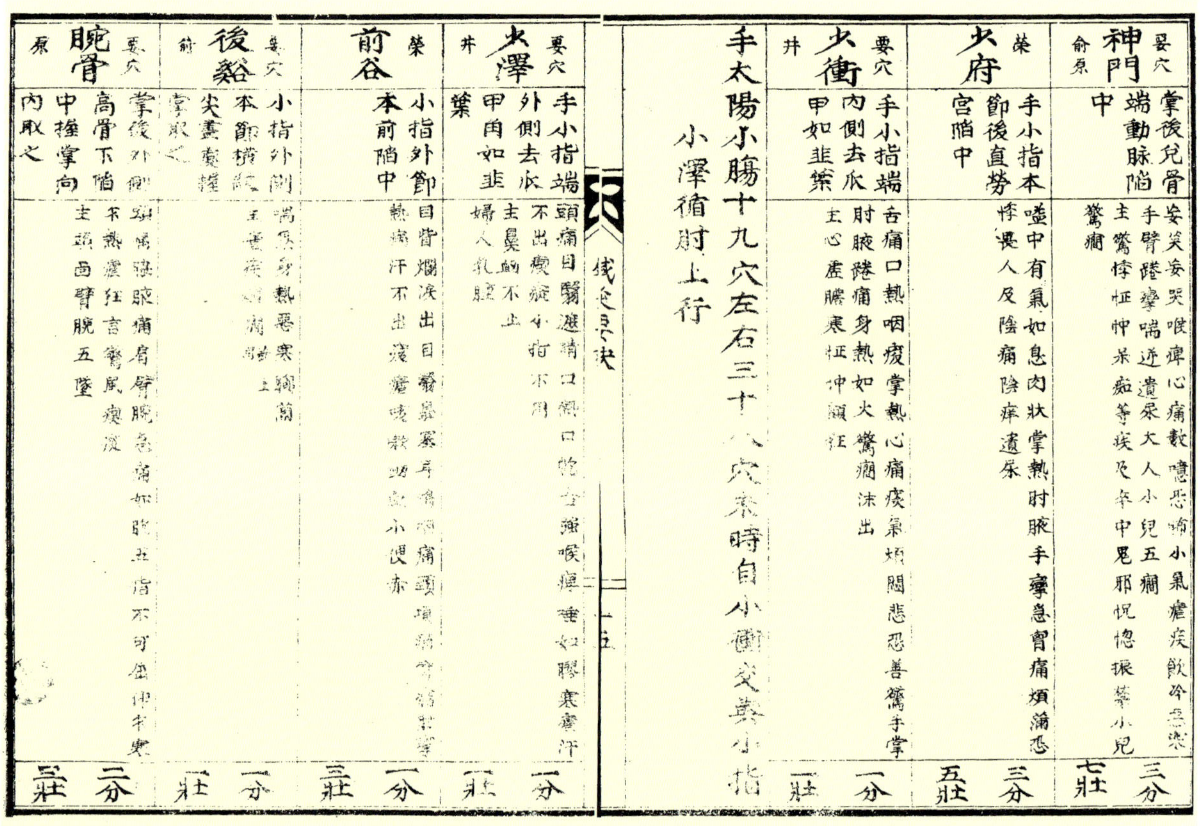

	要穴神门俞原	荥少府	要穴少冲井
穴处	掌后兑骨端动脉陷中。	手小指本节后直劳宫陷中。	手小指端内侧去爪甲如韭叶。
治法	妄笑妄哭，喉痹心痛，数噫恐怖，少气，疟疾，饮冷恶寒，手臂踡挛，喘逆遗尿，大人小儿五痫。主惊悸怔忡，呆痴等疾及卒中鬼邪，恍惚振禁，小儿惊痫。	嗌中有气如息肉状，掌热，肘腋手挛急，胸痛烦满，恐悸畏人，及阴痛阴痒，遗尿。	舌痛口热咽酸，掌热心痛，痰气烦闷，悲恐善惊，手掌肘腋踡痛，身热如火，惊痫沫出。主心虚胆寒，怔忡癫狂。
针	三分	三分	一分
灸	七壮	五壮	一壮

手太阳小肠十九穴左右三十八穴未时自少冲交与小指少泽循肘上行

	要穴少泽井	荥前谷	要穴后溪俞	要穴腕骨原
穴处	手小指端外侧去爪甲角如韭叶。	小指外节本前陷中。	小指外侧本节横纹尖尽处，握掌取之。	掌后外侧高骨下陷中，握掌向内取之。
治法	头痛，目翳遮睛，口热口干，舌强喉痹，唾如胶，寒疟汗不出，瘈疭，小指不用。主鼻衄不止，妇人乳肿	目眦烂，泪出，目翳，鼻塞耳鸣，咽痛，颈项痛，臂痛肘挛，热病汗不出，痎疟，咳嗽衄血，小便赤。	喘息身热，恶寒胸满。主疟疾癫痫。余上同	头痛胁腋痛，肩臂腕急痛如脱，五指不可屈伸，不寒不热疟，狂言惊风瘈疭。主头面臂腕五坠。
针	一分	一分	一分	二分
灸	一壮	三壮	一壮	三壮

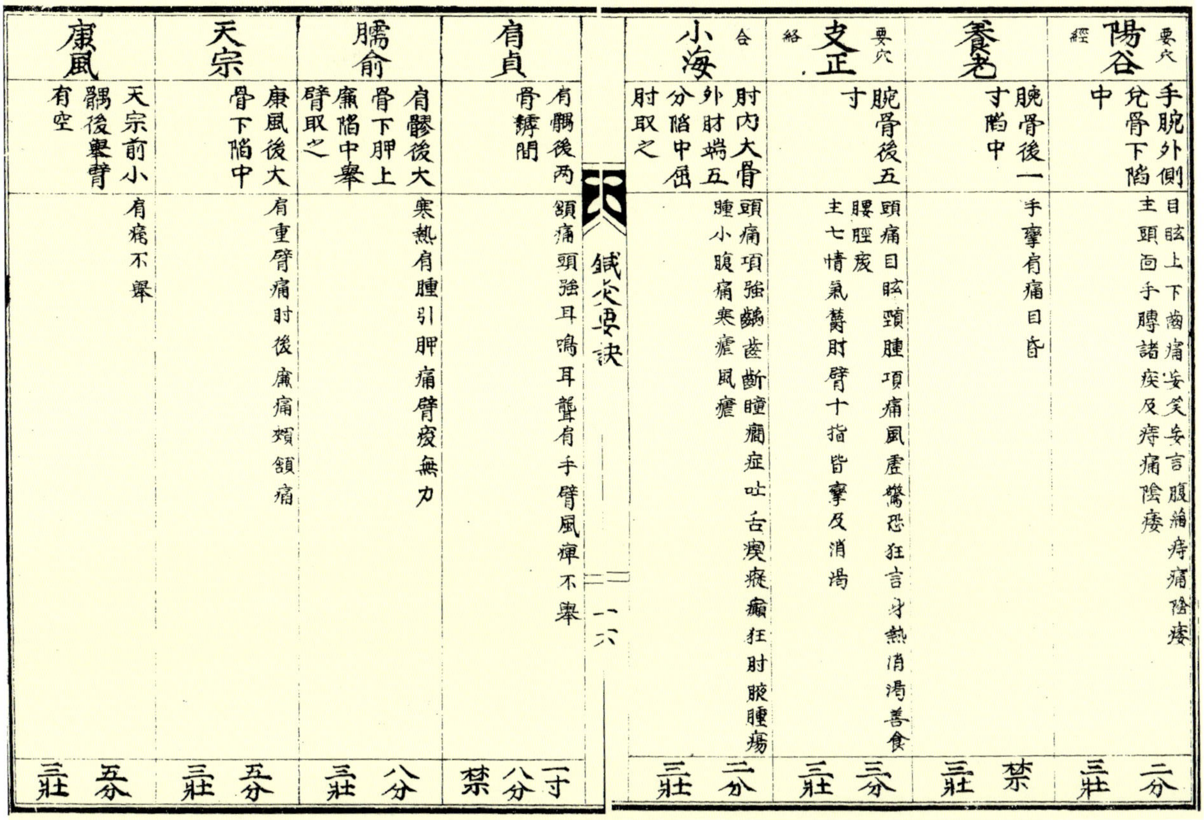

	陽谷（要穴 經）	養老	支正（要穴 絡）	小海（合）	肩貞	臑俞	天宗	秉風
	手腕外側兌骨下陷中	腕骨後一寸陷中	腕骨後五寸	肘內大骨外肘端五分陷中屈肘取之	肩髃後兩骨罅間	肩髎後大骨下胛上廉陷中舉臂取之	秉風後大骨下陷中	天宗前小髃後舉臂有空
	目眩上下齒痛妄笑妄言腹滿痔痛陰痿 主頭面手膊諸疾及痔痛陰痿	手攣肩痛目昏	頭痛目眩頸腫項痛風虛驚恐狂言身熱消渴善食腰脛痠 主七情氣鬱肘臂十指皆攣及消渴	頭痛項強齲齒齗腫癎症吐舌瘈瘲癲狂肘腋腫瘍腫小腹痛寒瘧風瘧	頷痛頭強耳鳴耳聾肩手臂風痺不舉	寒熱肩腫引胛痛臂痠無力	肩重臂痛肘後廉痛頰頷痛	肩痛不舉
	二分 三壯	禁 三壯	三分 三壯	二分 三壯	一寸八分 禁	八分 三壯	五分 三壯	五分 三壯

鍼灸要訣

	要穴 阳谷经	养老	要穴 支正络	合小海	肩贞	臑俞	天宗	秉风
穴处	手腕外侧兑骨下陷中。	腕骨上后一寸陷中。	腕骨后五寸。	肘内大骨外肘端五分陷中，屈肘取之。	肩髃后两骨罅间。	肩髎后大骨下胛上廉陷中，举臂取之。	秉风后大骨下陷中。	天宗前小髃后，举臂有空。
治法	目眩，上下齿痛，妄笑妄言，腹满，痔痛，阴痿。主头面手膊诸疾，及痔痛阴痿。	手挛，肩痛，目昏。	头痛目眩，颈肿项痛，风虚惊恐，狂言身热，消渴善食，腰胫酸。主七情气郁，肘臂十指皆挛，及消渴。	头痛项强，龋齿龈肿，痫症吐舌，瘈疭癫狂，肘腋肿疡肿，小腹痛，寒疟风疟。	颔痛头强，耳鸣耳聋，肩手臂风痹不举。	寒热肩肿引胛痛，臂酸无力。	肩重臂痛，肘后廉痛，颊颔痛。	肩痛不举。
针	二分	禁	三分	二分	一寸八分	八分	五分	五分
灸	三壮	三壮	三壮	三壮	禁	三壮	三壮	三壮

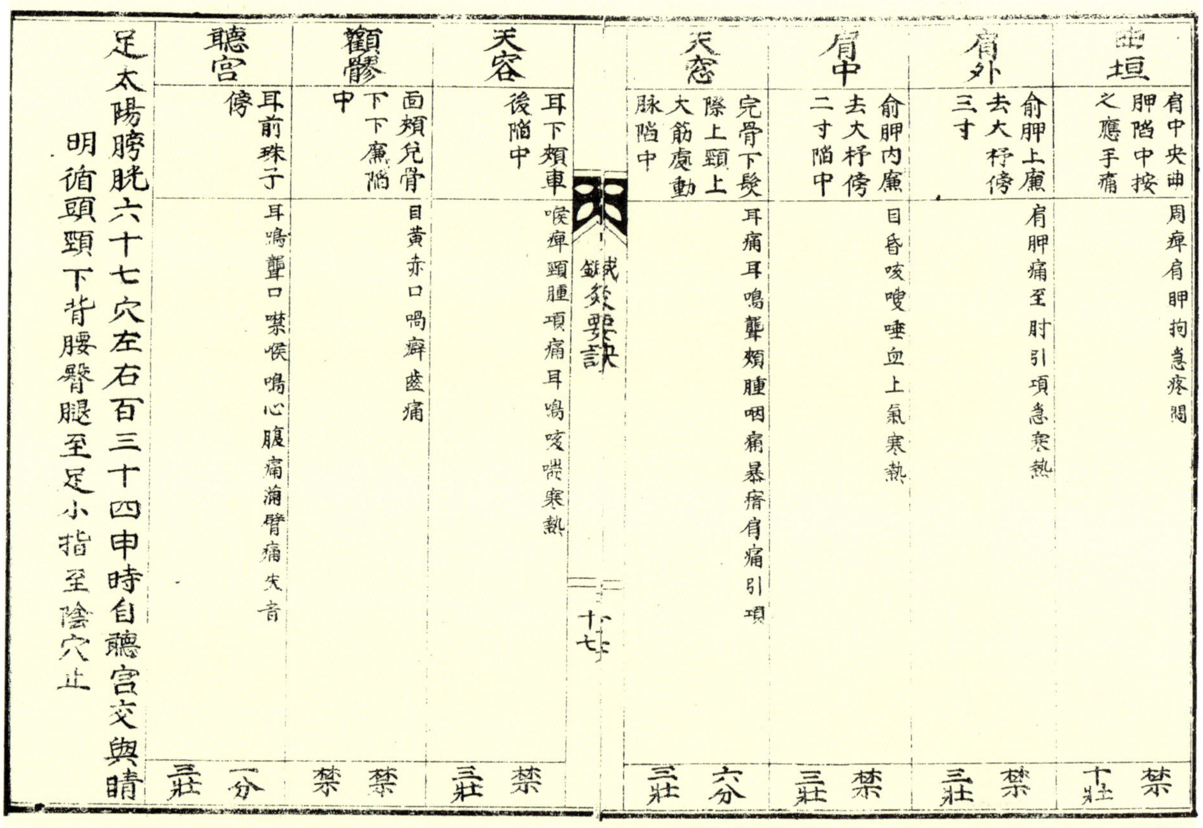

	曲垣	肩外俞	肩中俞	天窗	天容	颧髎	听宫
穴处	肩中央曲胛陷中，按之应手痛。	胛上廉去大杼旁三寸。	胛内廉去大杼旁二寸陷中。	完骨下发际上颈上大筋处动脉陷中。	耳下颊车后陷中。	面颊兑骨下下廉陷中。	耳前珠子旁。
治法	周痹，肩胛拘急疼闷。	肩胛痛至肘引项急，寒热。	目昏，咳嗽唾血，上气寒热。	耳痛耳鸣聋，颊肿咽痛，暴瘖，肩痛引项。	喉痹，颈肿项痛，耳鸣，咳喘，寒热。	目黄赤，口㖞癖，齿痛。	耳鸣聋，口噤喉鸣，心腹痛满，臂痛，失音。
针	禁	禁	禁	六分	禁	禁	一分
灸	十壮	三壮	三壮	三壮	三壮	禁	三壮

足太阳膀胱六十七穴左右百三十四申时自听宫交与睛明循头颈下背腰臀腿至足小指至阴穴止

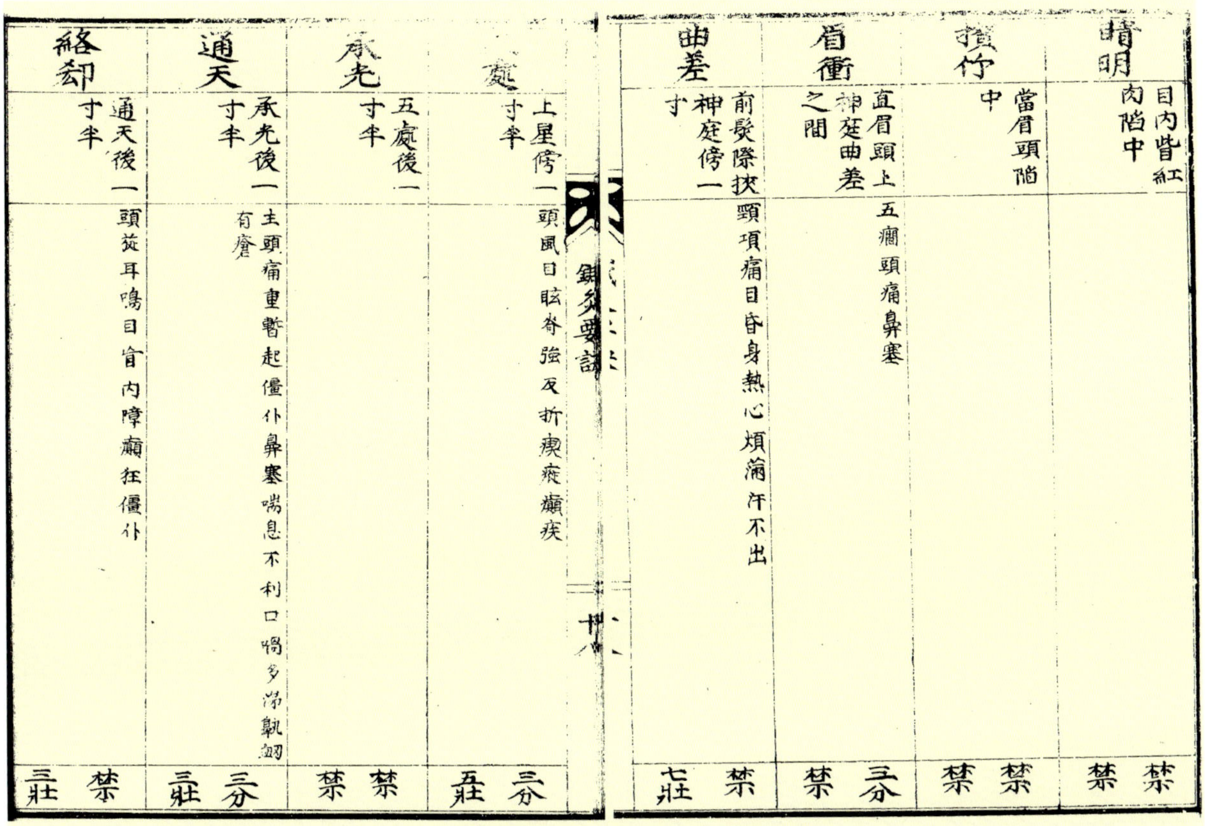

	睛明	攒竹	眉冲	曲差	五处	承光	通天	络郄
穴处	目内眦红肉陷中。	当眉头陷中。	直眉头上，神庭、曲差之间。	前发际挟神庭旁一寸。	上星旁一寸半。	五处后一寸半。	承光后一寸半。	通天后一寸半。
治法			五痫，头痛鼻塞。	颈项痛，目昏，身热心烦满，汗不出。	头风目眩，脊强反折，瘈疭癫疾。		主头痛重，暂起僵仆，鼻塞，喘息不利，口多㖞，衄衃，有疮。	头旋耳鸣，目内障，癫狂僵仆。
针	禁	禁	三分	禁	三分	禁	三分	禁
灸	禁	禁	禁	七壮	五壮	禁	三壮	三壮

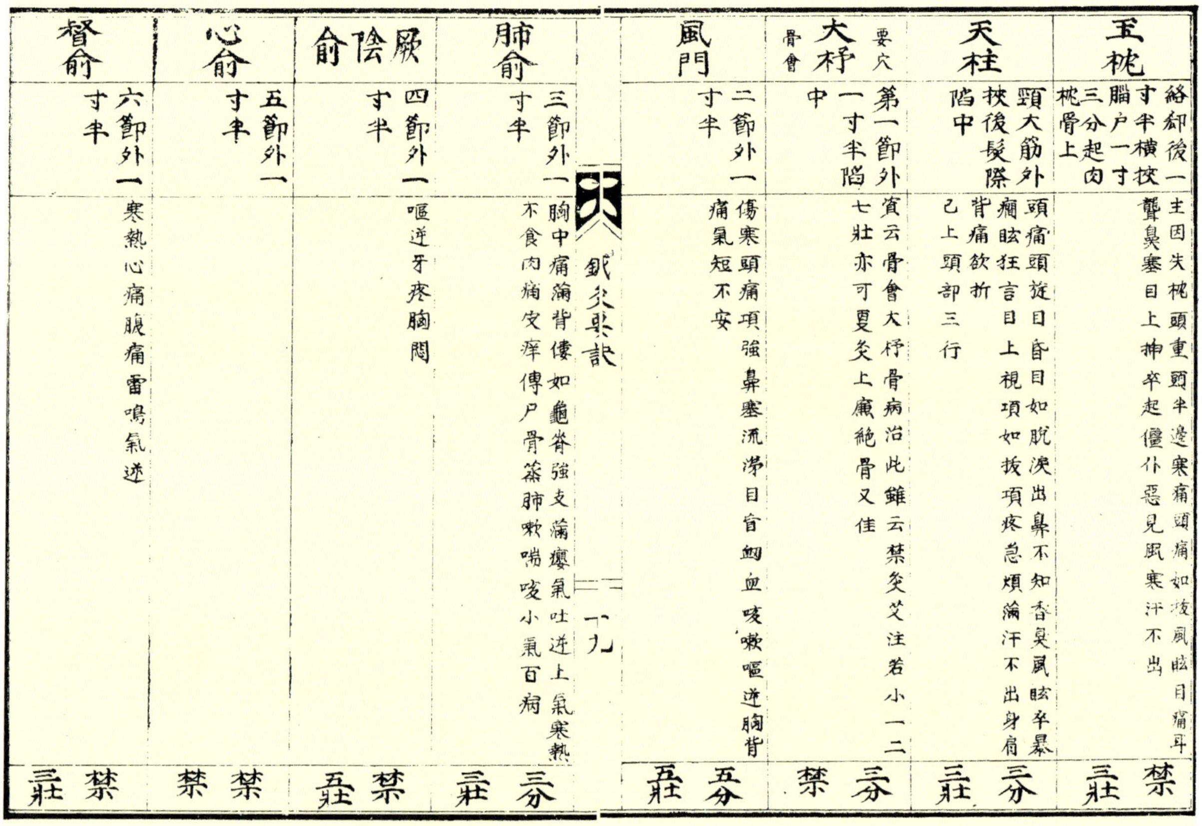

	玉枕	天柱	要穴大杼 骨会	风门	肺俞	厥阴俞	心俞	督俞
穴处	络郄后一寸半横挟脑户一寸三分起肉枕骨上。	颈大筋外挟后发际陷中。	第一节外一寸半陷中。	二节外一寸半。	三节外一寸半。	四节外寸半。	五节外寸半。	六节外一寸半。
治法	主因失枕头重，头半边寒痛，头痛如拔，风眩目痛，耳聋鼻塞，目上插，卒起僵仆，恶见风寒，汗不出。	头痛头旋目昏，目如脱，泪出，鼻不知香臭，风眩，卒暴痫眩狂言，目上视，项如拔，项痛急烦满，汗不出，身肩背痛欲折。以上头部三行。	《资》云：骨会大杼，骨病治此。虽云禁灸，艾注若小，一二七壮亦可。夏灸上廉、绝骨又佳。	伤寒，头痛项强，鼻塞流涕，目昏衄血，咳嗽呕逆，胸背痛，气短不安。	胸中痛满，背偻如龟，脊强支满，瘿气吐逆，上气寒热不食，肉痛皮痒，传尸骨蒸，肺嗽喘咳，少气百病。	呕逆牙疼，胸闷。		寒热心痛，腹雷鸣，气逆。
针	禁	三分	三分	五分	三分	禁	禁	禁
灸	三壮	三壮	禁	五壮	三壮	五壮	禁	三壮

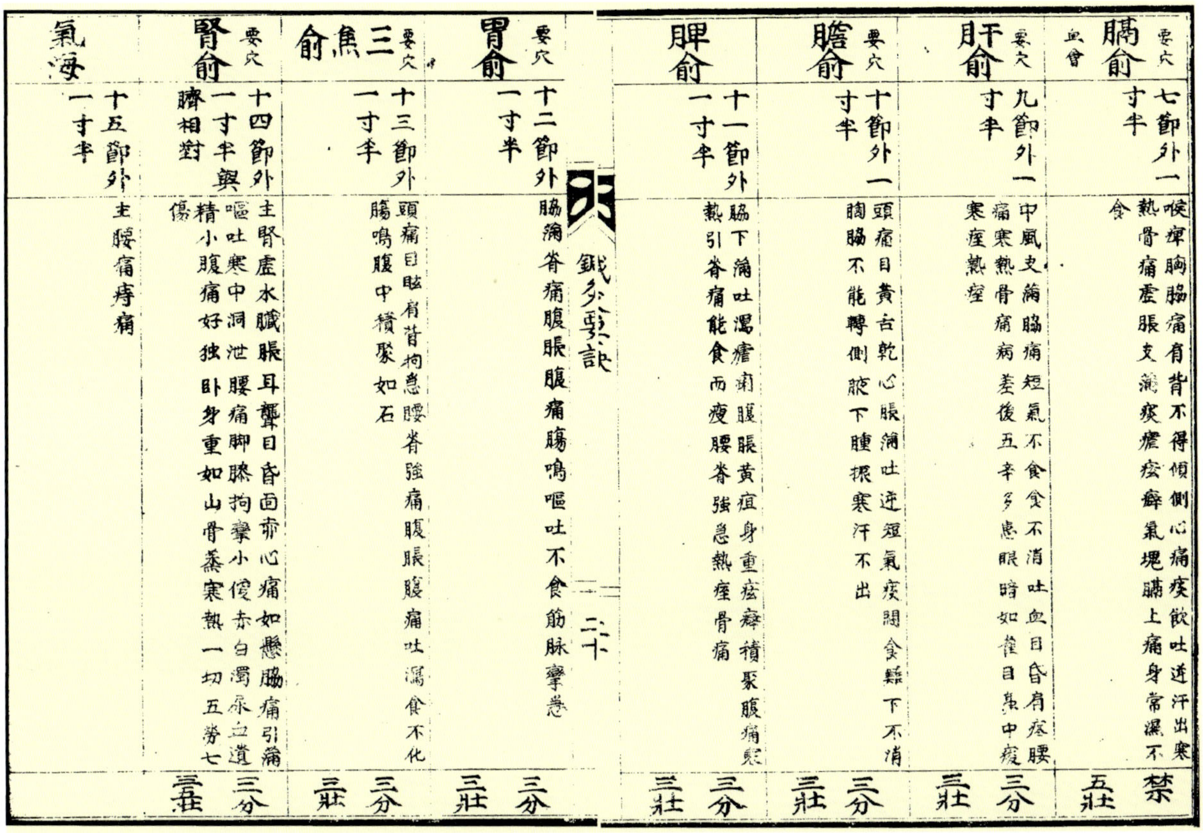

	氣海	腎俞 要穴	三焦俞 要穴	胃俞 要穴	脾俞	膽俞 要穴	肝俞 要穴	膈俞 要穴 血會
	十五節外一寸半	十四節外一寸半與臍相對	十三節外一寸半	十二節外一寸半	十一節外一寸半	十節外一寸半	九節外一寸半	七節外一寸半
	主腰痛痔痛	主腎虛水臟脹耳聾目昏面赤心痛如懸脇痛引滿嘔吐寒中洞泄腰痛脚膝拘攣小便赤白濁尿血遺精小腹痛好獨卧身重如山骨蒸寒熱一切五勞七傷	頭痛目眩肩背拘急腰脊強痛腹脹腹痛吐瀉食不化腸鳴腹中積聚如石	脇痛脊痛腹脹腹痛腸鳴嘔吐不食筋脈攣急	脇下滿吐瀉瘧痢腹脹黃疸身重痃癖積聚腹痛熱引脊痛能食而瘦腰脊強急熱痓骨痛	頭痛目黃舌乾心脹滿吐逆短氣痰悶食難下不消胸脇不能轉側腋下腫振寒汗不出	中風支滿脇痛短氣不食食不消吐血目昏肩疼腰痛寒熱骨痛病差後五辛多患眼暗如雀目鼻中痠寒痓熱痓	喉痺胸脇痛肩背不得傾側心痛痰飲吐逆汗出寒熱骨痛虛脹支滿痰瘧痃癖氣塊膈上痛身常濕不食
		三分	三分	三分	三分	三分	三分	禁
		三五壯	三壯	三壯	三壯	三壯	三壯	五壯

鍼灸要訣 二十

	要穴膈俞血会	要穴肝俞	要穴胆俞	脾俞	要穴胃俞	要穴三焦俞	要穴肾俞	气海
穴处	七节外一寸半。	九节外一寸半。	十节外一寸半。	十一节外一寸半。	十二节外一寸半。	十三节外一寸半。	十四节外一寸半与脐相对。	十五节外一寸半。
治法	喉痹，胸胁痛，肩背不得倾侧，心痛，痰饮吐逆，汗出寒热，骨痛，虚胀支满，痰疟痃癖气块，膈上痛，身常湿，不食。	中风，支满胁痛，短气不食，食不消，吐血目昏，肩疼腰痛，寒热骨痛，病差后五辛多，患眼暗如雀目，鼻中酸，寒痓热痓。	头痛，目黄舌干，心胀满，吐逆短气，痰闷，食难下不消，胸胁不能转侧，腋下肿，振寒，汗不出。	胁下满，吐泻，疟痢腹胀，黄疸身重，痃癖积聚，腹痛寒热，引脊痛，能食而瘦，腰脊强急，热痓，骨痛。	胁满脊痛，腹胀腹痛，肠鸣呕吐不食，筋脉挛急。	头痛目眩，肩背拘急，腰脊强痛，腹胀腹痛，吐泻食不化，肠鸣，腹中积聚如石。	主肾虚水脏胀，耳聋目昏面赤，心痛如悬，胁痛引满，呕吐寒中，洞泄腰痛，脚膝拘挛，小便赤白浊，尿血，遗精，小腹痛，好独卧，身重如山，骨蒸寒热，一切五劳七伤。	主腰痛痔疾。
针	禁	三分	三分	三分	三分	三分	三分	
灸	五壮	三壮	三壮	三壮	三壮	三壮	三五壮	

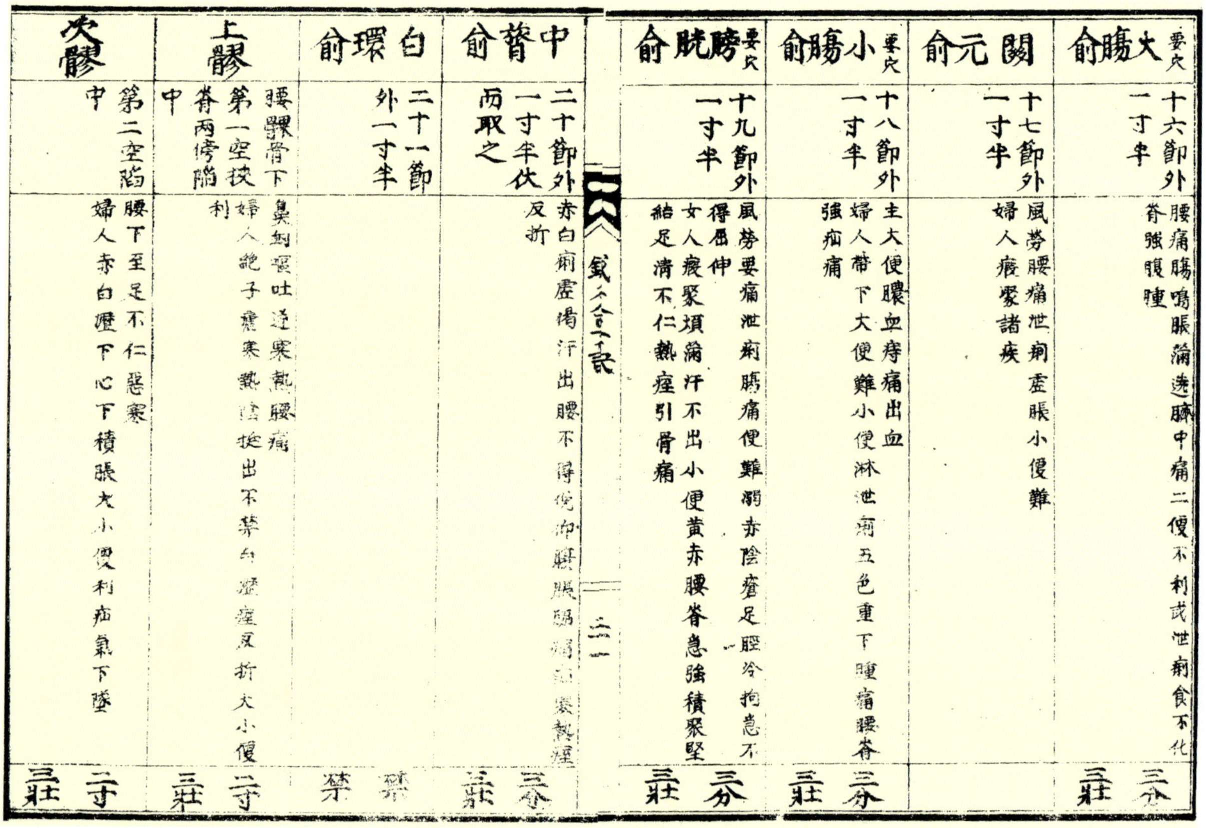

	要穴 大肠俞	关元俞	要穴 小肠俞	要穴 膀胱俞	中膂俞	白环俞	上髎	次髎
穴处	十六节外一寸半。	十七节外一寸半。	十八节外一寸半。	十九节外一寸半。	二十节外一寸半，伏而取之。	二十一节外一寸半。	腰髁骨下第一空挟脊两旁陷中。	第二空陷中。
治法	腰痛，肠鸣胀满，绕脐中痛，二便不利，或泄痢，食不化，脊强腹肿	风劳腰痛，泄痢，虚胀，小便难。妇人瘕聚诸疾。	主大便脓血，痔痛出血。妇人带下，大便难，小便淋，泄痢五色，重下肿痛，腰脊强，疝痛。	风劳腰痛，泄痢肠痛，便难溺赤，阴疮，足胫冷，拘急不得屈伸。女人瘕聚烦满，汗不出，小便黄赤，腰脊急强，积聚坚结，足清不仁，热痓，引骨痛。	赤白痢，虚渴汗出，腰不得俯仰，腹胀胁痛，疝，寒热痓，反折。		鼻衄，呕吐逆，寒热腰痛。妇人绝子，疟寒热，阴挺出不禁，白沥，痓反折，大小便利。	腰下至足不仁，恶寒。妇人赤白沥下，心下积胀，大小便利，疝气下坠。
针	三分		三分	三分	三分	禁	二寸	二寸
灸	三壮		三壮	三壮	三壮	禁	三壮	三壮

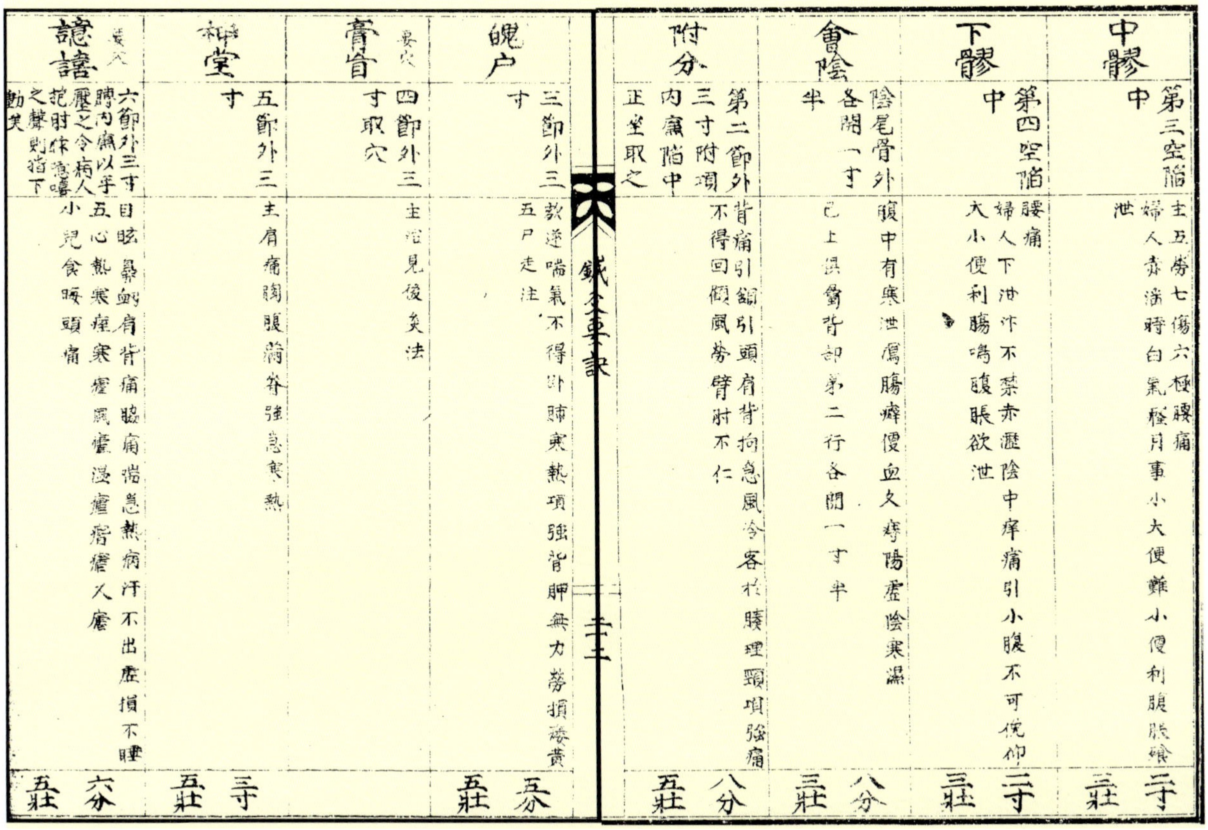

	中髎	下髎	会阴	附分	魄户	要穴 膏肓	神堂	要穴 譩譆
穴处	第三空陷中。	第四空陷中。	阴尾骨外各开一寸半。	第二节外三寸附项内廉陷中，正坐取之。	三节外三寸。	四节外三寸取穴。	五节外三寸。	六节外三寸膊内廉，以手压之，令病人抱肘作噫嘻之声则指下动矣。
治法	主五劳七伤六极，腰痛。妇人赤淫时白，气癃，月事小大便难，小便利，腹胀飧泄。	腰痛。妇人下疳汁不禁，赤沥，阴中痒痛，引小腹不可俯仰，大小便利，肠鸣腹胀欲泄。	腹中有寒，泄泻肠澼，便血久痔，阳虚阴寒湿。 以上俱属背部第二行各开一寸半。	背痛引颔引头，肩背拘急，风冷客于腠理，颈项强痛，不得回顾，风劳，臂肘不仁。	咳逆，喘气不得卧，肺寒热，项强，背胛无力，劳损痿黄，五尸走注。	主治见后灸法。	主肩痛，胸腹满，脊强急，寒热。	目眩鼻衄，肩背痛胁痛，喘急，热病汗不出，虚损不睡，五心热，寒痓，寒疟、风疟、温疟、痎疟、久疟。小儿食晦头痛。
针	二寸	二寸	八分	八分	五分		三寸	六分
灸	三壮	三壮	三壮	五壮	五壮		五壮	五壮

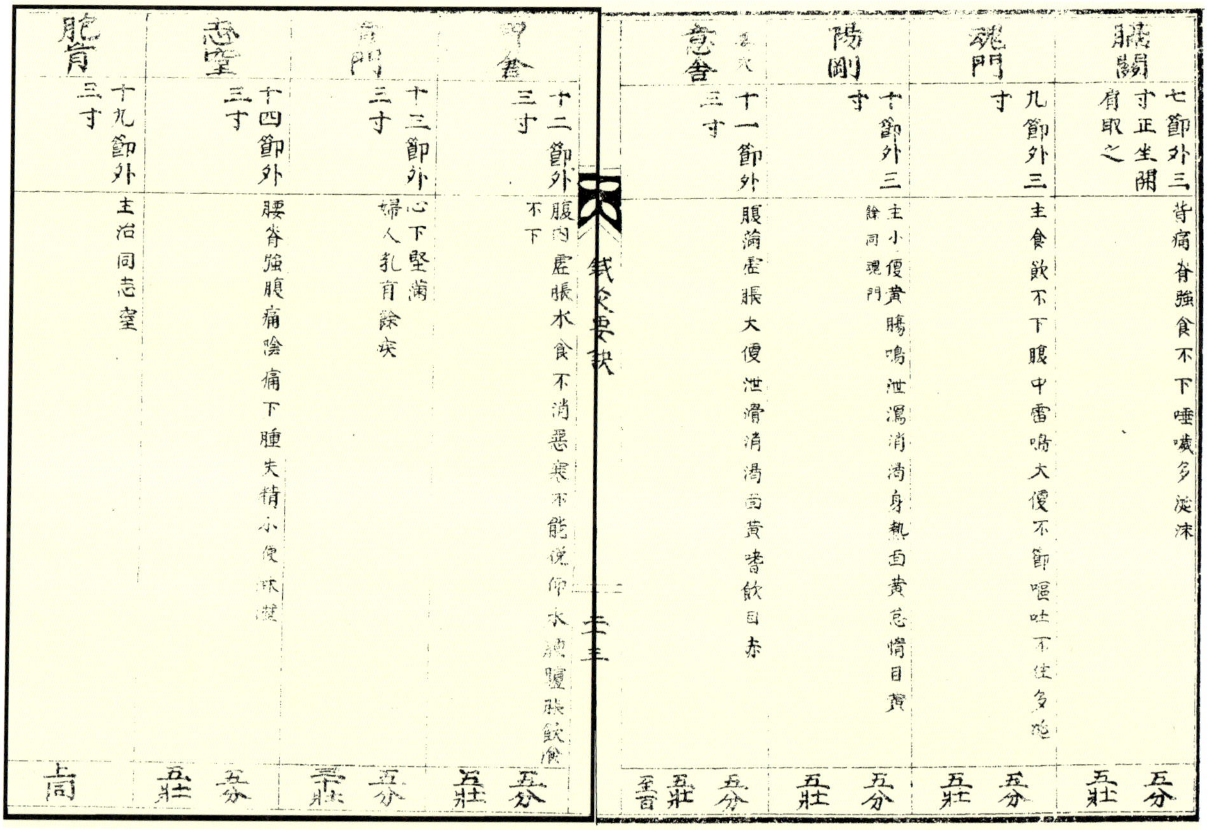

膈關 七節外三寸正坐開肩取之 背痛脊強食不下唾噦多涎沫 五分 五壯
魂門 九節外三寸 主食飲不下腹中雷鳴大便不節嘔吐不住多涎 五分 五壯
陽綱 十節外三寸 主小便黃腸鳴泄瀉消渴身熱面黃怠惰目黃 餘同魂門 五分 五壯
意舍 要穴 十一節外三寸 腹滿虛脹大便泄滑消渴面黃嗜飲目赤 五分 五壯至百
胃倉 十二節外三寸 腹內虛脹水食不消惡寒不能俛仰水腫臚脹飲食不下 五分 五壯
肓門 十三節外三寸 心下堅滿婦人乳有餘疾 五分 三十壯
志室 十四節外三寸 腰脊強腹痛陰痛下腫失精小便淋瀝 五分 五壯
胞肓 十九節外三寸 主治同志室 上同

	膈关	魂门	阳刚	要穴 意舍	胃仓	肓门	志室	胞肓
穴处	七节外三寸，正坐开肩取之。	九节外三寸。	十节外三寸。	十一节外三寸。	十二节外三寸。	十三节外三寸。	十四节外三寸。	十九节外三寸。
治法	背痛脊强，食不下，唾哕多涎沫。	主食饮不下，腹中雷鸣，大便不节，呕吐不住，多涎。	主小便黄，肠鸣泄泻，消渴身热，面黄怠惰，目黄。余同魂门	腹满虚胀，大便泄滑，消渴，面黄，嗜饮，目赤。	腹内虚胀，水食不消，恶寒，不能俯仰，水肿胪胀，饮食不下。	心下坚满，妇人乳有余疾。	腰脊强，腹痛，阴痛，下肿失精，小便淋沥。	主治同志室。
针	五分	五分	五分	五分	五分	五分	五分	上同
灸	五壮	五壮	五壮	五壮至百	五壮	三十壮	五壮	

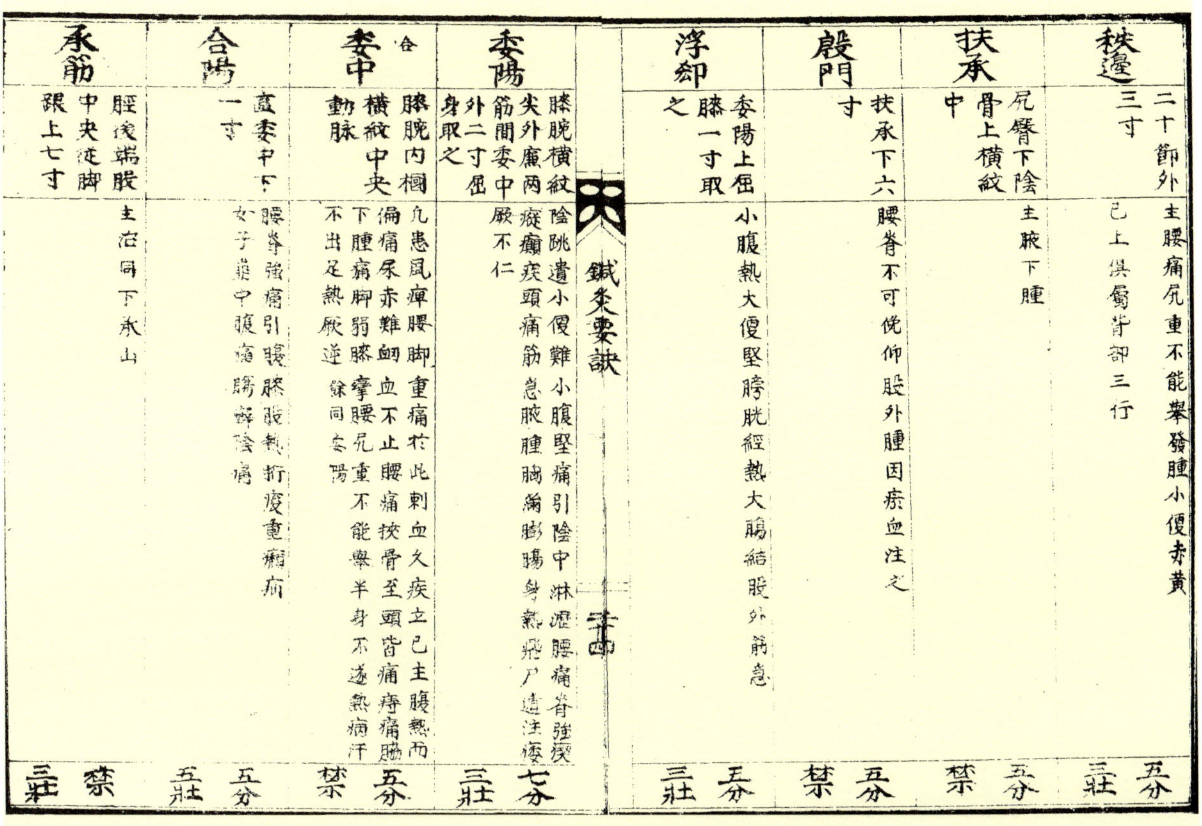

	秩边	扶承	殷门	浮郄	委阳	合委中	合阳	承筋
穴处	二十节外三寸。	尻臀下阴骨上横纹中。	扶承下六寸。	委阳上屈膝一寸取之。	膝腕横纹尖外廉两筋间委中外二寸，屈身取之。	膝腕内腘横纹中央动脉。	直委中下一寸。	胫后端股中央从脚跟上七寸。
治法	主腰痛尻重，不能举，发肿，小便赤黄。以上俱属背部三行。	主腋下肿。	腰脊不可俯仰，股外肿，因瘀血注之。	小腹热，大便坚，膀胱经热，大肠结，股外筋急。	阴跳遗，小便难，小腹坚痛，引阴中淋沥，腰痛脊强，瘈疭癫疾，头痛筋急，腋肿胸满膨肠，身热，飞尸遁注，痿厥不仁。	凡患风痹，腰脚重痛，于此刺血，久疾立已。主腹热而偏痛，尿赤难，衄血不止，腰痛扶骨至头皆痛，痔痛，胁下肿痛，脚弱膝挛，腰尻重不能举，半身不遂，热病汗不出，足热厥逆。余同委阳	腰脊强痛引腹，膝股热，胻酸重，癞疝。女子崩中，腹痛，肠澼阴痛。	主治同下承山。
针	五分	五分	五分	五分	七分	五分	五分	禁
灸	三壮	禁	禁	三壮	三壮	禁	五壮	三壮

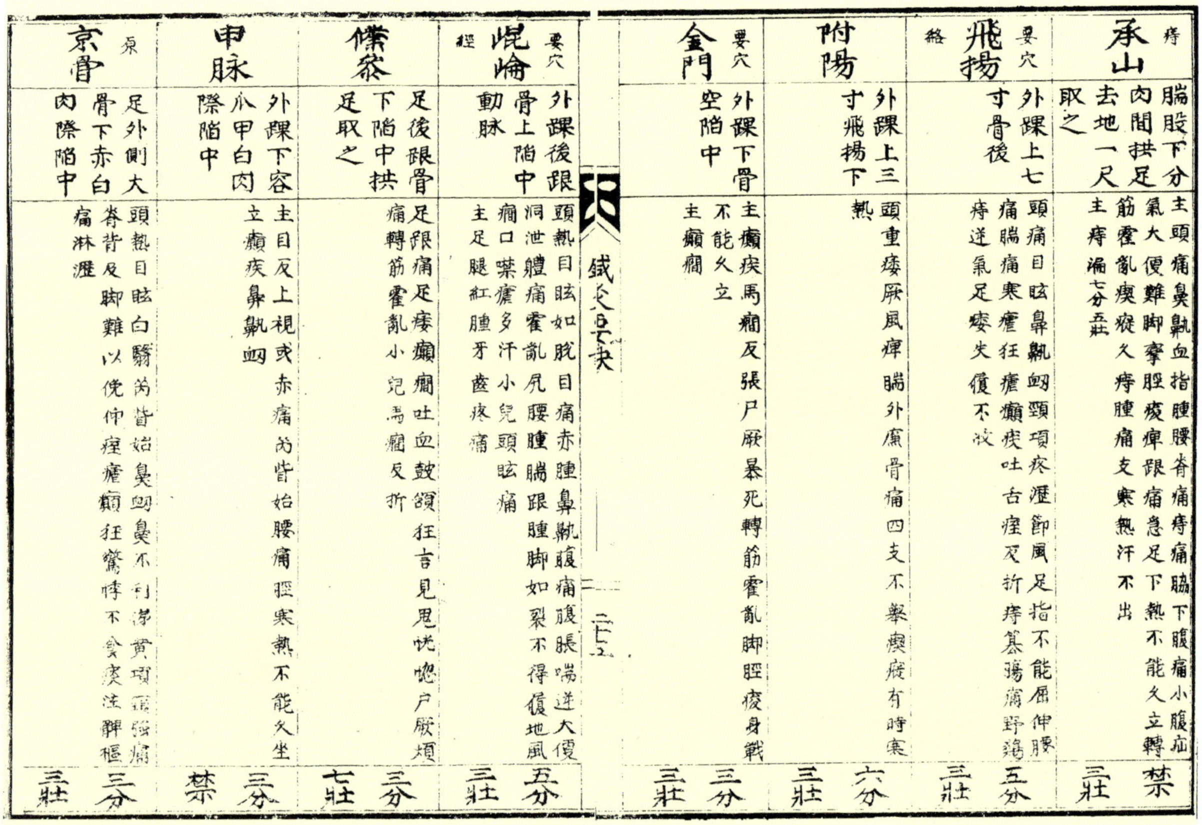

	痔承山	要穴 飞扬络	附阳	要穴 金门	要穴 昆仑经	仆参	申脉	原京骨
穴处	腨股下分肉间，拱足去地一尺取之。	外踝上七寸骨后。	外踝上三寸飞扬下。	外踝下骨空陷中。	外踝后跟骨上陷中动脉。	足后跟骨下陷中，拱足取之。	外踝下容爪甲白肉际陷中。	足外侧大骨下赤白肉际陷中。
治法	主头痛鼻衄血，指肿，腰脊痛，痔痛，胁下腹痛，小腹疝气，大便难，脚挛胫酸，痹跟痛急，足下热，不能久立，转筋霍乱，痹疭，久痔肿痛，肢寒热，汗不出。主痔漏七分，五壮	头痛目眩，鼻鼽衄，颈项疼，历节风，足指不能屈伸，腰痛腨痛，寒疟狂疟，癫疾吐舌，痉反折，痔，篡肠痛，野鸡痔，逆气，足痿，失履不收。	头重痿厥，风痹，腨外廉骨痛，四肢不举，痹疭，有时寒热。	主癫疾马痫反张，尸厥暴死，转筋霍乱，脚胫酸，身战不能久立。主癫痫。	头热目眩如脱，目痛赤肿，鼻衄，腹痛腹胀，喘逆，大便洞泄，体痛霍乱，尻腰肿，腨跟肿，脚如裂，不得履地。风痫口噤，疟多汗。小儿头眩痛。主足腿红肿，牙齿疼痛。	足跟痛，足痿，癫痫，吐血，鼓颔狂言，见鬼恍惚，尸厥，烦痛，转筋霍乱。小儿马痫反折。	主目反上视，或赤痛从内眦始。腰痛，胫寒热，不能久坐立，癫疾，鼻衄衄。	头热目眩，白翳从内眦始，鼻衄臭不利，涕黄，项颈强痛，脊背及脚难以俯仰，痓疟癫狂，惊悸不食，痎注髀枢痛，淋沥。
针	禁	五分	六分	三分	五分	三分	三分	三分
灸	三壮	三壮	三壮	三壮	三壮	七壮	禁	三壮

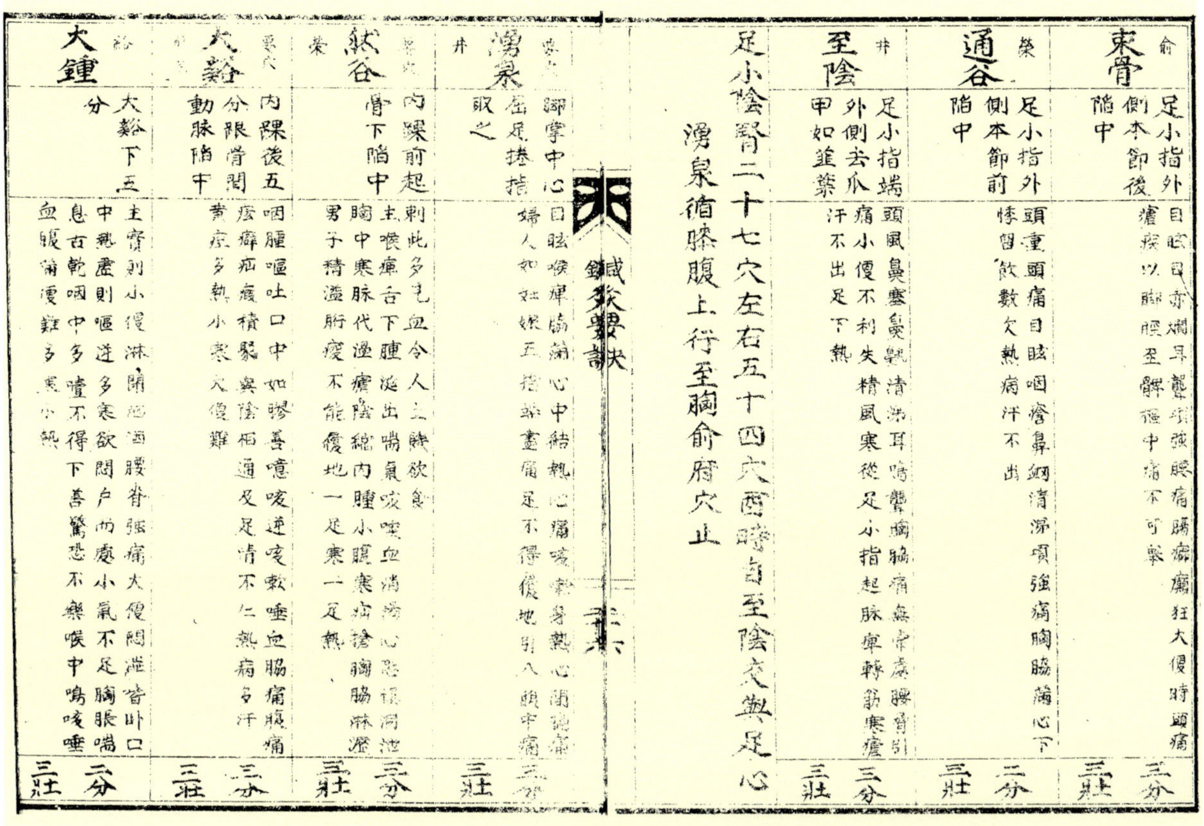

	俞束骨	荥通谷	井至阴
穴处	足小指外侧本节后陷中。	足小指外侧本节前陷中。	足小指端外侧去爪甲如韭叶。
治法	目眩目赤烂，耳聋项强，腰痛，肠癖，癫狂，大便时头痛，疟疾，以脚胫至髀枢中痛不可举。	头重头痛，目眩咽疮，鼻衄清涕，项强痛，胸胁满，心下悸，留饮数欠，热病汗不出。	头风鼻塞，鼻鼽清涕，耳鸣聋，胸胁痛无常处，腰胁引痛，小便不利，失精，风寒从足小指起，脉痹转筋，寒疟汗不出，足下热。
针	三分	二分	三分
灸	三壮	三壮	三壮

足少阴肾二十七穴左右五十四穴酉时自至阴交与足心涌泉循膝腹上行至胸俞府穴止

	要穴涌泉井	要穴然谷荥	要穴太溪	络大钟
穴处	脚掌中心，屈足卷指取之。	内踝前起骨下陷中。	内踝后五分跟骨间动脉陷中。	太溪下五分。
治法	目眩，喉痹，胁满，心中结热，心痛，咳嗽身热，心间膈痛。妇人如妊娠，五指端尽痛，足不得履地，引入腹中痛。	刺此多见血，令人立饥欲食。主喉痹，舌下肿，涎出，喘气咳唾血，消渴，心恐惧，洞泄，胸中寒，脉代，温疟，阴缩内肿，小腹寒疝抢胸胁，淋沥。男子精溢，胻酸不能履地，一足寒一足热。	咽肿呕吐，口中如胶，善噫咳逆，咳嗽唾血，胁痛腹痛，痃癖疝瘕积聚，与阴相通及足清不仁，热病多汗，黄疸，多热小寒，大便难。	主实则小便淋闭洒洒，腰脊强痛，大便闷涩，嗜卧，口中热，虚则呕逆多寒，欲闭户而处，少气不足，胸胀喘息，舌干咽中多噎不得下，善惊恐不乐，喉中鸣咳，唾血，腹满便难，多寒少热。
针	三分	三分	三分	二分
灸	三壮	三壮	三壮	三壮

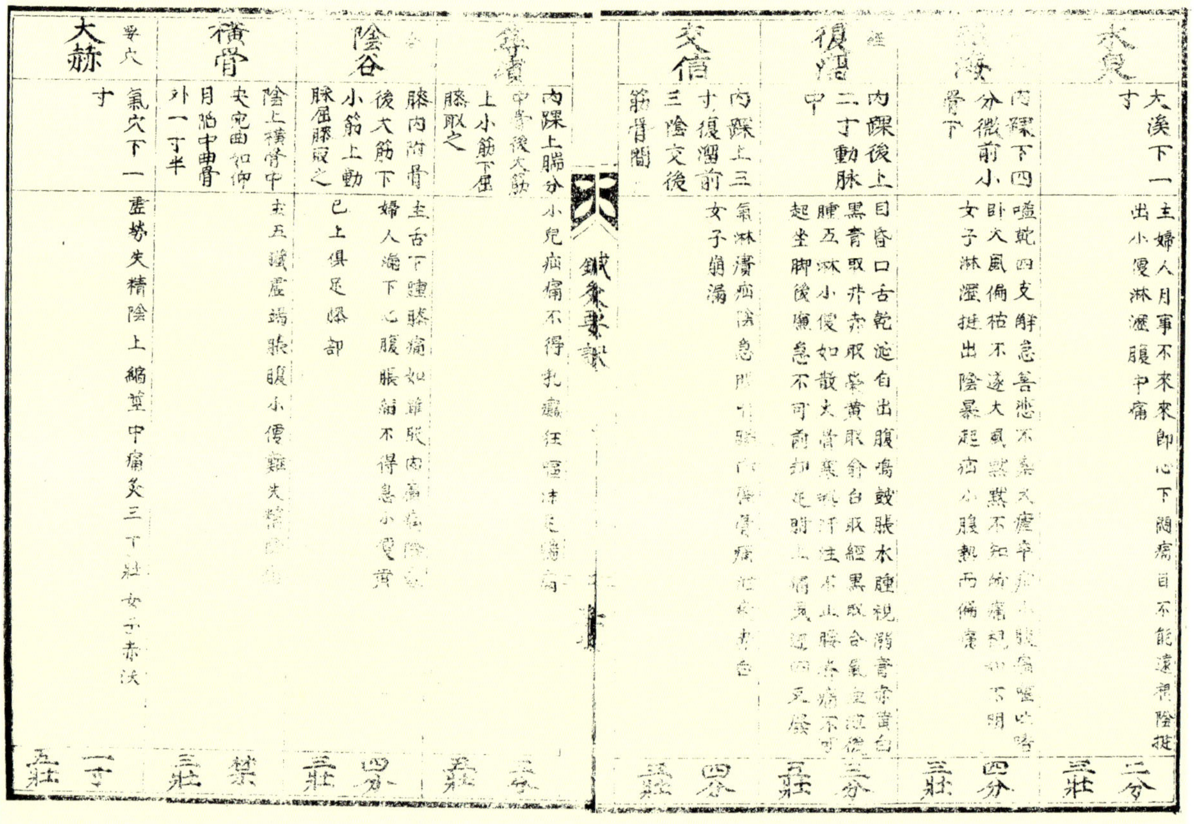

	水泉	要穴照海	经复溜	交信	筑滨	合阴谷	横骨	要穴大赫
穴处	太溪下一寸。	内踝下四分微前小骨下。	内踝后上二寸动脉中。	内踝上三寸复溜前三阴交后筋骨间。	内踝上腨分中骨后大筋上小筋下，屈膝取之。	膝内附骨后大筋下小筋上动脉屈膝取之。	阴上横骨中央宛曲如仰月陷中，曲骨外一寸半。	气穴下一寸。
治法	主妇人月事不来，来即心下闷痛，目不能远视，阴挺出，小便淋沥，腹中痛。	嗌干，四肢懈怠，善悲不乐。久疟卒疝，小腹痛，呕吐嗜卧，大风偏枯不遂，大风，默默不知所痛，视如不明。女子淋沥挺出，阴暴起，疝小腹热而偏痛。	目昏，口舌干，涎自出，腹鸣鼓胀，水肿，视溺青赤黄白黑，青取井，赤取荥，黄取俞，白取经，黑取合。气血泄后，肿、五淋、小便如散，大骨寒热，汗注不止，腰脊痛不可起坐，脚后廉急，不可前却；足胕上痛，风逆，四肢废。	气淋癞疝，阴急胀引腨内廉骨痛，泄痢赤白，女子崩漏。	小儿疝痛不得乳，癫狂呕沫足腨痛。	主舌下肿，膝痛如锥，股内廉痛。阴痿。妇人漏下，心腹胀满不得息，小便黄。 以上俱足膝部。	主五脏虚竭，胀腹，小便难，失精，阴痛。	虚劳失精，阴上缩，茎中痛，灸三十壮。女子赤沃。
针	二分	四分	三分	四分	三分	四分	禁	一寸
灸	三壮	三壮	三壮	三壮	五壮	三壮	三壮	五壮

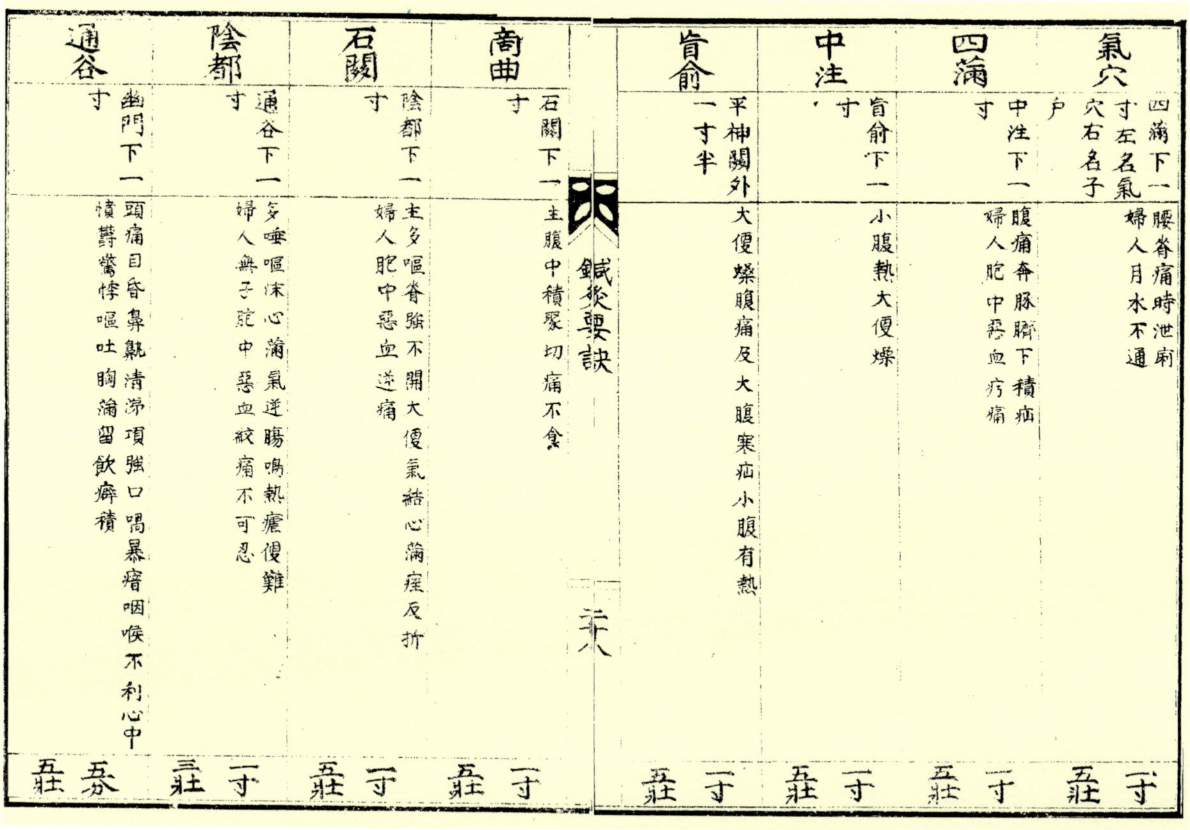

	氣穴	四滿	中注	肓俞	商曲	石關	陰都	通谷
	四滿下一寸左名氣穴右名子户	中注下一寸	肓俞下一寸	平神闕外一寸半	石關下一寸	陰都下一寸	通谷下一寸	幽門下一寸
	腰脊痛時泄痢婦人月水不通	腹痛奔豚臍下積疝婦人肥中惡血疠痛	小腹熱大便燥	大便燥腹痛及大腹寒疝小腹有熱	主腹中積聚切痛不食	主多嘔脊強不開大便氣結心滿痓反折婦人肥中惡血逆痛	多唾嘔沫心滿氣逆腸鳴熱瘧便難婦人無子肥中惡血絞痛不可忍	頭痛目昏鼻衄清涕項強口喎暴瘖咽喉不利心中憒鬱驚悸嘔吐胸滿留飲癖積
	一寸	一寸	一寸	一寸	一寸	一寸	一寸	五分
	五壯	五壯	五壯	五壯	五壯	五壯	三壯	五壯

鍼灸要訣 二十八

	气穴	四满	中注	肓俞	商曲	石关	阴都	通谷
穴处	四满下一寸。左名气穴，右名子户。	中注下一寸。	肓俞下一寸。	平神阙外一寸半。	石关下一寸。	阴都下一寸。	通谷下一寸。	幽门下一寸。
治法	腰脊痛，时泄痢。妇人月水不通。	腹痛奔豚，脐下积疝。妇人胞中恶血疠痛。	小腹热，大便燥。	大便燥，腹痛，及大腹寒疝，小腹有热。	主腹中积聚切痛，不食。	主多呕，脊强不开，大便气结，心满，痓反折。妇人胞中恶血逆痛。	多唾呕沫，心满气逆，肠鸣，热疟便难。妇人无子，胞中恶血绞痛不可忍。	头痛目昏，鼻衄清涕，项强口祸，暴瘖，咽喉不利，心中愦郁，惊悸呕吐，胸满，留饮癖积。
针	一寸	一寸	一寸	一寸	一寸	一寸	一寸	五分
灸	五壮	五壮	五壮	五壮	五壮	五壮	三壮	五壮

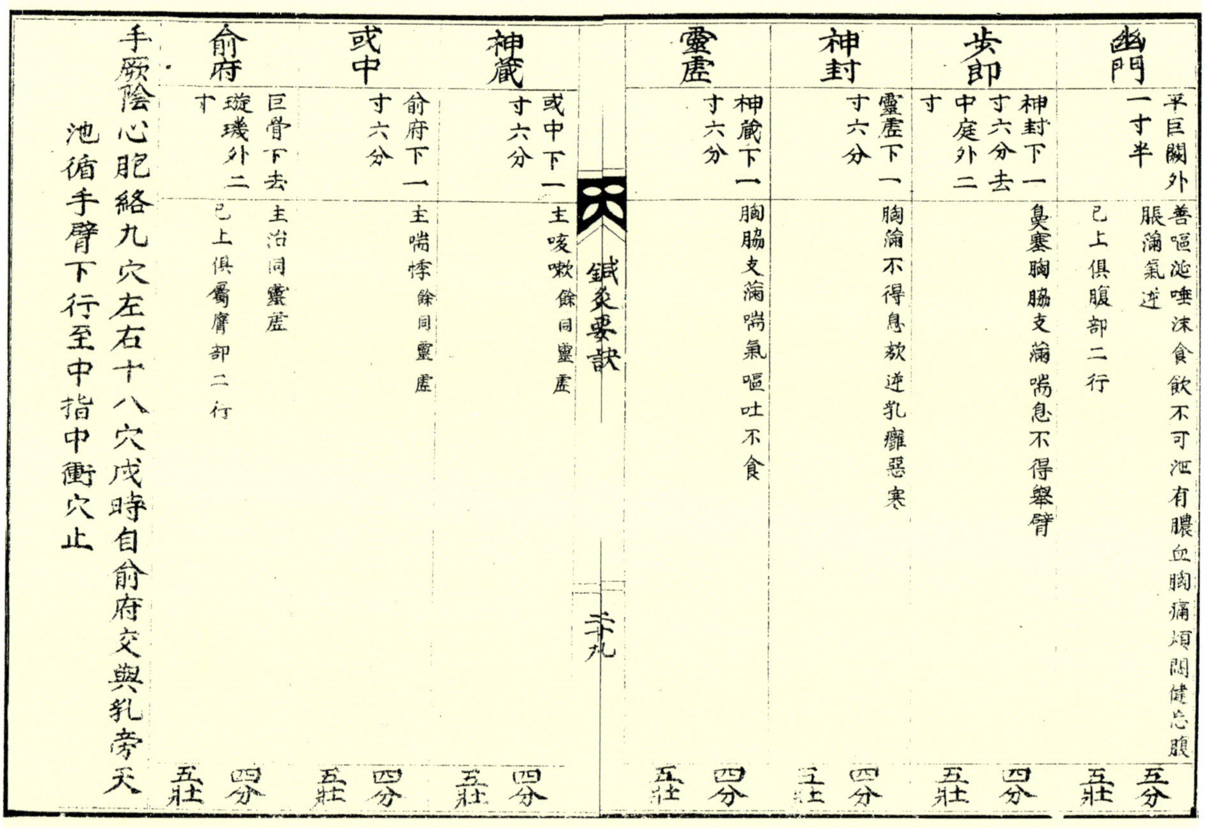

	幽门	步廊	神封	灵虚	神藏	彧中	俞府
穴处	平巨阙外一寸半。	神封下一寸六分去中庭外二寸。	灵虚下一寸六分。	神藏下一寸六分。	彧中下一寸六分。	俞府下一寸六分。	巨骨下去璇玑外二寸。
治法	善呕涎唾沫食饮，不可泄，有脓血，胸痛烦闷，健忘，腹胀满气逆。以上俱腹部二行。	鼻塞，胸胁支满，喘息不得举臂。	胸满不得息，咳逆，乳痈恶寒。	胸胁支满，喘气呕吐，不食。	主咳嗽。余同灵虚	主喘悸。余同灵虚	主治同灵虚。以上俱属膺部二行。
针	五分	四分	四分	四分	四分	四分	四分
灸	五壮	五壮	五壮	五壮	五壮	五壮	五壮

手厥阴心胞络九穴左右十八穴戌时自俞府交与乳旁天池循手臂下行至中指中冲穴止

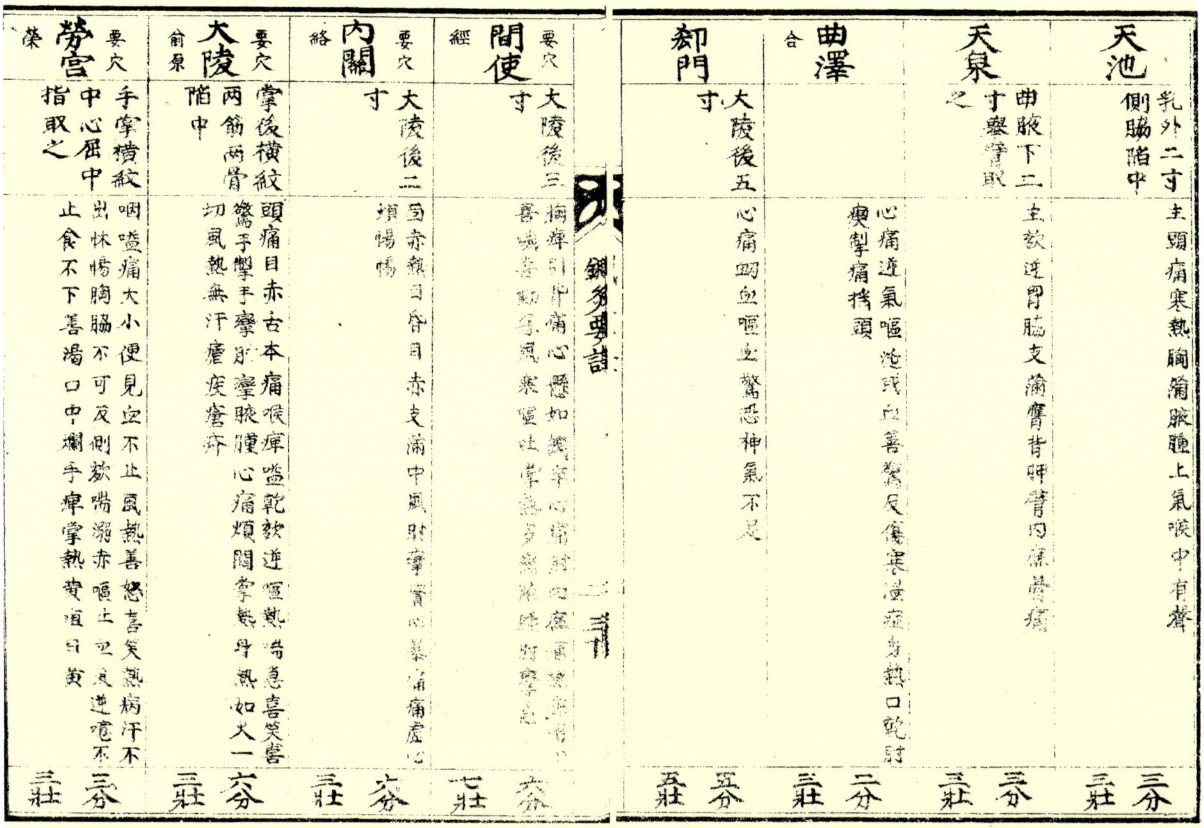

	天池	天泉	曲泽合	郄门	要穴 间使经	要穴 内关络	要穴 大陵俞原	要穴 劳宫荥
穴处	乳外二寸侧胁陷中。	曲腋下二寸，举臂取之。		大陵后五寸。	大陵后三寸。	大陵后二寸。	掌后横纹两筋两骨陷中。	手掌横纹中心，屈中指取之。
治法	主头痛寒热，胸满腋肿，上气喉中有声。	主咳逆，胸胁支满，膺背胛臂内廉骨痛。	心痛逆气，呕涎或血，善惊，及伤寒温症，身热口干，肘瘛掣痛摇头。	心痛，衄血呕血，惊恐神气不足。	胸痹引背痛，心悬如饥，卒心痛，肘内廉痛，热痛烦心，喜哕喜动，恶风寒，呕吐掌热，多惊腋肿，肘挛急。	面赤热，目昏目赤，支满，中风，肘挛，实心暴痛，痛虚，心烦惕惕。	头痛目赤，舌本痛，喉痹嗌干，咳逆呕热喘急，喜笑喜惊，手掣手挛，肘挛腋肿，心痛烦闷，掌热身热如火。一切风热无汗。疟疾疮疥。	咽嗌痛，大小便见血不止，风热，善怒喜笑，热病汗不出，怵惕，胸胁不可反侧，咳喘，溺赤，呕出血及逆噫不止，食不下，善渴，口中烂，手痹掌热，黄疸目黄。
针	三分	三分	二分	五分	六分	六分	六分	三分
灸	三壮	三壮	三壮	五壮	七壮	三壮	三壮	三壮

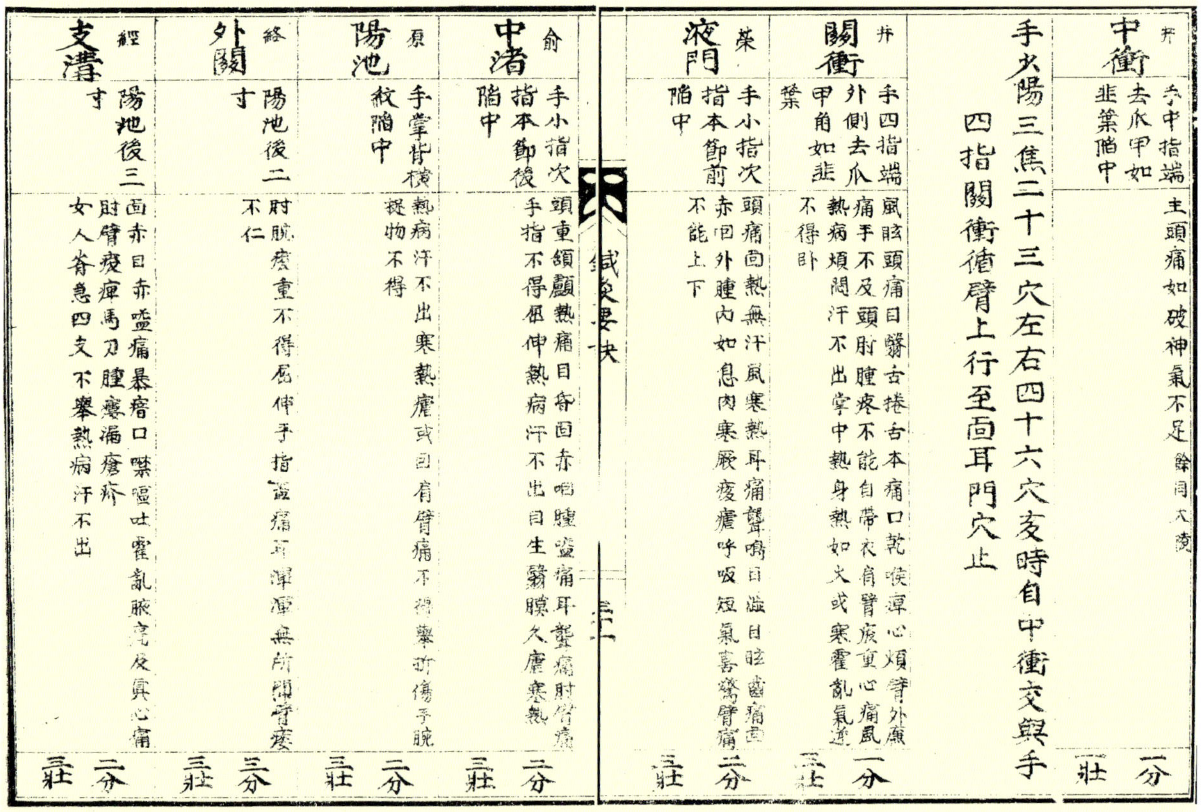

	井中冲
穴处	手中指端去爪甲如韭叶陷中。
治法	主头痛如破，神气不足。余同大陵
针	一分
灸	一壮

手少阳三焦二十三穴左右四十六穴亥时自中冲交与四指关冲循臂上行至面耳门穴止

	井关冲	荥液门	俞中渚	原阳池	络外关	经支沟
穴处	手四指端外侧去爪甲角如韭叶。	手小指次指本节前陷中。	手小指次指本节后陷中。	手掌背横纹陷中。	阳池后二寸。	阳池后三寸。
治法	风眩头痛，目翳，舌卷，舌本痛，口干喉痹，心烦，臂外廉痛，手不及头，肘肿疼，不能自带衣，肩臂酸重，心痛，风热病，烦闷汗不出，掌中热，身热如火，或寒霍乱，气逆不得卧。	头痛面热无汗，风寒热，耳痛聋鸣，目涩目眩，齿痛面赤，咽外肿，内如息肉。寒厥痎疟，呼吸短气，喜惊，臂痛不能上下。	头重，颔颅热痛，目昏目赤，咽肿嗌痛，耳聋痛，肘臂痛，手指不得屈伸。热病汗不出，目生翳膜久疟寒热。	热病汗不出，寒热疟或因肩臂痛不得举。折伤，手腕捉物不得。	肘腕酸重，不得屈伸，手指尽痛，耳浑浑无所闻，臂痿不仁。	面赤目赤，嗌痛暴瘖，口噤，呕吐霍乱，腋痛及真心痛。肘臂酸痹，马刀肿漏，疮疥。女人脊急，四肢不举，热病汗不出。
针	一分	二分	二分	二分	三分	二分
灸	三壮	三壮	三壮	三壮	三壮	三壮

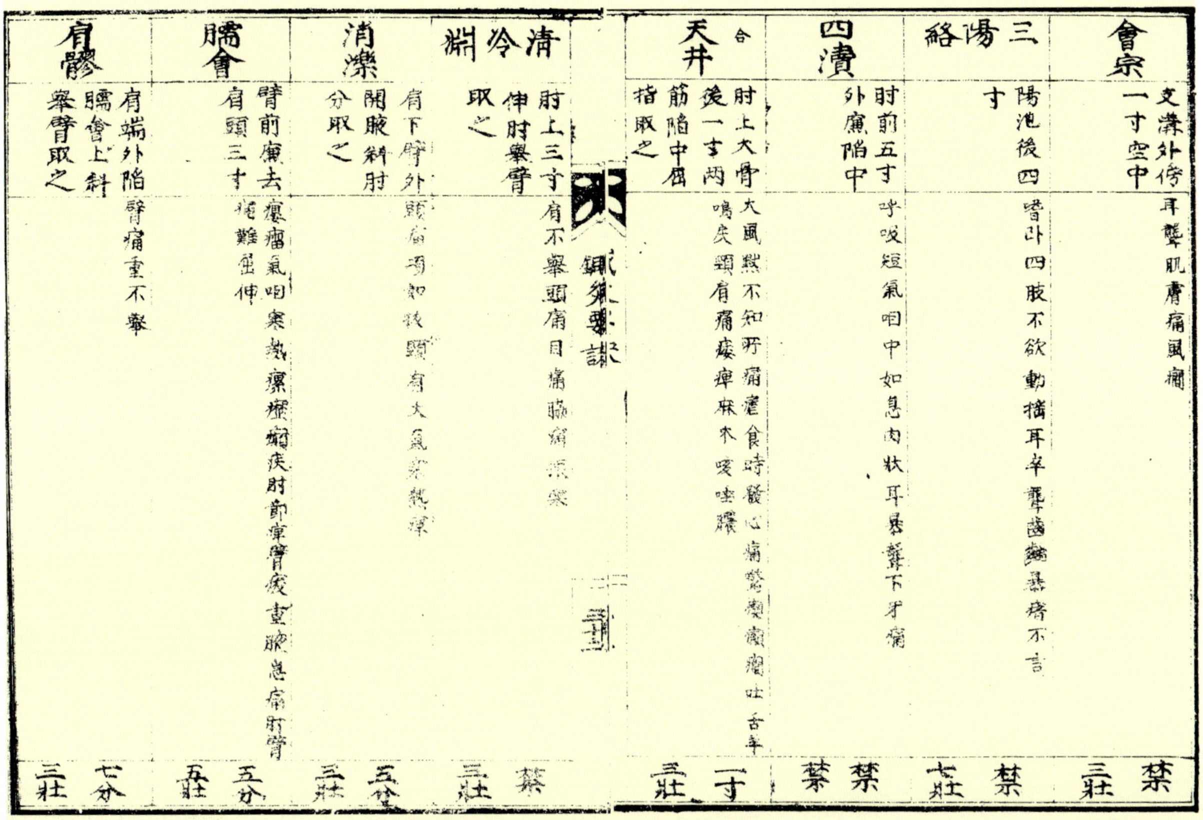

	会宗	三阳络	四渎	合天井	清冷渊	消泺	臑会	肩髎
穴处	支沟外旁一寸空中。	阳池后四寸。	肘前五寸外廉陷中。	肘上大骨后一寸，两筋陷中屈指取之。	肘上三寸，伸肘举臂取之。	肩下臂外开腋斜肘分取之。	臂前廉去肩头三寸。	肩端外陷臑会上，斜举臂取之。
治法	耳聋，肌肤痛，风痫。	嗜卧，四肢不欲动摇，耳卒聋，齿龋，暴痦不言。	呼吸短气，咽中如息肉状。耳暴聋，下牙痛。	大风，默不知所痛。疟食时发。心痛，惊瘈癫痫，吐舌羊鸣，戾颈肩痛，痿痹麻木，咳唾脓。	肩不举，头痛目痛，胁痛振寒。	头痛，项如拔，颈有大气，寒热痹。	瘿瘤气咽，寒热瘰疬，癫疾，肘节痹，臂酸重，腋急痛，肘臂痛，难屈伸。	臂痛重不举。
针	禁	禁	禁	一寸	禁	五分	五分	七分
灸	三壮	七壮	禁	三壮	三壮	三壮	五壮	三壮

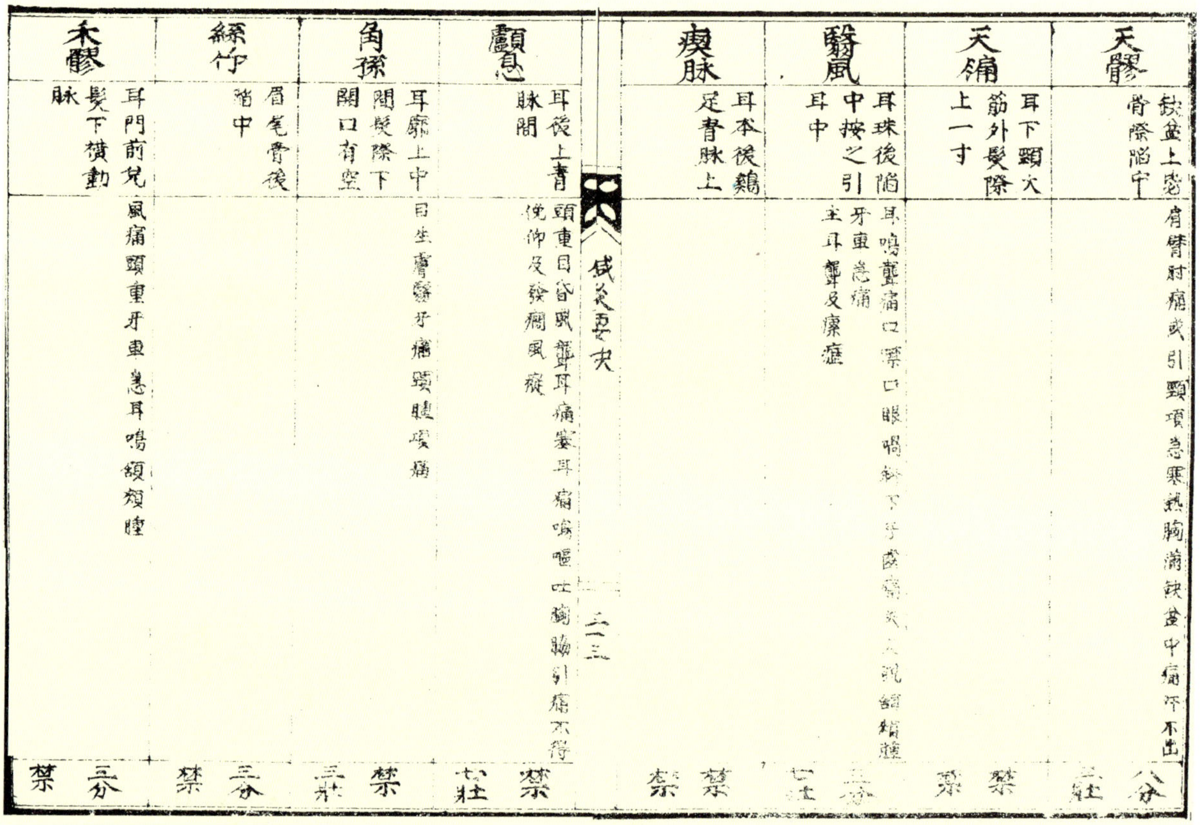

	天髎	天牖	翳风	瘈脉	颅息	角孙	丝竹	禾髎
穴处	缺盆上毖骨际陷中。	耳下颈大筋外发际上一寸。	耳珠后陷中按之引耳中。	耳本后鸡足青脉上。	耳后上青脉间。	耳廓上中间发际下，开口有空。	眉尾骨后陷中。	耳门前兑发下横动脉。
治法	肩臂肘痛，或引颈项急，寒热胸满，缺盆中痛，汗不出。		耳鸣聋痛，口禁，口眼㖞斜，下牙齿痛，失欠脱颔，颊肿，牙车急痛。主耳聋及瘰疬。		头重目昏，风聋耳痛，塞耳痛鸣，呕吐，胸胁引痛，不得俯仰，及发痫风疭。	目生肤翳，牙痛，颈肿项痛。		风痛头重，牙车急，耳鸣，颔颊肿。
针	八分	禁	三分	禁	禁	禁	三分	三分
灸	二壮	禁	七壮	禁	七壮	三壮	禁	禁

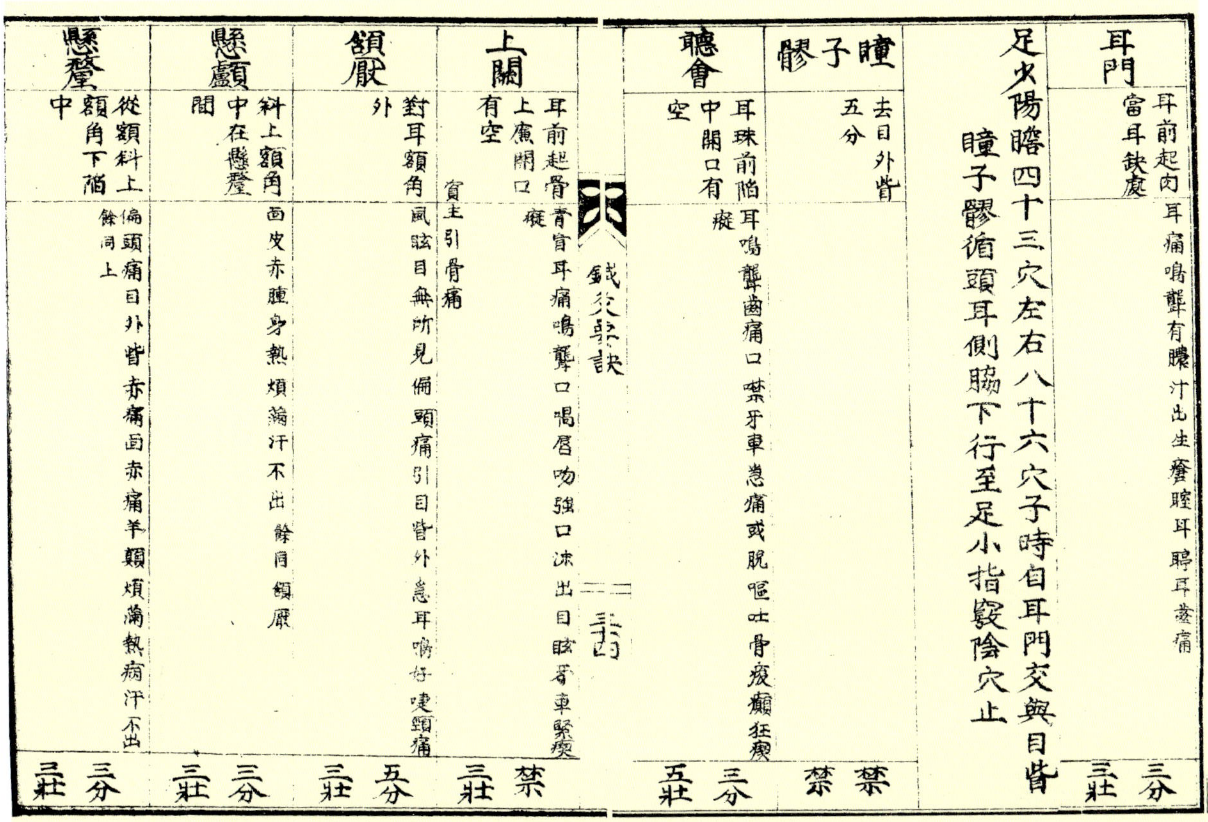

耳門	瞳子髎	聽會	上關	頷厭	懸顱	懸釐
耳前起肉當耳缺處	去目外眥五分	耳珠前陷中開口有空	耳前起骨上廉開口有空	對耳額角外	斜上額角中在懸釐間	從額斜上額角下陷中
耳痛鳴聾有膿汁出生瘡聤耳聤耳齒痛		耳鳴聾齒痛口噤牙車急痛或脫嘔吐骨痠癲狂瘈瘲	青盲耳痛鳴聾口喎唇吻強口沫出目眩牙車緊瘈 資主引骨痛	風眩目無所見偏頭痛引目眥外急耳鳴好嚏頸痛	面皮赤腫身熱煩滿汗不出 餘同頷厭	偏頭痛目外眥赤痛面赤痛羊顛煩滿熱病汗不出 餘同上
三分	禁	三分	禁	五分	三分	三分
三壯	禁	五壯	三壯	三壯	三壯	三壯

足少陽膽四十三穴左右八十六穴子時自耳門交與目眥瞳子髎循頭耳側脇下行至足小指竅陰穴止

針灸聚英

	耳门
穴处	耳前起肉当耳缺处。
治法	耳痛鸣聋，有脓汁出，生疮，聤耳聤耳，齿痛。
针	三分
灸	三壮

足少阳胆四十三穴左右八十六穴子时自耳门交与目眦瞳子髎循头耳侧胁下行至足小指窍阴穴止

	瞳子髎	听会	上关	颔厌	悬颅	悬厘
穴处	去目外眦五分。	耳珠前陷中开口有空。	耳前起骨上廉开口有空。	对耳额角外。	斜上额角中在悬厘间。	从额斜上额角下陷中。
治法		耳鸣聋，齿痛口噤，牙车急痛或脱，呕吐，骨酸，癫狂瘈疭。	青盲，耳痛鸣聋，口㖞唇吻强，口沫出，目眩，牙车紧，瘈疭。《资》主引骨痛。	风眩，目无所见，偏头痛引目眦外急，耳鸣好嚏，颈痛。	面皮赤肿，身热烦满，汗不出。余同颔厌	偏头痛，目外眦赤痛，面赤痛，羊颠，烦满，热病汗不出。余同上
针	禁	三分	禁	五分	三分	三分
灸	禁	五壮	三壮	三壮	三壮	三壮

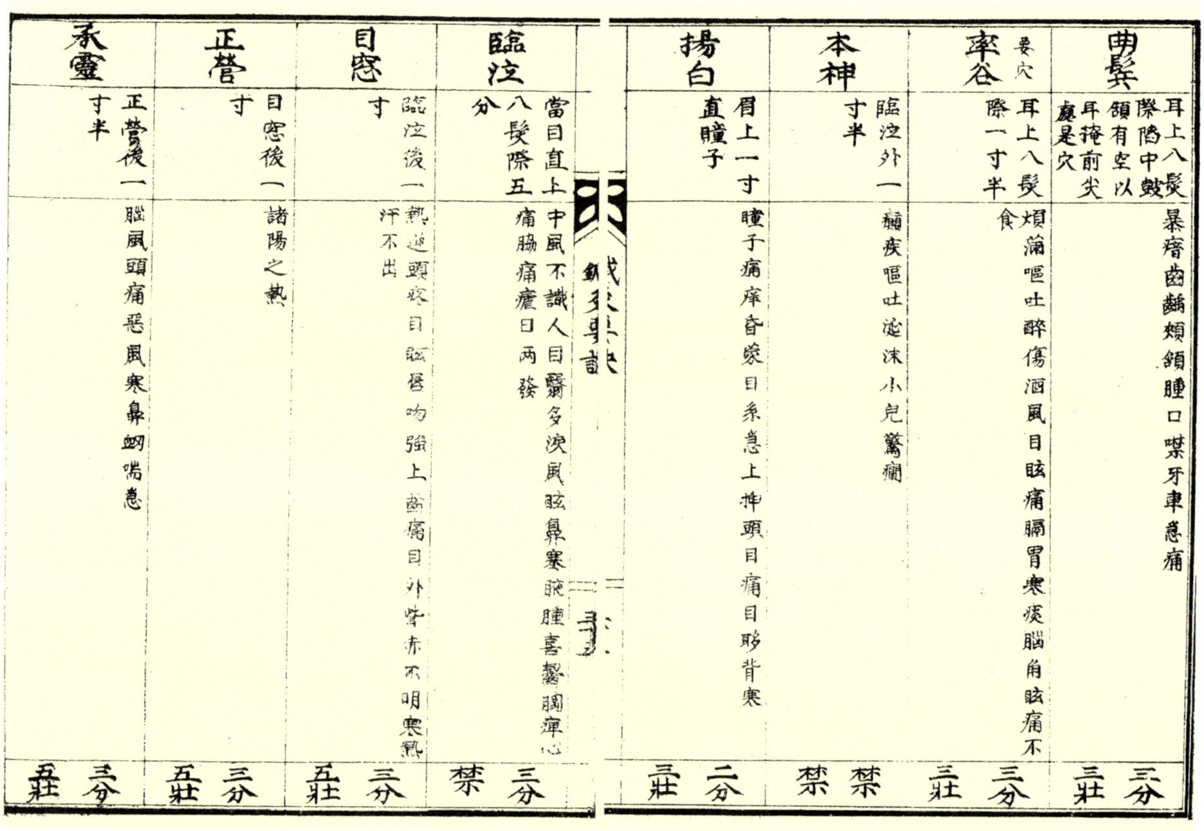

	曲鬢	要穴率谷	本神	揚白	臨泣	目窓	正營	承靈
穴處	耳上八髮際陷中鼓頷有空以耳掩前尖處是穴	耳上八髮際一寸半	臨泣外一寸半	眉上一寸直瞳子	當目直上八髮際五分	臨泣後一寸	目窓後一寸	正營後一寸半
治法	暴瘖齒齲頰頷腫口噤牙車急痛	煩滿嘔吐醉傷酒風目眩痛膈胃寒痰腦角眩痛不食	癲疾嘔吐涎沫小兒驚癇	瞳子痛痒昏蒙目系急上插頭目痛目眵背寒	中風不識人目翳多淚風眩鼻塞腋腫喜齧胸痺心痛脇痛瘧日兩發	熱逆頭疼目眩唇吻強上齒痛目外眥赤不明寒熱汗不出	諸陽之熱	腦風頭痛惡風寒鼻衄喘急
鍼	三分	三分	禁	二分	三分	三分	三分	三分
灸	三壯	三壯	禁	三壯	禁	五壯	五壯	五壯

	曲鬓	要穴率谷	本神	扬白	临泣	目窗	正营	承灵
穴处	耳上入发际陷中鼓颔有空，以耳掩前尖处是穴。	耳上入发际一寸半。	临泣外一寸半。	眉上一寸直瞳子。	当目直上入发际五分。	临泣后一寸。	目窗后一寸。	正营后一寸半。
治法	暴瘖齿龋，颊颔肿，口噤，牙车急痛。	烦满呕吐，醉伤酒，风目眩痛，膈胃寒痰，脑角眩痛，不食。	癫疾，呕吐涎沫，小儿惊痫。	瞳子痛痒，昏蒙，目系急，上插头目痛，目眵，背寒。	中风不识人，目翳多泪，风眩，鼻塞，腋肿，喜啮。胸痹心痛，胁痛，疟日两发。	热逆头疼，目眩，唇吻强，上齿痛，目外眦赤，不明寒热，汗不出。	诸阳之热。	脑风头痛，恶风寒，鼻衄，喘急。
针	三分	三分	禁	二分	三分	三分	三分	三分
灸	三壮	三壮	禁	三壮	禁	五壮	五壮	五壮

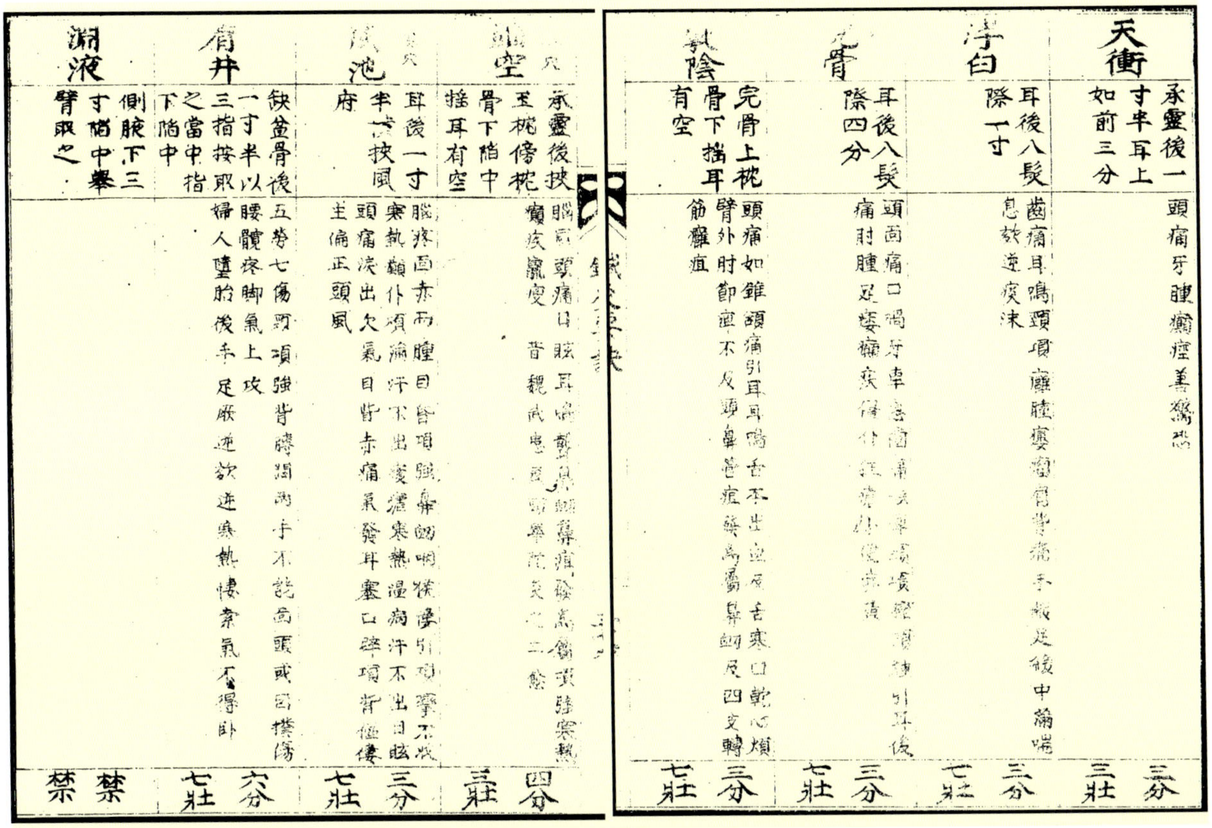

	天衝	浮白	完骨	竅陰	腦空	風池	肩井	淵液
	承靈後一寸半耳上如前三分	耳後入髮際一寸	耳後入髮際四分	完骨上枕骨下搖耳有空	承靈後挾玉枕骨下陷中搖耳有空	耳後一寸半挾風府	缺盆骨後一寸半以三指按取之當中指下陷中	側腋下三寸陷中舉臂取之
	頭痛牙腫癲痓善驚恐	齒痛耳鳴頸項癭腫癭瘤肩背痛手縱足緩中滿喘息欬逆痰沫	頭面痛口喎牙車急齒痛喉痹頸項強頰腫引耳後痛肘腫足痿癲疾僵仆狂瘧小便赤黃	頭痛如錐頷痛引耳耳鳴舌本出血舌寒口乾心煩臂外肘節痹不及頭鼻管疽發爲鼻衄及四肢轉筋癰疽	腦風頭痛目眩耳聾鼻衄鼻疽發爲癘項強寒熱癲疾羸瘦 昔魏武患頭風華佗灸之立愈	腦疼面赤兩腫目昏項強鼻衄咽喉僂引項攣不收寒熱癲仆項滿汗不出痎瘧寒熱溫病汗不出目眩頭痛淚出欠氣目眥赤痛氣發耳塞口僻項背傴僂主偏正頭風	五勞七傷頸項強背髆悶兩手不能向頭或因撲傷腰髖疼脚氣上攻婦人墮胎後手足厥逆欬逆寒熱悽索氣不得卧	
	三分 三壯	三分 七壯	三分 七壯	三分 七壯	四分 三壯	三分 七壯	六分 七壯	禁 禁

	天冲	浮白	完骨	窍阴	要穴脑空	要穴风池	肩井	渊液
穴处	承灵后一寸半耳上如前三分。	耳后入发际一寸。	耳后入发际四分。	完骨上枕骨下，摇耳有空。	承灵后挟玉枕旁枕骨下陷中，摇耳有空。	耳后一寸半挟风府。	缺盆骨后一寸半，以三指按取之当中指下陷中。	侧腋下三寸陷中，举臂取之。
治法	头痛，牙肿，癫痓，善惊恐。	齿痛耳鸣，颈项痛肿，瘿瘤，肩背痛，手纵足缓，中满喘息，咳逆痰沫。	头面痛，口㖞，牙车急齿痛，喉痹，颈项挛，颊肿引耳后痛，肘肿足痿，癫疾僵仆狂，疟，小便赤黄。	头痛如锥，颔痛引耳，耳鸣，舌本出血，及舌寒口干心烦，臂外肘节痹不及颈鼻管疽，发为属鼻衄，及四肢转筋，痈疽。	脑风头痛，目眩耳鸣聋，鼻衄，鼻疽，发为属项强，寒热癫疾，羸瘦。昔魏武患风头，华佗灸之立愈。	脑疼，面赤而肿，目昏项强，鼻衄，咽候偻引项挛不收，寒热癫仆项满，汗不出，痎疟寒热，温病汗不出，目眩头痛，泪出欠气，目眦赤痛，气发耳塞，口辟，项背伛偻。主偏正头风。	五劳七伤，头项强，背膊闷，两手不能面头，或因扑伤腰髋疼，脚气上攻。妇人堕胎后手足厥逆，咳逆寒热，悽索气不得卧。	
针	三分	三分	三分	三分	四分	三分	六分	禁
灸	三壮	七壮	七壮	七壮	三壮	七壮	七壮	禁

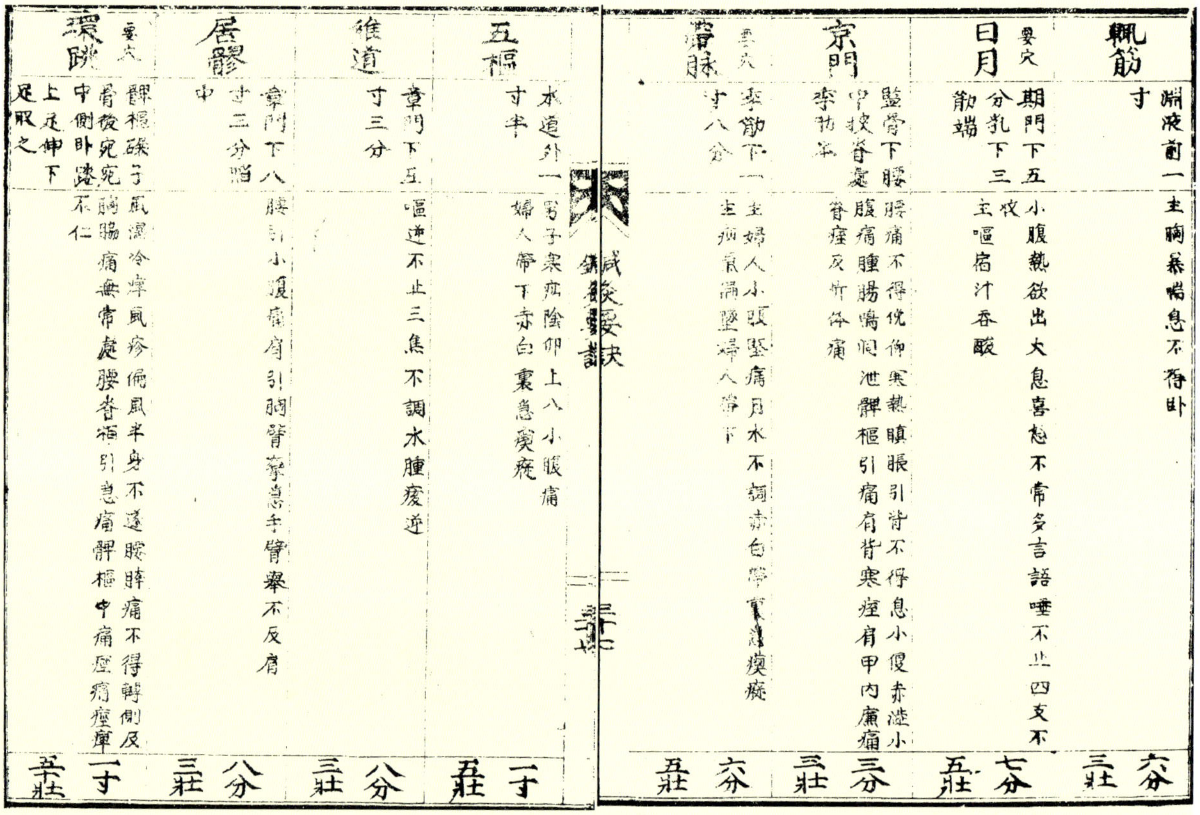

	辄筋	要穴 日月	京门	要穴 带脉	五枢	维道	居髎	要穴 环跳
穴处	渊液前一寸。	期门下五分，乳下三肋端。	监骨下腰中挟脊处季肋本。	季肋下一寸八分。	水道外一寸半。	章门下五寸三分。	章门下八寸三分陷中。	髀枢碾子骨后宛宛中，侧卧蹉上足伸下足取之。
治法	主胸暴喘息不得卧。	小腹热，欲出大息，喜怒不常，多言语，唾不止，四肢不收。主呕宿汁吞酸。	腰痛不得俯仰，寒热膜胀，引背不得息，小便赤涩，小腹痛肿，肠鸣洞泄，髀枢引痛，肩背寒痓，肩甲内廉痛，脊痓反折体痛。	主妇人小腹坚痛，月水不调，赤白带，里急瘈疭。主疝气偏坠，妇人带下。	男子寒疝，阴卵上入小腹痛，妇人带下赤白，里急瘈疭。	呕逆不止，三焦不调，水肿，痃逆[1]。	腰引小腹痛，肩引胸臂挛急，手臂举不及肩。	风湿冷痹，风疹偏风，半身不遂，腰髀痛不得转侧，及胸胁痛无常处，腰脊相引急痛，髀枢中痛，胫痛胫痹[2]不仁。
针	六分	七分	三分	六分	一寸	八分	八分	一寸
灸	三壮	五壮	三壮	五壮	五壮	三壮	三壮	五十壮

①痃逆：《西方子明堂灸经》卷八作“不嗜食，咳逆不止”；《铜人腧穴针灸图经》卷中、《圣济总录》卷一九一、《针灸资生经》卷三均作“不嗜食”。

②胫痛胫痹：胫，原作“痓”，据《西方子明堂灸经》卷八改。

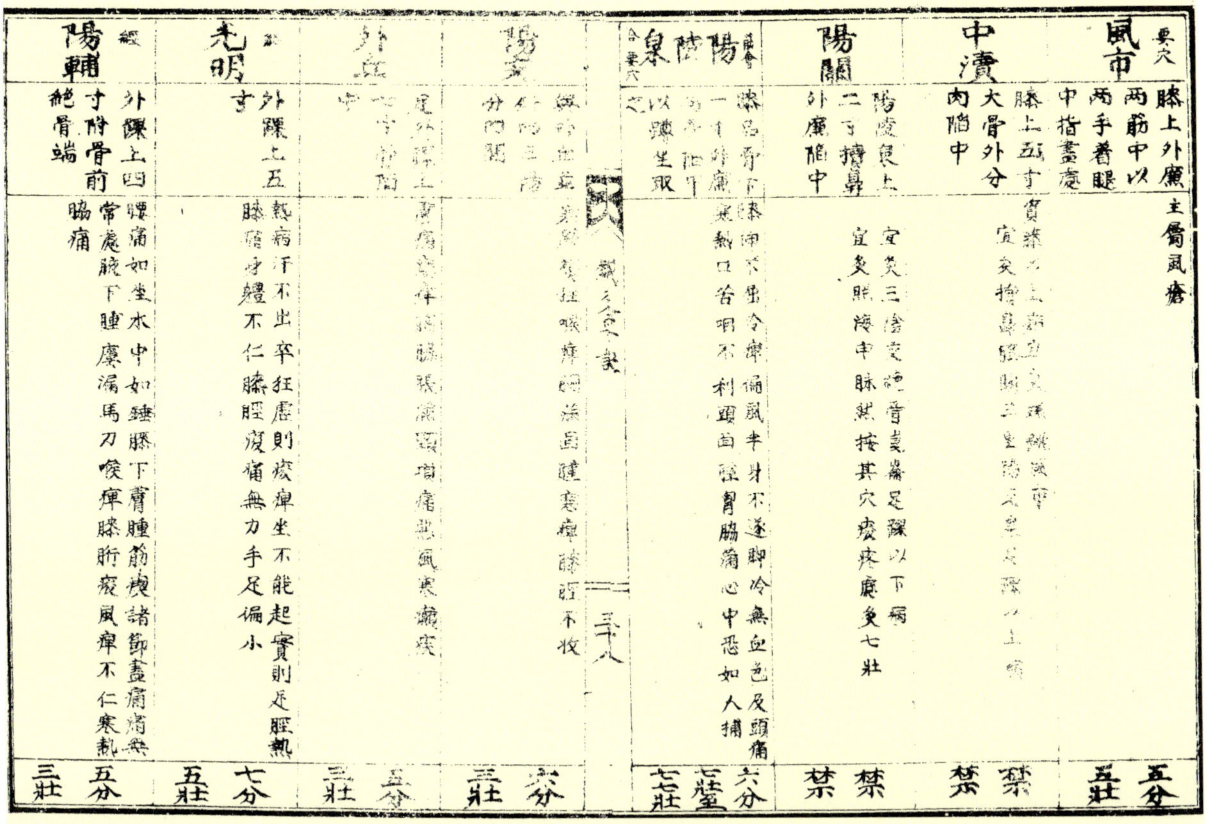

	要穴 风市	中渎	阳关	筋会阳陵 泉合要穴	阳交	外丘	络光明	经阳辅
穴处	膝上外廉两筋中以两手着腿中指尽处。	膝上五寸大骨外分肉陷中。	阳陵泉上二寸犊鼻外廉陷中。	膝品骨下一寸外廉两骨陷中，以蹲坐取之。	与外丘并斜向三阳分肉间。	足外踝上七寸骨陷中。	外踝上五寸。	外踝上四寸附骨前绝骨端。
治法	主属风疮。	《资》：膝以上病，宜灸环跳、风市。 宜灸犊鼻、膝关、三里、阳陵泉，足踝以上病。	宜灸三阴交、绝骨、昆仑；足踝以下病。宜灸照海、申脉，然按其穴酸疼处灸七壮。	膝伸不屈，冷痹偏风，半身不遂，脚冷无血色，及头痛寒热，口苦咽不利，头面肿，胸胁满，心中恐如人捕。	寒厥惊狂，喉痹胸满，面肿寒痹，膝胫不收。	肤痛痿痹，胸胁胀满，颈项痛，恶风寒，癫疾。	热病汗不出，卒狂，虚则酸痹，坐不能起，实则足胫热，膝痛，身体不仁，膝胫酸痛无力，手足偏小。	腰痛如坐水中，如锤，膝下肤肿，筋痿，诸节尽痛，痛无常处，腋下肿瘘漏，马刀喉痹，膝胻酸，风痹不仁，寒热胁痛。
针	五分	禁	禁	六分	六分	五分	七分	五分
灸	五壮	禁	禁	七壮至七七壮	三壮	三壮	五壮	三壮

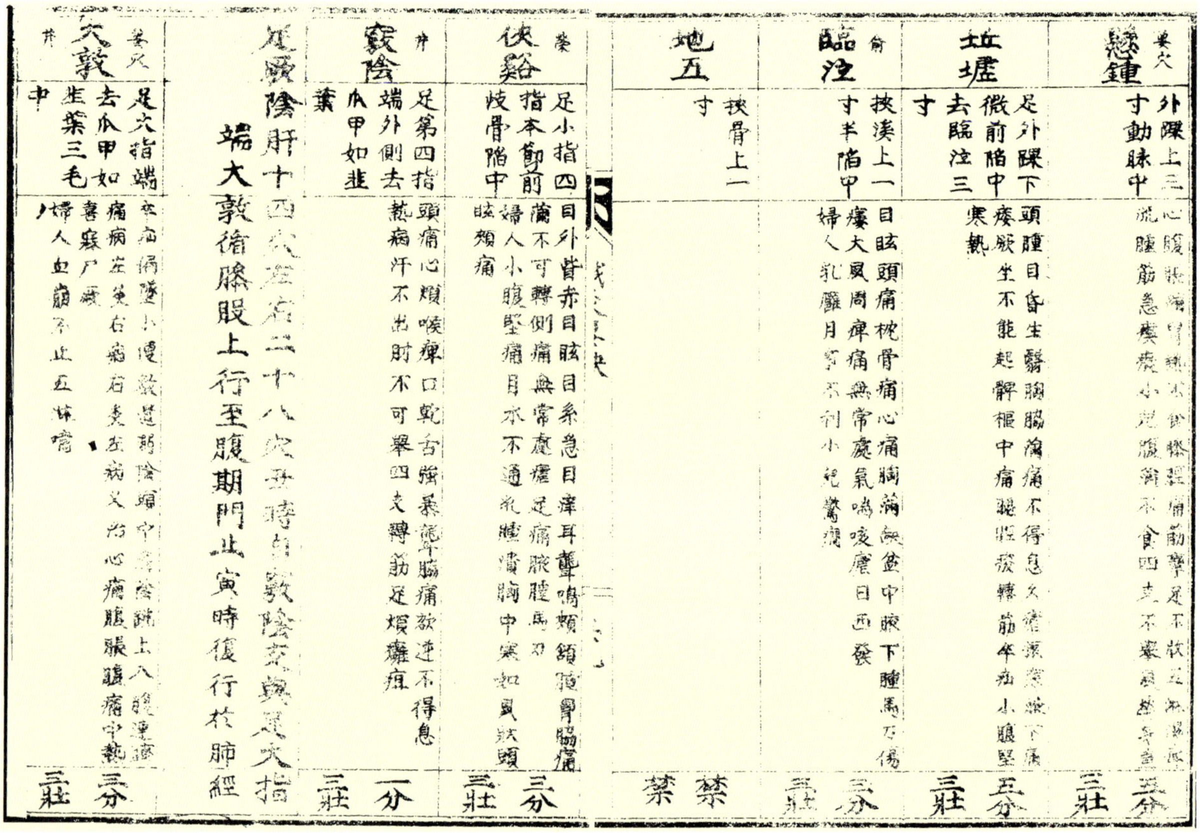

	要穴悬钟	丘墟	俞临泣	地五	荥侠溪	井窍阴
穴处	外踝上三寸动脉中。	足外踝下微前陷中去临泣三寸。	侠溪上一寸半陷中。	扶骨上一寸。	足小指四指本节前歧骨陷中。	足第四指端外侧去爪甲如韭叶。
治法	心腹胀满，胃热不食，膝胫痛，筋挛足不收，五淋湿痹，流肿筋急，瘈疭。小儿腹满不食，四肢不举，风劳身重。	头肿目昏生翳，胸胁满痛不得息，久疟振寒，腋下痛，痿厥，坐不能起，髀枢中痛，腿胫酸转筋，卒疝小腹坚，寒热。	目眩头痛，枕骨痛，心痛，胸满，缺盆中腋下肿，马刀伤瘘，大风周痹，痛无常处，气喘咳，疟日西发。妇人乳痈，月事不利。小儿惊痫。		目外眦赤，目眩，目系急，目痒耳聋鸣，颊颔肿，胸胁痛满，不可转侧，痛无常处。疟，足痛腋肿，马刀。妇人小腹坚痛，月水不通，乳肿溃，胸中寒如风状，头眩颊痛。	头痛心烦，喉痹，口干舌强，暴聋，胁痛，咳逆不得息，热病汗不出，肘不可举，四肢转筋，足烦痈疽。
针	五分	五分	三分	禁	三分	一分
灸	三壮	三壮	三壮	禁	三壮	三壮

足厥阴肝十四穴左右二十八穴丑时自窍阴交与足大指端大敦循膝股上行至腹期门止，寅时复行于肺经

	要穴大敦井
穴处	足大指端去爪甲如韭叶三毛中。
治法	卒疝偏坠，小便数遗溺，阴头中痛，阴跳上入腹，连脐痛。病左灸右，病右灸左。又治心痛，腹胀腹痛，中热喜寐，尸厥。妇人血崩不止，五淋，噫。
针	三分
灸	三壮

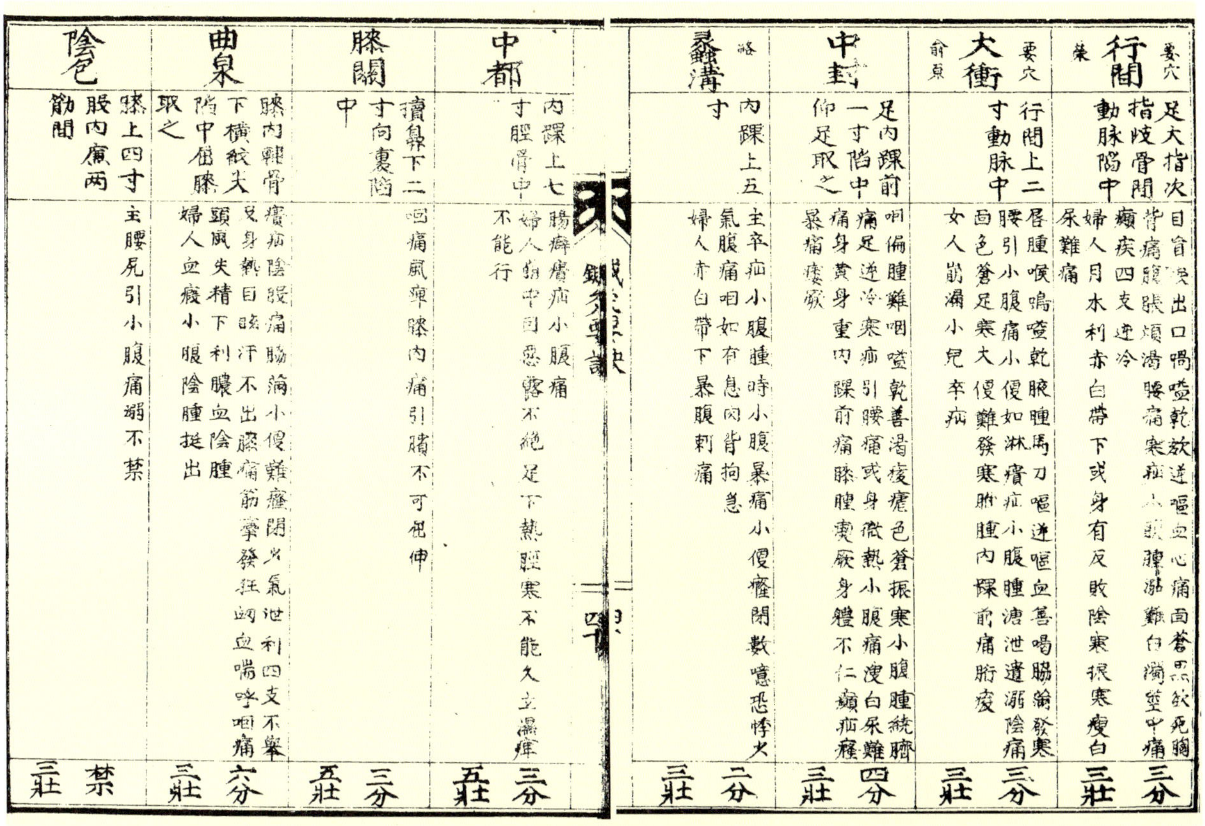

	要穴 行间荥	要穴 大冲俞原	中封	络 蠡沟	中都	膝关	曲泉	阴包
穴处	足大指次指歧骨间动脉陷中。	行间上二寸动脉中。	足内踝前一寸陷中，仰足取之。	内踝上五寸。	内踝上七寸胫骨中。	犊鼻下二寸向里陷中。	膝内辅骨下横纹尖陷中，屈膝取之。	膝上四寸股内廉两筋间。
治法	目盲泪出，口㖞嗌干，咳逆呕血，心痛面苍黑欲死；胸背痛，腹胀烦渴，腰痛寒疝，小腹肿，溺难，白浊，茎中痛；癫疾，四肢逆冷。妇人月水利，赤白带下，或身有反败，阴寒振寒，瘦白，尿难痛。	唇肿喉鸣，嗌干腋肿，马刀，呕逆呕血，善喝，胁满发寒，腰引小腹痛，小便如淋，瘭疝小腹肿，溏泄遗溺，阴痛，面色苍，足寒，大便难，发寒胕肿，内踝前痛，胻酸。女人崩漏，小儿卒疝。	咽偏肿，难咽，嗌干善渴，痎疟，色苍振寒，小腹肿，绕脐痛，足逆冷，寒疝引腰痛，或身微热，小腹痛，溲白尿难痛，身黄身重，内踝前痛，膝肿，瘈厥，身体不仁，瘭疝，癃，暴痛，痿厥。	主卒疝，小腹肿，时小腹暴痛，小便癃闭，数噫，恐悸少气，腹痛，咽如有息肉，背拘急。妇人赤白带下，暴腹刺痛。	肠澼瘭疝，小腹痛，妇人崩中，因恶露不绝。足下热，胫寒，不能久立，湿痹不能行。	咽痛，风痹，膝内痛引膑不可屈伸。	瘭疝阴股痛，胁满小便难，癃闭，少气泄利，四肢不举，及身热目眩，汗不出，膝痛筋挛，发狂衄血喘呼，咽痛头风，失精下利脓血，阴肿。妇人血瘕，小腹阴肿挺出。	主腰尻引小腹痛，溺不禁。
针	三分	三分	四分	二分	三分	三分	六分	禁
灸	三壮	三壮	三壮	三壮	五壮	五壮	三壮	三壮

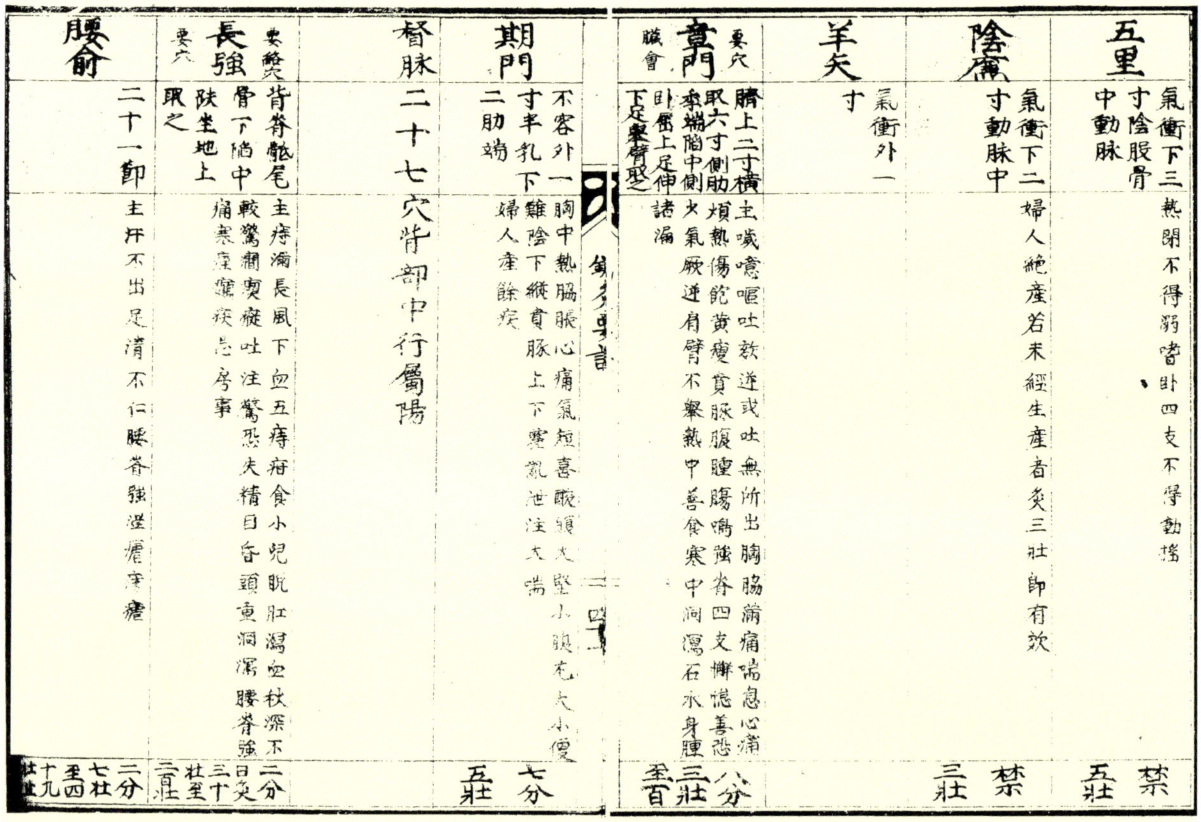

	五里	阴廉	羊矢	要穴章门脏会	期门
穴处	气冲下三寸阴股骨中动脉。	气冲下二寸动脉中。	气冲外一寸。	脐上二寸横取六寸侧肋季端陷中，侧卧屈上足伸下足举臂取之。	不容外一寸半乳下二肋端。
治法	热闭不得溺，嗜卧，四肢不得动摇。	妇人绝产，若未经生产者，灸三壮即有效。		主呀噫呕吐咳逆，或吐无所出，胸胁满痛，喘息，心痛，烦热，伤饱黄瘦，贲豚，腹肿肠鸣，强脊，四支懈怠，善恐，少气厥逆，肩臂不举，热中善食，寒中洞泻，石水身肿。诸漏。	胸中热，胁胀心痛，气短喜酸，腹大坚，小腹尤大。小便难，阴下纵。贲豚上下，霍乱泄注，大喘。妇人产余疾。
针	禁	禁		八分	七分
灸	五壮	三壮		三壮至百	五壮

督脉二十七穴背部中行属阳

	要络穴长强要穴	腰俞
穴处	背脊骶尾骨下陷中，趺坐地上取之。	二十一节。
治法	主痔漏，肠风下血，五痔，疳食。小儿脱肛泻血，秋深不较，惊痫瘈疭，吐泻惊恐，失精，目昏头重，洞泻，腰脊强痛，寒痓，癫疾。忌房事。	主汗不出，足清不仁，腰脊强，温疟痎疟。
针	二分	二分
灸	日灸三十壮至二百壮	七壮至四十九壮止

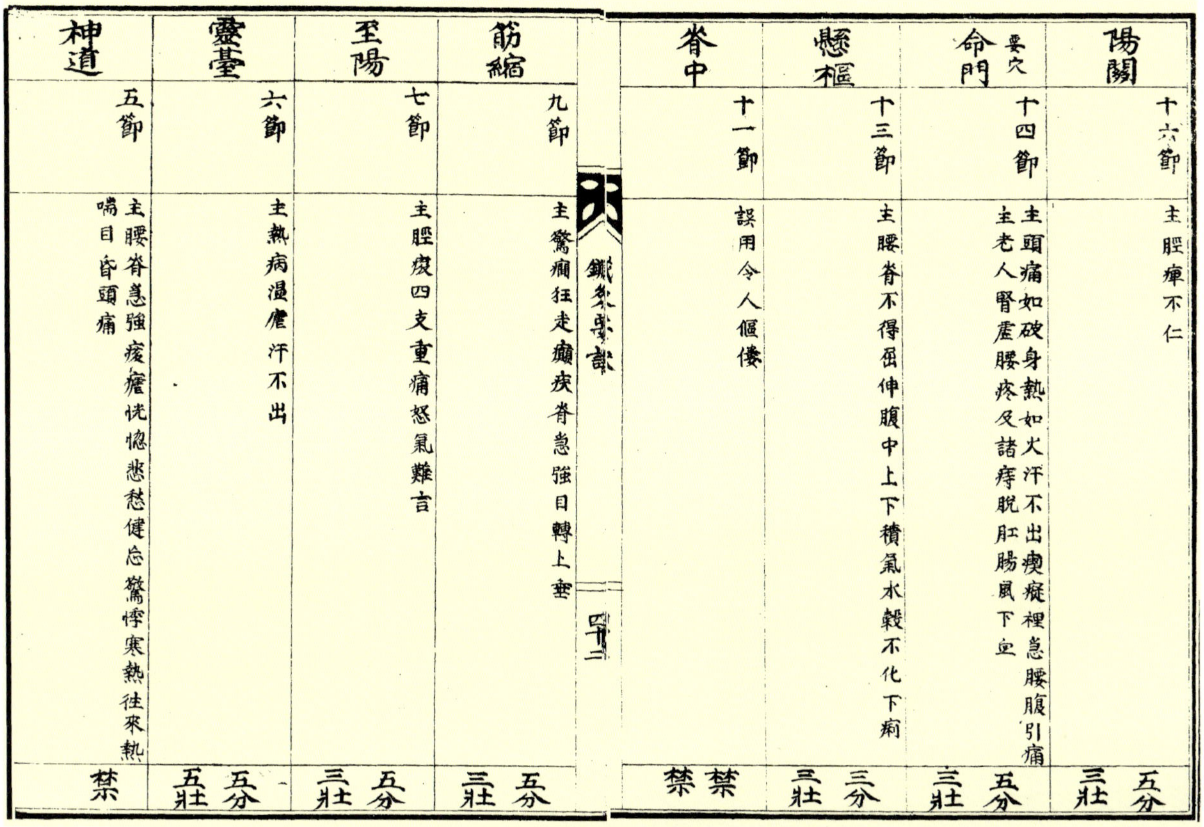

陽關	要穴命門	懸樞	脊中	筋縮	至陽	靈臺	神道
十六節	十四節	十三節	十一節	九節	七節	六節	五節
主脛痺不仁	主頭痛如破身熱如火汗不出瘈瘲裡急腰腹引痛 主老人腎虛腰疼及諸痔脫肛腸風下血	主腰脊不得屈伸腹中上下積氣水穀不化下痢	誤用令人傴僂	主驚癇狂走癲疾脊急強目轉上垂	主脛疫四支重痛怒氣難言	主熱病溫瘧汗不出	主腰脊急強瘈瘲恍惚悲愁健忘驚悸寒熱往來熱喘目昏頭痛
五分 三壯	五分 三壯	三分 三壯	禁 禁	五分 三壯	五分 三壯	五分 五壯	禁

鍼灸要訣

	阳关	要穴命门	悬枢	脊中	筋缩	至阳	灵台	神道
穴处	十六节。	十四节。	十三节。	十一节。	九节。	七节。	六节。	五节。
治法	主胫痹不仁。	主头痛如破，身热如火，汗不出，瘈疭里急，腰腹引痛。主老人肾虚腰疼，及诸痔脱肛，肠风下血。	主腰脊不得屈伸，腹中上下积气，水谷不化，下痢。	误用令人伛偻。	主惊痫狂走，癫疾脊急强，目转上垂。	主胫酸，四肢重痛，怒气难言。	主热病温疟汗不出。	主腰脊急强，痎疟，恍惚悲愁，健忘惊悸，寒热往来，热喘目昏，头痛。
针	五分	五分	三分	禁	五分	五分	五分	禁
灸	三壮	三壮	三壮	禁	三壮	三壮	五壮	禁

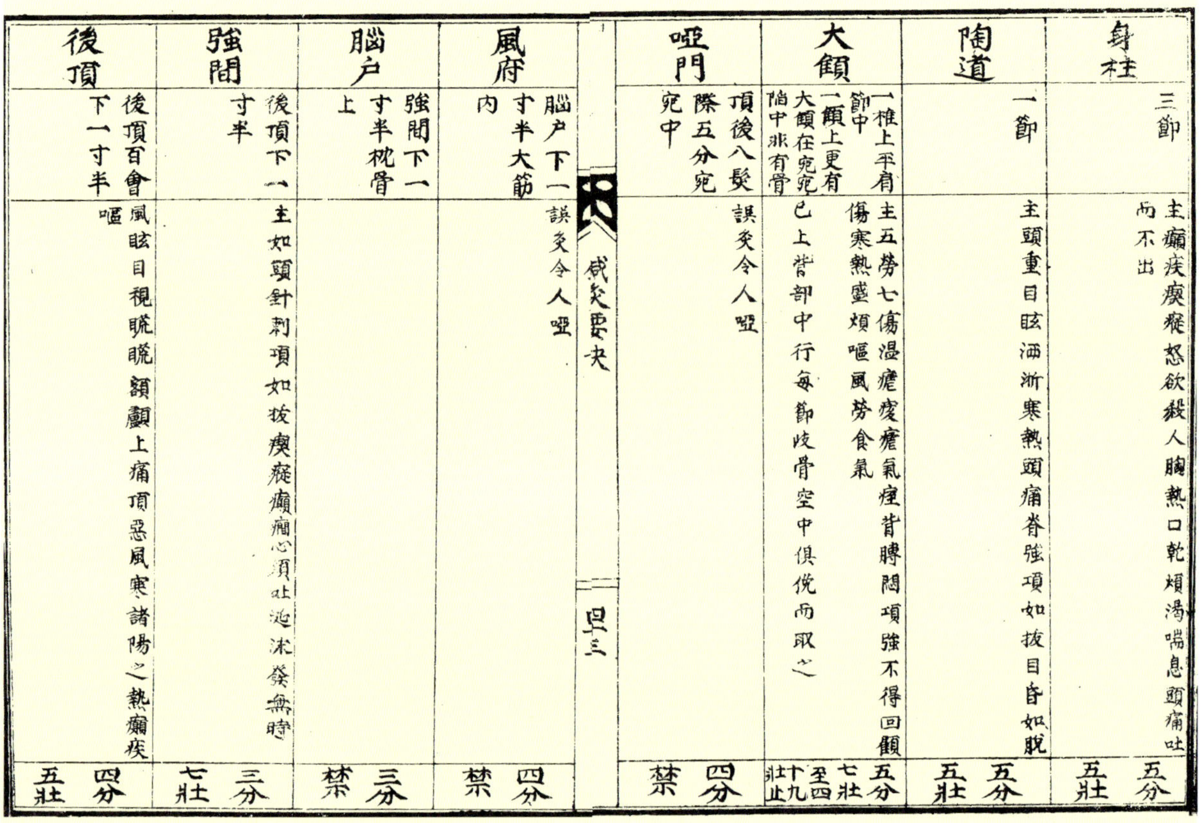

	身柱	陶道	大椎	哑门	风府	脑户	强间	后顶
穴处	三节。	一节。	一椎上平肩节中，一椎上更有大椎在宛宛陷中非有骨。	顶后入发际五分宛宛中。	脑户下一寸半大筋内。	强间下一寸半枕骨上。	后顶下一寸半。	后顶百会下一寸半。
治法	主癫疾瘈疭，怒欲杀人，胸热，口干烦渴，喘息头痛，吐而不出。	主头重目眩，洒淅寒热，头痛脊强，项如拔，目昏如脱。	主五劳七伤，温疟痎疟，气痓，背膊闷，项强不得回顾。伤寒热盛，烦呕，风劳食气。	以上背部中行每节歧骨空中，俱俯而取之。	误灸令人哑。	误灸令人哑。	主如头针刺，项如拔，瘈疭癫痫，心烦吐涎沫，发无时。	风眩，目视䀮䀮，额颅上痛，项，恶风寒，诸阳之热，癫疾，呕。
针	五分	五分	五分	四分	四分	三分	三分	四分
灸	五壮	五壮	七壮至四十九壮止	禁	禁	禁	七壮	五壮

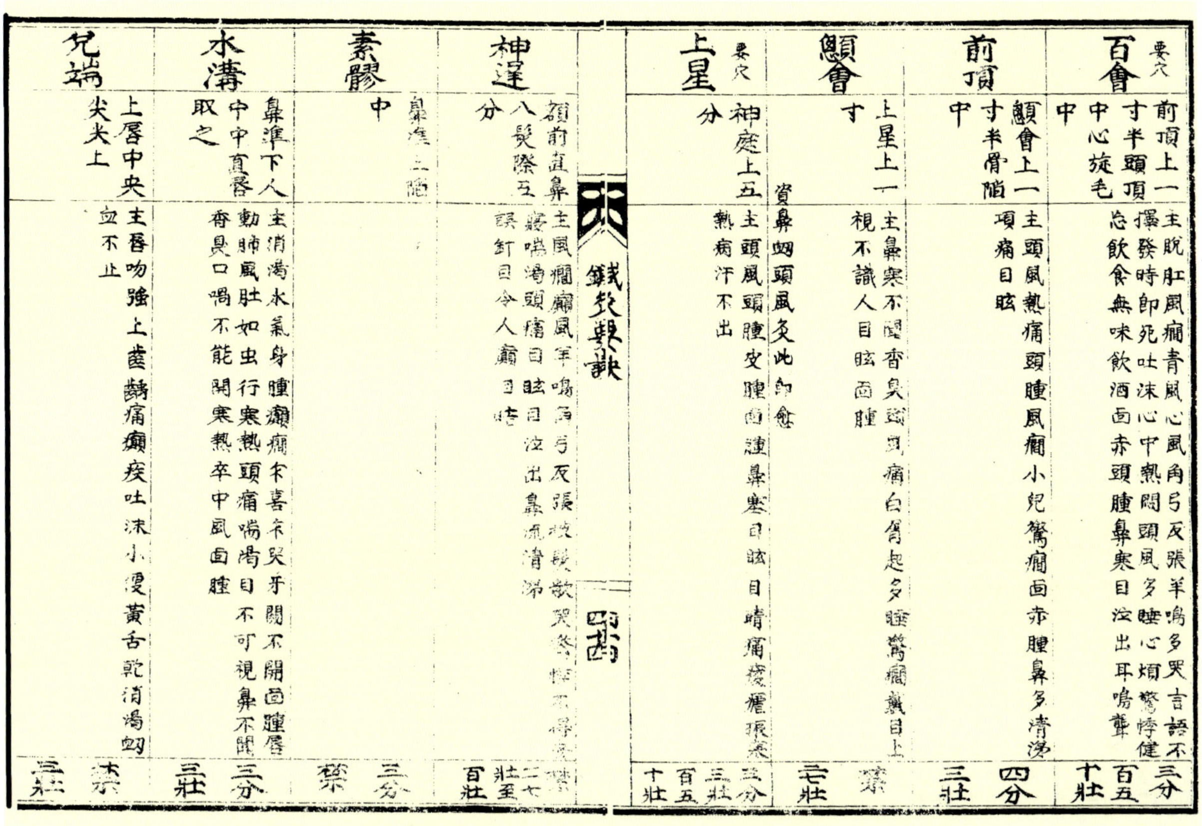

	要穴 百会	前顶	囟会	要穴 上星	神庭[1]	素髎	水沟	兑端
穴处	前顶上一寸半头顶中心旋毛中。	囟会上一寸半骨陷中。	上星上一寸。	神庭上五分。	额前直鼻入发际五分。	鼻准上陷中。	鼻准下人中中直唇取之。	上唇中央尖尖上。
治法	主脱肛风痫，青风心风，角弓反张，羊鸣多哭，言语不择，发时即死。吐沫，心中热闷，头风多睡，心烦惊悸，健忘，饮食无味，饮酒面赤，头肿鼻塞，目泣出，耳鸣聋。	主头风热痛，头肿，风痫，小儿惊痫，面赤肿，鼻多清涕，项痛目眩。	主鼻塞不闻香臭，头风痛，白屑起，多睡，惊痫，戴目上视，不识人，目眩面肿。《资》：鼻衄头风，灸此即愈。	主头风头肿，皮肿面肿，鼻塞目眩，目睛痛酸，痎振寒，热病汗不出。	主风痫，癫风羊鸣，角弓反张，披发歌哭，惊悸不得安寝，喘渴，头痛目眩，目泣出，鼻流清涕。误针目令人癫，目盲。		主消渴，水气身肿，癫痫，乍喜乍哭，牙关不开，面肿唇动，肺风，肚如虫行，寒热头痛，喘渴，目不可视，鼻不闻香臭，口㖞不能开，寒热，卒中风，面肿。	主唇吻强，上齿龋痛，癫疾吐沫，小便黄，舌干消渴，衄血不止。
针	三分	四分	禁	三分	禁	三分	三分	禁
灸	百五十壮	三壮	二七壮	三壮百五十壮	二七壮至百壮	禁	三壮	三壮

①神庭：原作“神迟”，据《素问·气府论》改。

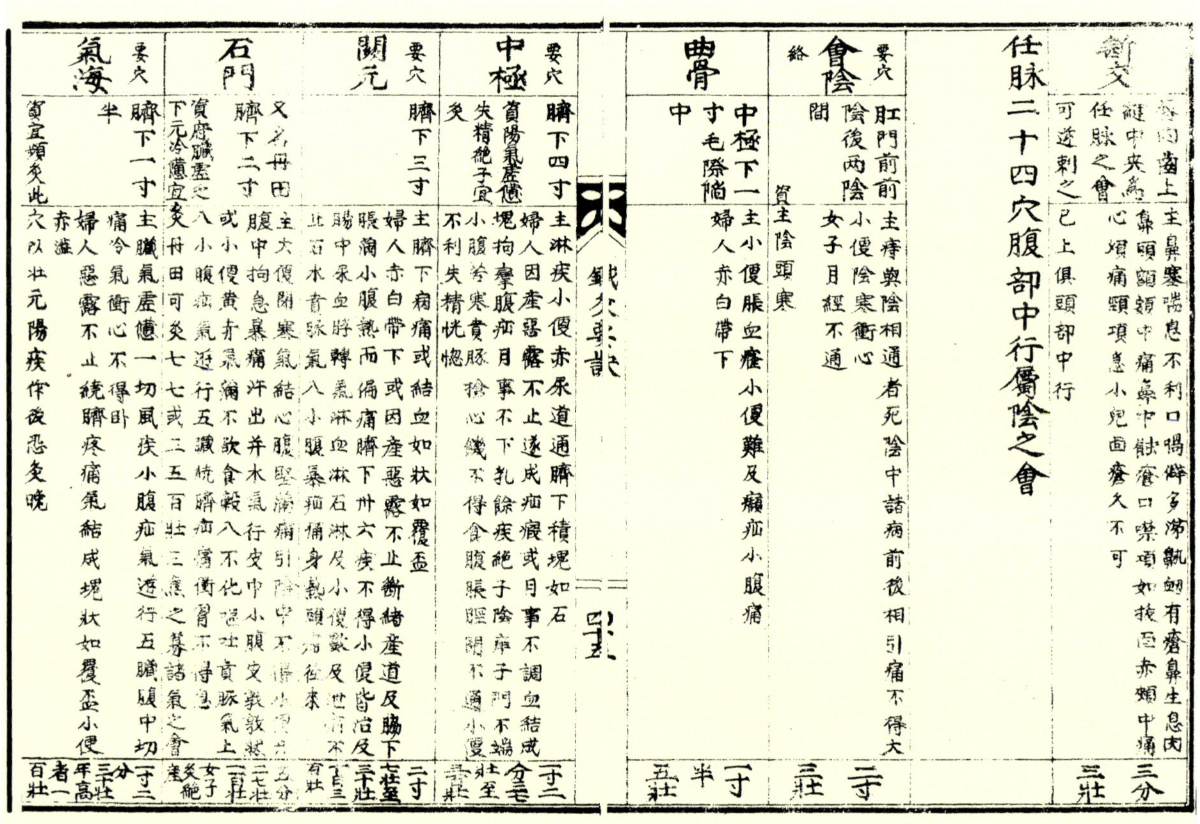

	龈交
穴处	唇内齿上缝中央，为任脉之会可逆刺之。
治法	主鼻塞，喘息不利，口㖞僻，多涕鼽衄有疮，鼻生息肉，鼻头额頞中痛，鼻中蚀疮，口噤，项如拔，面赤颊中痛，心烦痛，颈项急，小儿面疮久不可。以上俱头部中行。
针	三分
灸	三壮

任脉二十四穴腹部中行属阴之会

	要穴会阴络	曲骨	要穴中极	要穴关元	石门	要穴气海
穴处	肛门前，前阴后，两阴间。	中极下一寸毛际陷中。	脐下四寸。《资》阳气虚惫失精绝子宜灸。	脐下三寸。	又名丹田，脐下二寸。《资》脐脏虚乏下元冷惫宜灸。	脐下一寸半。
治法	主痔与阴相通者死。阴中诸病，前后相引痛，不得大小便，阴寒冲心。女子月经不通。《资》主阴头寒。	主小便胀，血癃，小便难，及㿉疝小腹痛。妇人赤白带下。	主淋疾小便赤。尿道通脐下，积块如石。妇人因产，恶露不止，遂成疝瘕，或月事不调，血结成块，拘挛腹疝，月事不下，乳余疾，绝子，阴痹，子门不端，小腹苦寒。贲豚抢心，饥不得食，腹胀，经闭不通，小便不利，失精恍惚。	主脐下病痛，或结血如状如覆杯。妇人赤白带下，或因产恶露不止，断绪。产道及胁下胀满。小腹热而偏痛，脐下卅六疾，不得小便，皆治，及肠中尿血，脬转，气淋血淋石淋，及小便数及泄有不止，石水，贲脉气入小腹，暴疝痛，身热头痛往来。	主大便闭，寒气结，心腹坚满，痛引阴中，不得小便，并腹中拘急，暴痛汗出，并水气行皮中，小腹皮敦敦然；或小便黄赤，气满不欲食，谷入不化，呕吐。贲豚气上入小腹，疝气游行五脏，绕脐疝痛冲胸，不得息。丹田可灸七七或三五百壮。三焦之募，诸气之会。	主脏气虚惫，一切风疾，小腹疝气，游行五脏，腹中切痛，冷气冲心，不得卧。妇人恶露不止，绕脐疼痛，气结成块，状如覆杯，小便赤涩。《资》：宜频灸此穴，以壮元阳，疾作后恐灸晚。
针	二寸	一寸半	一寸二分	二寸	五分	一寸二分
灸	三壮	五壮	三七壮至五百壮	七壮至三十壮，十日三百壮	二七壮一百壮。女子灸绝产	三十壮，年高者一百壮

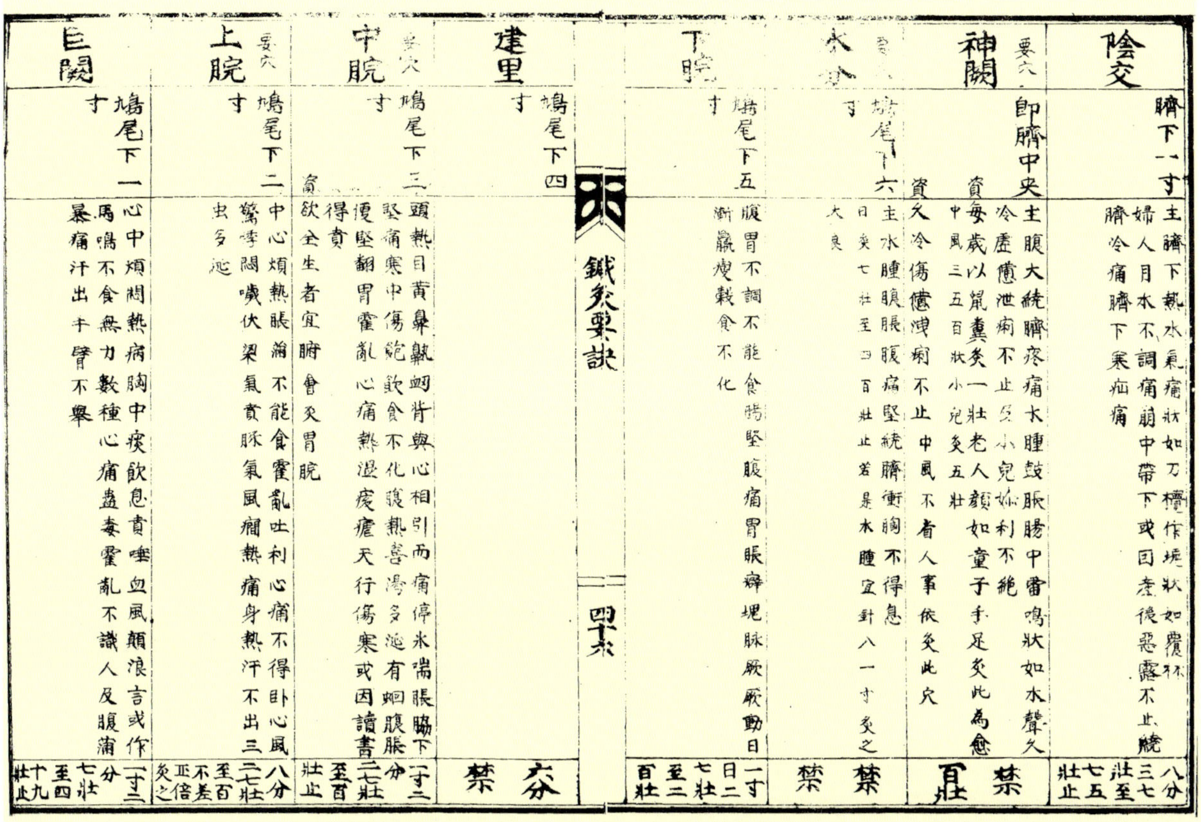

	阴交	要穴 神阙	要穴 水分	下脘	建里	要穴 中脘	要穴 上脘	巨阙
穴处	脐下一寸。	即脐中央。	鸠尾下六寸。	鸠尾下五寸。	鸠尾下四寸。	鸠尾下三寸。	鸠尾下二寸。	鸠尾下一寸。
治法	主脐下热，水气痛，状如刀搅，作块状如覆杯。妇人月水不调，痛，崩中带下，或因产后恶露不止，绕脐冷痛，脐下寒疝痛。	主腹大绕脐疼痛，水肿鼓胀，肠中雷鸣，状如水声，久冷虚惫，泄痢不止，及小儿奶利不绝。《资》：每岁以鼠粪灸一壮，老人颜如童子。手足灸此为愈。中风三五百壮，小儿灸五壮。《资》：久冷伤惫，泄痢不止。中风不省人事。依灸此穴。	主水肿，腹胀腹痛，坚，绕脐冲胸不得息。日灸七壮至四百壮止。若是水肿，宜针入一寸，灸之大良。	腹胃不调，不能食，肠坚腹痛，胃胀癖块，脉厥厥动，日渐羸瘦，谷食不化。		头热目黄，鼻衄衄，背与心相引而痛，停水喘胀，胁下坚痛，寒中伤饱，饮食不化，腹热喜渴，多涎有蛔，腹胀便坚，翻胃霍乱，心痛热湿，痃疟天行，伤寒或因读书得贲豚气①。《资》：欲全生者，宜腑会，灸胃脘。	中心烦热胀满，不能食，霍乱吐利，心痛不得卧，心风惊悸闷啰，伏梁气贲豚气，风痫热痛，身热汗不出，三虫多涎。	心中烦闷，热病胸中痰饮，息贲唾血，风颠浪言，或作马鸣，不食无力，数种心痛，蛊毒霍乱不识人，及腹满暴痛，汗出，手臂不举。
针	八分	禁	禁	一寸	六分	一寸二分	八分	一寸二分
灸	三七壮至七五壮止	百壮	禁	日二七壮至二百壮	禁	二七壮至百壮止	二七壮至百，不瘥正倍灸之	七壮至四十九壮止

①贲豚气：原作一个“贲”字，义不明，据《外台秘要》卷三十九引甄权“因读书得贲豚气”句补足句。

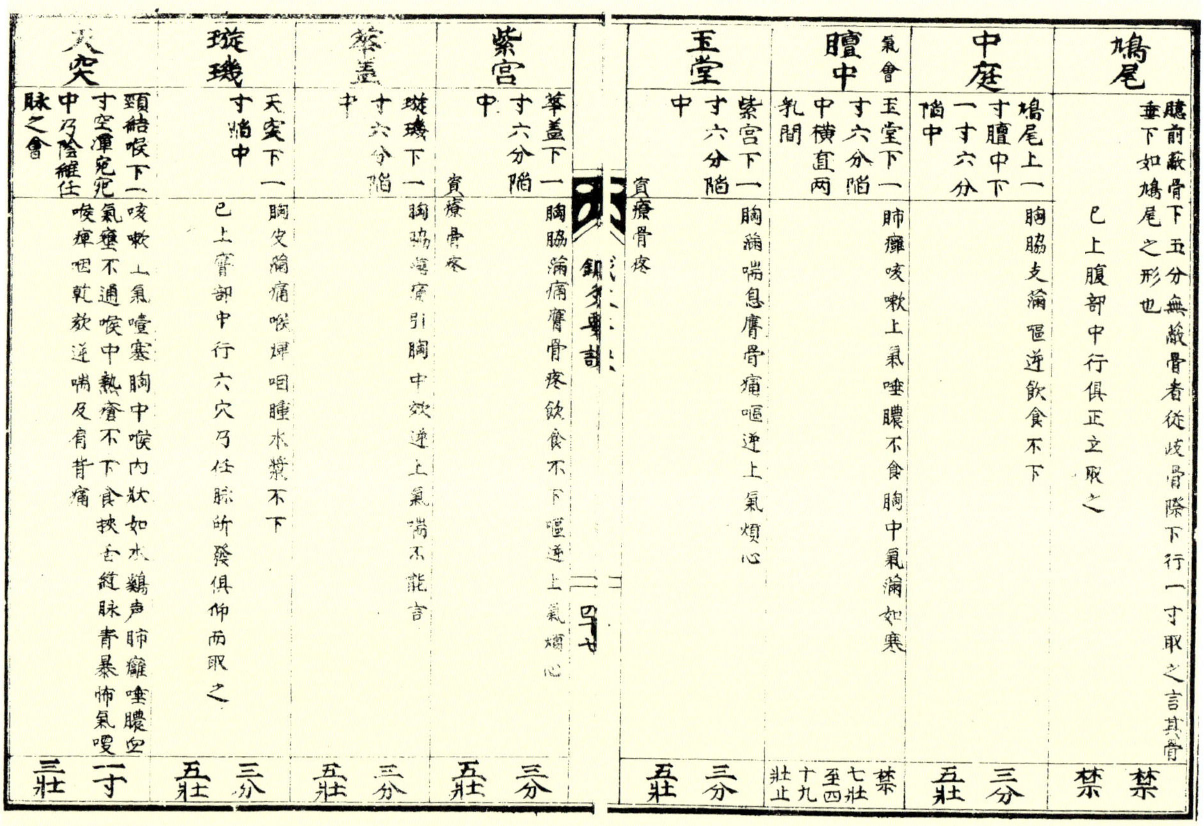

	鸠尾	中庭	气会 膻中	玉堂	紫宫	华盖	璇玑	天突
穴处	臆前蔽骨下五分，无蔽骨者从歧骨际下行一寸取之。言其骨垂下如鸠尾之形也。 以上腹部中行，俱正立取之。	鸠尾上一寸膻中下一寸六分陷中。	玉堂下一寸六分陷中横直两乳间。	紫宫下一寸六分陷中。	华盖下一寸六分陷中。	璇玑下一寸六分陷中。	天突下一寸陷中。	颈结喉下一寸空潭宛宛中。乃阴维、任脉之会。
治法		胸胁支满，呕逆，饮食不下。	肺痈，咳嗽上气，唾脓不食，胸中气满如寒。	胸满喘息，膺骨痛，呕逆上气，烦心。《资》疗骨疼。	胸胁满痛，膺骨疼，饮食不下，呕逆上气，烦心。《资》疗骨疼。	胸胁疼痛引胸中，咳逆上气，喘不能言。	胸皮满痛，喉痹咽肿，水浆不下。以上膺部中行六穴，乃任脉所发，俱仰而取之。	咳嗽上气，噎塞胸中，喉内状如水鸡声。肺痈唾脓血，气壅不通，喉中热疮不下食，挟舌缝脉青，暴怖气哽，喉痹咽干，咳逆喘及肩背痛。
针	禁	三分	禁	三分	三分	三分	三分	一寸
灸	禁	五壮	七壮至四十九壮止	五壮	五壮	五壮	五壮	三壮

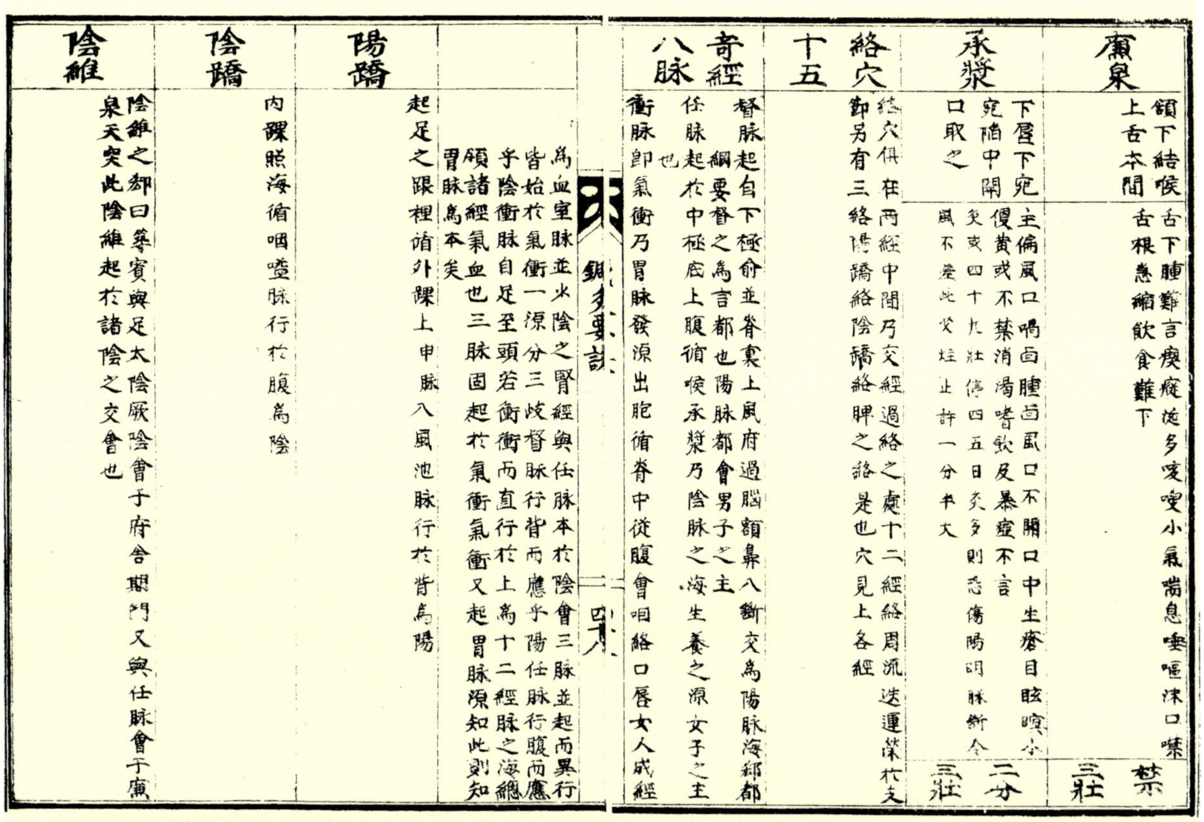

廉泉　頷下結喉上舌本間　舌下腫難言，瘈瘲涎多，咳嗽少氣，喘息嘔沫，口噤，舌根急縮，飲食難下　禁　三壯

承漿　下唇下宛宛陷中開口取之　主偏風口喎，面腫消風，口不開，口中生瘡，目眩瞑，小便黃或不禁，消渴嗜飲，及暴瘂不言，灸或四十九壯，停四五日灸，多則恐傷陽明脈斷，令風不差，此炷止許一分半大　二分　三壯

絡穴十五　絡穴俱在兩經中間，乃交經過絡之處，十二經絡周流迭運，榮於支節，另有三絡，陽蹻絡、陰蹻絡、脾之絡是也，穴見上各經

奇經八脈　督脈起自下極俞，並脊裏上風府過腦額鼻入齗交，為陽脈海，都綱要，督之為言都也，陽脈都會，男子之主。任脈起於中極底，上腹循喉承漿，乃陰脈之海，生養之源，女子之主也。衝脈即氣衝，乃胃脈發源，出胞循脊中，從腹會咽絡口唇，女人成經為血室，脈並少陰之腎經，與任脈本於陰會，三脈並起而異行，皆始於氣衝，一源分三歧，督脈行背而應乎陽，任脈行腹而應乎陰，衝脈自足至頭，若衝衝而直行於上，為十二經脈之海，總領諸經氣血也，三脈固起於氣衝，氣衝又起胃脈，源知此則知胃脈為本矣

陽蹻　起足之跟裡，循外踝上申脈，入風池，脈行於背為陽

陰蹻　內踝照海，循咽嗌，脈行於腹為陰

陰維　陰維之郄曰築賓，與足太陰厥陰會于府舍、期門，又與任脈會于廉泉、天突，此陰維起於諸陰之交會也

	廉泉	承浆	络穴十五	奇经八脉	阳跷	阴跷	阴维
穴处	颔下结喉上舌本间。	下唇下宛宛陷中，开口取之。	络穴俱在两经中间，乃交经过络之处。十二经络周流迭运，荣于支节，另有三络：阳跷络、阴跷络、脾之络是也。穴见上各经。	督脉起自下极俞，并脊里上风府过脑额鼻，入龂交，为阳脉海，郄都纲要，督之为言都也。阳脉都会，男子之主。 任脉起于中极底，上腹循喉承浆，乃阴脉之海，生养之源，女子之主也。 冲脉即气冲，乃胃脉发源，出胞循脊中，从腹会咽络口唇，女人成经为血室，脉并少阴之肾经，与任脉本于阴，会三脉，并起而异行，皆始于气冲，一源分三歧，督脉行背而应乎阳，任脉行腹而应乎阴，冲脉自足至头，若衡冲，而直行于上，为十二经脉之海，总领诸经气血也。三脉固起于气冲，气冲又起胃脉，源知此则知胃脉为本矣。	起足之跟里，循外踝上申脉入风池，脉行于背，为阳。	内踝照海，循咽嗌，脉行于腹，为阴。	阴维之郄曰筑宾，与足太阴、厥阴会于府舍、期门，又与任脉会于廉泉、天突。此阴维起于诸阴之交会也。
治法	舌下肿，难言，瘈疭涎多，咳嗽少气，喘息唾呕沫，口噤，舌根急缩，饮食难下。	主偏风口㖞，面肿面风，口不开，口中生疮，目眩瞑，小便黄或不禁，消渴嗜饮及暴哑不言。 灸或四十九壮，停四五日。灸多则恐伤阳明脉断，令风不差。此艾炷止许一分半大。					
针	禁	二分					
灸	三壮	三壮					

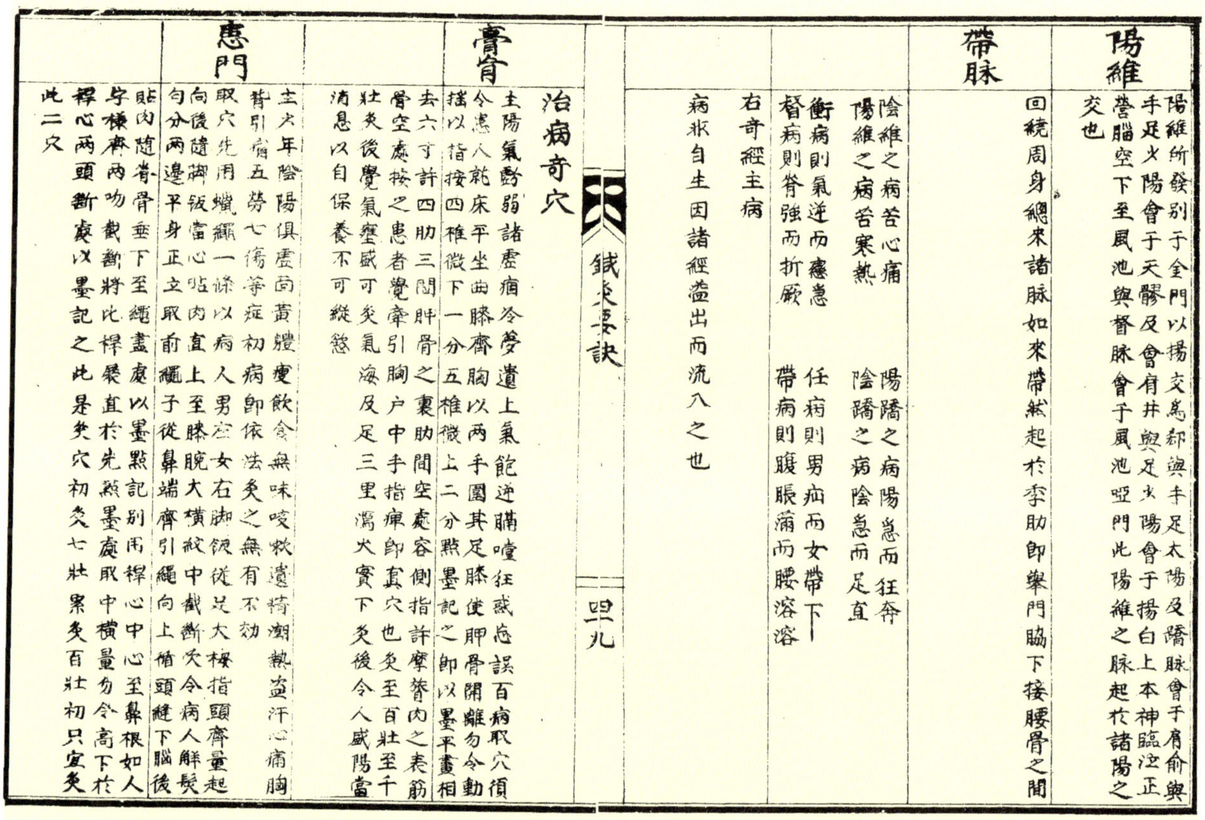
陽維 陽維所發別于金門以揚交爲郄與手足太陽及蹻脉會于肩俞與手足少陽會于天髎及會肩井與足少陽會于揚白上本神臨泣正營腦空下至風池與督脉會于風池啞門此陽維之脉起於諸陽之交也

帶脉 回繞周身總束諸脉如束帶然起於季肋即舉門脇下接腰骨之間

陰維之病苦心痛 陽維之病苦寒熱 陽蹻之病陽急而狂奔 陰蹻之病陰急而足直 衝病則氣逆而裏急 督病則脊強而折厥 任病則男疝而女帶下 帶病則腹脹滿而腰溶溶

右奇經主病 病非自生因諸經溢出而流入之也

鍼灸要訣 四九

治病奇穴

膏肓 主陽氣虧弱諸虛痼冷夢遺上氣飽逆膈噎狂惑忘誤百病取穴須令患人就床平坐曲膝齊胸以兩手圍其足膝使胛骨開離勿令動搖以指按四椎微下一分五椎微上二分點墨記之即以墨平畫相去六寸許四肋三間胛骨之裏肋間空處容側指許摩膂肉之表筋骨空處按之患者覺牽引胸户中手指痹即真穴也灸至百壯至千壯灸後覺氣壅盛可灸氣海及足三里瀉火實下灸後令人陽盛當消息以自保養不可縱慾

患門 主少年陰陽俱虛面黃體瘦飲食無味咳嗽遺精潮熱盜汗心痛胸背引痛五勞七傷等症初病即依法灸之無有不効 取穴先用蠟繩一條以病人男左女右脚飯從足大拇指頭齊量起向後隨脚飯當心貼肉直上至膝腕大横紋中截斷次令病人解髮匀分兩邊平身正立取前繩子從鼻端齊引繩向上循頭縫下腦後貼肉隨脊骨垂下至繩盡處以墨點記別用稈心中心至鼻根如人字樣齊兩吻截斷將比稈展直於先點墨處取中横量勿令高下於稈心兩頭斷處以墨記之此是灸穴初灸七壯累灸百壯初只宜灸此二穴

阳维	带脉			膏肓	患门
阳维所发，别于金门，以扬交为郄，与手足太阳及跷脉会于肩俞，与手足少阳会于天髎及会肩井，与足少阳会于扬白，上本神、临泣、正营、脑空，下至风池，与督脉会于风池、哑门，此阳维之脉起于诸阳之交也。	回绕周身，总束[1]诸脉，如束带然。起于季肋，即章门[2]胁下接腰骨之间。	阴维之病苦心痛，阳维之病苦寒热；阳跷之病阳急而狂奔，阴跷之病阴急而足直；冲病则气逆而挛急，督病则脊强而折厥；任病则男疝而女带下，带病则腹胀满而腰溶溶。	右奇经主病。病非自生，因诸经溢出而流入之也。	治病奇穴。 主阳气亏弱，诸虚痼冷，梦遗上气，饱逆膈噎，狂惑忘误。百病取穴，须令患人就床平坐，曲膝齐胸，以两手围其足膝，使胛骨开离，勿令动摇，以指按四椎微下一分，五椎微上二分，点墨记之，即以墨平画相去六寸许，四肋三间，胛骨之里，肋间空处容侧指许，摩膂肉之表，筋骨空处，按之患者觉牵引胸户中，手指痹，即真穴也。灸至百壮至千壮。灸后觉气壅盛。可灸气海及足三里泻火实下。灸后令人盛阳，当消息以自保养，不可纵欲。	主少年阴阳俱虚，面黄体瘦，饮食无味，咳嗽遗精，潮热盗汗，心痛，胸背引肩，五劳七伤等症。初病即依法灸之，无有不效。 取穴先用蜡绳一条，以病人男左女右脚板[3]从足大拇趾头齐量起，向后随脚板当心贴肉直上，至膝腕大横纹中截断；次令病人解发，匀分两边，平身正立，取前绳子从鼻端齐引绳向上，循头缝，下脑后，贴肉随脊骨垂下至绳尽处，以墨点记；别用秆心中心至鼻根，如人字样，齐两吻截断，将比秆展直于先点墨处，取中横量，勿令高下于秆心两头断处，以墨记之。此是灸穴。初灸七壮，累灸百壮。初只宜灸此二穴。

①束：原作“来”，据《针灸素难要旨》卷一改。下一个“束”字同。
②章门：原作“举门”，据《徐氏针灸大全》卷二改。
③板：原作“饭”，据《勉学堂针灸集成》卷一改。下同。

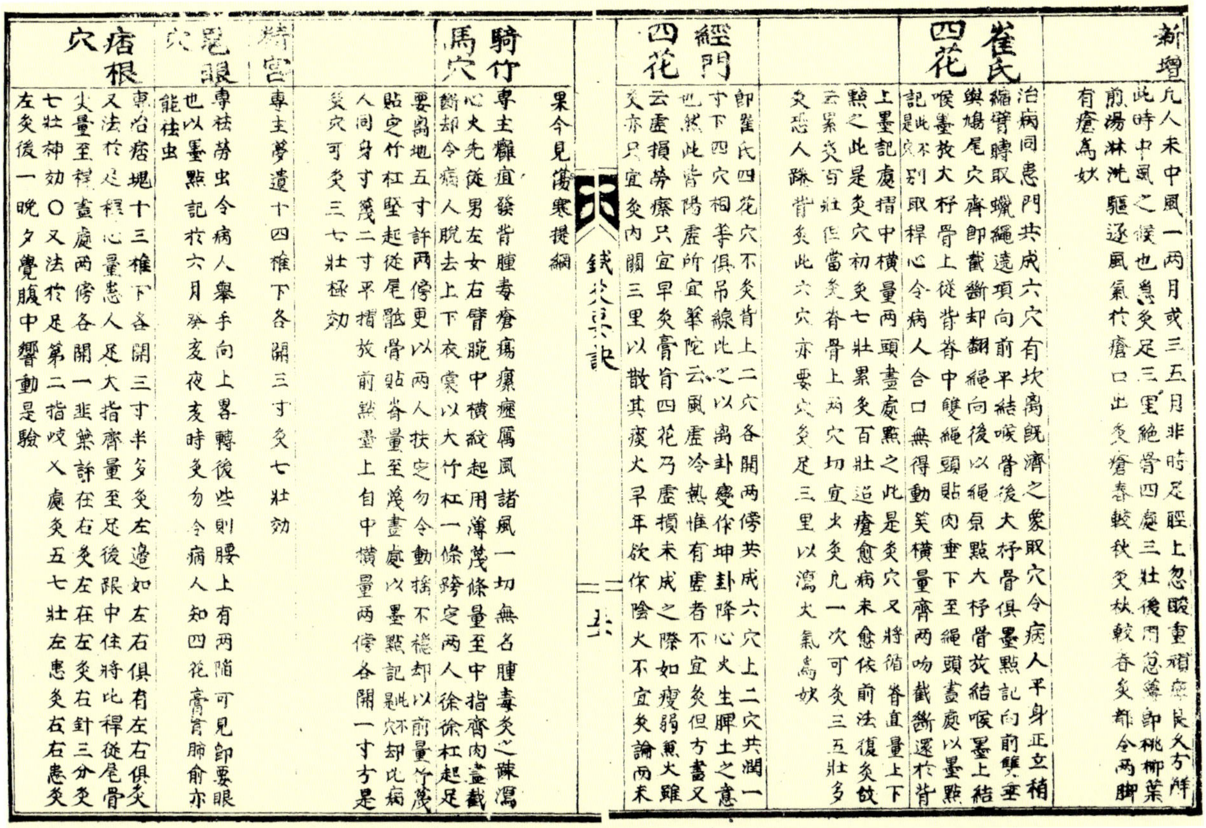

新增	崔氏四花	经门四花	骑竹马穴	精宫	鬼眼穴	痞根穴
凡人未中风，一两月或三五月，非时足胫上忽酸重顽痹，良久方解，此时中风之候也。急灸足三里、绝骨四处三壮后，用葱、薄荷、桃柳叶[1]煎汤淋洗，驱逐风气于疮口出。灸疮春较秋灸，秋较春灸，都令两脚有疮为妙。	治病同患门共成六穴，有坎离既济之象。取穴令病人平身正立，稍缩臂膊，取蜡绳绕项，向前平结喉骨后、大杼骨俱墨点记；向前双垂，与鸠尾穴齐，即截断；却翻绳向后，以绳原点大杼骨放结喉墨上，结喉墨放大杼骨上，从背脊中双绳头贴肉垂下，至绳头尽处以墨点记此不是穴，别取秆心，令病人合口，无得动笑，横量齐两吻截断，还于背上墨记处，摺中横量，两头尽处点之，此是灸穴。又将循脊直量上下点之，此是灸穴。初灸七壮，累灸百壮，迨[2]疮愈，病未愈，依前法复灸。故云累灸百壮。但当灸脊骨上两穴，切宜少灸，凡一次可灸三五壮，多灸恐人踡背。灸此六穴，亦要穴灸足三里以泻火气为妙。	即崔氏四花穴不灸背上二穴，各开两旁共成六穴，上二穴共阔一寸；下四穴相等，俱吊线比之，以离卦变作坤卦，降心火生脾土之意也。然此皆阳虚所宜，华佗云：风虚冷热，惟有虚者不宜灸。但方书又云：虚损劳瘵，只宜早灸膏肓、四花，乃虚损未成之际，如瘦弱兼火，虽灸亦只宜灸内关、三里，以散其痰火。早年欲作阴火，不宜灸论而未果，今见伤寒提纲。	专主痈疽发背，肿毒疮疡，瘰疬厉风诸风，一切无名肿毒。灸之疏泻心火。先从男左女右臂腕中横纹起，用薄篾条量至中指齐肉尽，截断，却令病人脱去上下衣裳，以大竹杠一条跨定，两人徐徐杠起，足要离地五寸许，两旁更以两人扶定，勿令动摇不稳，却以前量竹篾贴定竹杠竖起，从尾骶骨贴脊量至篾尽处，以墨点记此不是穴，却比病人同身寸篾二寸，平指放前点墨上，自中横量两旁，各开一寸，方是灸穴。可灸三七壮极效。	专主梦遗。十四椎下各开三寸。灸七壮效。	专祛劳虫。令病人举手向上，略转后些，则腰上有两陷可见，即腰眼也，以墨点记。于六月癸亥夜亥时灸，勿令病人知。四花、膏肓、肺俞亦能祛虫。	专治痞块。十三椎下各开三寸半，多灸左边。如左右俱有，左右俱灸。又法于足秤心量患人足大指齐量至足后跟中住，将比秆从尾骨尖量至秆尽处两旁各开一韭叶许，在右灸左，在左灸右，针三分，灸七壮，神效。〇又法于足第二指歧叉处灸五七壮，左患灸右，右患灸左，灸后一晚夕觉腹中响动是验。

①葱、薄荷、桃柳叶：原作"葱薄即桃柳叶"，据《针灸资生经》卷四改。

②迨：原作"迢"，据《针灸资生经》卷四改。

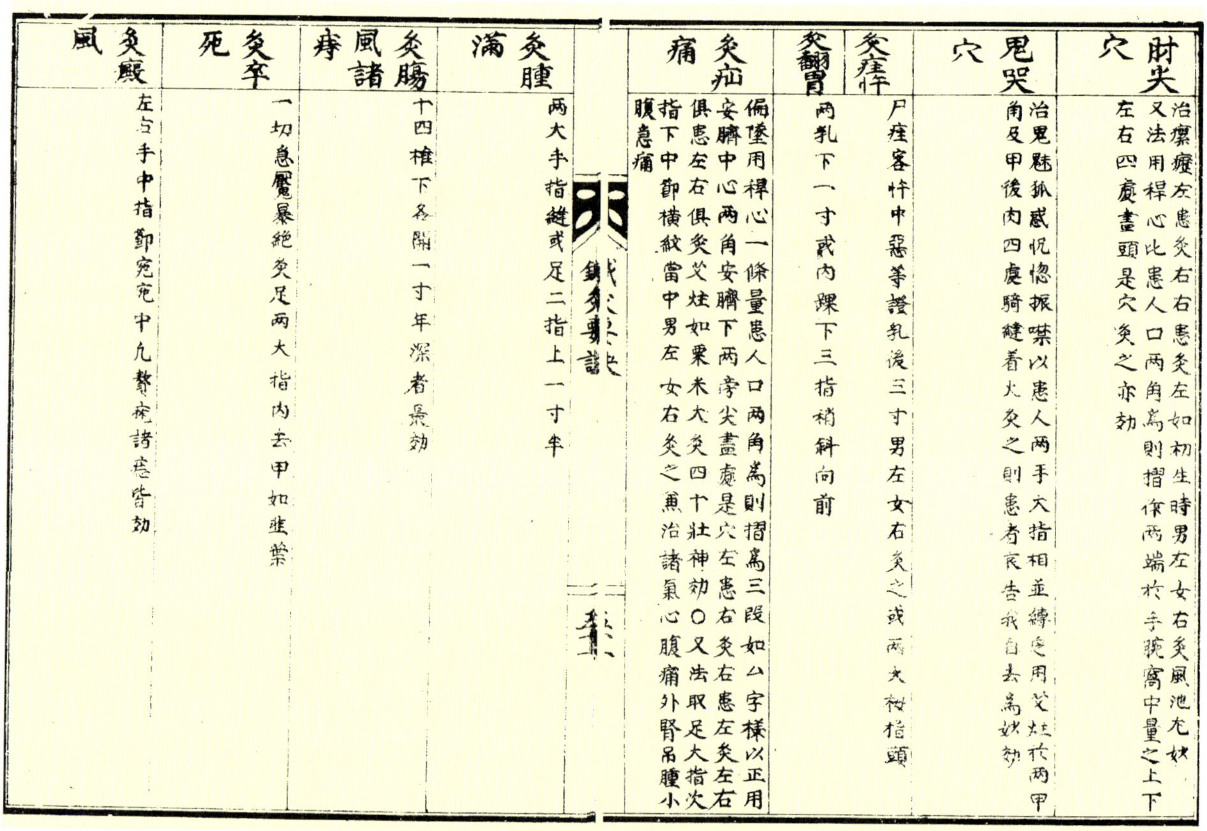

肘尖穴	鬼哭穴	灸疰忤	灸翻胃	灸疝痛	灸肿满	灸肠风诸痔	灸卒死	灸癜风
治瘰疬，左患灸右，右患灸左。如初生时男左女右灸风池，尤妙。又法用秆心比患人口两角为则，折作两端，于手腕窝中量之，上下左右四处尽头是穴，灸之亦效。	治鬼魅狐惑，恍惚振噤。以患人两手大指相并缚定，用艾炷于两甲角及甲后肉四处骑缝着火灸之，则患者哀告：我自去，为妙效。	尸疰客忤中恶等证。乳后三寸，男左女右灸之。或两大拇指头。	两乳下一寸，或内踝下三指稍斜向前。	偏坠，用秆心一条量患人口两角为则，折为三段如厶字样，以正用安脐中心，两角安脐下两旁尖，尽处是穴。左患右灸，右患左灸，左右俱患，左右俱灸。艾炷如粟米大，灸四十壮神效。〇又法：取足大指次指下中节横纹当中，男左女右灸之。兼治诸气心腹痛，外肾吊肿，小腹急痛。	两大手指缝或足二指上一寸半。	十四椎下各开一寸，年深者最效。	一切急魇暴绝，灸足两大指内去甲如韭叶。	左右手中指节宛宛中，凡赘疣诸痣皆效。

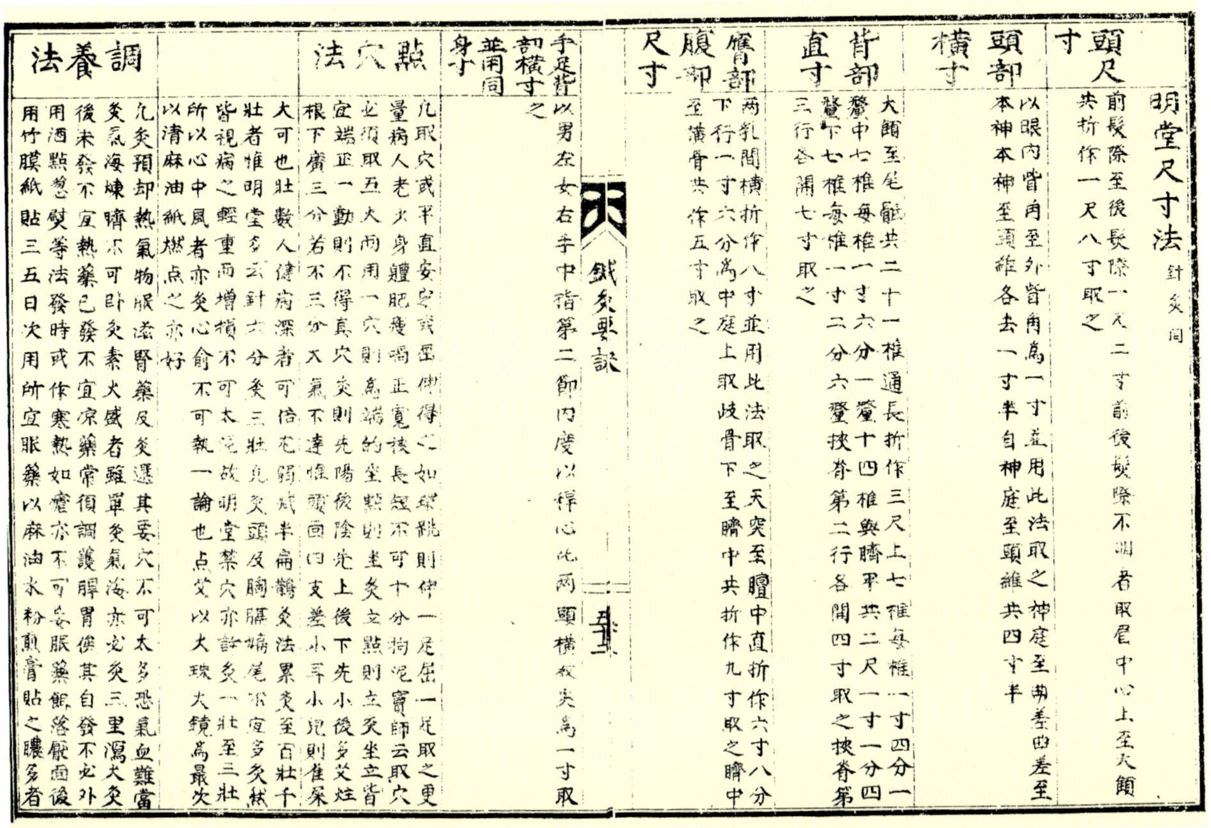

明堂尺寸法针灸同					点穴法	调养法
头尺寸	头部横寸	背部直寸	膺部腹部尺寸	手足背部横寸并用同身寸	凡取穴，或平直安定，或屈伸得之。如环跳则伸一足屈一足取之。更量病人老少，身体肥瘦喎正，宽狭长短，不可十分拘泥。窦师云：取穴必须取五火而用一穴，则为端的。坐点则坐灸，立点则立灸，坐立皆宜端正，一动则不得真穴。灸则先阳后阴，先上后下，先少后多。艾炷根下广三分，若不三分，火气不达。惟头面四肢差小耳，小儿则雀屎大可也。壮数：人健病深者可倍，老弱减半。扁鹊灸法累灸至百壮、千壮者，惟《明堂》多云针六分，灸三壮。凡灸头及胸膈鸠尾，不宜多灸，然皆视病之轻重而增损，不可太泥，故《明堂》禁穴亦许灸一壮至三壮。所以心中风者亦灸心俞，不可执一论也。点艾以火珠火镜为最，次以清麻油纸燃点之亦好。	凡灸，预却热气物，服滋肾药；及灸，选其要穴，不可太多，恐气血难当。灸气海炼脐，不可卧灸。素火盛者虽单灸气海，亦必灸三里泻火。灸后未发，不宜热药；已发，不宜凉药。常须调护脾胃，俟其自发，不必外用酒点葱熨等法。发时或作寒热如疟，亦不可妄服药饵。落靥后，用竹膜纸贴三五日，次用所宜服药，以麻油水粉煎膏贴之。脓多者
前发际至后发际一尺二寸。前后发际不明者，取眉中心上至大椎共折作一尺八寸取之。	以眼内眦角至外眦角为一寸，并用此法取之；神庭至曲差，曲差至本神，本神至头维，各去一寸半；自神庭至头维共四寸半。	大椎至尾骶共二十一椎，通长折作三尺。上七椎每椎一寸四分一厘，中七椎每椎一寸六分一厘，十四椎与脐平，共二尺一寸一分四厘，下七椎每椎一寸二分六厘，挟脊第二行各开四寸取之；挟脊第三行各开七寸取之。	两乳间横折作八寸，并用此法取之，天突至膻中直折作六寸八分，下行一寸六分为中庭，上取歧骨下至脐中共折作九寸取之，脐中至横骨共作五寸取之。	以男左女右手中指第二节内度，以秆心比两头横纹尖为一寸取之。		

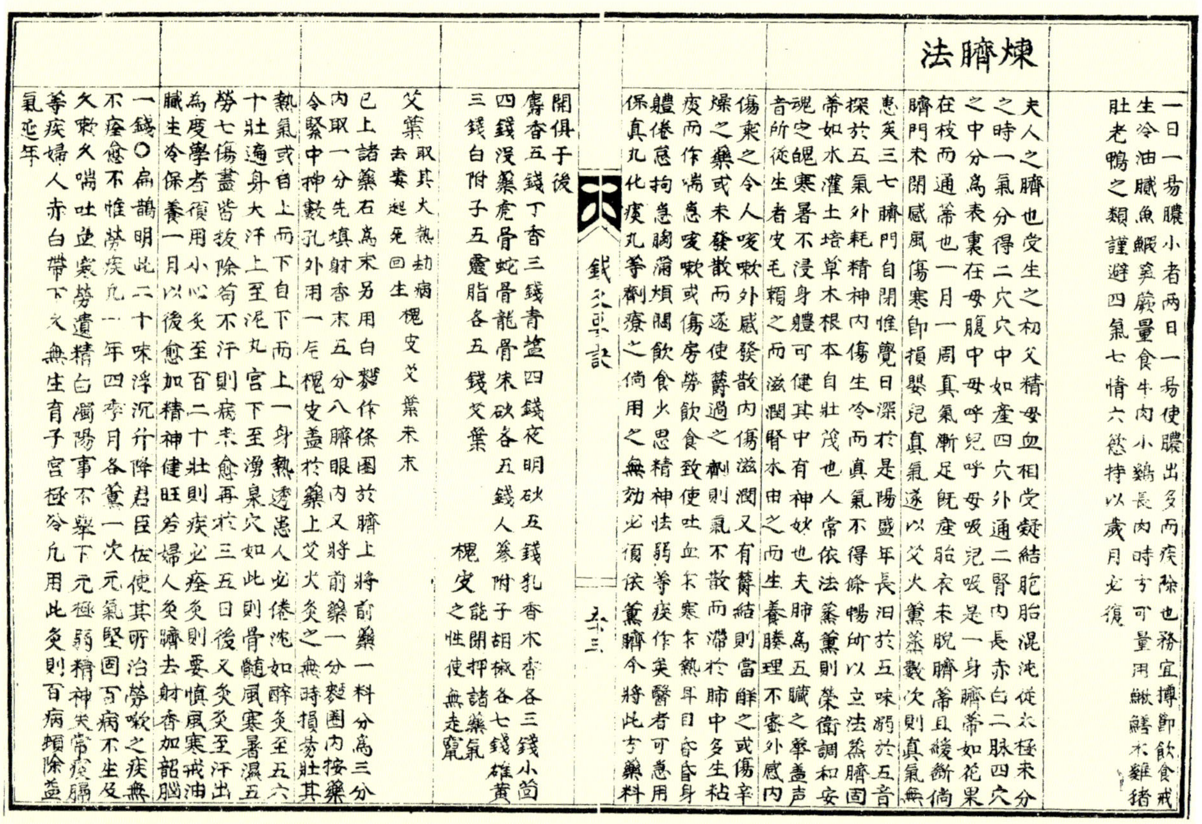

	炼脐法
一日一易，脓少者两日一易，使脓出多而疾除也。务宜撙节饮食，戒生冷、油腻、鱼虾、笋蕨，量食牛肉、小鸡。长肉时方可量用鳅鳝、水鸡、猪肚、老鸭之类，谨避四气七情六欲，持以岁月必复。	夫人之脐也，受生之初，父精母血相受，凝结胞胎混沌，从太极未分之时，一气分得二穴。穴中如产四穴，外通二肾，内长赤白二脉。四穴之中，分为表里，在母腹中，母呼儿呼，母吸儿吸，是一身脐蒂，如花果在枝而通蒂也。一月一周，真气渐足，既产胎衣未脱，脐蒂且缓断，倘脐门未闭，感风伤寒，即损婴儿真气。遂以艾火熏蒸数次，则真气无患矣。三七脐门自闭，惟觉日深，于是阳盛年长，汨于五味，溺于五音，探于五气，外耗精神，内伤生冷，而真气不得条畅，所以立法蒸脐固蒂，如水灌土培草木，根本自壮茂也。人常根据法蒸熏，则荣卫调和，安魂定魄，寒暑不侵，身体可健，其中有神妙也。夫肺为五脏之华盖，声音所从生者，皮毛赖之而滋润，肾水由之而生养。腠理不密，外感内伤乘之，令人咳嗽。外感发散，内伤滋润，又有郁结，则当解之。或伤辛燥之药，或未发散而遂使郁遏之剂，则气不散而滞于肺中，多生粘痰而作喘急咳嗽。或伤房劳饮食，致使吐血，乍寒乍热，耳目昏昏，身体倦怠拘急，胸满烦闷，饮食少思，精神怯弱等疾作矣。医者可急用保真丸、化痰丸等剂疗之。倘用之无效，必须依熏脐。今将此方药料开具于后。 　　麝香五钱，丁香三钱，青盐四钱，夜明砂五钱，乳香、木香各三钱，小茴四钱，没药、虎骨、蛇骨、龙骨、朱砂各五钱，人参、附子、胡椒各七钱，雄黄三钱，白附子五钱，五灵脂五钱，艾叶。 　　槐皮能闭押诸药气之性，使无走窜；艾叶取其火热，劫病去毒，起死回生。 　　以上诸药石为末，另用白面作条，圈于脐上，将前药一料分为三分，内取一分，先填麝香末五分入脐眼内；又将前药一分，入面圈内，按药令紧，中插数孔，外用一片槐皮盖于药上，艾火灸之，无时损易，壮其热气，或自上而下，自下而上，一身热透。患人必倦沉如醉，灸至五六十壮，遍身大汗，上至泥丸宫，下至涌泉穴。如此，则骨髓风寒暑湿，五劳七伤，尽皆拔除。苟不汗则病未愈，再于三五日后又灸，灸至汗出为度。学者须用小心。灸至百二十壮则疾必痊。灸则要慎风寒，戒油腻生冷，保养一月以后，愈加精神健旺。若妇人灸脐，去麝香，加韶脑一钱。○扁鹊明此二十味浮沉升降，君臣佐使，使其所治劳嗽之疾无不痊愈。不惟劳疾，凡一年四季各熏一次，元气坚固，百病不生，及久嗽久喘，吐血寒劳，遗精白浊，阳事不举，下元极弱，精神失常，痰膈等疾，妇人赤白带下，久无生育，子宫极冷，凡用此灸，则百病顿除，益气延年。

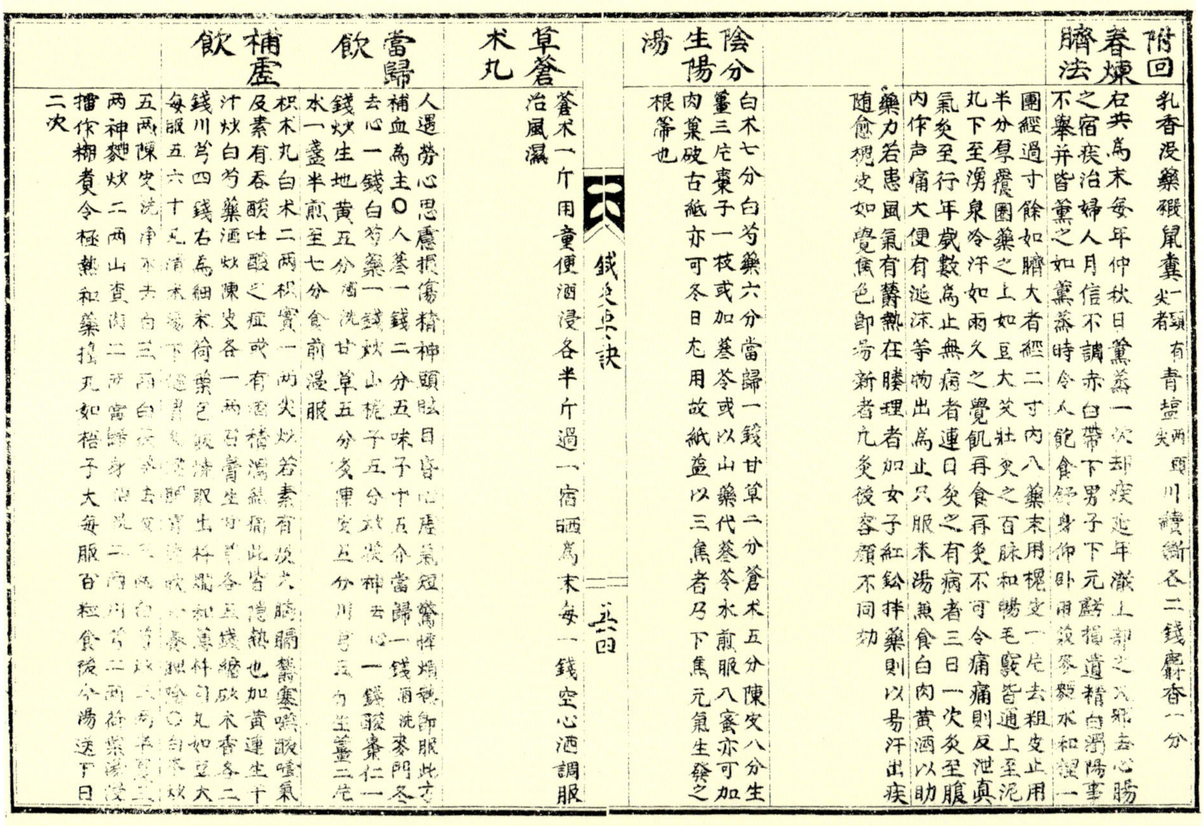

附回春炼脐法	阴分生阳汤	草苍术丸	当归饮	补虚饮
乳香、没药、豭鼠粪一头有尖者、青盐两头尖、川续断各二钱，麝香一分。上共为末，每年仲秋日熏蒸一次，却疾延年，澈上部之火邪，去心肠之宿疾，治妇人月信不调，赤白带下，男子下元亏损，遗精白浊，阳事不举，并皆熏之。如熏蒸时令人饱食舒身，仰卧，用莜麦面水和捏一团，经过寸余如脐大者，经二寸，内入药末，用槐皮一片去粗皮，止用半分厚，覆圈药之上如豆大，艾壮灸之。百脉和畅，毛窍皆通，上至泥丸，下至涌泉，冷汗如雨。久之觉饥，再食再灸，不可令痛，痛则反泄真气。灸至行年岁数为止。无病者连日灸之，有病者三日一次，灸至腹内作声，痛，大便有涎沫等物出为止，只服米汤，兼食白肉黄酒，以助药力。若患风气，有郁热在腠理者，加女子红铅拌药，则以易汗出，疾随愈。槐皮如觉焦色，即易新者，几灸后容颜不同，效。	白术七分，白芍药六分，当归一钱，甘草二分，苍术五分，陈皮八分，生姜三片，枣子一枚，或加参苓，或以山药代参苓，水煎服。入蜜亦可，加肉果、破古纸亦可，冬日尤用故纸，益以三焦者，乃下焦元气生发之根蒂也。	苍术一斤，用童便、酒浸各半斤，过一宿晒为末。每一钱，空心酒调服。治风湿。	人遇劳心思虑，损伤精神，头眩目昏，心虚气短，惊悸烦热，即服此方，补血为主。〇人参一钱二分，五味子十五个，当归一钱酒洗，麦门冬去心一钱，白芍药一钱，炒山栀子五分，炒茯神去心一钱，酸枣仁一钱，炒生地黄五分酒洗，甘草五分炙，陈皮五分，川芎五分，生姜二片，水一盏半，煎至七分，食前温服。	枳术丸：白术二两，枳实一两麸[①]炒。若素有痰火，胸膈郁塞，咽酸噫气，及素有吞酸吐酸之症，或有酒积泻结痛，此皆隐热也，加黄连生姜汁炒，白芍药酒炒，陈皮各一两，石膏、生甘草各五钱，缩砂、木香各二钱，川芎四钱，上为细末，荷叶包饭烧，取出杵烂，和薄杵匀，丸如豆大。每服五六十丸，清米汤下。 健胃丸：健脾胃，进饮食，养脾阴。白术炒五两，陈皮洗净不去白三两，白茯苓去皮三两，白芍炒三两，半夏三两，神曲炒二两，山楂肉二两，当归身酒洗二两，川芎二两，荷叶汤浸，擂作糊，煮令极热，和药捣丸如梧子大。每服百粒，食后令汤送下，日二次。

①麸：原作“尖”，据《内外伤辨》改。

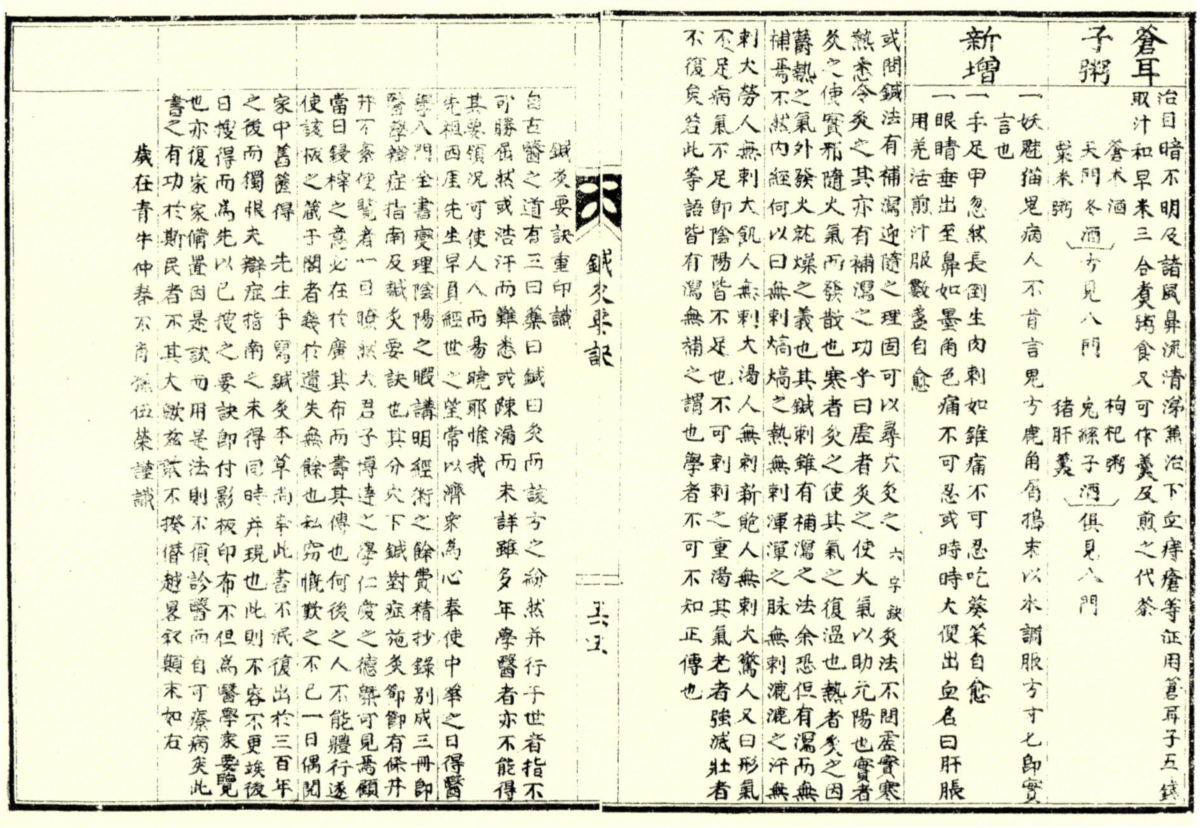

苍耳子粥

治目暗不明及诸风，鼻流清涕，兼治下血痔疮等证。用苍耳子五钱取汁，和早米三合煮粥食。又可作羹及煎之代茶。

苍术酒、天门冬酒、粟米粥：方见入门

枸杞粥、菟丝子酒、猪肝羹：俱见入门

新增

○妖魅猫鬼病人不肯言鬼方：鹿角屑捣末以水调服方寸匕，即实言也。

○手足甲忽然长倒生肉刺，如锥痛不可忍，吃葵菜自愈。

○眼睛垂出至鼻如墨角色，痛不可忍，或时时大便出血，名曰肝胀，用羌活煎汁，服数盏自愈。

或问：针法有补泻迎随之理，固可以寻穴灸之六字缺灸法不问虚实寒热，悉令灸之，其亦有补泻之功乎？曰：虚者灸之，使火气以助元阳也；实者灸之，使实邪随火气而发散也。寒者灸之，使其气之复温也；热者灸之，因郁热之气外发，火就燥之义也。其针刺虽有补泻之法，余恐但有泻而无补焉！不然，《内经》何以曰无刺熇熇之热，无刺浑浑之脉，无刺漉漉之汗，无刺大劳人，无刺大饥人，无刺大渴人，无刺新饱人，无刺大惊人。又曰：形气不足，病气不足，即阴阳皆不足也，不可刺，刺之重竭其气，老者强灭，壮者不复矣。若此等语，皆有泻无补之谓也，学者不可不知正传也。

针灸要诀重印识

自古医之道有三，曰药，曰针，曰灸，而该方之纷然，并行于世者，指不可胜屈。然或浩汗而难悉，或疏漏而未详，虽多年学医者，亦不能得其要领，况可使人人而易晓耶？惟我先祖西厓先生，早负经世之望，常以济从为心，奉使中华之日，得《医学入门》全书，燮理阴阳之暇，讲明经术之余，费精抄录，别成三册，即《医学辨症指南》及《针灸要诀》也。其分穴下针，对症施灸，节节有条，井井不紊，使览者一目了然，大君子博达之学，仁爱之德，概可见焉。顾当日锓梓之意，必在于广其布而寿其传也，何后之人不能体行，遂使该板之藏于阁者，几于遗失无余也！私窃慨叹之不已。一日偶览家中旧箧，得先生手写《针灸本草》，尚幸此书不泯，复出于三百年之后，而独恨夫《辨症指南》之未得同时并现也！此则不容不更，竢后日搜得而为先，以已搜之《要诀》即付影板印布，不但为医学家要览也，亦复家家备置，因是诀而用是法则，不须诊医而自可疗病矣。此书之有功于斯民者不其大欤？兹敢不揆僭越，略叙颠末如上。

岁在青牛仲春，不肖孙伍荣谨识

针灸秘书

日本抄本

[日] 柴田一角 编撰　王旭东 校订

《针灸秘书》一卷，日本江户早期医家柴田一角编撰，成书于日本延宝九年（1681）。全书以穴位为主，精编十二经脉、任督二脉共十四经常用穴位，资料来源于中国早期针灸著作如《明堂》《铜人》《西方子》等，后半部分收录奇经八脉、治病奇穴以及常用取穴法、针灸法。内容精炼简洁，可作为简便检索，亦可为课徒诵记使用。现以芝岗精舍抄本影印并校录。

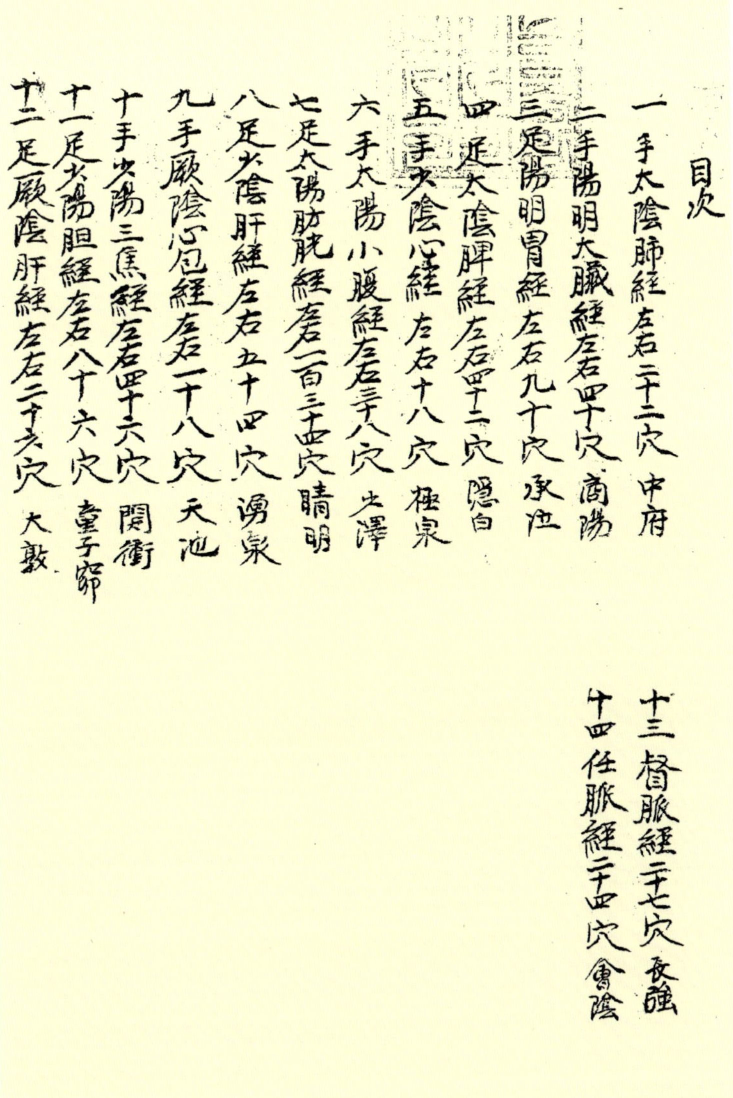

目次

一手太阴肺经左右二十二穴中府
二手阳明大肠①经左右四十穴商阳
三足阳明胃经左右九十穴承泣
四足太阴脾左右四十二穴隐白
五手少阴心经左右十八穴极泉
六手太阳小肠经左右三十八穴少泽
七足太阳膀胱经左右一百三十四穴
睛明
八足少阴肾经左右五十四穴涌泉
九手厥阴心包经左右一十八穴天池
十手少阳三焦经左右四十六穴关冲
十一足少阳胆经左右八十六穴瞳子髎
十二足厥阴肝经左右二十六穴大敦
十三督脉经二十七穴长强
十四任脉经二十四穴会阴

①肠：原作“脏”，据经络名称改。此下多处经络、穴位名称有误，似与抄录者医学水平有关，现均据标准经穴名称改正之，不另出注。

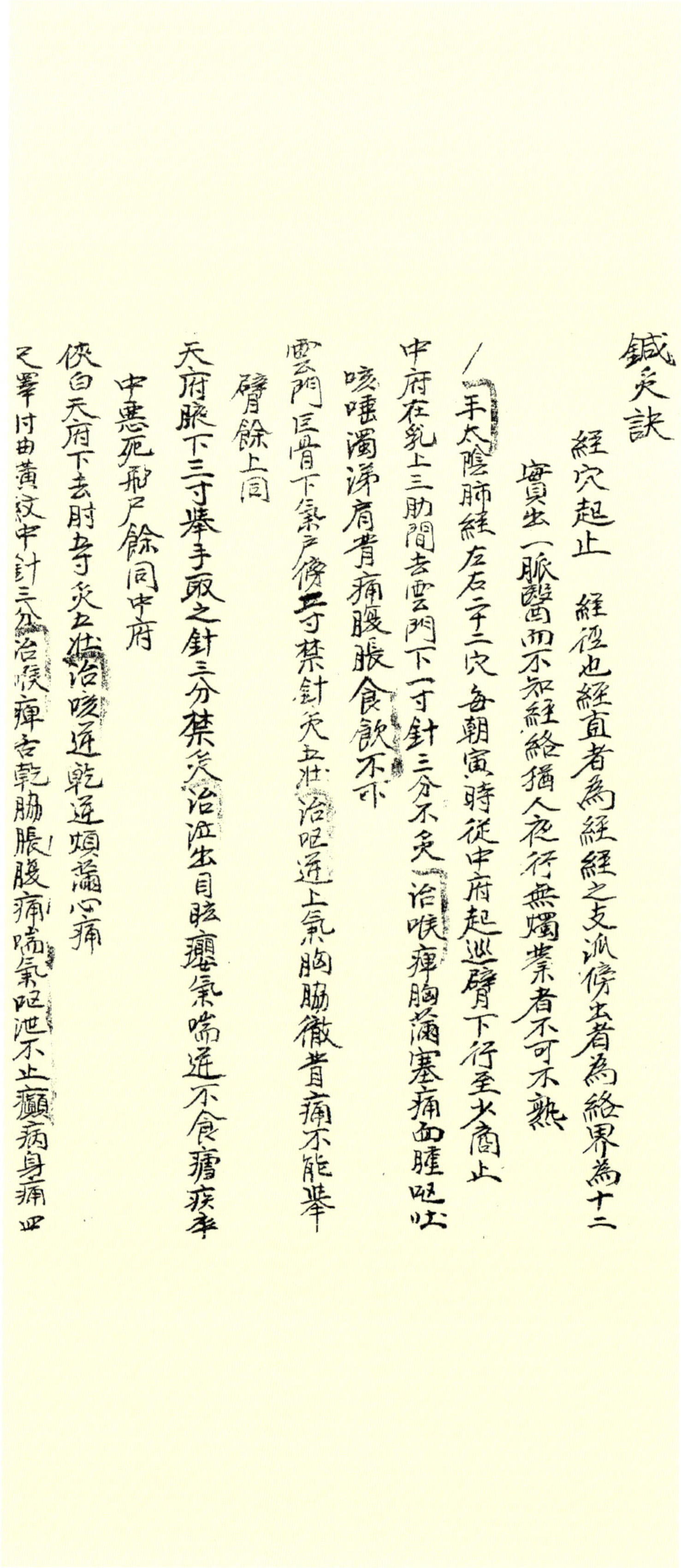

针灸诀

经穴起止经，径也。经直者为经；经之支派旁出者为络。界为十二，实出一脉。医而不知经络，犹人夜行无烛，业者不可不熟。

手太阴肺经　左右二十二穴。每朝寅时从中府起，巡臂下行至少商止。

中府：在乳上三胁间，去云门下一寸。针三分，不灸。治[1]喉痹，胸满塞痛，面肿呕吐，咳唾浊涕，肩背痛，腹胀，食饮不下。

云门：巨骨下，气户旁二寸。禁针，灸五壮。治呕逆并上气，胸胁彻背痛，不能举臂。余上同。

天府：腋下三寸，举手取之。针三分，禁灸。治泣出目眩。瘿气，喘逆不食，疟疾，卒中恶死，飞尸。余同中府。

侠白：天府下，去肘五寸。灸五壮。治咳逆干逆，烦满心痛。

尺泽：肘曲横纹中。针三分。治喉痹舌干，胁胀腹痛，喘气呕泄不止，癫病，身痛，四

①治：底本脱字，据体例补。下同。

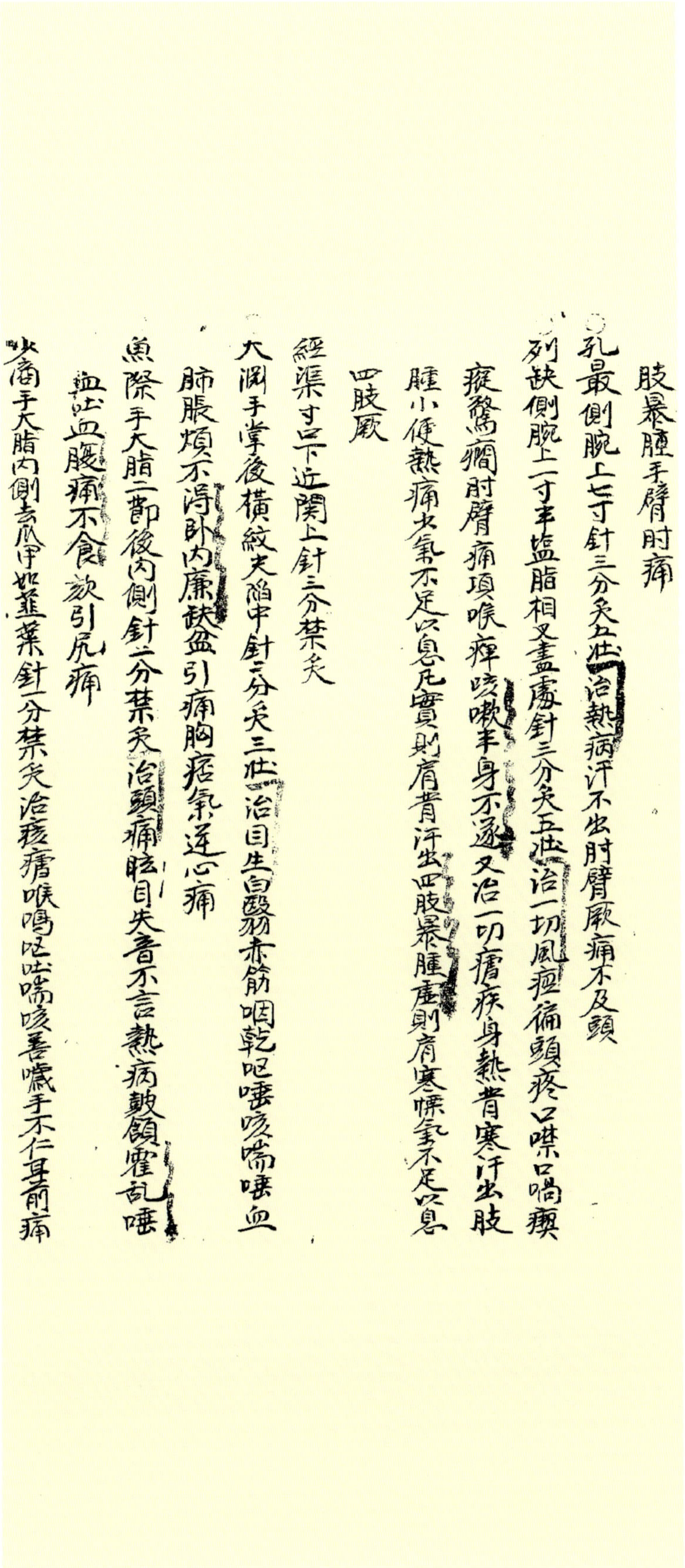

肢暴肿，手臂肘痛。

孔最：侧腕上七寸。针三分，灸五壮。治热病汗不出，肘臂厥痛不及头。

列缺：侧腕上一寸半，盐指相叉尽处。针三分，灸五壮。治一切风，痉，偏头疼，口噤口㖞，瘈疭惊痫，肘臂痛，项喉痹，咳嗽，半身不遂。又治一切疟疾，身热背寒，汗出肢肿，小便热痛，少气不足以息。凡实则肩背汗出，四肢暴肿；虚则肩背[1]寒栗，气不足以息，四肢厥。

经渠：寸口下，近关上。针三分，禁灸。

太渊：手掌后横纹头[2]陷中。针二分，灸三壮。治目生白翳赤筋，咽干呕唾，咳喘唾血，肺胀，烦不得卧，内廉缺盆引痛，胸痞气逆，心痛。

鱼际：手大指二节后内侧。针二分，禁灸。治头痛眩目，失音不言，热病鼓颔，霍乱，唾血吐血，腹痛不食，咳引尻痛。

少商：手大指内侧去爪甲如韭叶。针一分，禁灸。治痎疟，喉鸣，呕吐，喘咳，善哕，手不仁，耳前痛，

①背：原脱，据《勉学堂针灸集成》卷三补。

②头：原作"尖"，据《针灸资生经》卷一引《明堂》改。

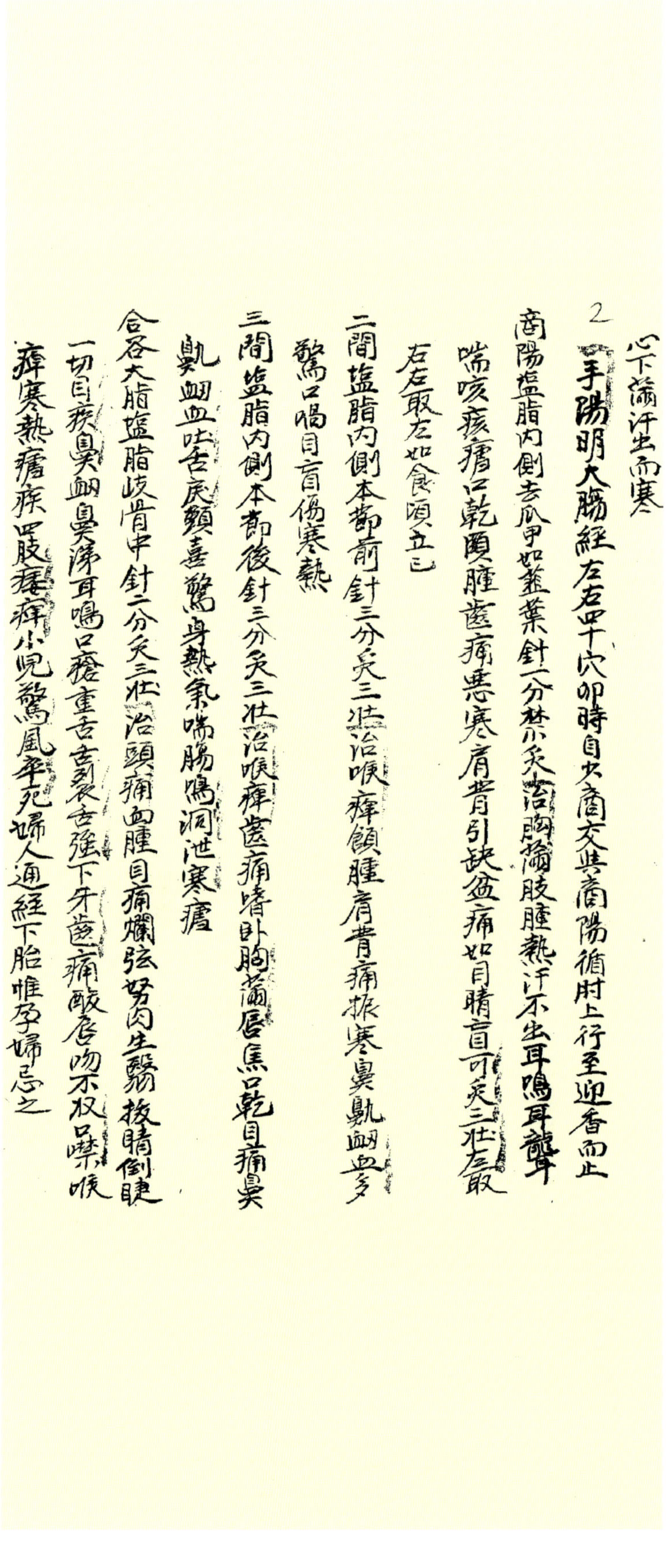
心下滿汗出而寒
2
手陽明大腸經左右四十穴卯時自少商交與商陽循肘上行至迎香而止
商陽塩指内側去爪甲如韮葉針一分禁灸治胸滿肢腫熱汗不出耳鳴耳聾
喘咳痎瘧口乾頤腫齒痛悪寒肩背引缺盆痛如目睛盲可灸三壯左取
右右取左如食頃立已
二間塩指内側本節前針三分灸三壯治喉痺頷腫肩背痛振寒鼻衄血多
驚口喎目盲傷寒熱
三間塩指内側本節後針三分灸三壯治喉痺齒痛嗜臥胸滿唇焦口乾目痛鼻
衄血吐舌戾頸喜驚身熱氣喘腸鳴洞泄寒瘧
合谷大指塩指岐骨中針二分灸三壯治頭痛面腫目痛爛弦努肉生翳拔睛倒睫
一切目疾鼻衄鼻涕耳鳴口瘡重舌舌裂舌強下牙齒痛酸唇吻不收口噤喉
痺寒熱瘧疾四肢痿痺小兒驚風卒死婦人通經下胎惟孕婦忌之

心下满，汗出而寒。

手阳明大肠经　左右四十穴，卯时自少商交与商阳，循肘上行，至迎香而止。

商阳：盐指内侧去爪甲如韭叶。针一分，禁灸。治胸满肢肿，热汗不出，耳鸣耳聋，喘咳，痎疟，口干，颐肿齿痛，恶寒，肩背引缺盆痛。如目睛盲，可灸三壮，左取右，右取左，如食顷立已。

二间：盐指内侧本节前。针三分，灸三壮。治喉痹颔肿，肩背痛，振寒，鼻鼽衄血，多惊，口㖞，目盲，伤寒热。

三间：盐指内侧本节后。针三分，灸三壮。治喉痹齿痛，嗜卧胸满，唇焦口干，目痛，鼻鼽衄血，吐舌戾颈，喜惊，身热气喘，肠鸣洞泄，寒疟。

合谷：大指盐指歧骨中。针二分，灸三壮。治头痛面肿，目痛烂弦，胬肉生翳，拔睛倒睫，一切目疾；鼻衄鼻涕，耳鸣口疮，重舌，舌裂，舌强，下牙齿痛酸，唇吻不收，口噤喉痹，寒热疟疾，四肢痿痹，小儿惊风卒死，妇人通经下胎，惟孕妇忌之。

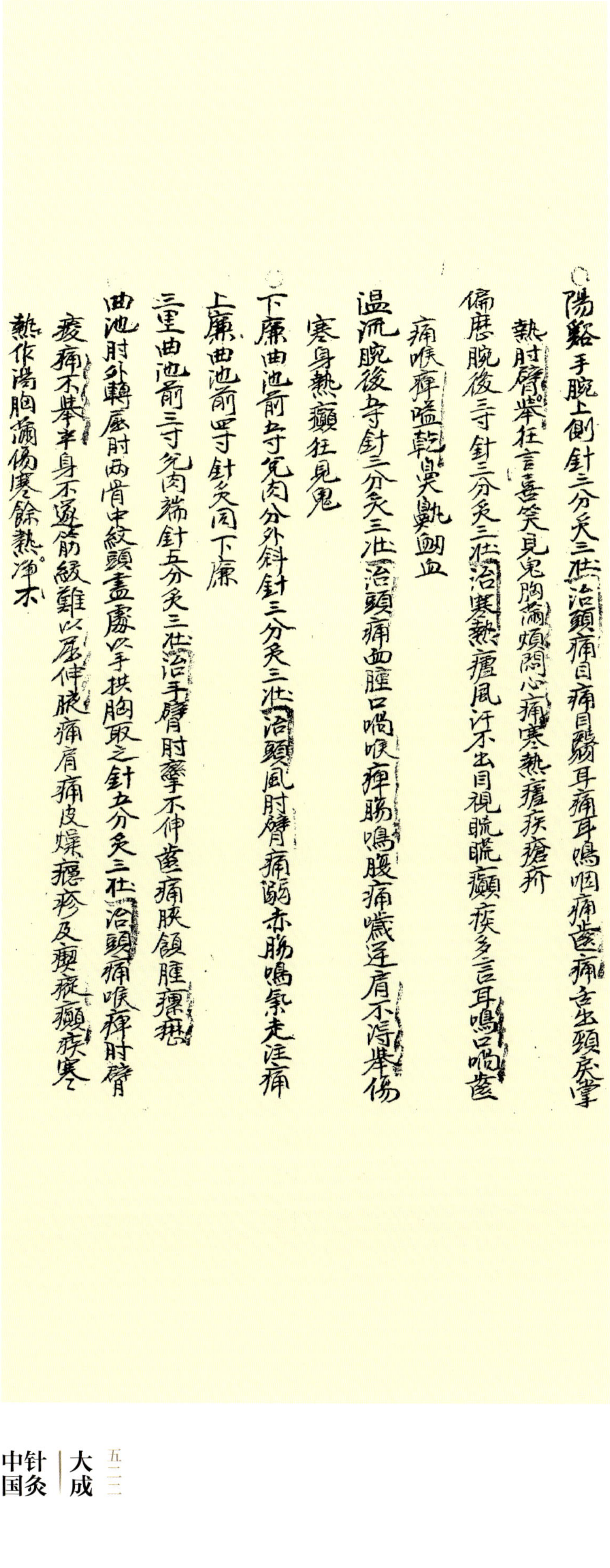
陽谿手腕上側針三分灸三壯治頭痛目痛目翳耳痛耳鳴咽痛齒痛舌出頸戾掌
熱肘臂舉狂言喜笑見鬼胸滿煩悶心痛寒熱瘧疾瘡疥
偏歷腕後三寸針三分灸三壯治寒熱瘧風汗不出目視𥇦𥇦癲疾多言耳鳴口喎齒
痛喉痺嗌乾鼻衄衄血
溫流腕後五寸針三分灸三壯治頭痛面腫口喎喉痺腸鳴腹痛噦逆肩不得舉傷
寒身熱癲狂見鬼
下廉曲池前五寸兌肉分外斜針三分灸三壯治頭風肘臂痛溺赤腸鳴氣走注痛
上廉曲池前四寸針灸同下廉
三里曲池前三寸兌肉端針五分灸三壯治手臂肘攣不伸齒痛頰頷腫瘰癧
曲池肘外轉屈肘兩骨中紋頭盡處以手拱胸取之針五分灸三壯治頭痛喉痺肘臂
痠痛不舉半身不遂筋緩難以屈伸腋痛肩痛皮燥癮疹及瘈瘲癲疾寒
熱作渴胸滿傷寒餘熱淨不

阳溪：手腕上侧。针三分，灸三壮。治头痛，目痛目翳，耳痛耳鸣，咽痛齿痛，舌出颈戾，掌热肘臂不[1]举，狂言喜笑见鬼，胸满烦闷，心痛，寒热疟疾，疮疥。

偏历：腕后三寸。针三分，灸三壮。治寒热疟，风，汗不出，目视𥇦𥇦，癫疾多言，耳鸣口㖞，齿痛，喉痹嗌干，鼻衄衄血。

温流：腕后五寸。针三分，灸三壮。治头痛，面肿口㖞，喉痹，肠鸣腹痛，哕逆，肩不得举，伤寒身热，癫狂见鬼。

下廉：曲池前五寸，兑肉分外斜。针三分，灸三壮。治头风，肘臂痛，溺赤肠鸣，气走注痛。

上廉：曲池前四寸。针灸同下廉。

三里：曲池前三寸兑肉端。针五分，灸三壮。治手臂肘挛不伸，齿痛，颊颔肿，瘰疬。

曲池：肘外转，屈肘两骨中纹头尽处，以手拱胸取之。针五分，灸三壮。治头痛，喉痹，肘臂酸痛不举，半身不遂，筋缓难以屈伸，腋痛肩痛，皮燥瘾疹，及瘈瘲癫疾，寒热作渴，胸满，伤寒余热不净。

①不：原脱，据《普济方》卷四一六补。

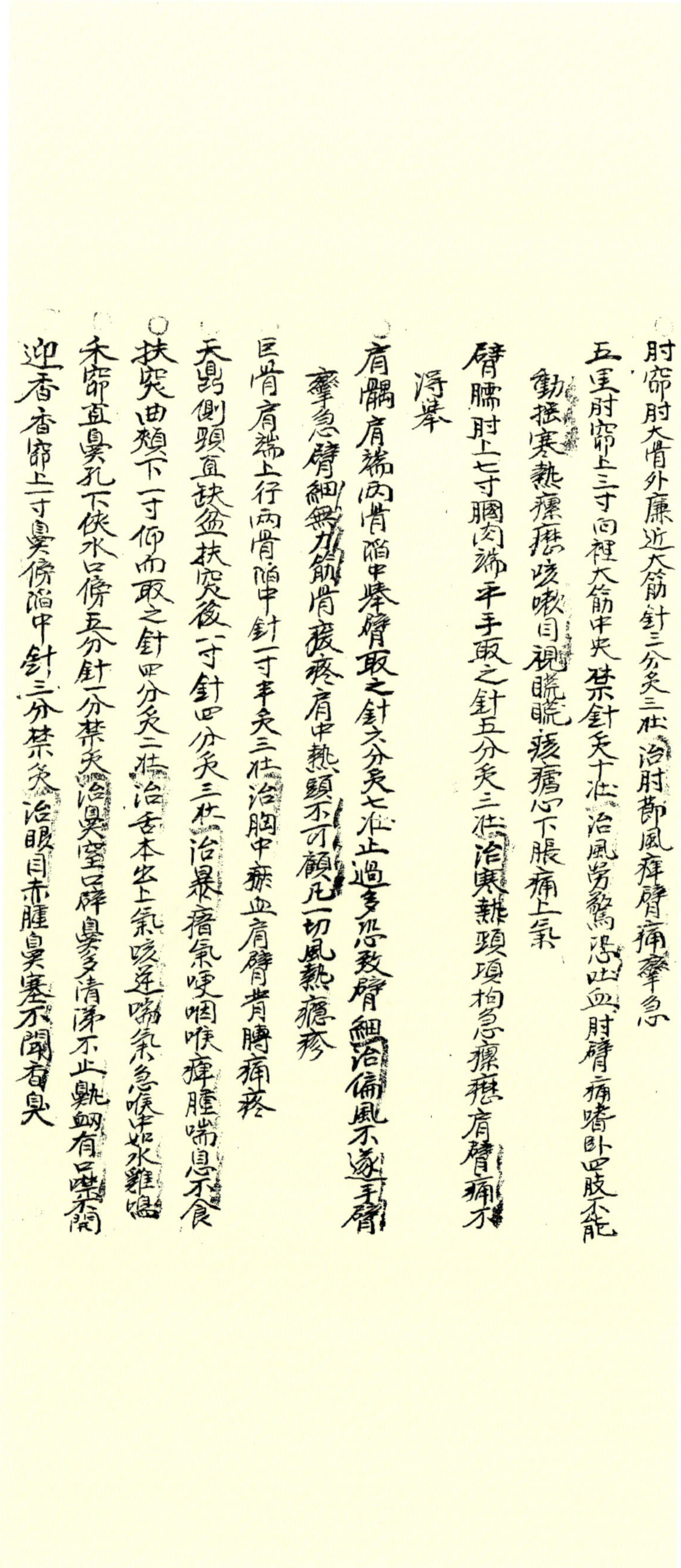

肘髎：肘大骨外廉近大筋。针三分，灸三壮。治肘节风痹，臂痛挛急。

五里：肘髎上三寸向里，大筋中央。禁针，灸十壮。治风劳惊恐，吐血，肘臂痛，嗜卧，四肢不能动摇，寒热瘰疬，咳嗽，目视䀮䀮，痎疟，心下胀痛，上气。

臂臑：肘上七寸䐃[1]肉端，平手取之。针五分，灸三壮。治寒热，颈项拘急，瘰疬，肩臂痛，不得举。

肩髃：肩端两骨陷中，举臂取之。针六分，灸七壮止，过多恐致臂细。治偏风不遂，手臂挛急，臂细无力，筋骨酸疼，肩中热，头不可顾。凡一切风热瘾疹。

巨骨：肩端上行两骨陷中。针一寸半，灸三壮。治胸中瘀血，肩臂背膊痛疼。

天鼎：侧颈，直缺盆扶突后一寸。针四分，灸三壮。治暴瘖气哽，咽喉痹肿，喘息不食。

扶突：曲颊下一寸，仰而取之。针四分，灸二壮。治舌本出，上气咳逆，喘气急，喉中如水鸡鸣。

禾髎：直鼻孔下，侠水口旁五分。针一分，禁灸。治鼻窒口辟，鼻多清涕不止，鼽衄，有口噤不开。

迎香：禾[2]髎上一寸，鼻旁陷中。针三分，禁灸。治眼目赤肿，鼻塞不闻香臭。

---

①䐃：原作“胭”，据《普济方》卷四一六改。

②禾：原作“香”，据《普济方》卷四一四改。

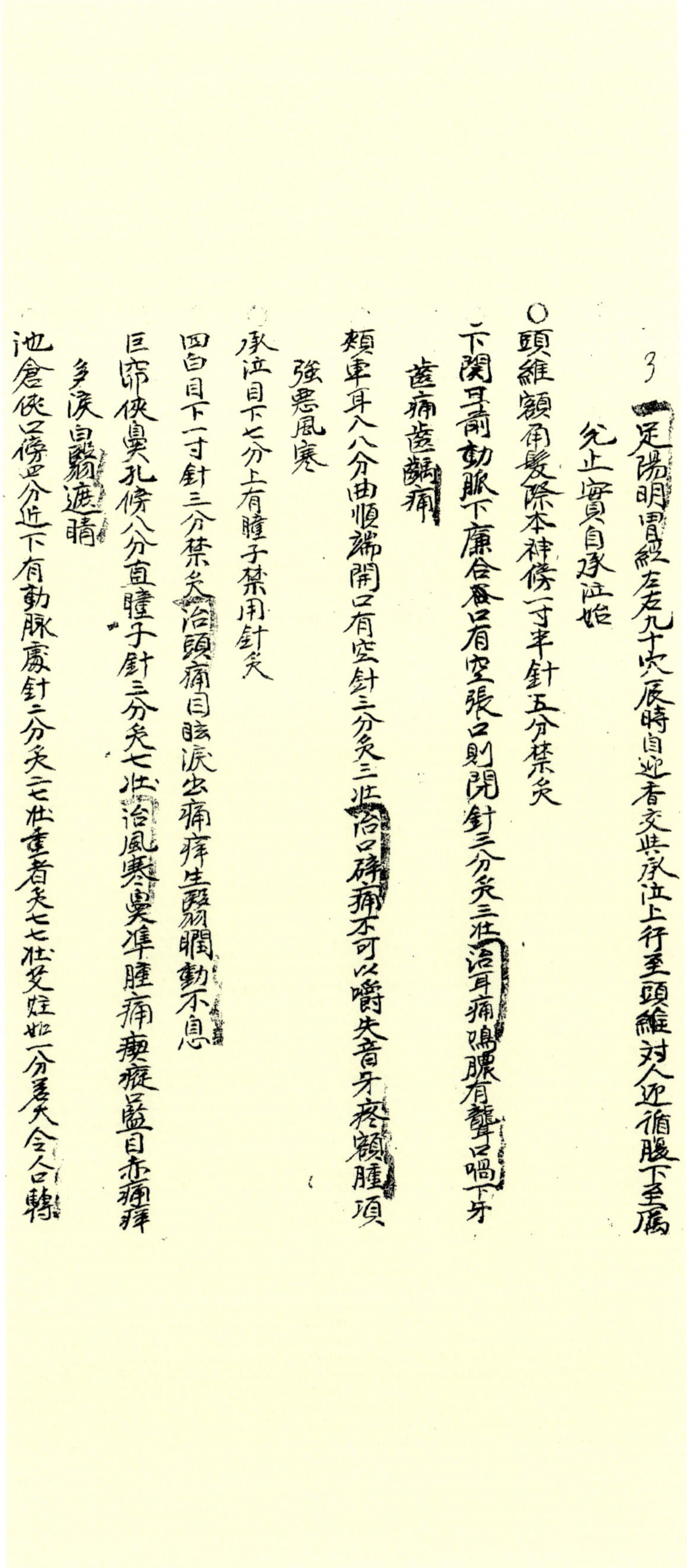

足阳明胃经 左右九十穴，辰时自迎香交与承泣，上行至头维，对人迎，循腹下至厉兑止，实自承泣始。

头维：额角发际本神旁一寸半。针五分，禁灸。

下关：耳前动脉下廉，合口有空，张口则闭。针三分，灸三壮。治耳痛鸣聋[①]，口㖞，下牙齿痛，齿龋痛。

颊车：耳下曲颊端陷中[②]，开口有空。针三分，灸三壮。治口辟痛，不可以嚼，失音，牙疼额肿，项强恶风寒。

承泣：目下七分，上有瞳子。禁用针灸。

四白：目下一寸。针三分，禁灸。治头痛，目眩泪出，痛痒生翳，瞤动不息。

巨髎：挟鼻孔旁八分，直瞳子。针三分，灸七壮。治，风寒鼻准肿痛，瘈疭口㖞[③]，目赤，痛痒多泪，白翳遮睛。

地[④]**仓**：侠口旁四分，近下有动脉处。针二分，灸二七壮，重者灸七七壮。艾炷如一分，若大，令人口转

①鸣聋：原作"鸣脓有聋"，据《普济方》卷四一三改。

②耳下曲颊端陷中：原作"耳入八分曲顺端"，据《素问·气穴论》改。

③㖞：原作"监"，据《普济方》卷四一四改。

④地：原作"池"，据《普济方》卷四一四改。

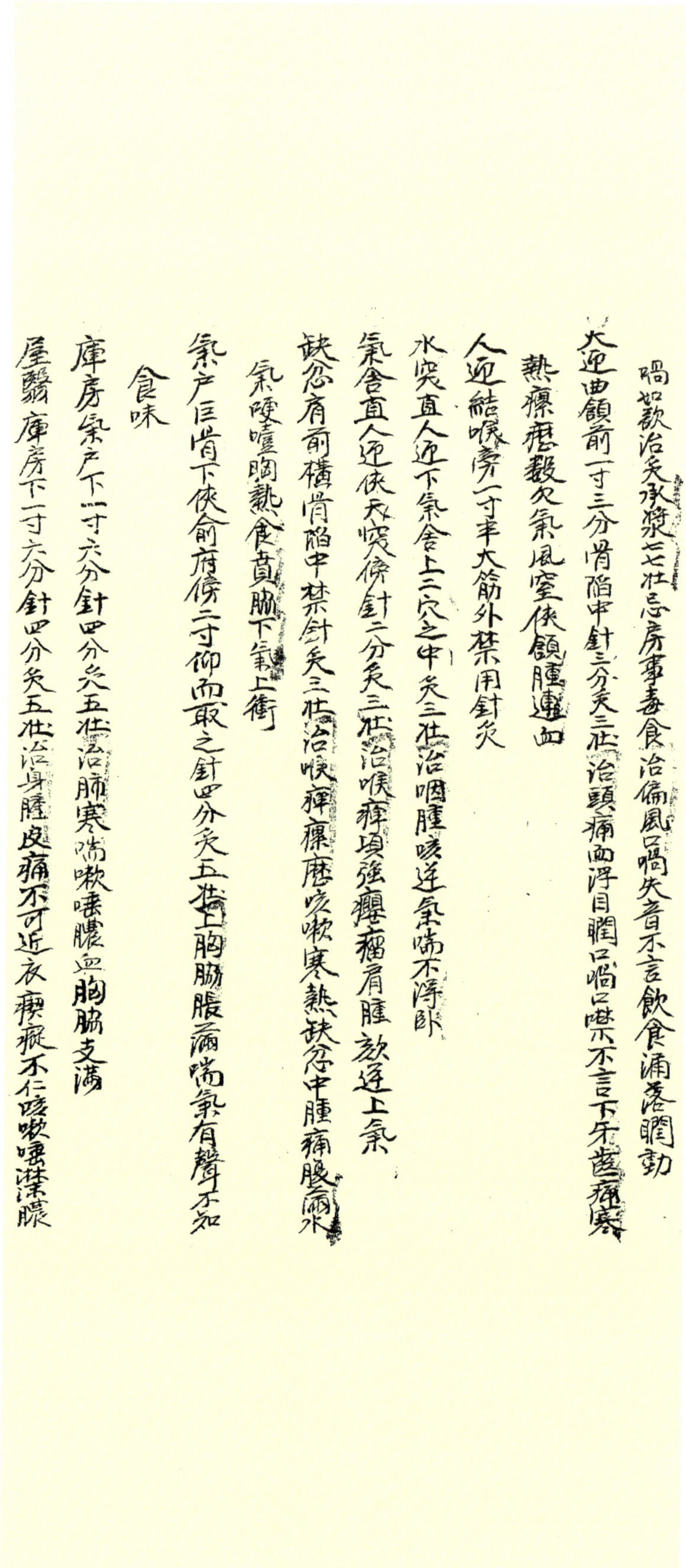
喎如欲治灸承漿七七壯忌房事毒食治偏風口喎失音不言飲食漏落瞤動
大迎曲頷前一寸三分骨陷中針三分灸三壯治頭痛面浮目瞤口喎口噤不言下牙齒痛寒熱瘰癧數欠氣風痓挾頷腫連面
人迎結喉旁一寸半大筋外禁用針灸
水突直人迎下氣舍上二穴之中灸三壯治咽腫咳逆氣喘不得卧
氣舍直人迎俠天突傍針二分灸三壯治喉痹項強瘿瘤肩腫欬逆上氣
缺盆肩前横骨陷中禁針灸三壯治喉痹瘰癧咳嗽寒熱缺盆中腫痛腹滿水氣哽噎胸熱食責脇下氣上衝
氣户巨骨下俠俞府傍二寸仰而取之針四分灸五壯上胸脇脹滿喘氣有聲不知食味
庫房氣户下一寸六分針四分灸五壯治肺寒喘嗽唾膿血胸脇支滿
屋翳庫房下一寸六分針四分灸五壯治身腫皮痛不可近衣瘈瘲不仁咳嗽唾沫膿

㖞。如欲治，灸承浆七七壮。忌房事、毒食。治偏风口㖞，失音不言，饮食漏落，瞤动。

大迎：曲颔前一寸三分骨陷中。针三分，灸三壮。治头痛面浮，目瞤口㖞，口噤不言，下牙齿痛，寒热瘰疬，数欠气，风痓，挟颔肿连面。

人迎：结喉旁一寸半大筋外。禁用针灸。

水突：直人迎下、气舍上，二穴之中。灸三壮。治咽肿咳逆，气喘不得卧。

气舍：直人迎，挟天突旁。针二分，灸三壮。治喉痹项强，瘿瘤肩肿，咳逆上气。

缺盆：肩前横骨陷中。禁针，灸三壮。治喉痹，瘰疬，咳嗽寒热，缺盆中肿痛，腹满，水气哽噎，胸热食责，胁下气上冲。

气户：巨骨下，挟俞府旁二寸，仰而取之。针四分，灸五壮。治[1]胸胁胀满，喘气有声，不知食味。

库房：气户下一寸六分。针四分，灸五壮。治肺寒喘嗽，唾脓血，胸胁支满。

屋翳：库房下一寸六分。针四分，灸五壮。治身肿皮痛，不可近衣，瘈瘲不仁，咳嗽唾淋沫脓。

①治：原作“上”，据《普济方》卷四一五改。

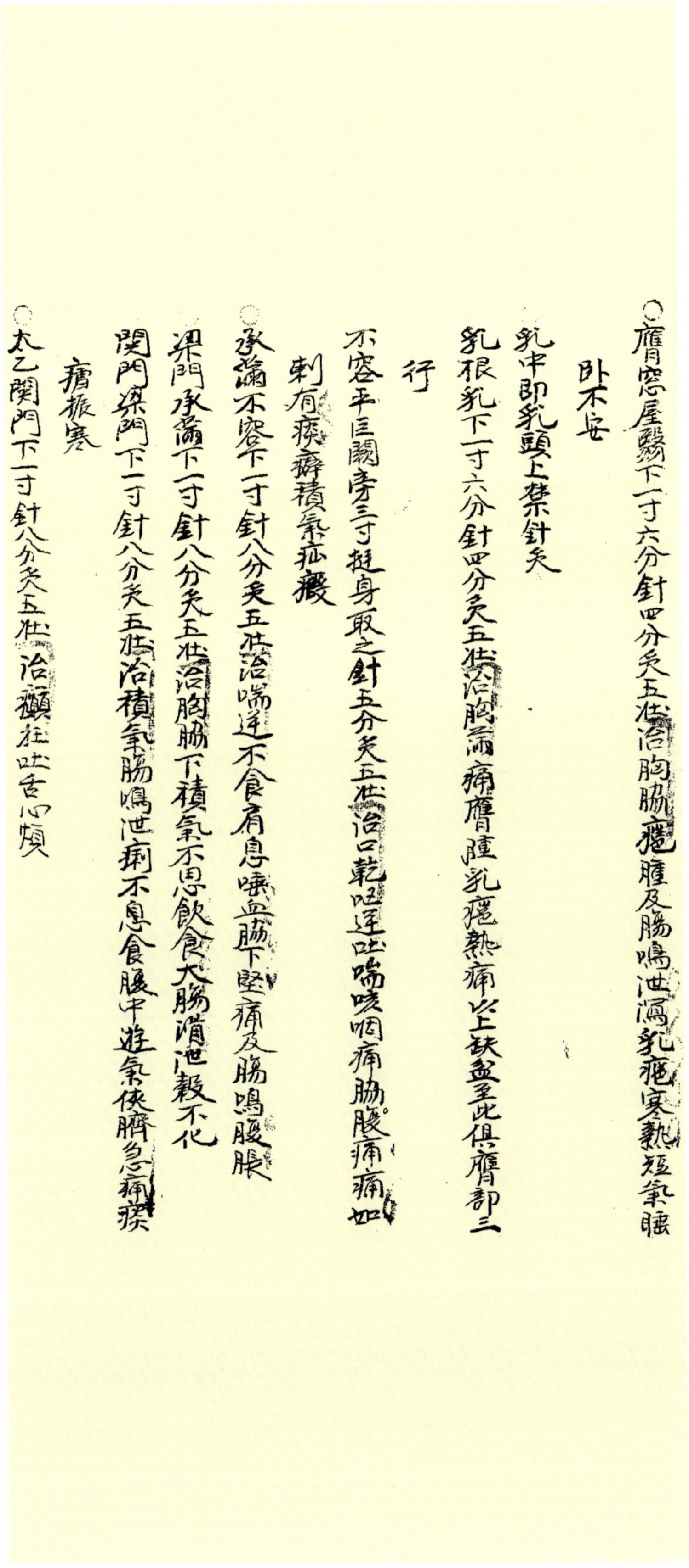
膺窗屋翳下一寸六分針四分灸五壯治胸脇癰腫及腸鳴泄瀉乳癰寒熱短氣睡
卧不安
乳中即乳頭上禁針灸
乳根乳下一寸六分針四分灸五壯治胸滿痛膺腫乳癰熱痛以上缺盆至此俱膺部三
行
不容平巨闕旁三寸挺身取之針五分灸五壯治口乾嘔逆吐喘咳咽痛脇腹痛痛如
刺有痰癖積氣疝瘕
承滿不容下一寸針八分灸五壯治喘逆不食肩息唾血脇下堅痛及腸鳴腹脹
梁門承滿下一寸針八分灸五壯治胸脇下積氣不思飲食大腸滑泄穀不化
關門梁門下一寸針八分灸五壯治積氣腸鳴泄痢不思食腹中遊氣俠臍急痛痎
瘧振寒
太乙關門下一寸針八分灸五壯治癲狂吐舌心煩

膺窗：屋翳下一寸六分。针四分，灸五壮。治胸胁痛肿及肠鸣泄泻，乳痈，寒热短气，睡卧不安。

乳中：即乳头上。禁针灸。

乳根：乳下一寸六分。针四分，灸五壮。治胸满痛，膺肿，乳痈热痛。以上缺盆至此，俱膺部三行。

不容：平巨阙旁三寸，挺身取之。针五分，灸五壮。治口干呕逆，吐，喘咳，咽痛，胁腹痛，痛如刺；有痰癖积气疝瘕。

承满：不容下一寸。针八分，灸五壮。治喘逆不食，肩息，唾血，胁下坚痛，及肠鸣腹胀。

梁门：承满下一寸。针八分，灸五壮。治胸胁下积气，不思饮食，大肠滑，泄谷不化。

关门：梁门下一寸。针八分，灸五壮。治积气肠鸣，泄痢不思食，腹中游气，挟脐急痛，痎疟振寒。

太乙：关门下一寸。针八分，灸五壮。治癫狂吐舌，心烦。

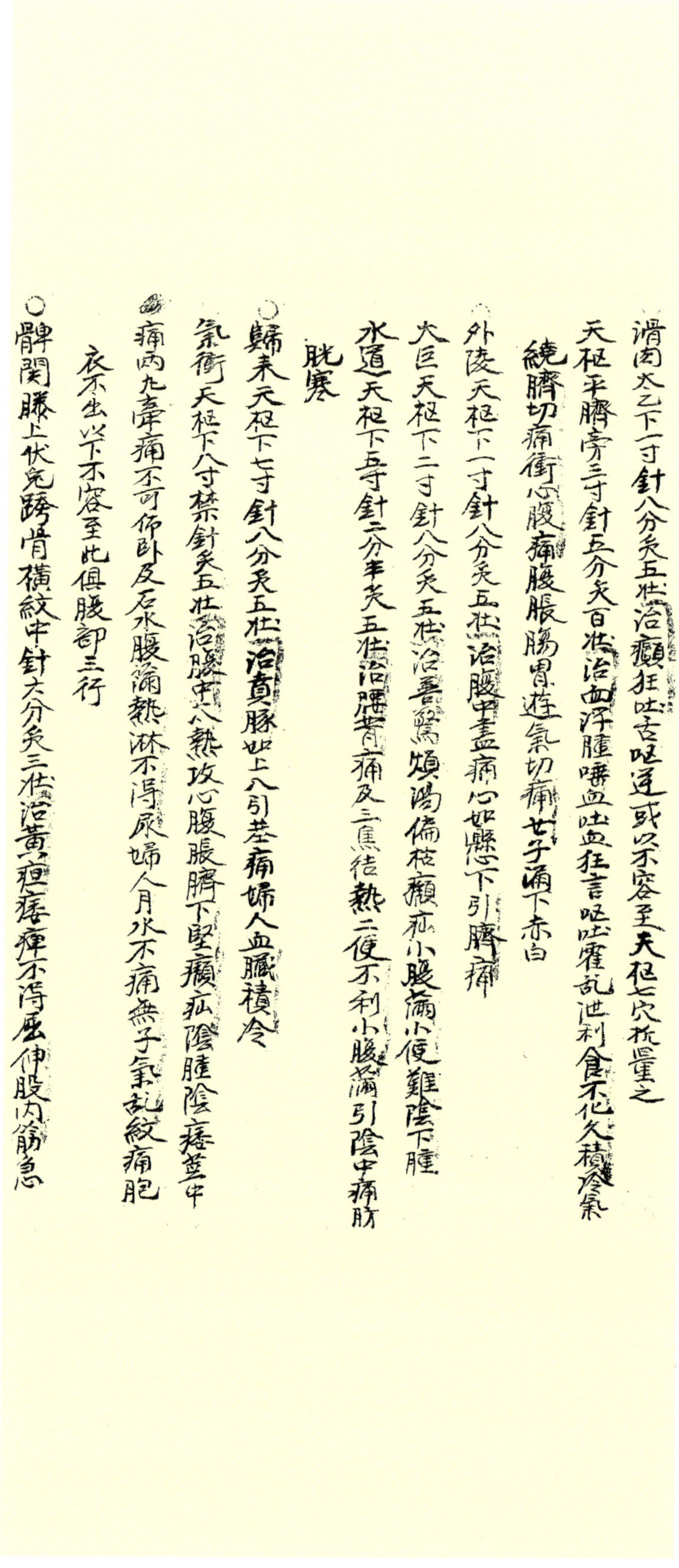
滑肉太乙下一寸針八分灸五壯治癲狂吐舌嘔逆或以不容至天樞七穴折量之
天樞平臍旁三寸針五分灸百壯治面浮腫唾血吐血狂言嘔吐霍亂泄利食不化久積冷氣
繞臍切痛衝心腹痛腹脹腸胃遊氣切痛女子漏下赤白
外陵天樞下一寸針八分灸五壯治腹中盡痛心如懸下引臍痛
大巨天樞下二寸針八分灸五壯治善驚煩渴偏枯癲疝小腹滿小便難陰下腫
水道天樞下五寸針二分半灸五壯治腰背痛及三焦結熱二便不利小腹滿引陰中痛膀
胱寒
歸來天樞下七寸針八分灸五壯治賁豚如上入引莖痛婦人血臟積冷
氣衝天樞下八寸禁針灸五壯治腹中大熱攻心腹脹臍下堅癲疝陰腫陰痿莖中
痛兩丸牽痛不可仰卧及石水腹滿熱淋不得尿婦人月水不痛無子氣亂絞痛胞
衣不出以下不容至此俱腹部三行
髀關膝上伏兔跨骨横紋中針六分灸三壯治黃疸痿痺不得屈伸股内筋急

滑肉：太乙下一寸。针八分，灸五壮。治癫狂吐舌，呕逆。或以不容至天枢七穴折量之。

天枢：平脐旁三寸。针五分，灸百壮。治面浮肿，唾血吐血，狂言呕吐，霍乱泄利，食不化，久积冷气，绕脐切痛冲心，腹痛腹胀，肠胃游气切痛；女子漏下赤白。

外陵：天枢下一寸。针八分，灸五壮。治腹中尽痛，心如悬，下引脐痛。

大巨：天枢下二寸。针八分，灸五壮。治善惊，烦渴，偏枯，癫疝，小腹满，小便难，阴下肿。

水道：天枢下五寸。针二分半，灸五壮。治腰背痛及三焦结热，二便不利，小腹满，引阴中痛，膀胱寒。

归来：天枢下七寸。针八分，灸五壮。治贲豚如上入引茎痛，妇人血脏积冷。

气冲：天枢下八寸。禁针，灸五壮。治腹中大热攻心，腹胀，脐下坚，癫疝，阴肿阴痿，茎中痛，两丸牵痛，不可仰卧，及石水腹满，热淋不得尿；妇人月水不利[①]，无子，气乱绞痛，胞衣不出。以下不容至此俱腹部三行。

髀关：膝上伏兔跨骨横纹中。针六分，灸三壮。治黄疸，痿痹不得屈伸，股内筋急。

①利：原作“痛”，据《普济方》卷四一五改。

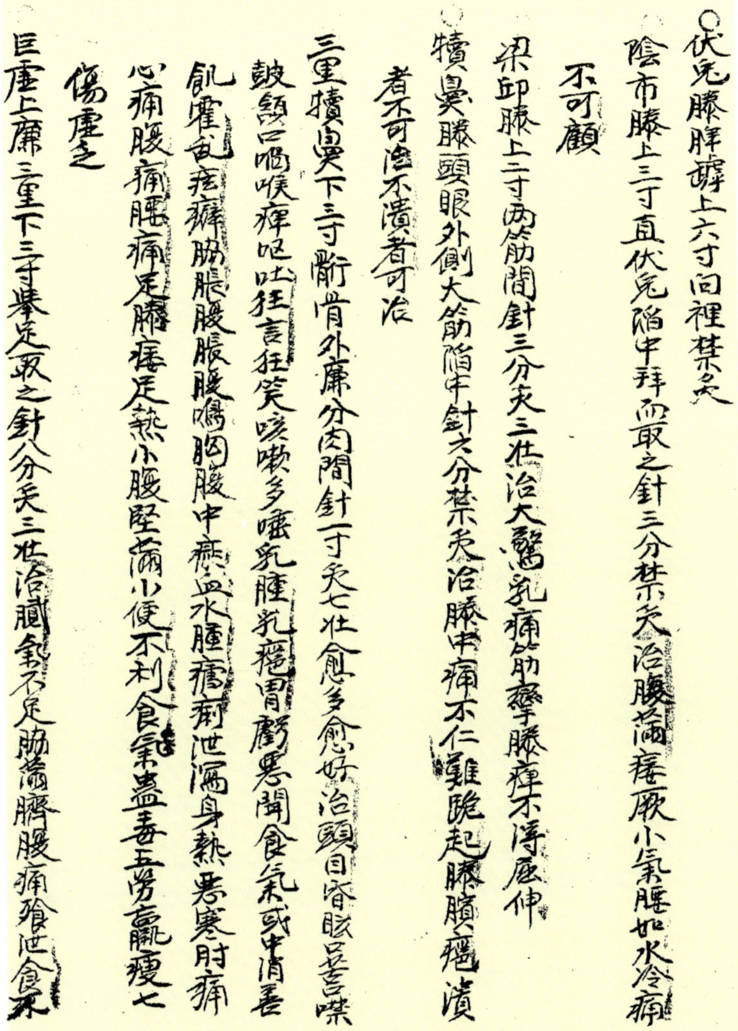
伏兎膝髀罅上六寸向裡禁灸
陰市膝上三寸直伏兎陷中拜而取之針三分禁灸治腹滿痿厥小氣腰如水冷痛
不可顧
梁邱膝上二寸兩筋間針三分灸三壯治大驚乳痛筋攣膝痹不得屈伸
犢鼻膝頭眼外側大筋陷中針六分禁灸治膝中痛不仁難跪起膝臏癰潰
者不可治不潰者可治
三里犢鼻下三寸䯒骨外廉分肉間針一寸灸七壯愈多愈好治頭目昏眩口苦口噤
鼓頷口喎喉痹嘔吐狂言狂笑咳嗽多唾乳腫乳癰胃虧惡聞食氣或中消善
飢霍亂痃癖脇脹腹脹腹鳴胸腹中瘀血水腫瘧痢泄瀉身熱惡寒肘痛
心痛腹痛腰痛足膝痿足熱小腹堅滿小便不利食氣蠱毒五勞羸瘦七
傷虛乏
巨虛上廉三里下三寸舉足取之針八分灸三壯治臟氣不足脇滿臍腹痛飧泄食不

伏兔：膝髀罅上六寸向里。禁灸。

阴市：膝上三寸，直伏兔陷中，拜而取之。针三分，禁灸。治腹满，痿厥少气，腰如水冷，痛不可顾。

梁邱：膝上二寸两筋间。针三分，灸三壮。治大惊，乳痛，筋挛，膝痹不得屈伸。

犊鼻：膝头眼外侧大筋陷中。针六分，禁灸。治膝中痛不仁，难跪起，膝膑痈，溃者不可治，不溃者可治。

三里：犊鼻下三寸，骭骨外廉分肉间。针一寸，灸七壮，愈多愈好。治头目昏眩，口苦口噤，鼓颔口㖞，喉痹，呕吐，狂言狂笑，咳嗽多唾，乳肿乳痛；胃亏，恶闻食气，或中消善饥，霍乱，痃癖胁胀，腹胀腹鸣，胸腹中瘀血，水肿疟痢，泄泻，身热恶寒，肘痛心痛，腹痛腰痛，足膝痿，足热，小腹坚满，小便不利，食气蛊毒，五劳羸瘦，七伤虚乏。

巨虚上廉：三里下三寸，举足取之。针八分，灸三壮。治脏气不足，胁满，脐腹痛，飧泄，食不

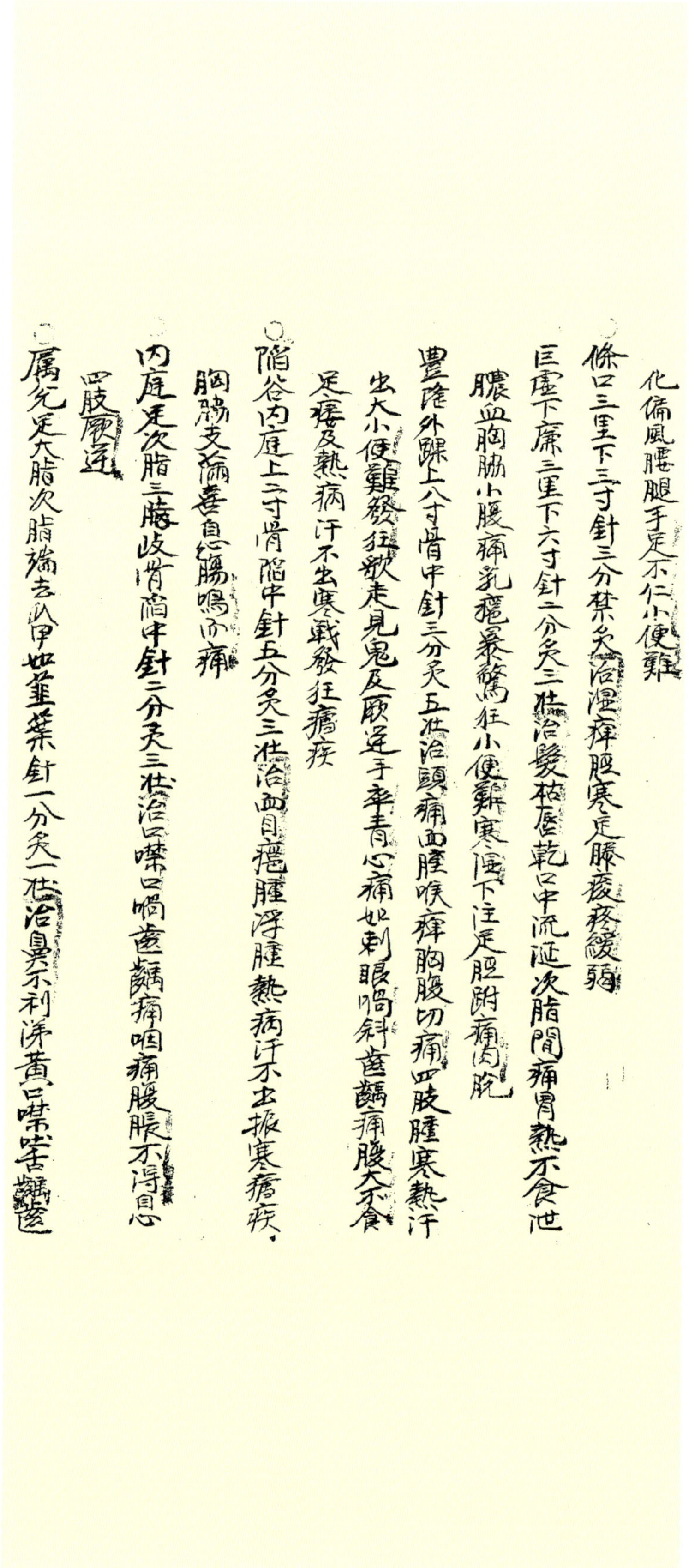

化，偏风，腰腿手足不仁，小便难。

条口：三里下三寸。针三分，禁灸。治湿痹，胫寒，足膝酸疼缓弱。

巨虚下廉：三里下六寸。针二分，灸三壮。治发枯唇干，口中流涎，次指间痛，胃热不食，泄脓血，胸胁小腹痛，乳痛，暴惊狂，小便难，寒湿下注，足胫跗痛肉脱。

丰隆：外踝上八寸骨中。针三分，灸五壮。治头痛面肿，喉痹，胸腹切痛，四肢肿，寒热汗出，大小便难，发狂歌走，见鬼及厥逆，手卒青，心痛如刺，眼㖞斜，齿龋痛，腹大不食，足痿，及热病汗不出，寒战，发狂，疟疾。

陷谷：内庭上二寸骨陷中。针五分，灸三壮。治面目痈肿浮肿，热病汗不出，振寒疟疾，胸胁支满，喜噫[1]，肠鸣而痛。

内庭：足次指三指歧骨陷中。针二分，灸三壮。治口噤口㖞，齿龋痛，咽痛，腹胀不得息，四肢厥逆。

历兑：足大指次指端，去爪甲如韭叶。针一分，灸一壮。治鼻不利，涕黄，口噤吐舌，龋齿，

①噫：原作"息"，据《普济方》卷四一六改。

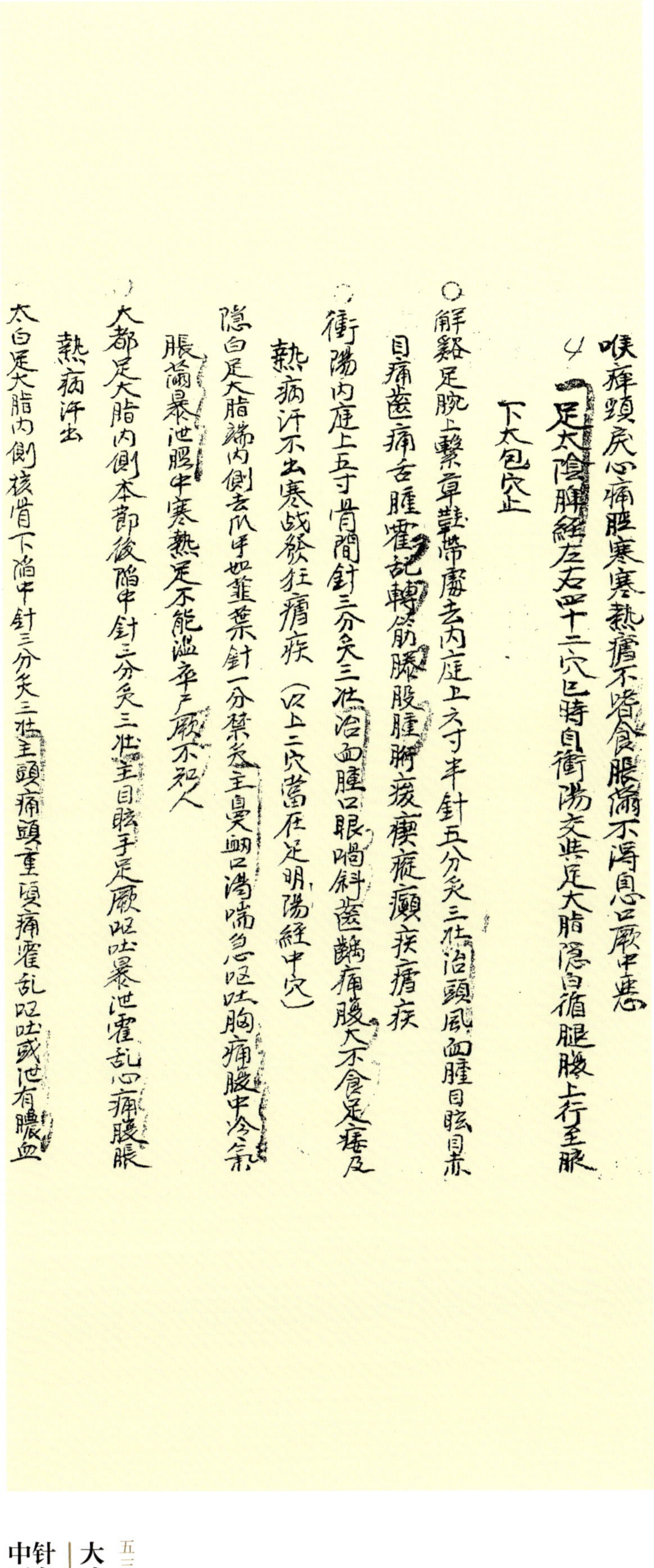

喉痹，颈戾，心痛，胫寒，寒热疟，不嗜食，胀满不得息，口噤[1]中恶。

足太阴脾经　左右四十二穴，巳时自冲阳交与足大指隐白，循腿腹上行至腋下太包穴止。

解溪：足腕上紧草鞋带处，去内庭上六寸半。针五分，灸三壮。治头风面肿，目眩目赤，目痛齿痛，舌肿，霍乱转筋，膝股肿，胻酸，瘈疭，癫疾，疟疾。

冲阳：内庭上五寸骨间。针三分，灸三壮。治面肿，口眼㖞斜，齿龋痛，腹大不食，足痿，及热病汗不出，寒战，发狂，疟疾。（以上二穴当在足明阳经中穴）

隐白：足大指端内侧，去爪甲如韭叶。针一分，禁灸。主鼻衄口渴，喘急呕吐，胸痛，腹中冷气胀满，暴泄，胫中寒热，足不能温，卒尸厥不知人。

大都：足大指内侧本节后陷中。针三分，灸三壮。主目眩，手足厥，呕吐暴泄，霍乱，心痛腹胀，热病汗出。

太白：足大指内侧核骨下陷中。针三分，灸三壮。主头痛头重，项痛，霍乱呕吐，或泄有脓血，

①噤：原作“厥”，据《普济方》卷四一六改。

胸胁胀痛，腹痛腹胀，肠鸣，腰痛不可俯仰，热病烦闷，大便难。

公孙：太白后一寸。针四分，灸三壮。主头面肿，心痛，胃脘痛，痰壅膈闷，胸胁痛，隔食反胃，伤寒结胸，腹胀腹鸣，泄泻里急，肠风下血，脱肛，五积痃癖，寒疟不食；妇人胎衣不下。

商丘：足内踝下微前。针四分，灸三壮。主心下有寒，脾疼脾热脾虚，令人不乐，腹胀心烦；骨痹，癫痫，痎疟；血痢后重，痔，骨蚀绝，股阴内痛，狐疝上下，小腹坚痛，下引阴中。

三阴交：内踝上三寸。针三分，灸三壮。主膝内廉痛，小便不利，身重足痿，痃癖，腹寒气逆，脾病四肢不举，腹胀肠鸣，溏泄，食不化，女子漏下不止。

漏谷：内踝上六寸。针三分，禁灸。主心悲气逆，肠鸣腹胀，饮食不为肌肤，痃癖冷气，小便不利，失精，湿痹不能行，足热痛，腿冷，麻痹不仁。

地机①：膝下五寸，伸足取之。针三分，灸三壮。主溏泄，腹痛气胀，水肿，小便不利，腰痛足痛，癫疾，精不足；女子血瘕，按之如以汤沃股膝阴皆痛。

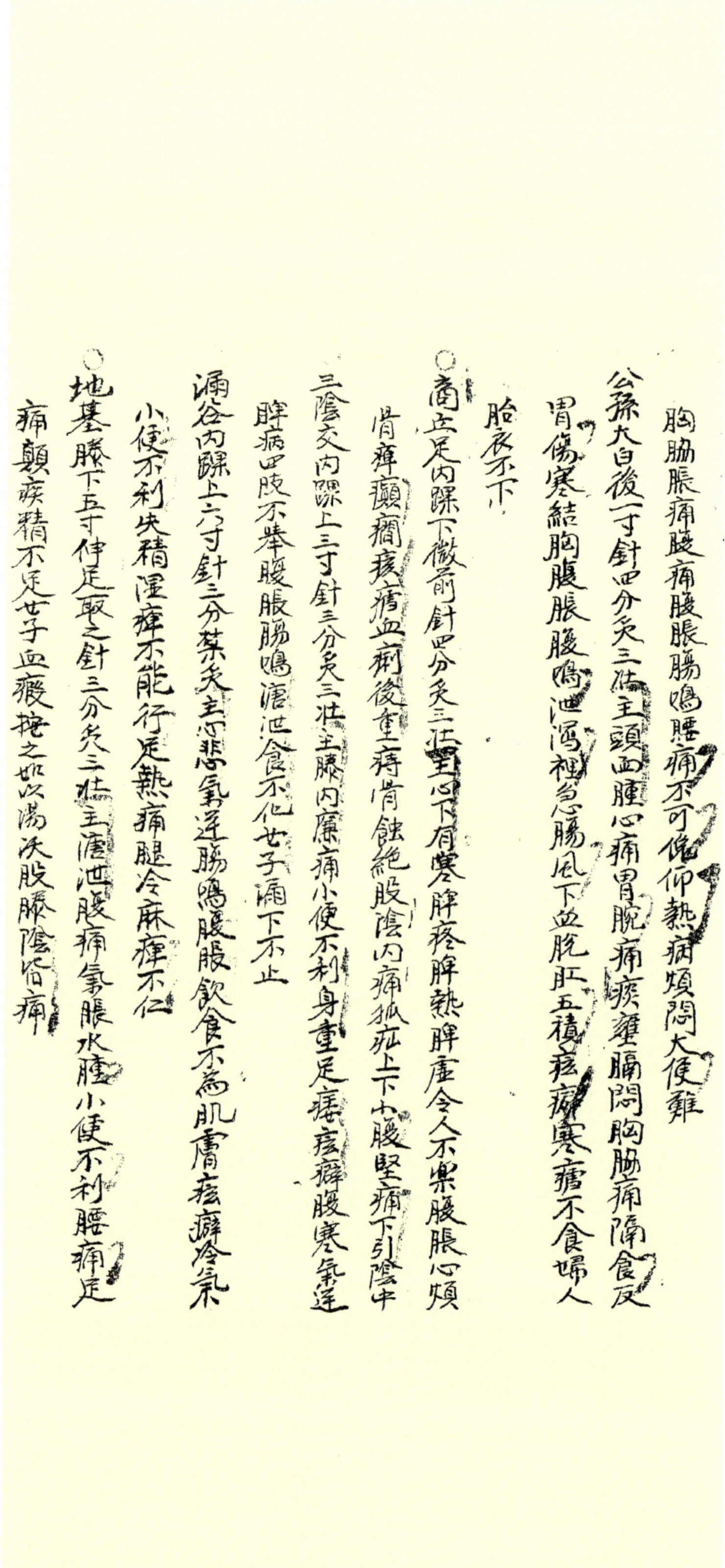
胸脇脹痛腹痛腹脹腸鳴腰痛不可俛仰熱病煩悶大便難
公孫太白後一寸針四分灸三壯主頭面腫心痛胃脘痛痰壅膈悶胸脇痛隔食反
胃傷寒結胸腹脹腹鳴泄瀉裡急腸風下血脫肛五積痃癖寒瘧不食婦人
胎衣不下
○商丘足內踝下微前針四分灸三壯主心下有寒脾疼脾熱脾虛令人不樂腹脹心煩
骨痹癲癇痎瘧血痢後重痔骨蝕絕股陰內痛狐疝上下小腹堅痛下引陰中
三陰交內踝上三寸針三分灸三壯主膝內廉痛小便不利身重足痿痃癖腹寒氣逆
脾病四肢不舉腹脹腸鳴溏泄食不化女子漏下不止
漏谷內踝上六寸針三分禁灸主心悲氣逆腸鳴腹脹飲食不為肌膚痃癖冷氣
小便不利失精濕痹不能行足熱痛腿冷麻痹不仁
○地基膝下五寸伸足取之針三分灸三壯主溏泄腹痛氣脹水腫小便不利腰痛足
痛癲疾精不足女子血瘕按之如以湯沃股膝陰皆痛

①机：原作“基”，据《普济方》卷四一六改。下同。

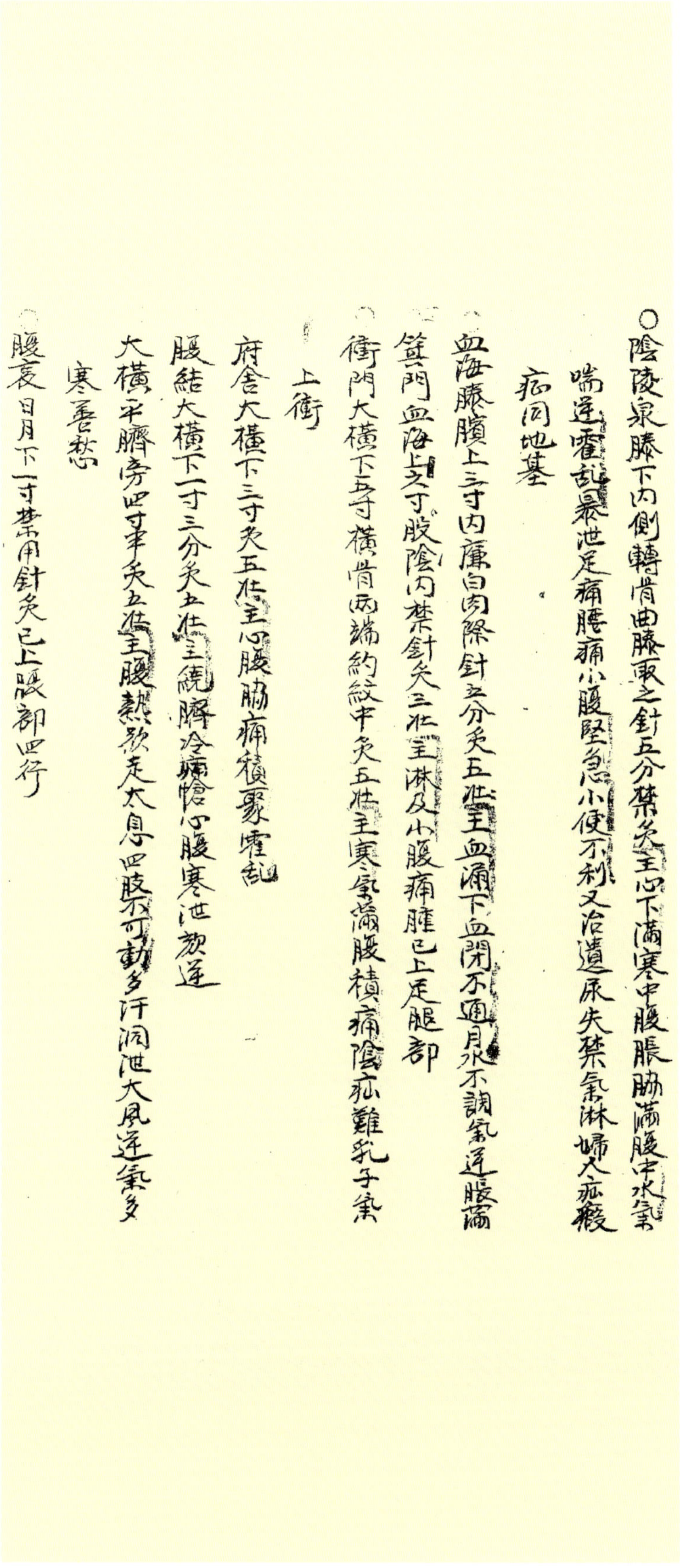

○陰陵泉膝下内側轉骨曲膝取之針五分禁灸主心下滿寒中腹脹脇滿腹中水氣
喘逆霍亂暴泄足痛腰痛小腹堅急小便不利又治遺尿失禁氣淋婦人疝瘕
症同地基
血海膝臏上三寸内廉白肉際針五分灸五壯主血漏下血閉不通月水不調氣逆脹滿
箕門血海上六寸股陰内禁針灸三壯主淋及小腹痛腫已上足腿部
衝門大横下五寸横骨两端約紋中灸五壯主寒氣滿腹積痛陰疝難乳子氣
上衝
府舍大横下三寸灸五壯主心腹脇痛積聚霍亂
腹結大横下一寸三分灸五壯主繞臍冷痛搶心腹寒泄欬逆
大横平臍旁四寸半灸五壯主腹熱欲走太息四肢不可動多汗洞泄大風逆氣多
寒善愁
腹哀日月下一寸禁用針灸已上腹部四行

阴陵泉：膝下内侧转骨，曲膝取之。针五分，禁灸。主心下满，寒中，腹胀胁满，腹中水气，喘逆，霍乱暴泄，足痛腰痛，小腹坚急，小便不利；又治遗尿失禁，气淋，妇人疝瘕。症同地机。

血海：膝膑上三寸内廉白肉际。针五分，灸五壮。主血漏下，血闭不通，月水不调，气逆胀满。

箕门：血海上六寸股阴内。禁针，灸三壮。主淋及小腹痛肿。以上足腿部。

冲门：大横下五寸，横骨两端约纹中。灸五壮。主寒气满腹积痛，阴疝，难乳子，气上冲。

府舍：大横下三寸。灸五壮。主心腹胁痛，积聚，霍乱。

腹结：大横下一寸三分。灸五壮。主绕脐冷痛，怆心腹，寒泄，咳逆。

大横：平脐旁四寸半。灸五壮。主腹热欲走，太息，四肢不可动，多汗，洞泄，大风逆气，多寒善愁。

腹哀：日月下一寸。禁用针灸。以上腹部四行。

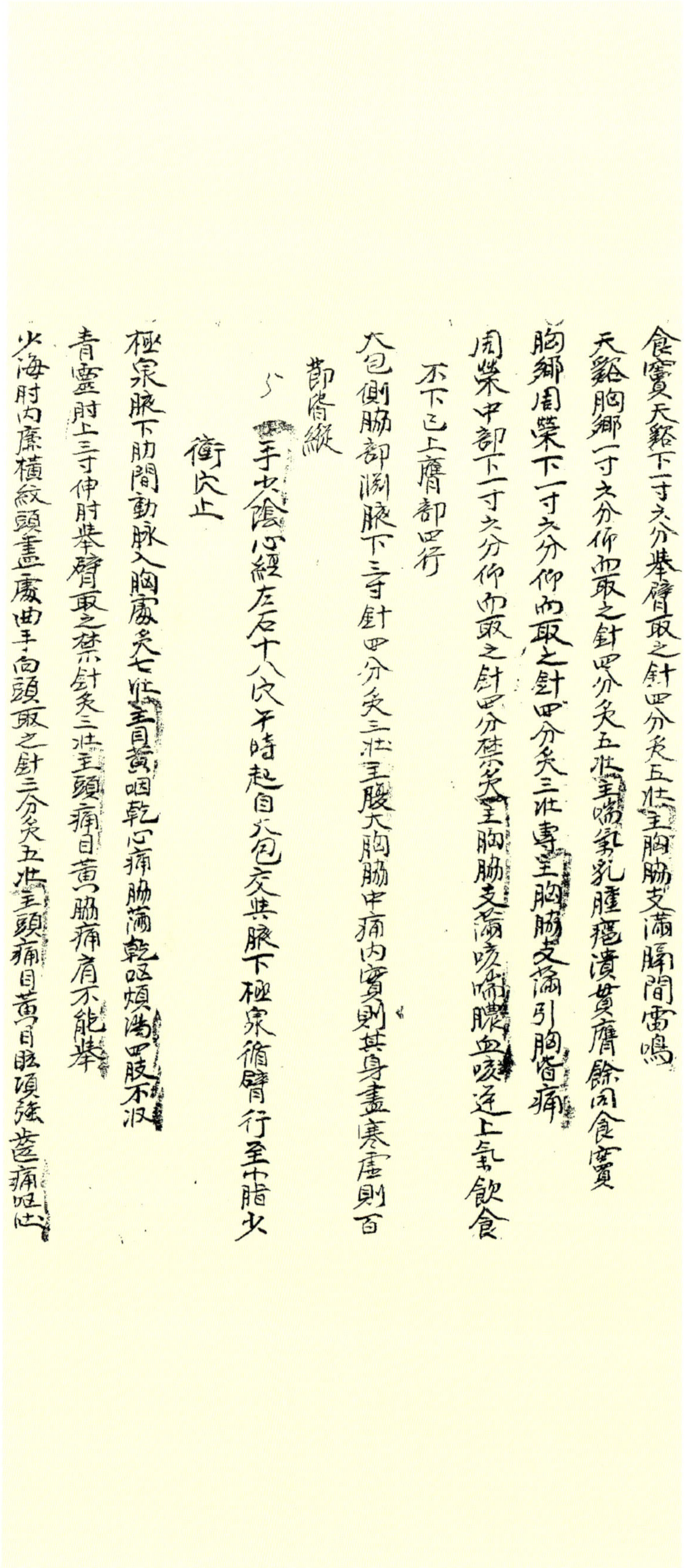
食竇天谿下一寸六分挙臂取之針四分灸五壮主胸脇支満膈間雷鳴
天谿胸郷一寸六分仰而取之針四分灸五壮主喘氣乳腫瘡潰貫膺餘同食竇
胸郷周榮下一寸六分仰而取之針四分灸三壮専主胸脇支満引胸皆痛
周榮中部下一寸六分仰而取之針四分禁灸主胸脇支満咳喘膿血咳逆上氣飲食
不下已上膺部四行
大包側脇部淵腋下三寸針四分灸三壮主腹大胸脇中痛内實則其身盡寒虚則百
節皆縱
手少陰心經左右十八穴午時起自大包交其腋下極泉循臂行至小指少
衝穴止
極泉腋下肋間動脉入胸處灸七壮主目黄咽乾心痛脇満乾嘔煩渴四肢不収
青靈肘上三寸伸肘挙臂取之禁針灸三壮主頭痛目黄脇痛肩不能挙
少海肘内廉横紋頭盡處曲手向頭取之針三分灸五壮主頭痛目黄目眩項強齒痛嘔吐

食窦：天溪下一寸六分，举臂取之。针四分，灸五壮。主胸胁支满，膈间雷鸣。

天溪：胸乡下[①]一寸六分，仰而取之。针四分，灸五壮。主喘气，乳肿痈溃贯膺。余同食窦。

胸乡：周荣下一寸六分，仰而取之。针四分，灸三壮。专主胸胁支满，引胸皆痛。

周荣：中府[②]下一寸六分，仰而取之。针四分，禁灸。主胸胁支满，咳喘脓血，咳逆上气，饮食不下。以上膺部四行。

大包：侧胁部，渊腋下三寸。针四分，灸三壮。主腹大，胸胁中痛，内实则其身尽寒，虚则百节皆纵。

手少阴心经　左右十八穴，午时起自大包交与腋下极泉，循臂行至小指少冲穴止。

极泉：腋下肋间动脉入胸处。灸七壮。主目黄咽干，心痛胁满，干呕烦渴，四肢不收。

青灵：肘上三寸，伸肘举臂取之。禁针，灸三壮。主头痛目黄，胁痛，肩不能举。

少海：肘内廉横纹头尽处，曲手向头取之。针三分，灸五壮。主头痛目黄，目眩项强，齿痛呕吐，

①下：原无，据《普济方》卷四一五补。

②府：原作"部"，据《普济方》卷四一五改。

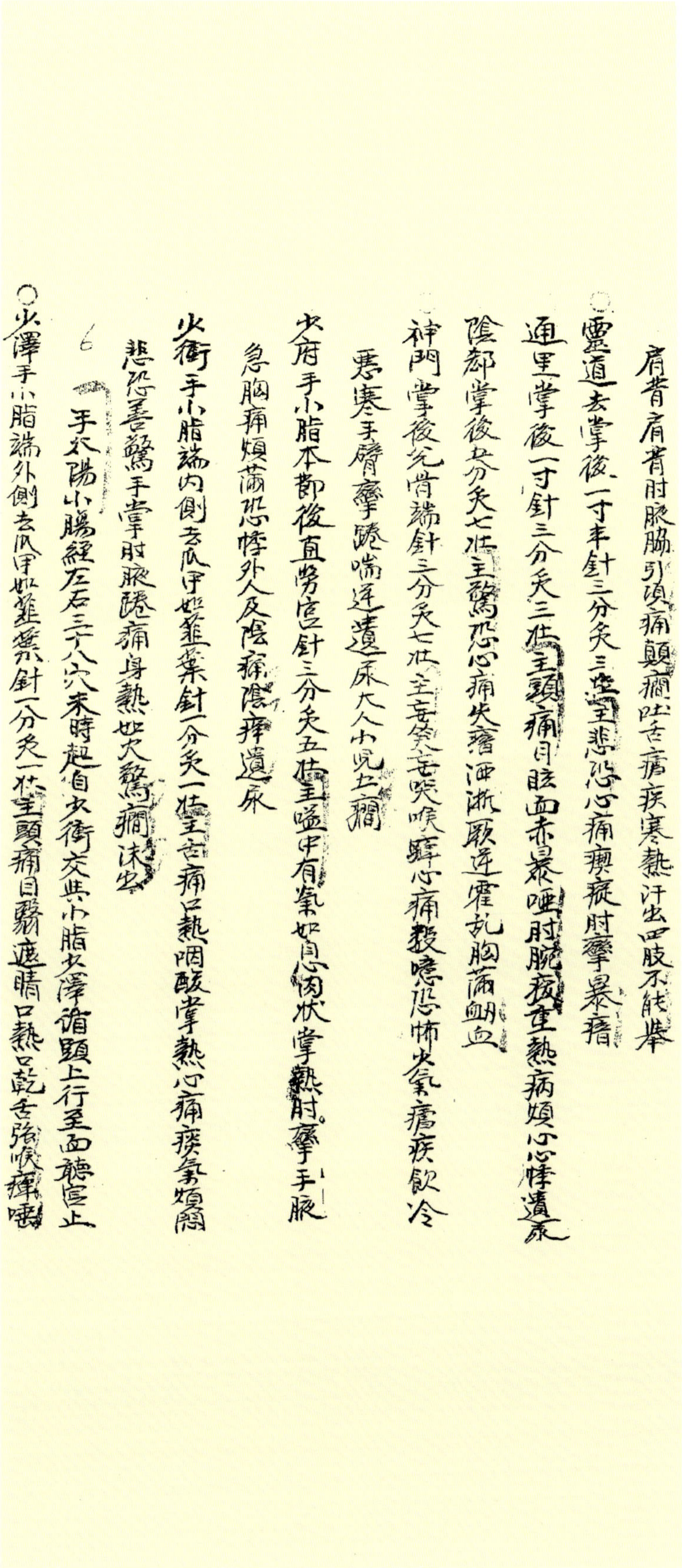
肩背肩背肘腋脇引項痛顛癎吐舌瘧疾寒熱汗出四肢不能舉
○靈道去掌後一寸半針三分灸三壯主悲恐心痛瘈瘲肘攣暴瘖
通里掌後一寸針三分灸三壯主頭痛目眩面赤暴啞肘腕痠重熱病煩心心悸遺尿
陰郄掌後五分灸七壯主驚恐心痛失瘖洒淅厥逆霍亂胸滿衄血
○神門掌後兑骨端針三分灸七壯主妄笑妄哭喉痹心痛數噫恐怖少氣瘧疾飲冷
惡寒手臂攣踡喘逆遺尿大人小兒五癎
少府手小指本節後直勞宮針三分灸五壯主嗌中有氣如息肉狀掌熱肘攣手腋
急胸痛煩滿恐悸外人及陰痒陰痛遺尿
少衝手小指端內側去爪甲如韭葉針一分灸一壯主舌痛口熱咽酸掌熱心痛痰氣煩悶
悲恐善驚手掌肘腋踡痛身熱如火驚癎沫出
手太陽小腸經左右三十八穴未時起自少衝交與小指少澤循頭上行至面聽宮止
○少澤手小指端外側去爪甲如韭葉針一分灸一壯主頭痛目翳遮睛口熱口乾舌強喉痺唾

肩背[1]肘腋胁引项痛，癫痫吐舌，疟疾寒热汗出，四肢不能举。

灵道：去掌后一寸半。针三分，灸三壮。主悲恐，心痛，瘈疭，肘挛，暴瘖。

通里：掌后一寸。针三分，灸三壮。主头痛目眩，面赤，暴哑，肘腕酸重，热病烦心，心悸，遗尿。

阴郄：掌后五分。灸七壮。主惊恐，心痛，失瘖，洒淅厥逆，霍乱，胸满，衄血。

神门：掌后兑骨端。针三分，灸七壮。主妄笑妄哭，喉痹，心痛，数噫，恐怖少气，疟疾，饮冷恶寒，手臂挛踡，喘逆，遗尿；大人小儿五痫。

少府：手小指本节后，直劳宫。针三分，灸五壮。主嗌中有气如息肉状，掌热，肘挛，手腋急，胸痛，烦满，恐悸外人，及阴痛阴痒，遗尿。

少冲：手小指端内侧，去爪甲如韭叶。针一分，灸一壮。主舌痛，口热咽酸，掌热，心痛，痰气烦闷，悲恐善惊，手掌肘腋蜷痛，身热如火，惊痫沫出。

手太阳小肠经　左右三十八穴，未时起自少冲交与小指少泽，循头上行至面听宫止。

少泽：手小指端外侧，去爪甲如韭叶。针一分，灸一壮。主头痛，目翳遮睛，口热口干，舌强，喉痹，唾

①肩背：此上原重"肩背"二字，据文理删。

如膠寒瘧汗不出瘈瘲咳嗽小脂不仁
前谷小脂外側本節前針一分灸三壮主目眥爛淚出目翳鼻塞耳鳴咽腫脛項痛臂痛
肘攣熱病汗不出痎瘧咳嗽衄血小便赤
後谿小脂外側本節横紋處尖盡針一分灸一壮主喘息身熱悪寒胸滿癲疾如同前谷
○腕骨掌後外側高骨下握掌向内取之針二分灸三壮主頭痛脇腋痛肩臂腕急痛如脱
五脂不可屈伸乍寒乍熱瘧狂言驚瘈瘲餘同上二穴
○陽谷手腕外側兌骨下針二分灸三壮主目眩上下齒痛妄笑妄言腹滿痔痛陰痿餘同
腕骨
○養老腕骨後一寸灸三壮主手攣肩痛目昏
支正腕骨後五寸針三分灸三壮主頭痛目眩頸痛項痛風虚驚恐妄言身熱煩渴
善食腰頸痠
火海肘内大骨外去肘端五分屈肘取之針二分灸三壮主頭痛項强齲齒斷腫癇症吐舌

如胶，寒疟汗不出，瘈疭，咳嗽，小指不仁。

前谷：小指外侧本节前。针一分，灸三壮。主目眦烂，泪出目翳，鼻塞耳鸣，咽肿颈项痛，臂痛肘挛；热病汗不出，痎疟，咳嗽，衄血，小便赤。

后溪：小指外侧本节横纹处尖尽。针一分，灸一壮。主喘息，身热恶寒，胸满癫疾。如同前谷。

腕骨：掌后外侧高骨下，握掌向内取之。针二分，灸三壮。主头痛，胁腋痛，肩臂腕急痛，如脱五指，不可屈伸；乍寒乍热，疟，狂言惊，瘈疭。余同上二穴

阳谷：手腕外侧兑骨下。针二分，灸三壮。主目眩，上下齿痛，妄笑妄言，腹满，痔痛，阴痿。余同腕骨。

养老：腕骨后一寸。灸三壮。主手挛，肩痛，目昏。

支正：腕骨后五寸。针三分，灸三壮。主头痛目眩，颈痛项痛，风虚惊恐妄言，身热烦渴，善食，腰颈酸。

小[①]海：肘内大骨外，去肘端五分，屈肘取之。针二分，灸三壮。主头痛项强，龋齿龈肿，痫症吐舌，

①小：原作“少”，据《普济方》卷四一六改。

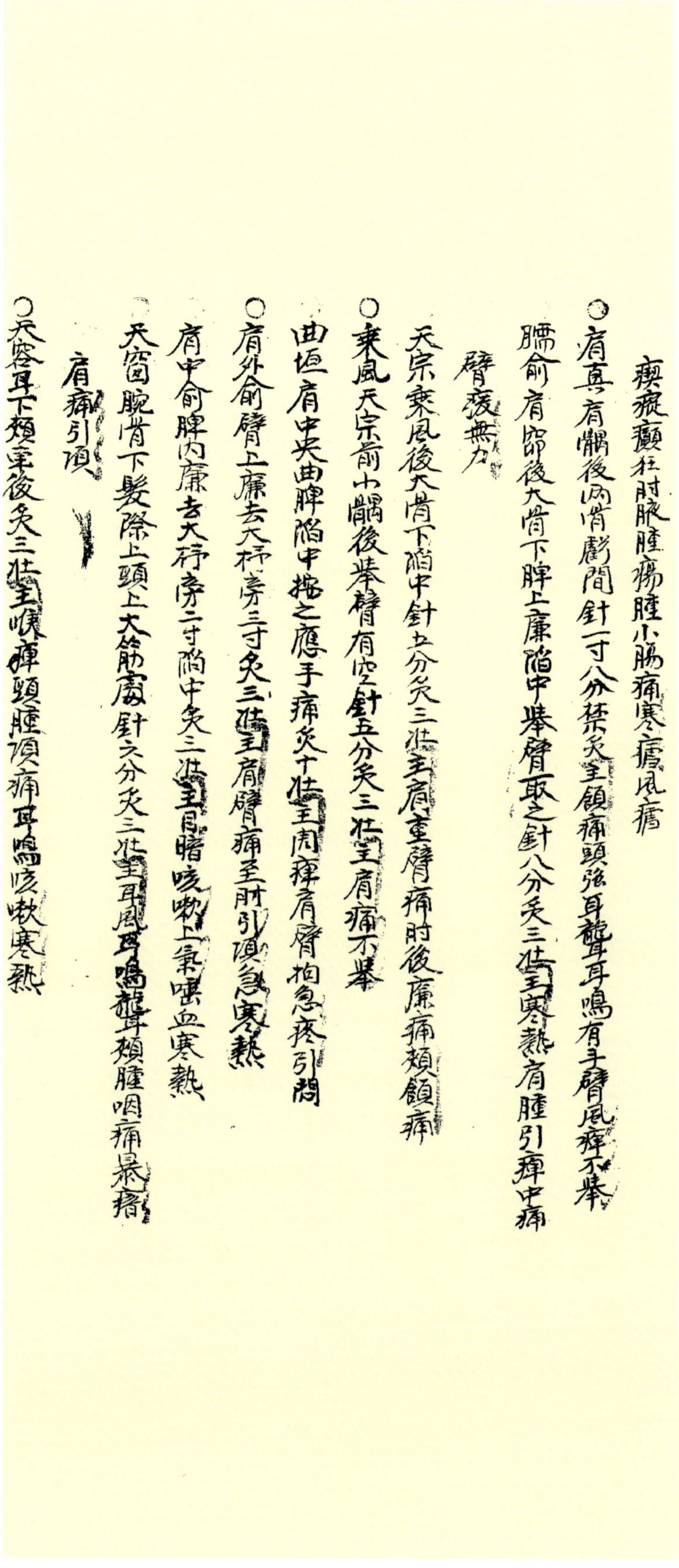
瘈瘲癲狂肘腋腫瘍腫小腸痛寒瘧風瘧
○肩真肩髃後兩骨觧間針一寸八分禁灸主頷痛頭强耳聾耳鳴有手臂風痺不舉
臑俞肩髎後大骨下胛上廉陷中舉臂取之針八分灸三壯主寒熱肩腫引胛中痛
臂痠無力
天宗秉風後大骨下陷中針五分灸三壯主肩重臂痛肘後廉痛頰頷痛
○秉風天宗前小髃後舉臂有空針五分灸三壯主肩痛不舉
曲垣肩中央曲胛陷中按之應手痛灸十壯主周痺肩臂拘急疼引悶
○肩外俞臂上廉去大杼旁三寸灸三壯主肩臂痛至肘引項急寒熱
肩中俞胛內廉去大杼旁二寸陷中灸三壯主目暗咳嗽上氣唾血寒熱
○天窗腕骨下髮際上頸上大筋處針六分灸三壯主耳風耳鳴聾頰腫咽痛暴瘖
肩痛引項
○天容耳下頰車後灸三壯主喉痺頸腫項痛耳鳴咳嗽寒熱

瘈疭癫狂，肘腋肿，疡肿，小肠痛，寒疟风疟。

肩真：肩髃后两骨解[①]间。针一寸八分，禁灸。主颔痛头强，耳聋耳鸣，有手臂风痹不举，

臑俞：肩髎后、大骨下、胛[②]上廉陷中，举臂取之。针八分，灸三壮。主寒热，肩肿引胛中痛，臂酸无力。

天宗：秉风后大骨下陷中。针五分，灸三壮。主肩重臂痛，肘后廉痛，颊颔痛。

秉风：天宗前小髃后，举臂有空。针五分，灸三壮。主肩痛不举。

曲垣：肩中央曲胛陷中，按之应手痛。灸十壮。主周痹，肩臂拘急疼引闷。

肩外俞：臂上廉去大杼旁三寸。灸三壮。主肩臂痛至肘，引项急寒热。

肩中俞：胛内廉去大杼旁二寸陷中。灸三壮。主目暗，咳嗽上气，唾血寒热。

天窗：腕骨下、发际上、颈上大筋处。针六分，灸三壮。主耳风，耳鸣聋，颊肿咽痛，暴瘖，肩痛引项。

天容：耳下颊车后。灸三壮。主喉痹，头肿项痛，耳鸣，咳嗽寒热。

---

①解：原作“亏”，据《普济方》卷四一四改。

②胛：原作“脾”，据《普济方》卷四一四改。本页“胛”字均同。

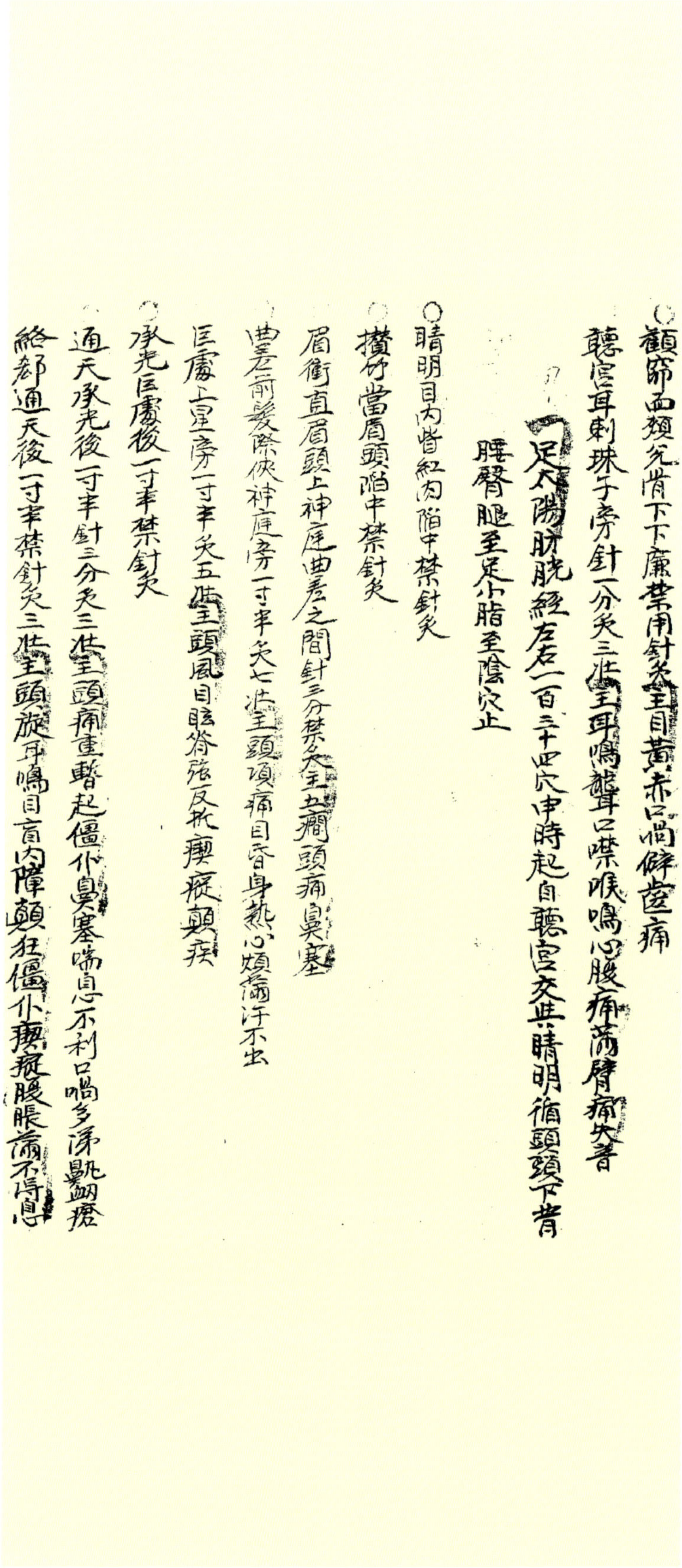
顴髎面頰兊骨下下廉禁用針灸主目黄赤口喎僻齒痛
聽宮耳刺珠子旁針一分灸三壯主耳鳴聾耳口噤喉鳴心腹痛滿臂痛失音
足太陽膀胱經左右一百三十四穴申時起自聽宮交與睛明循頭頸下背
腰臀腿至足小指至陰穴止
睛明目内眥紅肉陷中禁針灸
攢竹當眉頭陷中禁針灸
眉衝直眉頭上神庭曲差之間針三分禁灸主五癇頭痛鼻塞
曲差前髮際俠神庭旁一寸半灸七壯主頭項痛目昏身熱心煩滿汗不出
巨處上星旁一寸半灸五壯主頭風目眩脊强反折瘈瘲顛疾
承光巨處後一寸半禁針灸
通天承光後一寸半針三分灸三壯主頭痛重暫起僵仆鼻塞喘息不利口喎多涕鼽衄瘡
絡郄通天後一寸半禁針灸三壯主頭旋耳鳴目盲内障顛狂僵仆瘈瘲腹脹滿不得息

颧髎：面颊兑骨下[①]廉。禁用针灸。主目黄赤，口祸僻，齿痛。

听宫：耳中[②]珠子旁。针一分，灸三壮。主耳鸣聋，口噤喉鸣，心腹痛满，臂痛失音。

足太阳膀胱经　左右一百三十四穴，申时起自听宫交与睛明，循头颈下背腰臀腿，至足小指至阴穴止。

睛明：目内眦红肉陷中。禁针灸。

攒竹：当眉头陷中。禁针灸、

眉冲：直眉头上，神庭、曲差之间。针三分，禁灸。主五痫，头痛鼻塞。

曲差：前发际侠神庭旁一寸半。灸七壮。主头项痛，目昏，身热心烦满，汗不出。

五[③]处：上星旁一寸半。灸五壮。主头风目眩，脊强反折，瘈疭癫疾。

承先：五处后一寸半。禁针灸。

通天：承光后一寸半。针三分，灸三壮。主头痛重，暂起僵仆，鼻塞喘息不利，口祸多涕，鼽衄疮。

络却[④]：通天后一寸半。禁针，灸三壮。主头旋耳鸣，目盲内障，癫狂僵仆，瘈疭，腹胀满不得息。

①下：此上原重一“下”字，据《普济方》卷四一四删。

②中：原作“刺”，据《普济方》卷四一三改。

③五：原作“巨”，据《普济方》卷四一四改。

④却：原作“郄”，据《普济方》卷四一四改。下同。

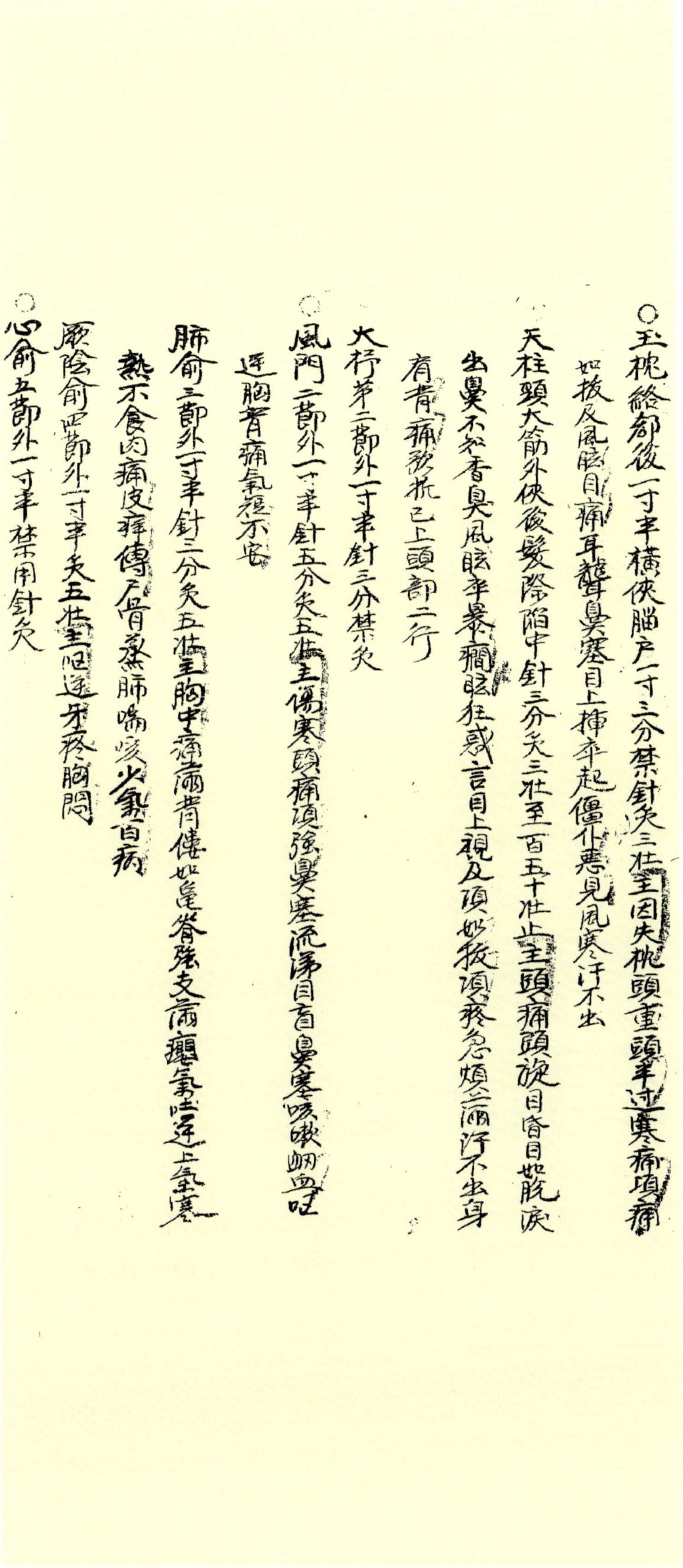

玉枕絡卻後一寸半橫俠腦户一寸三分禁針灸三壯主因失枕頭重頭半過寒痛項痛如拔及風眩目痛耳聾鼻塞目上插卒起僵仆惡見風寒汗不出

天柱頸大筋外俠後髮際陷中針三分灸三壯至百五十壯止主頭痛頭旋目昏目如脫淚出鼻不知香臭風眩卒暴癇眩狂惑言目上視及項如拔項疼急煩滿汗不出身肩背痛欲折已上頭部二行

大杼第二節外一寸半針三分禁灸

風門二節外一寸半針五分灸五壯主傷寒頭痛項強鼻塞流涕目盲鼻塞咳嗽衄嘔逆胸背痛氣短不安

肺俞三節外一寸半針三分灸五壯主胸中痛滿背僂如龜脊強支滿癭氣吐逆上氣寒熱不食肉痛皮痒傳尸骨蒸肺喘咳少氣百病

厥陰俞四節外一寸半灸五壯主嘔逆牙疼胸悶

心俞五節外一寸半禁用針灸

玉枕：络却后一寸半，横侠脑户一寸三分。禁针，灸三壮。主因失枕头重，头半过寒痛，项痛如拔，及风眩目痛，耳聋鼻塞，目上插，卒起僵仆，恶见风寒，汗不出。

天柱：颈大筋外挟后发际陷中。针三分，灸三壮至百五十壮止。主头痛头旋，目昏，目如脱，泪出，鼻不知香臭；风眩卒暴痫，眩狂惑言，目上视，及项如拔，项疼急，烦满汗不出，身肩背痛欲折。以上头部二行。

大杼：第二节外一寸半。针三分，禁灸。

风门：二节外一寸半。针五分，灸五壮。主伤寒，头痛项强，鼻塞流涕，目盲，鼻塞咳嗽，衄血，呕逆，胸背痛，气短不安。

肺俞：三节外一寸半。针三分，灸五壮。主胸中痛满，背偻如龟，脊强支满，瘿气，吐逆上气，寒热不食，肉痛皮痒，传尸骨蒸，肺喘咳少气，百病。

厥阴俞：四节外一寸半。灸五壮。主呕逆，牙疼，胸闷。

心俞：五节外一寸半。禁用针灸。

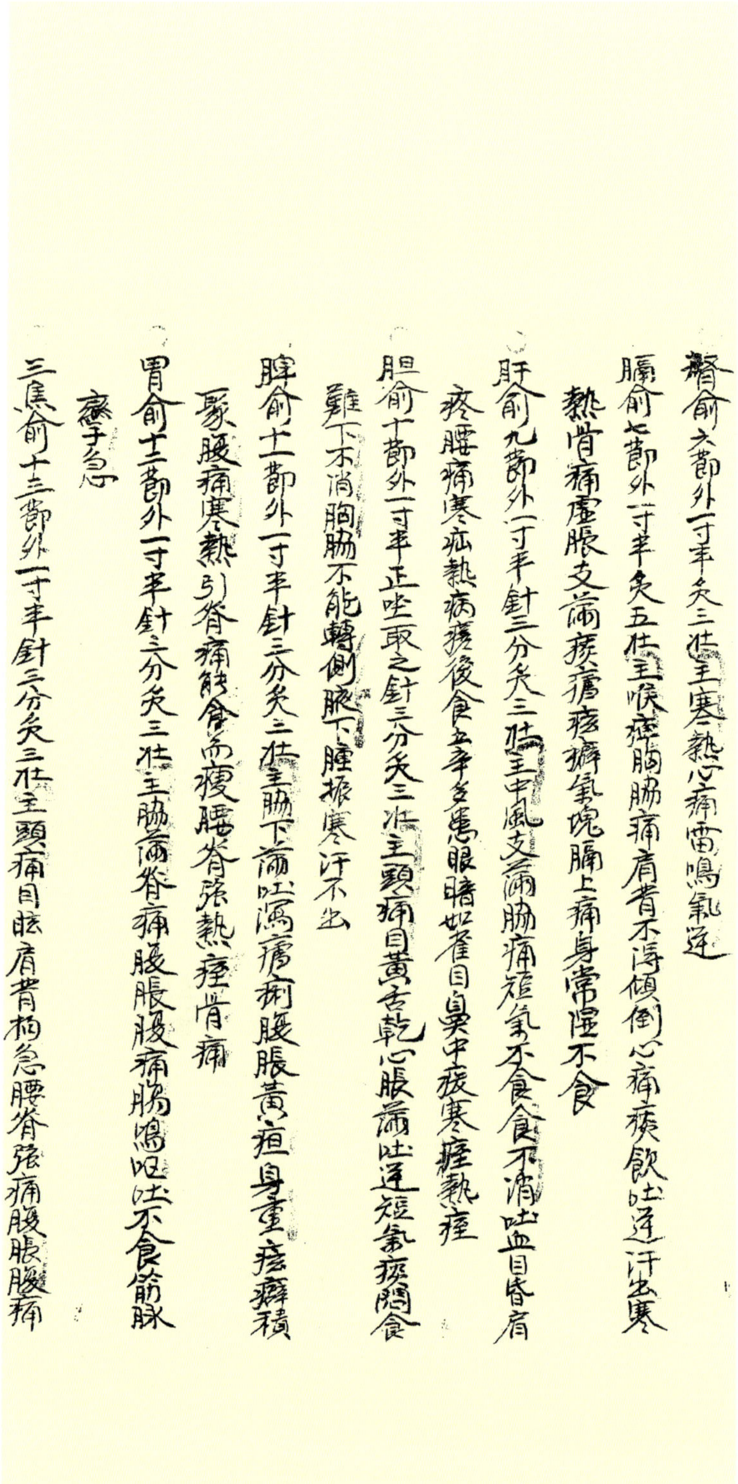

督俞：六节外一寸半。灸三壮。主寒热心痛，雷鸣气逆。

膈俞：七节外一寸半。灸五壮。主喉痹，胸胁痛，肩背不得倾倒；心痛，痰饮，吐逆，汗出，寒热，骨痛，虚胀支满，痰疟，痃癖气块，膈上痛，身常湿，不食。

肝俞：九节外一寸半。针三分，灸三壮。主中风，支满胁痛，短气不食，食不消，吐血目昏，肩疼腰痛，寒疝，热病瘥后食五辛，多患眼暗如雀目；鼻中酸，寒痓热痓。

胆俞：十节外一寸半。正坐取之。针三分，灸三壮。主头痛，目黄舌干，心胀满，吐逆短气，痰闷，食难下不消，胸胁不能转侧，腋下肿，振寒，汗不出。

脾俞：十一节外一寸半。针三分，灸三壮。主胁下满，吐泻，疟痢，腹胀黄疸，身重，痃癖积聚，腹痛寒热引脊痛，能食而瘦，腰脊强，热痓，骨痛。

胃俞：十二节外一寸半。针三分，灸三壮。主胁满脊痛，腹胀腹痛，肠鸣，呕吐不食，筋脉挛急。

三焦俞：十三节外一寸半。针三分，灸三壮。主头痛目眩，肩脊拘急，腰脊强痛，腹胀腹痛，

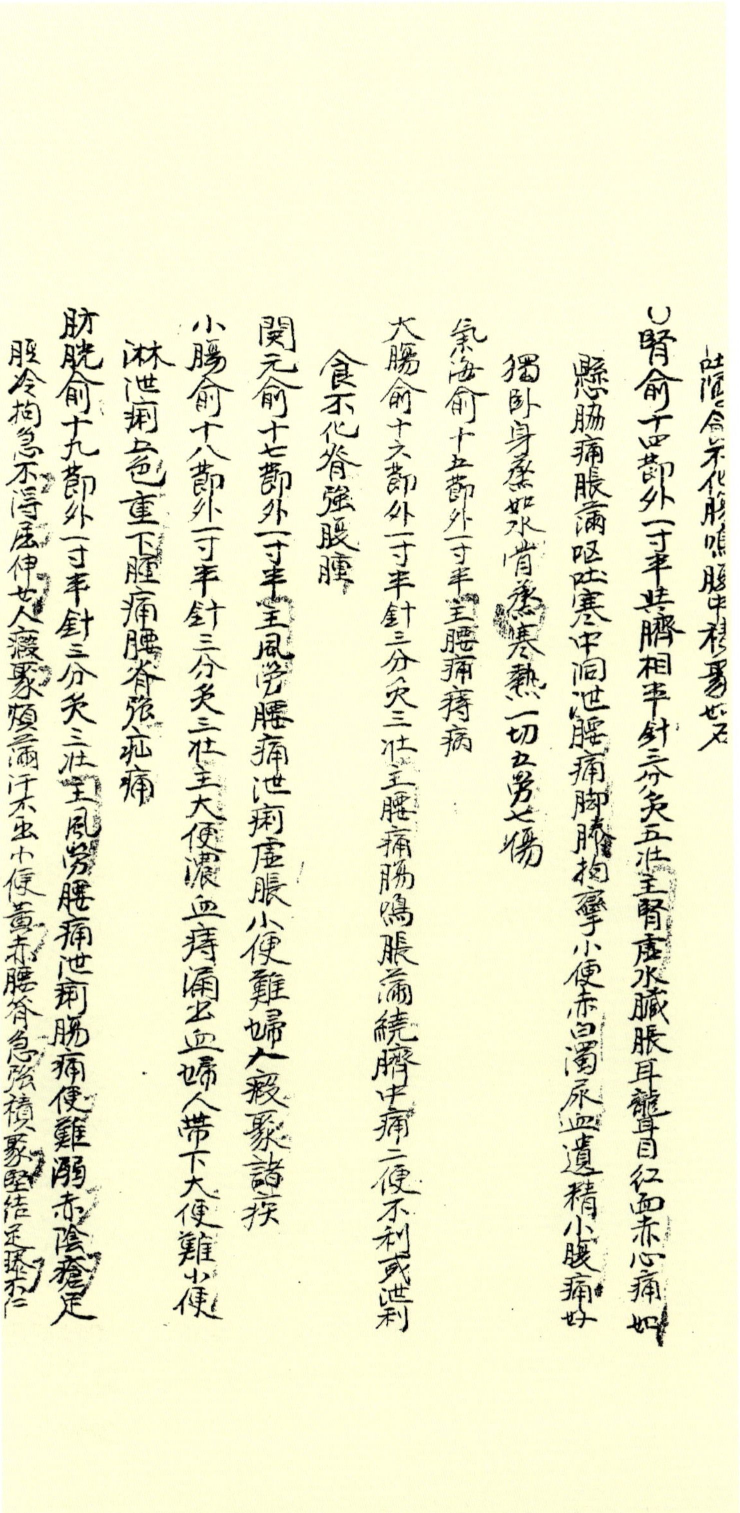
吐瀉食不化腸鳴腹中積聚如石
○腎俞十四節外一寸半共臍相平針三分灸五壯主腎虛水臟脹耳聾目紅面赤心痛如
懸腸痛脹滿嘔吐寒中洞泄腰痛脚膝拘攣小便赤白濁尿血遺精小腹痛好
獨卧身蒸如水骨蒸寒熱一切五勞七傷
氣海俞十五節外一寸半主腰痛痔病
大腸俞十六節外一寸半針三分灸三壯主腰痛腸鳴脹滿繞臍中痛二便不利或泄利
食不化脊強腹腫
関元俞十七節外一寸半主風勞腰痛泄痢虛脹小便難婦人瘕聚諸疾
小腸俞十八節外一寸半針三分灸三壯主大便膿血痔漏出血婦人帶下大便難小便
淋泄痢五色重下腫痛腰脊強疝痛
膀胱俞十九節外一寸半針三分灸三壯主風勞腰痛泄痢腸痛便難溺赤陰瘡足
脛冷拘急不得屈伸女人瘕聚煩滿汗不出小便黄赤腰脊急強積聚堅結足膝不仁

吐泻，食不化，肠鸣，腹中积聚如石。

肾俞：十四节外一寸半，与脐相平。针三分，灸五壮。主肾虚，水脏胀，耳聋，目红面赤，心痛如悬，胁痛胀满，呕吐，寒中洞泄，腰痛，脚膝拘挛，小便赤白浊，尿血遗精，小腹痛，好独卧，身蒸如水，骨蒸寒热，一切五劳七伤。

气海俞：十五节外一寸半。主腰痛，痔病。

大肠俞：十六节外一寸半。针三分，灸三壮。主腰痛，肠鸣胀满，绕脐中痛，二便不利，或泄利，食不化，脊强腹肿。

关元俞：十七节外一寸半。主风劳腰痛，泄痢虚胀，小便难；妇人瘕聚诸疾。

小肠俞：十八节外一寸半。针三分，灸三壮。主大便脓血，痔漏出血；妇人带下，大便难，小便淋，泄痢五色，重下肿痛，腰脊强，疝痛。

膀胱俞：十九节外一寸半。针三分，灸三壮。主风劳腰痛，泄痢肠痛，便难溺赤，阴疮，足胫冷，拘急，不得屈伸；女人瘕聚，烦满，汗不出，小便黄赤，腰脊急强，积聚坚结，足膝不仁，

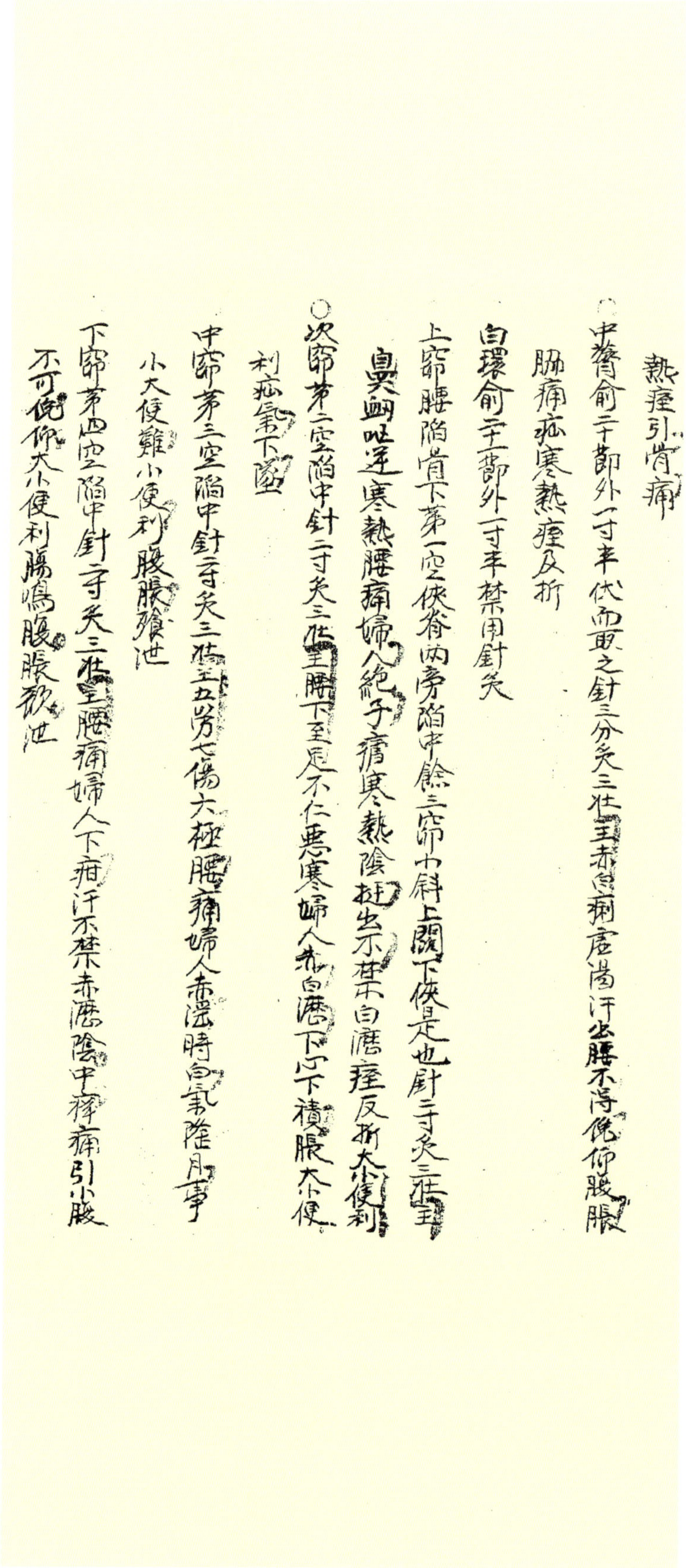
熱痓引骨痛
中膂俞二十節外一寸半伏而取之針三分灸三壯主赤白痢虛渴汗出腰不得俛仰腹脹
脇痛疝寒熱痓及折
白環俞二十一節外一寸半禁用針灸
上窌腰陷骨下第一空俠脊兩旁陷中餘三窌小斜上闕下俠是也針二寸灸三壯主
鼻衄嘔逆寒熱腰痛婦人絕子瘧寒熱陰挺出不禁白瀝痓反折大小便利
次窌第二空陷中針二寸灸三壯主腰下至足不仁惡寒婦人赤白瀝下心下積脹大小便
利疝氣下墜
中窌第三空陷中針二寸灸三壯主五勞七傷六極腰痛婦人赤淫時白氣隆月事
小大便難小便利腹脹飧泄
下窌第四空陷中針二寸灸三壯主腰痛婦人下疝汗不禁赤瀝陰中痒痛引小腹
不可俛仰大小便利腸鳴腹脹欲泄

热痓引骨痛。

中膂俞：二十节外一寸半，伏而取之。针三分，灸三壮。主赤白痢，虚渴汗出，腰不得俯仰，腹胀胁痛，疝，寒热痓及折。

白环俞：二十一节外一寸半。禁用针灸。

上髎：腰陷骨下第一空，侠脊两旁陷中；余三髎小斜上，阙下侠是也。针二寸，灸三壮。主鼻衄，呕逆，寒热，腰痛；妇人绝子，疟寒热，阴挺出不禁，白沥，痓反折，大小便利。

次髎：第二空陷中。针二寸，灸三壮。主腰下至足不仁，恶寒，妇人赤白沥下，心下积胀，大小便利，疝气下坠。

中髎：第三空陷中。针二寸，灸三壮。主五劳七伤六极，腰痛，妇人赤淫时白，气癃[1]，月事少，大便难，小便利，腹胀，飧泄。

下髎：第四空陷中。针二寸，灸三壮。主腰痛，妇人下疝，汗不禁，赤沥，阴中痒，痛引小腹，不可俯仰，大小便利，肠鸣，腹胀欲泄。

①癃：原作“隆”，据《普济方》卷四一五改。

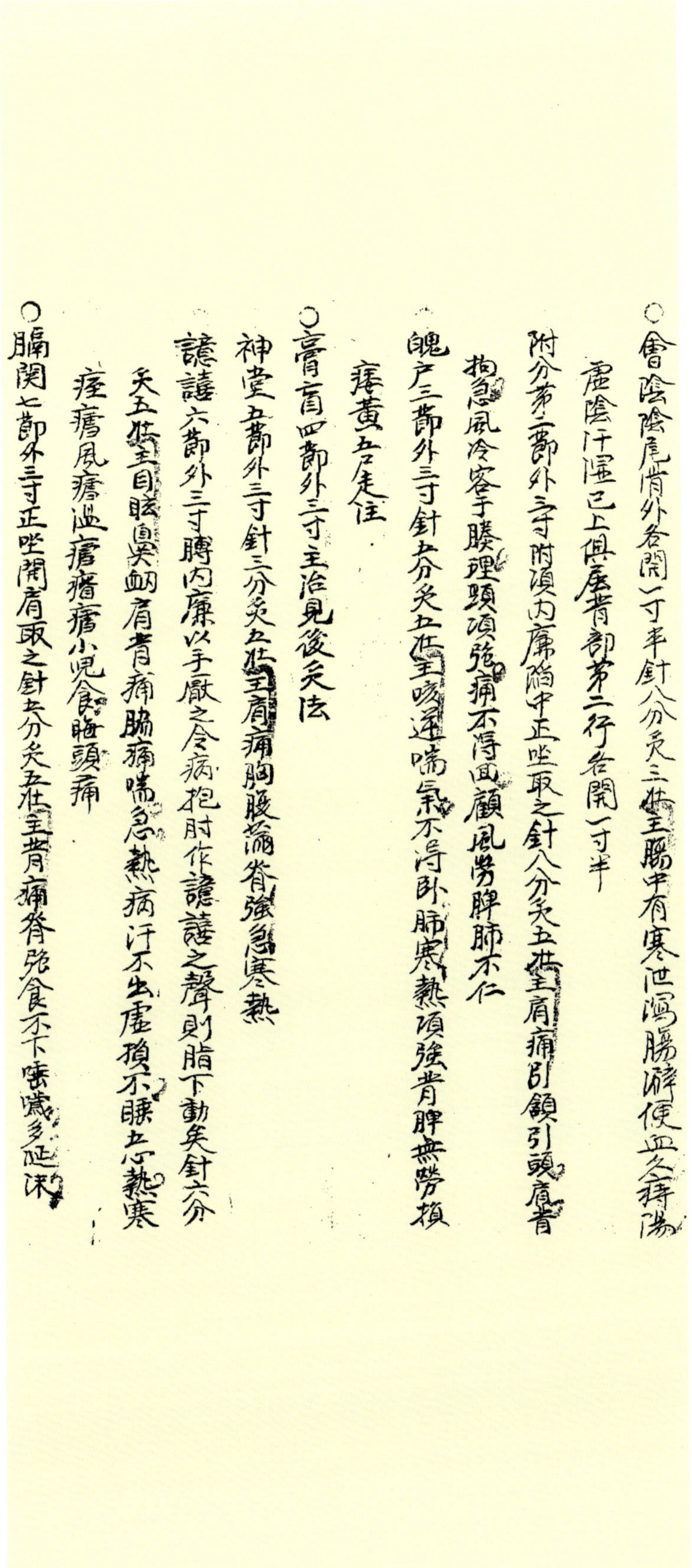
○會陰陰尾骨外各開一寸半針八分灸三壯主腸中有寒泄瀉腸澼便血久痔陽
虛陰汗濕已上俱屬背部第二行各開一寸半
附分第二節外三寸附項內廉陷中正坐取之針八分灸五壯主肩痛引頷引頭肩背
拘急風冷客于腠理頭項强痛不得回顧風勞脾肺不仁
魄户三節外三寸針五分灸五壯主咳逆喘氣不得卧肺寒熱項强背脾無勞損
瘵黃五尸走注
○膏肓四節外三寸主治見後灸法
神堂五節外三寸針三分灸五壯主肩痛胸腹滿脊强急寒熱
譩譆六節外三寸膊內廉以手厭之令病抱肘作譩譆之聲則指下動矣針六分
灸五壯主目眩鼻衄肩背痛脇痛喘急熱病汗不出虛損不眠五心熱寒
痓瘧風瘧溫瘧痎瘧小兒食晦頭痛
○膈關七節外三寸正坐開肩取之針五分灸五壯主背痛脊强食不下唾噦多涎沫

会阴：阴尾骨外各开一寸半。针八分，灸三壮。主肠中有寒，泄泻肠澼，便血，久痔；阳虚阴汗湿。以上俱属背部第二行，各开一寸半。

附分：第二节外三寸，附项内廉陷中，正坐取之。针八分，灸五壮。主肩痛，引颔引头，肩背拘急，风冷客于腠理，头项强痛，不得回顾，风劳，脾肺不仁。

魄户：三节外三寸。针五分，灸五壮。主咳逆喘气不得卧，肺寒热，项强背，脾无劳损，瘵黄，五尸走注。

膏肓：四节外三寸。主治见后灸法。

神堂：五节外三寸。针三分，灸五壮。主肩痛，胸腹满，脊强急，寒热。

譩譆：六节外三寸，膊内廉，以手厌之，令病人[1]抱肘，作譩譆之声，则指下动矣。针六分，灸五壮。主目眩鼻衄，肩背痛，胁痛，喘急，热病汗不出，虚损不睡，五心热，寒痓，疟，风疟，温疟，痎疟；小儿食晦头痛。

膈关：七节外三寸，正坐开肩取之。针五分，灸五壮。主背痛脊强，食不下，唾哕多涎沫。

①人：原无，据《勉学堂针灸集成》卷三补。

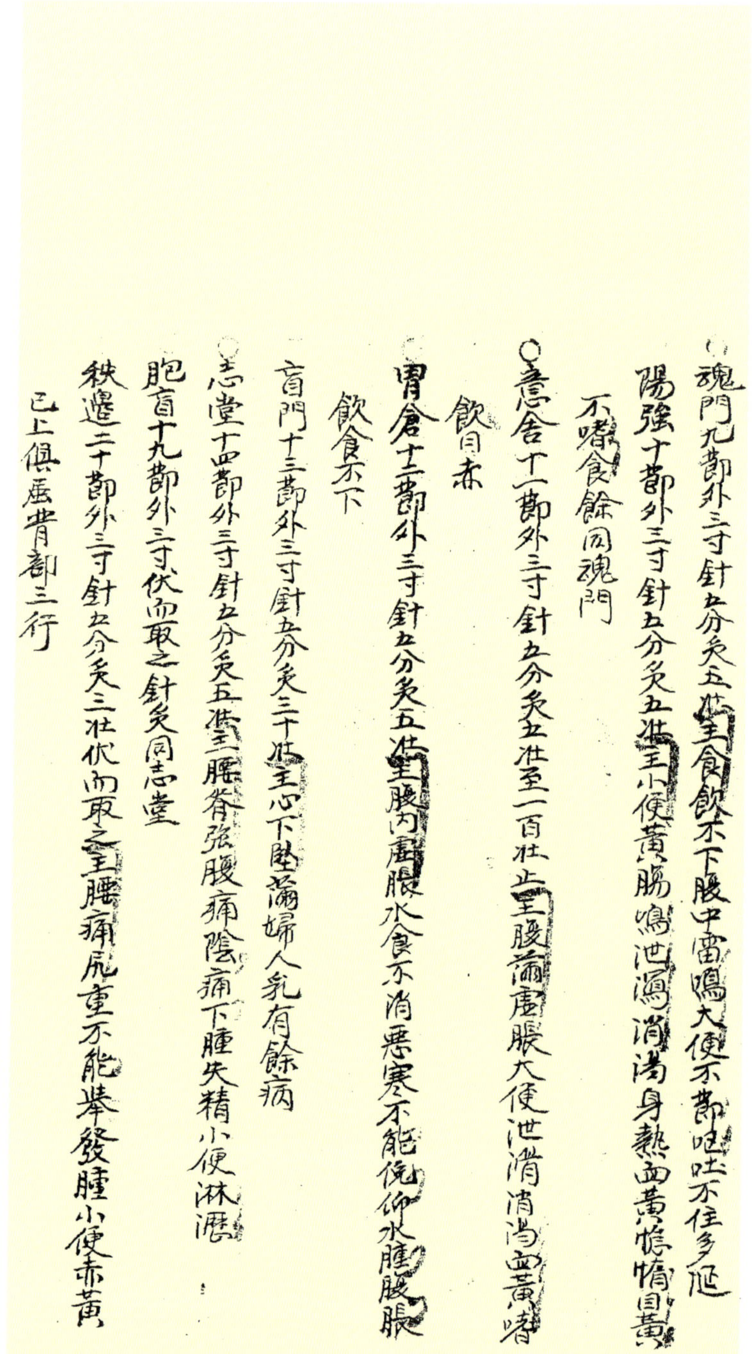

魂门：九节外三寸。针五分，灸五壮。主食饮不下，腹中雷鸣，大便不节，呕吐不住，多涎。

阳纲[①]：十节外三寸。针五分，灸五壮。主小便黄，肠鸣泄泻，消渴，身热面黄，怠惰目黄，不嗜食。余同魂门。

意舍：十一节外三寸。针五分，灸五壮至一百壮止。主腹满虚胀，大便泄滑，消渴面黄，嗜饮目赤。

胃仓：十二节外三寸。针五分，灸五壮。主腹内虚胀，水食不消，恶寒不能俯仰，水肿腹胀，饮食不下。

肓门：十三节外三寸。针五分，灸三十壮。主心下坚满，妇人乳有余病。

志室[②]：十四节外三寸。针五分，灸五壮。主腰脊强，腹痛阴痛，下肿失精，小便淋沥。

胞肓：十九节外三寸，伏而取之。针灸同志室。

秩边：二十节外三寸。针五分，灸三壮。伏而取之。主腰痛尻重不能举，发肿，小便赤黄。以上俱属背部三行。

①纲：原作"强"，据《普济方》卷四一五改。

②室：原作"堂"，据《普济方》卷四一五改。下同。

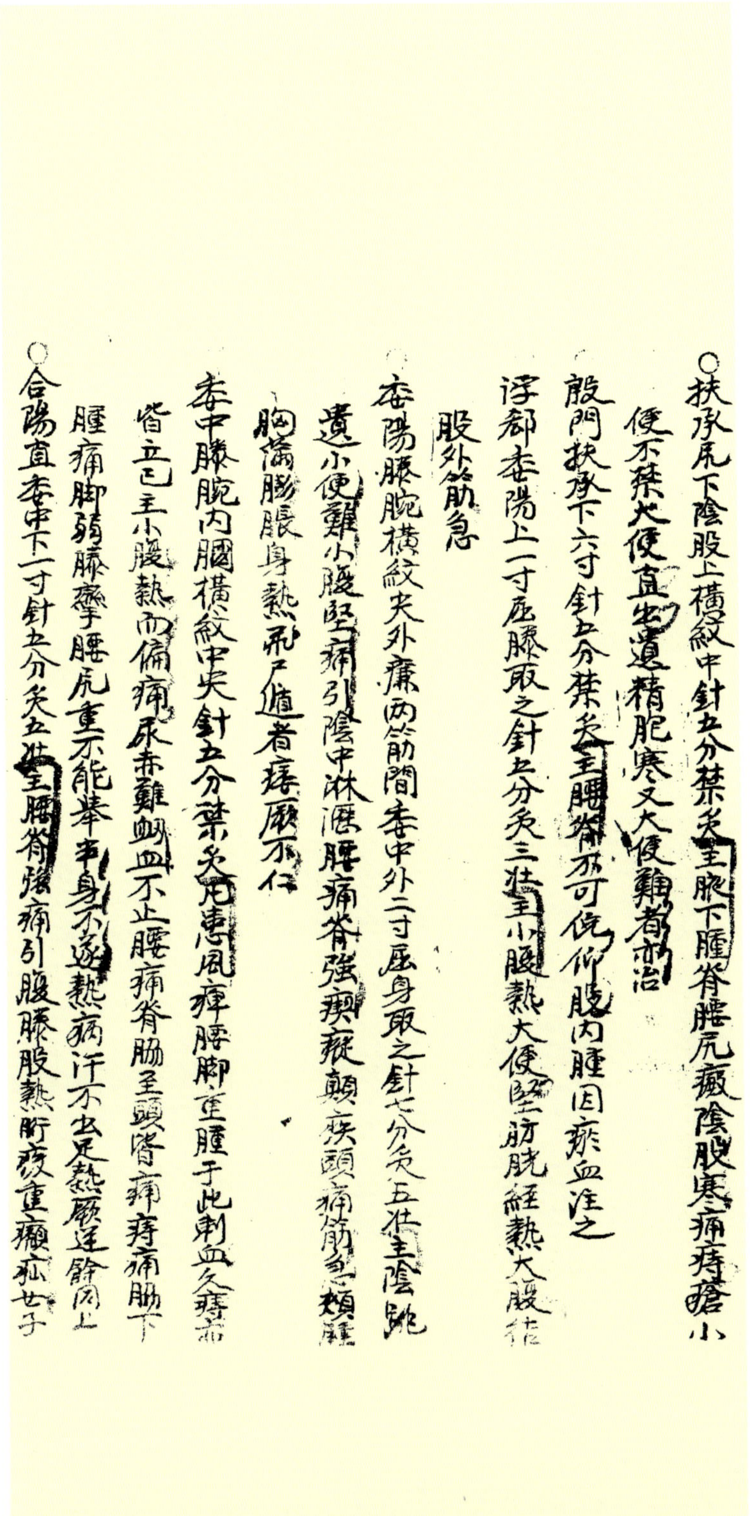
○扶承尻下陰股上横紋中針五分禁灸主腋下腫脊腰尻癥陰股寒痛痔瘡小
便不禁大便直出遺精胞寒又大便難者亦治
殷門扶承下六寸針五分禁灸主腰脊不可俛仰股内腫因瘀血注之
浮郄委陽上一寸屈膝取之針五分灸三壯主小腹熱大便堅膀胱經熱大腹結
股外筋急
○委陽膝腕横紋尖外廉兩筋間委中外二寸屈身取之針七分灸五壯主陰跳
遺小便難小腹堅痛引陰中淋瀝腰痛脊強瘈瘲癲疾頭痛筋急頰腫
胸滿膨脹身熱飛尸遁者痿厥不仁
委中膝腕内膕横紋中央針五分禁灸凡患風痺腰脚重腫于此刺血久痔亦
皆立已主小腹熱而偏痛尿赤難衄血不止腰痛脊脇至頭皆痛痔痛脇下
腫痛脚弱膝攣腰尻重不能舉半身不遂熱病汗不出足熱厥逆餘同上
○合陽直委中下一寸針五分灸五壯主腰脊強痛引腹膝股熱胻痠重癩疝女子

扶承：尻下阴股上横纹中。针五分，禁灸。主腋下肿，脊腰尻臀[1]阴股寒痛，痔疮，小便不禁，大便直出，遗精，胞寒。又，大便难者亦治。

殷门：扶承下六寸。针五分，禁灸。主腰脊不可俯仰，股内肿，因瘀血注之。

浮郄：委阳上一寸，屈膝取之。针五分，灸三壮。主小腹热，大便坚，膀胱经热，大腹结，股外筋急。

委阳：膝腕横纹尖外廉两筋间，委中外二寸，屈身取之。针七分，灸五壮。主阴跳遗，小便难，小腹坚痛，引阴中淋沥，腰痛脊强，瘈疭癫疾，头痛，筋急颊肿，胸满膨胀，身热，飞尸遁者，痿厥不仁。

委中：膝腕内腘横纹中央。针五分，禁灸。凡患风痹腰脚重肿，于此刺血，久痔亦皆立已。主小腹热而偏痛，尿赤难，衄血不止，腰痛，脊胁至头皆痛，痔痛，胁下肿痛，脚弱膝挛，腰尻重不能举，半身不遂，热病汗不出，足热厥逆。余同上。

合阳：直委中下一寸。针五分，灸五壮。主腰脊强痛，引腹膝股热，胻酸重，癞疝，女子

①臀：原作"癥"，据《普济方》卷四一六改。

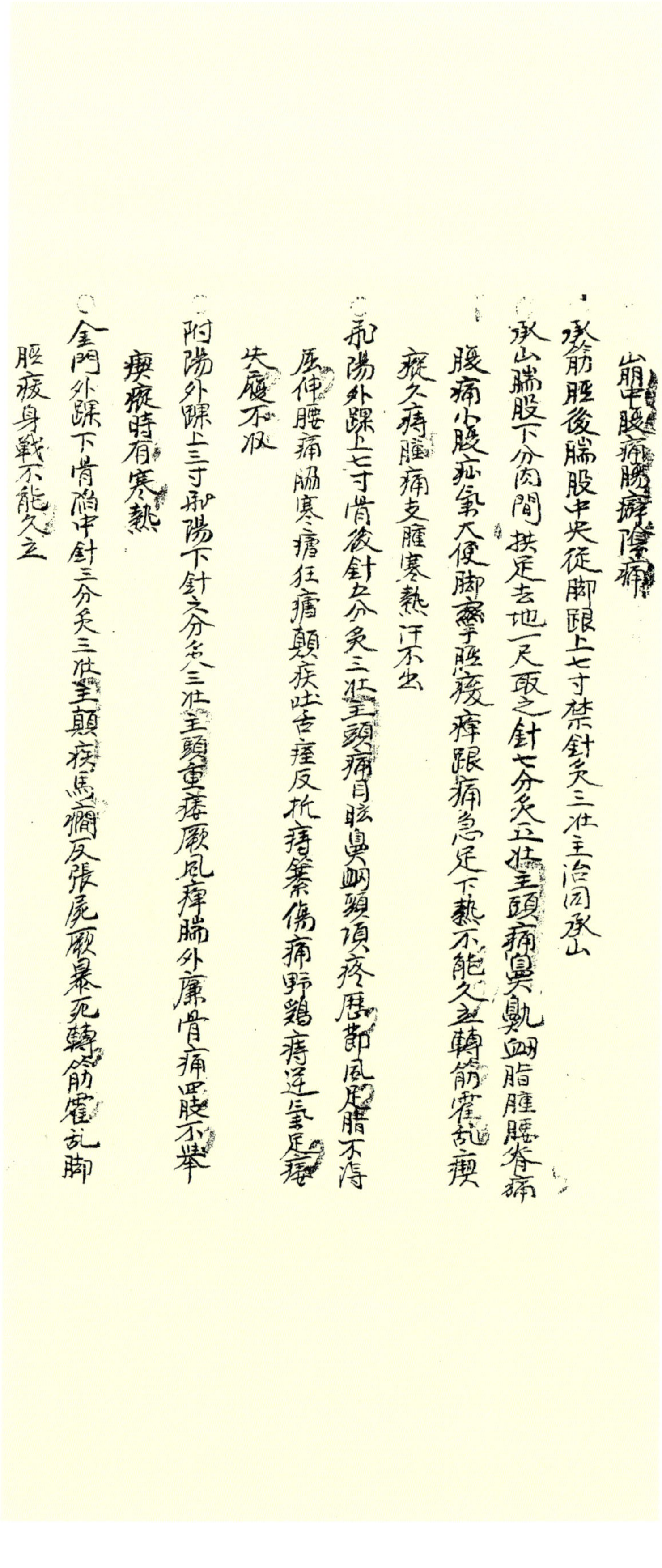

崩中腹痛腸澼陰痛
承筋脛後腨股中央從脚跟上七寸禁針灸三壮主治同承山
承山腨股下分肉間拱足去地一尺取之針七分灸五壮主頭痛鼻鼽衄指腫腰脊痛
腹痛小腹疝氣大便難脚攣脛痠痹跟痛急足下熱不能久立轉筋霍乱瘈
瘲久痔腫痛支腫寒熱汗不出
飛陽外踝上七寸骨後針五分灸三壮主頭痛目眩鼻衄頸項疼歷節風足指不得
屈伸腰痛脇寒瘧狂瘧顛疾吐舌痓反折痔篡傷痛野鷄痔逆氣足痿
失履不収
附陽外踝上三寸飛陽下針六分灸三壮主頭重痿厥風痹腨外廉骨痛四肢不挙
瘈瘲時有寒熱
金門外踝下骨陷中針三分灸三壮主顛疾馬癇反張屍厥暴死轉筋霍乱脚
脛痠身戰不能久立

崩中，腹痛，肠澼，阴痛。

承筋：胫后腨股中央，从脚跟上七寸。禁针，灸三壮。主治同承山。

承山：腨股下分肉间，拱足去地一尺取之。针七分，灸五壮。主头痛，鼻鼽衄，指肿，腰脊痛，腹痛，小腹疝气，大便难[1]，脚挛，胫酸痹，跟痛急，足下热，不能久立；转筋霍乱，瘈疭；久痔肿痛，支肿，寒热汗不出。

飞阳：外踝上七寸骨后。针五分，灸三壮。主头痛目眩，鼻衄，颈项疼，历节风，足指不得屈伸，腰痛胁，寒疟狂疟，癫疾吐舌，痓反折，痔，篡伤痛，野鸡痔，逆气足痿，失履不收。

附阳：外踝上三寸，飞阳下。针六分，灸三壮。主头重，痿厥风痹，腨外廉骨痛，四肢不举，瘈疭，时有寒热。

金门：外踝下骨陷中。针三分，灸三壮。主癫疾马痫，反张尸厥，暴死，转筋霍乱，脚胫酸，身战不能久立。

①难：原无，据《普济方》卷四一六补。

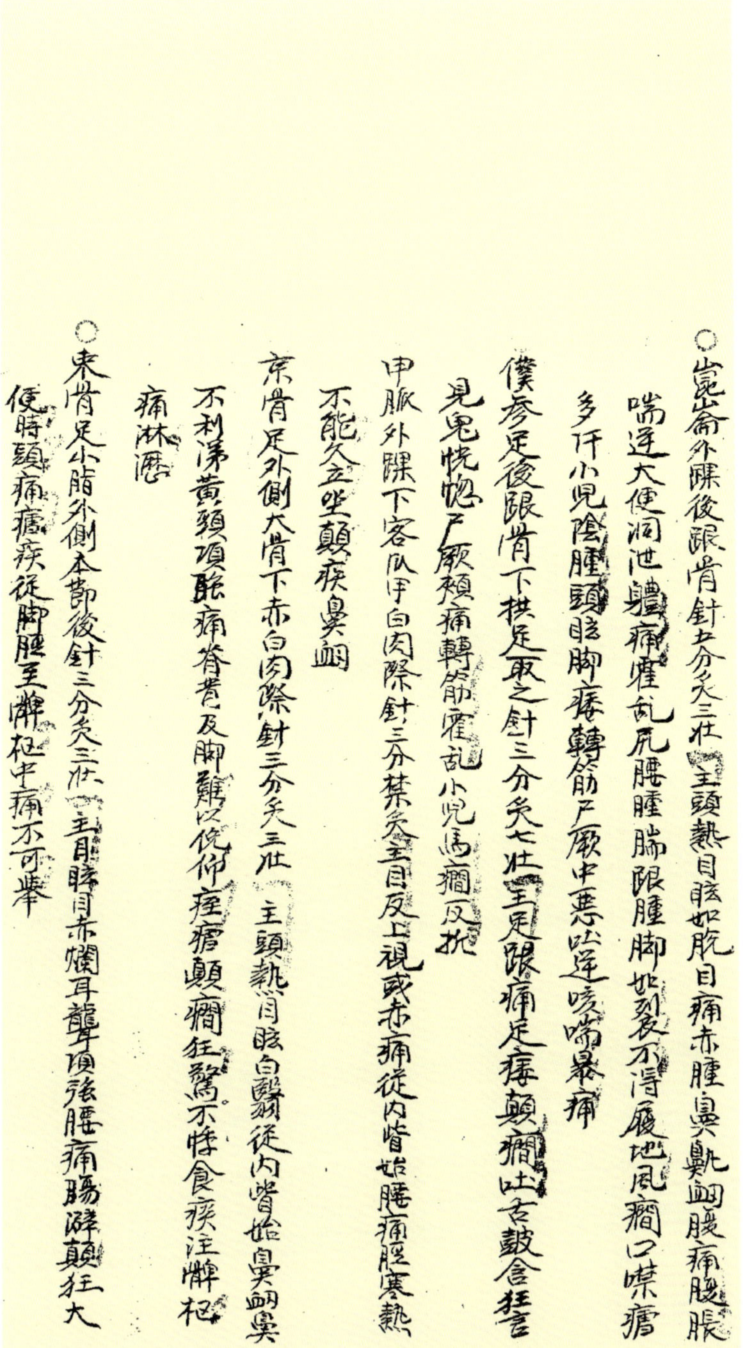

○崑崙外踝後跟骨針五分灸三壯 主頭熱目眩如脫目痛赤腫鼻衄腹痛腹脹
喘逆大便洞泄體痛霍亂尻腫腨跟腫脚如裂不得履地風癇口噤瘧
多汗小兒陰腫頭眩脚痿轉筋尸厥中惡吐逆咳喘暴痛
僕參足後跟骨下拱足取之針三分灸七壯 主足跟痛足痿癲癇吐舌鼓頷狂言
見鬼恍惚尸厥頰痛轉筋霍亂小兒馬癇反折
申脈外踝下容爪甲白肉際針三分禁灸主目反上視或赤痛從內眥始腰痛脛寒熱
不能久立坐癲疾鼻衄
京骨足外側大骨下赤白肉際針三分灸三壯 主頭熱目眩白翳從內眥始鼻衄鼻
不利涕黃頸項脹痛脊背及脚難以俛仰痓瘧癲癇狂驚不悸食痎注髀樞
痛淋瀝
○束骨足小指外側本節後針三分灸三壯 主目眩目赤爛耳聾項強腰痛腸澼癲狂大
便時頭痛瘧疾從脚脛至髀樞中痛不可舉

昆仑：外踝后跟骨。针五分，灸三壮。主头热，目眩如脱，目痛赤肿，鼻衄衄；腹痛腹胀，喘逆，大便洞泄，体痛，霍乱，尻腰肿，腨跟肿，脚如裂，不得履地，风痫口噤，疟多汗；小儿阴肿，头眩，脚痿转筋，尸厥，中恶吐逆，咳喘暴痛。

仆参：足后跟骨下，拱足取之。针三分，灸七壮。主足跟痛，足痿，癫痫，吐舌鼓颔，狂言见鬼，恍惚尸厥，颊痛，转筋霍乱，小儿马痫反折。

申脉：外踝下，容爪甲白肉际。针三分，禁灸。主目反上视，或赤痛从内眦始；腰痛胫寒热，不能久立坐，癫疾，鼻衄。

京骨：足外侧大骨下赤白肉际。针三分，灸三壮。主头热目眩，白翳从内眦始，鼻衄鼻不利，涕黄，颈项胀痛，脊背及脚难以俯仰，痓，疟，癫痫，狂惊不欲①食，痎注髀枢，痛淋沥。

束骨：足小指外侧本节后。针三分，灸三壮。主目眩，目赤烂，耳聋，项强，腰痛，肠澼，癫狂，大便时头痛，疟疾，从脚胫至髀枢中痛不可举。

①欲：原作“悸”，据《普济方》卷四一六改。

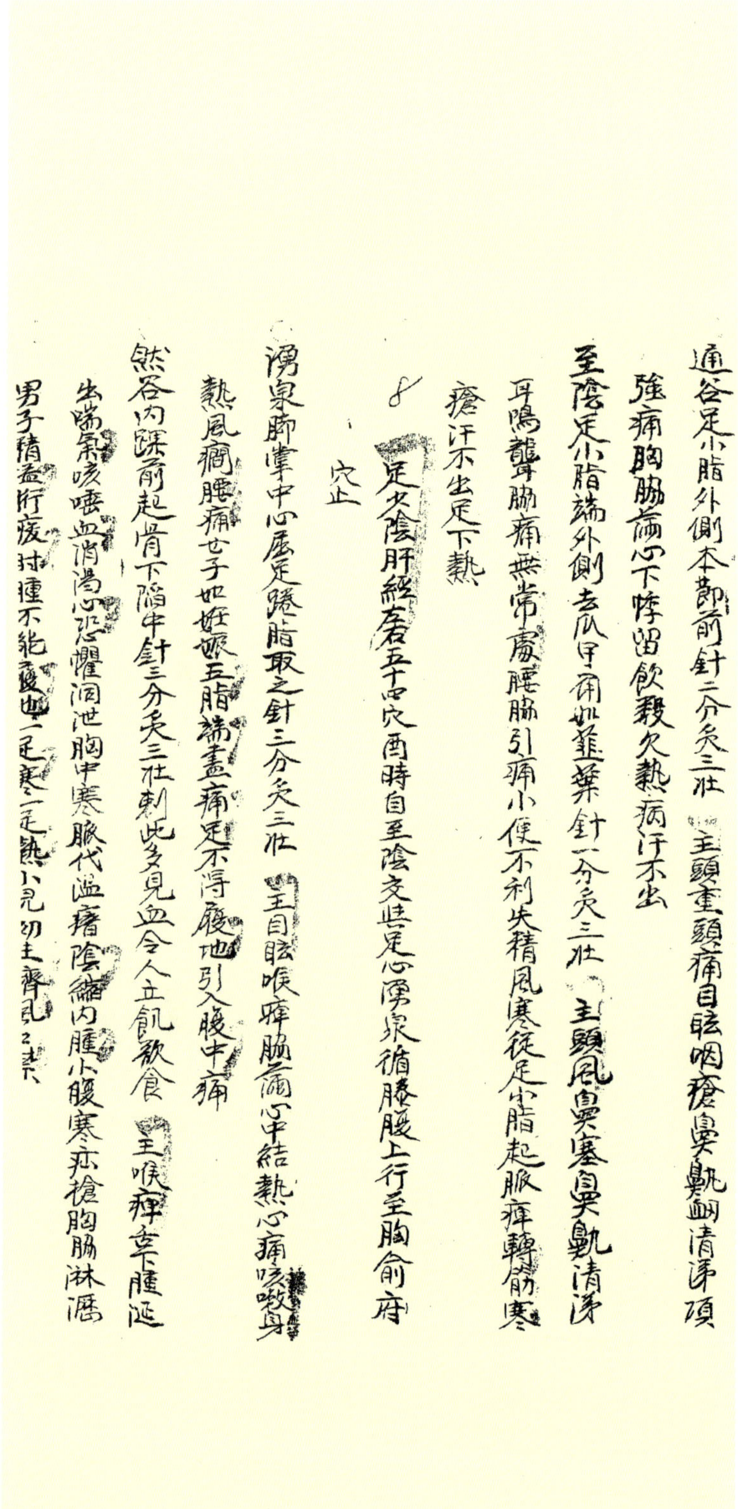

通谷：足小指外侧本节前。针二分，灸三壮。主头重头痛，目眩咽疮，鼻鼽衄清涕，项强痛，胸胁满，心下悸，留饮，数欠，热病汗不出。

至阴：足小指端外侧，去爪甲角如韭叶。针一分，灸三壮。主头风，鼻塞鼻鼽，清涕，耳鸣聋，胁痛无常处，腰胁引痛，小便不利，失精，风寒从足小指起，脉痹转筋，寒疮，汗不出，足下热。

足少阴肾[①]经　左右五十四穴，酉时自至阴交与足心涌泉，循膝腹上行至胸俞府穴止。

涌泉：脚掌中心，屈足蜷指取之。针三分，灸三壮。主目眩，喉痹，胁满，心中结热，心痛，咳嗽，身热；风痫，腰痛；女子如妊娠，五指端尽痛，足不得履地，引入腹中痛。

然谷：内踝前起骨下陷中。针三分，灸三壮。刺此多见血，令人立饥欲食。主喉痹，舌下肿，涎出，喘气，咳唾血，消渴，心恐惧，洞泄，胸中寒，脉代；温疟，阴缩内肿，小腹寒疝抢胸胁，淋沥；男子精溢，胻酸跗肿，不能履地；一足寒，一足热，小儿初生脐风口噤。

①肾：原作"肝"，据《普济方》卷四一六改。

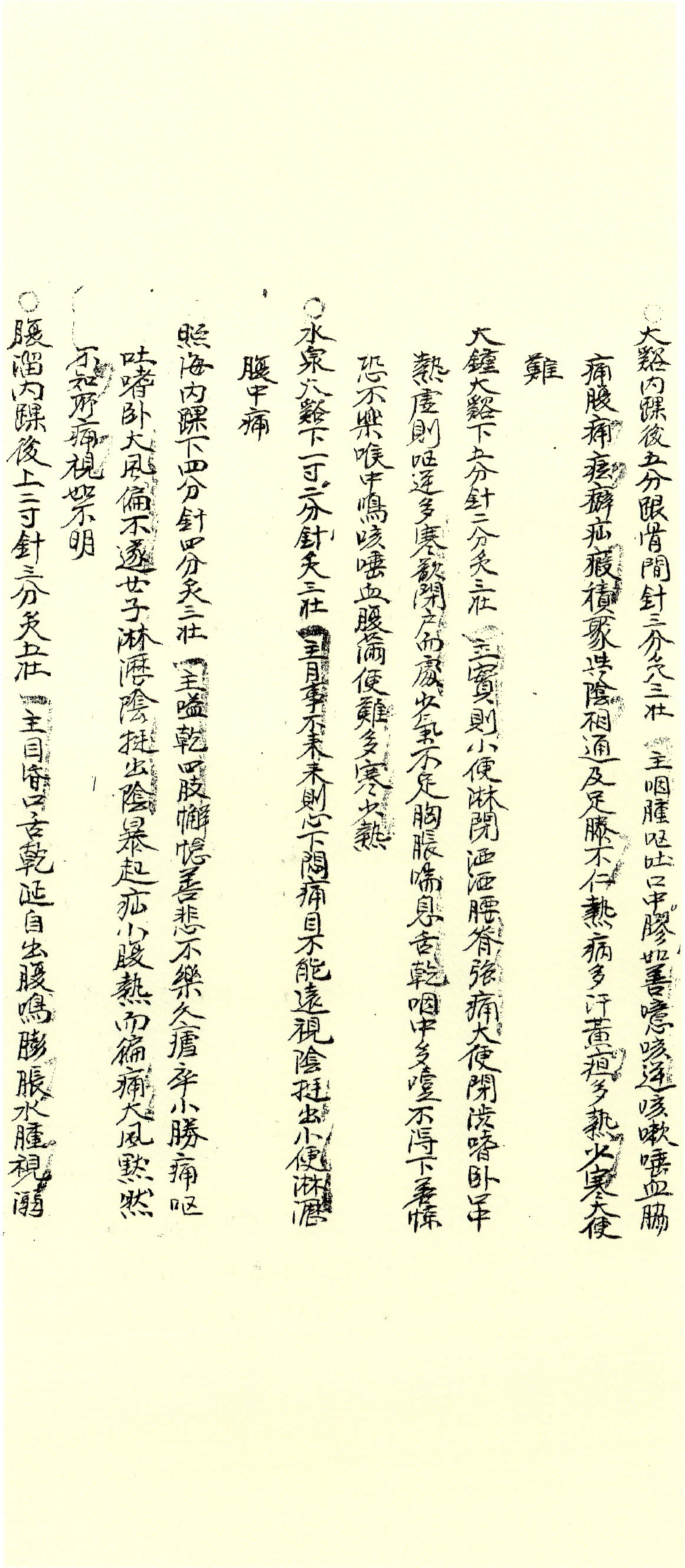
○大谿内踝後五分跟骨間針三分灸三壯　主咽腫嘔吐口中膠如善噫咳逆咳嗽唾血脇痛腹痛痃癖疝瘕積聚與陰相通及足膝不仁熱病多汗黃疸多熱少寒大便難
大鍾大谿下五分針二分灸三壯　主實則小便淋閉洒洒腰脊強痛大便閉澁嗜臥口中熱虚則嘔逆多寒欲閉戶而處少氣不足胸脹喘息舌乾咽中多噫不得下善驚恐不樂喉中鳴咳唾血腹滿便難多寒少熱
○水泉大谿下一寸二分針灸三壯　主月事不來來則心下悶痛目不能遠視陰挺出小便淋瀝腹中痛
○照海内踝下四分針四分灸三壯　主嗌乾四肢懈惰善悲不樂久瘧卒小腸痛嘔吐嗜臥大風偏不遂女子淋瀝陰挺出陰暴起疝小腹熱而偏痛大風默然不知所痛視如不明
○腹溜内踝後上二寸針三分灸五壯　主目昏口舌乾涎自出腹鳴膨脹水腫視溺

太溪：内踝后五分跟骨间。针三分，灸三壮。主咽肿呕吐，口中胶如，善噫咳逆，咳嗽唾血，胁痛腹痛，痃癖，疝瘕积聚，与阴相通，及足膝不仁，热病多汗，黄疸，多热少寒，大便难。

大钟：太溪下五分。针二分，灸三壮。主实则小便淋闭，洒洒腰脊强痛，大便闭涩，嗜卧，口中热；虚则呕逆多寒，欲闭户而处，少气不足，胸胀喘息，舌干，咽中多噫不得下，善惊恐不乐，喉中鸣，咳唾血，腹满便难，多寒少热。

水泉：太溪下一寸二分。针灸三壮[①]。主月事不来，来则心下闷痛，目不能远视，阴挺出，小便淋沥，腹中痛。

照海：内踝下四分。针四分，灸三壮。主嗌干，四肢懈怠，善悲不乐，久疟，卒疝，小腹痛[②]，呕吐嗜卧，大风偏不遂，女子淋沥，阴挺出，阴暴起疝，小腹热而偏痛，大风，默然不知所痛，视如不明。

腹溜：内踝后上二寸。针三分，灸五壮。主目昏，口舌干，涎自出，腹鸣膨胀，水肿，视溺

①针灸三壮：此处有脱漏，《普济方》卷四一六作“灸五壮，针四分”。
②卒疝，小腹痛：原作“卒小胜痛”，据《普济方》卷四一六作“灸五壮，针四分”改。

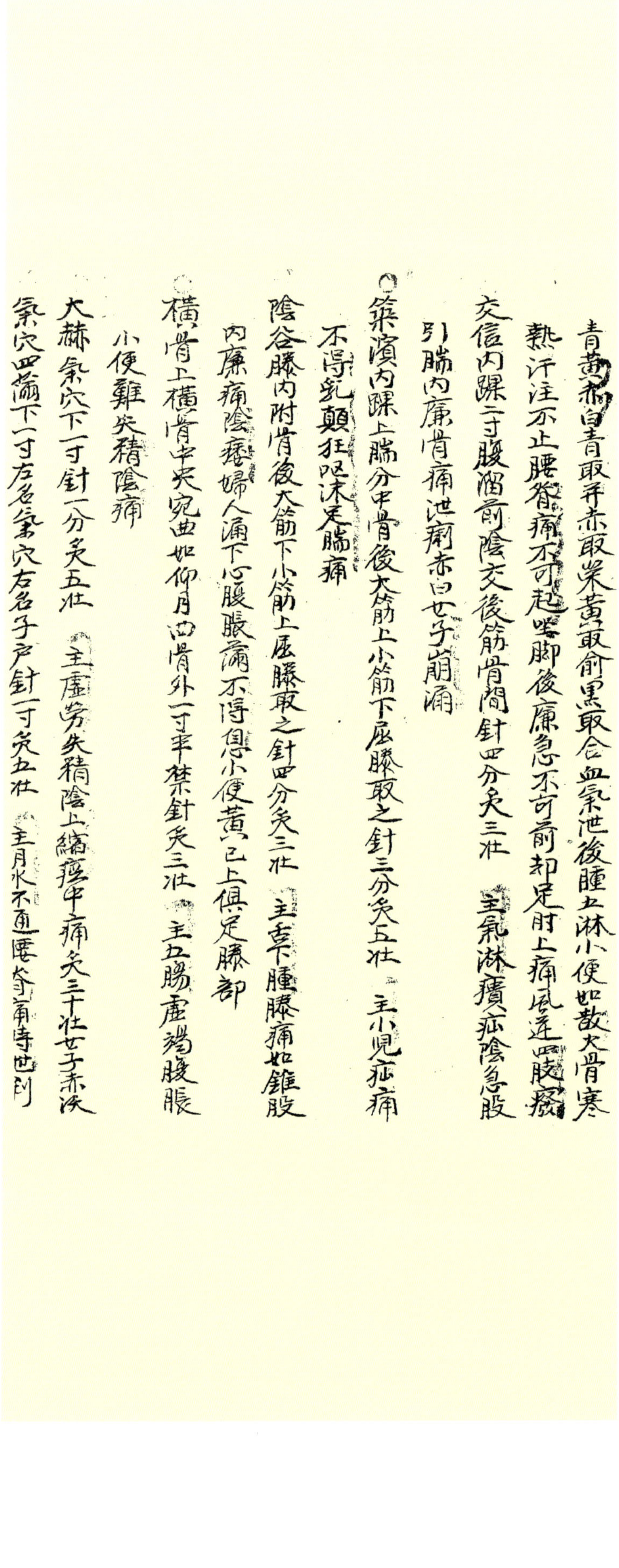
青黄赤白青取井赤取榮黄取俞黒取合血氣泄後腫五淋小便如散火骨寒
熱汗注不止腰脊痛不可起坐脚後廉急不可前却足肘上痛風逆四肢廢
交信内踝二寸腹溜前陰交後筋骨間針四分灸三壯　主氣淋㿉疝陰急股
引腨内廉骨痛泄痢赤白女子崩漏
築濱内踝上腨分中骨後大筋上小筋下屈膝取之針三分灸五壯　主小児疝痛
不得乳顛狂呕沫足腨痛
陰谷膝内附骨後大筋下小筋上屈膝取之針四分灸三壯　主舌下腫膝痛如錐股
内廉痛陰痿婦人漏下心腹脹滿不得息小便黄已上俱足膝部
横骨上横骨中央宛曲如仰月曲骨外一寸半禁針灸三壯　主五腸虚竭腹脹
小便難失精陰痛
大赫氣穴下一寸針一分灸五壯　主虚労失精陰上縮痓中痛灸三十壯女子赤沃
氣穴四満下一寸左名氣穴右名子戸針一寸灸五壯　主月水不通腰脊痛時泄利

青黄赤白，青取井，赤取荥，黄取俞，黑取合；血气泄后肿，五淋，小便如散火，骨寒热，汗注不止，腰脊痛不可起坐，脚后廉急不可前却，足跗①上痛，风逆，四肢废。

交信：内踝二寸，腹溜前，阴交后筋骨间。针四分，灸三壮。主气淋，㿉疝，阴急，股引腨内廉骨痛，泄痢赤白，女子崩漏。

筑滨：内踝上，腨分中，骨后，大筋上，小筋下，屈膝取之。针三分，灸五壮。主小儿疝痛不得乳，颠狂呕沫，足腨痛。

阴谷：膝内附骨后，大筋下，小筋上，屈膝取之。针四分，灸三壮。主舌下肿，膝痛如锥，股内廉痛，阴痿；妇人漏下，心腹胀满不得息，小便黄。以上俱足膝部。

横骨：上横骨中央，宛曲如仰月，曲骨外一寸半。禁针，灸三壮。主五脏②虚竭，腹胀，小便难，失精，阴痛。

大赫：气穴下一寸。针一分，灸五壮。主虚劳失精，阴上缩，茎③中痛，灸三十壮。女子赤沃。

气穴：四满下一寸。左名气穴，右名子户。针一寸，灸五壮。主月水不通，腰脊痛，时泄利。

①跗：原作“肘”，据《普济方》卷四一六改。

②脏：原作“肠”，据《普济方》卷四一五改。

③茎：原作“痓”，据《普济方》卷四一五改。

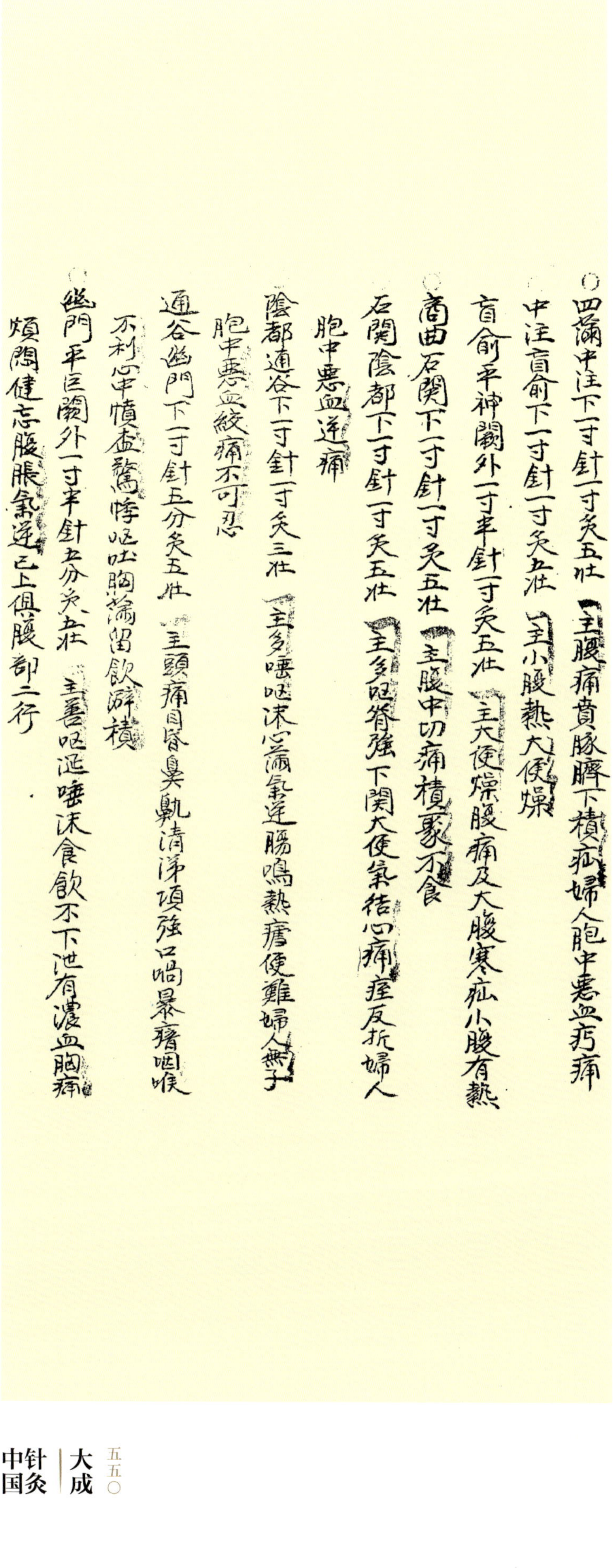
四滿中注下一寸針一寸灸五壯 主腹痛賁豚臍下積疝婦人胞中惡血㽲痛
中注盲俞下一寸針一寸灸五壯 主小腹熱大便燥
盲俞平神闕外一寸半針一寸灸五壯 主大便燥腹痛及大腹寒疝小腹有熱
商曲石関下一寸針一寸灸五壯 主腹中切痛積聚不食
石関陰都下一寸針一寸灸五壯 主多嘔脊強下関大便氣結心痛痓反折婦人
胞中惡血逆痛
陰都通谷下一寸針一寸灸三壯 主多唾嘔沫心滿氣逆腸鳴熱瘧便難婦人無子
胞中惡血絞痛不可忍
通谷幽門下一寸針五分灸五壯 主頭痛目昏鼻衄清涕項強口喎暴瘖咽喉
不利心中憒憒驚悸嘔吐胸滿留飲澼積
幽門平巨闕外一寸半針五分灸五壯 主善嘔涎唾沫食飲不下泄有濃血胸痛
煩悶健忘腹脹氣逆已上俱腹部二行

四满：中注下一寸。针一寸，灸五壮。主腹痛贲豚，脐下积疝，妇人胞中恶血疞痛。

中注：肓俞下一寸。针一寸，灸五壮。主小腹热，大便燥。

肓俞：平神阙外一寸半。针一寸，灸五壮。主大便燥，腹痛，及大腹寒疝，小腹有热。

商曲：石关下一寸。针一寸，灸五壮。主腹中切痛，积聚不食。

石关：阴都下一寸。针一寸，灸五壮。主多呕，脊强，下关大闭塞①，气结心痛，痓反折；妇人胞中恶血逆痛。

阴都：通谷下一寸。针一寸，灸三壮。主多唾呕沫，心满气逆，肠鸣，热疟，便难；妇人无子，胞中恶血绞痛不可忍。

通谷：幽门下一寸。针五分，灸五壮。主头痛目昏，鼻衄清涕，项强口㖞，暴瘖，咽喉不利，心中愦憒，惊悸，呕吐，胸满留饮，澼积。

幽门：平巨阙外一寸半。针五分，灸五壮。主善呕涎唾沫，食饮不下，泄有脓②血，胸痛烦闷，健忘，腹胀气逆。以上俱腹部二行。

①闭塞：原作一个"便"字，据《普济方》卷四一五改。
②脓：原作"浓"，据《普济方》卷四一五改。

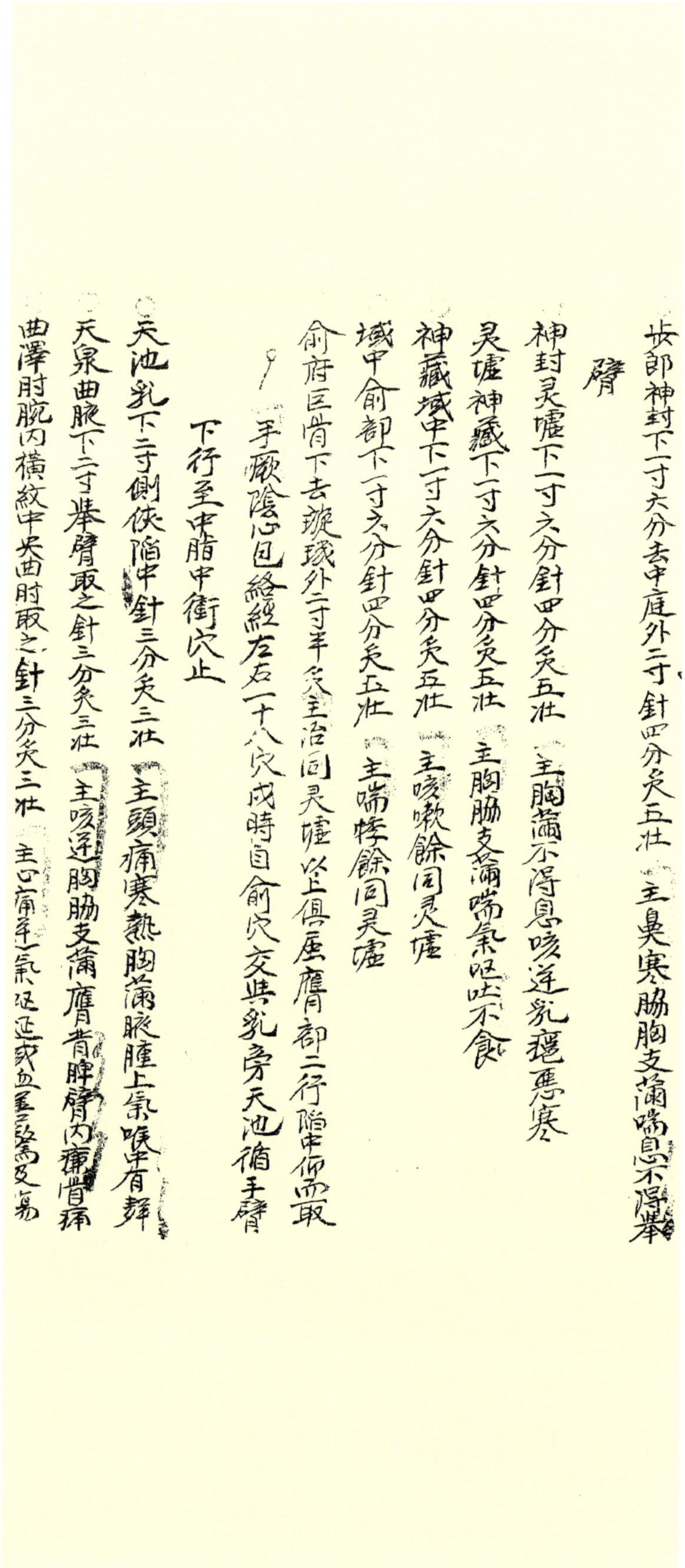
步郎神封下一寸六分去中庭外二寸針四分灸五壮 主鼻寒脇胸支滿喘息不得擧臂
神封灵墟下一寸六分針四分灸五壮 主胸滿不得息咳逆乳癰悪寒
灵墟神藏下一寸六分針四分灸五壮 主胸脇支滿喘氣嘔吐不食
神藏彧中下一寸六分針四分灸五壮 主咳嗽餘同灵墟
彧中俞府下一寸六分針四分灸五壮 主喘悸餘同灵墟
俞府巨骨下去璇璣外二寸半灸 主治同灵墟 以上俱屬膺部二行陷中仰而取
手厥陰心包絡經左右一十八穴戌時自俞穴交與乳旁天池循手臂
下行至中指中衝穴止
天池乳下二寸側俠陷中針三分灸三壮 主頭痛寒熱胸滿腋腫上氣喉中有聲
天泉曲腋下二寸擧臂取之針三分灸三壮 主咳逆胸脇支滿膺背胛臂内廉骨痛
曲澤肘腕内横紋中央曲肘取之針三分灸三壮 主心痛手逆氣嘔延或血善驚及傷

步郎：神封下一寸六分，去中庭外二寸。针四分，灸五壮。主鼻塞，胁胸支满，喘息不得举臂。

神封：灵墟下一寸六分。针四分，灸五壮。主胸满不得息，咳逆，乳痛恶寒。

灵墟：神藏下一寸六分。针四分，灸五壮。主胸胁支满，喘气呕吐不食。

神藏：彧中下一寸六分。针四分，灸五壮。主咳嗽。余同灵墟。

彧中：俞府下一寸六分。针四分，灸五壮。主喘悸。余同灵墟，

俞府：巨骨下，去璇玑外二寸半。针三分，灸五壮[1]。主治同灵墟。以上俱属膺部二行陷中，仰而取。

手厥阴心包络经　左右一十八穴，戌时自中冲[2]穴交与乳旁天池，循手臂下行至中指中冲穴止。

天池：乳下二寸侧侠陷中。针三分，灸三壮。主头痛寒热，胸满腋肿，上气喉中有声。

天泉：曲腋下二寸，举臂取之。针三分，灸三壮。主咳逆，胸胁支满，膺背胛臂内廉骨痛。

曲泽：肘腕内横纹中央，曲肘取之。针三分，灸三壮。主心痛逆气，呕涎或血，善惊，及伤

①针三分，灸五壮：原作一个“灸”字，据《普济方》卷四一五补。

②中冲：原作一个“俞”字，据《针灸大成》卷二改。

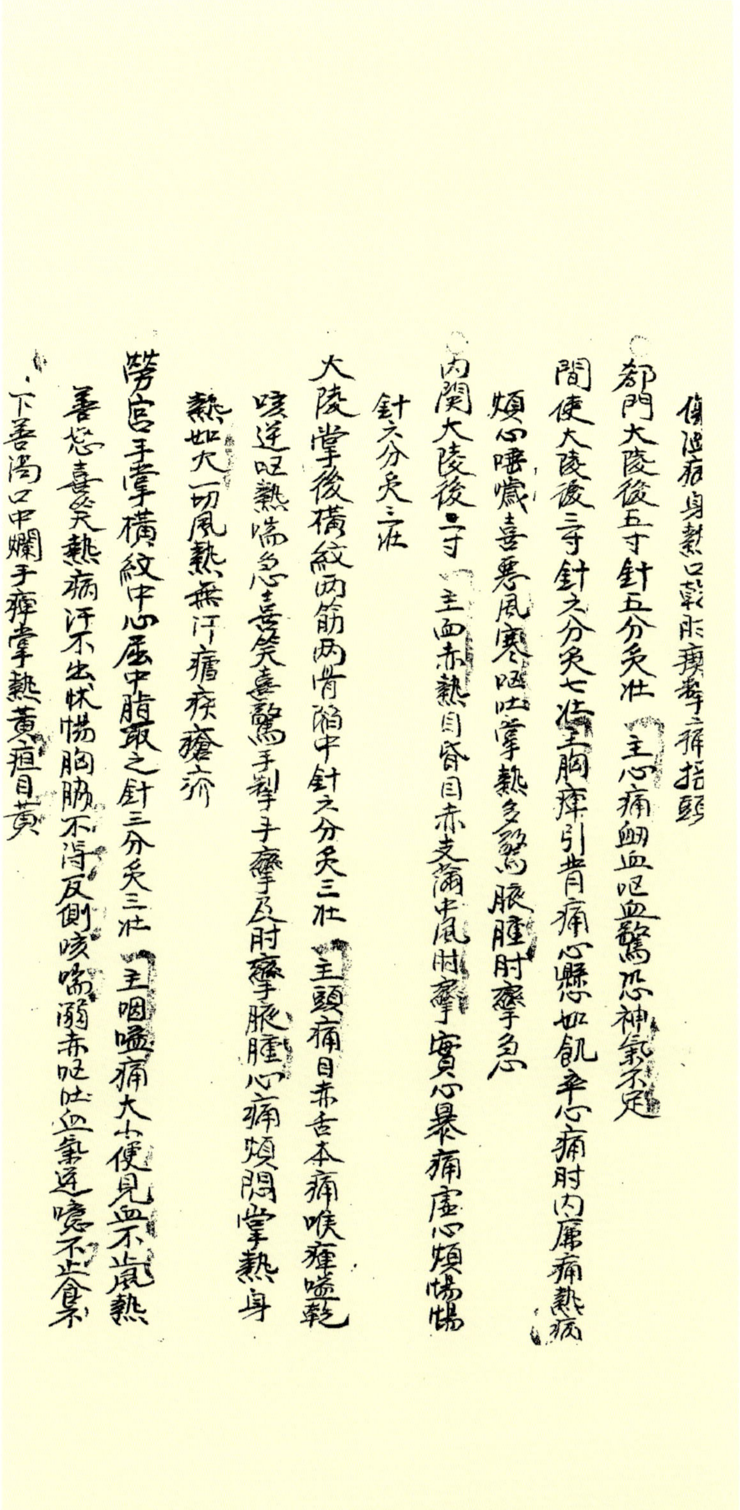

傷溫病身熱口乾肘瘈掣痛搖頭
郄門大陵後五寸針五分灸壯 主心痛衄血嘔血驚恐神氣不足
間使大陵後三寸針六分灸七壯主胸痺引背痛心懸如飢卒心痛肘內廉痛熱病
煩心喜噦喜惡風寒嘔吐掌熱多驚腋腫肘攣急
內關大陵後二寸 主面赤熱目昏目赤支滿中風肘攣實心暴痛虛心煩惕惕
針六分灸三壯
大陵掌後橫紋兩筋兩骨陷中針六分灸三壯 主頭痛目赤舌本痛喉痺嗌乾
咳逆嘔熱喘急喜笑喜驚手掣手攣及肘攣腋腫心痛煩悶掌熱身
熱如火一切風熱無汗瘧疾瘡疥
勞宮手掌橫紋中心屈中指取之針三分灸三壯 主咽嗌痛大小便見血不止風熱
善怒喜笑熱病汗不出怵惕胸脅不得反側咳喘溺赤嘔吐血氣逆噫不止食不
下善渴口中爛手痺掌熱黃疸目黃

寒[1]温病身热口干，肘瘈掣痛，摇头。

郄门：大陵后五寸。针五分，灸五[2]壮。主心痛，衄血呕血，惊恐，神气不足。

间使：大陵后三寸。针六分，灸七壮。主胸痹引背痛，心悬如饥，卒心痛，肘内廉痛，热病烦心唾哕，喜恶风寒，呕吐，掌热多惊，腋肿，肘挛急。

内关：大陵后二寸。主面赤热，目昏目赤，支满，中风肘挛，实心暴痛，虚心烦惕惕。针六分，灸三壮。

大陵：掌后横纹两筋两骨陷中。针六分，灸三壮。主头痛目赤，舌本痛，喉痹嗌干，咳逆呕热，喘急，喜笑喜惊，手掣手挛，及肘挛腋肿，心痛烦闷，掌热身热如火，一切风热无汗，疟疾疮疥。

劳宫：手掌横纹中心，屈中指取之。针三分，灸三壮，主咽嗌痛，大小便见血不止，风热，善怒喜笑；热病汗不出，怵惕，胸胁不得反侧，咳喘溺赤，呕吐，血气逆，噫不止，食不下，善渴，口中烂，手痹掌热，黄疸目黄。

①寒：原重作“伤”字，据《针灸甲乙经》卷七第一下改。
②五：原脱，据《普济方》卷四一六补。

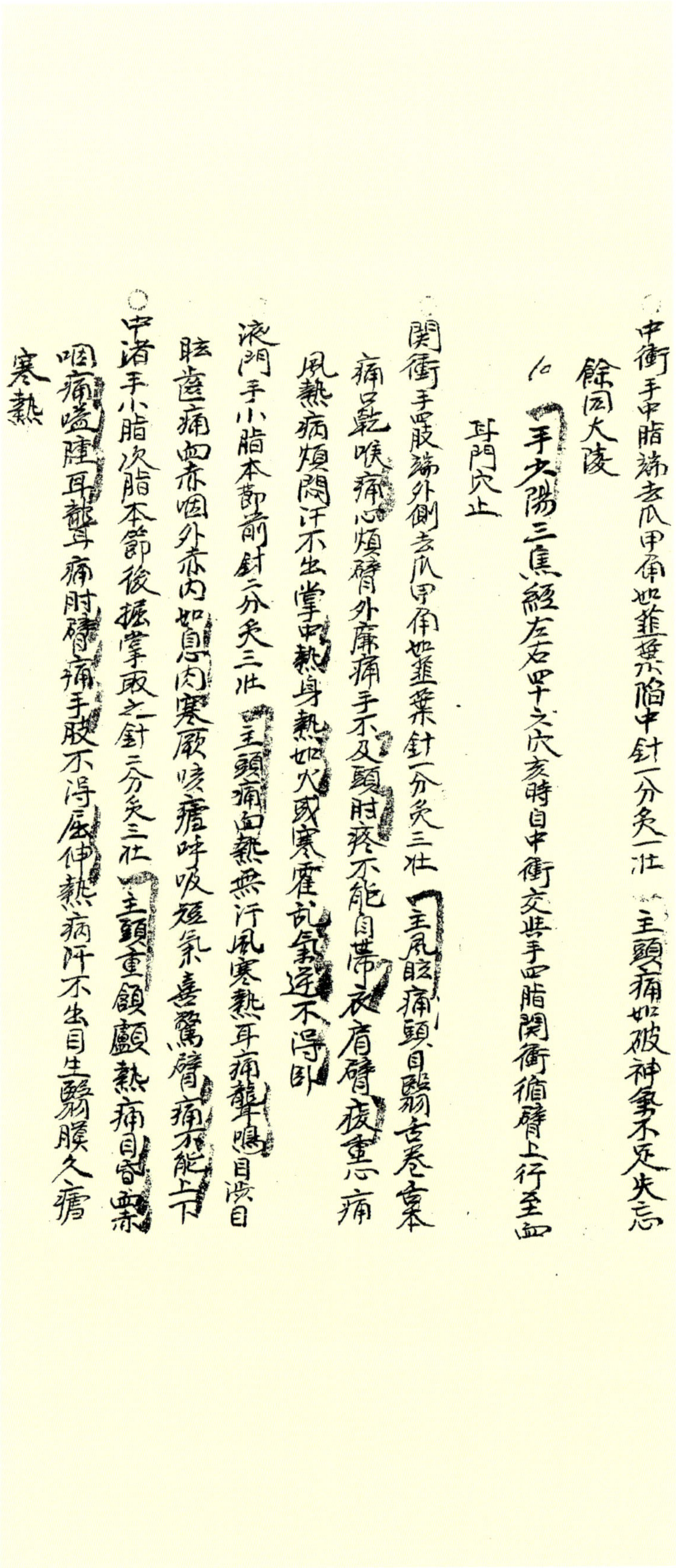

中冲：手中指端去爪甲角如韭叶陷中。针一分，灸一壮。主头痛如破，神气不足，失忘。余同大陵。

手少阳三焦经 左右四十六穴，亥时自中冲交与手四指关冲，循臂上行至面耳门穴止。

关冲：手四指[1]端外侧，去爪甲角如韭叶。针一分，灸三壮。主风眩头痛，目翳，舌卷，舌本痛，口干喉痛，心烦，臂外廉痛，手不及头，肘疼不能自带衣，肩臂酸重，心痛，风热病，烦闷汗不出，掌中热，身热如火或寒，霍乱气逆不得卧。

液门：手小指本节前。针二分，灸三壮。主头痛面热，无汗，风寒热，耳痛聋鸣，目涩目眩，齿痛面赤，咽外赤，内如息肉；寒厥，咳，疟，呼吸短气，喜惊，臂痛不能上下。

中渚：手小指次指本节后，握掌取之。针二分，灸三壮。主头重，颔颅热痛，目昏面赤，咽痛嗌肿，耳聋痛，肘臂痛，手指不得屈伸；热病汗不出，目生翳膜，久疟寒热。

①指：原作"肢"，据《刺灸心法要诀》卷五改。

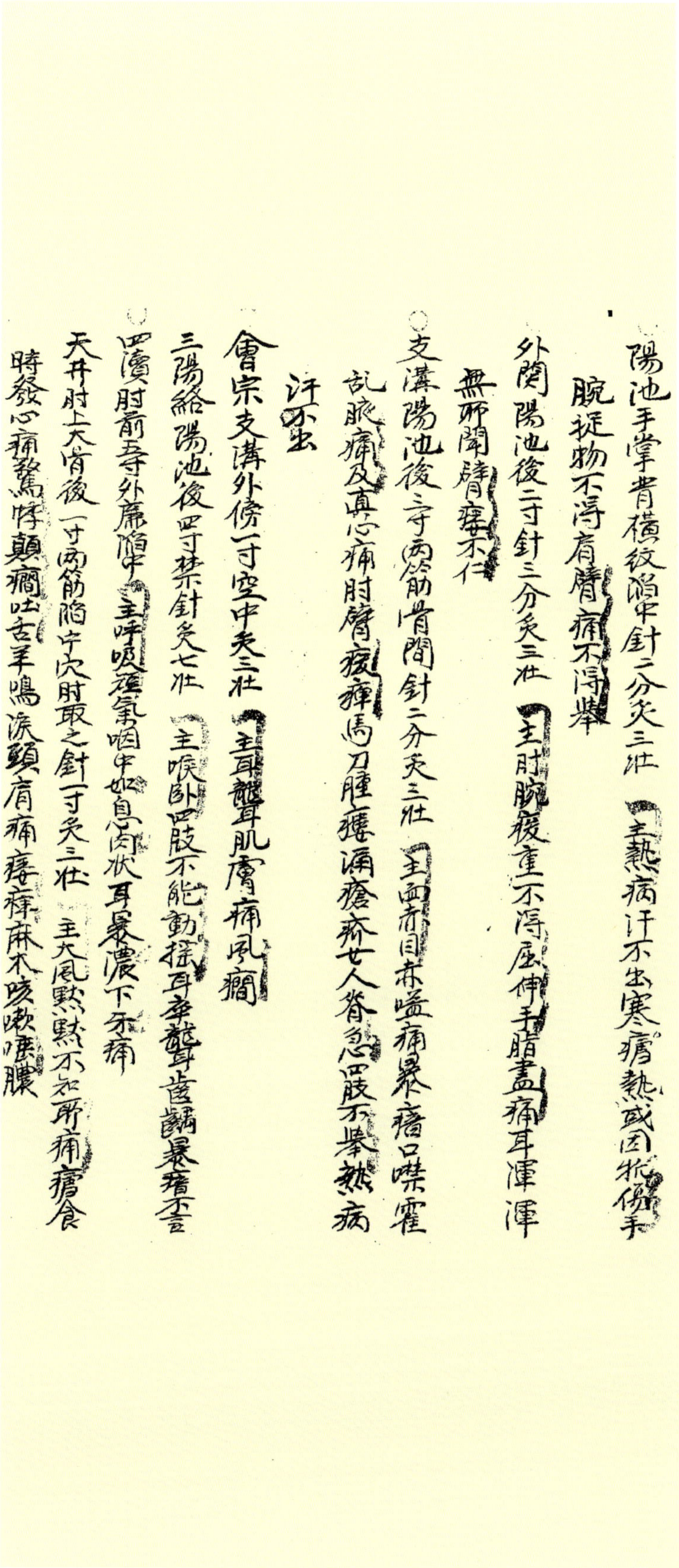

陽池手掌背横紋陷中針二分灸三壮 主熱病汗不出寒瘧熱或因折傷手
腕捉物不得肩臂痛不得舉
外關陽池後二寸針三分灸三壮 主肘腕痠重不得屈伸手指盡痛耳渾渾
無所聞臂痿不仁
支溝陽池後三寸兩筋骨間針二分灸三壮 主面赤目赤嗌痛暴瘖口噤霍
亂腋痛及真心痛肘臂痠痺馬刀腫瘻漏瘡疥女人脊急四肢不舉熱病
汗不出
會宗支溝外傍一寸空中灸三壮 主耳聾肌膚痛風癇
三陽絡陽池後四寸禁針灸七壮 主喉卧四肢不能動摇耳卒聾齒齲暴瘖不言
四瀆肘前五寸外廉陷中 主呼吸短氣咽中如息肉状耳暴濃下牙痛
天井肘上大骨後一寸兩筋陷中穴肘取之針一寸灸三壮 主大風默默不知所痛瘧食
時發心痛驚悸癲癇吐舌羊鳴淚頸肩痛痿痺麻木咳嗽唾膿

阳池：手掌背横纹陷中。针二分，灸三壮。主热病汗不出，寒疟热，或因折伤，手腕捉物不得，肩臂痛不得举。

外关：阳池后二寸。针三分，灸三壮。主肘腕酸重，不得屈伸，手指尽痛，耳浑浑无所闻，臂痿不仁。

支沟：阳池后三寸两筋骨间。针二分，灸三壮。主面赤目赤，嗌痛，暴瘖，口噤，霍乱，腋痛及真心痛，肘臂酸痹，马刀肿瘘，漏，疮疥，女人脊急，四肢不举，热病汗不出。

会宗：支沟外旁一寸空中。灸三壮。主耳聋，肌肤痛，风痫。

三阳络：阳池后四寸。禁针，灸七壮。主嗜[1]卧，四肢不能动摇，耳卒聋，齿龋，暴瘖不言。

四渎：肘前五寸外廉陷中。主呼吸短气，咽中如息肉状，耳暴聋[2]，下牙痛。

天井：肘外[3]大骨后一寸。两筋陷中，屈[4]肘取之，针一寸。灸三壮。主大风，默默不知所痛，疟，食时发心痛，惊悸癫痫，吐舌羊鸣，戾[5]颈肩痛，痿痹麻木，咳嗽唾脓。

①嗜：原作“喉”，据《普济方》卷四一六改。
②聋：原作“浓”，据《普济方》卷四一六改。
③外：原作“大”，据《素问·气穴论》改。
④屈：原作“穴”，据《素问·气穴论》改。
⑤戾：原作“泪”，据《普济方》卷四一六改。

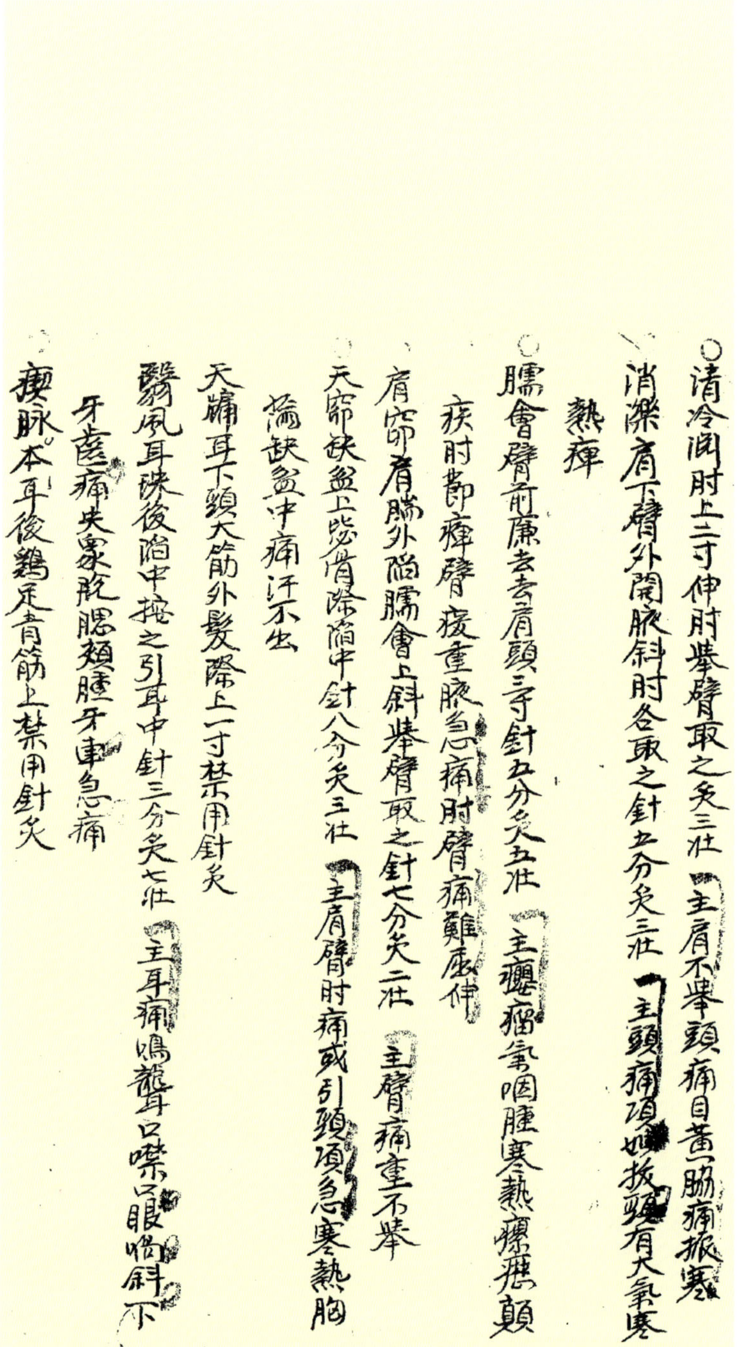
清冷渊肘上二寸伸肘举臂取之灸三壮 主肩不举头痛目黄胁痛振寒
消泺肩下臂外开腋斜肘各取之针五分灸三壮 主头痛项如拔颈有大气寒
热痹
臑会臂前廉去去肩头三寸针五分灸五壮 主瘿瘤气咽肿寒热瘰疬癫
疾肘节痹臂痠重腋急痛肘臂痛难屈伸
肩髎肩端外陷臑会上斜举臂取之针七分灸二壮 主臂痛重不举
天髎缺盆上毖骨际陷中针八分灸三壮 主肩臂肘痛或引颈项急寒热胸
满缺盆中痛汗不出
天牖耳下颈大筋外发际上一寸禁用针灸
翳风耳珠后陷中按之引耳中针三分灸七壮 主耳痛鸣聋口噤口眼㖞斜下
牙齿痛失众脱腮颊肿牙车急痛
瘈脉本耳后鸡足青筋上禁用针灸

清冷渊：肘上二寸，伸肘举臂取之。灸三壮。主肩不举，头痛目黄，胁痛振寒。

消泺：肩下臂外，开腋斜肘各取之。针五分，灸三壮。主头痛，项如拔，颈有大气，寒热痹。

臑会：臂前廉，去[①]肩头三寸。针五分，灸五壮。主瘿瘤，气咽肿，寒热瘰疬，癫疾，肘节痹，臂酸重，腋急痛，肘臂痛，难屈伸。

肩髎：肩腨外陷，臑会上，斜举臂取之。针七分，灸二壮。主臂痛重不举。

天髎：缺盆上，毖骨际陷中。针八分，灸三壮。主肩臂肘痛，或引颈项急，寒热胸满，缺盆中痛，汗不出。

天牖：耳下，颈大筋外，发际上一寸。禁用针灸。

翳风：耳珠后陷中，按之引耳中。针三分，灸七壮。主耳痛鸣聋，口噤，口眼㖞斜，下牙齿痛，失欠脱颔[②]，颊肿，牙车急痛。

瘈脉：耳本[③]后鸡足青筋上。禁用针灸。

①去：此上原重一“去”字，据《普济方》卷四一四删。

②失欠脱颔：原作“失众脱腮”，据《西方子明堂灸经》卷四改。

③耳本：原倒作“本耳”，据《西方子明堂灸经》卷四改。

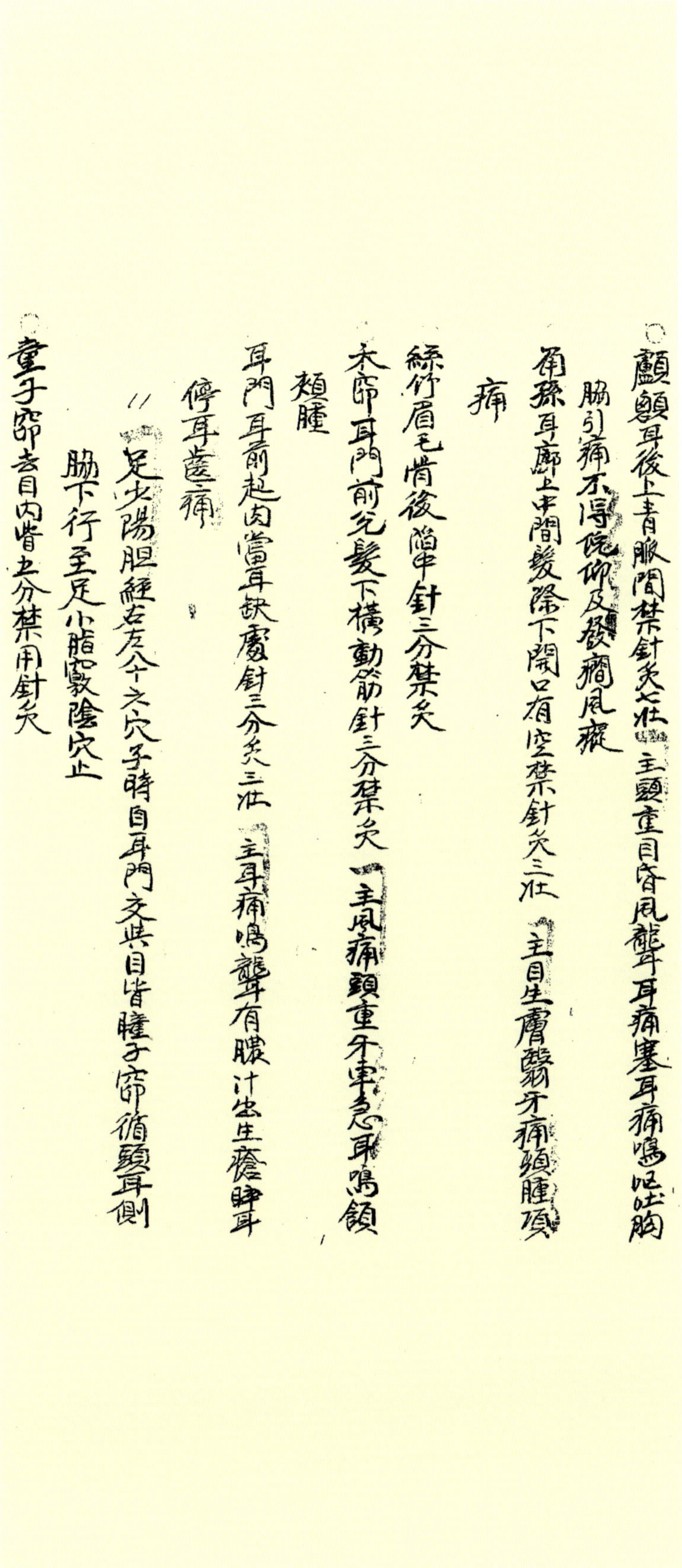
顱顖耳後上青脈間禁針灸七壯 主頭重目昏風聾耳痛塞耳痛鳴嘔吐胸
脇引痛不得俛仰及發癎風瘈
角孫耳廓上中間髮際下開口有空禁針灸三壯 主目生膚翳牙痛頸腫項
痛
絲竹眉毛骨後陷中針三分禁灸
禾髎耳門前兑髮下横動筋針三分禁灸 主風痛頭重牙車急耳鳴頷
頰腫
耳門耳前起肉當耳缺處針三分灸三壯 主耳痛鳴聾有膿汁出生瘡聤耳
停耳齒痛
足少陽胆經右左八十六穴子時自耳門交與目眥瞳子髎循頭耳側
脇下行至足小指竅陰穴止
瞳子髎去目內眥五分禁用針灸

颅囟：耳后上青脉间。禁针，灸七壮。主头重目昏，风聋，耳痛塞，耳痛鸣，呕吐，胸胁引痛，不得俯仰，及发痫风瘈。

角孙：耳廓上中间，发际下，开口有空。禁针，灸三壮。主目生肤翳，牙痛，颈肿项痛。

丝竹：眉毛骨后陷中。针三分，禁灸。

禾髎：耳门前兑发下横动筋。针三分，禁灸。主风痛头重，牙车急，耳鸣，颔颊肿。

耳门：耳前起肉当耳缺处。针三分，灸三壮。主耳痛鸣聋，有脓汁出，生疮，䏿[1]耳聤耳，齿痛。

足少阳胆经 右左八十六穴，子时自耳门交与目眦瞳子髎，循头耳侧胁下，行至足小指窍阴穴止。

瞳子髎：去目内眦五分。禁用针灸。

①䏿：原作“睟”，据《圣济总录》卷一九一改。又，此字《黄帝明堂灸经》《太平圣惠方》等均作“底”。

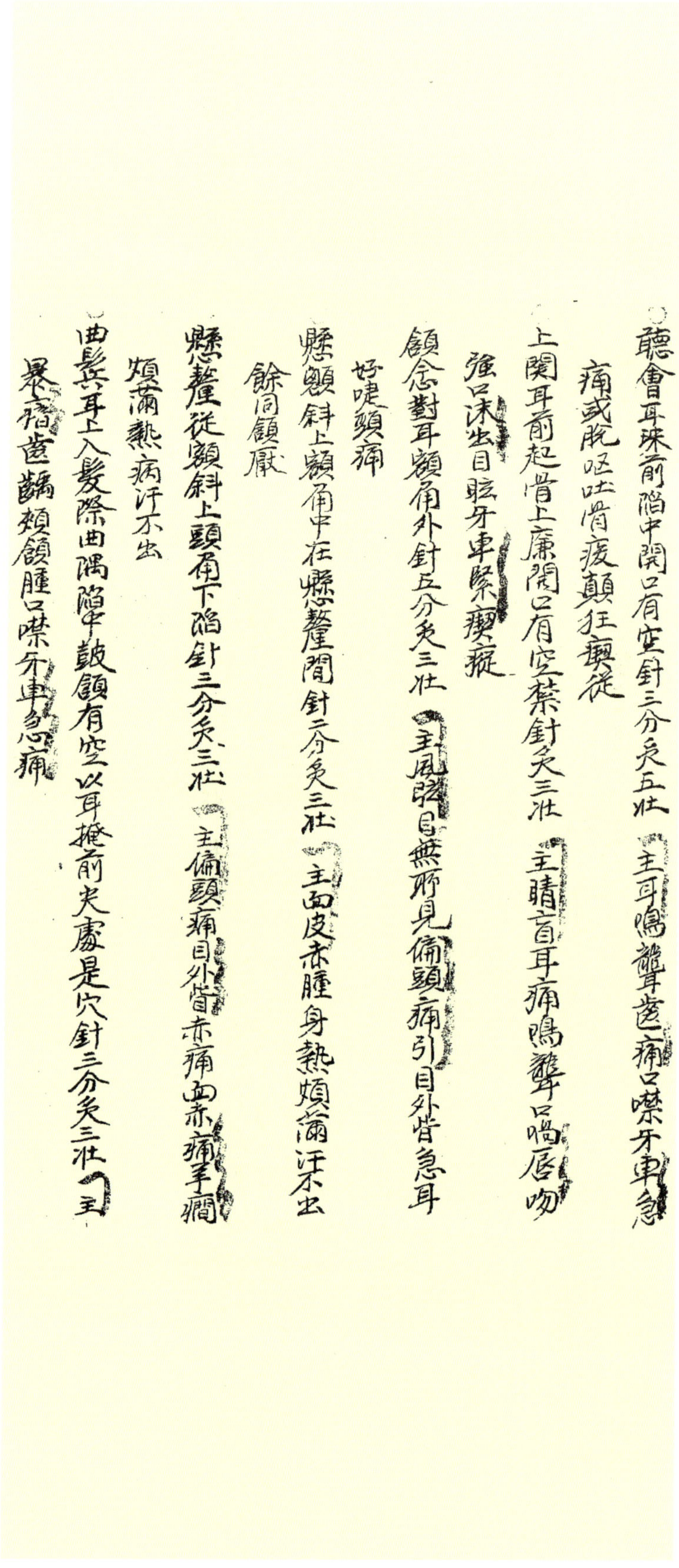

聽會耳珠前陷中開口有空針三分灸五壯（主耳鳴聾齒痛口噤牙車急
痛或脫嘔吐骨痠顛狂瘈瘲
上關耳前起骨上廉開口有空禁針灸三壯（主睛盲耳痛鳴聾口喎唇吻
強口沫出目眩牙車緊瘈瘲
頷念對耳額角外針五分灸三壯（主風眩目無所見偏頭痛引目外眥急耳
好嚏頸痛
懸顱斜上額角中在懸釐間針二分灸三壯（主面皮赤腫身熱煩滿汗不出
餘同頷厭
懸釐從額斜上頭角下陷針三分灸三壯（主偏頭痛目外眥赤痛面赤痛羊癇
煩滿熱病汗不出
曲鬢耳上入髮際曲隅陷中鼓頷有空以耳掩前尖處是穴針三分灸三壯（主
暴瘖齒齲頰頷腫口噤牙車急痛

听会：耳珠前陷中，开口有空。针三分，灸五壮。主耳鸣聋，齿痛，口噤，牙车急痛或脱，呕吐，骨酸，颠狂瘈疭。

上关：耳前起骨上廉，开口有空。禁针，灸三壮。主睛盲，耳痛鸣聋，口㖞，唇吻强，口沫出，目眩，牙车紧，瘈疭。

颔厌①：对耳颔角外。针五分，灸三壮。主风眩，目无所见，偏头痛，引目外眦急，耳鸣多嚏②，颈痛。

悬颅③：斜上额角中，在悬厘间。针二分，灸三壮。主面皮赤肿，身热烦满，汗不出。余同颔厌。

悬厘：从额斜上，头角下陷。针三分，灸三壮。主偏头痛，目外眦赤痛，面赤痛，羊痫，烦满热病，汗不出。

曲鬓：耳上入发际曲隅陷中，鼓颔有空；以耳掩前，尖处是穴。针三分，灸三壮。主暴瘖，齿龋，颊颔肿，口噤，牙车急痛。

---

①厌：原作“念”，据《普济方》卷四一四改。

②耳鸣多嚏：原作“耳好嚏”，据《普济方》卷四一四改。

③颅：原作“囟”，据《普济方》卷四一四改。

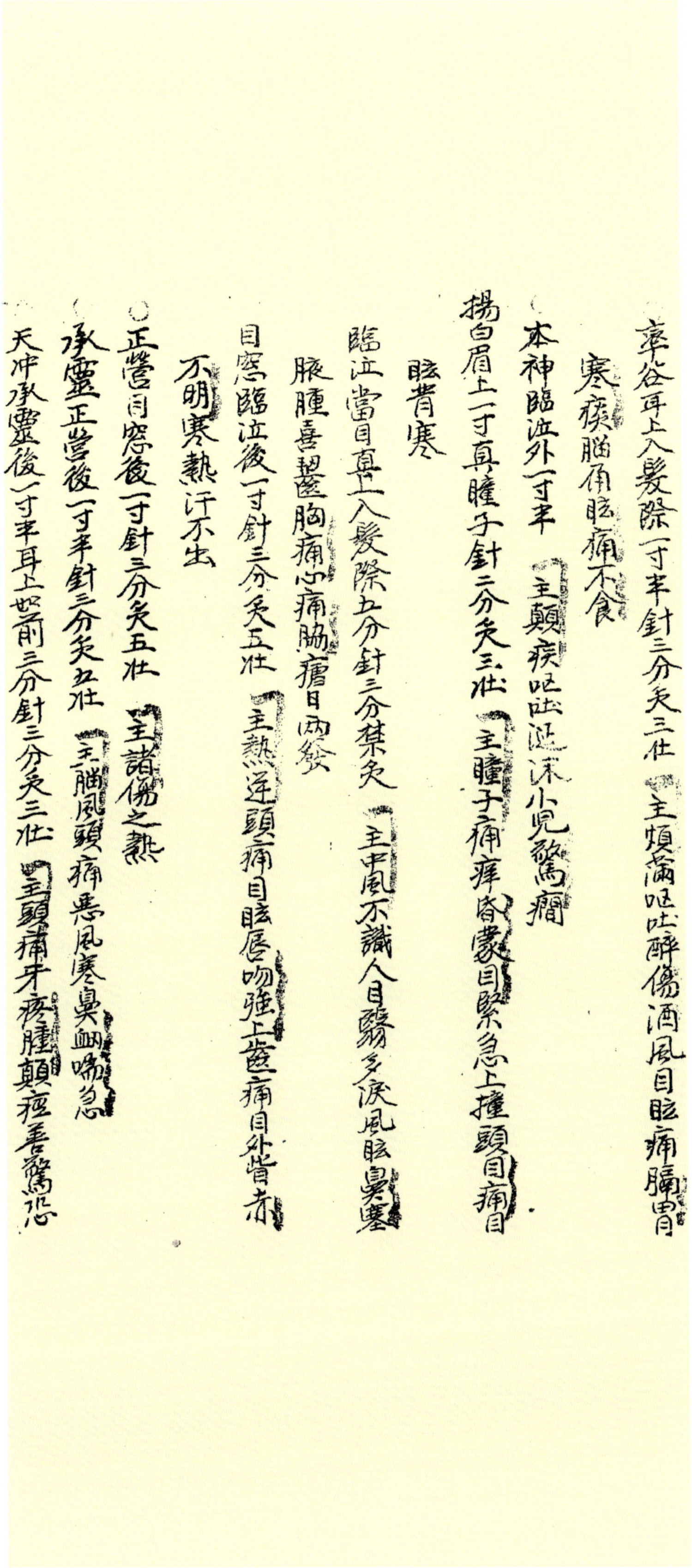

率谷耳上入髮際一寸半針三分灸三壯 主煩滿嘔吐醉傷酒風目眩痛膈胃寒痰腦角眩痛不食
本神臨泣外一寸半 主顛疾嘔吐涎沫小兒驚癇
揚白眉上一寸直瞳子針二分灸三壯 主瞳子痛痒昏蒙目緊急上撞頭目痛目眩背寒
臨泣當目直上入髮際五分針三分禁灸 主中風不識人目翳多淚風眩鼻塞腋腫喜齧胸痛心痛脇瘧日兩發
目窗臨泣後一寸針三分灸五壯 主熱逆頭痛目眩唇吻強上齒痛目外眥赤不明寒熱汗不出
正營目窗後一寸針三分灸五壯 主諸傷之熱
承靈正營後一寸半針三分灸五壯 主腦風頭痛惡風寒鼻衄喘急
天冲承靈後一寸半耳上如前三分針三分灸三壯 主頭痛牙疼腫顛痓善驚恐

率谷：耳上入发际一寸半。针三分，灸三壮。主烦满呕吐，醉伤酒风，目眩痛，膈胃寒痰，脑角眩痛，不食。

本神：临泣外一寸半。主癫疾，呕吐涎沫，小儿惊痫。

扬白：眉上一寸，直瞳子。针二分，灸三壮。主瞳子痛痒，昏蒙，目紧急，上撞头，目痛目眩，背寒。

临泣：当目直上，入发际五分。针三分，禁灸。主中风不识人，目翳多泪，风眩，鼻塞，腋肿，喜啮，胸痹心痛①，疟日两发。

目窗：临泣后一寸。针三分，灸五壮。主热逆，头痛目眩，唇吻强，上齿痛，目外眦赤，不明寒热，汗不出。

正营：目窗后一寸。针三分，灸五壮。主诸伤之热。

承灵：正营后一寸半。针三分，灸五壮。主脑风头痛，恶风寒，鼻衄，喘急。

天冲：承灵后一寸半，耳上如前三分。针三分，灸三壮。主头痛，牙疼肿，颠痉，善惊恐。

①胸痹心痛：原作“胸痛心痛胁”，据《针灸甲乙经》卷九第二改，删。

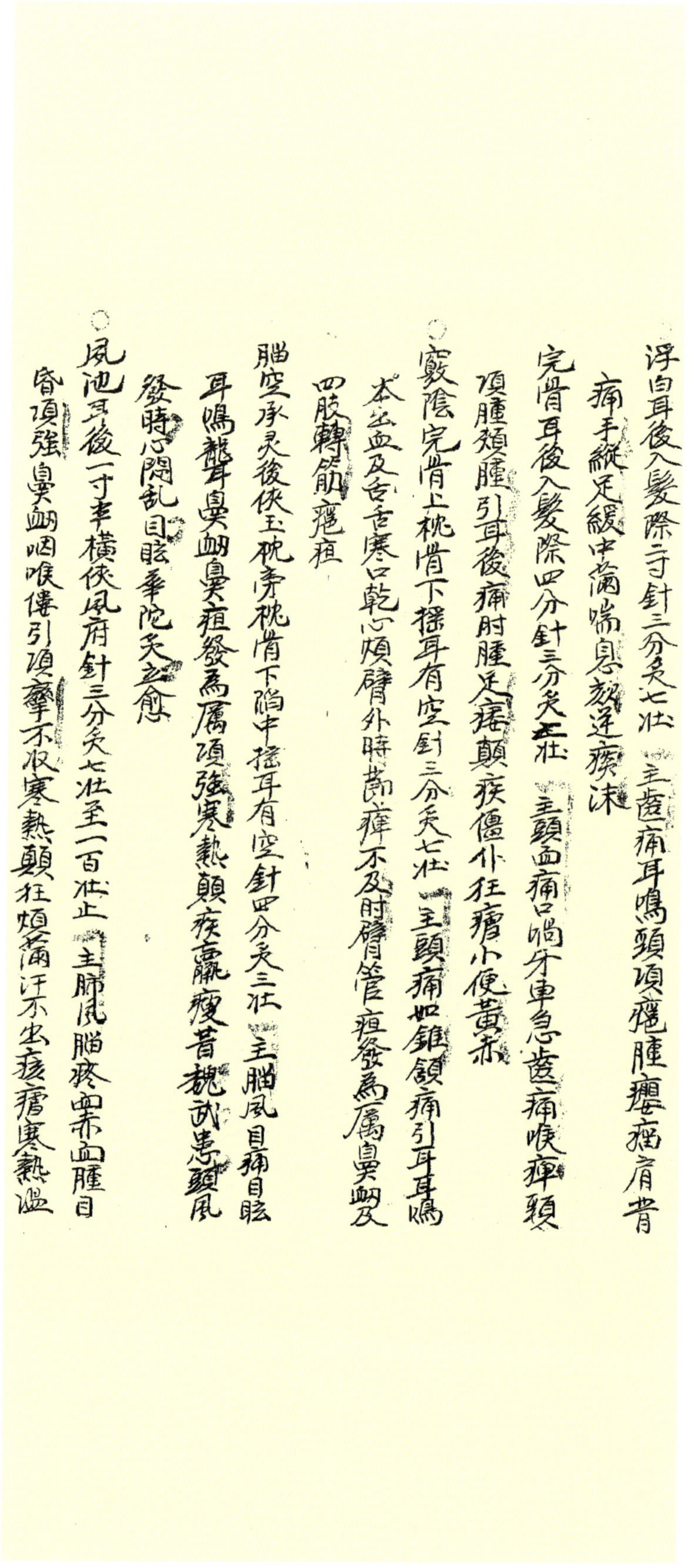
浮白耳後入髮際二寸針三分灸七壯 主齒痛耳鳴頸項瘇腫癭瘤肩背
痛手縱足緩中滿喘息欬逆痰沫
完骨耳後入髮際四分針三分灸二壯 主頭面痛口喎牙車急齒痛喉痺頸
項腫頰腫引耳後痛肘腫足痿顛疾僵仆狂瘧小便黃赤
竅陰完骨上枕骨下揺耳有空針三分灸七壯 主頭痛如錐頷痛引耳耳鳴
本出血及舌寒口乾心煩臂外肘節痺不及時臂管疽發為厲鼻衄及
四肢轉筋瘇疽
腦空承灵後俠玉枕旁枕骨下陷中揺耳有空針四分灸三壯 主腦風目痛目眩
耳鳴聾鼻衄鼻疽發為厲項強寒熱顛疾羸瘦昔魏武患頭風
發時心悶亂目眩華佗灸之愈
風池耳後一寸半横俠風府針三分灸七壯至一百壯止 主肺風腦疼面赤面腫目
昏項強鼻衄咽喉僂引項攣不收寒熱顛狂煩滿汗不出痎瘧寒熱溫

浮白：耳后入发际二寸。针三分，灸七壮。主齿痛，耳鸣，头颈项痛肿，瘿瘤，肩背痛，手纵足缓，中满喘息，咳逆痰沫。

完骨：耳后入发际四分。针三分，灸二壮。主头面痛，口㖞，牙车急，齿痛，喉痹，颈项肿，颊肿引耳后痛，肘肿，足痿，癫疾，僵仆，狂，疟，小便黄赤。

窍阴：完骨上，枕骨下，摇耳有空。针三分，灸七壮。主头痛如锥，颔痛引耳，耳鸣，舌①本出血，及舌寒口干，心烦，臂外肘节痹不能伸②，鼻③管疽，发为厉，鼻衄及四肢转筋，痈疽。

脑空：承灵后，侠玉枕旁，枕骨下陷中，摇耳有空。针四分，灸三壮。主脑风，目痛目眩，耳鸣聋，鼻衄，鼻疽发为厉，项强，寒热，癫疾，羸瘦。昔魏武患头风，发时心闷乱，目眩，华佗灸立愈。

风池：耳后一寸半，横侠风府。针三分，灸七壮至一百壮止。主肺风脑疼，面赤面肿，目昏项强，鼻衄，腰伛偻④，引项挛不收，寒热颠狂，烦满汗不出，痎疟寒热，温

---

①舌：原错置于下文"舌寒"前，据《普济方》卷四一四乙正。
②不能伸：原作"不及肘"，据《普济方》卷四一四改。
③鼻：原作"臂"，据《普济方》卷四一四改。
④腰伛偻：原作"咽喉偻"，据《普济方》卷四一三改。

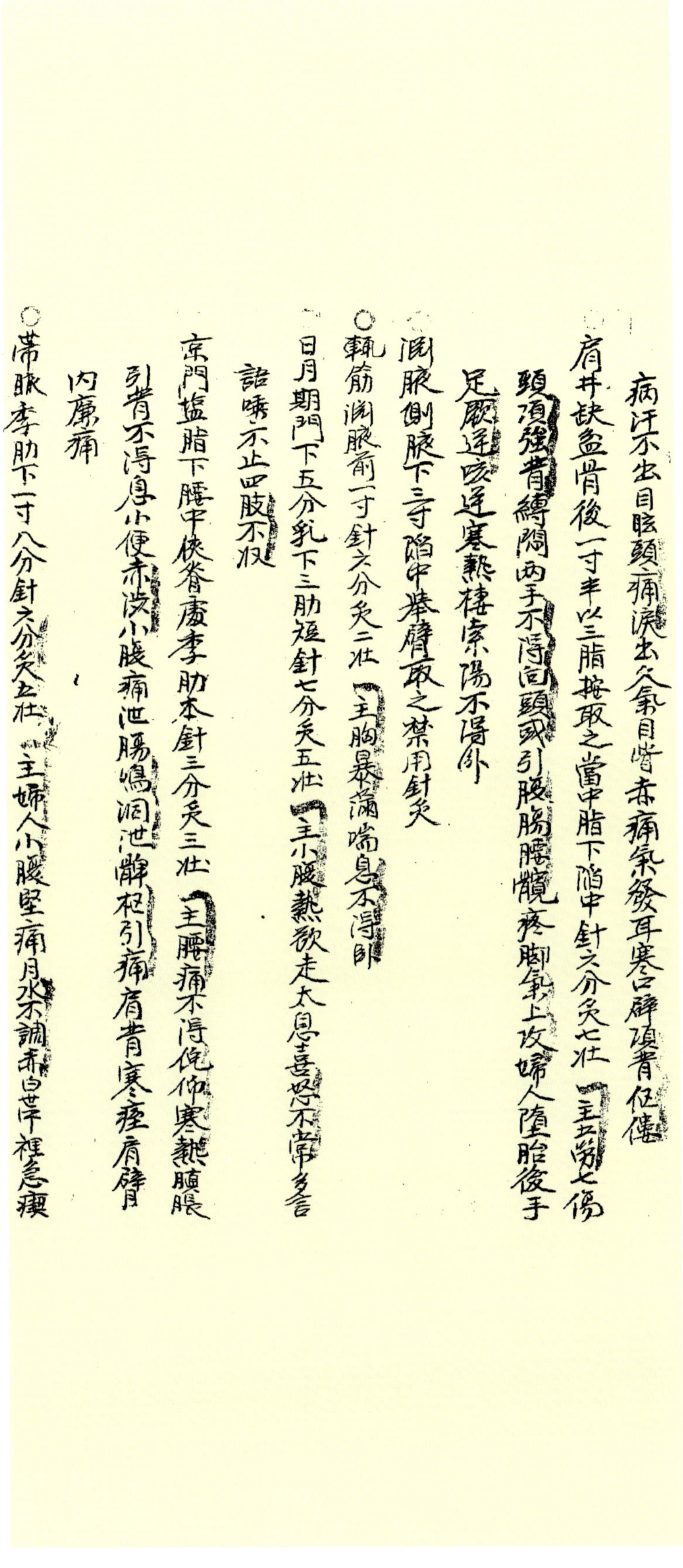
病汗不出目眩頭痛淚出欠氣目眥赤痛氣發耳塞口僻項背伛僂
肩井缺盆骨後一寸半以三指按取之當中指下陷中針六分灸七壯 主五勞七傷
頸項強背髆悶兩手不得向頭或引腹腸腰髖疼腳氣上攻婦人墮胎後手
足厥逆咳逆寒熱悽索陽不得卧
淵腋側腋下三寸陷中舉臂取之禁用針灸
○輒筋淵腋前一寸針六分灸二壯 主胸暴滿喘息不得卧
日月期門下五分乳下三肋短針七分灸五壯 主小腹熱欲走太息喜怒不常多言
語唾不止四肢不收
京門監骨下腰中俠脊處季肋本針三分灸三壯 主腰痛不得俛仰寒熱䐜脹
引背不得息小便赤澀小腹痛泄腸鳴洞泄髀樞引痛肩背寒痓肩臂
內廉痛
○帶脈季肋下一寸八分針六分灸五壯 主婦人小腹堅痛月水不調赤白帶下裏急瘈

病汗不出，目眩头痛，泪出欠气，目眦赤痛，气发耳塞[①]，口辟，项背伛偻。

肩井：缺盆骨后一寸半，以三指按取之，当中指下陷中。针六分，灸七壮。主五劳七伤，颈项强，背膊闷，两手不得向头，或引腹肠腰髋疼，脚气上攻；妇人坠胎后手足厥逆，咳逆，寒热凄索，阳不得卧。

渊腋：侧腋下三寸陷中，举臂取之。禁用针灸。

辄筋：渊腋前一寸。针六分，灸二壮。主胸暴满，喘息不得卧。

日月：期门下五分，乳下三肋。短针七分，灸五壮。主小腹热，欲走，太息，喜怒不常多言，语唾不止，四肢不收。

京门：监指下腰中侠脊处，季肋本。针三分，灸三壮。主腰痛不得俯仰，寒热䐜胀，引背不得息，小便赤涩，小腹痛泄，肠鸣洞泄，髀枢引痛，肩背寒痓，肩臂内廉痛。

带脉：季肋下一寸八分。针六分，灸五壮。主妇人小腹坚痛，月水不调，赤白带，里急，瘈

①塞：原作“寒”，据《普济方》卷四一四改。

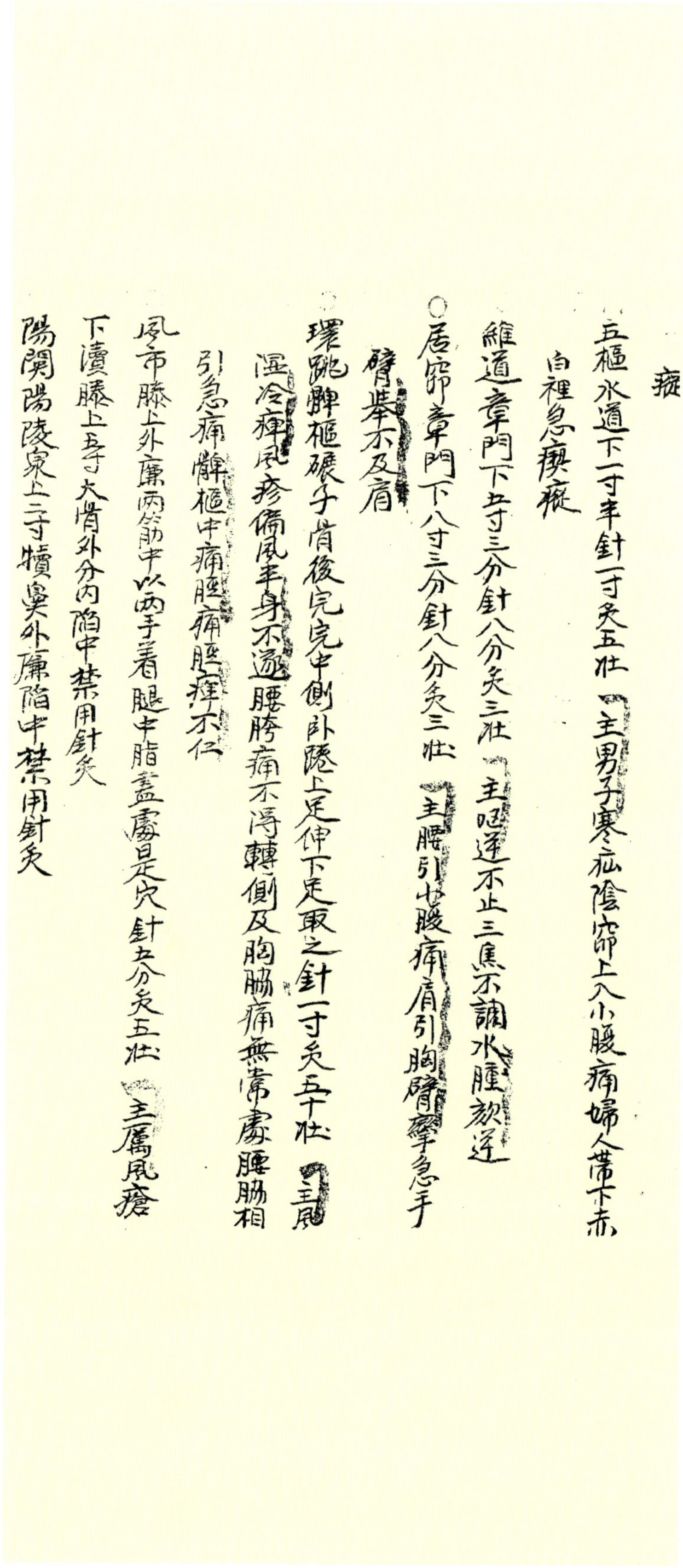

疭。

五枢：水道下一寸半。针一寸，灸五壮。主男子寒疝，阴卵[1]上入小腹痛；妇人滞下赤白，里急瘈疭。

维道：章门下五寸三分。针八分，灸三壮。主呕逆不止，三焦不调，水肿咳逆。

居髎：章门下八寸三分。针八分，灸三壮。主腰引小腹痛，肩引胸臂挛急，手臂举不及肩。

环跳：髀枢碾子骨后宛宛[2]中，侧卧，蜷上足伸下足取之。针一寸，灸五十壮。主风湿冷痹，风疹偏风，半身不遂，腰胯痛不得转侧，及胸胁痛无常处，腰胁相引急痛，髀枢中痛，胫痛，胫痹不仁。

风市：膝上外廉两筋中，以两手着腿，中指尽处是穴。针五分，灸五壮。主厉风疮。

中[3]渎：膝上五寸大骨外分肉陷中。禁用针灸。

阳关：阳陵泉上二寸，犊鼻外廉陷中。禁用针灸。

---

①卯：原作“窌”，据《普济方》卷四一五改。

②宛宛：原作“完完”，据《普济方》卷四一六改。本书所有“宛宛”均写作“完完”，均据此改，不另出注。

③中：原作“下”，据《普济方》卷四一六改。

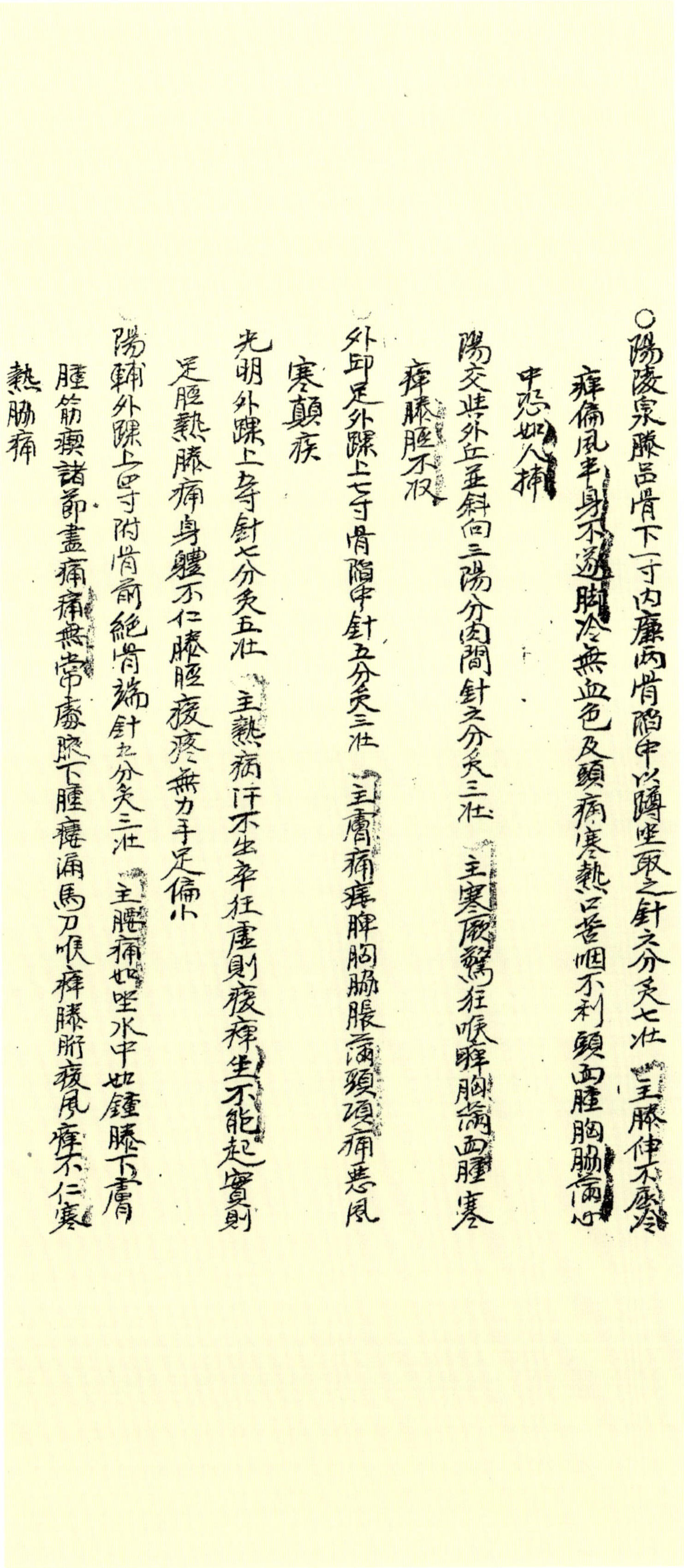

○陽陵泉膝品骨下一寸内廉两骨陷中以蹲坐取之針六分灸七壯　主膝伸不屈冷痺偏風半身不遂脚冷無血色及頭痛寒熱口苦咽不利頭面腫胸脇滿心中恐如人捕

陽交與外丘並斜向三陽分肉間針六分灸三壯　主寒厥驚狂喉痺胸滿面腫寒痺膝脛不収

外丘足外踝上七寸骨陷中針五分灸三壯　主膚痛痿痺胸脇脹滿頸項痛悪風寒顛疾

光明外踝上五寸針七分灸五壯　主熱病汗不出卒狂虚則痠痺坐不能起實則足脛熱膝痛身體不仁膝脛痠疼無力手足偏小

陽輔外踝上四寸附骨前絶骨端針五分灸三壯　主腰痛如坐水中如鍾膝下膚腫筋攣諸節盡痛痛無常處腋下腫瘻漏馬刀喉痺膝胻痠風痺不仁寒熱脇痛

阳陵泉：膝品骨下一寸内廉，两骨陷中，以蹲坐取之。针六分，灸七壮。主膝伸不屈，冷痹，偏风，半身不遂，脚冷无血色，及头痛寒热，口苦，咽不利，头面肿，胸胁满，心中恐如人捕。

阳交：与外丘并斜向三阳分肉间。针六分，灸三壮。主寒厥，惊狂，喉痹，胸满，面肿，寒痹，膝胫不收。

外丘：足外踝上七寸骨陷中。针五分，灸三壮。主肤痛痿痹[1]，胸胁胀满，颈项痛，恶风寒，癫疾。

光明：外踝上五寸。针七分，灸五壮。主热病汗不出，卒狂，虚则酸痹，坐不能起；实则足胫热，膝痛，身体不仁，膝胫酸疼无力，手足偏小。

阳辅：外踝上四寸，附骨前，绝骨端。针五分，灸三壮。主腰痛如坐水中，如钟，膝下肤肿，筋挛，诸节尽痛，痛无常处；腋下肿瘘漏，马刀，喉痹，膝胻酸，风痹不仁，寒热胁痛。

①痹：原作"脾"，据《普济方》卷四一三改。

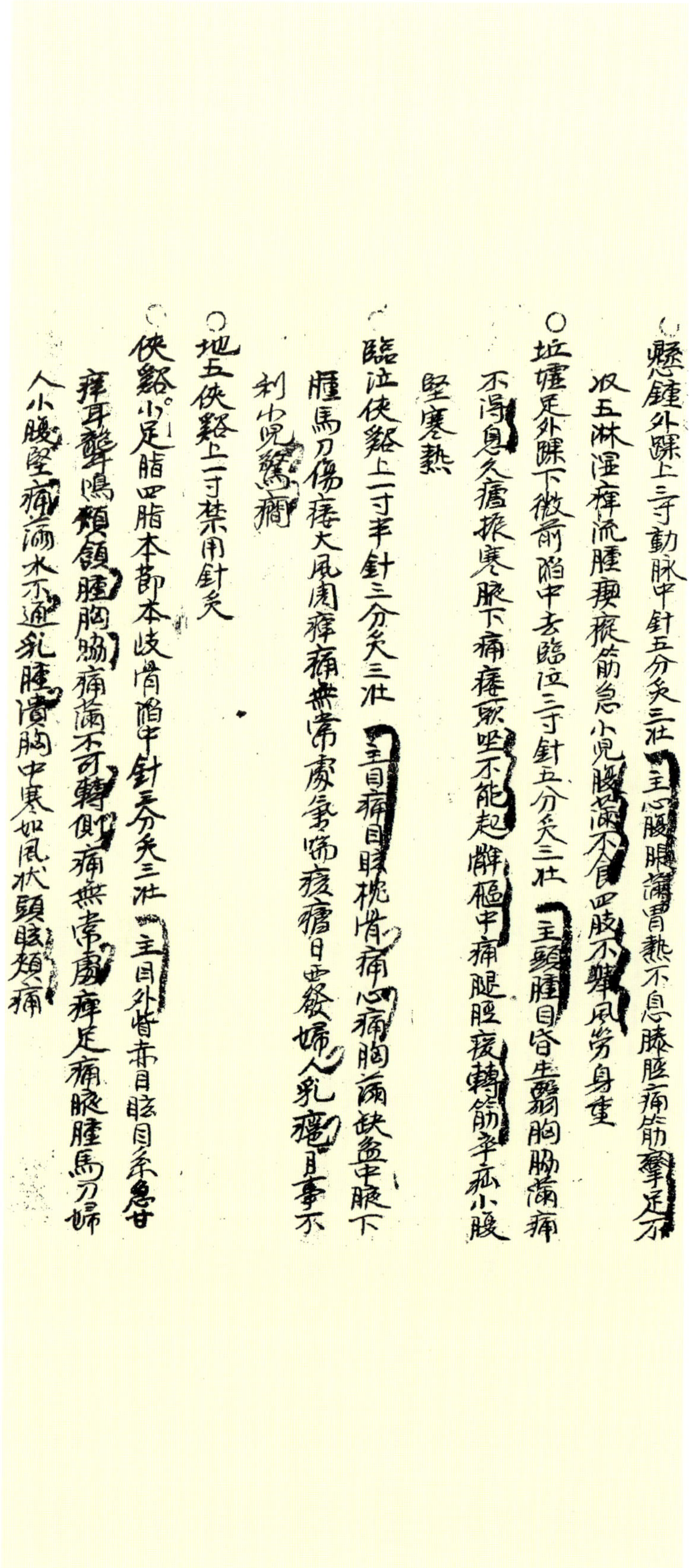

悬钟：外踝上三寸动脉中。针五分，灸三壮。主心腹胀满，胃热不息，膝胫痛，筋挛，足不收，五淋，湿痹流肿，瘈疭筋急；小儿腹满不食，四肢不举，风劳身重。

丘墟：足外踝下微前陷中，去临泣三寸。针五分，灸三壮。主头肿，目昏生翳，胸胁满痛，不得息；久疟振寒，腋下痛，痿厥，坐不能起，髀枢中痛，腿胫酸，转筋，卒疝，小腹坚，寒热。

临泣：侠溪上一寸半。针三分，灸三壮。主目痛目眩，枕骨痛，心痛，胸满，缺盆中腋下肿，马刀伤瘘，大风周痹，痛无常处，气喘，痎疟日西发；妇人乳痛，月事不利；小儿惊痫。

地五会[1]：侠溪上一寸。禁用针灸。

侠溪：足小指四指本节[2]歧骨陷中。针三分，灸三壮。主目外眦赤，目眩，目系急，目[3]痒，耳聋鸣，颊颔肿，胸胁痛满，不可转侧，痛无常处，痹，足痛腋肿，马刀；妇人小腹坚痛，月[4]水不通，乳肿溃，胸中寒，如风状，头眩颊痛。

①会：原脱，据《普济方》卷四一六补。
②足小指四指本节：原作“小足指四指本节本”，据《普济方》卷四一六乙、删。
③目：原作“甘”，据《普济方》卷四一六改。
④月：原作“满”，据《普济方》卷四一六改。

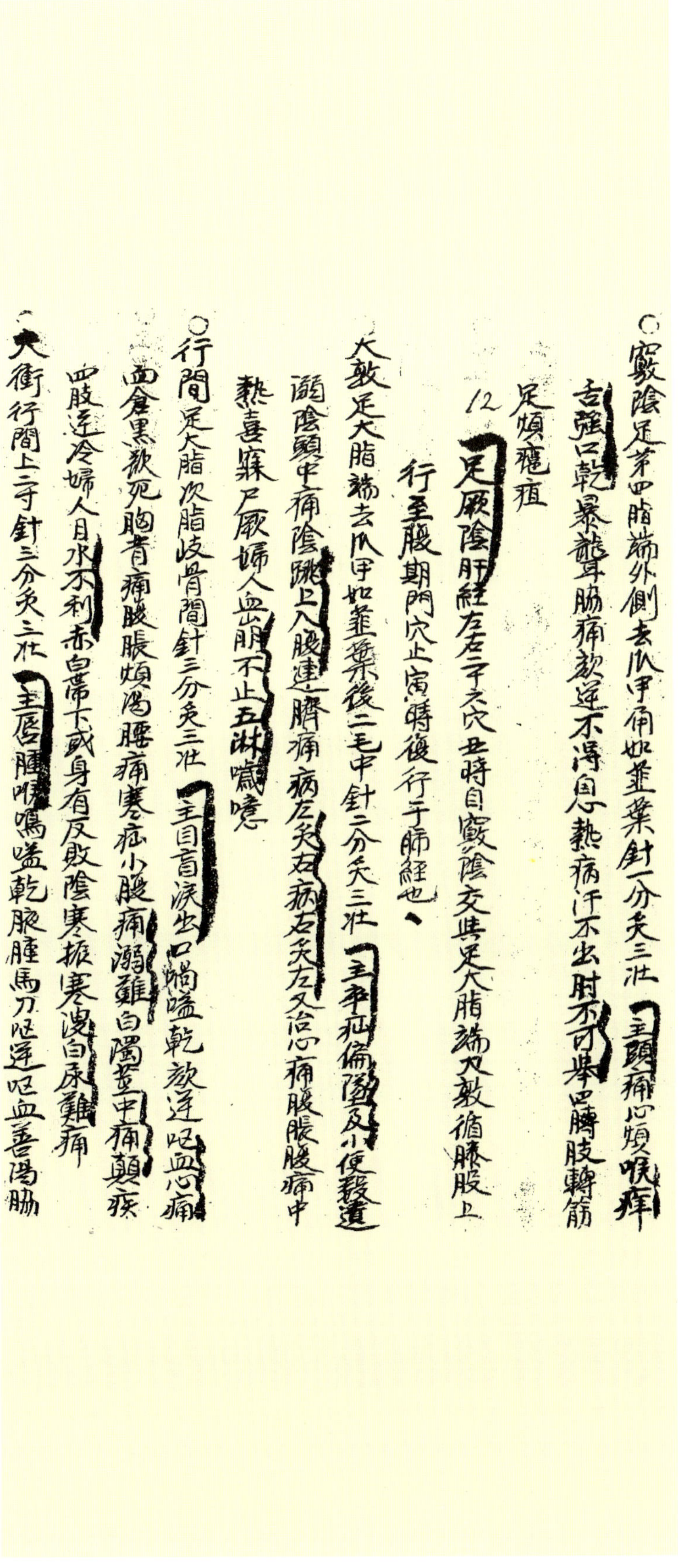
竅陰足第四指端外側去爪甲角如韮葉針一分灸三壯 主頭痛心煩喉痺
舌强口乾暴聾脇痛欬逆不得息熱病汗不出肘不可舉四膊肢轉筋
足煩癰疽
足厥陰肝經左右二十六穴丑時自竅陰交與足大指端大敦循膝股上
行至腹期門穴止寅時復行于肺經也
大敦足大指端去爪甲如韮葉後二毛中針二分灸三壯 主卒疝偏墜及小便數遺
溺陰頭中痛陰跳上入腹連臍痛病左灸右病右灸左又治心痛腹脹腹痛中
熱喜寐尸厥婦人血崩不止五淋噦噫
行間足大指次指岐骨間針三分灸三壯 主目盲淚出口喎嗌乾欬逆嘔血心痛
面倉黑欲死胸背痛腹脹煩渴腰痛寒疝小腹痛溺難白濁莖中痛癲疾
四肢逆冷婦人月水不利赤白帶下或身有反敗陰寒振寒溲白尿難痛
大衝行間上二寸針三分灸三壯 主唇腫喉鳴嗌乾腋腫馬刀嘔逆嘔血善渴脇

窍阴：足第四指端外侧，去爪甲角如韭叶。针一分，灸三壮。主头痛心烦，喉痹舌强，口干暴聋，胁痛，咳逆不得息，热病汗不出，肘不可举，四膊肢转筋，足烦痈疽。

足厥阴肝经 左右二十六穴，丑时自窍阴交与足大指端大敦，循膝股上行至腹期门穴止；寅时复行于肺经也。

大敦：足大指端，去爪甲如韭叶及三毛[1]中。针二分，灸三壮。主卒疝偏坠，及小便数遗溺，阴头中痛，阴跳上入腹，连脐痛，病左灸右，病右灸左。又治心痛，腹胀腹痛，中热喜寐，尸厥；妇人血崩不止，五淋哕噫。

行间：足大指次指歧骨间。针三分，灸三壮。主目盲泪出，口㖞嗌干，咳逆呕血，心痛，面苍黑欲死，胸背痛，腹胀烦渴，腰痛寒疝，小腹痛，溺难，白浊，茎中痛，癫疾，四肢逆冷。妇人月水不利，赤白带下，或身有反败，阴寒振寒，溲白，尿难痛。

太冲：行间上二寸。针三分，灸三壮。主唇肿，喉鸣嗌干，腋肿马刀，呕逆呕血，善渴，胁

①及三毛：原作"后二毛"，据《普济方》卷四一六改。

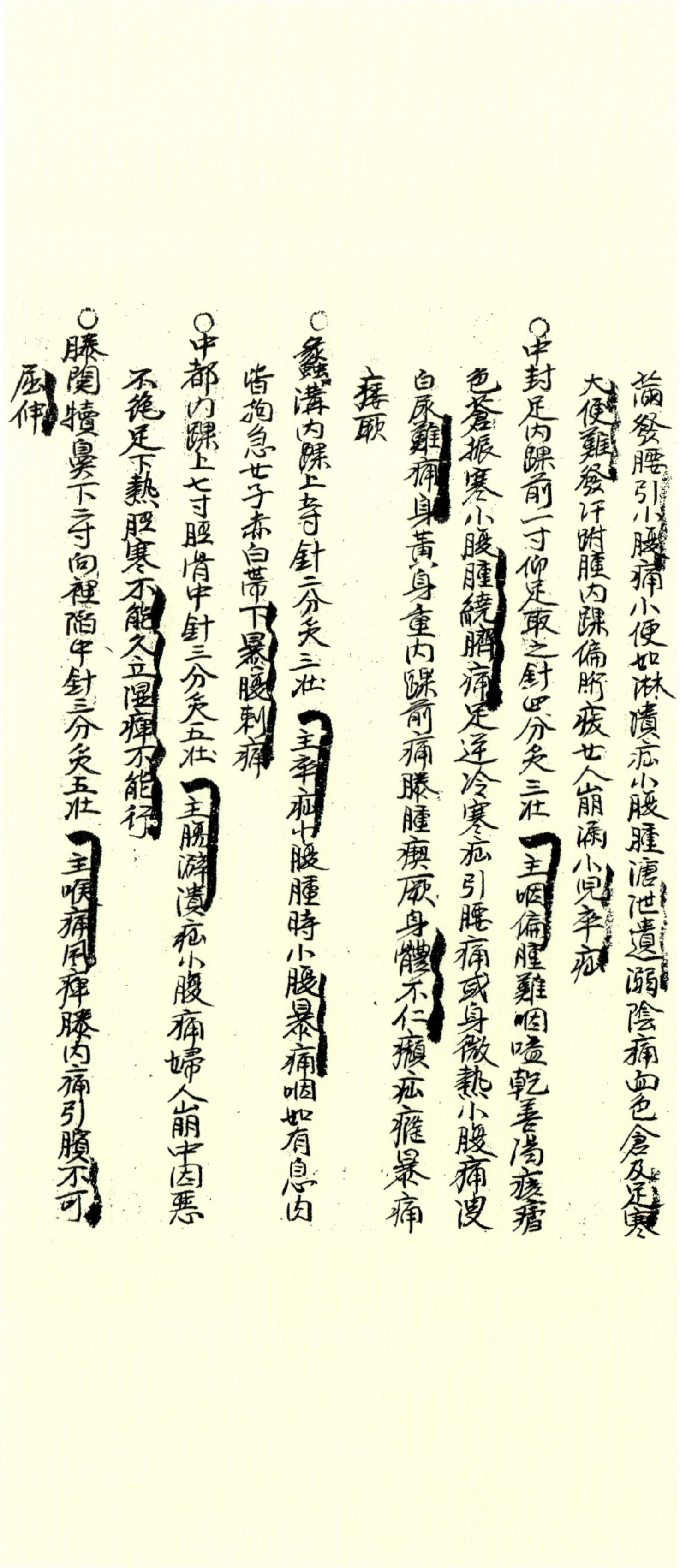

满发腰，引小腹痛，小便如淋，瘄[1]疝，小腹肿，溏泄，遗溺，阴痛，面色苍，及足寒，大便难，发汗，跗肿，内踝偏胻酸；女人崩漏，小儿卒疝。

中封：足内踝前一寸，仰足取之。针四分，灸三壮。主咽偏肿，难咽，嗌干善渴，痎，痁，色苍振寒，小腹肿，绕脐痛，足逆冷，寒疝引腰痛，或身微热，小腹痛，溲白，尿难痛，身黄身重，内踝前痛，膝肿瘈厥，身体不仁，癞疝癃暴痛，痿厥。

蠡沟：内踝上五寸。针二分，灸三壮。主卒疝小腹肿，时小腹暴痛，咽如有息肉，皆拘急；女子赤白带下，暴腹刺痛。

中都：内踝上七寸胫骨中。针三分，灸五壮。主肠澼溃疝，小腹痛，妇人崩中，因恶露[2]不绝；足下热，胫寒，不能久立，湿痹不能行。

膝关：犊鼻下二寸向里陷中。针三分，灸五壮。主喉痛，风痹，膝内痛，引膑不可屈伸。

①瘄：原作“溃”，据《普济方》卷四一六改。

②露：原无，据《普济方》卷四一六补。

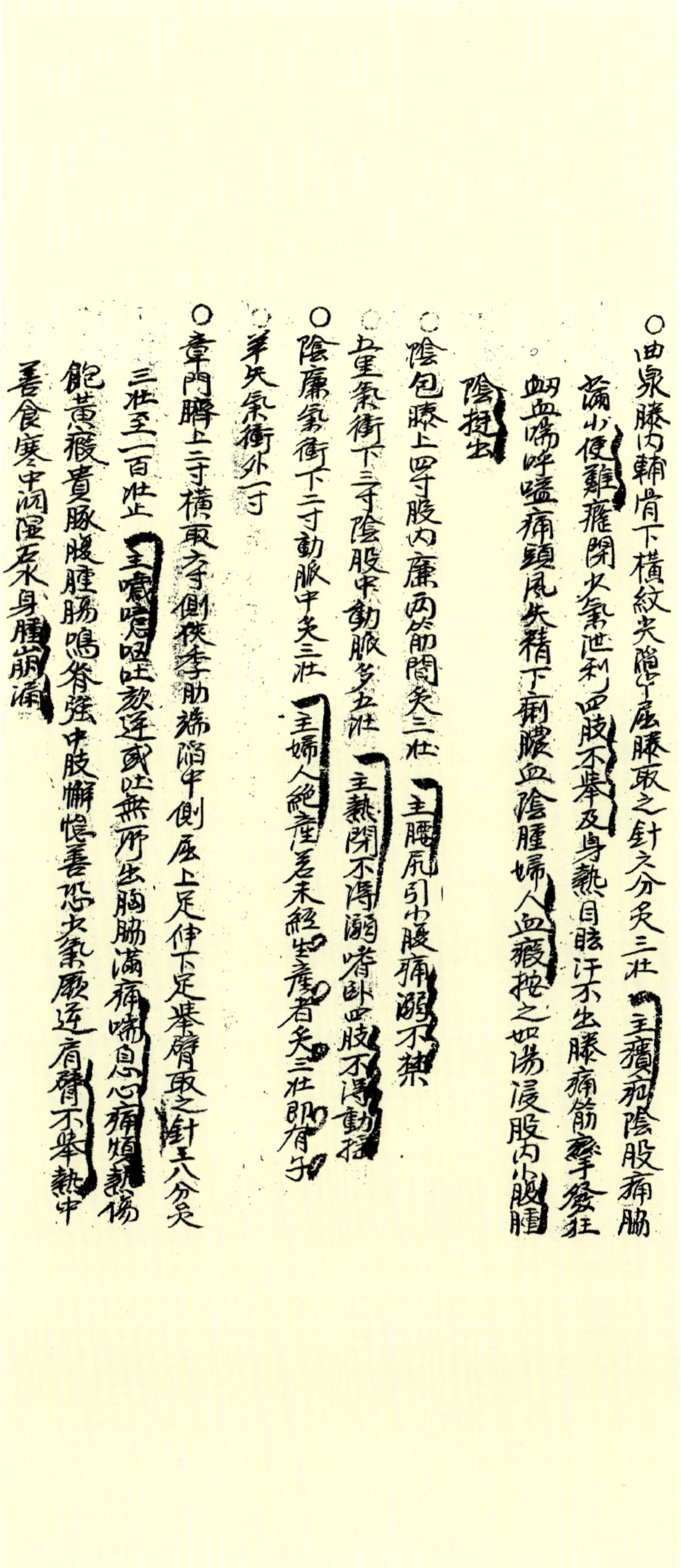
○曲泉膝內輔骨下橫紋尖陷中屈膝取之針六分灸三壯 主㿗疝陰股痛脇滿小便難癃閉少氣泄利四肢不舉及身熱目眩汗不出膝痛筋攣發狂衄血喘呼嗌痛頭風失精下痢膿血陰腫婦人血瘕按之如湯浸股內小腹腫陰挺出
○陰包膝上四寸股內廉兩筋間灸三壯 主腰尻引小腹痛溺不禁
○五里氣衝下三寸陰股中動脈多五壯 主熱閉不得溺嗜卧四肢不得動搖
○陰廉氣衝下二寸動脈中灸三壯 主婦人絕產若未經生產者灸三壯即有子
○羊矢氣衝外一寸
○章門臍上二寸橫取六寸側俠季肋端陷中側屈上足伸下足舉臂取之針八分灸三壯至一百壯止 主喘息嘔吐欬逆或吐無所出胸脇滿痛喘息心痛煩熱傷飽黃癉貴豚腹腫腸鳴脊強中肢懈惰善恐少氣厥逆肩臂不舉熱中善食寒中洞濕石水身腫崩漏

曲泉：膝内辅骨下横纹尖陷中，屈膝取之。针六分，灸三壮。主㿗疝，阴股痛，胁满，小便难，癃闭，少气泄利，四肢不举，及身热目眩，汗不出，膝痛，筋挛，发狂，衄血，喘呼，嗌痛，头风，失精，下痢脓血，阴肿，妇人血瘕，按之如汤浸，股内小腹肿，阴挺出。

阴包：膝上四寸，股内廉两筋间。灸三壮。主腰尻引小腹痛，溺不禁。

五里：气冲下三寸，阴股中动脉。灸[①]五壮。主热闭不得溺，嗜卧，四肢不得动摇。

阴廉：气冲下二寸动脉中。灸三壮。主妇人绝产，若未经生产者，灸三壮即有子。

羊矢：气冲外一寸。

章门：脐上二寸，横取六寸，侧侠季肋端陷中；侧屈上足，伸下足，举臂取之。针八分，灸三壮至一百壮止。主喘噫呕吐，咳逆，或吐无所出；胸胁满痛，喘息心痛，烦热伤饱，黄瘅，贲[②]豚，腹肿肠鸣，脊强，四[③]肢懈怠，善恐少气，厥逆，肩臂不举，热中善食，寒中洞泄[④]，石水，身肿，崩漏。

①灸：原作“多”，据《普济方》卷四一六改。

②贲：原作“贵”，据《普济方》卷四一五改。

③四：原作“中”，据《普济方》卷四一五改。

④泄：原作“湿”，据《普济方》卷四一五改。

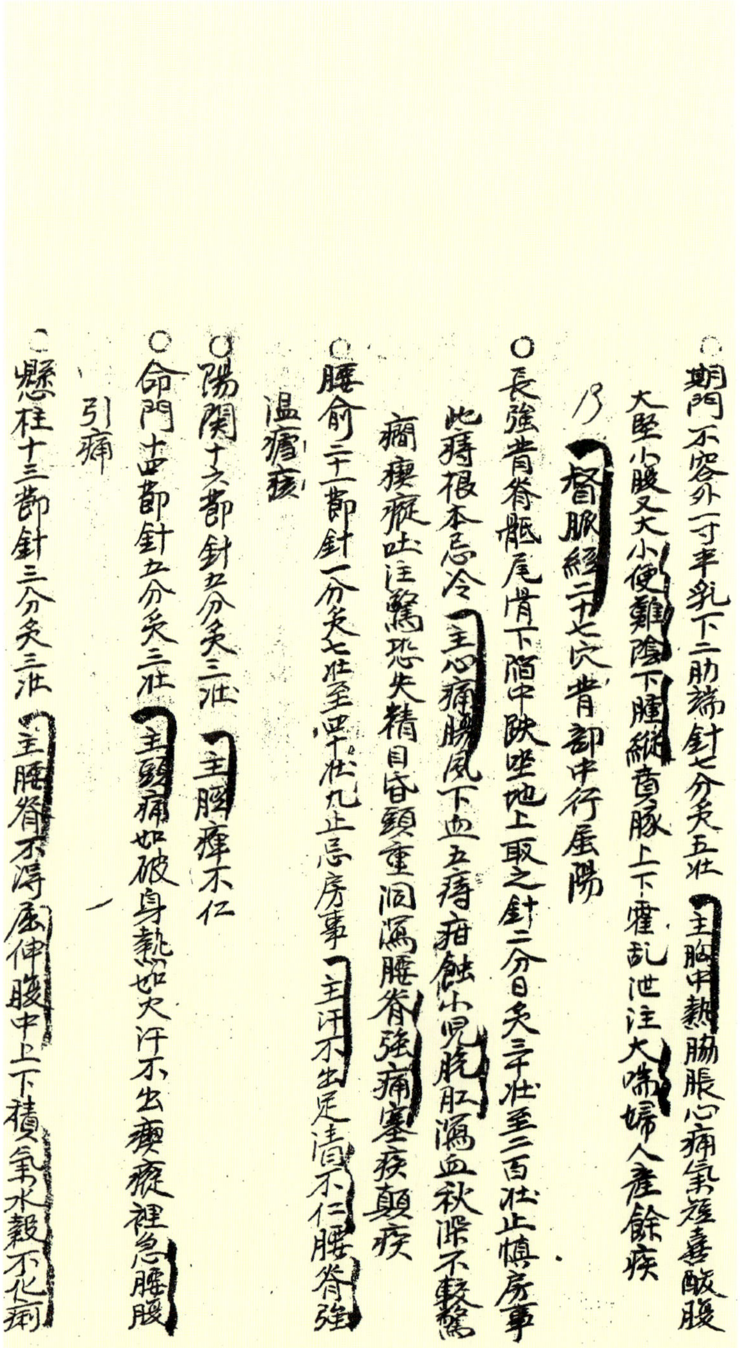
期門不容外一寸半乳下二肋端針七分灸五壯 主胸中熱脇脹心痛氣短喜酸腹
大堅小腹又大小便難陰下腫縱賁豚上下霍亂泄注大喘婦人產餘疾
13 督脈經二十七穴背部中行屬陽
○長強背脊骶尾骨下陷中趺坐地上取之針二分日灸三十壯至二百壯止慎房事
此痔根本忌冷 主心痛腸風下血五痔疳蝕小兒脫肛瀉血秋深不較驚
癇瘈瘲吐注驚恐失精目昏頭重洞瀉腰脊強痛塞疾顛疾
○腰俞二十一節針一分灸七壯至四十九壯止忌房事 主汗不出足清不仁腰脊強
温瘧痎
○陽關十六節針五分灸三壯 主脛痺不仁
○命門十四節針五分灸三壯 主頭痛如破身熱如火汗不出瘈瘲裡急腰腹
引痛
○懸柱十三節針三分灸三壯 主腰脊不得屈伸腹中上下積氣水穀不化痢

期门：不容外一寸半，乳下二肋端。针七分，灸五壮。主胸中热，胁胀，心痛气短，喜酸，腹大坚，小腹尤[①]大，小便难，阴下肿纵，贲豚上下，霍乱泄注大喘，妇人产余疾。

督脉经　二十七穴，背部中行，属阳。

长强：背脊骶尾骨下陷中，趺坐地上取之。针二分，日灸三十壮至二百壮止。慎房事。此痔根本忌冷。主心痛，肠风下血，五痔疳蚀，小儿脱肛泻血，秋深不较，惊痫瘈疭，吐注惊恐，失精，目昏头重，洞泻，腰脊强痛，寒痓[②]癫疾。

腰俞：二十一节。针一分，灸七壮至四十九壮止。忌房事。主汗不出，足清不仁，腰脊强，湿疟痎疟[③]。

阳关：十六节。针五分，灸三壮。主胫痹不仁。

命门：十四节。针五分，灸三壮。主头痛如破，身热如火，汗不出，瘈疭里急，腰腹引痛。

悬枢[④]：十三节。针三分，灸三壮。主腰脊不得屈伸，腹中上下积气，水谷不化，痢。

①尤：原作“又”，据《普济方》卷四一五改。
②寒痓：原作“塞疾”，据《普济方》卷四一五改。
③疟：原脱，据《普济方》卷四一四补。
④枢：原作“柱”，据《普济方》卷四一四改。

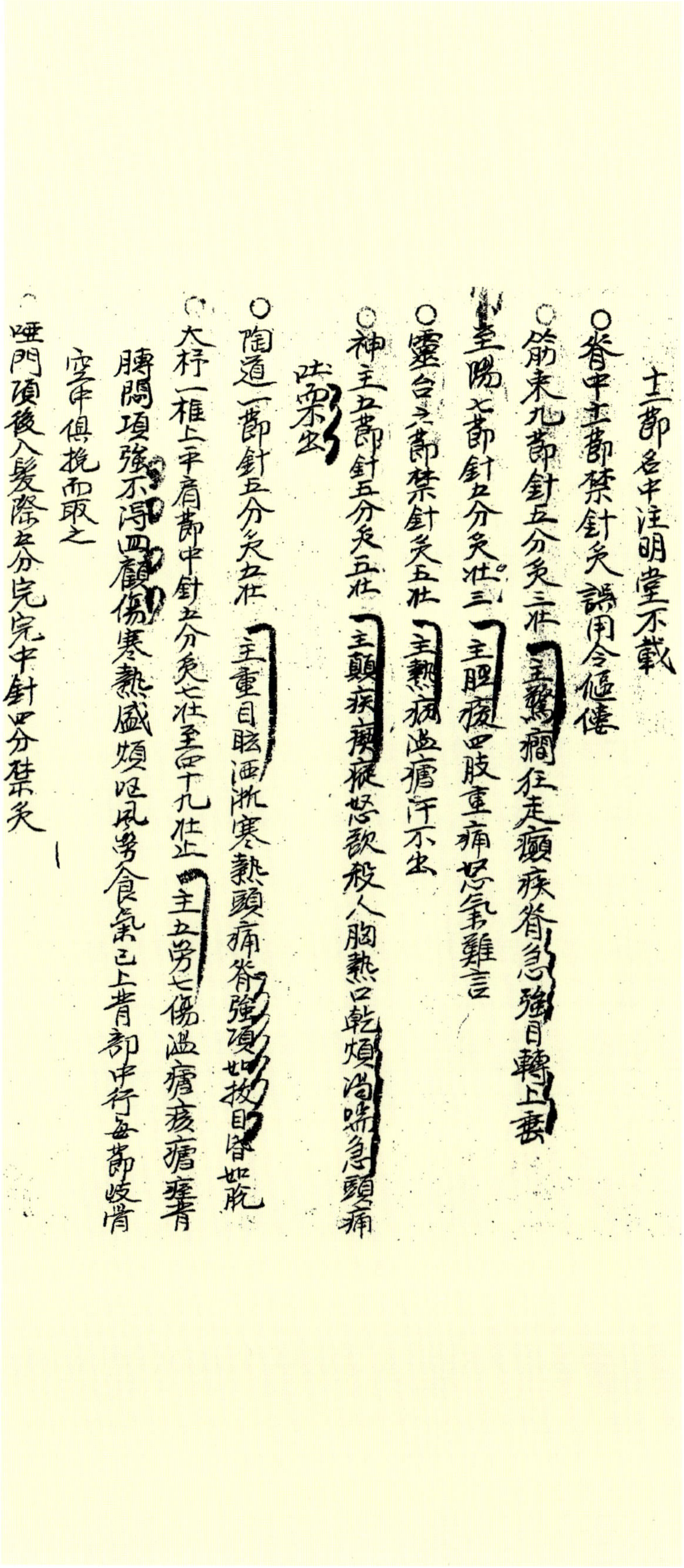

十二节名中注，《明堂》不载。

脊中：十一节。禁针灸，误用令伛偻。

筋束：九节。针五分，灸三壮。主惊痫狂走，癫疾，脊急强，目转上垂。

至阳：七节。针五分，灸三壮。主胫酸，四肢重痛，怒气难言。

灵台：六节。禁针，灸五壮。主热病温疟汗不出。

神道[1]：五节。针五分，灸五壮。主癫疾瘈疭，怒欲杀，人胸热口干，烦渴喘急，头痛，吐而不出。

陶道：一节。针五分，灸五壮。主头[2]重目眩，洒淅寒热，头痛脊强，项如拔，目昏如脱。

大杼：一椎上平肩节中。针五分，灸七壮至四十九壮止。主五劳七伤，温疟痎疟，痓，背膊闷，项强不得四顾；伤寒热盛，烦呕，风劳食气。以上背部中行每节岐骨空中，俱挽而取之。

哑门：项后入发际五分宛宛中。针四分，禁灸。

①道：原作“主”，据《普济方》卷四一四改。

②头：原无，据《普济方》卷四一四补。

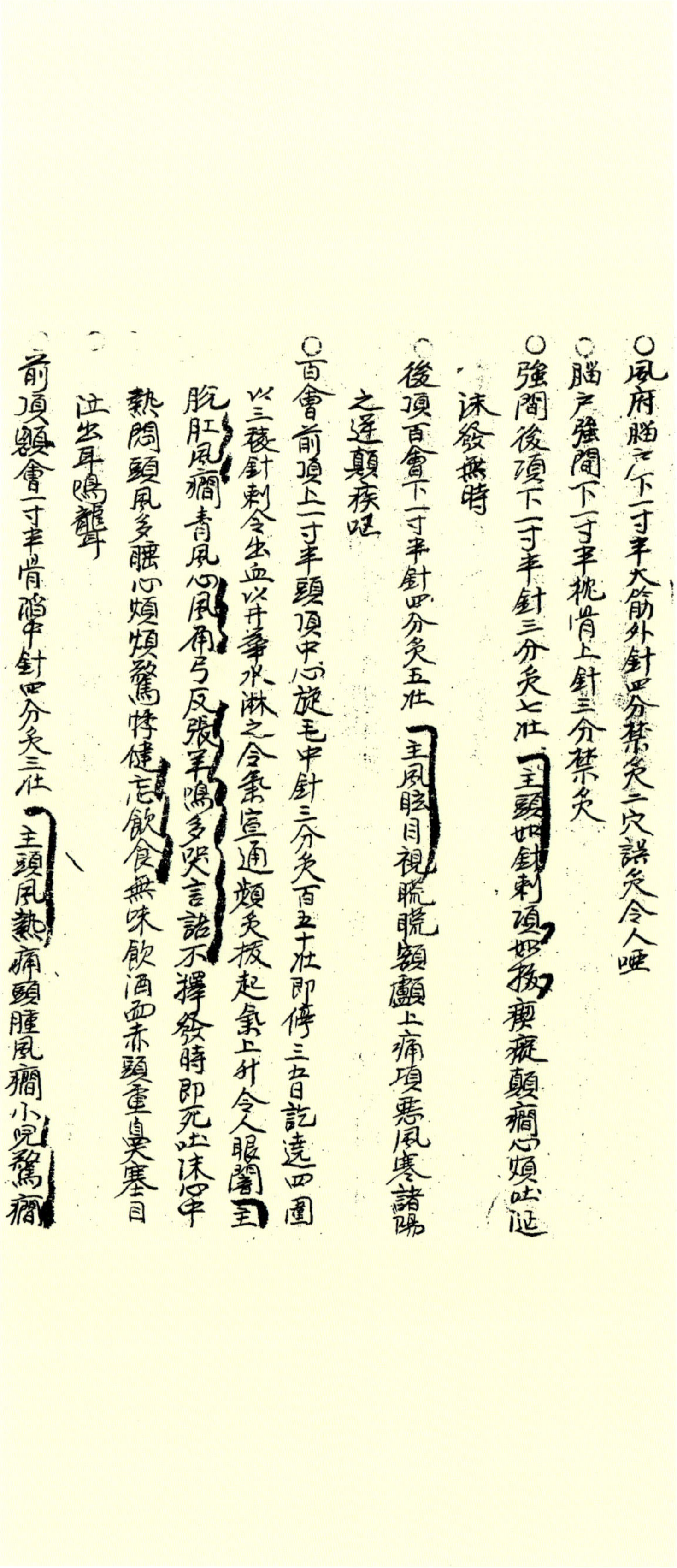

风府：脑户下一寸半大筋外。针四分，禁灸。二穴误灸令人哑。

脑户：强间下一寸半枕骨上。针三分，禁灸。

强间：后项下一寸半。针三分，灸七壮。主头如针刺，项如拔，瘈瘲癫痫，心烦吐涎，沫发无时。

后顶：百会下一寸半。针四分，灸五壮。主风眩，目视䀮䀮，额颅上痛，颈项痛[①]，恶风寒，诸阳之热，呕吐癫疾[②]。

百会：前顶上一寸半，头顶中心旋毛中。针三分，灸百五十壮即停，三五日讫。绕四围，以三棱针刺令出血，以井华水淋之，令气宣通，频灸拔起，气上升[③]，令人眼暗。主脱肛，风痫，青风，心风，角弓反张，羊鸣多哭，言语不择，发时即死，吐沫；心中热闷，头风多睡，心烦[④]，惊悸健忘，饮食无味，饮酒面赤，头重鼻塞，目泣出，耳鸣聋。

前顶：囟会后[⑤]一寸半骨陷中。针四分，灸三壮。主头风热痛，头肿，风痫，小儿惊痫，

①颈项痛：原作一个“项”字，据《普济方》卷四一九补全。

②诸阳之热，呕吐癫疾：原作“诸阳之逆癫疾呕”，据《普济方》卷四一四改。

③频灸拔起，气上升：《普济方》卷四一四作“不得令向火灸，恐拔气上”。

④烦：原重，据《普济方》卷四一四删。

⑤后：原无，据《普济方》卷四一四补。

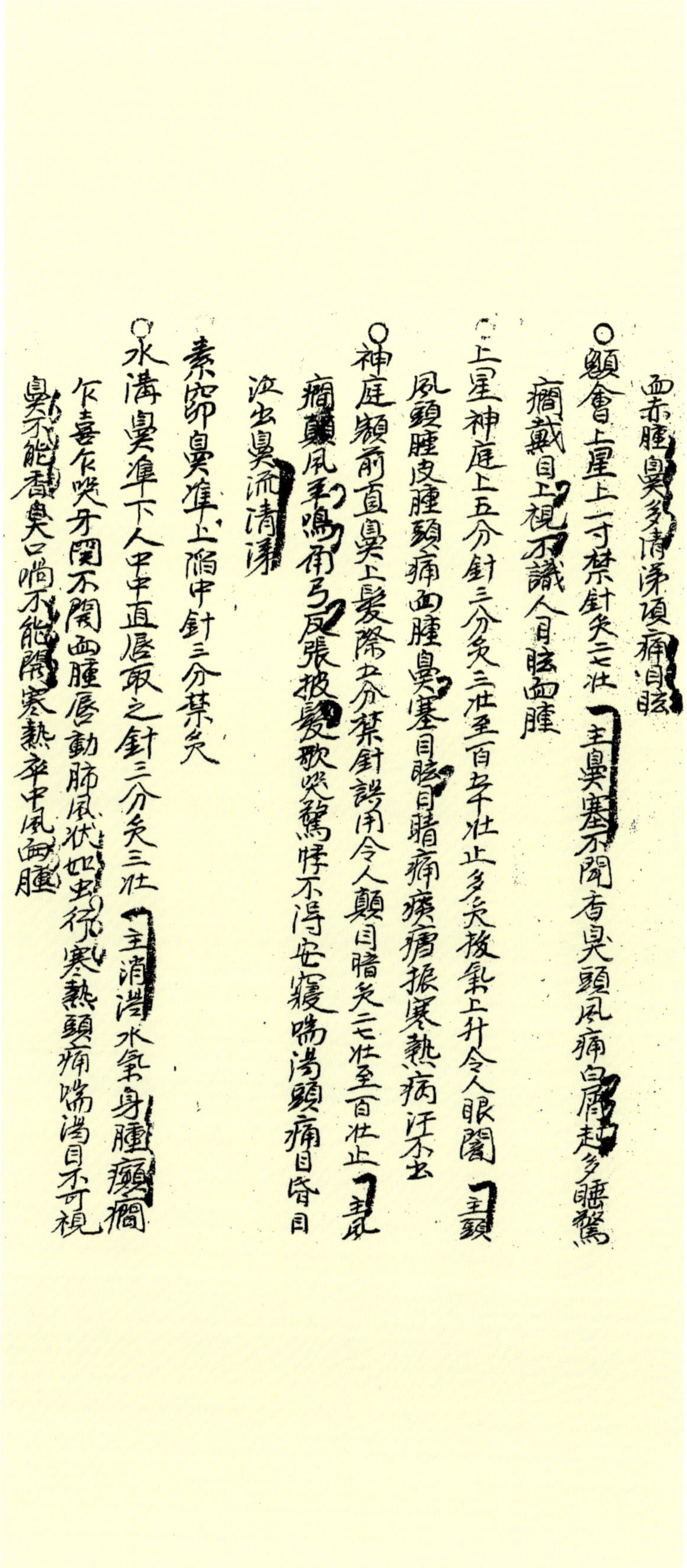

面赤肿，鼻多清涕，项痛目眩。

囟会：上星上一寸。禁针，灸二七壮。主鼻塞不闻香臭，头风痛，白屑起，多睡，惊痫戴目，上视不识人，目眩面肿。

上星：神庭上五分。针三分，灸三壮至百五十壮止，多灸拔气上升，令人眼暗。主头风，头肿皮肿，头痛面肿，鼻塞目眩，目睛痛，痎疟振寒，热病汗不出。

神庭：额前直鼻，上发际五分。禁针，误用令人颠，目暗；灸二七壮至百壮止。主风痫癫风，羊鸣，角弓反张，披发歌哭，惊悸不得安寝，喘喝，头痛目昏，目泣出，鼻流清涕。

素髎：鼻准上陷中。针三分，禁灸。

水沟：鼻准下人中，中直唇取之。针三分，灸三壮。主消渴，水气身肿，癫痫，乍喜乍哭，牙关不开，面肿唇动，肺风，状如虫行，寒热头痛，喘渴，目不可视，鼻不能香臭，口㖞不能开，寒热，卒中风面肿。

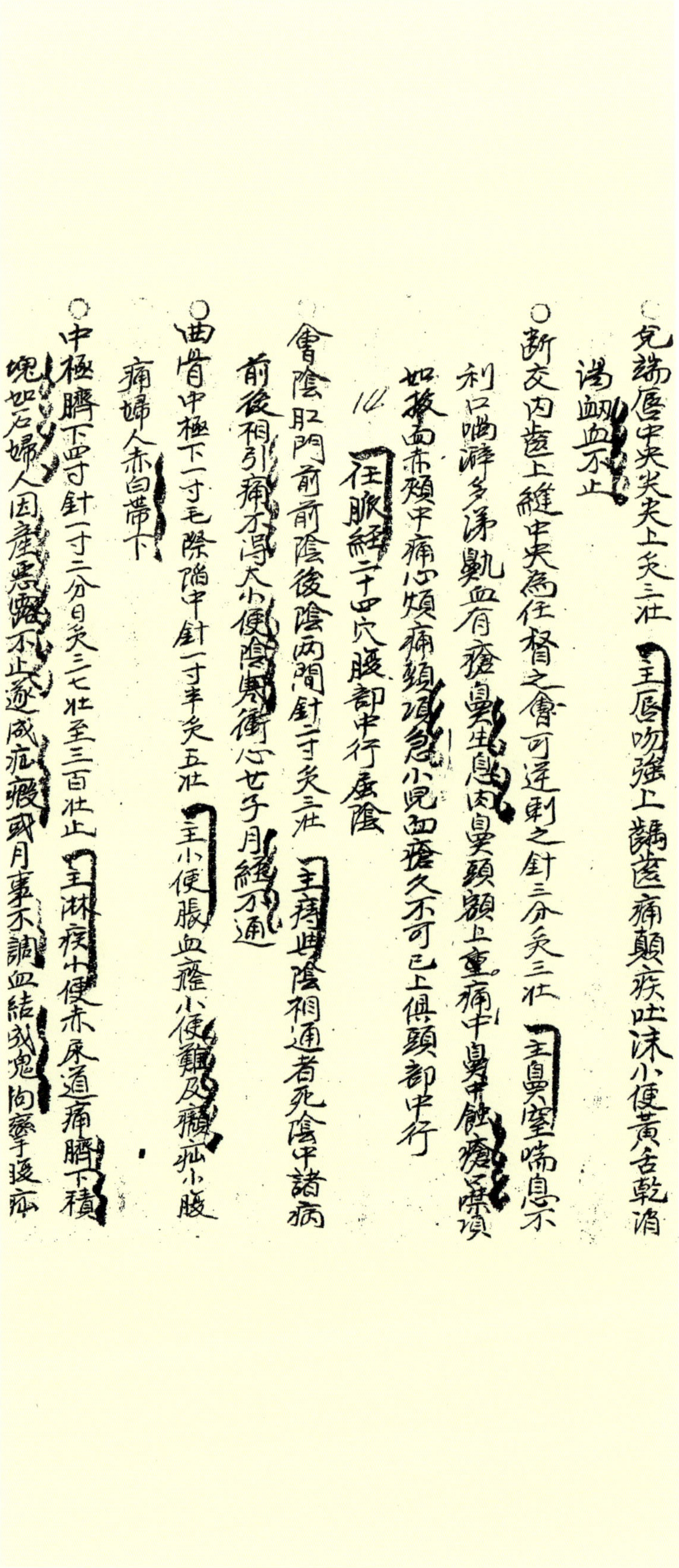

兑端：唇中央尖尖上。灸三壮。主唇吻强，上龋齿痛，癫疾吐沫，小便黄，舌干消渴，衄血不止。

龈交：唇[1]内齿上缝中央，为任、督之会。可逆刺之。针三分，灸三壮。主鼻窒，喘息不利，口㖞僻，多涕，衄血，有疮，鼻生息肉，鼻头额上重痛[2]，鼻中蚀疮，口噤，项如拔，面赤，颊中痛，心烦痛，颈项急；小儿面疮久不可[3]。以上俱头部中行。

任脉经　二十四穴，腹部中行，属阴。

会阴：肛门前，前阴后，两阴间[4]。针二寸，灸三壮。主痔与阴相通者死，阴中诸病，前后相引痛，不得大小便，阴寒冲心；女子月经不通。

曲骨：中极下一寸毛际陷中。针一寸半，灸五壮。主小便胀，血癃，小便难，及癞疝小腹痛；妇人赤白带下。

中极：脐下四寸。针一寸二分，日灸三七壮至三百壮止。主淋疾，小便赤，尿道痛，脐下积块如石，妇人因产恶露不止，遂成疝瘕，或月事不调，血结成块，拘挛腹疝，

①唇：原无，据《普济方》卷四一四补。
②痛：此下原有“中”字，据《普济方》卷四一四删。
③小儿面疮久不可：《普济方》卷四一四作“小儿面疮、癣久不除”。
④两阴间：原倒作“阴两间”，据《普济方》卷四一五乙正。

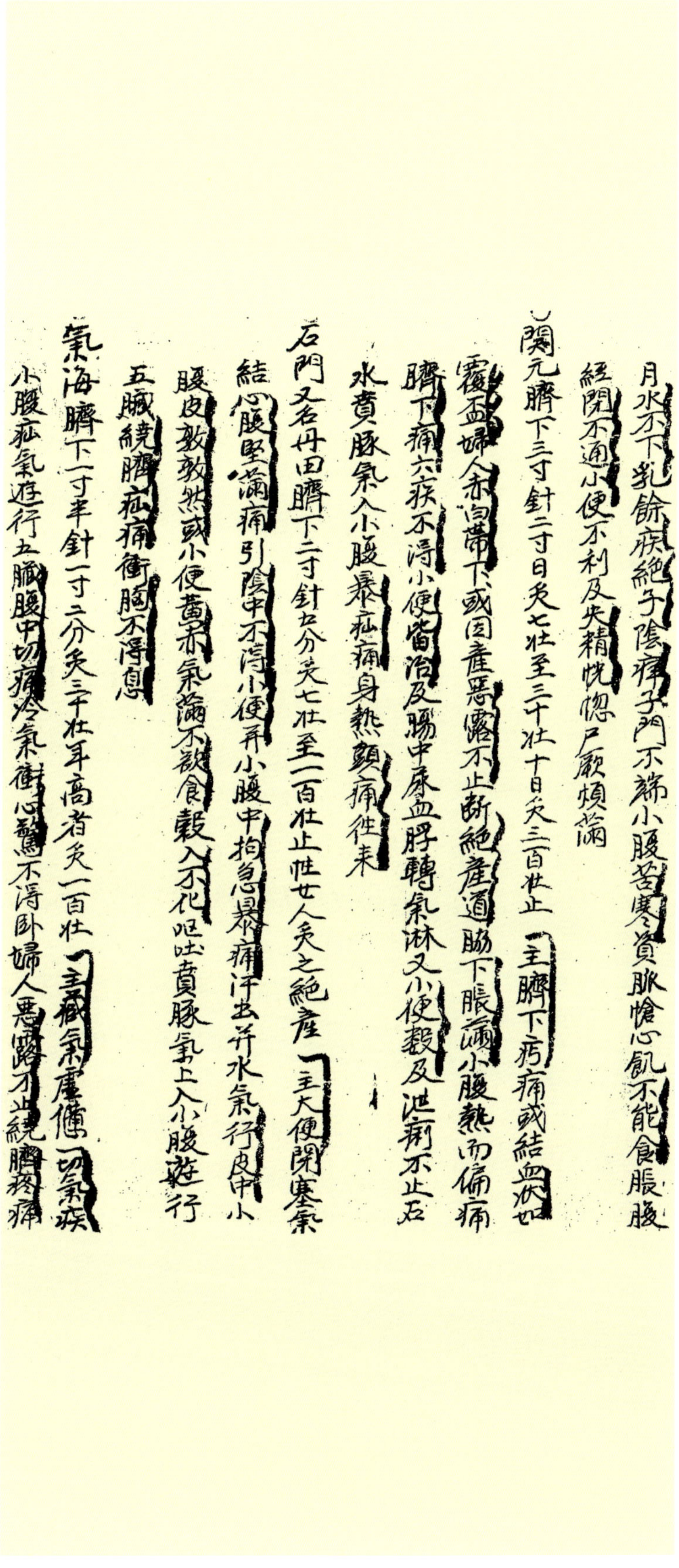

月水不下乳餘疾絕子陰痒子門不端小腹苦寒貲脉愴心飢不能食脹腹
經閉不通小便不利及失精恍惚尸厥煩滿
關元臍下三寸針二寸日灸七壯至三十壯十日灸三百壯止　主臍下疞痛或結血狀如
覆盃婦人赤白帶下或因產惡露不止斷絕產道脇下脹滿小腹熱而偏痛
臍下痛六疾不得小便皆治及腸中尿血脬轉氣淋又小便數及泄痢不止石
水賁豚氣入小腹暴疝痛身熱頭痛往來
石門又名丹田臍下二寸針五分灸七壯至一百壯止惟女人灸之絕產　主大便閉寒氣
結心腹堅滿痛引陰中不得小便并小腹中拘急暴痛汗出并水氣行皮中小
腹皮敦敦然或小便黃赤氣滿不欲食穀入不化嘔吐賁豚氣上入小腹游行
五臟繞臍疝痛衝胸不得息
氣海臍下一寸半針一寸二分灸三十壯年高者灸一百壯　主臟氣虛憊一切氣疾
小腹疝氣遊行五臟腹中切痛冷氣衝心驚不得臥婦人惡露不止繞臍疼痛

月水不下，乳余疾，绝子，阴痒，子门不端，小腹苦寒，贲豚抢心①，饥不能食，胀腹，经闭不通，小便不利，及失精恍惚，尸厥烦满。

关元：脐下三寸。针二寸，日灸七壮至三十壮，十日灸三百壮止。主脐下疞痛，或结血，状如覆杯。妇人赤白带下，或因产恶露不止，断绝产道②，胁下胀满，小腹热而偏痛，脐下痛，六疾③，不得小便皆治，及肠中尿血，脬转气淋，又小便数，及泄痢不止，石水贲豚，气入小腹，暴疝痛，身热，头痛往来。

石门：又名丹田。脐下二寸。针五分，灸七壮至一百壮止。惟女人灸之绝产。主大便闭，寒气结，心腹坚满，痛引阴中，不得小便，并小腹中拘急暴痛，汗出并水气行皮中，小腹皮敦敦然，或小便黄赤，气满不欲食，谷入不化，呕吐，贲豚气上入小腹，游行五脏，绕脐疝痛，冲胸不得息。

气海：脐下一寸半。针一寸二分，灸三十壮，年高者灸一百壮。主脏气虚惫，一切气疾，小腹疝气，游行五脏，腹中切痛，冷气冲心，惊不得卧；妇人恶露不止，绕脐疼痛，

①贲豚抢心：原作“资脉怆心”，据《普济方》卷四一五改。

②断绝产道：《普济方》卷四一五作“月脉断绝，产道冷”，义长。

③脐下痛，六疾：《普济方》卷四一五作“脐下三十六疾”，义长。

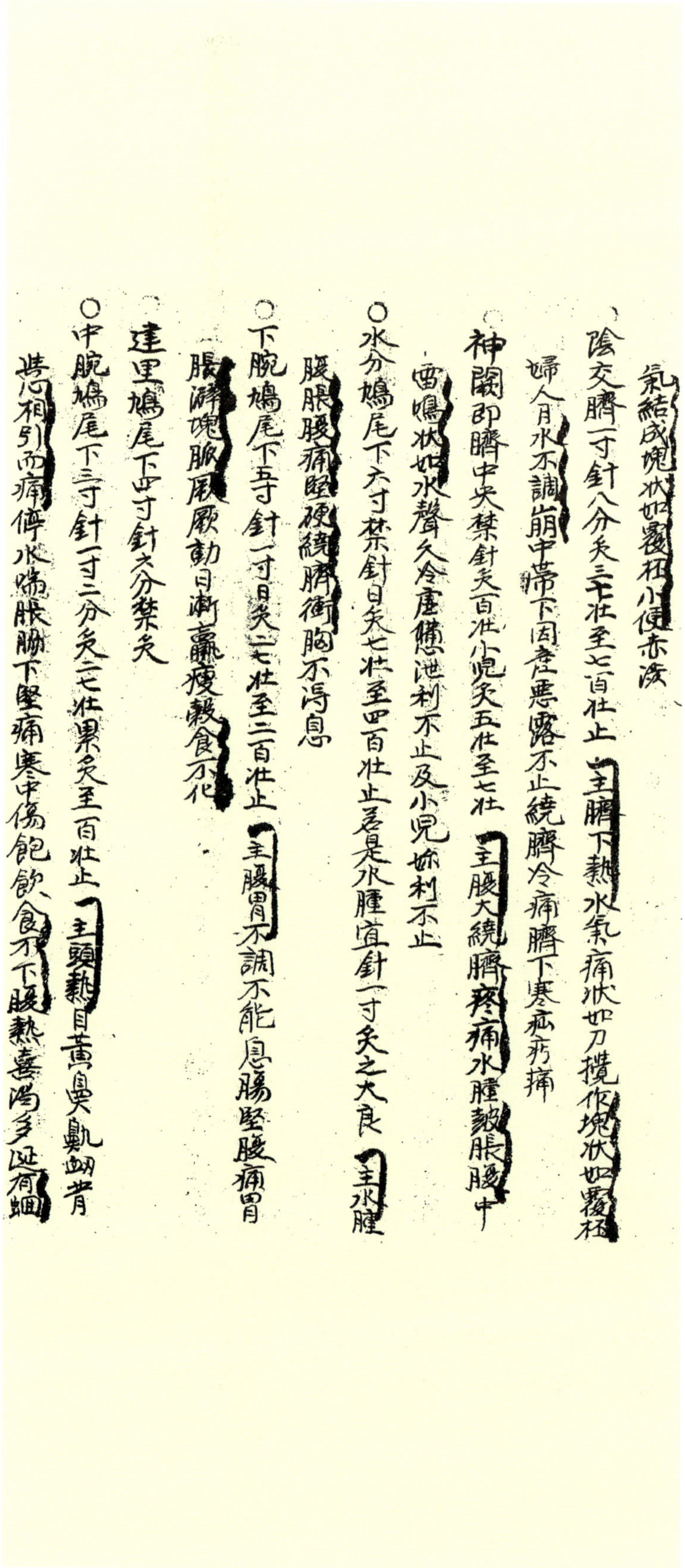
氣結成塊狀如覆杯小便赤澁
陰交臍下一寸針八分灸三七壯至七百壯止 主臍下熱水氣痛狀如刀攪作塊狀如覆杯
婦人月水不調崩中帶下因産悪露不止繞臍冷痛臍下寒疝㽲痛
神闕即臍中央禁針灸百壯小兒灸五壯至七壯 主腹大繞臍疼痛水腫鼓脹腸中
雷鳴狀如水聲久冷虚憊泄利不止及小兒㚢利不止
水分鳩尾下六寸禁針日灸七壯至四百壯止若是水腫宜針一寸灸之大良 主水腫
腹脹腹痛堅硬繞臍衝胸不得息
下脘鳩尾下五寸針一寸日灸二七壯至二百壯止 主腹胃不調不能息腸堅腹痛胃
脹癖塊脉厥動日漸羸瘦穀食不化
建里鳩尾下四寸針六分禁灸
中脘鳩尾下三寸針一寸二分灸二七壯累灸至百壯止 主頭熱目黄鼻衄背
悲相引而痛停水喘脹脇下堅痛寒中傷飽飲食不下腹熱喜渴多涎有蛔

气结成块，状如覆杯，小便赤涩。

阴交：脐下[1]一寸。针八分，灸三七壮至七百壮止。主脐下热，水气痛，状如刀搅，作块状如覆杯；妇人月水不调，崩中带下，因产恶露不止，绕脐冷痛，脐下寒疝疞痛。

神阙：即脐中央。禁针，灸百壮，小儿灸五壮至七壮。主腹大，绕脐疼痛，水肿鼓胀，腹中雷鸣，状如水声，久冷虚惫，泄利不止，及小儿奶利不止。

水分：鸠尾下六寸。禁针，日灸七壮至四百壮止；若是水肿，宜针一寸，灸之大良。主水肿，腹胀腹痛，坚硬绕脐，冲胸不得息。

下脘：鸠尾下五寸。针一寸，日灸二七壮至二百壮止。主腹胃不调，不能息，肠坚腹痛，胃胀癖块，脉厥厥动，日渐羸瘦，谷食不化。

建里：鸠尾下四寸。针六分，禁灸。

中脘：鸠尾下三寸。针一寸二分，灸二七壮，累灸至百壮止。主头热目黄，鼻鼽衄，背悬相引而痛，停水喘胀，胁下坚痛，寒中伤饱，饮食不下，腹热喜渴，多涎有蛔

①下：原无，据《普济方》卷四一五补。

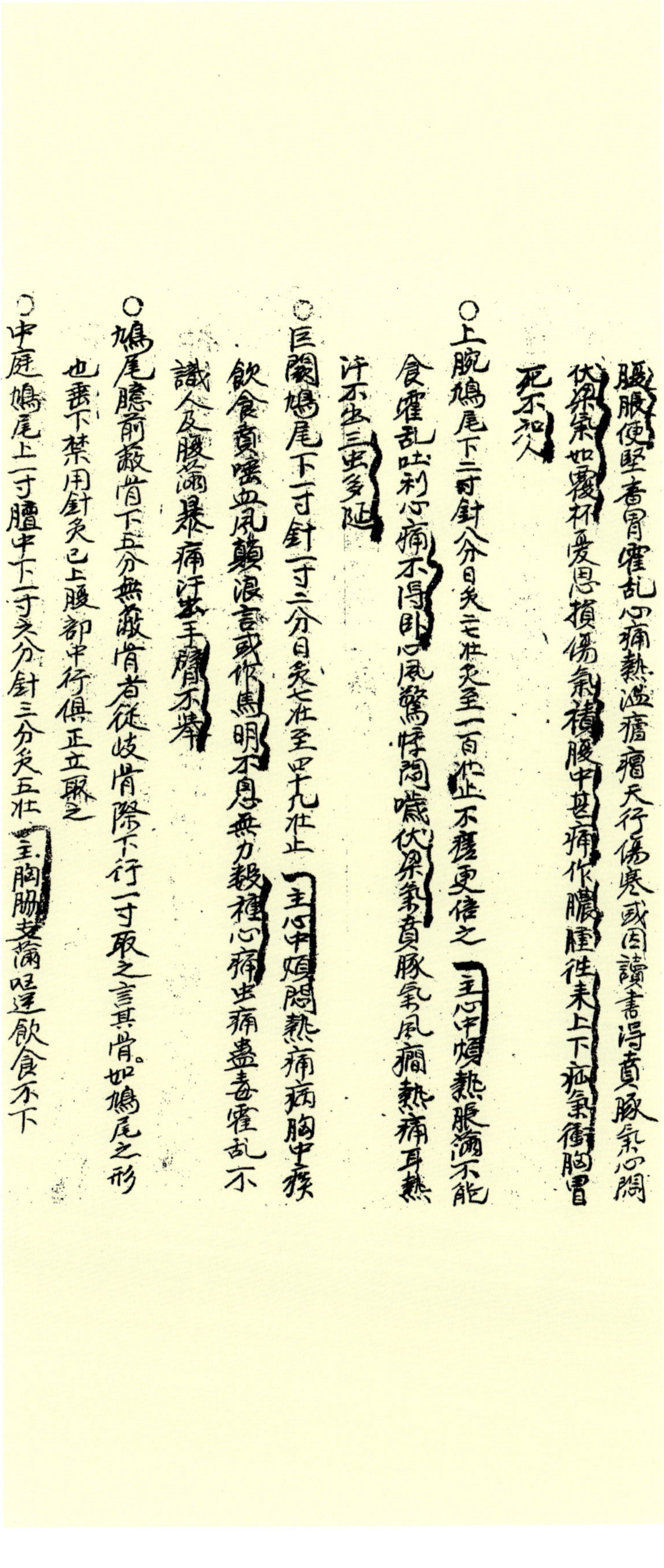

腹脹便堅番胃霍乱心痛熱溫瘧瘧天行傷寒或因讀書得賁豚氣心悶
伏梁氣如覆杯憂思損傷氣積腹中甚痛作膿腫往來上下疝氣衝胸冒
死不知人
○上脘鳩尾下二寸針八分日灸二七壯灸至一百壯止不瘥更倍之 主心中煩熱脹滿不能
食霍乱吐利心痛不得臥心風驚悸悶喘伏梁氣賁豚氣風癇熱痛耳熱
汗不出三虫多涎
○巨闕鳩尾下一寸針一寸二分日灸七壯至四十九壯止 主心中煩悶熱痛病胸中痰
飲食賁唾血風顛浪言或作馬明不息無力數種心痛虫痛蠱毒霍乱不
識人及腹滿暴痛汗出手臂不舉
○鳩尾臆前蔽骨下五分無蔽骨者從岐骨際下行一寸取之言其骨如鳩尾之形
也垂下禁用針灸已上腹部中行俱正立取之
○中庭鳩尾上一寸膻中下一寸六分針三分灸五壯 主胸脇支滿嘔逆飲食不下

腹胀便坚，翻胃霍乱，心痛热，温疟，天[1]行伤寒；或因读书得贲豚气，心闷伏梁，气如覆杯，忧思损伤，气积腹中，甚痛，作脓肿，往来上下，疝气冲胸，冒死不知人。

上脘：鸠尾下二寸。针八分，日灸二七壮。灸至一百壮止，不瘥更倍之。主心中烦热胀满，不能食，霍乱吐利，心痛不得卧，心风惊悸，闷唠，伏梁气，贲豚气，风痫热痛，耳热，汗不出，三虫多涎。

巨阙：鸠尾下一寸。针一寸二分，日灸七壮至四十九壮止。主心中烦闷，热痛，病胸中痰饮，息贲时[2]唾血，风颠浪言，或作鸟鸣[3]，不息无力[4]，数种心痛，虫痛蛊毒，霍乱不识人，及腹满暴痛，汗出，手臂不举。

鸠尾：臆前蔽骨下五分，无蔽骨者，从岐骨际下行一寸取之。言其骨如鸠尾之形也垂下。禁用针灸。以上腹部中行，俱正立取之。

中庭：鸠尾上一寸，膻中下一寸六分。针三分，灸五壮。主胸胁支满，呕逆，饮食不下。

①天：此上原衍“疒+冒”字，据《普济方》卷四一五删。

②息贲时：原作“饮食贲”，据《普济方》卷四一五改。

③鸟鸣：原作“马明”，据《普济方》卷四一五改。

④不息无力：《普济方》卷四一五作“不能食，无心力”，义长。

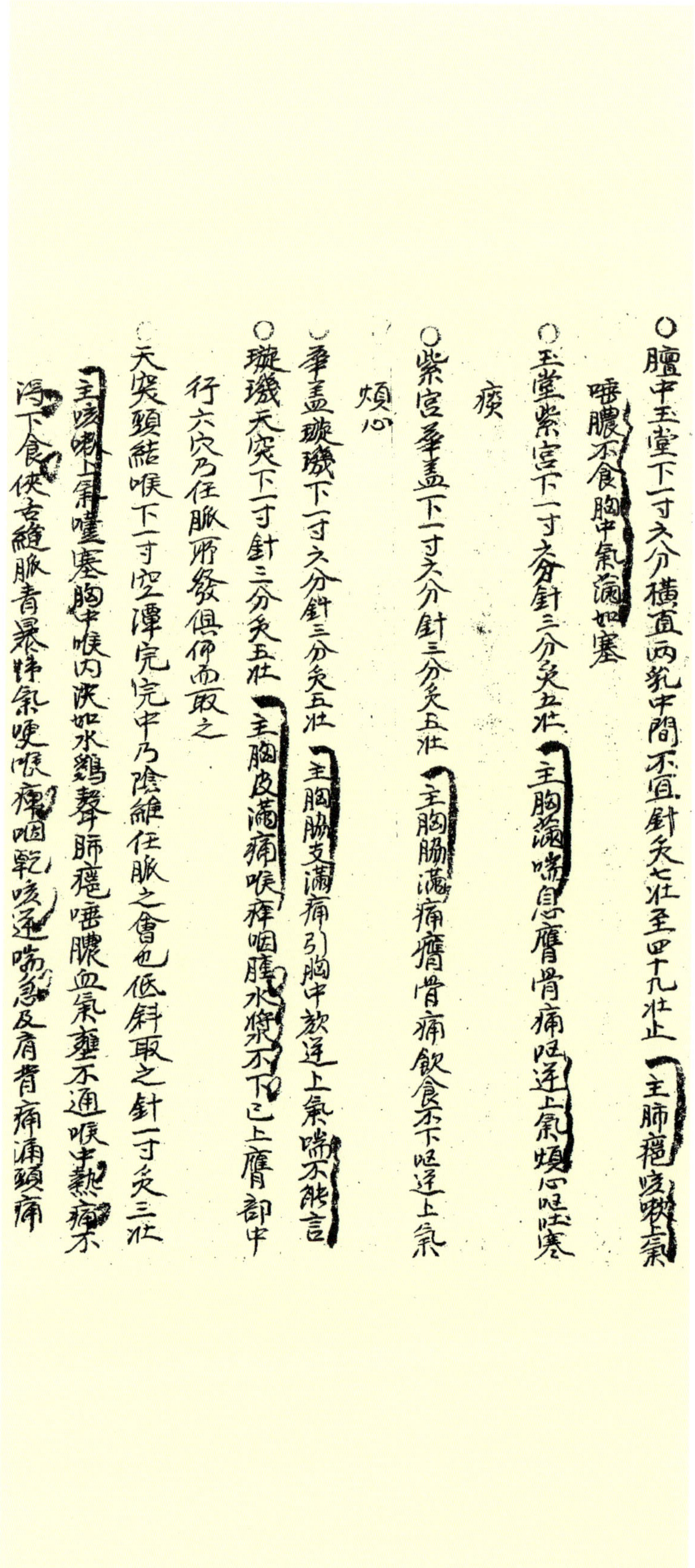

膻中：玉堂下一寸六分，横直两乳中间。不宜针，灸七壮至四十九壮止。主肺痈，咳嗽上气，唾脓不食，胸中气满如塞。

玉堂：紫宫下一寸六分。针三分，灸五壮。主胸满喘息，膺骨痛，呕逆上气，烦心呕吐，寒痰。

紫宫：华盖下一寸六分。针三分，灸五壮。主胸胁满痛，膺骨痛，饮食不下，呕逆上气，烦心。

华盖：璇玑下一寸六分。针三分，灸五壮。主胸胁支满，痛引胸中，咳逆上气，喘不能言。

璇玑：天突下一寸。针三分，灸五壮。主胸皮满痛，喉痹咽肿，水浆不下。以上膺部中行六穴，乃任脉所发，俱仰而取之。

天突：颈结喉下一寸空潭宛宛中，乃阴维、任脉之会也，低斜取之。针一寸，灸三壮。主咳嗽上气，噎塞胸中，喉内状如水鸡声，肺痈唾脓血，气壅不通，喉中热痛，不得下食，侠舌缝脉青，暴忤气哽，喉痹，咽干，咳逆喘急，及肩背痛，漏颈痛。

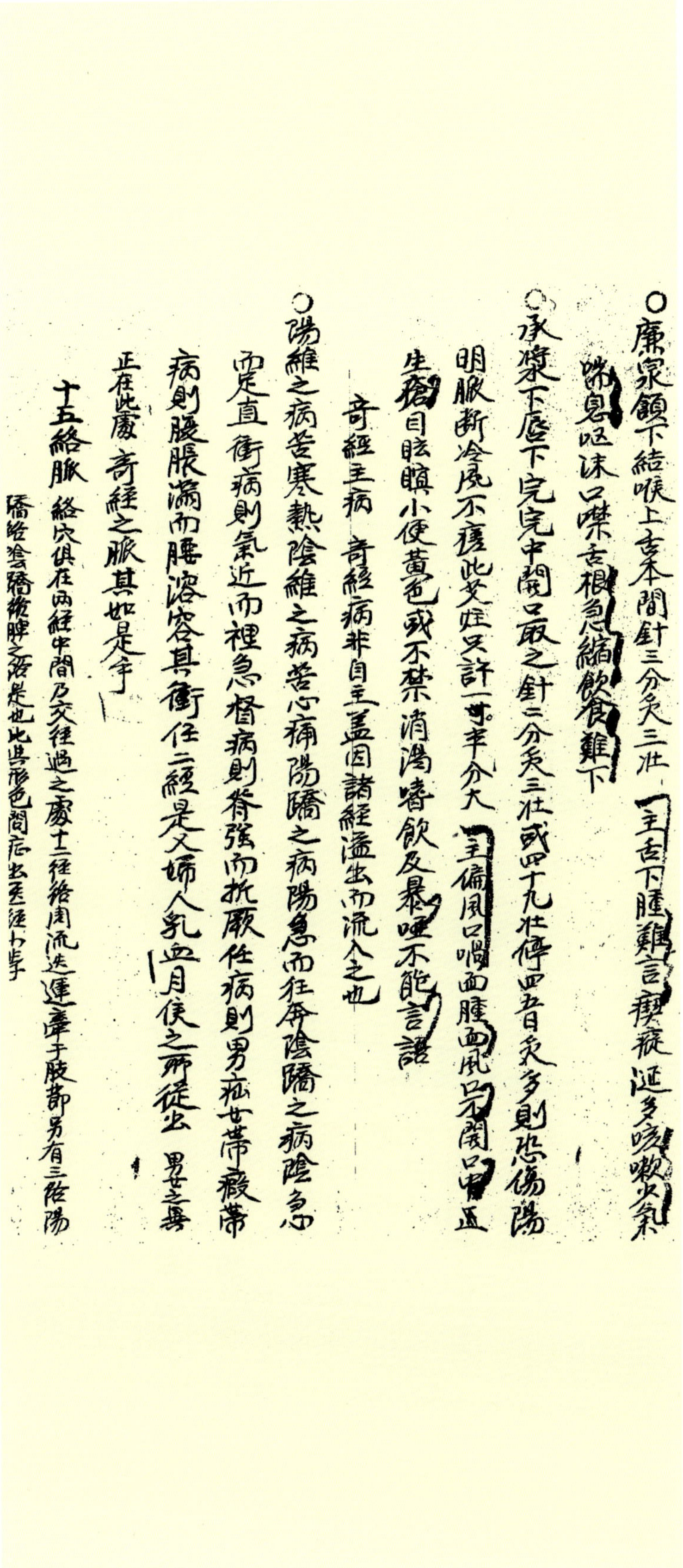

廉泉：颌下结喉上舌本间。针三分，灸三壮。主舌下肿，难言，瘈疭，涎多，咳嗽少气，喘息呕沫，口噤，舌根急缩，饮食难下。

承浆：下唇下宛宛中，开口取之。针二分，灸三壮或四十九壮，停四五日灸，多则恐伤阳明脉断，冷风不瘥；此艾炷只许一半分大。主偏风口㖞，面肿面风，口不开，口中生疮，目眩瞑，小便黄色或不禁，消渴嗜饮，及暴唖不能言语。

奇经主病　奇经病非自主，盖因诸经溢出而流入之也。

阳维之病，苦寒热；阴维之病，苦心痛；阳跷之病，阳急而狂奔；阴跷之病，阴急而足直。冲病则气近而里急，督病则脊强而折厥；任病则男疝女带瘕，带病则腹胀满而腰溶溶。其冲任二经，是又妇人乳血月侠之所从出，男女之异正在此处。奇经之脉其如是乎。

十五络脉　络穴俱在两经中间，乃交往过之处。十二经络周流迭运，牵于肢节，另有三络，阳跷络、阴跷络、脾之络是也。比与形色问症。出《医经小学》

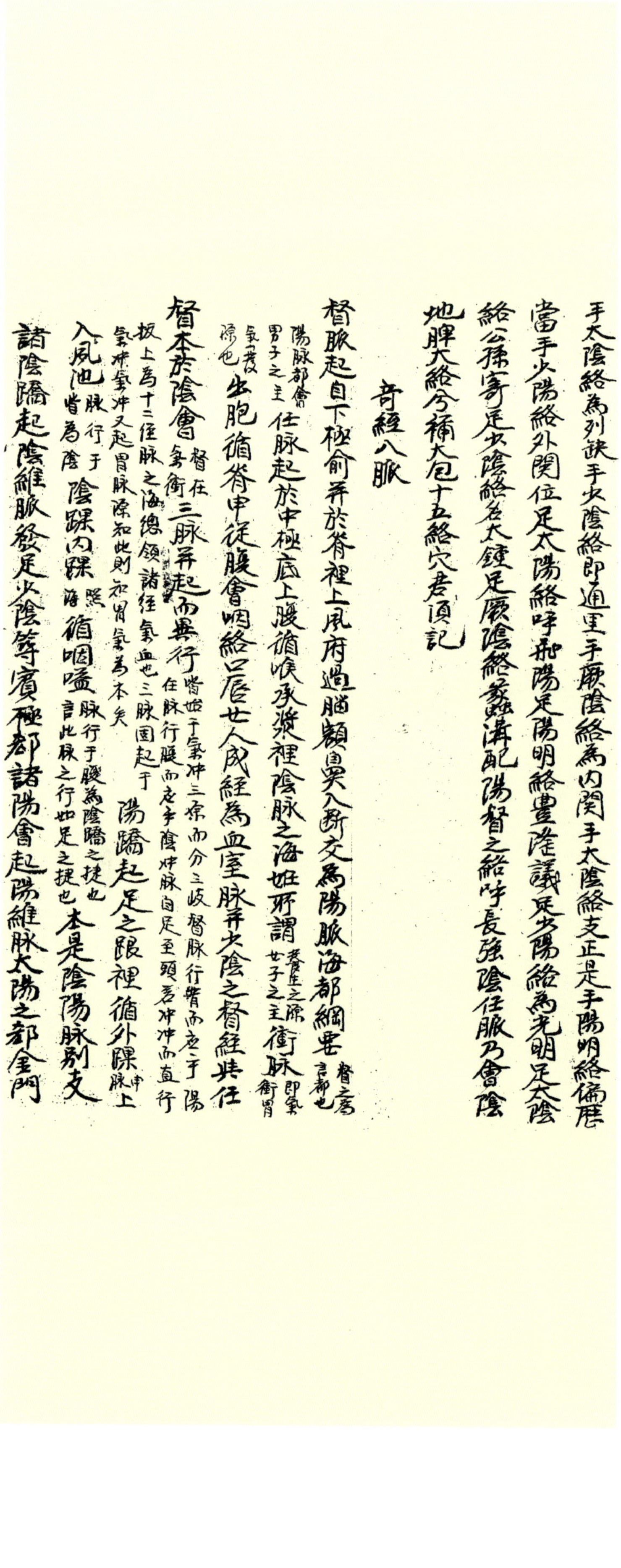

手太阴络为列缺，手少阴络即通里，手厥阴络为内关，手太阴络支正是，手阳明络偏历当，手少阳络外关位，足太阳络呼飞阳，足阳明络丰隆议，足少阳络为光明，足太阴络公孙寄，足少阴络名大钟，足厥阴络蠡沟配，阳督之络呼长强，阴任脉乃会阴，脾之[1]大络兮弥大包，十五络穴君须记。

奇经八脉

督脉起自下极俞，并于脊里上风府；过脑额鼻入龈交，为阳脉海都纲要督之为言都也，阳脉都会，男子之主。任脉起于中极底，上腹循喉承浆里；阴脉之海妊所谓养生之源，女子之主，冲脉即气冲，胃气发源也出胞循脊中；从腹会咽络口唇，女人成经为血室；脉并少阴之肾[2]经，与任督本于阴会督在气冲，三脉并起而异行皆始于气冲，三原而分三岐，督脉行背而应乎阳，任脉行腹而应乎阴，冲脉自足至头，若冲冲而直行，拔上为十二经脉之海，总领诸经气血也。三脉固起于气冲，气冲又起胃脉，源知此，则知胃气为本矣，阳跷起足之跟里，循外踝申脉上入风池脉行于眦，为阴，阴踝内踝照海循咽嗌脉行于腹，为阴跷之捷也。言此脉之行如足之捷也。本是阴阳脉别支，诸阴跷起阴维脉，发足少阴筑宾郄[3]，诸阳会起阳维脉，太阳之郄金门

①脾之：原作“地脾”，据《针灸大成》卷七改。

②肾：原作“督”，据《凌门传授铜人指穴》改。

③郄：此上原衍“极”字，据《凌门传授铜人指穴》删。

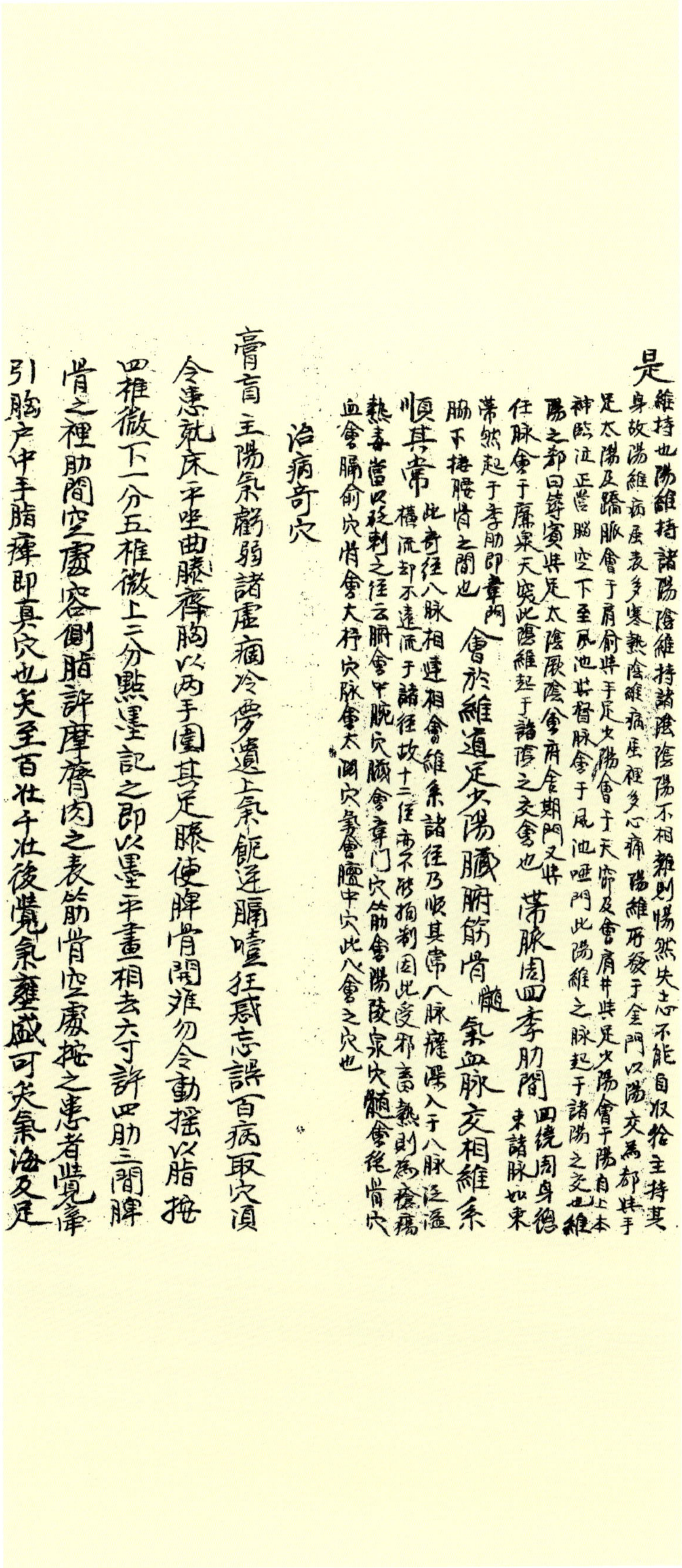

是維持也陽維持諸陽陰維持諸陰陰陽不相雜則悵然失志不能自收持主持其身故陽維病屬表多寒熱陰維病屬裡多心痛陽維所發于金門以陽交爲郄與手足太陽及蹻脈會于肩俞與手足少陽會于天髎及會肩井與足少陽會于陽自上本神臨泣正營腦空下至風池與督脈會于風池啞門此陽維之脈起于諸陽之交也陰維之郄曰築賓與足太陰厥陰會府舍期門又與任脈會于廉泉天突此陰維起于諸陰之交會也 帶脈周回季肋間 回繞周身總束諸脈如束帶然起于季肋即章門脇下接腰骨之間也 會於維道足少陽臟腑筋骨髓氣血脈交相維系順其常 此奇經八脈相連相會維系諸經乃順其常八脈癰深入于八脈泛濫橫流卻不遠流于諸經故十二經亦不能拘制因此受邪畜熱則爲瘡瘍熱毒當以砭刺之經云腑會中脘穴臟會章門穴筋會陽陵泉穴髓會絕骨穴血會膈俞穴骨會大杼穴脈會太淵穴氣會膻中穴此八會之穴也

治病奇穴

膏肓 主陽氣虧弱諸虛痼冷夢遺上氣呃逆膈噎狂惑忘誤百病取穴須令患就床平坐曲膝齊胸以兩手圍其足膝使脾骨開難勿令動搖以指按四椎微下一分五椎微上二分點墨記之即以墨平畫相去六寸許四肋三間脾骨之裡肋間空處容側指許摩膂肉之表筋骨空處按之患者皆覺牽引胸户中手指痺即真穴也灸至百壯千壯後覺氣壅盛可灸氣海及足

是维持也。阳维持诸阳，阴维持诸阴，阴阳不相杂，则惕然失志，不能自收持。主持其身，故阳维病属表，多寒热；阴维病属里，多心痛；阳维所发于金门，以阳交为郄，与手足太阳及跷脉会于肩俞，与手足少阳会于天髎及会肩井，与足少阳会于阳白①，上本神、临泣、正营、脑空，下至风池，与督脉会于风池、哑门。此阳维之脉起于诸阳之交也。阳维之郄曰筑宾，与足太阴厥阴会府舍、期门，又与任脉会于廉泉、天突。此阴维起于诸阴之交会也，带脉周回季肋间回绕周身，总束诸脉，如束带然。起于季肋，即章门，胁下接腰骨之间也。会于维道足少阳，脏腑筋骨髓气血脉，交相维系顺其常。此奇经八脉相连相会，维系诸经，乃顺其常，八脉瘫深，入于八脉，泛滥横流，却不远流于诸经，故十二经亦不能拘制，因此受邪，畜热则为疮疡热毒，当以砭刺之。经云：腑会中脘穴，脏会章门穴，筋会阳陵泉穴，髓会绝骨穴，血会膈俞穴，骨会大杼穴，脉会太渊穴，气会膻中穴。此八会之穴也。

治病奇穴

膏肓：主阳气亏弱，诸虚痼冷，梦遗，上气呃逆，膈噎，狂惑忘误，百病取穴。须令患就床平坐，曲膝齐胸，以两手围其足膝，使胛骨开离②，勿令动摇，以指按四椎微下一分，五椎微上二分，点墨记之，即以墨平画相去六寸许，四肋三间，胛骨之里，肋间空处，容侧指许，摩膂肉之表，筋骨空处，按之患者觉牵引胸户中手指痹，即真穴也。灸至百壮、千壮后，觉气壅盛，可灸气海及足

①白：原作“自”，据经穴名改。

②胛骨开离：原作“脾骨开难”，据《针灸大成》卷九改。此下“胛”字多写作“脾”，均据改，不另出注。

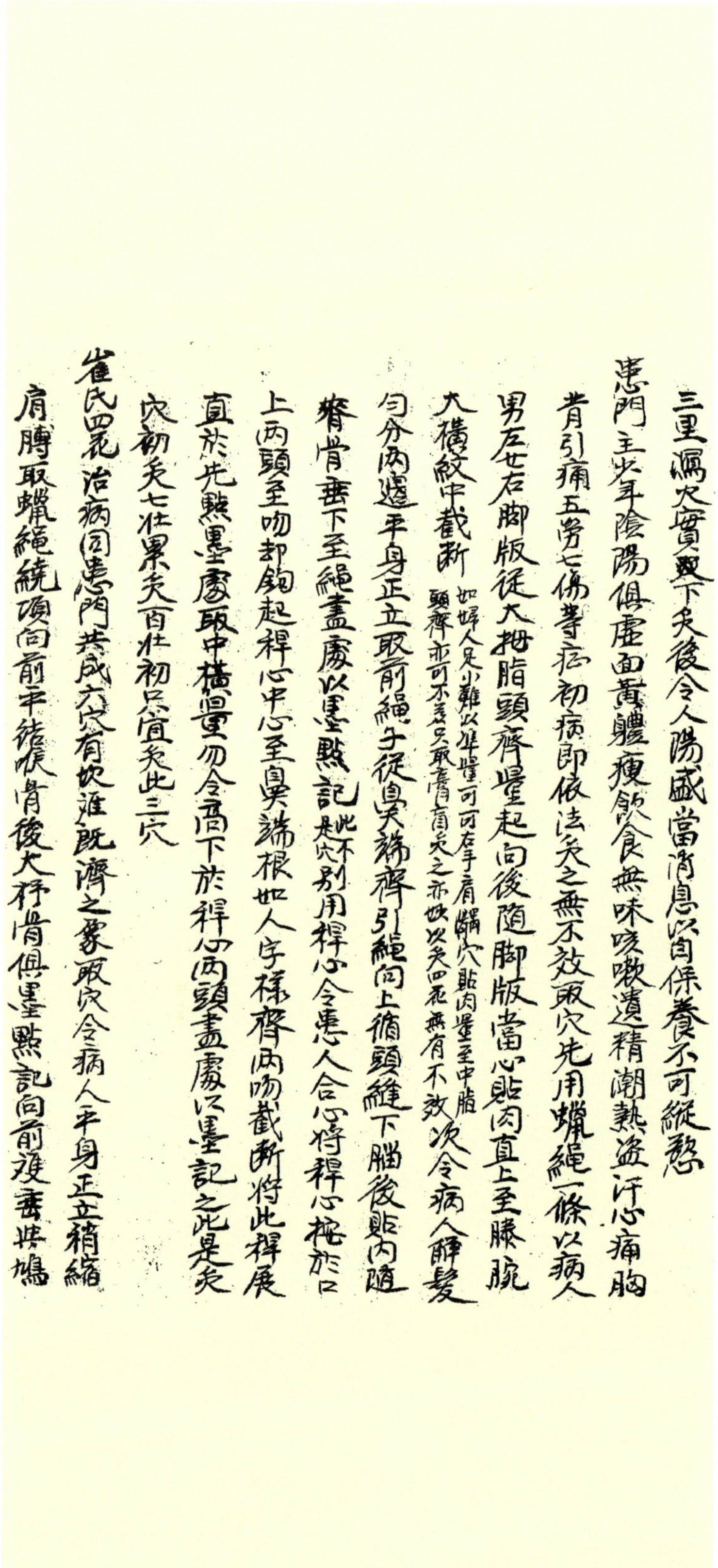
三里瀉火實下灸後令人陽盛當消息以自保養不可縱慾
患門主少年陰陽俱虚面黄軆瘦飲食無味咳嗽遺精潮熱盜汗心痛胸背引痛五勞七傷等症初病即依法灸之無不效取穴先用蠟繩一條以病人男左女右脚版從大拇指頭齊量起向後隨脚版當心貼肉直上至膝腕大横紋中截斷如婦人足小難以準量可可右手肩髃穴貼肉量至中指頭齊亦可不若只取膏肓灸之亦妙次灸四花無有不效次令病人解髮匀分兩邊平身正立取前繩子從鼻端齊引繩向上循頭縫下腦後貼内隨脊骨垂下至繩盡處以墨點記此不是穴別用稈心令患人合心將稈心按於口上兩頭至吻却鉤起稈心中心至鼻端根如人字樣齊兩吻截斷將此稈展直於先點墨處取中横量勿令高下於稈心兩頭盡處以墨記之此是灸穴初灸七壯累灸百壯初只宜灸此三穴
崔氏四花治病同患門共成六穴有坎離既濟之象取穴令病人平身正立稍縮肩髆取蠟繩繞項向前平結喉骨後大杼骨俱墨點記向前雙垂與鳩

三里，泻火实下。灸后令人阳盛，当消息以自保养，不可纵欲。

患门：主少年阴阳俱虚，面黄体瘦，饮食无味，咳嗽遗精，潮热盗汗，心痛，胸背引痛，五劳七伤等症。初病即依法灸之，无不效。取穴先用蜡绳一条，以病人男左女右脚版，从大拇指头齐量起，向后随脚版当心贴肉，直上至膝腕大横纹中截断。如妇人足小，难以准量，可以①右手肩髃穴贴肉量至中指头齐，亦可不若，只取膏肓灸之亦妙。次灸四花，无有不效。次令病人解发，匀分两边，平身正立，取前绳子从鼻端齐，引绳向上，循头缝，下脑后，贴内，随脊骨垂下至绳尽处，以墨点记此不是穴；别用秆心，令患人合口②，将秆心按于口上两头至吻，却钩起秆心中心，至鼻端根，如人字样，齐两吻截断，将此秆展直于先点墨处，取中横量，勿令高下，于秆心两头尽处以墨记之，此是灸穴。初灸七壮，累灸百壮。初只宜灸此三穴。

崔氏四花：治病同患门，共成六穴，有坎离既济之象。取穴令病人平身正立，稍缩肩髆，取蜡绳绕项向前，平结喉骨后大杼骨，俱墨点记，向前双垂，与鸠

①可以：原作“可可”，据文理改。
②口：原作“心”。

尾穴齐，即截断；却翻绳向后，以绳原点大杼墨，放结喉墨，放大杼骨上，从背脊中双绳垂，点肉垂下至绳头尽处，以墨记此不是穴；别取秆心，令病人合口，无得动笑，横量，齐两吻截断；还于脊上墨记处拓中横量，两头尽处点之，此是灸穴；又将循脊直量上下点之，此是灸穴。初灸七壮，累灸百壮，追疮愈病。未愈，依前法复灸。故云累灸百壮。但当灸脊骨上两穴切宜少灸，凡一次可灸三五壮，多灸恐人蜷背。灸此六穴，亦要灸足三里，以泻火气为妙。

经门四花即崔氏四花穴，不灸脊上二穴，各开两旁，共成六穴。上二穴共阔二寸，下四穴相等，俱吊线比之，以离卦变作坤卦，降心火，生脾土之意也。然此皆阳虚所宜，华佗云：风虚冷热，惟有虚不宜灸。但方书云：虚损劳瘵，只宜早灸膏肓、四花，乃虚损未成之际，如弱瘦兼火，虽灸亦只宜灸内关、三里，以散其痰火。早年欲作阴火，不见灸论而未果，今见《伤寒提纲》。

骑竹马穴：专主痈疽发背，肿毒疮疡，瘰疬厉风诸风，一切无名肿毒，灸之疏泻心火。先从男左[1]女右臂腕中横纹起，用薄篾条量至中指，齐肉尽处截断，却令病人脱去上下衣裳，以大竹杠一条跨定，两人徐徐扛起，足要离地五寸许，两旁更以两人扶定，勿令动摇不稳。却以前量竹篾贴定竹杠竖起，从尾骶骨点贴脊，

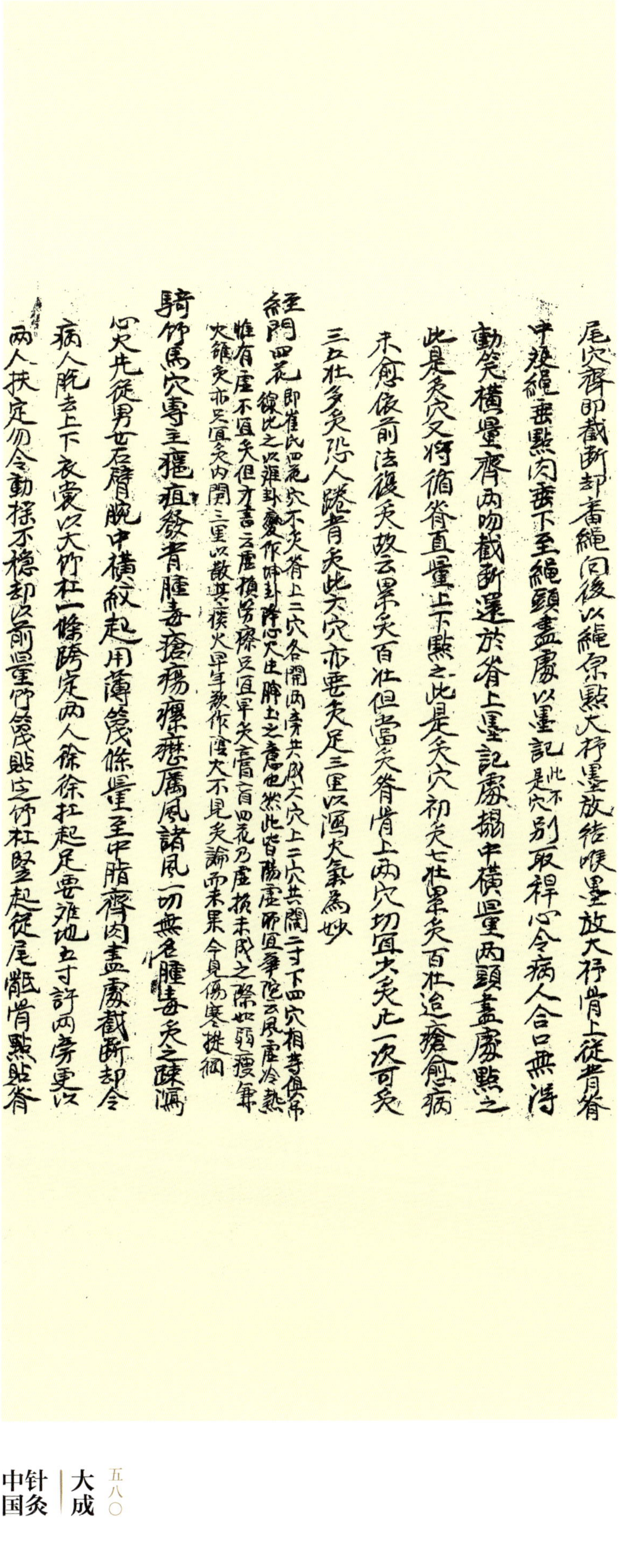
尾穴齊即截斷却番繩向後以繩原點大杼墨放結喉墨放大杼骨上從背脊中雙繩垂點肉垂下至繩頭盡處以墨記此不是穴別取稈心令病人合口無得動笑橫量齊兩吻截斷還於脊上墨記處摺中橫量兩頭盡處點之此是灸穴又將循脊直量上下點之此是灸穴初灸七壯累灸百壯追瘡愈病未愈依前法復灸故云累灸百壯但當灸脊骨上兩穴切宜少灸凡一次可灸三五壯多灸恐人蜷背灸此六穴亦要灸足三里以瀉火氣為妙
經門四花即崔氏四花穴不灸脊上二穴各開兩旁共成六穴上二穴共闊二寸下四穴相等俱吊線比之以離卦變作坤卦降心火生脾土之意也然此皆陽虛所宜華佗云風虛冷熱惟有虛不宜灸但方書云虛損勞瘵只宜早灸膏肓四花乃虛損未成之際如弱瘦兼火雖灸亦只宜灸內關三里以散其痰火早年欲作陰火不見灸論而未果今見傷寒提綱
騎竹馬穴專主癰疽發背腫毒瘡瘍瘰癧癘風諸風一切無名腫毒灸之疏瀉心火先從男左右臂腕中橫紋起用薄篾條量至中指齊肉盡處截斷却令病人脫去上下衣裳以大竹杠一條跨定兩人徐徐扛起足要離地五寸許兩旁更以兩人扶定勿令動搖不穩却以前量竹篾貼定竹杠豎起從尾骶骨點貼脊

①左：原脱，据《类经图翼》卷六补。

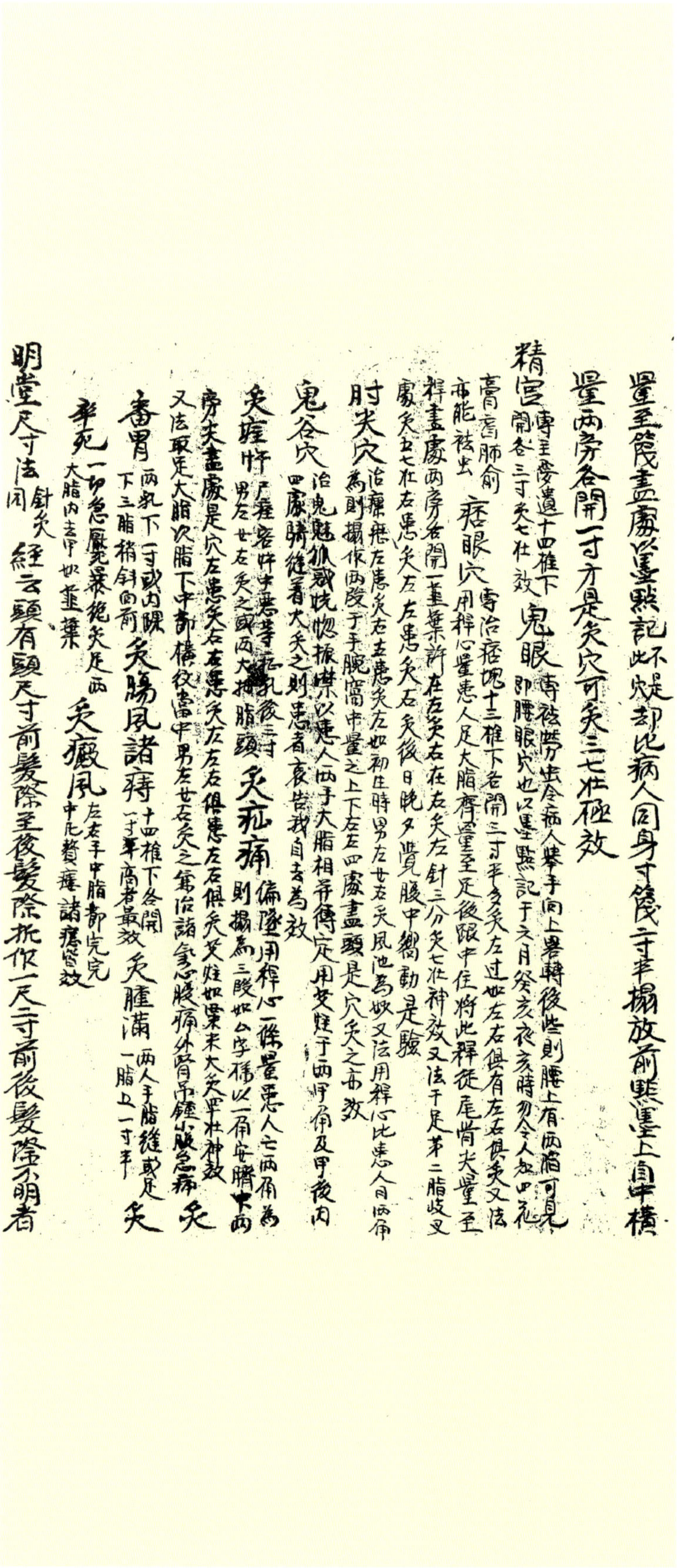

量至篾尽处，以墨点记不是此穴，却比病人同身寸，篾二寸半，拓放前点墨上，自中横量两旁各开一寸，方是灸穴。可灸三七壮，极效。

精宫专主梦遗。十四椎下开各三寸。灸七壮效。**鬼眼**专祛劳虫。令病人举手向上，略转后些，则腰上有两陷可见，即腰眼穴也，以墨点记，于六月癸亥夜亥时，勿令人知。四花、膏肓、肺俞亦能祛虫。**痞眼穴**专治痞块。十三椎下各开三寸半。多灸左边，如左右俱有，左右俱灸。又法：用秆心量患人足大指齐，量至足后跟中住，将此秆从尾骨尖量至秆尽处，两旁各开一韭叶许，在左灸右，在右灸左。针三分，灸七壮。神效。又法：于足第二指岐叉处灸五七壮，右患灸左，左患灸右。灸后日晚夕觉腹中响动是验。**肘尖穴**治瘰疬。左患灸右，右患灸左，如初生时男左女右灸风池为妙。又法：用秆心比患人口两角为则，拓作两段，于手腕窝中量之，上下右左四处尽头是穴，灸之亦效。**鬼谷穴**治鬼魅狐惑，恍惚振噤。以患人两手大指相并缚定，用艾炷于两甲角及甲后肉四处骑缝着火灸之，则患者哀告我自去为效。**灸疰忤**尸疰客忤中恶等症。乳后三寸，男左女右灸之。或两大拇指头。**灸疝痛**偏坠。用秆心一条，量患人口两角为则，拓为三段，如厶字样，以一角安脐下，两旁尖尽处是穴。左患灸右，右患灸左，左右俱患，左右俱灸。艾炷如粟米大，灸四壮，神效。又法，取足大指次指下中节横纹当中，男左女右灸之。兼治诸气心腹痛，外肾吊钟，小腹急痛。**灸翻胃**两乳下一寸，或内踝下三指稍斜向前。**灸肠风诸痔**十四椎下各开一寸。年高者最效。**灸肿满**两大手指缝或足一指上一寸半。**灸卒死**一切急魇暴绝。灸足两大指内去甲如韭叶。**灸癜风**左右手中指节宛宛中。凡赘瘘诸痣皆效。

明堂尺寸法针灸同：经云：头有头尺寸，前发际至后发际折作一尺二寸，前后发际不明者，

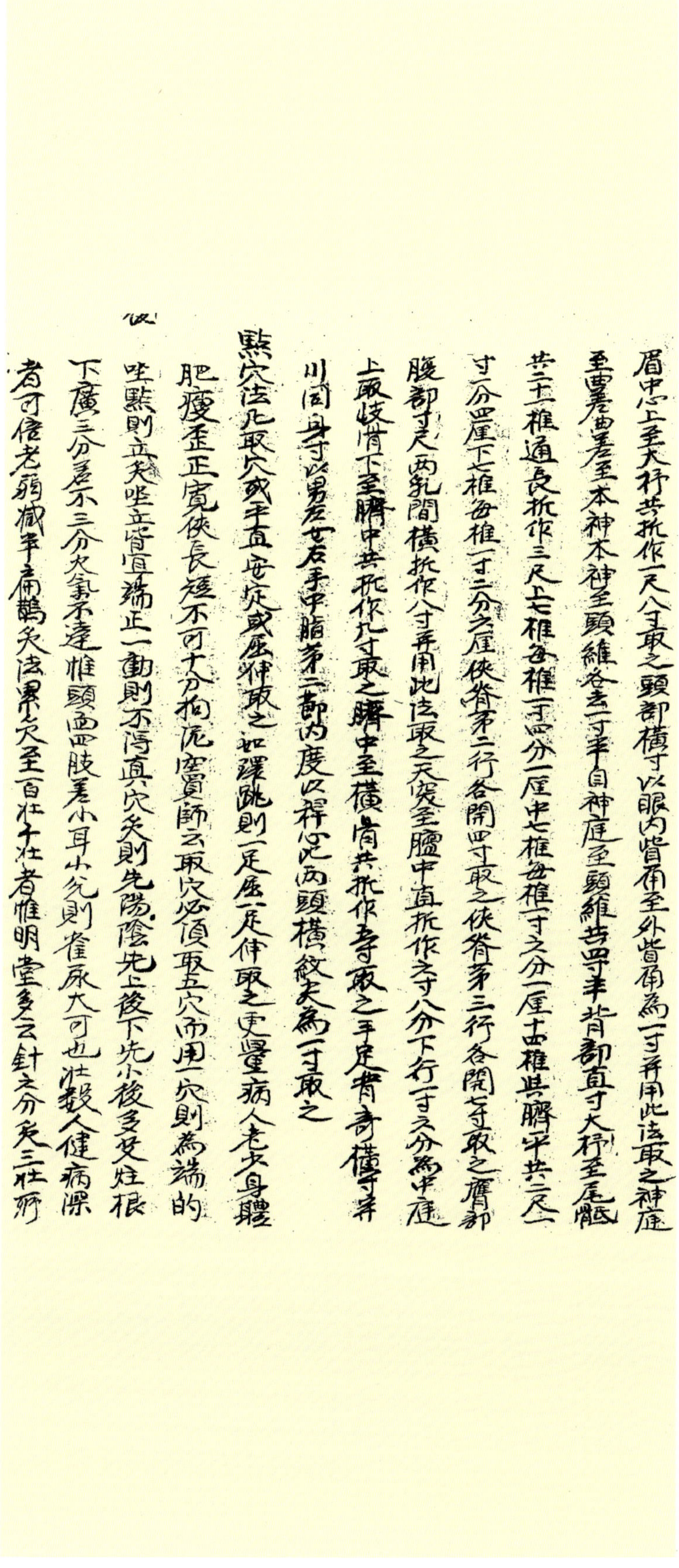
眉中心上至大杼共折作一尺八寸取之頭部橫寸以眼內眥角至外眥角爲一寸并用此法取之神庭至曲差曲差至本神本神至頭維各去一寸半自神庭至頭維共四寸半背部直寸大杼至尾骶共二十一椎通長折作三尺上七椎每椎一寸四分一厘中七椎每椎一寸六分一厘十四椎與臍平共二尺一寸一分四厘下七椎每椎一寸二分六厘俠脊第二行各開四寸取之俠脊第三行各開七寸取之膺部腹部寸尺兩乳間橫折作八寸并用此法取之天突至膻中直折作六寸八分下行一寸六分爲中庭上取岐骨下至臍中共折作九寸取之臍中至橫骨共折作五寸取之手足背奇橫寸并用同身寸以男左女右手中指第二節內度以稈心比兩頭橫紋尖爲一寸取之

點穴法凡取穴或平直安定或屈伸取之如環跳則一足屈一足伸取之更量病人老少身體肥瘦歪正寬俠長短不可十分拘泥竇師云取穴必須取五穴而用一穴則爲端的坐點則立灸坐立皆宜端正一動則不得真穴灸則先陽陰先上後下先小後多艾炷根下廣三分若不三分火氣不達惟頭面四肢差小耳小兒則雀屎大可也壯數人健病深者可倍老弱減半扁鵲灸法累灸至百壯千壯者惟明堂多云針之分灸三壯所

眉中心上至大杼共折作一尺八寸。取之头部横寸，以眼内眦角至外眦角为一寸，并用此法取之神庭至曲差，曲差至本神，本神至头维，各去一寸半，自神庭至头维共四寸半。背部直寸，大杼至尾骶共二十一椎，通长折作三尺。上七椎每椎一寸四分一厘，中七椎每椎一寸六分一厘，十四椎与脐平，共二尺一寸一分四厘；下七椎每椎一寸二分六厘。侠脊第二行各开四寸取之，侠脊第三行各开七寸取之。膺部、腹部寸尺，两乳间横折作八寸，并用此法取之，天突至膻中直折作六寸八分，下行一寸六分为中庭。上取岐骨，下至脐中，共折作九寸取之。脐中至横骨，共折作五寸取之。手足背奇横寸并用同身寸，以男左女右手中指第二节内，度以秆心，比两头横纹尖为一寸取之。

点穴法：凡取穴，或平直安定，或屈伸取之，如环跳，则一足屈，一足伸取之。更量病人老少，身体肥瘦，歪正宽侠，长短不可十分拘泥。窦师云：取穴必须取五穴而用一穴，则为端的。坐点则坐灸，立点则立灸①，坐立皆宜端正，一动则不得真穴。灸则先阳后②阴，先上后下，先小后多，艾炷根下广三分，若不三分，火气不达。惟头面四肢差小耳，小儿则雀屎大可也。壮数，人健病深者可倍，老弱减半。扁鹊灸法累灸至百壮、千壮者，惟《明堂》多云针六分，灸三壮。所

①坐点则坐灸，立点则立灸：原作“坐点则立灸”，据《勉学堂针灸集成》卷一补全。

②后：原无，据《勉学堂针灸集成》卷一补。

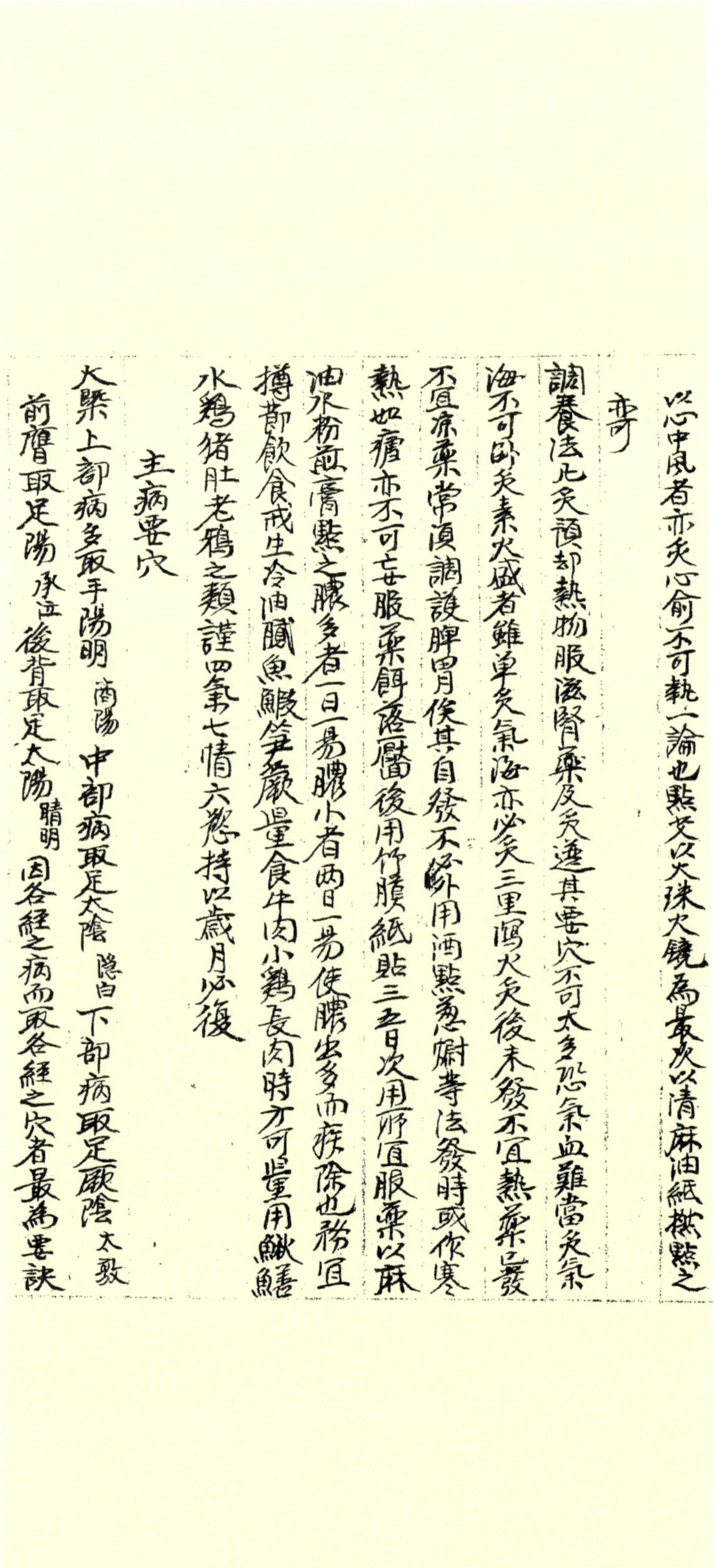

以心中风者，亦灸心俞，不可执一论也。点艾以火珠火镜为最，次以清麻油纸燃点之亦可。

调养法：凡灸，预却热物，服滋肾药；及灸，选其要穴，不可太多，恐气血难当。灸气海不可卧灸，素火盛者，虽单灸气海，亦必灸三里泻火。灸后未发，不宜热药；已发，不宜凉药。常须调护脾胃，俟其自发，不必外用酒点、葱熨等法。发时或作寒热如疟，亦不可妄服药饵，落靥后用竹膜纸贴三五日，次用所宜服药，以麻油水粉煎膏点之，脓多者一日一易，脓少者两日一易，使脓出多而疾除也。务宜撙节饮食，戒生冷油腻，鱼虾笋蕨，量食牛肉、小鸡。长肉时方可量用鳅、鳝、水鸡、猪肚、老鸭[1]之类。谨四气、七情、六欲，持以岁月必复。

主病要穴

大概上部病多取手阳明商阳，中部病取足太阴隐白，下部病取足厥阴大敦，前膺取足阳承泣，后背取足太阳睛明。因各经之病而取各经之穴者，最为要诀。

①鸭：原作“鸦”，据《勉学堂针灸集成》卷一改。

百病一針為率多則四針滿身針者可惡也膏肓三里湧泉百病無所不治

百病一针为率，多则四针，满身针者可恶也。膏肓、三里、涌泉，百病无所不治。

针灸便用图考

[清] 苏元箴 辑　许盈 校订

清光绪二十九年刻本

《针灸便用图考》又名《针灸便用》，不分卷，成书于清咸丰六年（1856）。此书乃清末医家苏元箴辑录其友张希纯针灸临床经验并绘图而成。张希纯，清末针灸名医，具体生平不详；苏元箴，字右铭，晚清医家，中水（今山东济南）人，从其友张希纯研习针灸，乃集张氏经验效穴效方，加以绘图，辑成《针灸便用图考》。是书首载临床单方验方，记述治疗腋臭、耳聋、胞衣不下、白癜风、瘰疬、黄水疮等病证之廉简便验药方 36 首，次为针灸治方，介绍瘫痪、牙痛、噎膈、癖积、肩背腿足麻木等各科病证针灸治疗方法，每病以病名为纲，分述取穴部位，佐以图示，一病一图，共有穴图 29 幅，利于教学；后附 183 种药物之性味、功效、主治。本书虽以针灸为名，但针灸部分不足全书半数，余为常用方药，类似于临床针药结合简便手册。全书论要图明，简便实用。现以清光绪二十九年（1903）致文堂刻本影印校订。

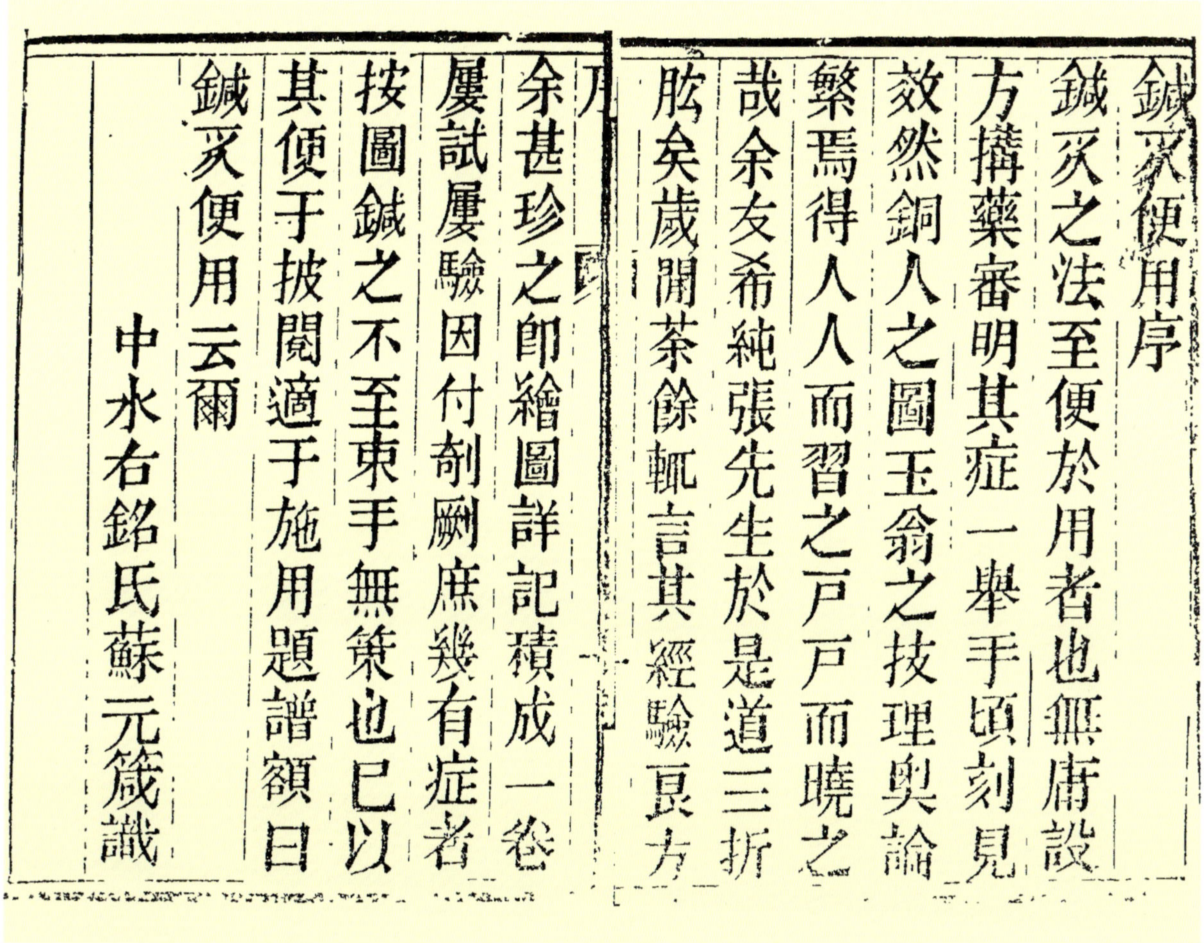

鍼灸便用序

鍼灸之法至便於用者也無庸設方搆藥審明其症一舉手頃刻見效然銅人之圖玉翁之技理奥論繁焉得人人而習之戶戶而曉之哉余友希純張先生於是道三折肱矣歲閒茶餘輒言其經驗良方余甚珍之即繪圖詳記積成一卷屢試屢驗因付剞劂庶幾有症者按圖鍼之不至束手無策也已以其便于披閱適于施用題譜額曰鍼灸便用云爾

中水右銘氏蘇元箴識

针灸便用序

针灸之法，至便于用者也；无庸设方构药，审明其症，一举手，顷刻见效。然铜人之图，玉翁之技，理奥论繁，焉得人人而习之，户户而晓之哉？余友希纯张先生，于是道三折肱矣，岁闲茶余，辄言其经验良方。余甚珍之，即绘图详记，积成一卷，屡试屡验，因付剞劂，庶几有症者，按图针之，不至束手无策也。已以其便于批阅，适于施用，题谱额曰：针灸便用云尔。

中水右铭氏苏元箴识

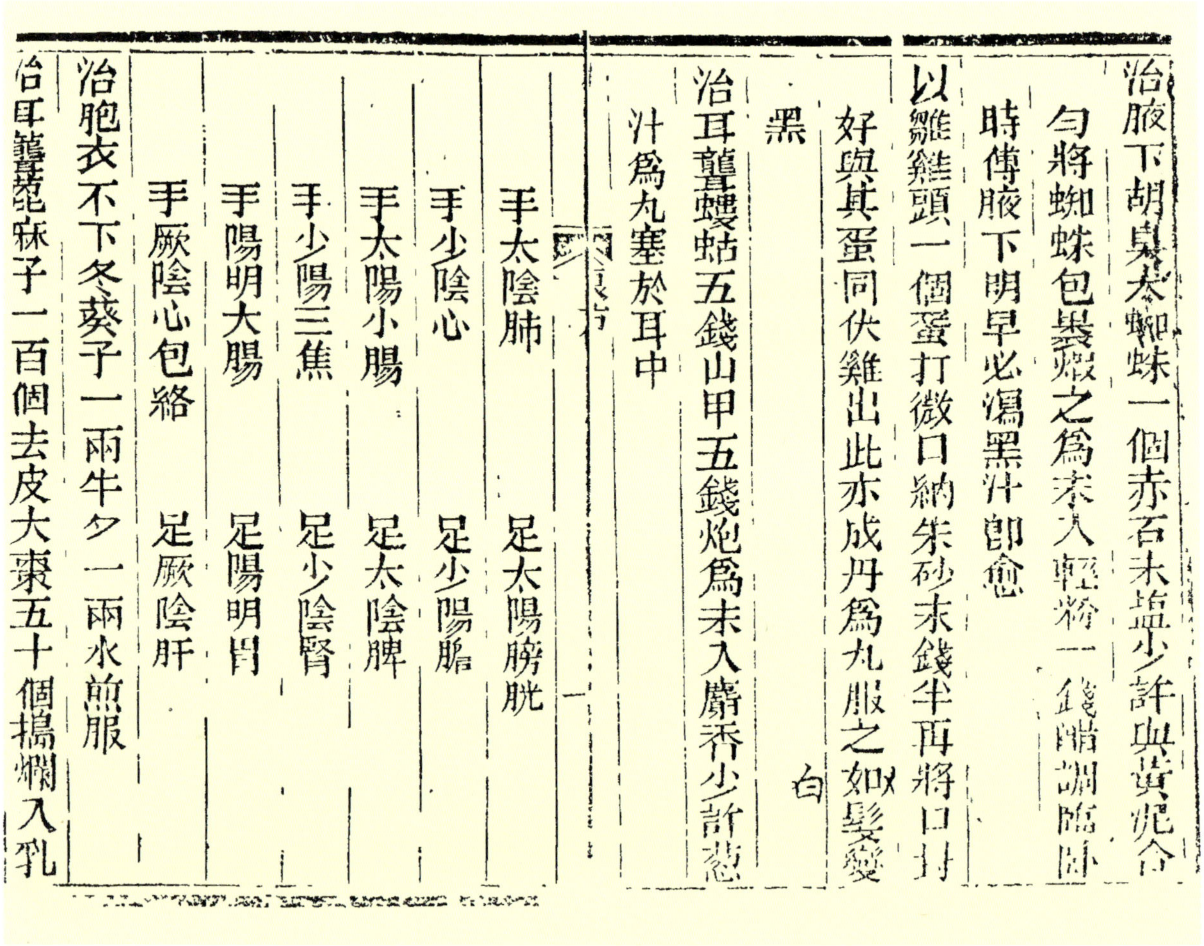
治腋下胡臭大蜘蛛一個赤石末塩少許與黄泥合匀將蜘蛛包裹煅之爲末入輕粉一錢醋調臨卧時傅腋下明早必瀉黑汁即愈

以雛雞頭一個蛋打微口納朱砂末錢半再將口封好與其蛋同伏雞出此亦成丹爲丸服之如髮變黑 白

治耳聾螻蛄五錢山甲五錢炮爲末入麝香少許葱汁爲丸塞於耳中

手太陰肺　足太陽膀胱
手少陰心　足少陽膽
手太陽小腸　足太陰脾
手少陽三焦　足少陰腎
手陽明大腸　足陽明胃
手厥陰心包絡　足厥陰肝

治胞衣不下冬葵子一兩牛夕一兩水煎服

治耳聾蓖麻子一百個去皮大棗五十個搗爛入乳

治腋下胡臭：大蜘蛛一个。赤石、末盐少许，与黄泥合匀，将蜘蛛包裹煅之，为末，入轻粉一钱，醋调，临卧时敷腋下，明早必泻黑汁即愈。

以雏鸡头一个蛋，打微口，纳朱砂末钱半，再将口封好，与其蛋同伏[1]。鸡出，此亦成丹。为丸服之，白[2]发变黑。

治耳聋：蝼蛄五钱，山甲五钱，炮为末，入麝香少许，葱汁为丸，塞于耳中。

手太阴肺	足太阳膀胱	手少阴心
足少阳胆	手太阳小肠	足太阴脾
手少阳三焦	足少阴肾	足阳明大肠
足阳明胃	手厥阴心包络	足厥阴肝

治胞衣不下：冬葵子一两，牛膝一两，水煎服。

治耳聋：蓖麻子一百个去皮，大枣五十个捣烂，入乳

①伏：当是“孵”之简字。本书刻工粗陋，书中有大量俗字、简字及不规范字，以下皆订正为正字，不一一出注。
②白：原作“如”，底本原有校记，据改。

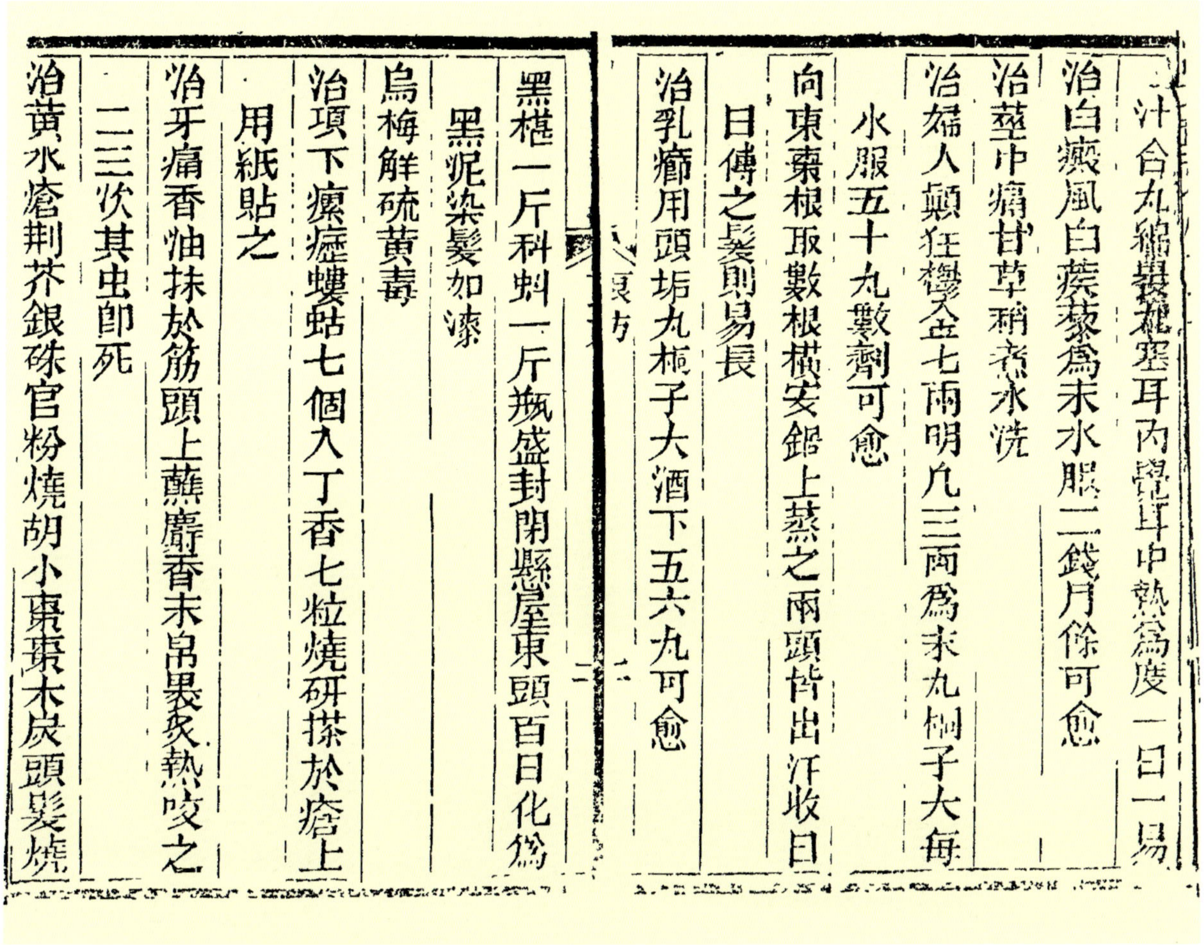
汁合丸綿裹丸塞耳內覺耳中熱爲度一日一易
治白癜風白蒺藜爲末水服二錢月餘可愈
治莖中痛甘草稍煮水洗
治婦人顛狂鬱金七兩明礬三兩爲末丸桐子大每
水服五十丸數劑可愈
向東棗根取數根横安鍋上蒸之兩頭皆出汗收日
日傅之髮則易長
治乳癤用頭垢丸桐子大酒下五六丸可愈
黑椹一斤科蚪一斤瓶盛封閉懸屋東頭百日化爲
黑泥染髮如漆
烏梅解硫黄毒
治項下瘰癧螻蛄七個入丁香七粒燒研搽於瘡上
用紙貼之
治牙痛香油抹於筋頭上蘸麝香末帛裹炙熱咬之
二三次其虫即死
治黄水瘡荆芥銀硃官粉燒胡小棗棗木炭頭髮燒

汁合丸，绵裹丸，塞耳内。觉耳中热为度。一日一易。

治白癜风：白蒺藜为末，水服二钱，月余可愈。

治茎中痛：甘草梢煮水洗。

治妇人癫狂：郁金七两，明矾三两，为末，丸桐子大。每水服五十丸，数剂可愈。

向东枣根，取数根，横安锅上蒸之，两头皆出汗，收，日日敷之，发则易长。

治乳疖：用头垢，丸桐子大，酒下五六丸可愈。

黑椹一斤，蝌蚪一斤，瓶盛，封闭，悬屋东头，百日化为黑泥，染发如漆。

乌梅，解硫黄毒。

治项下瘰疬：蝼蛄七个，入丁香七粒，烧，研，搽在疮上，用纸贴之。

治牙痛：香油抹于筋头上，蘸麝香末，帛裹，炙热，咬之。二三次其虫即死。

治黄水疮：荆芥、银朱、官粉（烧）、胡小枣枣木炭、头发（烧

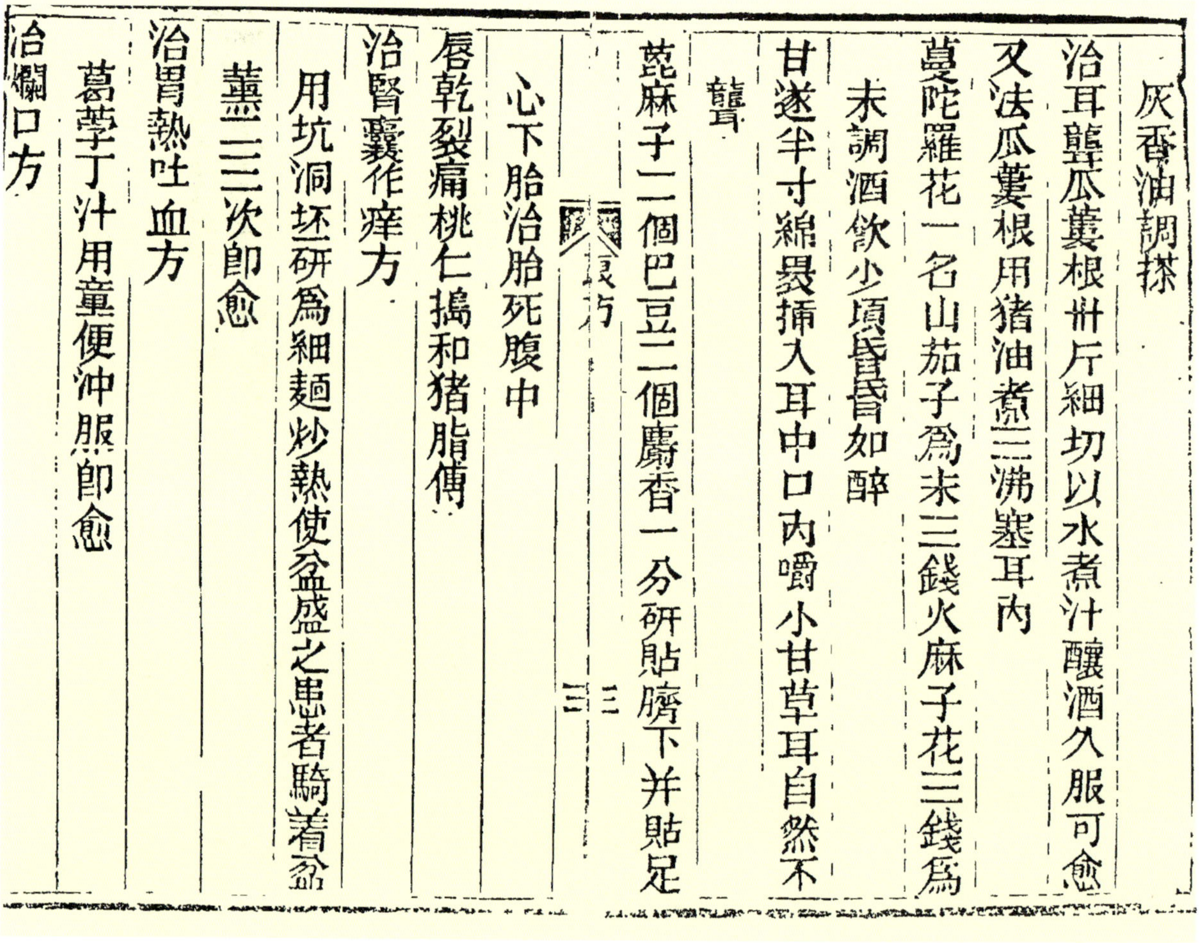
灰香油調搽
治耳聾瓜蔞根卅斤細切以水煮汁釀酒久服可愈
又法瓜蔞根用猪油煮三沸塞耳内
蔓陀羅花一名山茄子爲末三錢火麻子花三錢爲
末調酒飲少頃昏昏如醉
甘遂半寸綿褁插入耳中口內嚼小甘草耳自然不
聾
萞麻子二個巴豆二個麝香一分研貼臍下并貼足
心下胎治胎死腹中
唇乾裂痛桃仁搗和猪脂傅
治腎囊作痒方
用坑洞坯研爲細麵炒熱使盆盛之患者騎着盆
薰二三次即愈
治胃熱吐血方
葛葶丁汁用童便沖服即愈
治爛口方

灰），香油调搽。

治耳聋：瓜蒌根卅斤，细切，以水煮汁酿酒，久服可愈。

又法：瓜蒌根，用猪油煮三沸，塞耳内。

曼陀罗花（一名山茄子。为末）三钱，火麻子花三钱，为末，调酒饮。少顷昏昏如醉。

甘遂半寸，绵裹，插入耳中，口内嚼小甘草，耳自然不聋。

蓖麻子二个，巴豆二个，麝香一分，研，贴脐下并贴足心，下胎，治胎死腹中。

唇干裂痛：桃仁捣，和猪脂敷。

治肾囊作痒方：

用坑洞坯研为细面，炒热，使盆盛之，患者骑着盆，熏二三次即愈。

治胃热吐血方：

葛葶丁汁，用童便冲服即愈。

治烂口方：

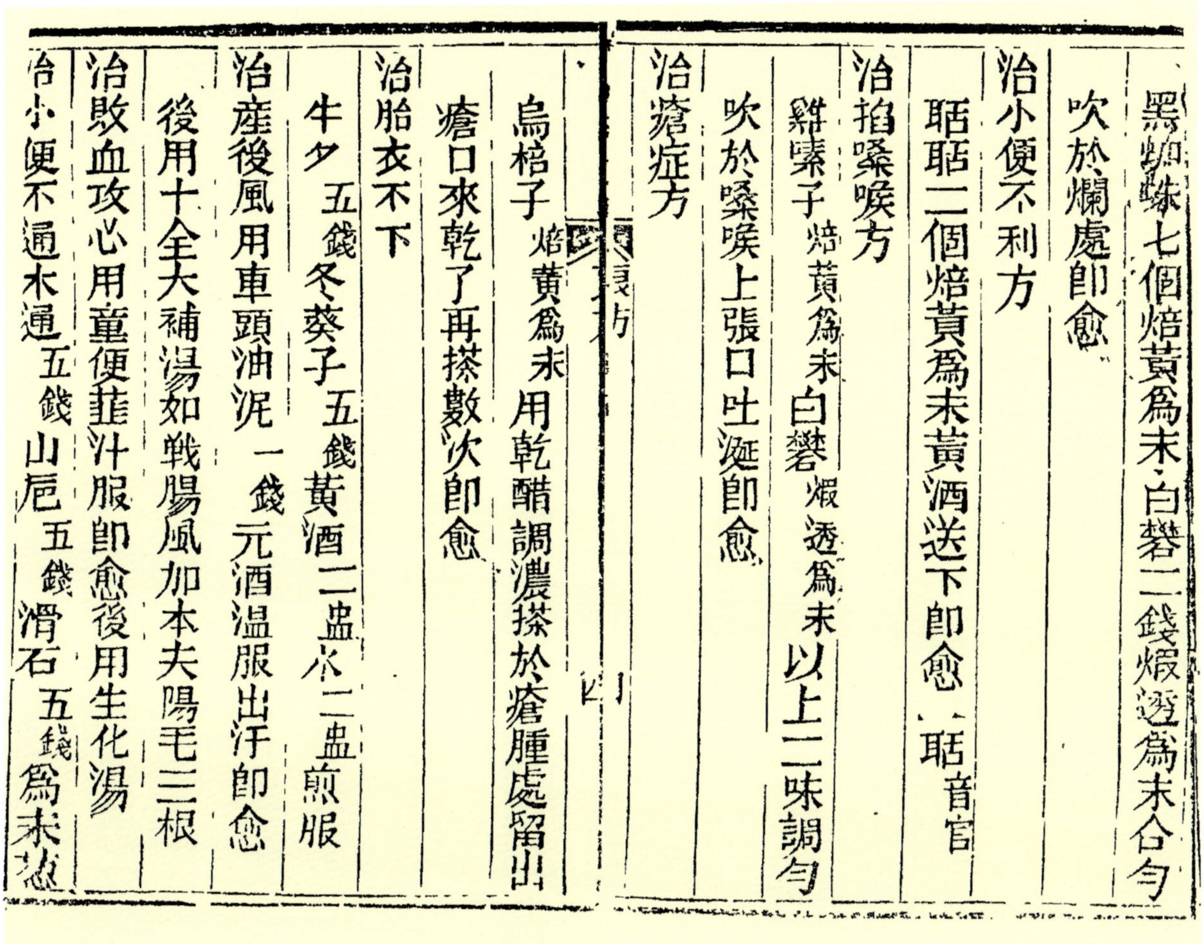
黑蜘蛛七個焙黃爲末白礬二錢煆透爲末合勻
吹於爛處即愈
治小便不利方
聒聒二個焙黃爲末黃酒送下即愈 聒音官
治掐嗓喉方
雞嗉子焙黃爲末白礬煆透爲末以上二味調勻
吹於嗓喉上張口吐涎即愈
治瘡症方
烏棓子焙黃爲末用乾醋調濃搽於瘡腫處留出
瘡口來乾了再搽數次即愈
治胎衣不下
牛夕五錢冬葵子五錢黃酒二盅水二盅煎服
治產後風用車頭油泥一錢元酒温服出汗即愈
後用十全大補湯如戰腸風加本夫陽毛三根
治敗血攻心用童便韭汁服即愈後用生化湯
治小便不通木通五錢山卮五錢滑石五錢爲末葱

黑蜘蛛七个，焙黄为末；白矾二钱，煅透为末；合匀，吹于烂处即愈。

治小便不利方：

聒聒二个，焙黄为末，黄酒送下即愈。聒，音官。

治掐嗓喉方：

鸡嗉子焙黄为末　白矾煅透为末　以上二味调匀，吹于嗓喉上，张口吐涎即愈。

治疮症方：

乌棓子焙黄为末　用干醋调浓，搽于疮肿处，留出疮口来，干了再搽，数次即愈。

治胎衣不下：

牛膝五钱　冬葵子五钱　黄酒二盅　水二盅　煎服

治产后风：用车头油泥一钱，元酒温服，出汗即愈。

后用十全大补汤如战肠风，加本夫阳毛三根。

治败血攻心：用童便、韭汁服，即愈。后用生化汤。

治小便不通：木通五钱　山栀五钱　滑石五钱　为末，葱

汁調塗臍即通
治呑魚刺用新汲水半碗向水中虛寫魚龍變化四字飲之即愈呑草木寫麒麟變化四字喉閉寫飛箭斬黃龍用十指甲少許焙黃爲末吹入喉中
治大便不通用猪胆一個入醋少許以筆管將胆汁納入谷道中即通

二白散治破傷風
防風一两 天麻一两 羌活一两 白芷一两
南星一两 白附子十二两
共爲細末敷於傷處用紬片包紮如覺受風用藥三錢黄酒送下出微汗即愈
治瘡初起在紅底盤边上針數針可愈

汁调，涂脐即通。

治吞鱼刺：用新汲水半碗，向水中虚写“鱼龙变化”四字，饮之即愈；**吞草木**：写“麒麟变化”四字；**喉闭**：写“飞箭斩黄龙”，用十指甲少许，焙黄为末，吹入喉中。

治大便不通：用猪胆一个，入醋少许，以笔管将胆汁纳入谷道中即通。

二白散：治破伤风。

防风一两　天麻一两　羌活一两　白芷一两　南星一两　白附子十二两

共为细末，敷于伤处，用绸片包扎。如觉受风，用药三钱，黄酒送下，出微汗即愈。

治疮初起：在红底盘边上针数针可愈。

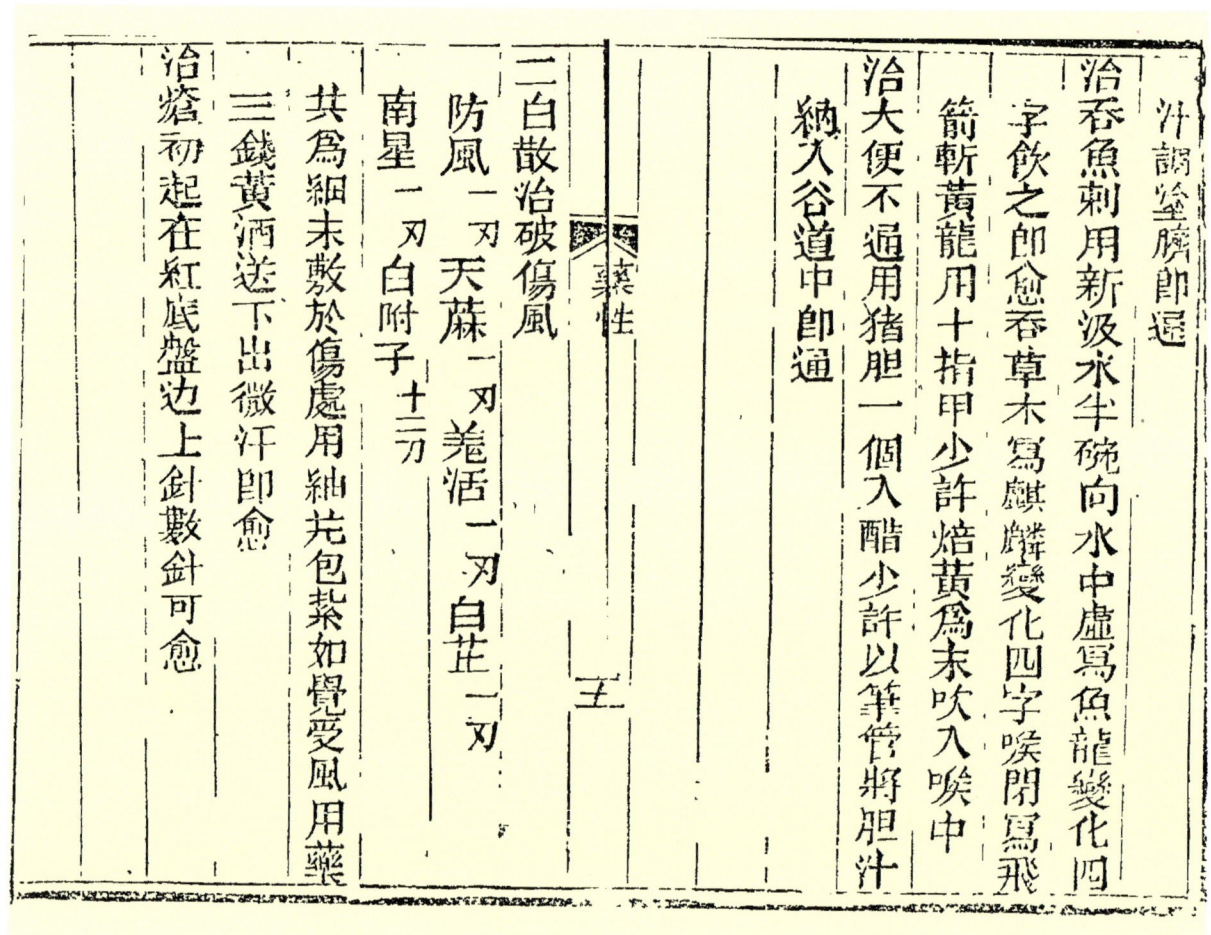

治一切瘟疫痧症四時不正之氣頭疼腹痛霍亂轉筋嗓蛾等症

牙皂七个 北細辛五分 木香四分 蘇薄荷四分 枯礬七分 蘇合香四分 陳皮四分 苦桔梗四分 硃砂五分水飛 明雄黃五分 白芷四分 生甘草四分 防風四分 法半夏四分 貫衆四分

右藥共研細末收藏勿令出味遇症先用藥三分吹入鼻孔細看前後心間舌底有紅筋紅點用銀鍼刺破流出黑血服藥一錢淡薑湯送下即愈

貼筋瘰筋瘤方

當歸 虎骨 穿山甲 羌活 白歛 天麻 川烏 草烏 木鱉子 白芨 防風 牙皂 乳香 沒藥 以上各二錢半

香油六兩入前藥碟枯去滓以黃丹收之攤貼患處

治一切瘟疫、痧证，四时不正之气，头疼腹痛，霍乱转筋，嗓蛾等症：

牙皂七个　北细辛五分　木香四分　苏薄荷四分　枯矾七分　苏合香四分　陈皮四分　苦桔梗四分　朱砂五分，水飞　明雄黄五分　白芷四分　生甘草四分　防风四分　法半夏四分　贯众四分

上药共研细末，收藏勿令出味。遇症先用药三分吹入鼻孔，细看前后心间、舌底，有红筋、红点，用银针刺破，流出黑血，服药一钱，淡姜汤送下即愈。

贴筋瘰、筋瘤方：

当归　虎骨　穿山甲　羌活　白蔹　天麻　川乌　草乌　木鳖子　白及　防风　牙皂　乳香　没药　以上各二钱半

香油六两，入前药煤枯，去滓，以黄丹收之，摊贴患处。

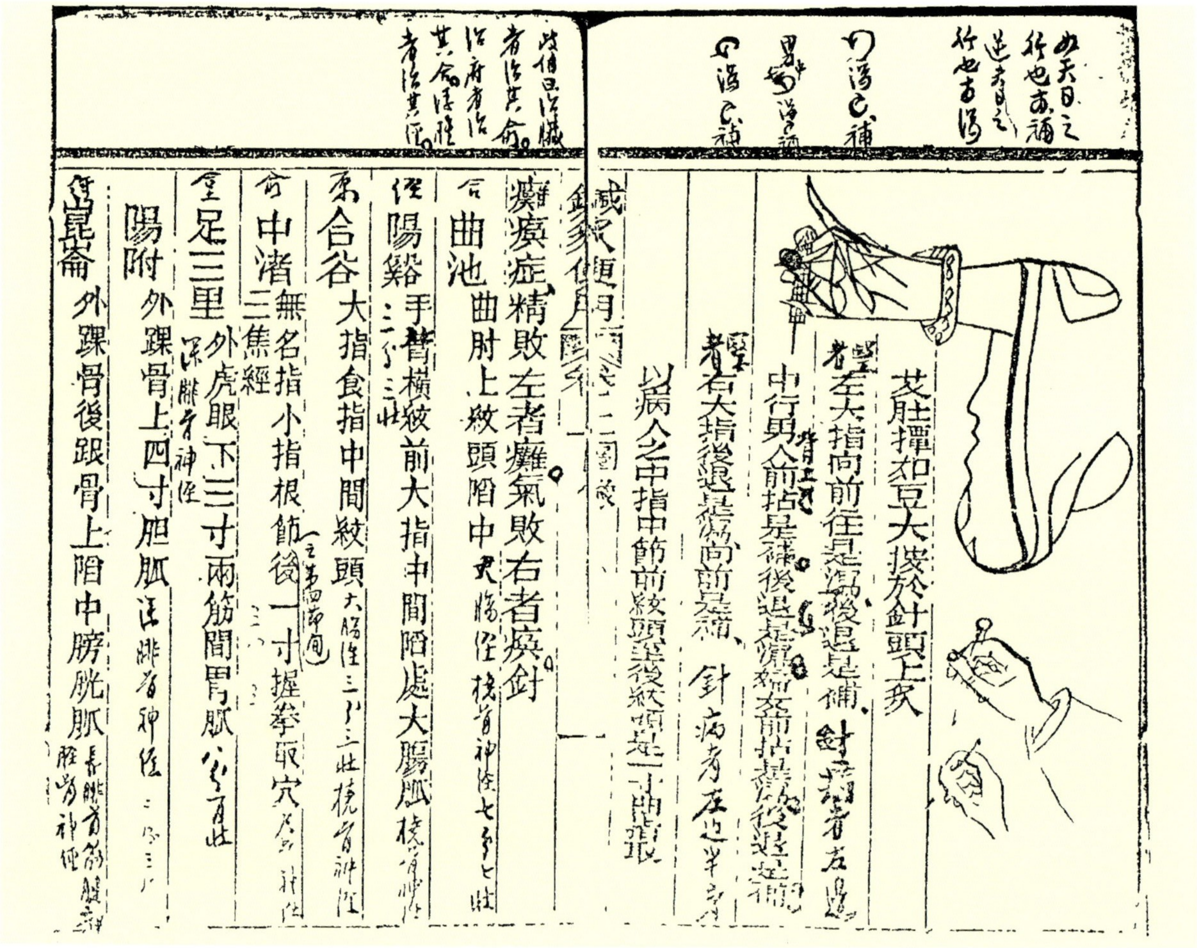

艾肚撢如豆大，按于针头上灸。

左大指向前往是泻，后退是补。

中行男人前拈是补，后退是泻；妇女前拈是泻，后退是补。

右大指后退是泻，向前是补。

以病人之中指中节前纹头至后纹头是一寸，曲指取。

瘫痪症：精败左者瘫，气败右者痪。针：

曲池：屈肘上纹头陷中。

阳溪：手臂横纹前大指中间陷处，大肠脉。

合谷：大指食指中间纹头。

中渚：无名指小指根节后一寸握拳取穴，三焦经。

足三里：外虎眼下三寸两筋间，胃脉。

阳附：外踝骨上四寸，胆脉。

昆仑：外踝骨后跟骨上陷中，膀胱脉。

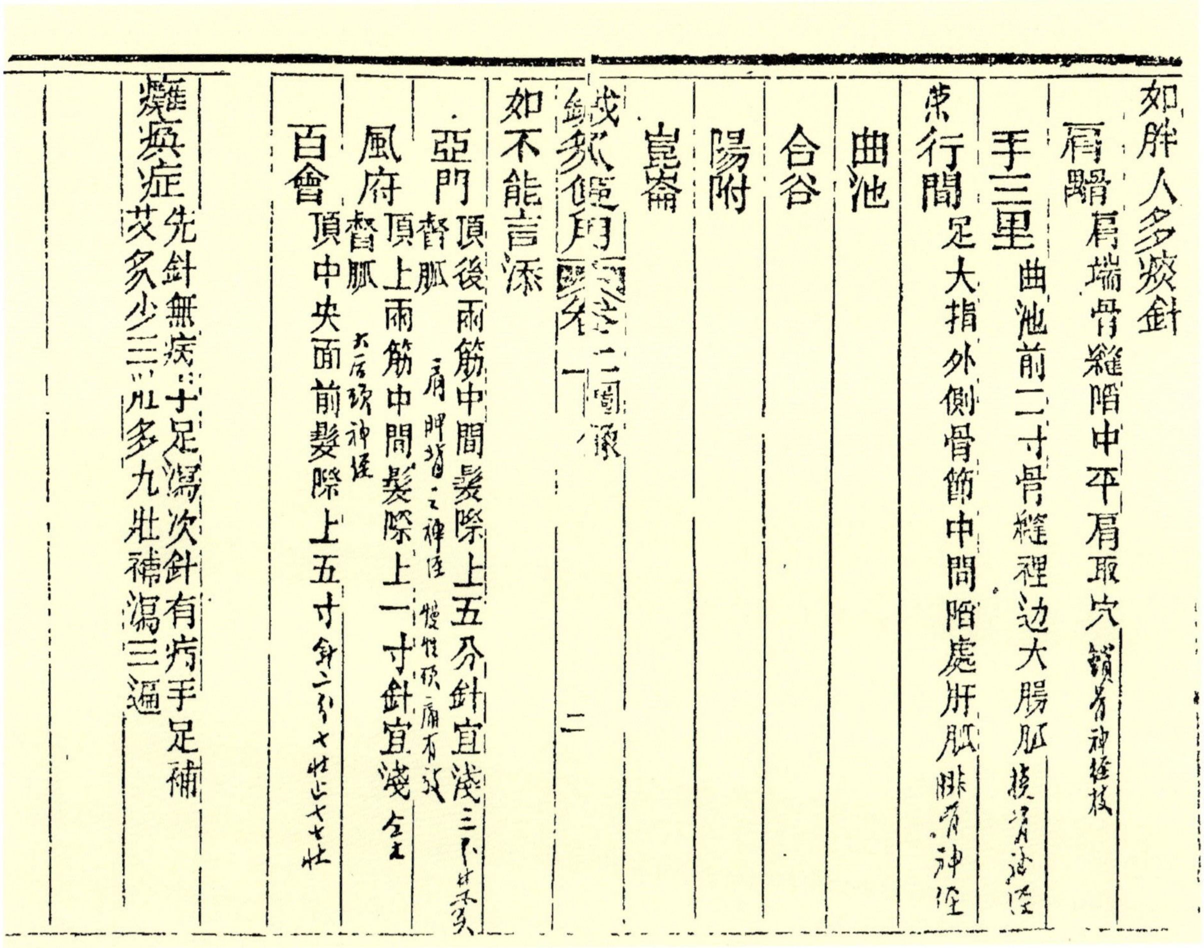

如胖人多痰，针：

肩髃：肩端骨缝陷中，平肩取穴。

手三里：曲池前二寸骨缝里边，大肠脉。

行间：足大指外侧骨节中间陷处，肝脉。

曲池

合谷

阳附

昆仑

如不能言，添：

哑门：顶后两筋中间发际上五分针宜浅，督脉。

风府：顶上两筋中间发际上一寸针宜浅，督脉。

百会：顶中央面前发际上五寸。

瘫痪症，先针无病手足，泻；次针有病手足，补。艾灸少三壮，多九壮，补泻三遍。

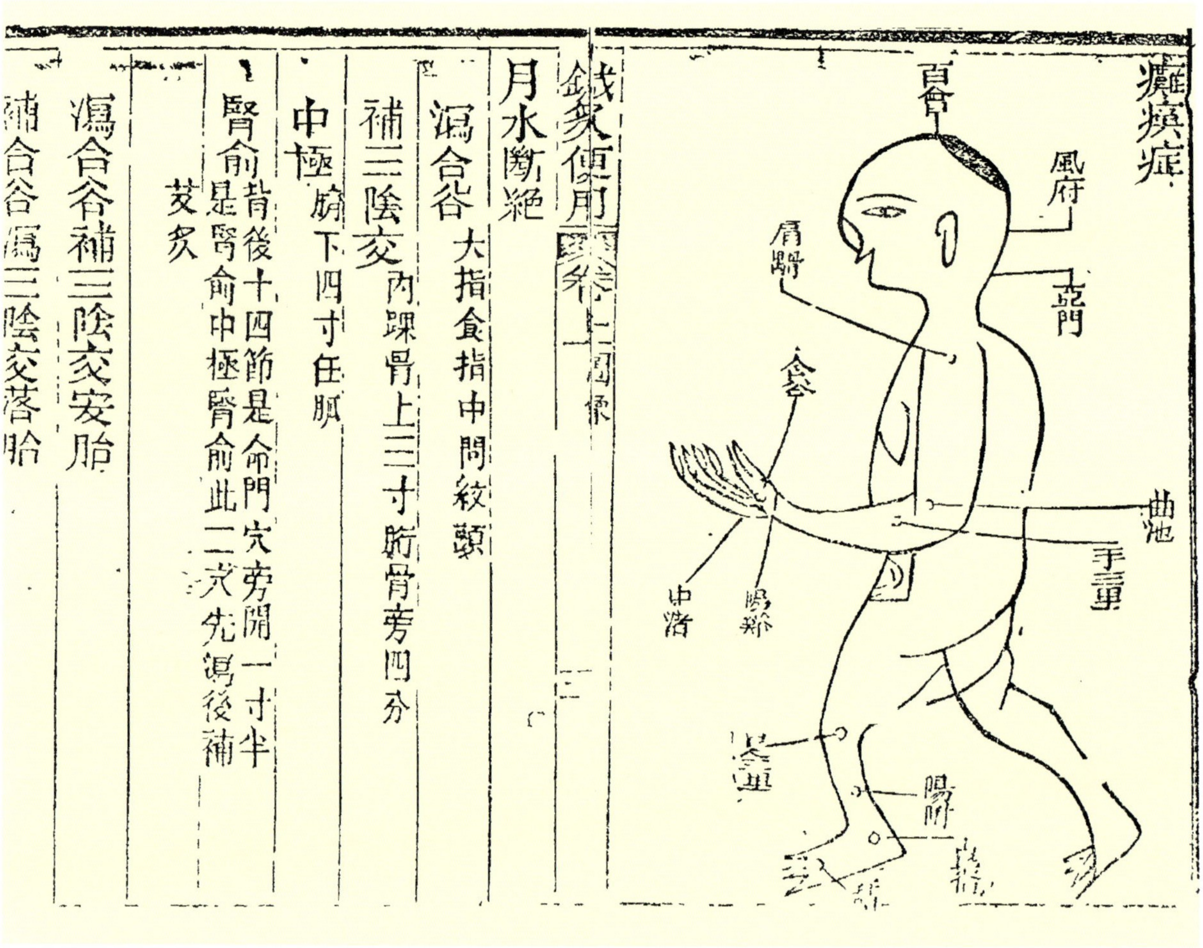

瘫痪症穴图（图见上）

月水断绝

泻合谷：大指食指中间纹头。

补三阴交：内踝骨上三寸，胻骨旁四分。

中极：脐下四寸，任脉。

肾俞：背后十四节是命门穴，旁开一寸半是肾俞。中极、肾俞，此二穴先泻后补，艾灸。

泻合谷，补三阴交，安胎。

补合谷，泻三阴交，落胎。

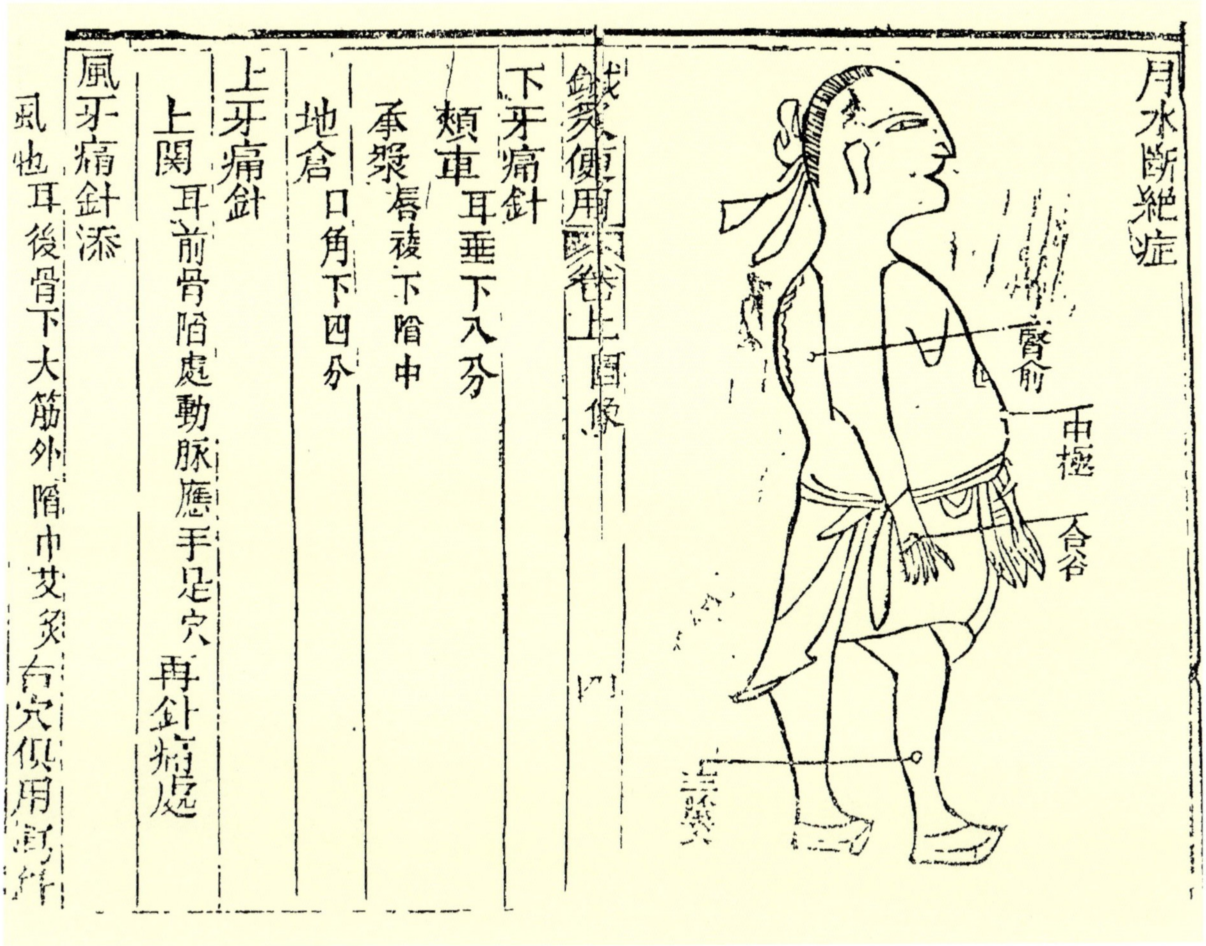

月水断绝症穴图（图见上）

下牙痛，针：

颊车：耳垂下八分。

承浆：唇稜下陷中。

地仓：口角下四分。

上牙痛，针：

上关：耳前骨陷处动脉应手是穴，再针痛处。

风牙痛，针添：

风池：耳后骨下大筋外陷中，艾灸。

上穴俱用泻针。

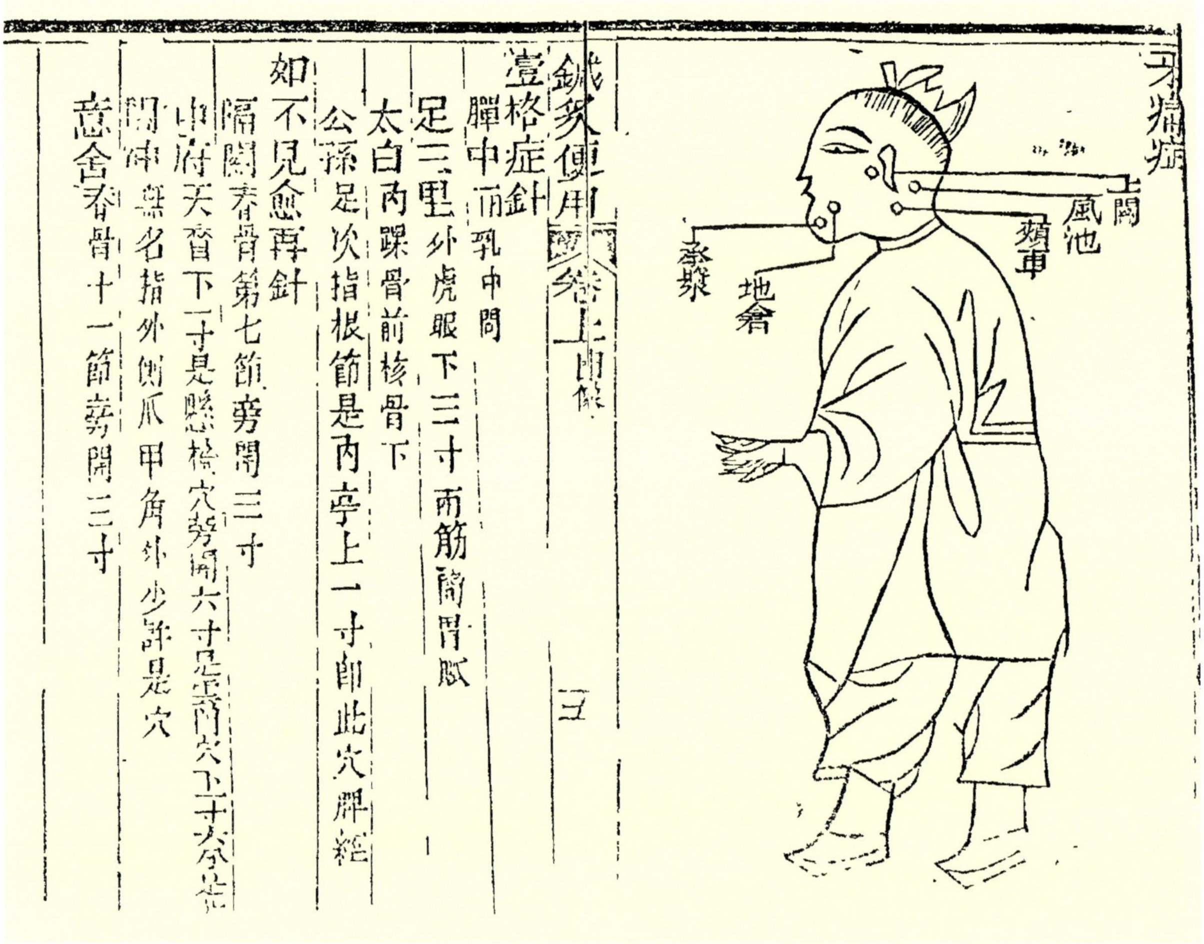

牙痛症穴图（图见上）

噎嗝症，针：

膻中：两乳中间。

足三里：外虎眼下三寸，两筋间，胃脉。

太白：内踝骨前核骨下。

公孙：足次指根节是内亭，上一寸即此穴，脾经。

如不见愈，再针：

膈关：脊骨第七节旁开三寸。

中府：天突下一寸是璇玑穴，旁开六寸是云门穴，下一寸六分是穴。

关冲：无名指外侧爪甲角外少许是穴。

意舍：脊骨十一节旁开三寸。

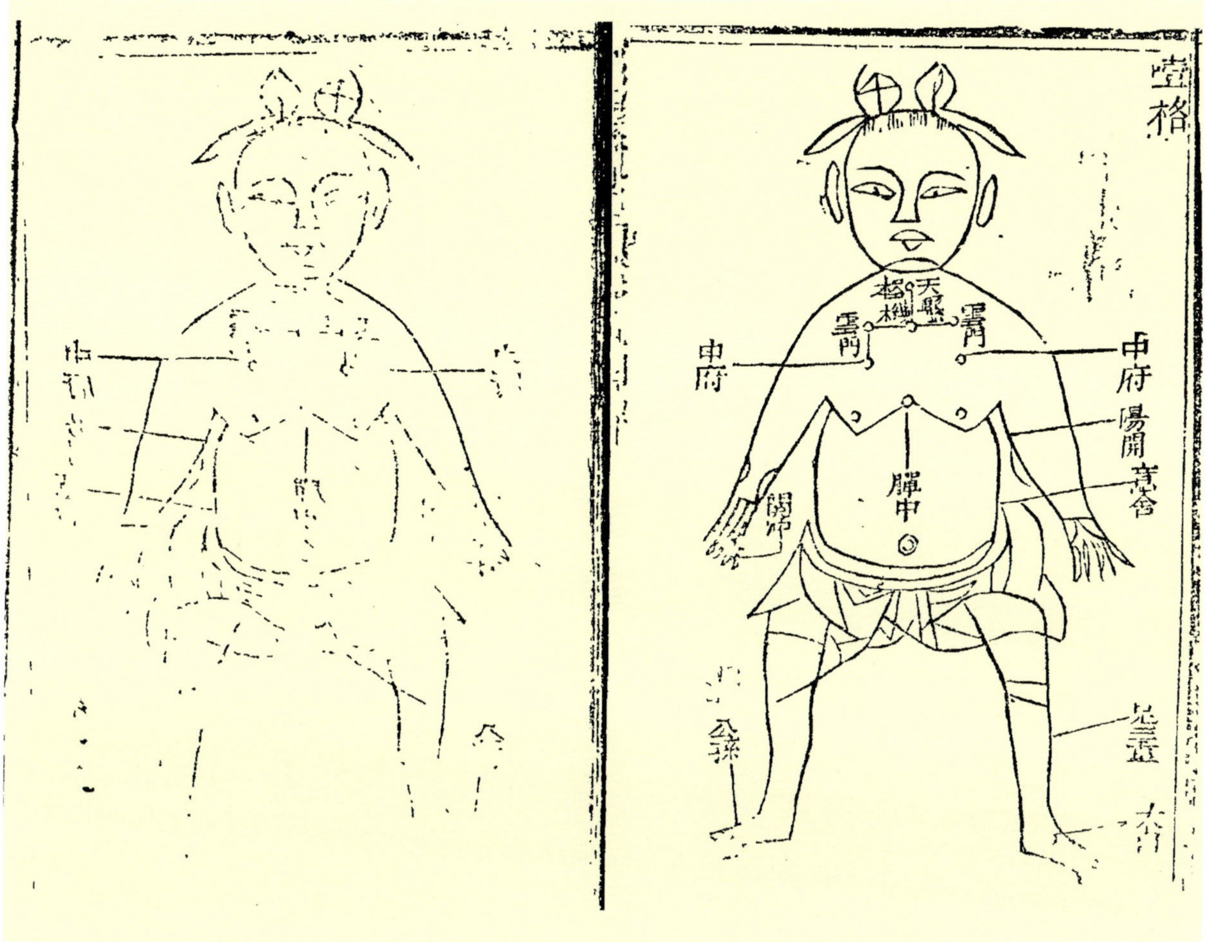

噎嗝穴图（图见上）

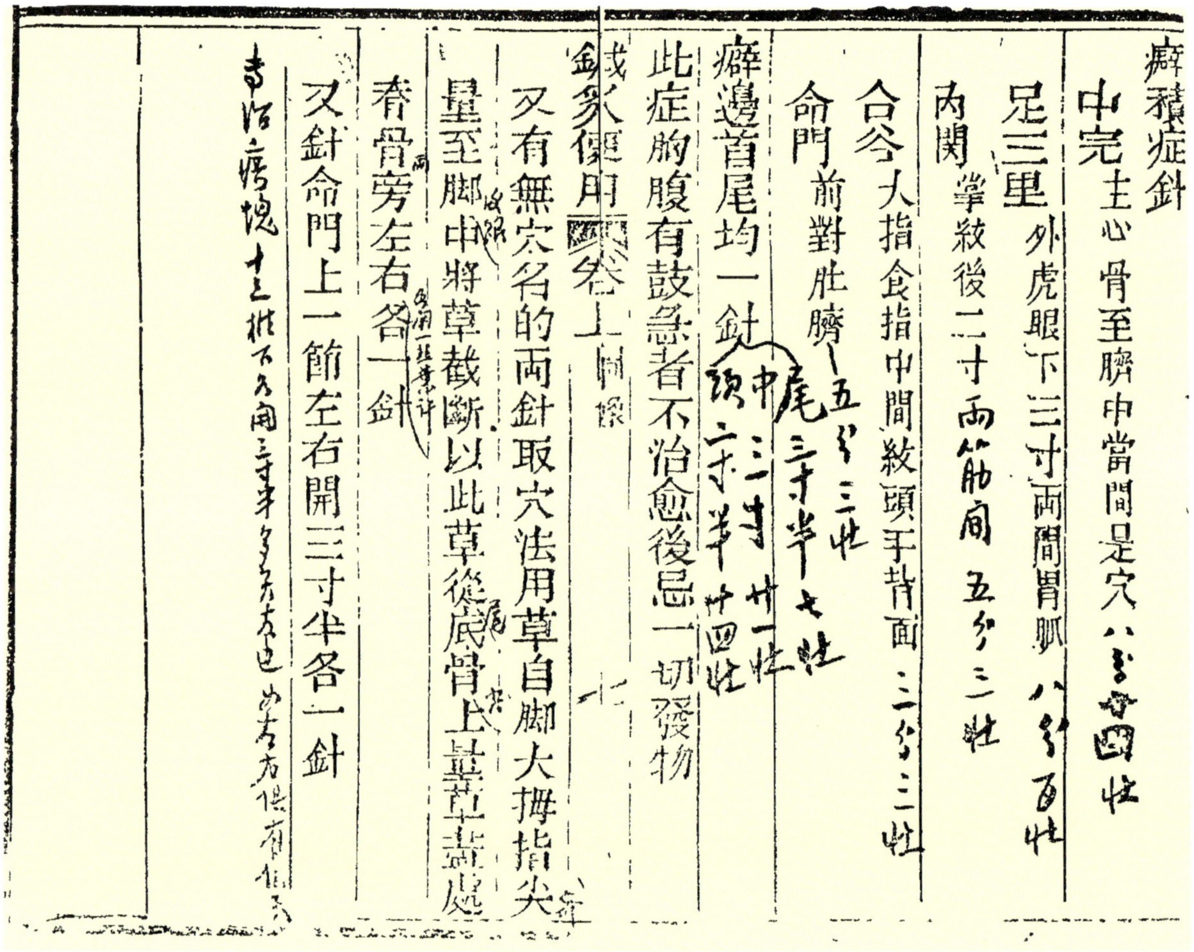
癖積症針
中完 主心骨至臍中當間是穴
足三里 外虎眼下三寸兩間胃脈
內關 掌紋後二寸
合谷 大指食指中間紋頭手背面
命門 前對肚臍
癖邊首尾均一針
此症胸腹有鼓急者不治愈後忌一切發物
又有無穴名的兩針取穴法用草自腳大拇指尖量至腳中將草截斷以此草從底骨上量草盡處
脊骨旁左右各一針
又針命門上一節左右開三寸半各一針
鍼灸便用圖考卷上 十七

癖积症，针：

中脘：主心骨至脐中当间是穴。

足三里：外虎眼下三寸两间，胃脉。

内关：掌纹后二寸。

合谷：大指食指中间纹头手背面。

命门：前对肚脐。

癖边首尾均一针。

此症胸腹有鼓急者不治，愈后忌一切发物。

又有无穴名的两针取穴法，用草自脚大拇指尖量至脚中，将草截断，以此草从底骨上量，草尽处，脊骨旁，左右各一针。

又针命门上一节，左右开三寸半各一针。

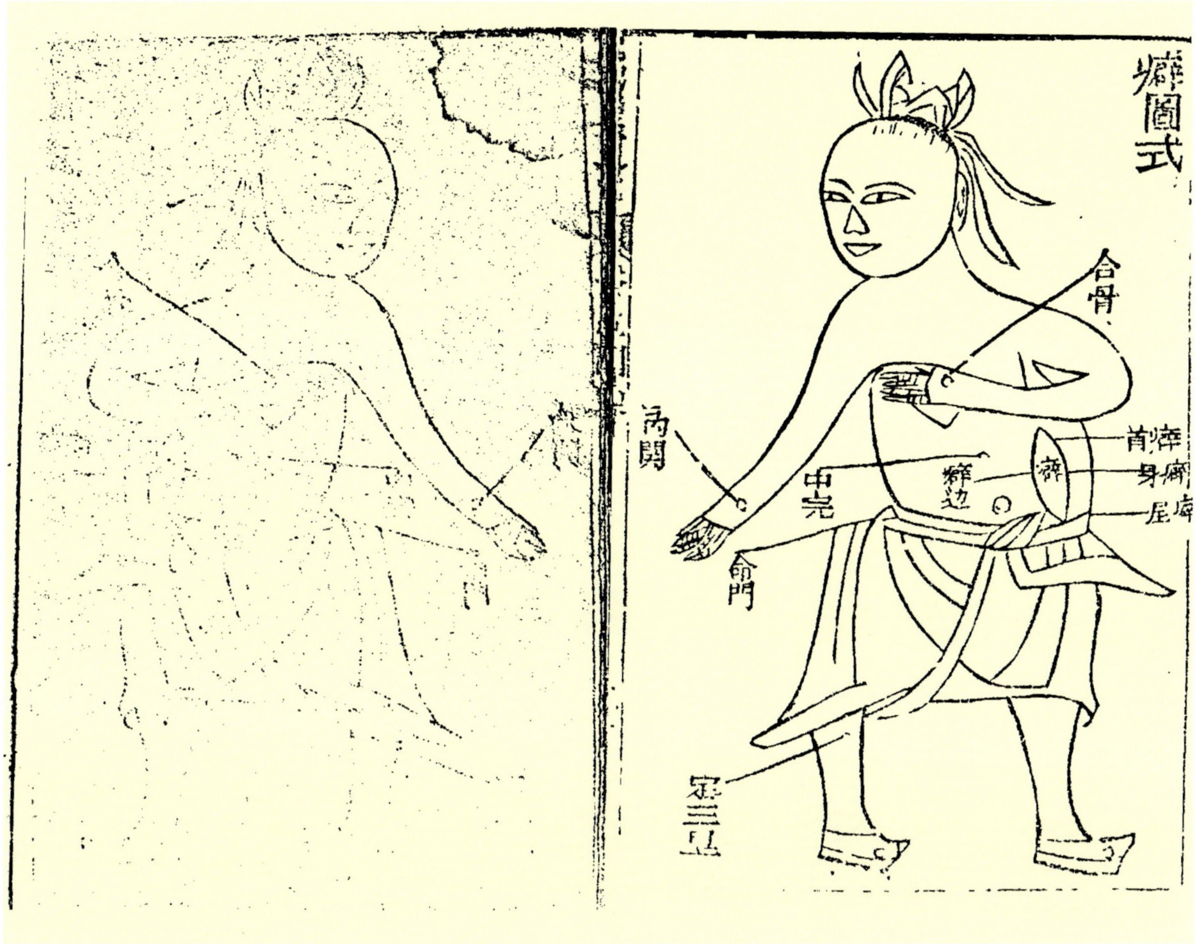

癖积症穴图（图见上）

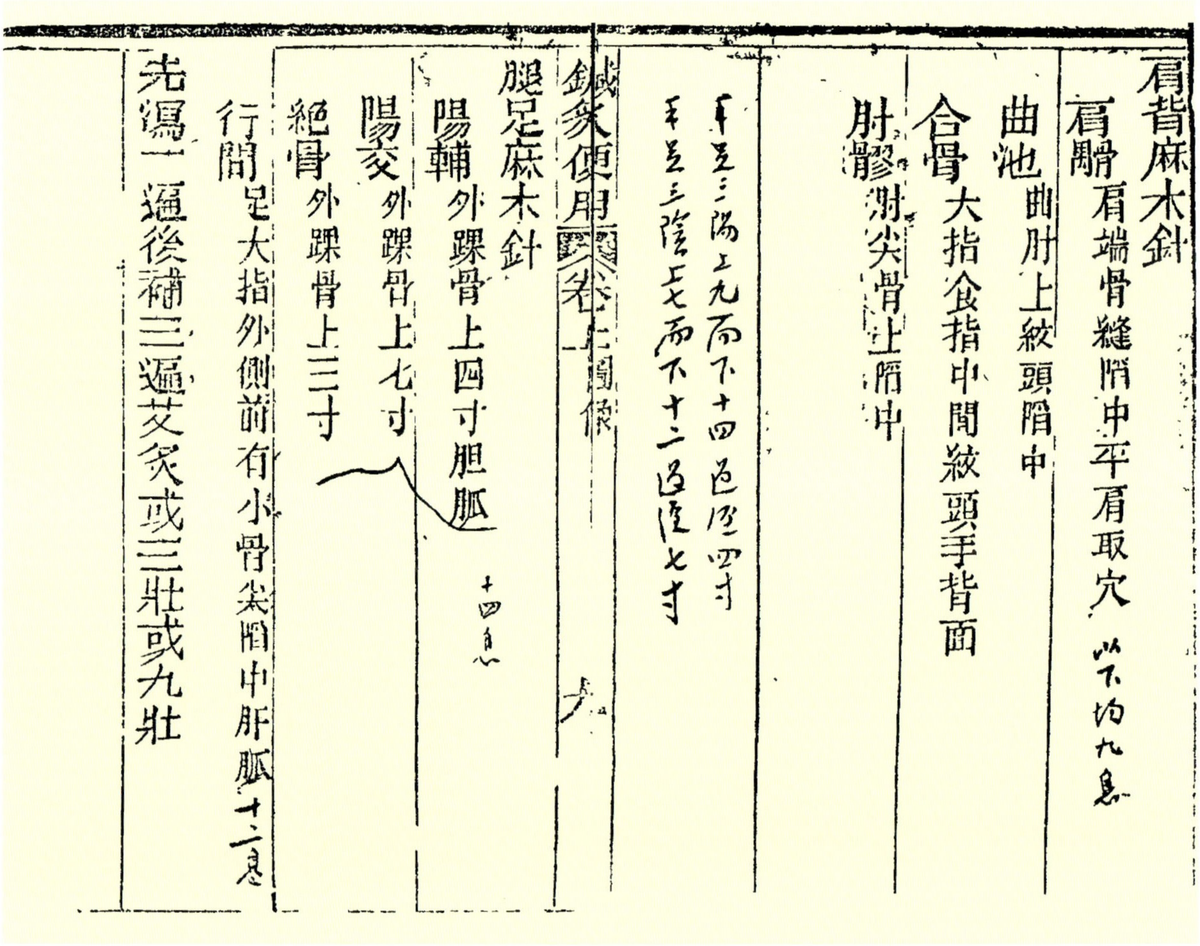
肩背麻木針
肩髃肩端骨縫陷中平肩取穴 以下均九息
曲池曲肘上紋頭陷中
合谷大指食指中間紋頭手背面
肘髎肘尖骨上陷中
手足三陽上九而下十四息經四寸
手足三陰上七而下十二息經七寸
鍼灸便用圖考 卷七
腿足麻木針
陽輔外踝骨上四寸胆脈 十四息
陽交外踝骨上七寸
絕骨外踝骨上三寸
行間足大指外側前有小骨尖陷中肝脈十二息
先瀉一遍後補三遍艾灸或三壯或九壯

肩背麻木， 针：

肩髃：肩端骨缝陷中平肩取穴。

曲池：屈肘上纹头陷中。

合谷：大指食指中间纹头手背面。

肘髎：肘尖骨上陷中。

腿足麻木， 针：

阳辅：外踝骨上四寸，胆脉。

阳交：外踝骨上七寸。

绝骨：外踝骨上三寸。

行间：足大指外侧前有小骨尖陷中，肝脉。

先泻一遍，后补三遍，艾灸或三壮或九壮。

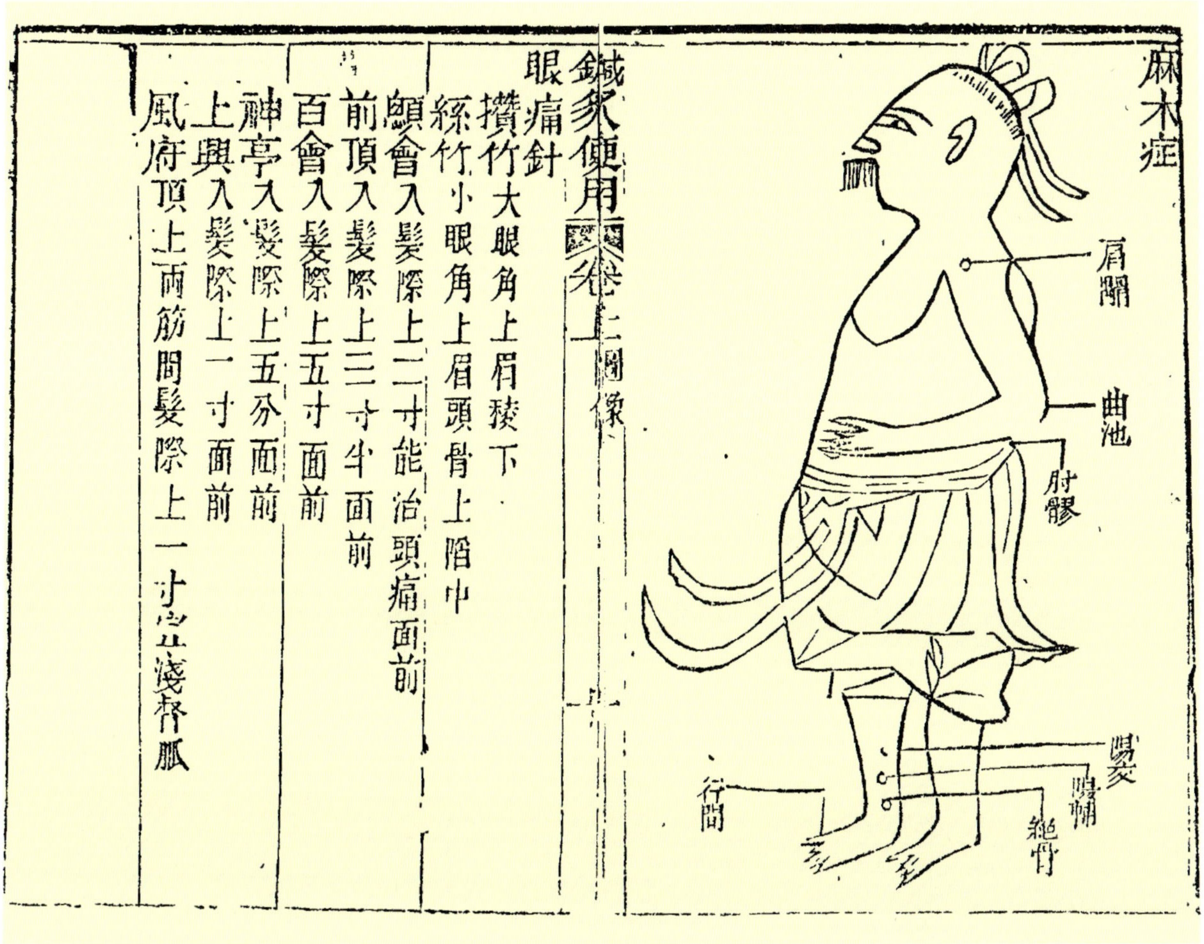

麻木症穴图（图见上）

眼痛，针：

攒竹：大眼角上眉棱下。

丝竹：小眼角上眉头骨上陷中。

囟会：入发际上二寸能治头痛，面前。

前顶：入发际上三寸半，面前。

百会：入发际上五寸，面前。

神庭：入发际上五分，面前。

上星：入发际上一寸，面前。

风府：顶上两筋间发际上一寸宜浅，督脉。

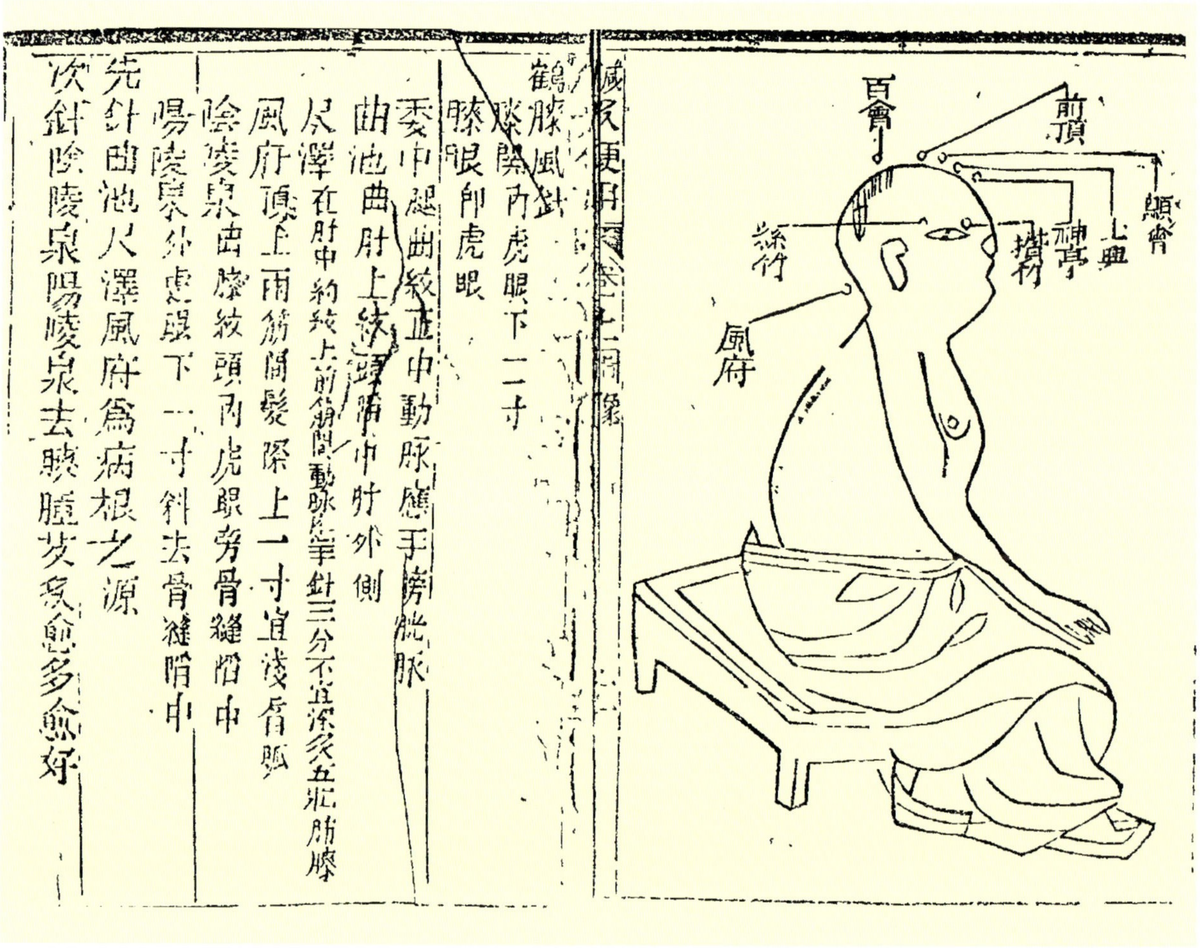

眼痛穴图[1]（图见上）

鹤膝风，针：

膝关：内虎眼下二寸。

膝眼：即虎眼。

委中：腿曲纹正中动脉应手，膀胱脉。

曲池：曲肘上纹头陷中肘外侧。

尺泽：在肘中约纹上前筋间动脉应手，针三分不宜深，灸五壮，肺脉。

风府：项上两筋间发际上一寸，宜浅，督脉。

阴陵泉：曲膝，纹头内虎眼旁骨缝陷中。

阳陵泉：外虎眼下一寸，斜去骨缝陷中。

先针曲池、尺泽、风府，为病根之源。

次针阴陵泉、阳陵泉去膝肿，艾灸愈多愈好。

①眼痛穴图：此四字原无，据体例补。

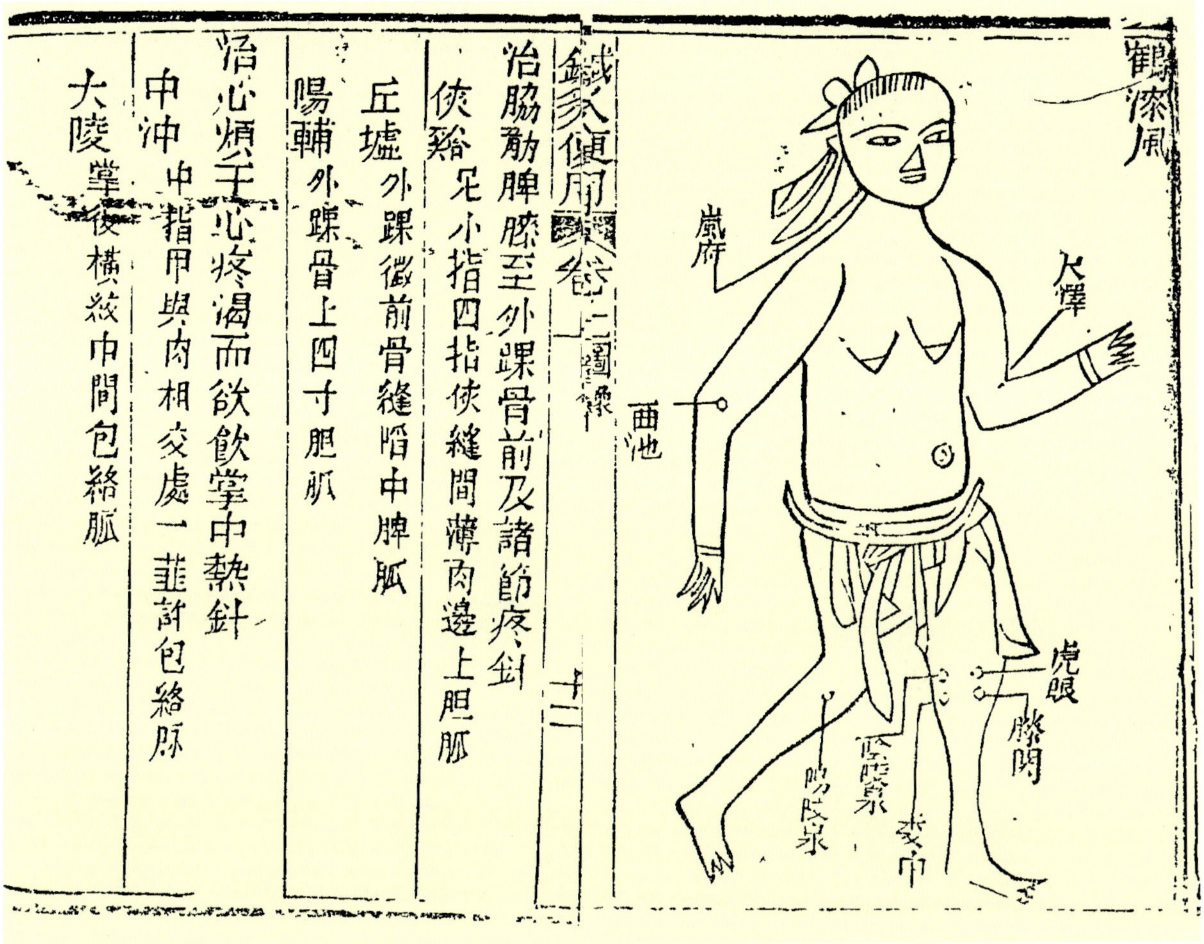

鹤膝风穴图（图见上）

治胁肋脾膝至外踝骨前及诸节疼，针：

侠溪：足小指四指夹缝间薄肉边上，胆脉。

丘墟：外踝微前骨缝陷中，脾脉。

阳辅：外踝骨上四寸，胆脉。

治心烦干心疼渴而欲饮，掌中热，针：

中冲：中指甲与肉相交处一韭许，包络脉。

大陵：掌后横纹中间，包络脉。

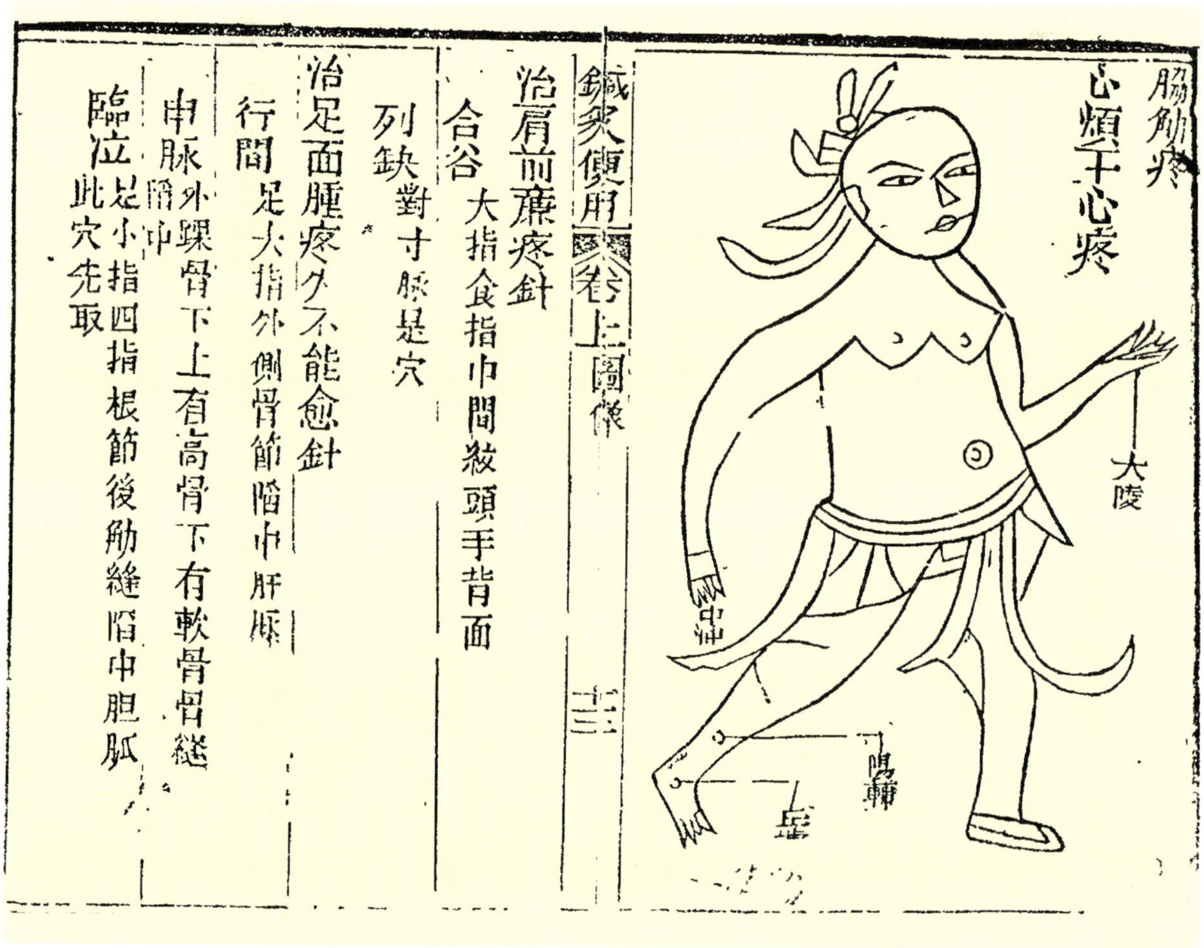

胁筋疼、心烦干心疼穴图（图见上）

治肩前廉疼，针：

合谷：大指食指中间纹头，手背面。

列缺：对寸脉是穴。

治足面肿疼久不能愈，针：

行间：足大指外侧骨节陷中，肝脉。

申脉：外踝骨下，上有高骨，下有软骨，骨缝陷中。

临泣：足小指四指根节后筋缝陷中，胆脉。此穴先取。

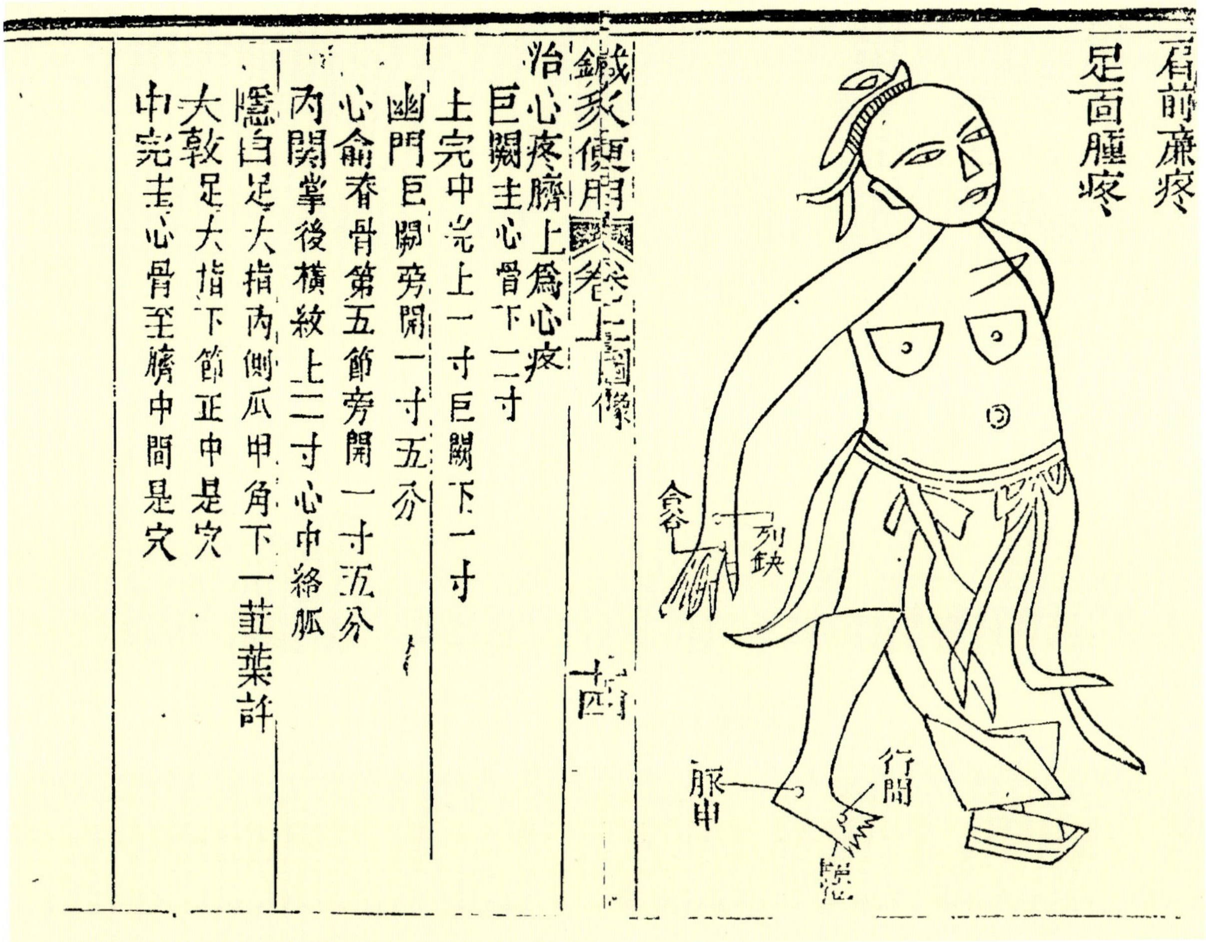

肩前廉疼
足面腫疼
鍼灸便用圖考卷上圖像

治心疼臍上為心疼
巨闕主心骨下二寸
上完中完上一寸巨闕下一寸
幽門巨闕旁開一寸五分
心俞脊骨第五節旁開一寸五分
內關掌後橫紋上二寸心中絡脈
隱白足大指內側爪甲角下一韮葉許
大敦足大指下節正中是穴
中完主心骨至臍中間是穴

肩前廉疼、足面肿疼穴图（图见上）

治心疼（脐上为心疼），针：

巨阙：主心骨下二寸。

上脘：中脘上一寸，巨阙下一寸。

幽门：巨阙旁开一寸五分。

心俞：脊骨第五节旁开一寸五分。

内关：掌后横纹上二寸，心中络脉。

隐白：足大指内侧爪甲角下一韭叶许。

大敦：足大指下节正中是穴。

中脘：主心骨至脐中间是穴。

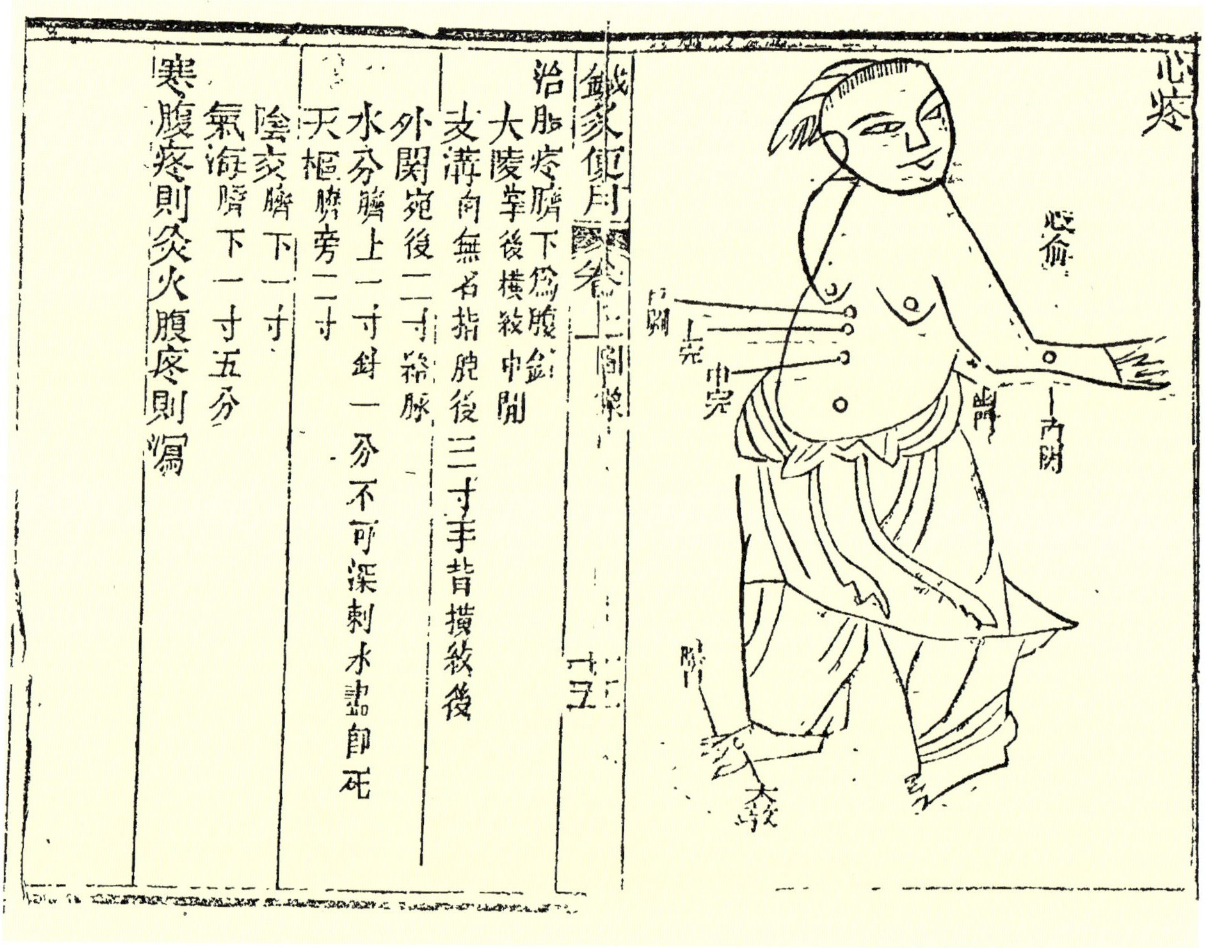

治腹疼臍下為腹鍼
大陵掌後横紋中間
支溝向無名指腕後三寸手背横紋後
外關腕後二寸絡脈
水分臍上一寸鍼一分不可深刺水盡即死
天樞臍旁二寸
陰交臍下一寸
氣海臍下一寸五分
寒腹疼則灸火腹疼則瀉

心疼穴图（图见上）

治腹疼（脐下为腹），针：

大陵：掌后横纹中间。

支沟：向无名指腕后三寸，手背横纹后。

外关：腕后二寸，络脉。

水分：脐上一寸，针一分，不可深刺，水尽即死。

天枢：脐旁二寸。

阴交：脐下一寸。

气海：脐下一寸五分。

寒腹疼则灸，火腹疼则泻。

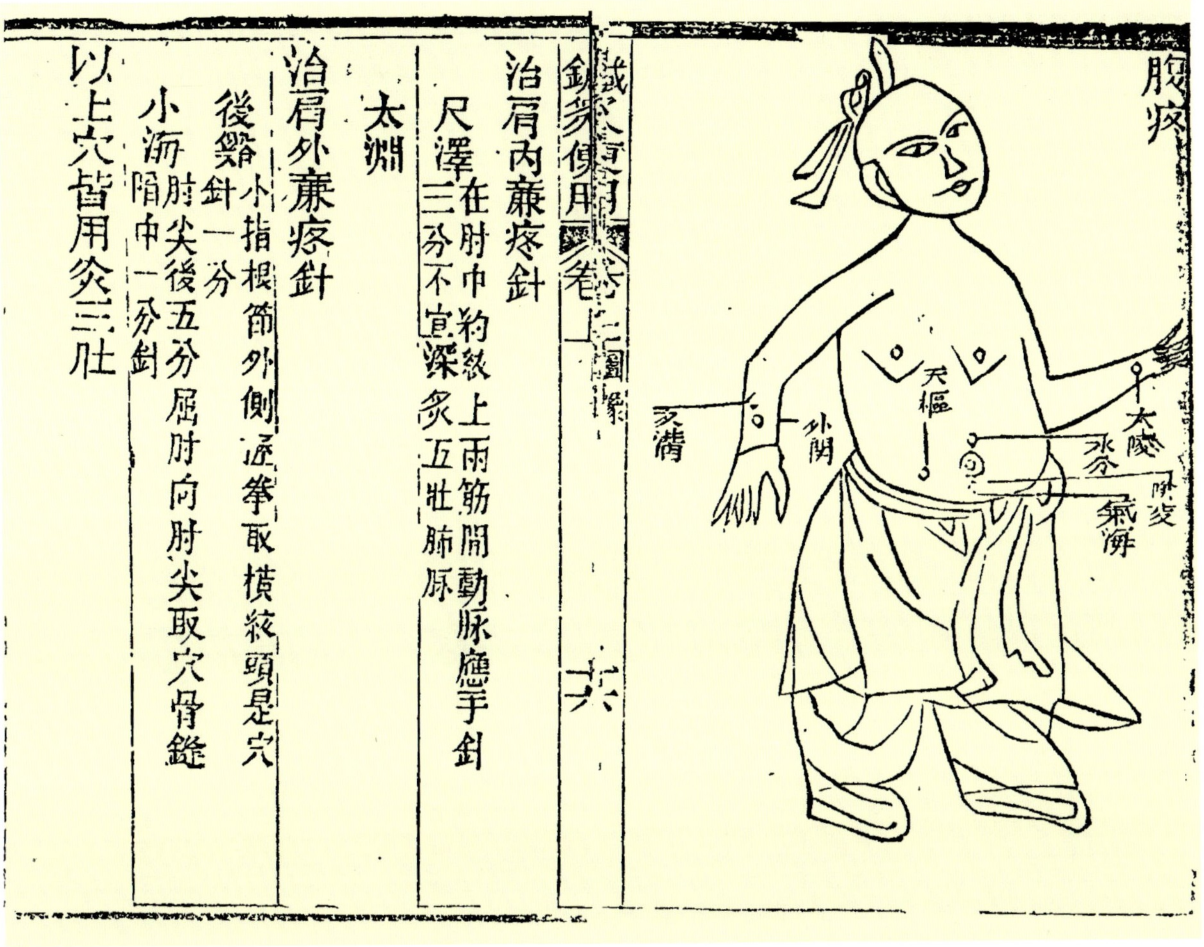

腹疼穴图（图见上）

治肩内廉疼，针：

尺泽：在肘中约纹上两筋间动脉应手，针三分，不宜深，灸五壮，肺脉。

太渊

治肩外廉疼，针：

后溪：小指根节外侧握拳取，横纹头是穴，针一分。

小海：肘尖后五分，屈肘向肘尖取穴，骨缝陷中，一分针。

以上穴皆用灸三壮。

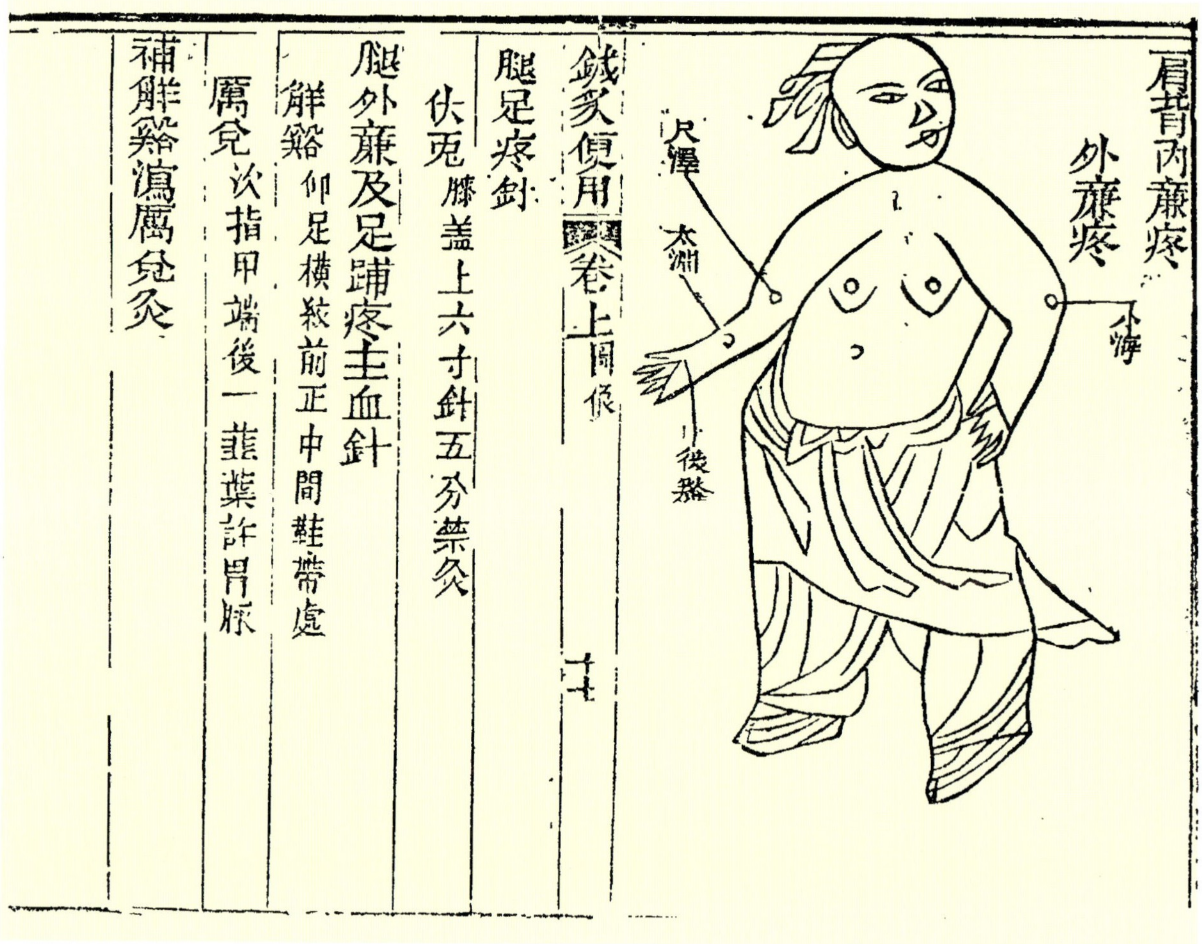
肩背内廉疼
外廉疼

鍼灸便用 卷上 閻依 十七
腿足疼針
伏兎 膝蓋上六寸針五分禁灸
腿外廉及足踊疼主血針
解谿 仰足横紋前正中間鞋帶處
厲兌 次指甲端後一韭葉許胃脉
補解谿瀉厲兌灸

肩背内廉疼、外廉疼穴图（图见上）

腿足疼，针：

伏兔：膝盖上六寸，针五分，禁灸。

腿外廉及足蹼疼，主血，针：

解溪：仰足横纹前正中间鞋带处。

厉兑：次指甲端后一韭叶许，胃脉。

补解溪，泻厉兑，灸。

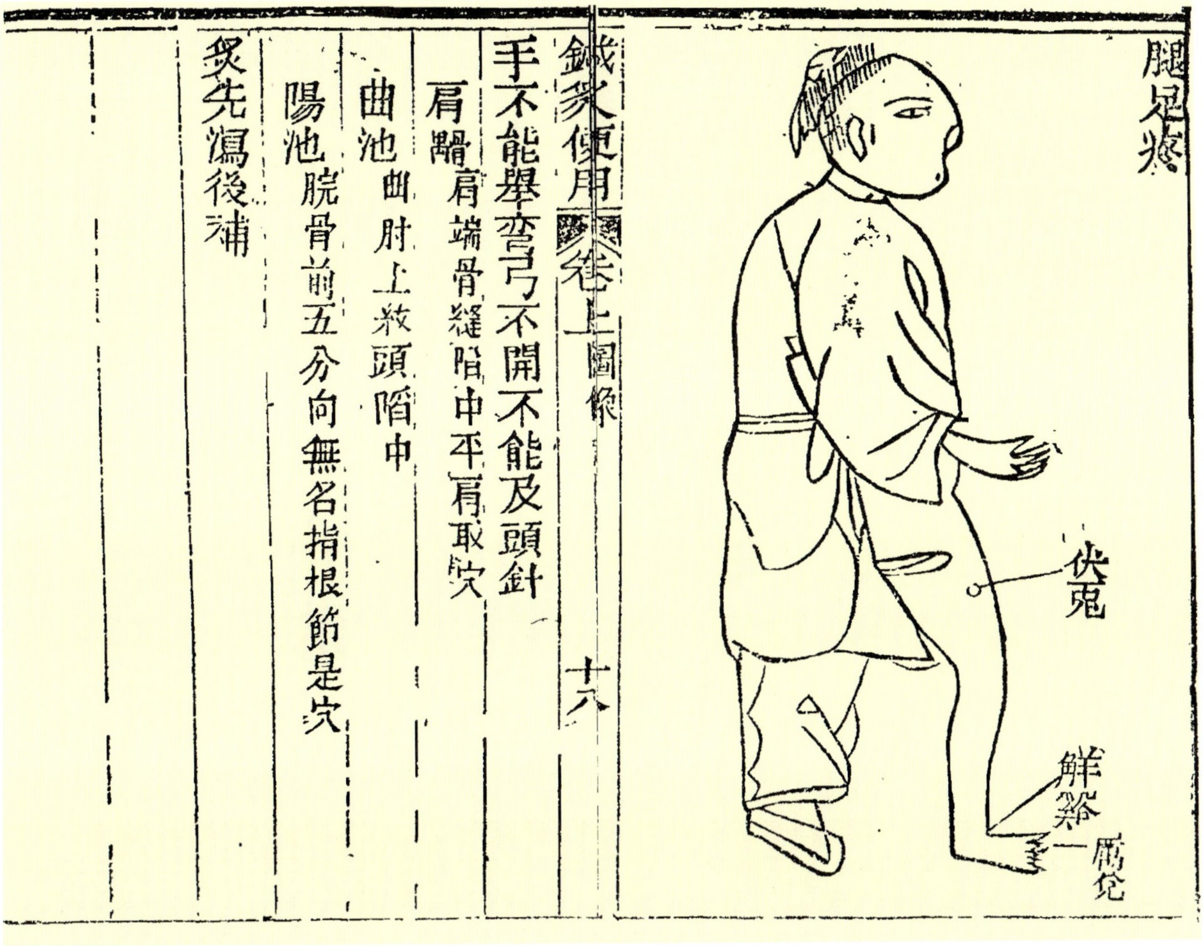

腿足疼穴图（图见上）

手不能举，弯弓不开，不能及头，针：

肩髃：肩端骨缝陷中平肩取穴。

曲池：曲肘上纹头陷中。

阳池：腕骨前五分向无名指根节是穴。

灸先泻后补。

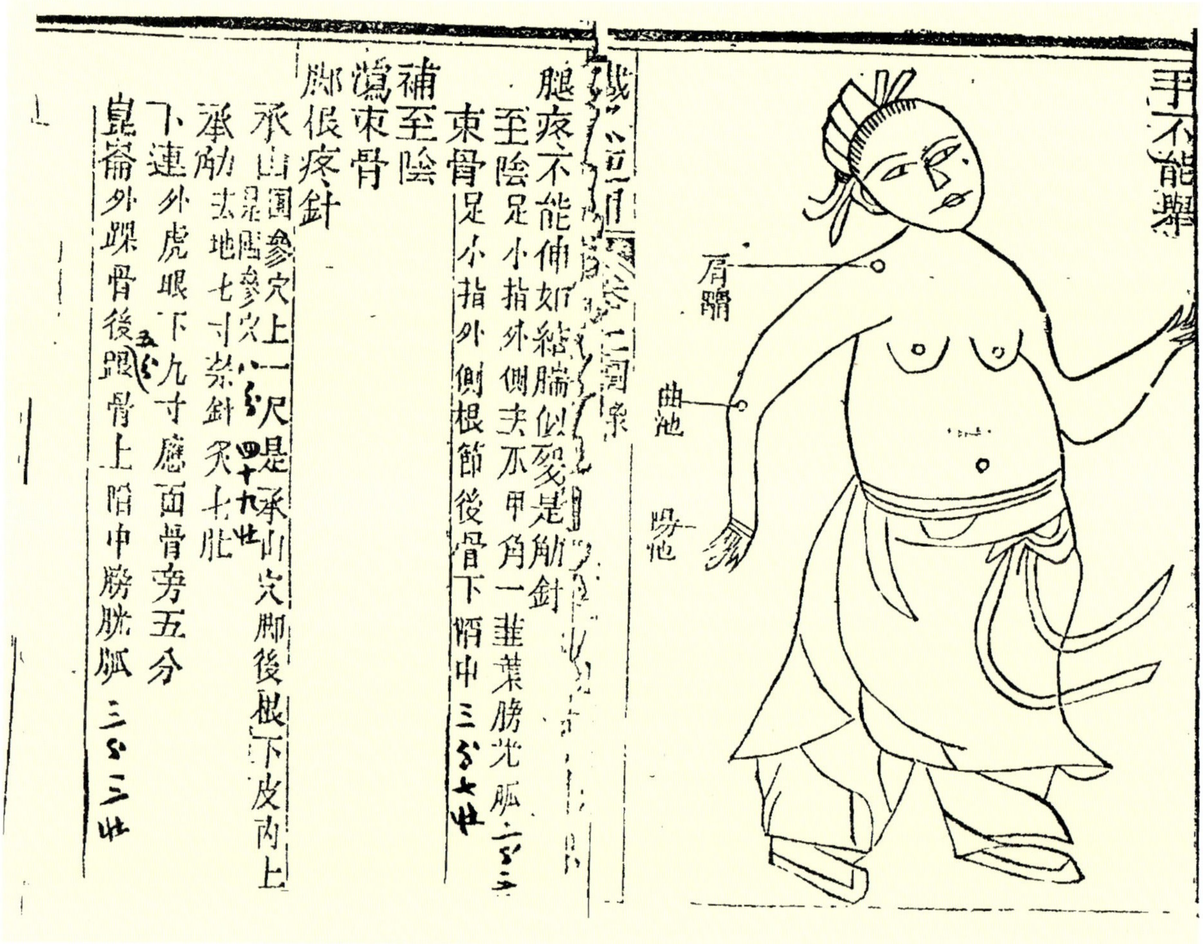

手不能举穴图（图见上）

腿疼不能伸如结腨似裂是筋，针：

至阴：足小指外侧去爪甲角一韭叶，膀胱脉。

束骨：足小指外侧根节后骨下隙中。

补至阴。

泻束骨。

脚根疼，针：

承山：仆参穴上一尺是承山穴，脚后跟下皮内上是仆参穴。

承筋：去地七寸，禁针，灸七壮。

下连：外虎眼下九寸，应面骨旁五分。

昆仑：外踝骨后跟骨上陷中，膀胱脉。

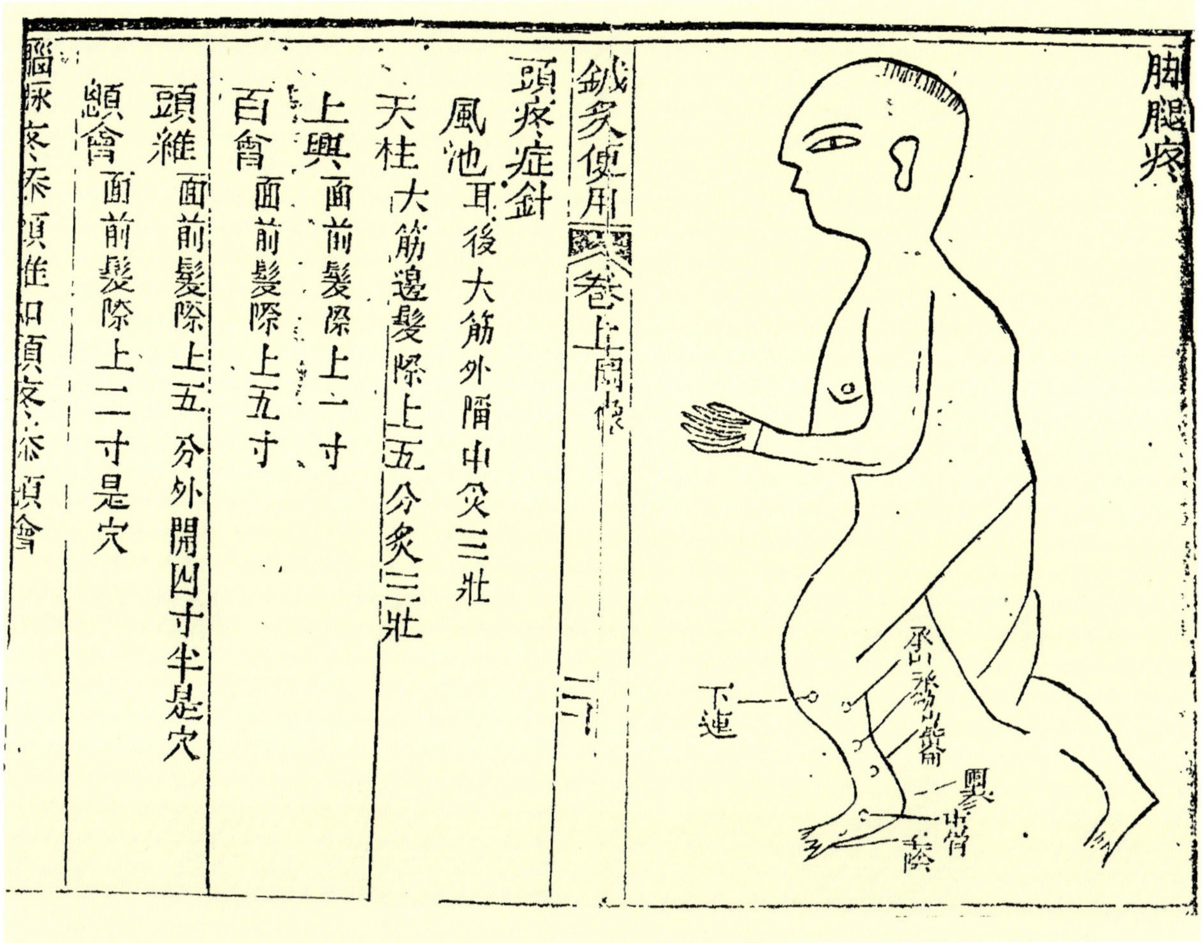

脚腿疼

鍼灸便用圖 卷上

頭疼症針

風池耳後大筋外陷中灸三壯

天柱大筋邊髮際上五分灸三壯

上興面前髮際上一寸

百會面前髮際上五寸

頭維面前髮際上五分外開四寸半是穴

顖會面前髮際上二寸是穴

腦脉疼添頭維如頭疼添顖會

脚腿疼穴图（图见上）

头疼症，针：

风池：耳后大筋外陷中，灸三壮。

天柱：大筋边发际上五分，灸三壮。

上星：面前发际上一寸。

百会：面前发际上五寸。

头维：面前发际上五分，外开四寸半是穴。

囟会：面前发际上二寸是穴。

脑脉疼添头维，如头疼添囟会。

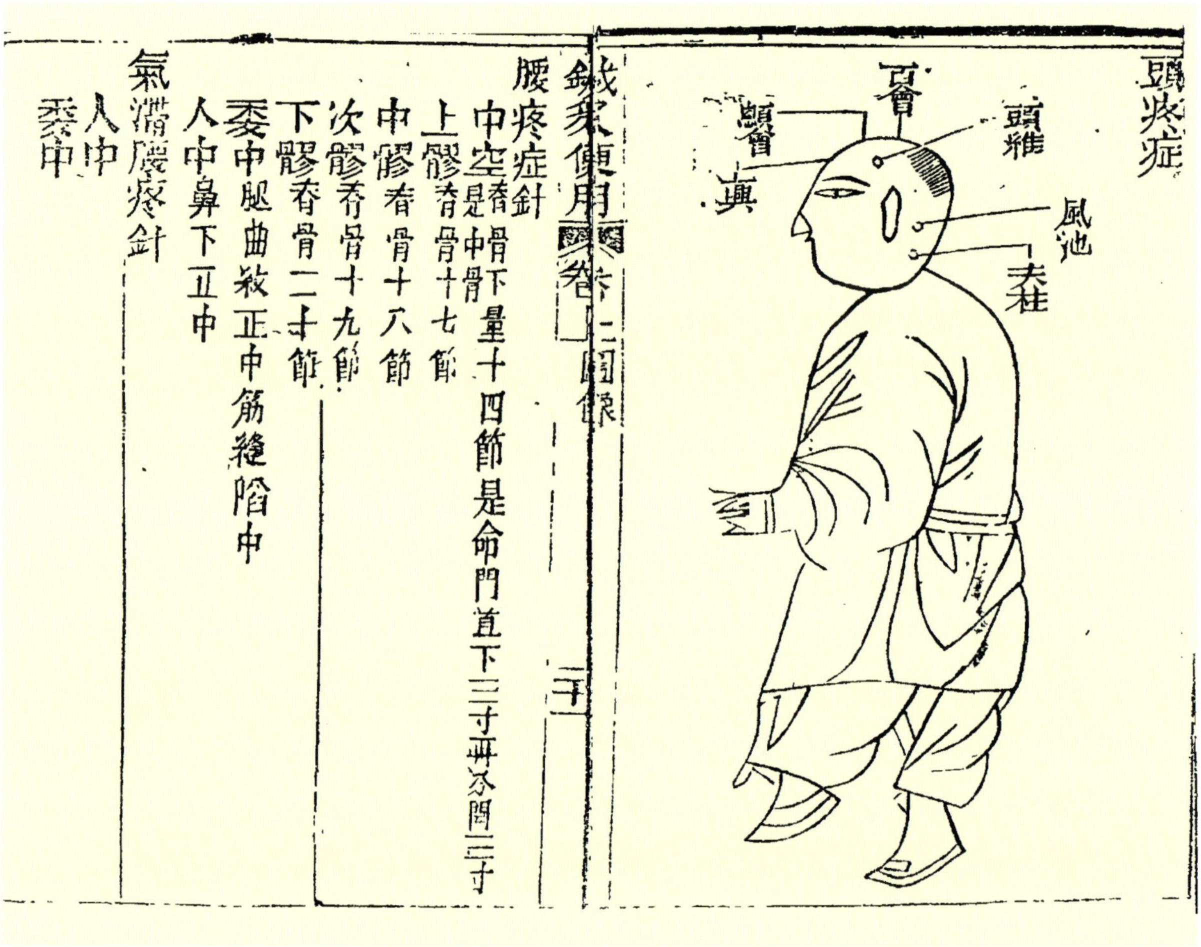

头疼症穴图（图见上）

腰疼症，针：

中空：脊骨下量十四节是命门，直下三寸，再外开三寸是中骨。

上髎：脊骨十七节。

中髎：脊骨十八节。

次髎：脊骨十九节。

下髎：脊骨二十节。

委中：腿曲纹正中筋缝陷中。

人中：鼻下正中。

气滞腰疼，针：

人中

委中

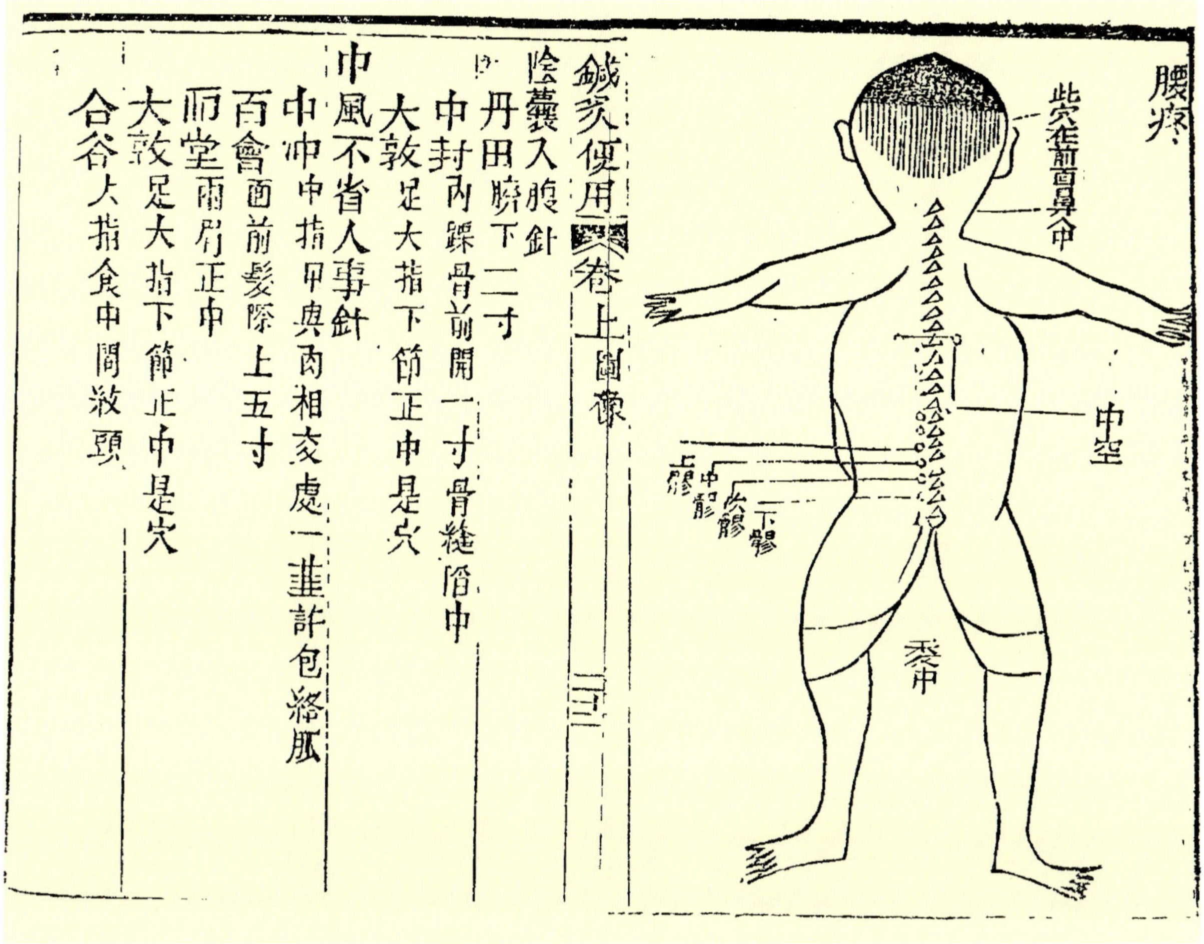

腰疼症穴图（图见上）

阴囊入腹，针：

丹田：脐下二寸。

中封：内踝骨前开一寸，骨缝陷中。

大敦：足大指下节正中是穴。

中风不省人事，针：

中冲：中指甲与肉相交处一韭许，包络脉。

百会：面前发际上五寸。

印堂：两眉正中。

大敦：足大指下节正中是穴。

合谷：大指食（指）中间纹头。

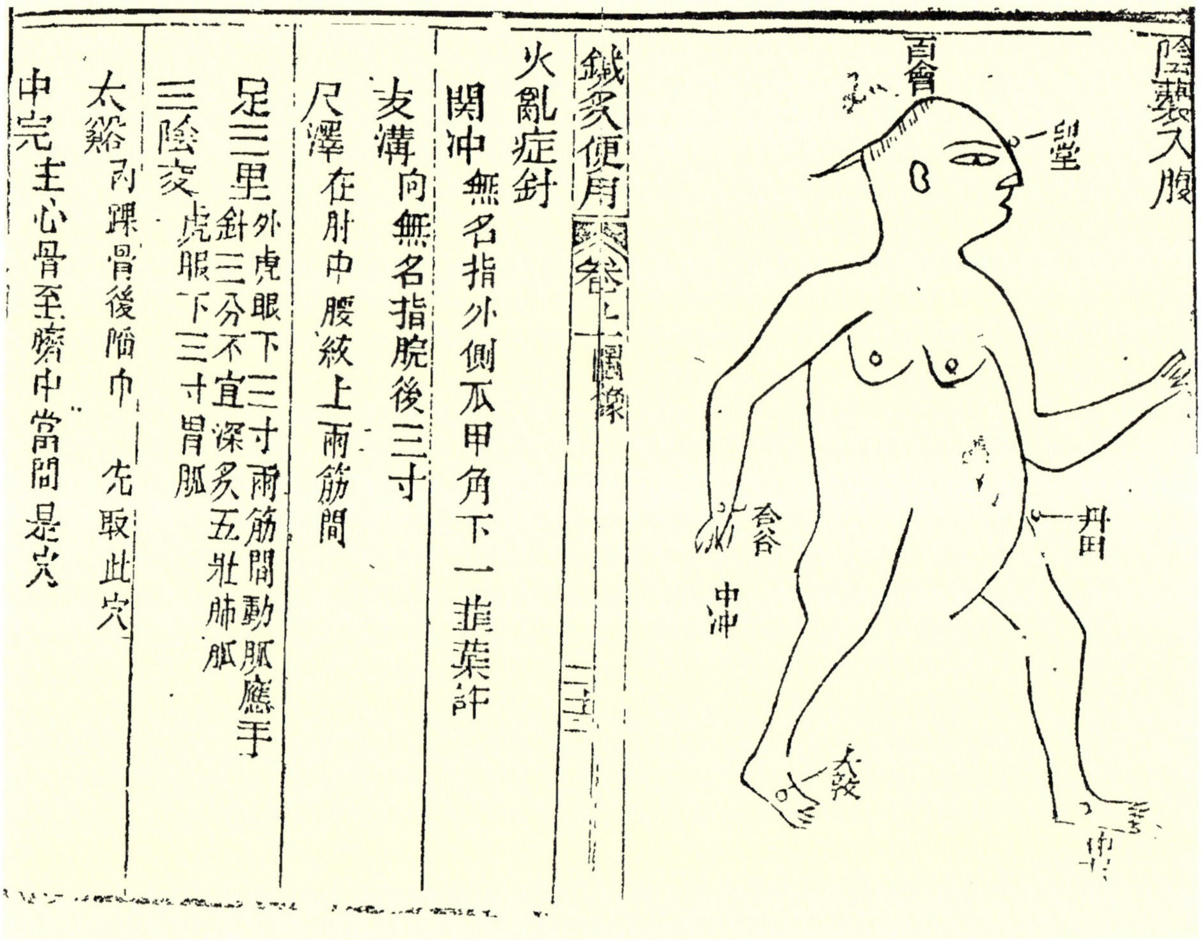

阴囊入腹穴图（图见上）

火乱症，针：

关冲：无名指外侧爪甲角下一韭叶许。

支沟：向无名指腕后三寸。

尺泽：在肘中腰纹上两筋间。

足三里：外虎眼下三寸两筋间动脉应手，针三分不宜深，灸五壮，肺脉。

三阴交：虎眼下三寸，胃脉。

太溪：内踝骨后陷中，先取此穴。

中脘：主心骨至脐中当间是穴。

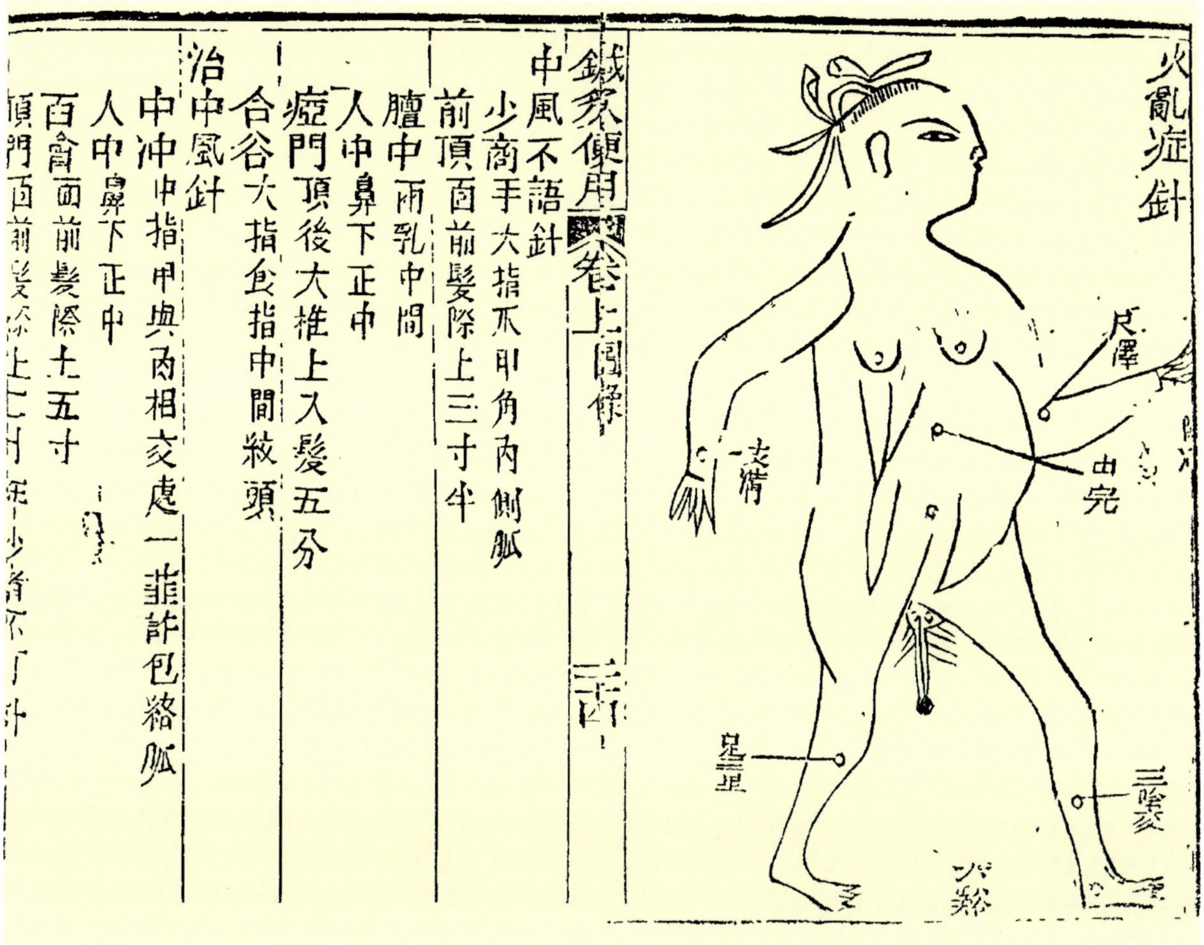

火乱症穴图（图见上）

中风不语，针：

少商：手大指爪甲角内侧脉。

前顶：面前发际上三寸半。

膻中：两乳中间。

人中：鼻下正中。

哑门：顶后大椎上入发五分。

合谷：大指食指中间纹头。

治中风，针：

中冲：中指甲与肉相交处一韭许，包络脉。

人中：鼻下正中。

百会：面前发际上五寸。

顶门：面前发际上二寸，年少者不可针。

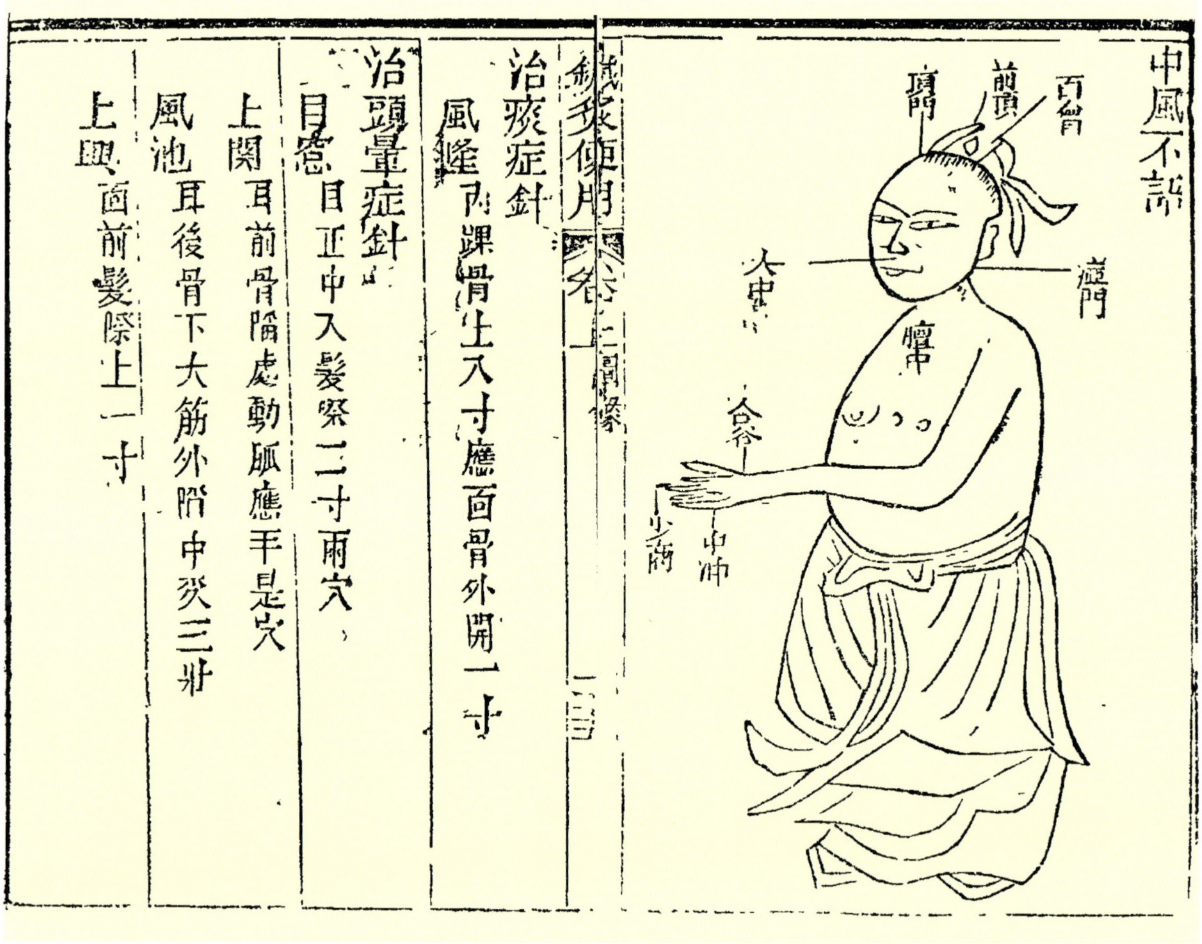

中风不语穴图（图见上）

治痰症，针：

丰隆：内踝骨上八寸，应面骨外开一寸。

治头晕症，针：

目窗：目正中入发际二寸两穴。

上关：耳前骨角处动脉应手是穴。

风池：耳后骨下大筋外陷中，灸三壮。

上星：面前发际上一寸。

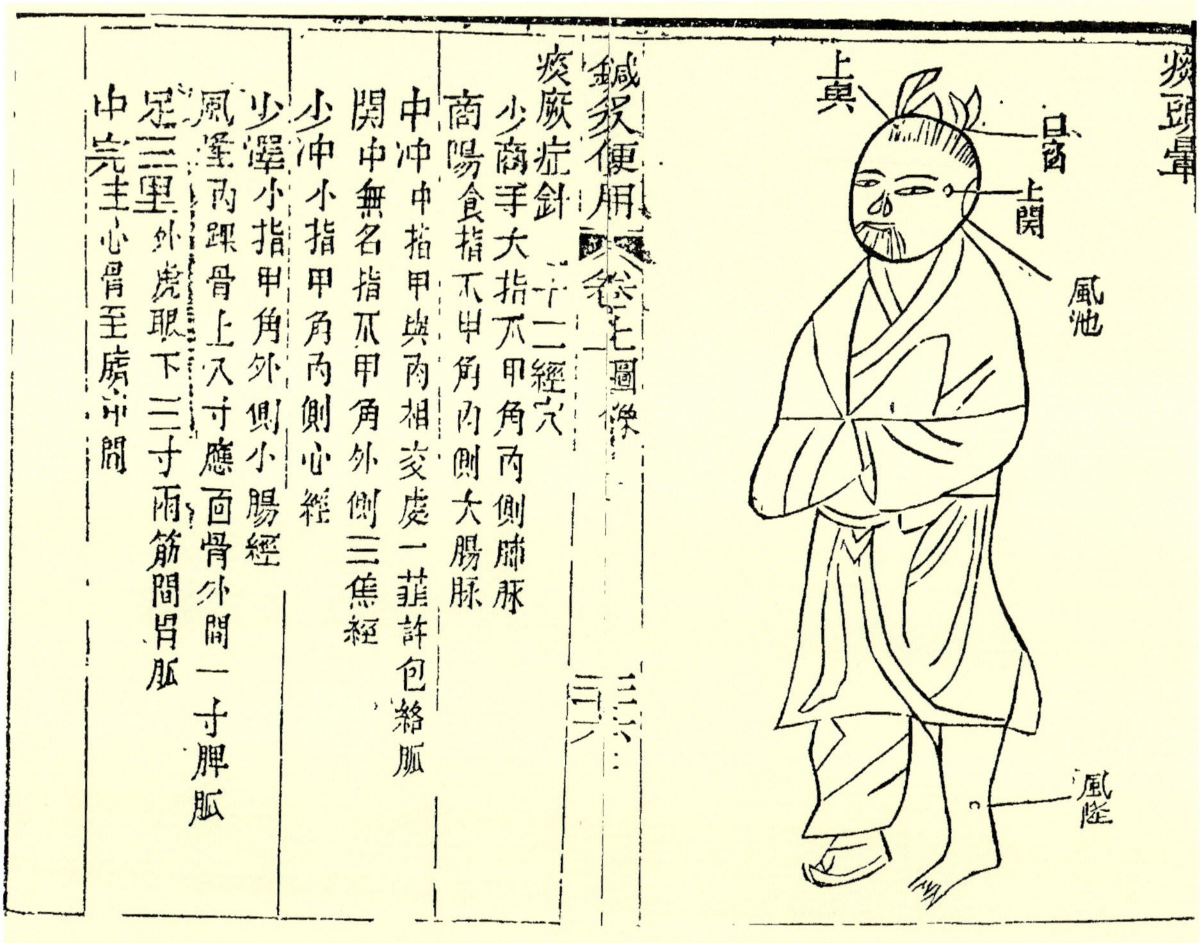

痰头晕穴图（图见上）

痰厥症，针十二经穴：

少商：手大指爪甲角内侧，肺脉。

商阳：食指爪甲角内侧，大肠脉。

中冲：中指甲与肉相交处一韭许，包络脉。

关冲：无名指爪甲角外侧，三焦经。

少冲：小指甲角内侧，心经。

少泽：小指甲角外侧，小肠经。

丰隆：内踝骨上八寸，应面骨外开一寸，脾脉。

足三里：外虎眼下三寸，两筋间，胃脉。

中脘：主心骨至脐中间。

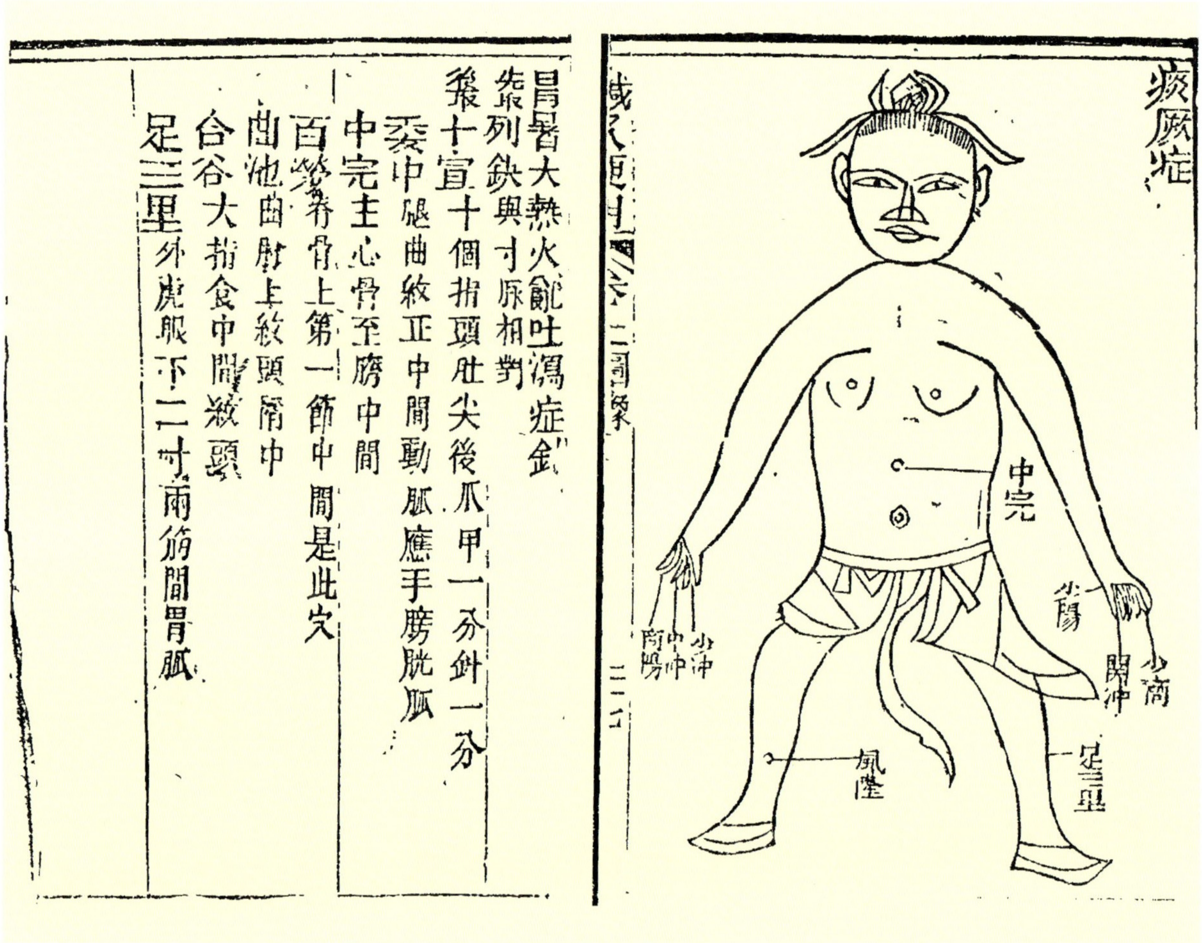

痧厥症穴图（图见上）

冒暑大热火乱吐泻症，针：

先取列缺与寸脉相对。

后取十宣十个指头肚尖后爪甲一分，针一分。

委中：腿曲纹正中间动脉应手，膀胱脉。

中脘：主心骨至脐中间。

百劳：脊骨上第一节中间是此穴。

曲池：曲肘上纹头陷中。

合谷：大指食中间纹头。

足三里：外虎眼下二寸，两筋间，胃脉。

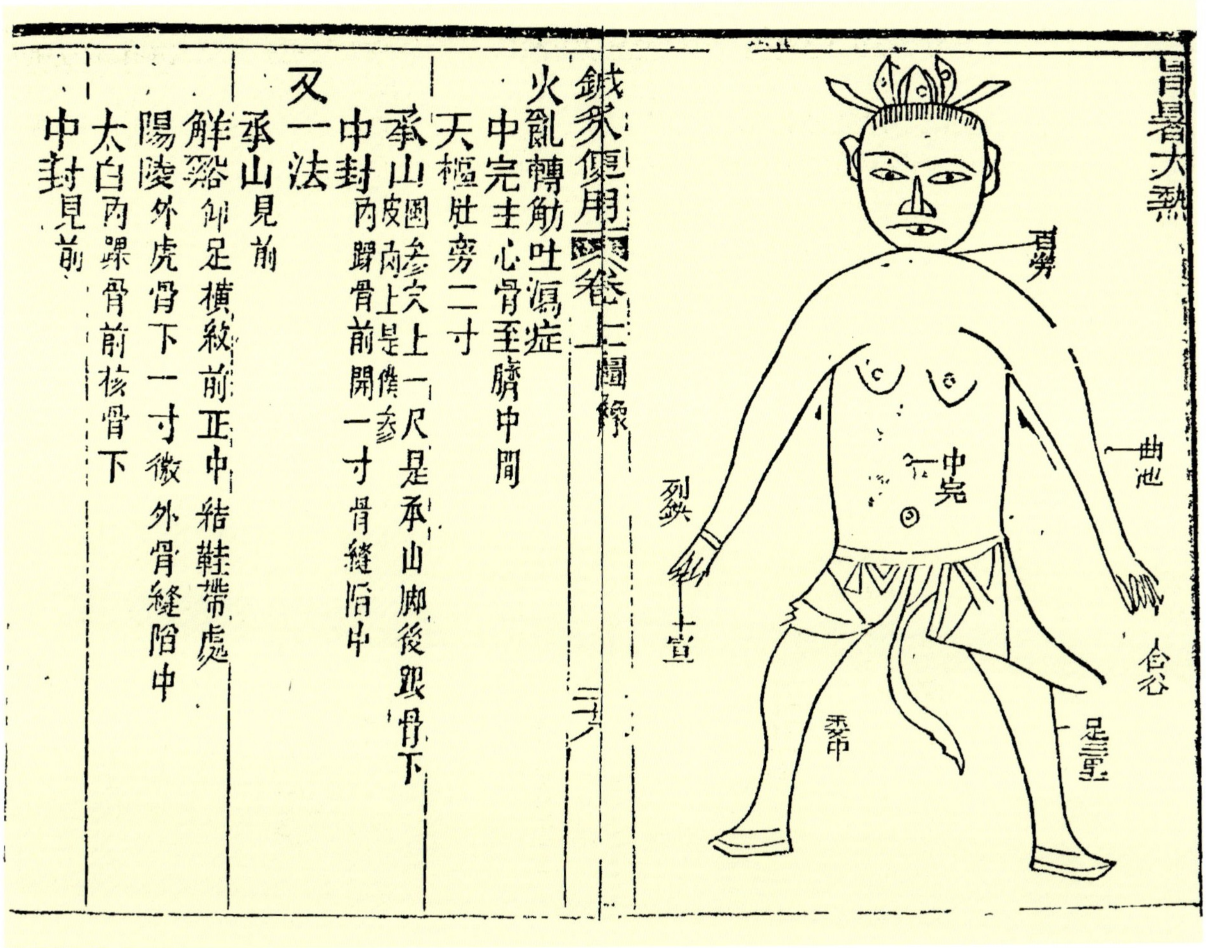

鍼灸便用圖考卷上 圖像

火亂轉筋吐瀉症
中完 主心骨至臍中間
天樞 肚旁二寸
承山 僕參穴上一尺是承山腳後跟骨下 皮內上是僕參
中封 兩踝骨前開一寸骨縫陷中
又一法
承山 見前
解谿 仰足橫紋前正中結鞋帶處
陽陵 外虎骨下一寸微外骨縫陷中
太白 兩踝骨前核骨下
中封 見前

冒暑大热穴图（图见上）

火乱转筋吐泻症，针：

中脘：主心骨至脐中间。

天枢：肚旁二寸。

承山：仆参穴上一尺是承山，脚后跟骨下，皮内上是仆参。

中封：两踝骨前开一寸骨缝陷中。

又一法：

承山：见前。

解溪：仰足横纹前正中，结鞋带处。

阳陵：外虎眼下一寸，微外骨缝陷中。

太白：两踝骨前核骨下。

中封：见前。

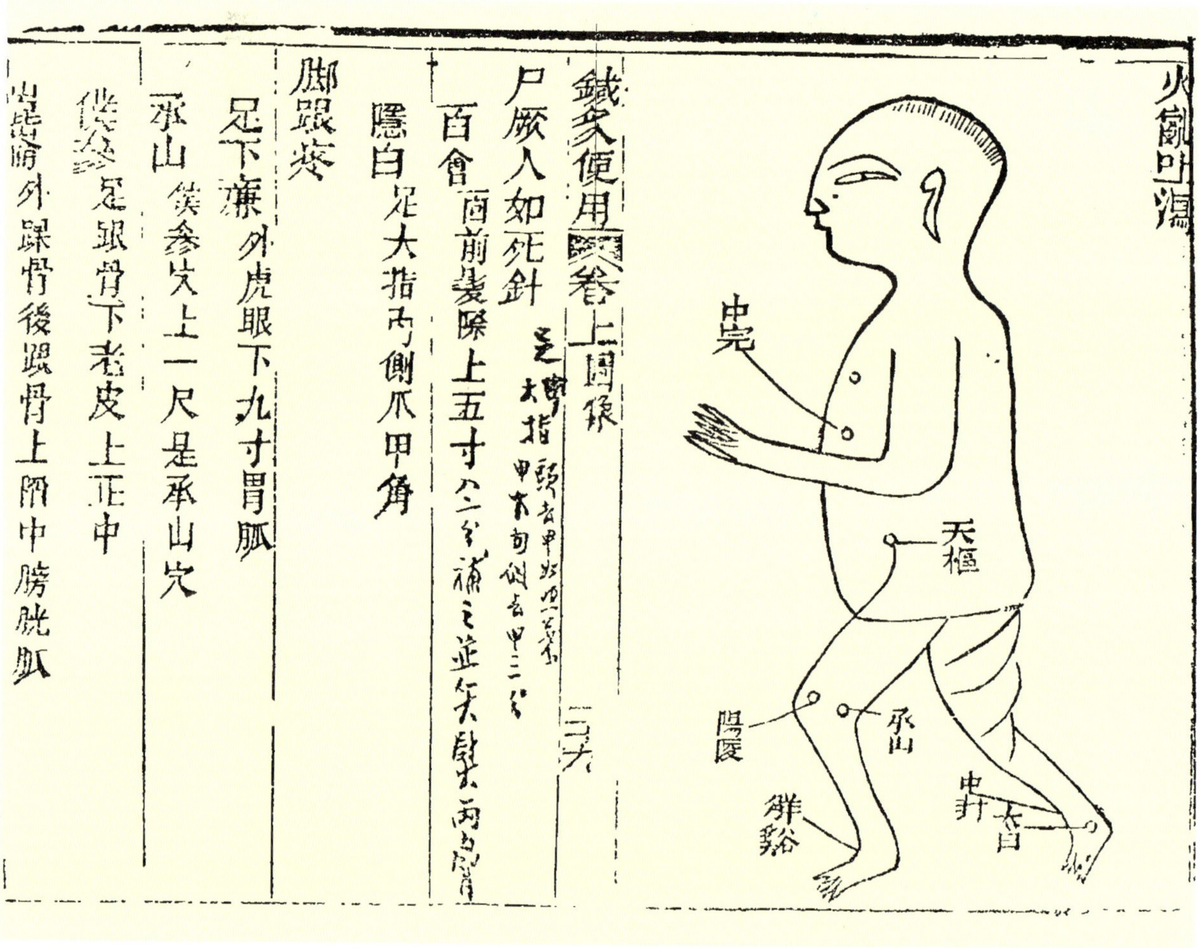

火乱吐泻穴图（图见上）

尸厥人如死，针：

百会：面前发际上五寸。

隐白：足大指内侧爪甲角。

脚跟疼，针：

足下廉：外虎眼下九寸，胃脉。

承山：仆参穴上一尺是承山穴。

仆参：足跟骨下老皮上正中。

昆仑：外踝骨后跟骨上陷中，膀胱脉。

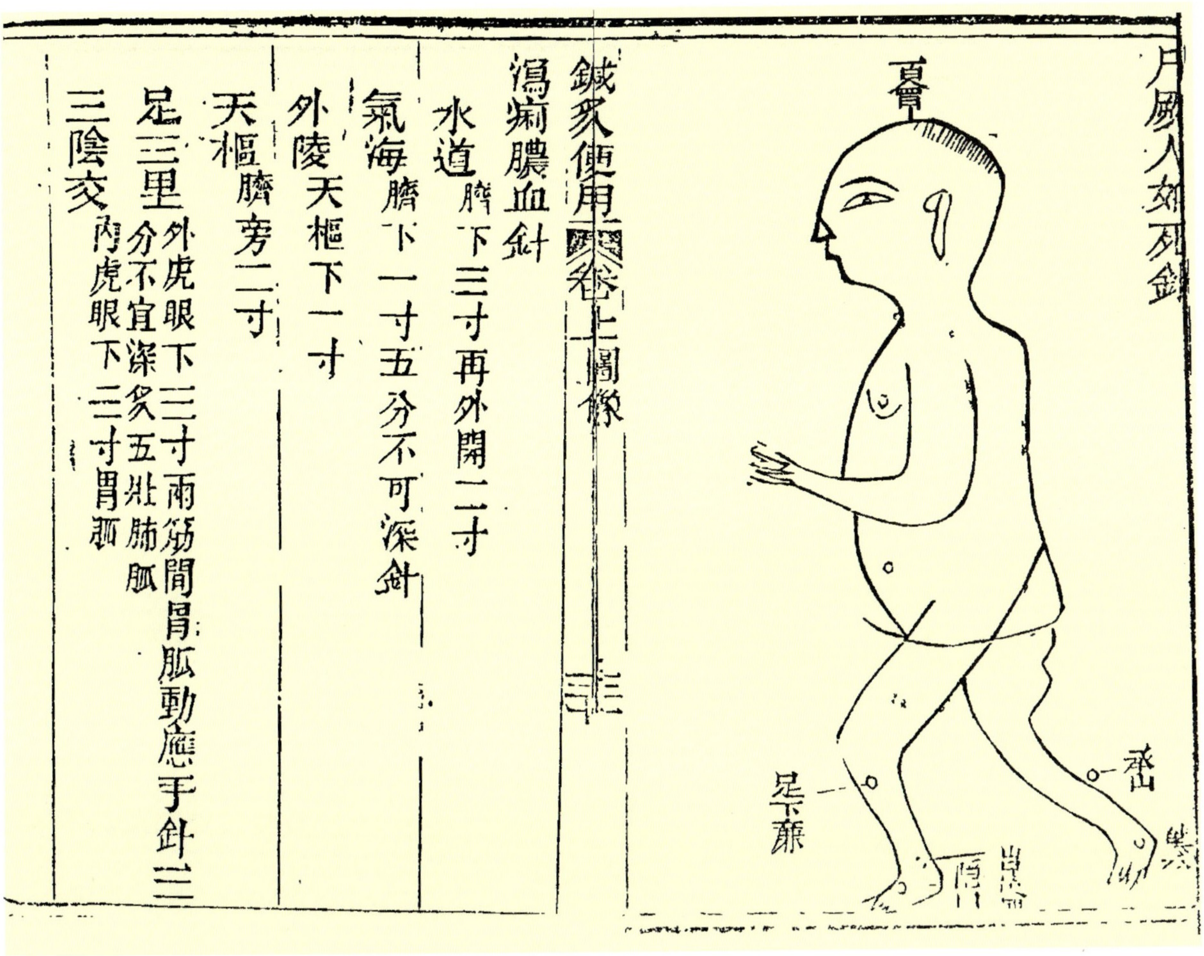
尸厥人如死針

鍼灸便用卷上圖像

瀉痢膿血針

水道 臍下三寸再外開二寸

氣海 臍下一寸五分不可深針

外陵 天樞下一寸

天樞 臍旁二寸

足三里 外虎眼下三寸兩筋間胃脈動應手針三分不宜深灸五壯肺脈

三陰交 內虎眼下三寸胃脈

尸厥人如死穴图（图见上）

泻痢脓血，针：

水道：脐下三寸，再外开二寸。

气海：脐下一寸五分，不可深针。

外陵：天枢下一寸。

天枢：脐旁二寸。

足三里：外虎眼下三寸，两筋间胃脉动应手，针三分不宜深，灸五壮，肺脉。

三阴交：内虎眼下三寸，胃脉。

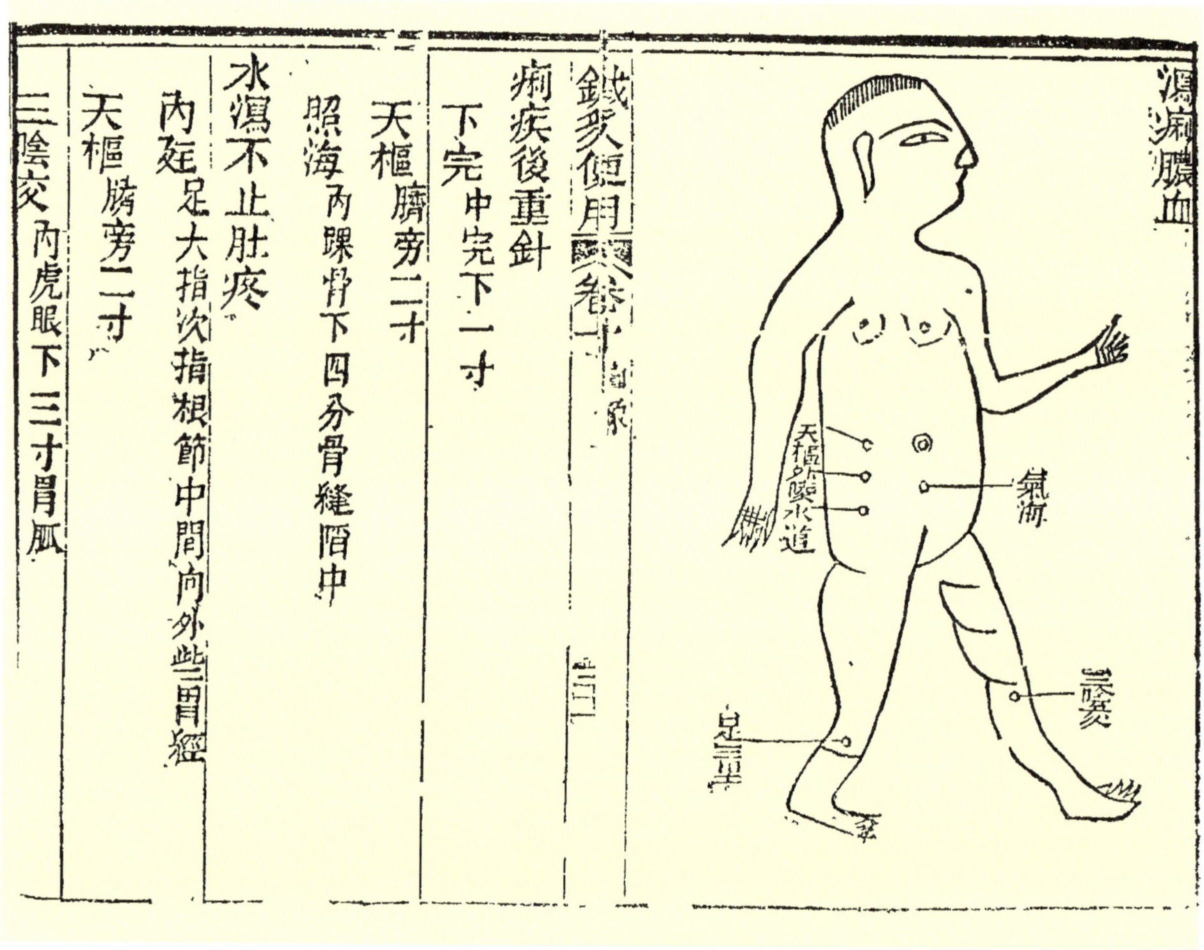
瀉痢膿血

鍼灸便用圖 卷中

痢疾後重針

下完 中完下一寸

天樞 臍旁二寸

照海 內踝骨下四分骨縫陷中

水瀉不止肚疼

內廷 足大指次指根節中間向外些胃經

天樞 臍旁二寸

三陰交 內虎眼下三寸胃脈

泻痢脓血穴图（图见上）

痢疾后重，针：

下脘：中脘下一寸。

天枢：脐旁二寸。

照海：内踝骨下四分，骨缝陷中。

水泻不止肚疼，针：

内庭：足大指次指根节中间向外些，胃经。

天枢：脐旁二寸。

三阴交：内虎眼下三寸，胃脉。

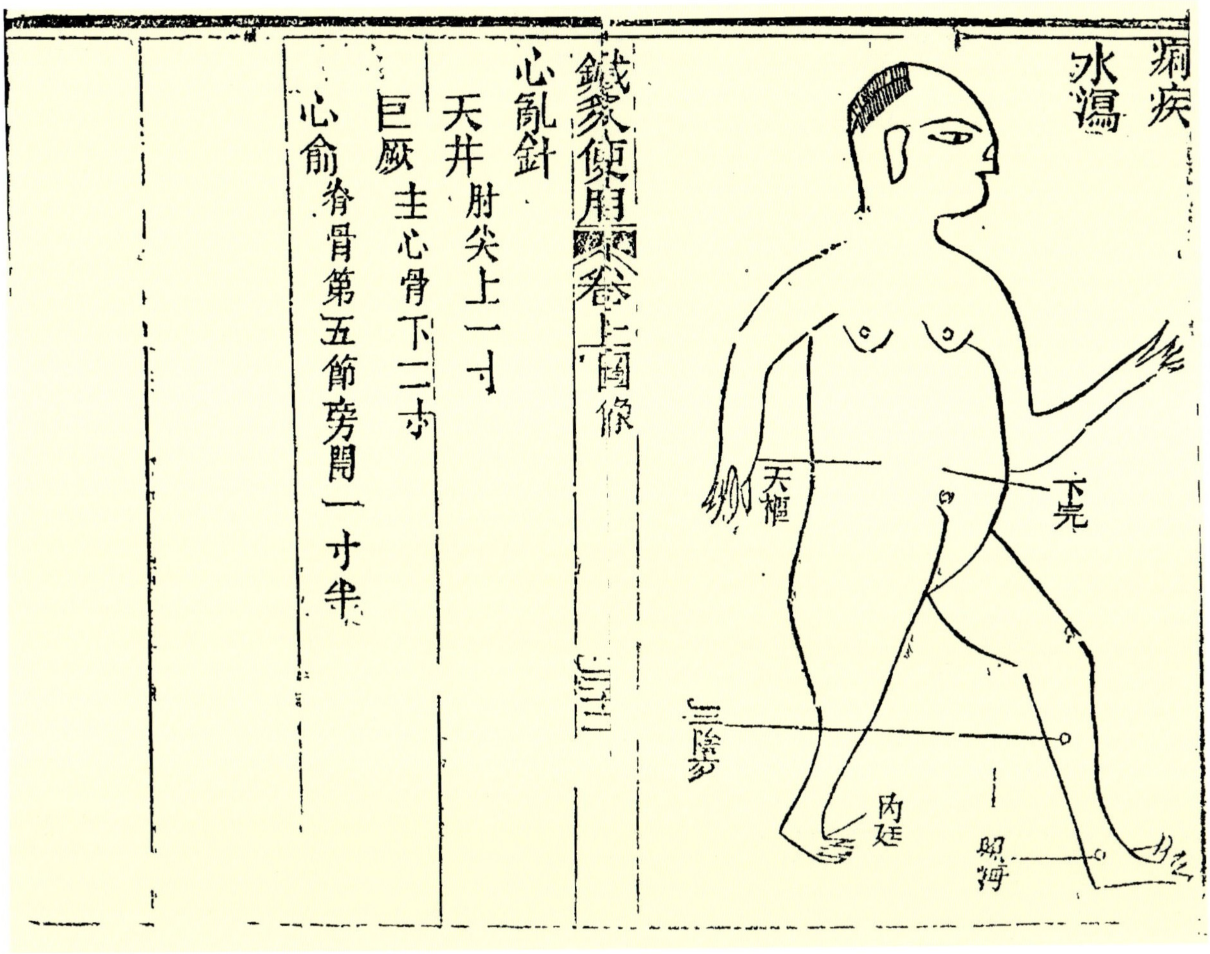

痢疾水泻穴图（图见上）

心乱，针：

天井：肘尖上一寸。

巨阙：主心骨下二寸。

心俞：脊骨第五节旁开一寸半。

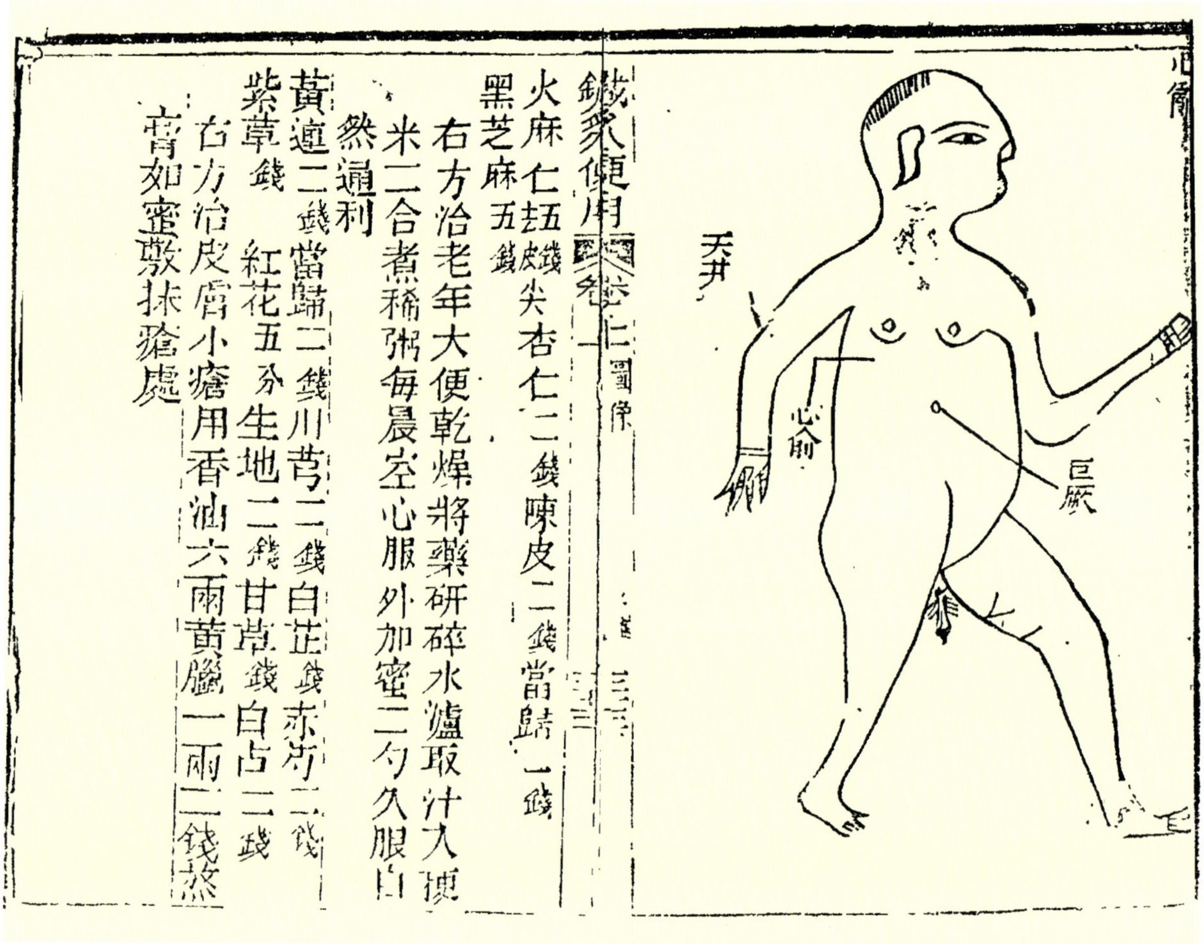

火麻仁五錢去皮尖杏仁二錢陳皮二錢當歸一錢
黑芝麻五錢
右方治老年大便乾燥將藥研碎水濾取汁入粳
米二合煮稀粥每晨空心服外加蜜二勺久服自
然通利
黃連二錢當歸二錢川芎二錢白芷一錢赤芍二錢
紫草一錢　紅花五分生地二錢甘草一錢白占二錢
右方治皮膚小瘡用香油六兩黃蠟一兩二錢熬
膏如蜜敷抹瘡處

心乱穴图（图见上）

火麻仁五钱，去皮尖　杏仁二钱　陈皮二钱　当归二钱　黑芝麻五钱

上方治老年大便干燥，将药研碎、水滤、取汁，入粳米二合，煮稀粥，每晨空心食，外加蜜二勺，久服自然通利。

黄连二钱　当归二钱　川芎二钱　白芷一钱　赤芍二钱　紫草一钱　红花五分　生地二钱　甘草一钱　白占二钱

上方治皮肤小疮，用香油六两，黄蜡一两二钱熬膏如蜜，敷抹疮处。

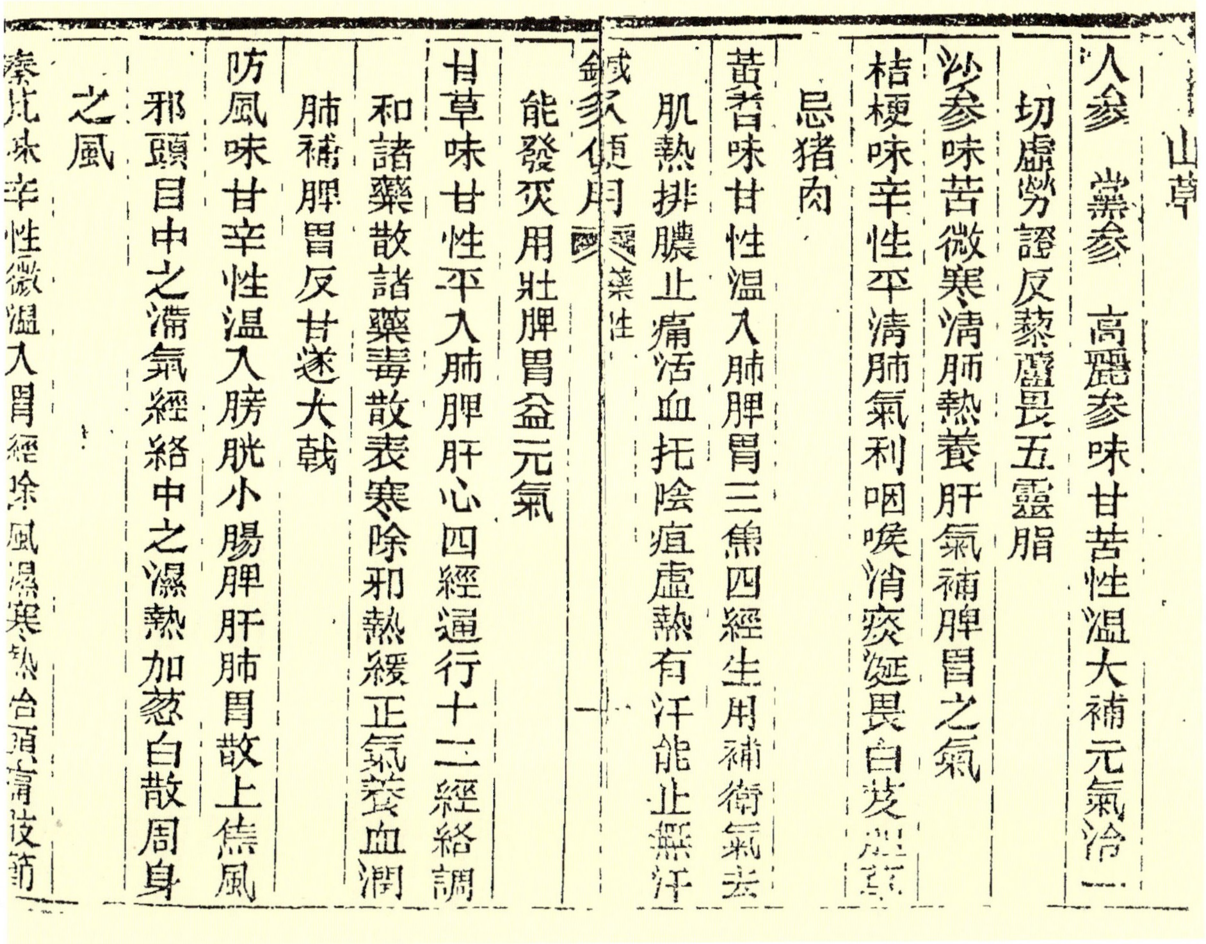
山草

人參　黨參　高麗參味甘苦性温大補元氣治一

切虛勞證反藜蘆畏五靈脂

沙參味苦微寒清肺熱養肝氣補脾胃之氣

桔梗味辛性平清肺氣利咽喉消痰涎畏白芨膽草

忌猪肉

黄耆味甘性温入肺脾胃三焦四經生用補衛氣去

肌熱排膿止痛活血托陰疽虛熱有汗能止無汗

鍼灸便用　要藥性

能發炙用壯脾胃益元氣

甘草味甘性平入肺脾肝心四經通行十二經絡調

和諸藥散諸藥毒散表寒除邪熱緩正氣養血潤

肺補脾胃反甘遂大戟

防風味甘辛性温入膀胱小腸脾肝肺胃散上焦風

邪頭目中之滯氣經絡中之濕熱加葱白散周身

之風

秦艽味辛性微温入胃經除風濕寒熱治頭痛肢節

山草

人参、党参、高丽参，味甘苦，性温。大补元气，治一切虚劳证，反藜芦，畏五灵脂。

沙参，味苦，微寒。清肺热、养肝气、补脾胃之气。

桔梗，味辛，性平。清肺气、利咽喉、消痰涎，畏白芨、胆草，忌猪肉。

黄芪，味甘，性温。入肺、脾、胃、三焦四经。生用补卫气，去肌热，排脓，止痛，活血，托阴疽，虚热有汗能止，无汗能发，炙用壮脾胃，益元气。

甘草，味甘，性平。入肺、脾、肝、心四经，通行十二经络。调和诸药，散诸药毒，散表寒，除邪热，缓正气，养血润肺，补脾胃。反甘遂、大戟。

防风，味甘辛，性温。入膀胱、小肠、脾、肝、肺、胃。散上焦风邪、头目中之滞气、经络中之湿热，加葱白散周身之风。

秦艽，味辛，性微温。入胃经。除风湿寒热，治头痛肢节

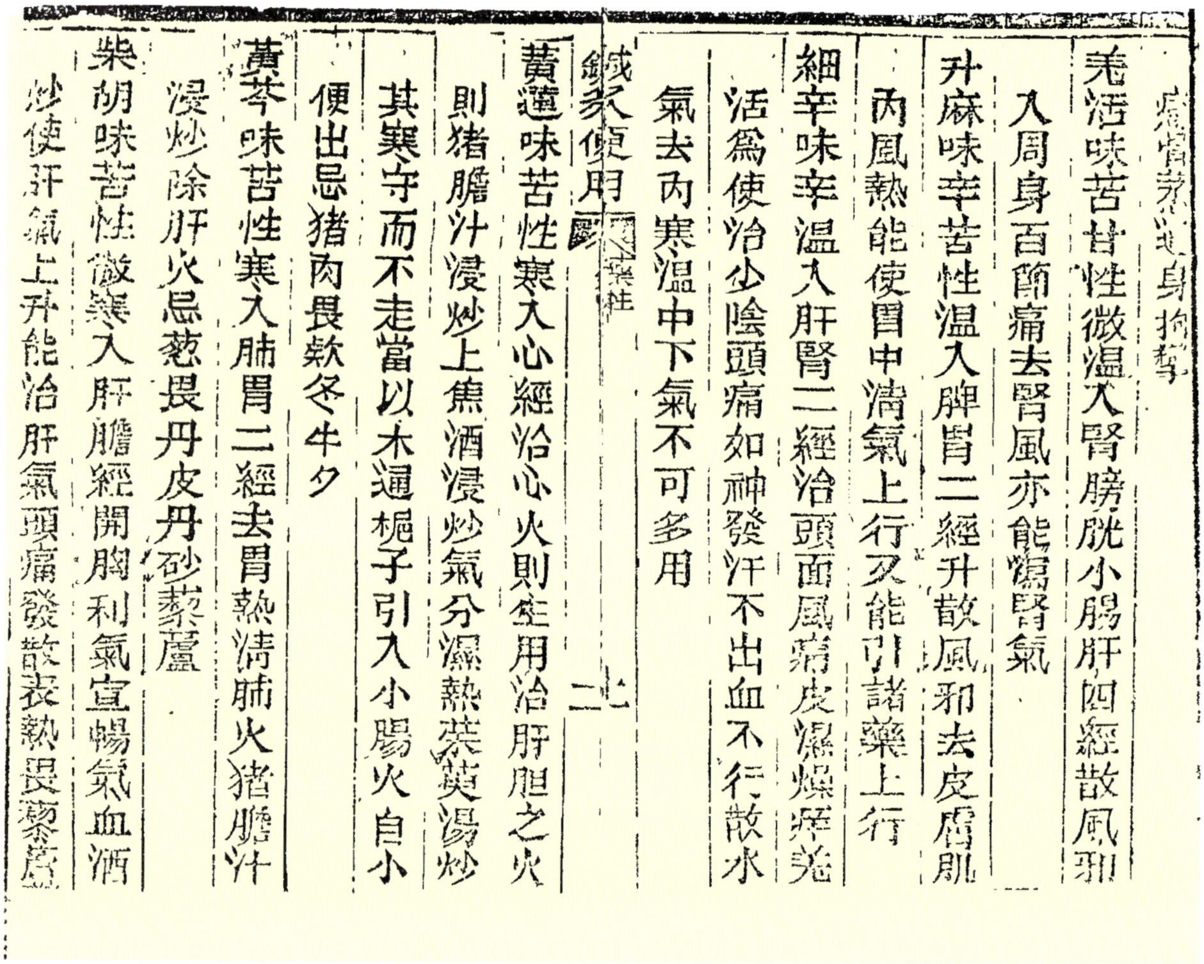
痛骨蒸通身拘攣
羌活味苦甘性微温入腎膀胱小腸肝四經散風邪
入周身百節痛去腎風亦能瀉腎氣
升麻味辛苦性温入脾胃二經升散風邪去皮膚肌
肉風熱能使胃中清氣上行又能引諸藥上行
細辛味辛温入肝腎二經治頭面風痛皮濕燥痒羌
活爲使治少陰頭痛如神發汗不出血不行散水
氣去内寒温中下氣不可多用
鍼灸便用 藥性 二七
黄連味苦性寒入心經治心火則生用治肝胆之火
則猪膽汁浸炒上焦酒浸炒氣分濕熱茱萸湯炒
甘寒守而不走當以木通梔子引入小腸火自小
便出忌猪肉畏麥冬牛夕
黄芩味苦性寒入肺胃二經去胃熱清肺火猪膽汁
浸炒除肝火忌葱畏丹皮丹砂藜蘆
柴胡味苦性微寒入肝膽經開胸利氣宣暢氣血酒
炒使肝氣上升能治肝氣頭痛發散表熱畏藜蘆

痛，骨蒸，通身拘挛。

羌活，味苦甘，性微温。入肾、膀胱、小肠、肝四经。散风邪入周身百节痛，去肾风亦能泻肾气。

升麻，味辛苦，性温。入脾、胃二经。升散风邪，去皮肤肌肉风热，能使胃中清气上行，又能引诸药上行。

细辛，味辛温，入肝、肾二经。治头面风痛，皮湿燥痒，羌活为使。治少阴头痛如神，发汗不出血不行，散水气、去内寒、温中下气，不可多用。

黄连，味苦，性寒。入心经。治心火则生用，治肝胆之火则猪胆汁浸炒，上焦酒浸炒，气分湿热，茱萸汤炒，甘寒守而不走，当以木通、栀子引入小肠，火自小便出，忌猪肉，畏麦冬、牛膝。

黄芩，味苦，性寒。入肺、胃二经，去胃热清肺火，猪胆汁浸炒除肝火，忌葱，畏丹皮、丹砂、藜芦。

柴胡，味苦，性微寒。入肝、胆经。开胸利气宣畅气血，酒炒使肝气上升，能治肝气头痛，发散表热，畏藜芦。

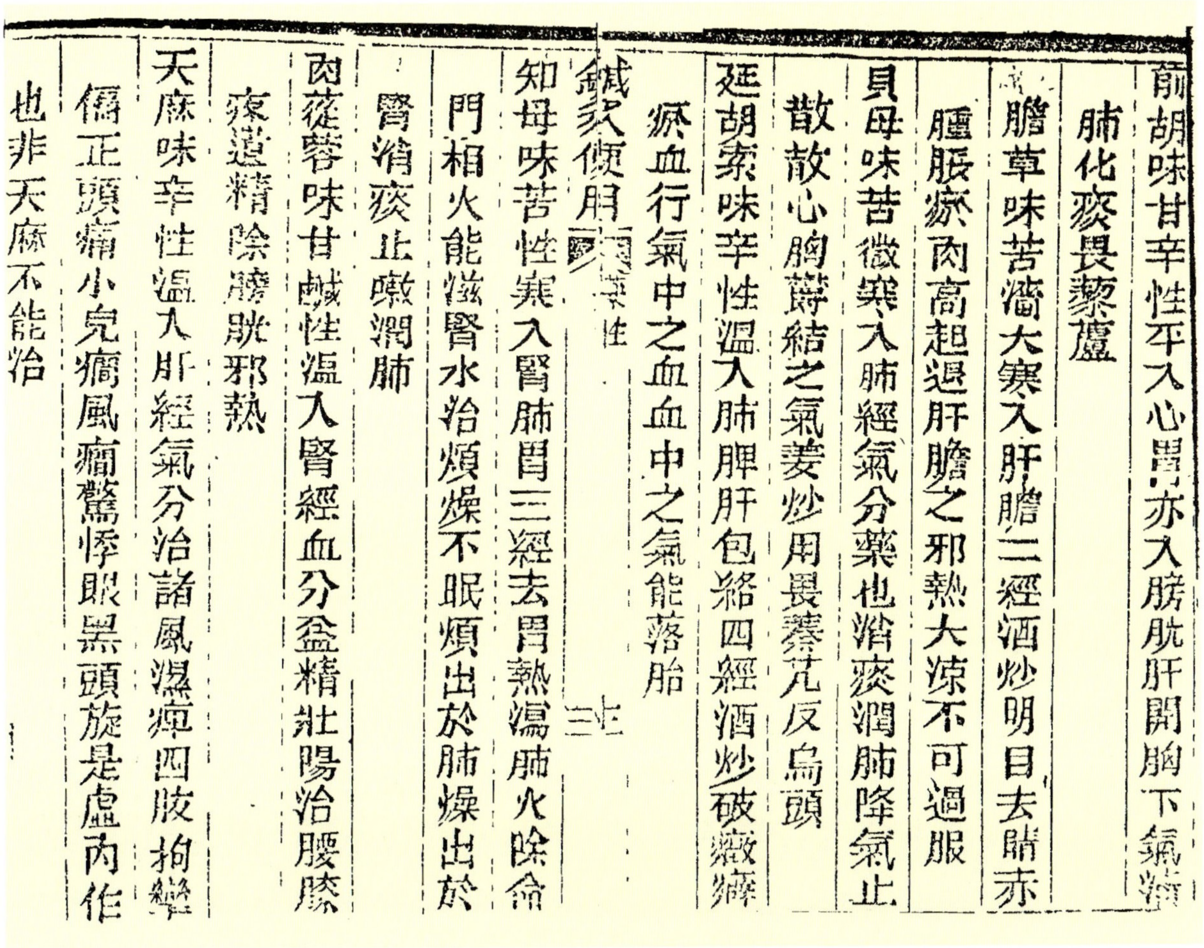
前胡味甘辛性平入心胃亦入膀胱肝開胸下氣清
肺化痰畏藜蘆
膽草味苦濇大寒入肝膽二經酒炒明目去睛赤
腫脹瘀肉高起退肝膽之邪熱大涼不可過服
貝母味苦微寒入肺經氣分藥也消痰潤肺降氣止
嗽散心胸鬱結之氣姜炒用畏秦艽反烏頭
延胡索味辛性溫入肺脾肝包絡四經酒炒破癥癖
瘀血行氣中之血血中之氣能落胎
鍼灸便用
知母味苦性寒入腎肺胃三經去胃熱瀉肺火除命
門相火能滋腎水治煩燥不眠煩出於肺燥出於
腎消痰止嗽潤肺
肉蓯蓉味甘鹹性溫入腎經血分益精壯陽治腰膝
疼遺精除膀胱邪熱
天麻味辛性溫入肝經氣分治諸風濕痺四肢拘攣
偏正頭痛小兒癇風癇驚悸眼黑頭旋是虛內作
也非天麻不能治

前胡，味甘辛，性平。入心、胃，亦入膀胱、肝，开胸下气，清肺化痰，畏藜芦。

龙胆草，味苦涩，大寒。入肝、胆二经。酒炒明目，去睛赤肿胀、瘀肉高起，退肝胆之邪热，大凉，不可过服。

贝母，味苦，微寒。入肺经。气分药也。消痰润肺，降气止嗽，散心胸郁结之气，姜炒用，畏秦艽，反乌头。

延胡索，味辛，性温。入肺、脾、肝、包络四经，酒炒，破癥癖瘀血，行气中之血、血中之气，能落胎。

知母，味苦，性寒，入肾、肺、胃三经。去胃热，泻肺火，除命门相火，能滋肾水，治烦躁不眠，烦出于肺，燥出于肾，消痰止嗽，润肺。

肉苁蓉，味甘咸，性温。入肾经血分。益精壮阳，治腰膝疼，遗精，除膀胱邪热。

天麻，味辛，性温。入肝经气分。治诸风湿痹，四肢拘挛，偏正头痛，小儿痫，风痫，惊悸，眼黑头旋，是虚内作也，非天麻不能治。

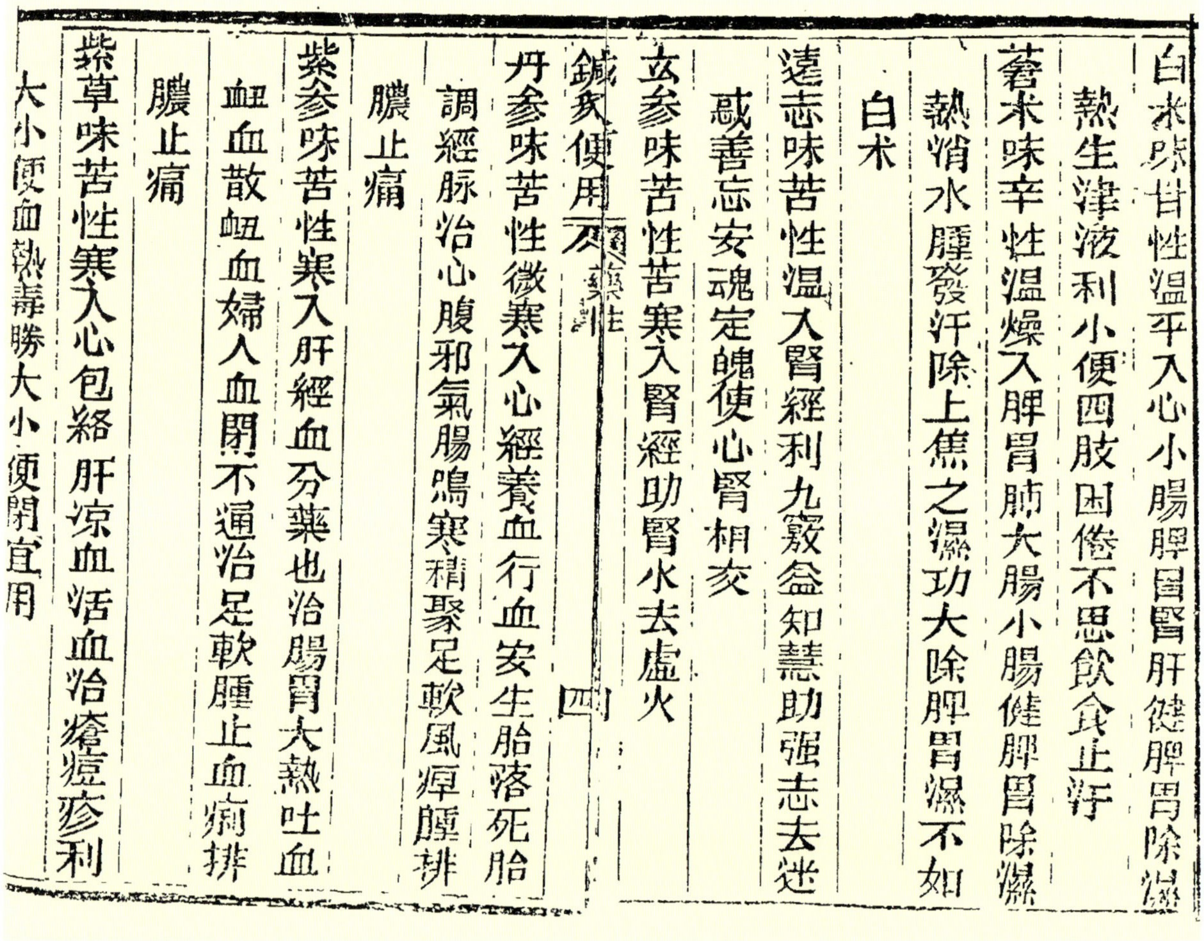
白术味甘性温平入心小腸脾胃腎肝健脾胃除濕熱生津液利小便四肢困倦不思飲食止汗

蒼术味辛性温燥入脾胃肺大腸小腸健脾胃除濕熱消水腫發汗除上焦之濕功大除脾胃濕不如白术

遠志味苦性温入腎經利九竅益知慧助强志去迷惑善忘安魂定魄使心腎相交

玄參味苦性苦寒入腎經助腎水去虛火

鍼灸便用　圖考藥性　四

丹參味苦性微寒入心經養血行血安生胎落死胎調經脉治心腹邪氣腸鳴寒積聚足軟風痺腫排膿止痛

紫參味苦性寒入肝經血分藥也治腸胃大熱吐血衄血散瘀血婦人血閉不通治足軟腫止血痢排膿止痛

紫草味苦性寒入心包絡肝凉血活血治瘡痘疹利大小便血熱毒勝大小便閉宜用

白术，味甘，性温平。入心、小肠、脾、胃、肾、肝。健脾胃，除湿热，生津液，利小便，四肢困倦，不思饮食，止汗。

苍术，味辛，性温燥。入脾、胃、肺、大肠、小肠。健脾胃，除湿热，消水肿，发汗，除上焦之湿功大，除脾胃湿不如白术。

远志，味苦，性温。入肾经。利九窍，益智慧，助强志，去迷惑善忘，安魂定魄，使心肾相交。

玄参，味苦，性微寒。入肾经。助肾水去虚火。

丹参，味苦，性微寒。入心经。养血行血，安生胎，落死胎，调经脉，治心腹邪气，肠鸣，寒积聚，足软风痹肿，排脓止痛。

紫参，味苦，性寒。入肝经。血分药也。治肠胃大热，吐血衄血，散瘀血，妇人血闭不通，治足软肿，止血痢，排脓之痛。

紫草，味苦，性寒。入心包络、肝。凉血活血，治疮、痘、疹，利大小便，血热毒甚，大小便闭宜用。

三七味甘苦性微温胃肝血分藥止血散血定痛吐
血衄血血痢崩中經水不止産後惡血不下
當歸四錢 赤芍三錢 荊芥三錢 防風四錢 木瓜三錢
秦艽三錢 蒼术三錢 銀花三錢 蟬退二錢 白芷三錢
地丁四錢 公英三錢 甘草二錢 連翹二錢 透骨草四錢
右方治跌打損傷手足麻木及一切筋骨疼痛用
藥煎湯熏洗患處以被蓋覆使汗出即愈
大黄一兩切浸湯成汁 絣帛二寸燒灰 亂髮如雞子大燒灰 敗蒲席一握三寸

久用炊單布一尺燒灰 桃仁四十九箇去皮尖熬 甘草如中指節大剉
右方治墜馬及一切筋骨損傷用藥七味以童便
一盅黄酒一盅水三盅煎湯次下大黄去滓煎二
盅分三付温服再用敗蒲席半領剪碎合藥七味
水半鍋煎湯浴洗洗後以被蓋覆斯須通利數行
患處立好註外浴以散其瘀内服以下其瘀兩得
之矣

三七，味甘苦，性微温。胃、肝血分药。止血散血，定痛，吐血衄血，血痢，崩中、经水不止，产后恶血不下。

当归四钱 赤芍三钱 荆芥三钱 防风四钱 木瓜三钱 秦艽三钱 苍术三钱 银花三钱 蝉蜕二钱 白芷三钱 地丁四钱 公英三钱 甘草二钱 连翘二钱 透骨草四钱

上方治跌打损伤、手足麻木及一切筋骨疼痛，用药煎汤熏洗患处，以被盖覆，使汗出即愈。

大黄一两切浸汤成汁 绯帛二寸烧灰 乱发加鸡子大，烧灰 败蒲席一握三寸

久用炊单布一尺烧灰 桃仁四十九个，去皮尖，熬 甘草如中指节大，剉

上方治坠马及一切筋骨损伤，用药七味，以童便一盅 黄酒一盅 水三盅煎汤，次下大黄，去渣煎二盅，分三付温服，再用败蒲席半领，剪碎，合药七味，水半锅煎汤浴洗，洗后以被盖覆，斯须，通利数行，患处立好。注：外浴以散其瘀，内服以下其瘀，两得之矣。

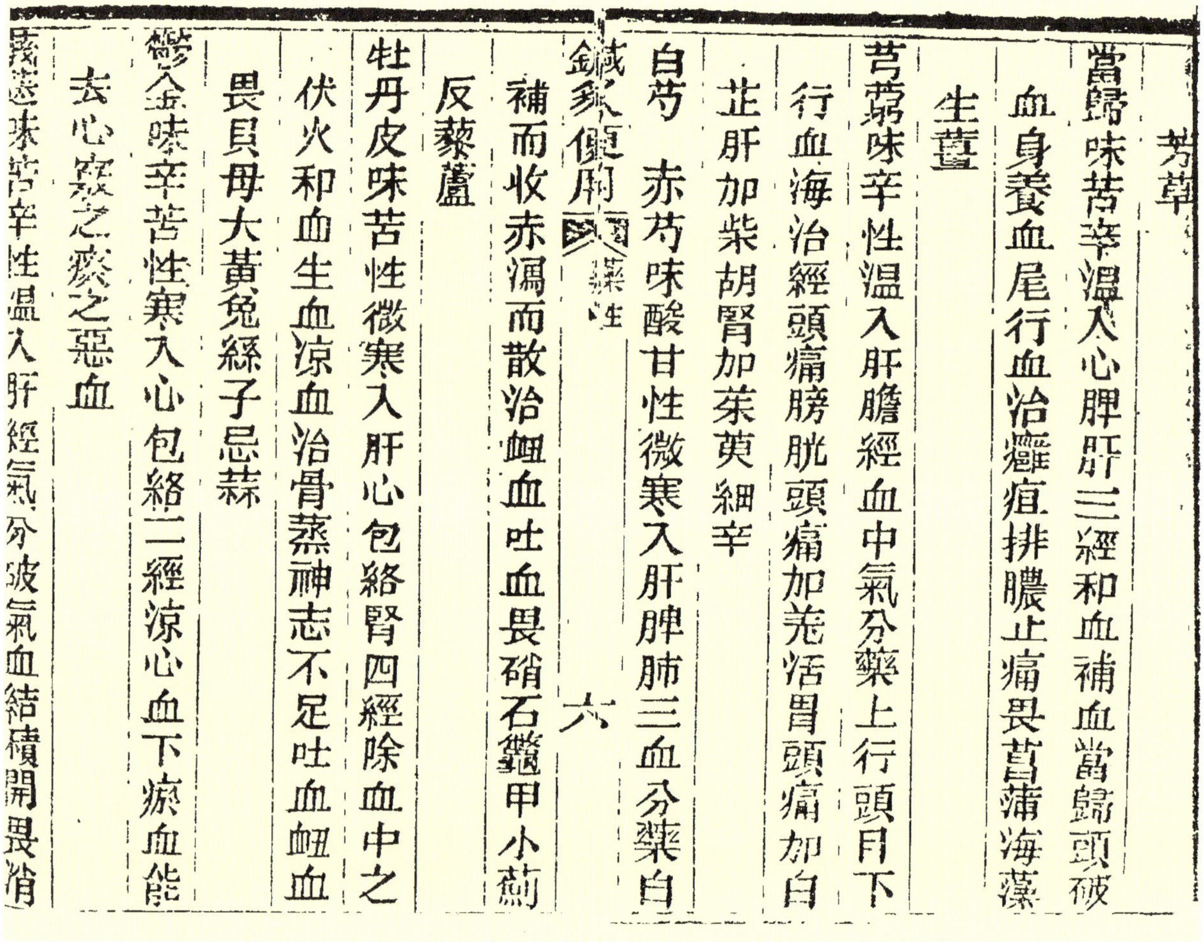
芳草
當歸味苦辛溫入心脾肝三經和血補血當歸頭破
血身養血尾行血治癰疽排膿止痛畏菖蒲海藻
生薑
芎藭味辛性溫入肝膽經血中氣分藥上行頭目下
行血海治經頭痛膀胱頭痛加羌活胃頭痛加白
芷肝加柴胡腎加茱萸細辛
白芍　赤芍味酸甘性微寒入肝脾肺三血分藥白
鍼灸便用圖　藥性　六
補而收赤瀉而散治衄血吐血畏硝石鱉甲小薊
反藜蘆
牡丹皮味苦性微寒入肝心包絡腎四經除血中之
伏火和血生血涼血治骨蒸神志不足吐血衄血
畏貝母大黃兔絲子忌蒜
鬱金味辛苦性寒入心包絡二經涼心血下瘀血能
去心竅之痰之惡血
莪蒁味苦辛性溫入肝經氣分破氣血結積開胃消

芳草

当归，味苦，辛温。入心、脾、肝三经。和血补血，当归头破血、身养血、尾行血，治痈疽、排脓止痛，畏菖蒲、海藻、生姜。

芎䓖，味辛，性温。入肝、胆经。血中气分药，上行头目，下行血海，治经头痛，膀胱头痛加羌活，胃头痛加白芷，肝加柴胡，肾加茱萸、细辛。

白芍、赤芍味酸甘，性微寒。入肝、脾、肺三经。分药：白补而收，赤泻而散。治衄血、吐血，畏硝石、鳖甲、小蓟，反藜芦。

牡丹皮，味苦，性微寒。入肝、心、包络、肾四经，除血中之伏火，和血、生血、凉血，治骨蒸神志不足，吐血、衄血，畏贝母、大黄、菟丝子，忌蒜。

郁金，味辛苦，性寒。入心、包络二经。凉心血，下瘀血，能祛心窍之痰之恶血。

莪术，味苦辛，性温。入肝经气分。破气血结积，开胃消

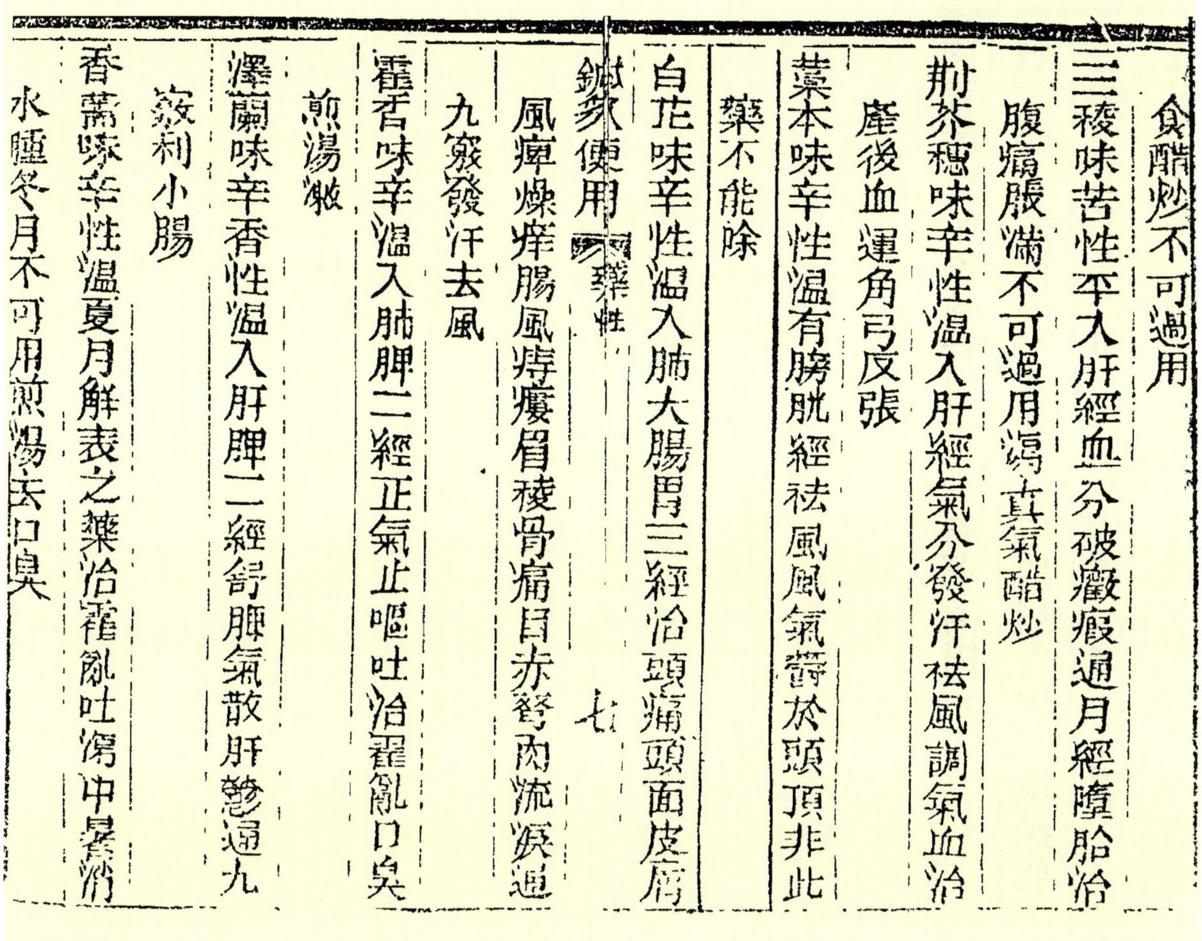
食醋炒不可過用
三稜味苦性平入肝經血分破癥瘕通月經墮胎治
腹痛膨滿不可過用瀉真氣醋炒
荆芥穗味辛性温入肝經氣分發汗袪風調氣血治
產後血運角弓反張
藁本味辛性温有膀胱經袪風風氣鬱於頭頂非此
藥不能除
白芷味辛性温入肺大腸胃三經治頭痛頭面皮膚
鍼灸便用　藥性　七
風痺燥痒腸風痔瘻眉稜骨痛目赤胬肉流淚通
九竅發汗去風
霍香味辛温入肺脾二經正氣止嘔吐治霍亂口臭
煎湯漱
澤蘭味辛香性温入肝脾二經舒脾氣散肝鬱通九
竅利小腸
香薷味辛性温夏月解表之藥治霍亂吐瀉中暑消
水腫冬月不可用煎湯去口臭

食醋炒，不可过用。

三棱，味苦，性平。入肝经血分。破癥瘕，通月经，堕胎，治腹痛胀满。不可过用，泻真气，醋炒。

荆芥穗，味辛，性温。入肝经气分。发汗祛风，调气血，治产后血运（晕），角弓反张。

藁本，味辛，性温，入膀胱经。祛风、风气郁于头顶，非此药不能除。

白芷，味辛，性温。入肺、大肠、胃三经。治头痛，头面皮肤风痹燥痒，肠风痔瘘，眉棱骨痛，目赤胬肉流泪，通九窍，发汗祛风。

藿香，味辛温。入肺、脾二经。正气止呕吐，治霍乱，口臭煎汤漱。

泽兰，味辛香，性温。入肝、脾二经。舒脾气，散肝郁，通九窍，利小肠。

香薷，味辛，性温。夏月解表之药。治霍乱，吐泻，中暑，消水肿，冬月不可用，煎汤去口臭。

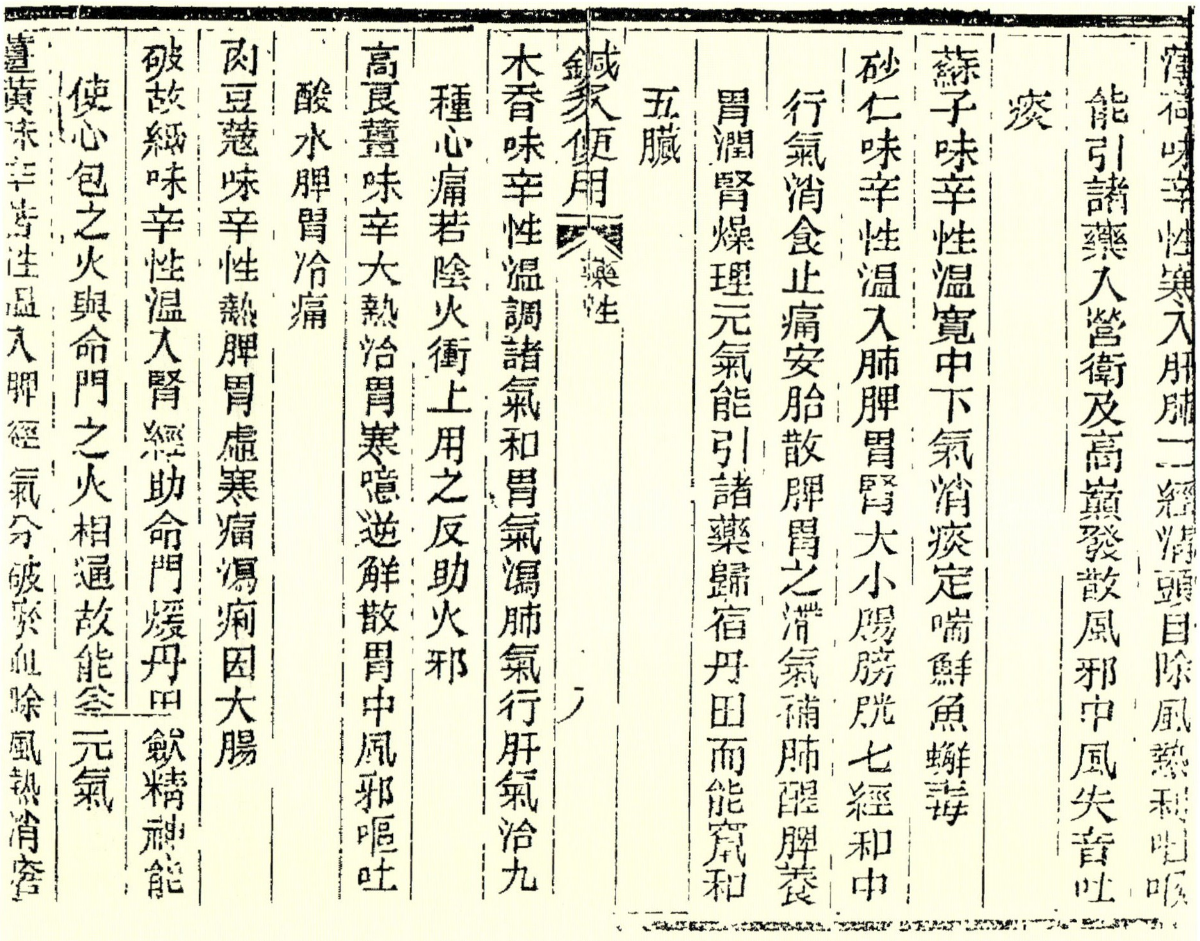
薄荷味辛性寒入肝肺二經清頭目除風熱利咽喉能引諸藥入營衛及高巔發散風邪中風失音吐痰
蘇子味辛性温寬中下氣消痰定喘解魚蟹毒
砂仁味辛性温入肺脾胃腎大小腸膀胱七經和中行氣消食止痛安胎散脾胃之滯氣補肺醒脾養胃潤腎燥理元氣能引諸藥歸宿丹田而能窴和五臟
鍼灸便用 卷四 藥性
木香味辛性温調諸氣和胃氣瀉肺氣行肝氣治九種心痛若陰火衝上用之反助火邪
高良薑味辛大熱治胃寒噫逆解散胃中風邪嘔吐酸水脾胃冷痛
肉豆蔻味辛性熱脾胃虛寒痛瀉痢固大腸
破故紙味辛性温入腎經助命門煖丹田歛精神能使心包之火與命門之火相通故能益元氣
薑黃味辛苦性温入脾經氣分破瘀血除風熱消瘡

薄荷，味辛，性寒。入肝、肺二经。清头目，除风热，利咽喉，能引诸药入营卫及高巅，发散风邪，中风，失音，吐痰。

苏子，味辛，性温。宽中下气，消痰定喘，解鱼蟹毒。

砂仁，味辛，性温。入肺、脾、胃、肾、大小肠、膀胱七经。和中，行气，消食，止痛，安胎，散脾胃之滞气，补肺醒脾，养胃，润肾燥，理元气，能引诸药归宿丹田而能窜和五脏。

木香，味辛，性温。调诸气，和胃气，泻肺气，行肝气，治九种心痛，若阴火冲上，用之反助火邪。

高良姜，味辛，大热。治胃寒噫逆，解散胃中风邪、呕吐酸水、脾胃冷痛。

肉豆蔻，味辛，性热。脾胃虚寒痛泻痢、固大肠。

破故纸，味辛，性温。入肾经助命门暖丹田、敛精神，能使心包之火与命门之火相通，故能益元气。

姜黄，味辛苦，性温。入脾经气分。破瘀血，除风热，消疮

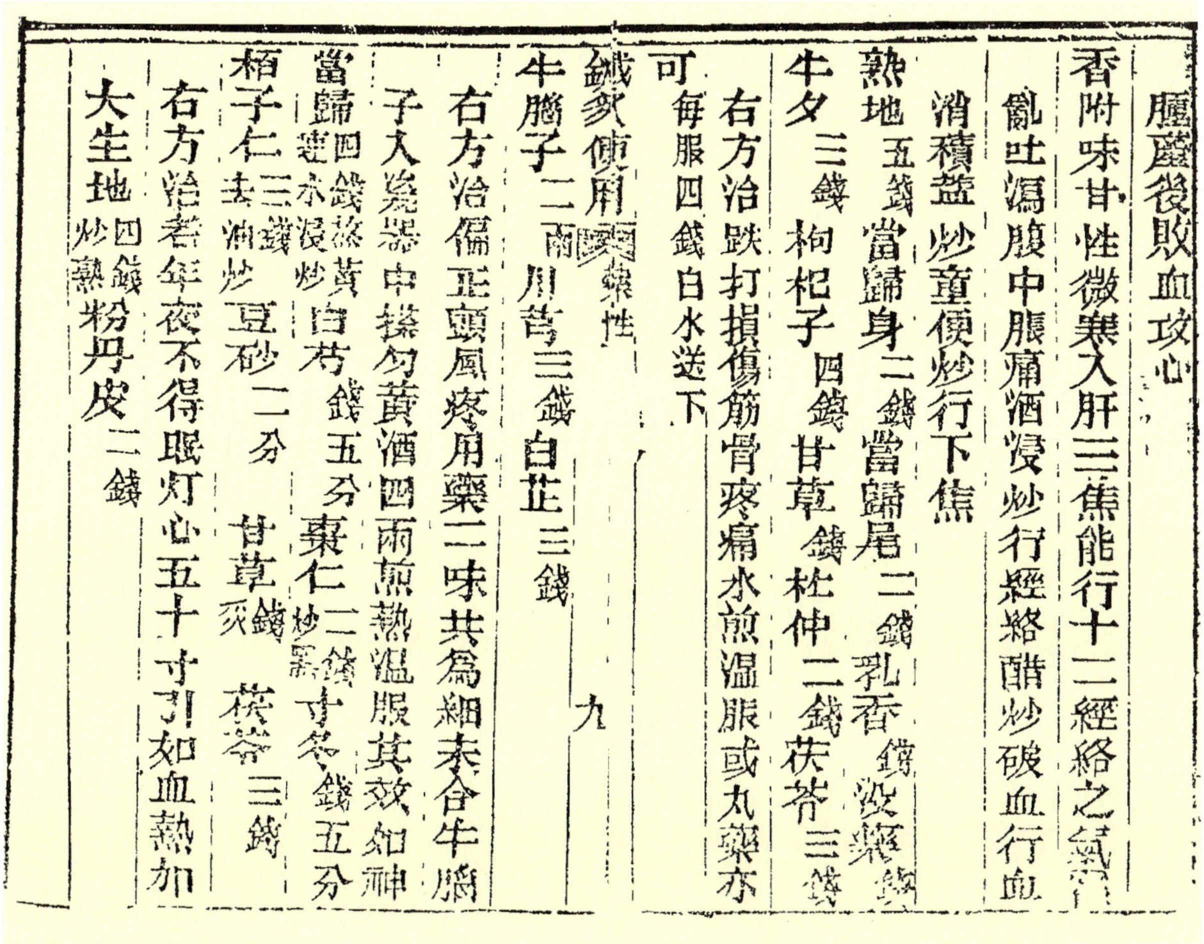
腫產後敗血攻心
香附味甘性微寒入肝三焦能行十二經絡之氣
亂吐瀉腹中脹痛酒浸炒行經絡醋炒破血行血
消積鹽炒童便炒行下焦
熟地五錢 當歸身二錢 當歸尾二錢 乳香一錢 沒藥一錢
牛夕三錢 枸杞子四錢 甘草一錢 杜仲二錢 茯苓三錢
右方治跌打損傷筋骨疼痛水煎温服或丸藥亦
可每服四錢白水送下
鍼灸便用 醫藥性 九
牛腦子二兩 川芎三錢 白芷三錢
右方治偏正頭風疼用藥二味共為細末合牛腦
子入瓷器中搽勻黃酒四兩煎熱温服其效如神
當歸四錢黃連水浸炒 白芍一錢五分 棗仁二錢炒黑 寸冬一錢五分
栢子仁三錢去油炒 豆砂二分 甘草一錢炙 茯苓三錢
右方治老年夜不得眠灯心五十寸引如血熱加
大生地四錢炒熟 粉丹皮二錢

肿，产后败血攻心。

香附，味甘，性微寒。入肝、三焦，能行十二经络之气、霍乱吐泻、腹中胀痛；酒浸炒，行经络；醋炒，破血、行血、消积；盐炒、童便炒，行下焦。

熟地五钱　当归身二钱　当归尾二钱　乳香一钱　没药一钱　牛膝三钱　枸杞子四钱　甘草一钱　杜仲二钱　茯苓三钱

上方治跌打损伤筋骨疼痛，水煎，温服，或丸药亦可。每服四钱，白水送下。

牛脑子二两　川芎三钱　白芷三钱

上方治偏正头风痛，用药二味，共为细末，合牛脑子入瓷器中搽匀，黄酒四两，煎热，温服，其效如神。

当归四钱熬黄连水浸炒　白芍一钱五分　枣仁二钱，炒黑　寸冬一钱五分　柏子仁三钱，去油炒　豆砂二分　甘草一钱，炙　茯苓三钱

上方治老年夜不得眠，灯心五十寸引，如血热加大生地四钱炒熟，粉丹皮二钱。

熟地味甘性温補血氣滋腎水補脾胃之血
牛膝味甘酸性平入肝腎二經治四肢拘攣不能屈伸腰脊痛補肝腎之血氣五淋尿血莖中痛酒煮服之能引諸藥下行忌牛肉
王不留行味苦性平通血脉下乳汁利小便治諸淋
葶藶味辛性寒大降氣不減於大黄破飲食寒熱積聚利水道下膀胱伏水留熱治面目浮腫小腹痛

胸中痰飲酒炒
車前子味甘性寒通水道利小便不洩氣酒炒
連翹味苦性平入心肝包絡氣分瀉心火除脾胃之濕熱治瘡之聖藥散諸血結氣聚消腫排膿
青黛味鹹性寒瀉肝火散五臟之鬱火殺蟲消蛇犬毒治瘡腫爲末塗傅
萹蓄味苦性平酸煎治蚘虫咬心痛殺虫利小便
白蒺藜味甘性温補腎破癥瘕積聚酒炒去刺

隰草

熟地，味甘，性温。补血气，滋肾水，补脾胃之血。

牛膝，味甘酸，性平。入肝、肾二经。治四肢拘挛不能屈伸，腰脊痛，补肝肾之血气，五淋尿血茎中痛，酒煮服之，能引诸药下行，忌牛肉。

王不留行，味苦，性平。通血脉，下乳汁，利小便，治诸淋。

葶苈，味辛，性寒。大降气不减于大黄，破饮食寒热积聚，利水道，下膀胱伏水留热，治面目浮肿，小腹痛，胸中痰饮酒炒。

车前子，味甘，性寒。通水道，利小便，不泄气。酒炒。

连翘，味苦，性平。入心、肝、包络气分。泻心火，除脾胃之湿热，治疮之圣药，散诸血结气聚，消肿排脓。

青黛，味咸，性寒。泻肝火，散五脏之郁火，杀虫，消蛇犬毒，治疮肿为末涂傅。

萹蓄，味苦，性平酸。煎治蚘虫咬心痛，杀虫，利小便。

白蒺藜，味甘，性温。补肾，破癥瘕积聚，酒炒去刺。

夏枯草味苦辛性微寒入肝經養血脉解內熱緩肝火治瘰癧目珠疼至夜則甚連眉稜骨半邊頭腫痛

旋覆花味鹹性溫入肺大腸治痰飲在兩脇脹滿行水下氣利大腸治噫氣

白菊花味甘苦性平益肝陰養目血除風熱

茵陳味苦微寒入小腸膀胱經利小便治陰黃陽黃通關節去滯熱

益母草味甘苦性微溫入肝包絡血分活血破血調經婦人胎產諸病明目

紫菀味甘性溫入肺經開胸利氣消痰益肺氣潤肌膚吐血欬嗽止喘悸畏茵陳

麥冬味甘苦性微寒入肺經清肺熱安魂定魄止嗽畏苦參忌木耳

冬葵子味甘性寒滑通營衛乳閉腫痛利大小便滑胎不可多食忌鯉魚黍子

夏枯草，味苦辛，性微寒。入肝经。养血脉，解内热，缓肝火，治瘰疬目珠疼至夜则甚，连眉棱骨半边头肿痛。

旋覆花，味咸，性温。入肺、大肠。治痰饮在两胁胀满，行水下气，利大肠，治噫气。

白菊花，味甘苦，性平。益肝阴，养目血，除风热。

茵陈，味苦，微寒。入小肠、膀胱经。利小便，治阴黄、阳黄，通关节，去滞热。

益母草，味甘苦，性微温。入肝、包络血分。活血破血、调经，妇人胎产诸病，明目。

紫菀，味甘，性温。入肺经。开胸利气，消痰，益补气，润肌肤，吐血咳嗽，止喘悸，畏茵陈。

麦冬，味甘苦，性微寒。入肺经。清肺热，安魂定魄，止嗽，畏苦参，忌木耳。

冬葵子，味甘，性寒滑。通营卫，乳闭肿痛，利大小便，滑胎，不可多食，忌鲤鱼、黍子。

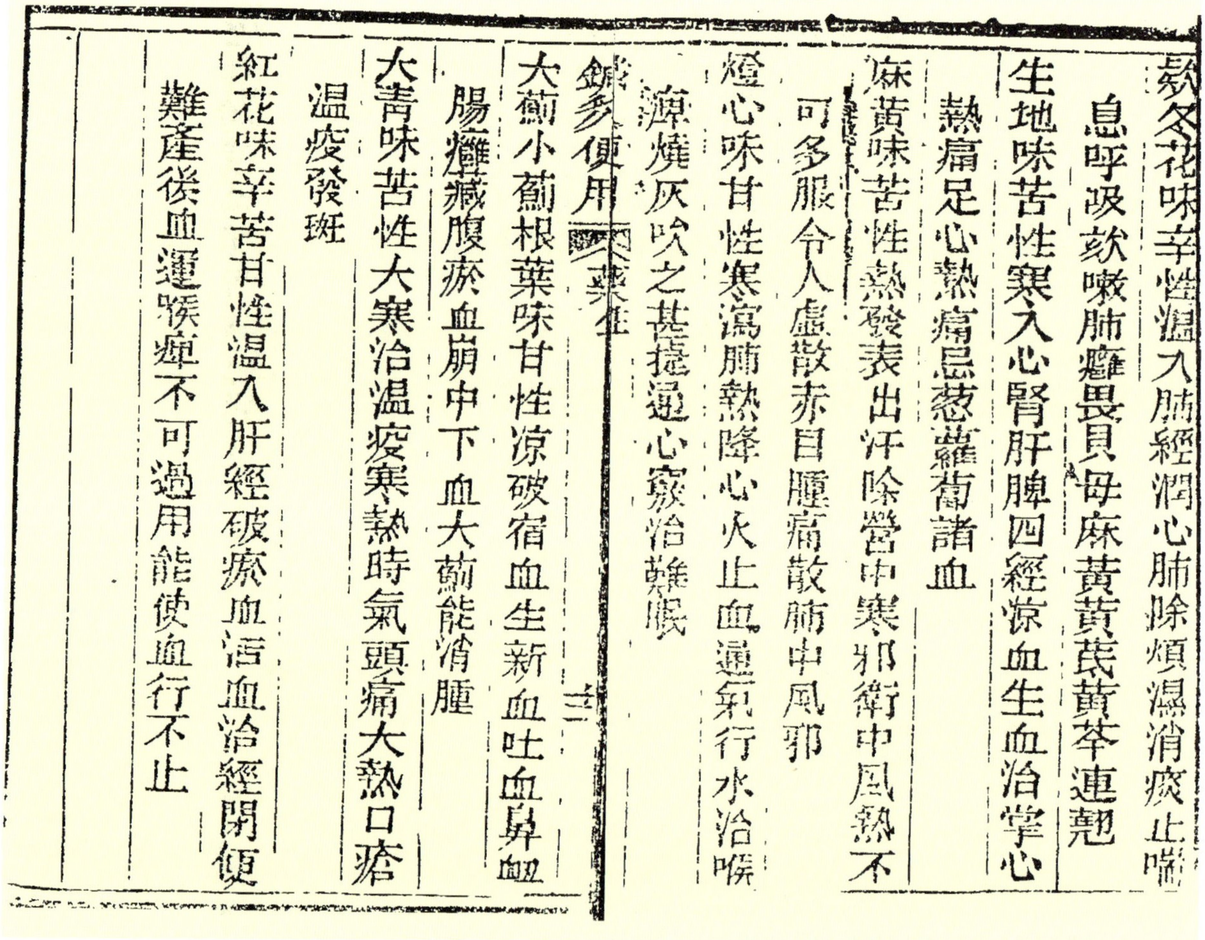

款冬花味辛性溫入肺經潤心肺除煩濕消痰止喘息呼吸欬嗽肺癰畏貝母麻黃黃芪黃芩連翹
生地味苦性寒入心腎肝脾四經涼血生血治掌心熱痛足心熱痛忌葱蘿蔔諸血
麻黃味苦性熱發表出汗除營中寒邪衛中風熱不可多服令人虛散赤目腫痛散肺中風邪
燈心味甘性寒瀉肺熱降心火止血通氣行水治喉痺燒灰吹之甚捷通心竅治難眠
大薊小薊根葉味甘性涼破宿血生新血吐血鼻衄腸癰臟腹瘀血崩中下血大薊能消腫
大青味苦性大寒治瘟疫寒熱時氣頭痛大熱口瘡瘟疫發斑
紅花味辛苦甘性溫入肝經破瘀血活血治經閉便難產後血運喉痺不可過用能使血行不止

款冬花，味辛，性温。入肺经。润心肺，除烦湿，消痰止喘息，呼吸咳嗽肺痈，畏贝母、麻黄、黄芪、黄芩、连翘。

生地，味苦，性寒。入心、肾、肝、脾四经，凉血生血，治掌心热痛、足心热痛，忌葱、萝卜、诸血。

麻黄，味苦，性热。发表出汗，除营中寒邪、卫中风热，不可多食服，令人虚，散赤目肿痛，散肺中风邪。

灯心，味甘，性寒。泻肺热，降心火，止血通气行水，治喉痹烧灰吮之甚捷，通心窍，治难眠。

大蓟、小蓟根叶，味甘，性凉。破宿血，生新血，吐血鼻衄，肠痈脏腹瘀血，崩中下血，大蓟能消肿。

大青，味苦，性大寒。治瘟疫寒热时气，头痛，大热，口疮，瘟疫发斑。

红花，味辛苦甘，性温。入肝经。破瘀血，活血，治经闭，便难，产后血运喉痹，不可过用，能使血行不止。

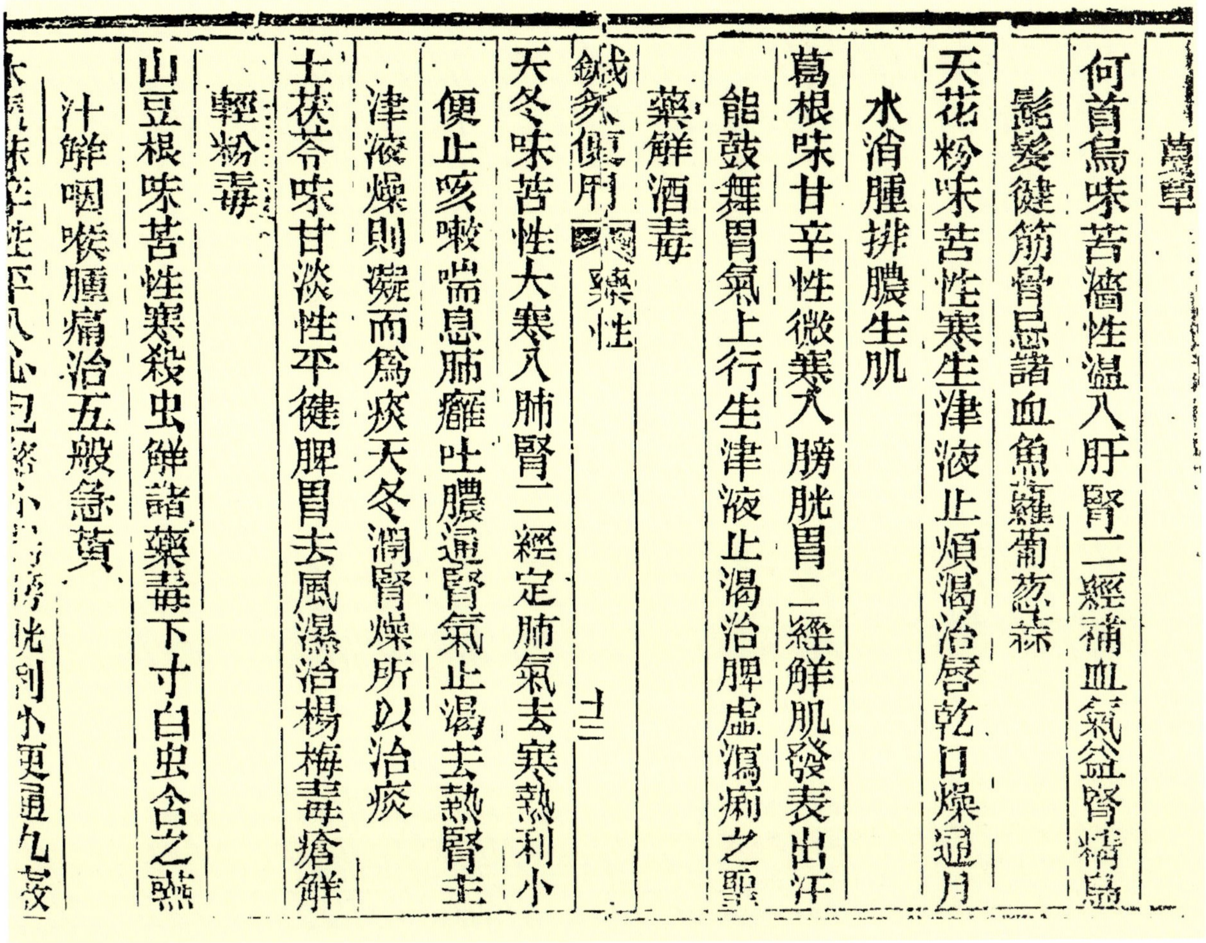
蔓草
何首烏味苦澀性溫入肝腎二經補血氣益腎精烏
髭髮健筋骨忌諸血魚蘿蔔葱蒜
天花粉味苦性寒生津液止煩渴治唇乾口燥通月
水消腫排膿生肌
葛根味甘辛性微寒入膀胱胃二經解肌發表出汗
能鼓舞胃氣上行生津液止渴治脾虛瀉痢之聖
藥解酒毒
鍼灸便用圖考藥性　十三
天冬味苦性大寒入肺腎二經定肺氣去寒熱利小
便止咳嗽喘息肺癰吐膿通腎氣止渴去熱腎主
津液燥則凝而為痰天冬潤腎燥所以治痰
土茯苓味甘淡性平健脾胃去風濕治楊梅毒瘡解
輕粉毒
山豆根味苦性寒殺虫解諸藥毒下寸白虫含之嚥
汁解咽喉腫痛治五般急黃
木通味辛性平入心包絡小腸膀胱利小便通九竅

蔓草

何首乌，味苦涩，性温。入肝、肾二经。补血气，益肾精，乌髭发，健筋骨，忌诸血、鱼、萝卜、葱、蒜。

天花粉，味苦，性寒。生津液，止烦渴，治唇干口燥，通月水，消肿排脓，生肌。

葛根，味甘辛，性微寒。入膀胱、胃二经。解肌发表出汗，能鼓舞胃气上行，生津液止渴，治脾虚泻痢之圣药，解酒毒。

天冬，味苦，性大寒。入肺、肾两经。定肺气，去寒热，利小便，止咳嗽喘息、肺痈吐脓，通肾气，止渴去热。肾主津液，燥则凝而为痰，天冬润肾燥所以治痰。

土茯苓，味甘淡，性平。健脾胃，去风湿，治杨梅毒疮，解轻粉毒。

山豆根，味苦，性寒。杀虫，解诸药毒，下寸白虫含之咽，汁解咽喉肿痛，治五般急黄。

木通，味辛，性平。入心、包络、小肠、膀胱。利小便，通九窍，

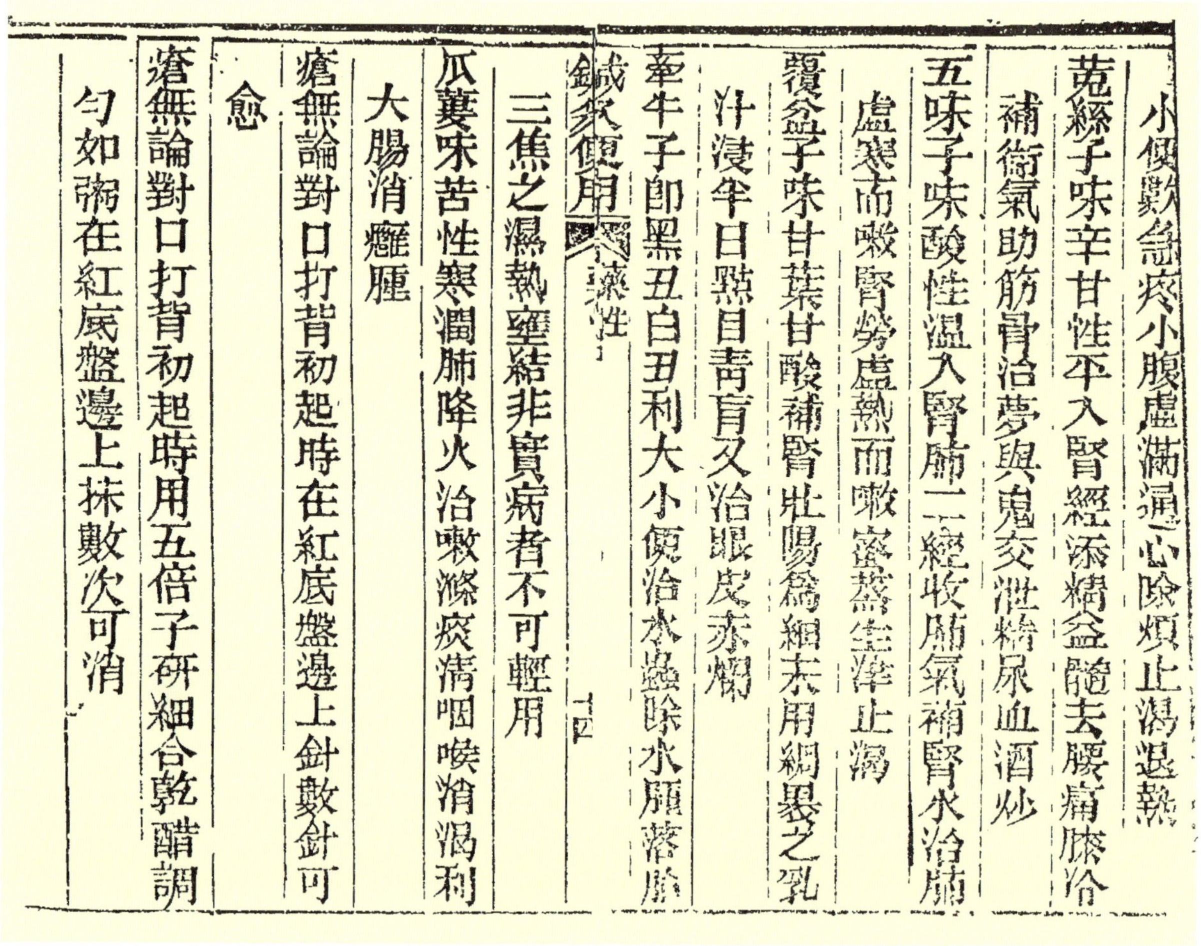
小便數急疼小腹虛滿通心除煩止渴退熱
菟絲子味辛甘性平入腎經添精益髓去腰痛膝冷
補衛氣助筋骨治夢與鬼交泄精尿血酒炒
五味子味酸性溫入腎肺二經收肺氣補腎水治肺
虛寒而嗽腎勞虛熱而嗽蜜蒸生津止渴
覆盆子味甘葉甘酸補腎壯陽爲細末用綢裹之乳
汁浸半日點目青盲又治眼皮赤爛
牽牛子卽黑丑白丑利大小便治水蟲除水腫落胎
鍼灸便用圖　藥性　十四
三焦之濕熱壅結非實病者不可輕用
瓜蔞味苦性寒潤肺降火治嗽滌痰清咽喉消渴利
大腸消癰腫
瘡無論對口打背初起時在紅底盤邊上針數針可
愈
瘡無論對口打背初起時用五倍子研細合乾醋調
勻如粥在紅底盤邊上抹數次可消

小便数急疼，小腹虚满，通心，除烦止渴，退热。

菟丝子，味辛甘，性平。入肾经。添肾益髓，去腰痛膝冷，补卫气，助筋骨治梦与鬼神交泄精，尿血酒炒。

五味子，味酸，性温。入肾、肺二经。收肺气，补肾水，治肺虚寒而嗽、肾劳虚热而嗽。蜜蒸，生津止渴。

覆盆子，味甘，叶甘酸。补肾壮阳，为细末用绸裹之乳汁浸半日，点目青盲，又治眼皮赤烂。

牵牛子，即黑丑、白丑。利大小便，治水虫，除水肿，落胎，三焦之湿热壅结，非实病者不可轻用。

瓜蒌，味苦，性寒。润肺降火，治嗽涤痰，清咽喉，消渴，利大肠，消痈肿。

疮无论对口打背，初起时，在红底盘边上针数针可愈。

疮无论对口打背，初起时，用五倍子研细合干醋调匀如粥，在红底盘边上抹数次可消。

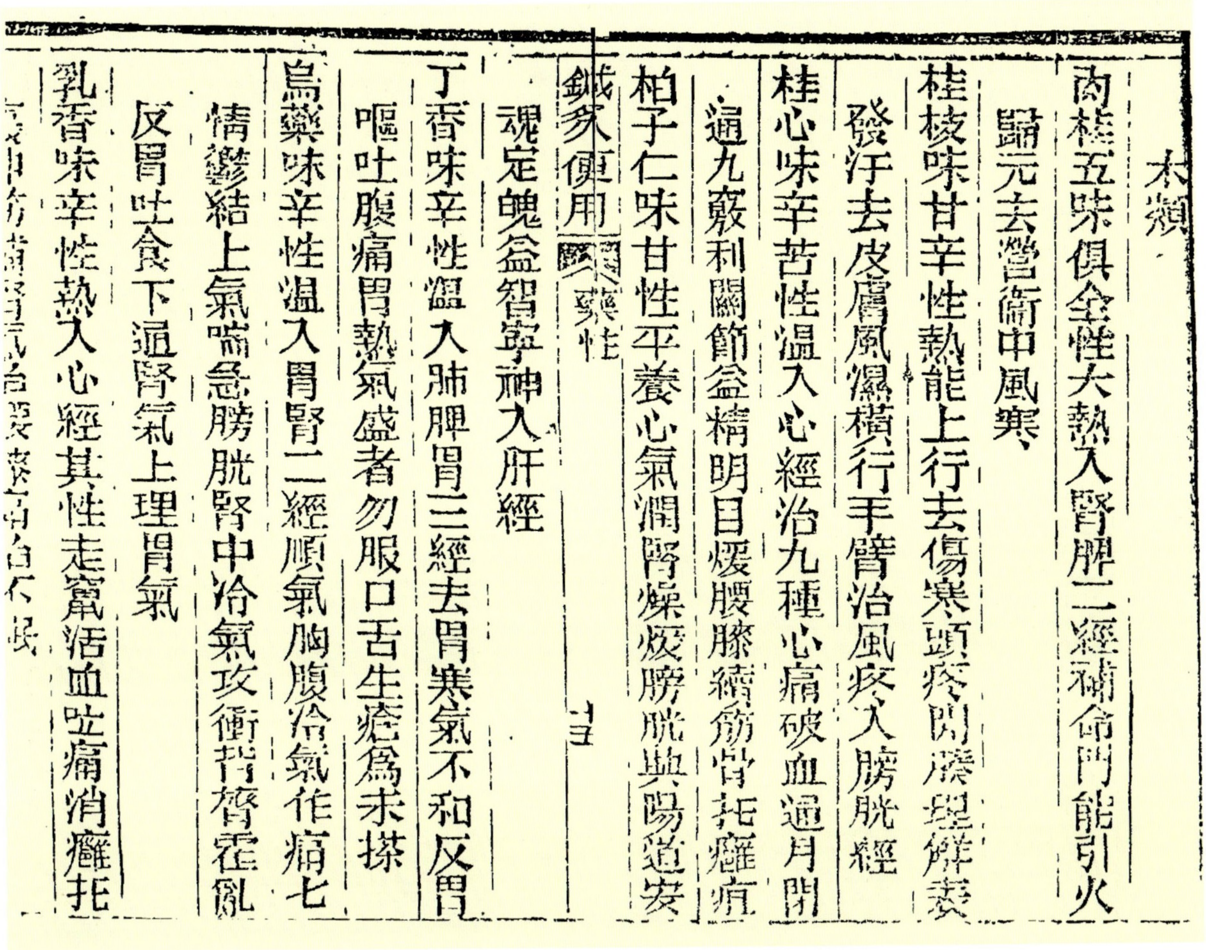

木類
肉桂五味俱全性大熱入腎脾二經補命門能引火
歸元去營衛中風寒
桂枝味甘辛性熱能上行去傷寒頭疼開腠理解表
發汗去皮膚風濕横行手臂治風疼入膀胱經
桂心味辛苦性温入心經治九種心痛破血通月閉
通九竅利關節益精明目煖腰膝續筋骨托癰疽
柏子仁味甘性平養心氣潤腎燥煖膀胱與陽道安
鍼灸便用 圖 藥性
魂定魄益智寧神入肝經
丁香味辛性温入肺脾胃三經去胃寒氣不和反胃
嘔吐腹痛胃熱氣盛者勿服口舌生瘡爲末搽
烏藥味辛性温入胃腎二經順氣胸腹冷氣作痛七
情鬱結上氣喘急膀胱腎中冷氣攻衝背膂霍亂
反胃吐食下通腎氣上理胃氣
乳香味辛性熱入心經其性走竄活血止痛消癰托
里伸筋補腎氣治腰膝痛治不眠

木类

肉桂，五味俱全，性大热。入肾、脾二经。补命门，能引火归元，去营卫中风寒。

桂枝，味甘辛，性热。能上行去伤寒头疼，开腠理，解表发汗，去皮肤风湿，横行手臂，治风疼入膀胱经。

桂心，味辛苦，性温。入心经。治九种心痛，破血，通月闭，通九窍，利关节，益精明目，暖腰膝，续筋骨，托痈疽。

柏子仁，味甘，性平。养心气，润肾燥，暖膀胱与阳道，安魂定魄，益智宁神，入肝经。

丁香，味辛，性温。入肺、脾、胃三经，去胃寒，气不和，反胃，呕吐，腹痛，胃热气盛者，勿服。口舌生疮，为末搽。

乌药，味辛，性温。入胃、肾二经。顺气、胸腹冷气作痛，七情郁结，上气喘急，膀胱肾中冷气攻冲背膂，霍乱反胃吐食，下通肾气，上理胃气。

乳香，味辛，性热。入心经。其性走窜，活血止痛，消疮托里，伸筋补肾气，治腰膝痛，治不眠。

澤瀉味甘性寒入膀胱腎二經逐膀胱三焦停水治
五淋利小便滲濕熱行痰飲
石菖蒲味辛性溫入心肝二經通心竅治心腹冷氣
痛益心智高志氣不忘不迷惑補血補腦亦能治
風
蒲黃味甘性平入心包絡生用行血破血涼血消腫
熟用止血補血生用破小兒枕血氣心疼治舌脹
滿口為末乾搽

馬勃味辛性平入肺經清肺熱解治喉痺咽喉腫痛
失音不出傅諸瘡
治大便乾燥麻子油煠乾細粉嚼爛用白水送下大
便自利
治腰膝腿肩背疼痛用麩子炒熱拌黃酒裝布袋內
熏蒸患處如有瘀血用乾醋拌麩子熏蒸患處

泽泻，味甘，性寒。入膀胱、肾二经。逐膀胱、三焦停水，治五淋，利小便，渗湿热，行痰饮。

石菖蒲，味辛，性温，入心、肝二经，通心窍，治心腹冷气痛，益心智，高志气，不忘不迷惑，补血补脑，亦能治风。

蒲黄，味甘，性平。入心、包络。生用行血破血，凉血消肿；熟用止血补血。生用破小儿枕，血气心疼，治舌胀满口为末，干搽。

马勃，味辛，性平。入肺经。清肺热，解治喉痹，咽喉肿痛、失音不出，傅诸疮。

治大便干结，麻子油炸干细粉，嚼烂，用白水送下，大便自利。

治腰膝、腿、肩背疼痛，用麦子炒热拌黄酒装布袋内熏蒸患处，如有瘀血，用干醋拌麦子熏蒸患处。

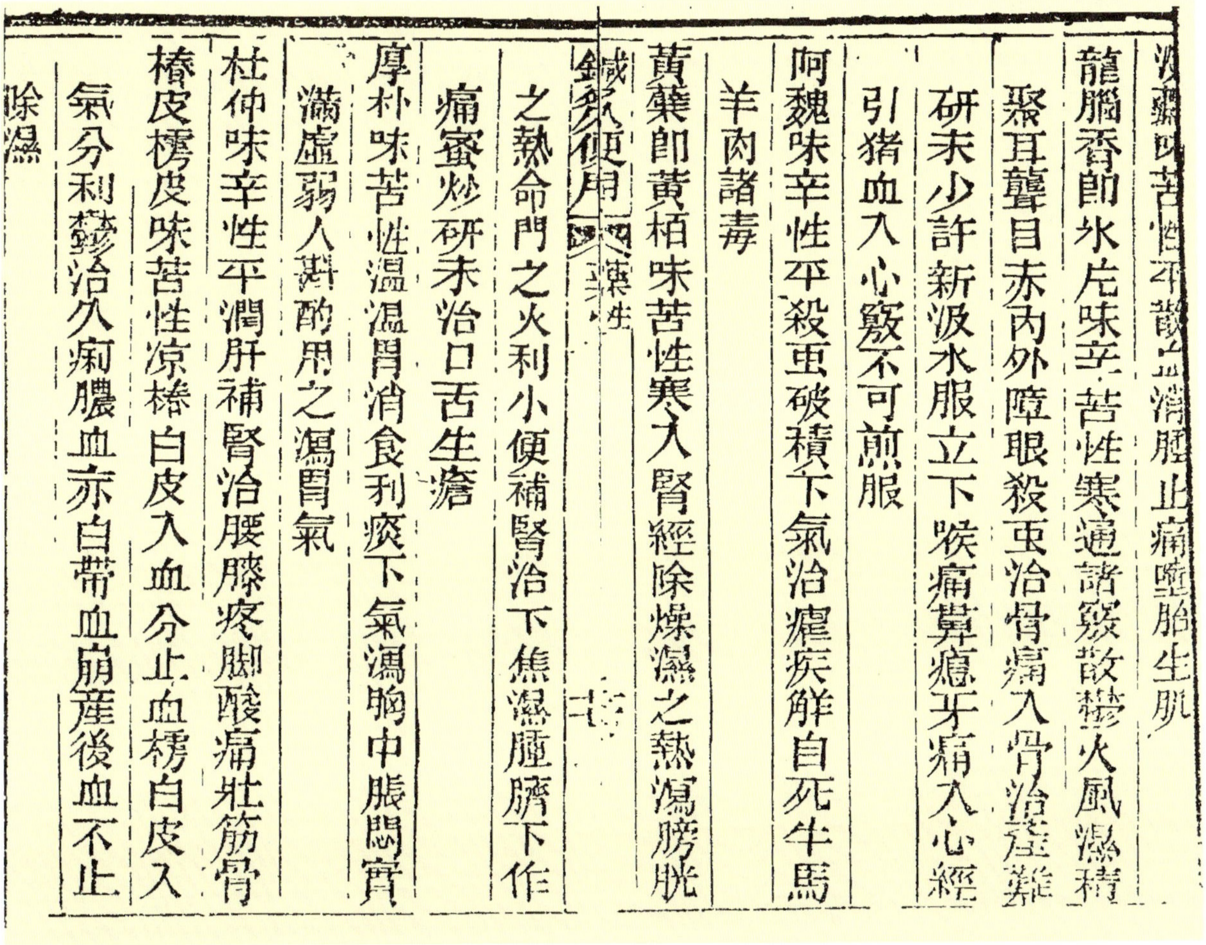

沒藥味苦性平散血消腫止痛墮胎生肌
龍腦香即氷片味辛苦性寒通諸竅散鬱火風濕積
聚耳聾目赤內外障眼殺虫治骨痛入骨治産難
研末少許新汲水服立下喉痛鼻瘜牙痛入心經
引猪血入心竅不可煎服
阿魏味辛性平殺虫破積下氣治瘧疾解自死牛馬
羊肉諸毒
黃蘗即黃栢味苦性寒入腎經除燥濕之熱瀉膀胱
鍼灸便用 藥性
之熱命門之火利小便補腎治下焦濕腫臍下作
痛蜜炒研末治口舌生瘡
厚朴味苦性溫溫胃消食利痰下氣瀉胸中脹悶實
滿虛弱人斟酌用之瀉胃氣
杜仲味辛性平潤肝補腎治腰膝疼脚酸痛壯筋骨
椿皮樗皮味苦性凉椿白皮入血分止血樗白皮入
氣分利鬱治久痢膿血赤白帶血崩産後血不止
除濕

没药，味苦，性平。散血消肿，止痛，堕胎，生用。

龙脑香，即冰片，味辛苦，性寒。通诸窍，散郁火，风湿积聚，耳聋目赤，内外障眼，杀虫，治骨痛入骨，治产难，研末少许，新汲水服，立下。喉痛，鼻瘜，牙痛，入心经，引诸血入心窍，不可煎服。

阿魏，味辛，性平。杀虫破积，下气治疮疾，解自死牛马羊肉诸毒。

黄蘗，即黄柏，味苦，性寒。入肾经，除燥湿之热，泻膀胱之热、命门之火，利小便，补肾，治下焦湿肿，脐下作痛。蜜炒研末治口舌生疮。

厚朴，味苦，性温。温胃消食，利痰下气，泻胸中胀闷实满，虚弱人斟酌用之，泻胃气。

杜仲，味辛，性平。润肝补肾，治腰膝疼，脚酸痛，壮筋骨。

椿皮、樗皮，味苦，性凉。椿白皮入血分止血，樗白皮入气分利郁。治久痢脓血，赤白带，血崩，产后血不止，除湿。

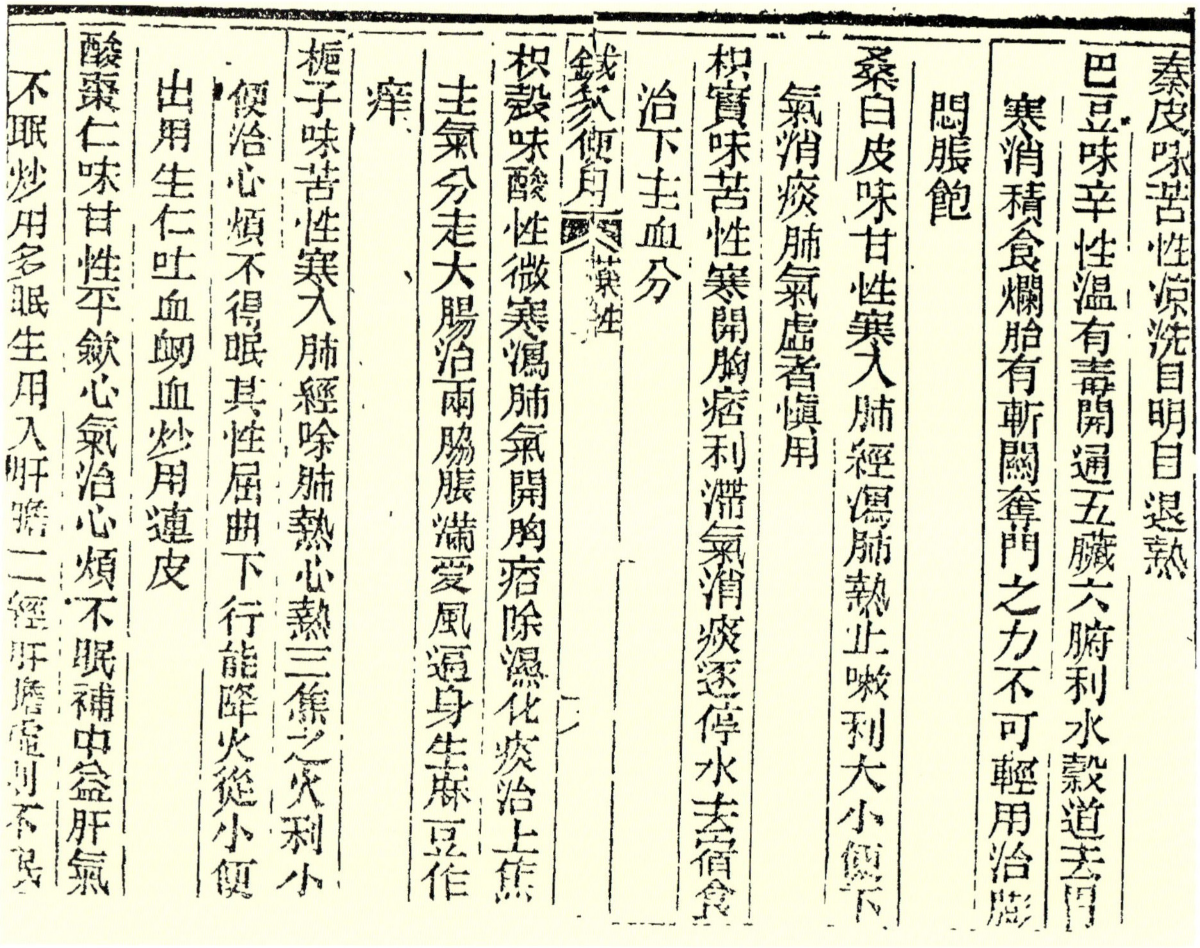
秦皮味苦性凉洗目明目退熱
巴豆味辛性温有毒開通五臟六腑利水穀道去胃寒消積食爛胎有斬關奪門之力不可輕用治膨悶脹飽
桑白皮味甘性寒入肺經瀉肺熱止嗽利大小便下氣消痰肺氣虛者慎用
枳實味苦性寒開胸痞利滯氣消痰逐停水去宿食治下主血分

枳殼味酸性微寒瀉肺氣開胸痞除濕化痰治上焦主氣分走大腸治兩脇脹滿受風遍身生麻豆作痒
梔子味苦性寒入肺經除肺熱心熱三焦之火利小便治心煩不得眠其性屈曲下行能降火從小便出用生仁吐血衄血炒用連皮
酸棗仁味甘性平斂心氣治心煩不眠補中益肝氣不眠炒用多眠生用入肝膽二經肝膽虛則不眠

秦皮，味苦，性凉。洗目明目，退热。

巴豆，味辛，性温，有毒。开通五脏六腑，利水谷道，去胃寒，消积食烂胎。有斩关夺门之力，不可轻用，治膨闷胀饱。

桑白皮，味甘，性寒。入肺经。泻肺热，止嗽，利大小便，下气消痰，肺气虚者慎用。

枳实，味苦，性寒。开胸痞，利滞气，消痰逐停水，去宿食，治下主血分。

枳壳，味酸，性微寒。泻肺气，开胸痞，除湿化痰，治上焦，主气分，走大肠治两胁胀满，受风遍身生麻豆作痒。

栀子，味苦，性寒。入肺经，除肺热、心热，三焦之火，利小便，治心烦不得眠，其性屈曲下行，能降火从小便出，用生仁，吐血衄血，炒用连皮。

酸枣仁，味甘，性平。敛心气，治心烦不眠，补中，益肝气，不眠炒用，多眠生用，入肝、胆二经，肝胆虚则不眠，

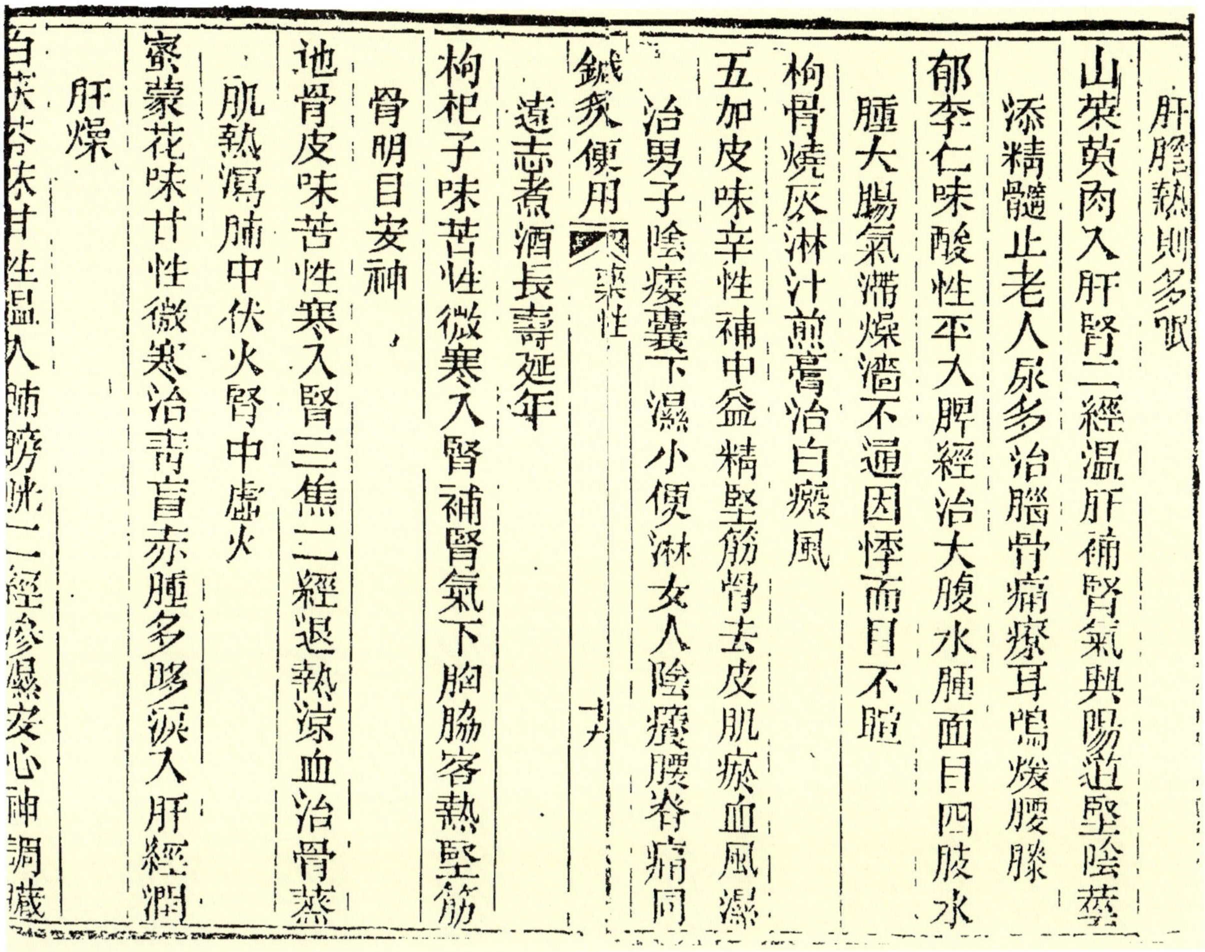
肝膽熱則多眠
山茱萸肉入肝腎二經溫肝補腎氣興陽道堅陰莖
添精髓止老人尿多治腦骨痛療耳鳴煖腰膝
郁李仁味酸性平入脾經治大腹水腫面目四肢水
腫大腸氣滯燥澀不通因悸而目不暄
枸骨燒灰淋汁煎膏治白癜風
五加皮味辛性補中益精堅筋骨去皮肌瘀血風濕
治男子陰痿囊下濕小便淋女人陰癢腰脊痛同
鍼灸便用 藥性 十九
遠志煮酒長壽延年
枸杞子味苦性微寒入腎補腎氣下胸脇客熱堅筋
骨明目安神
地骨皮味苦性寒入腎三焦二經退熱涼血治骨蒸
肌熱瀉肺中伏火腎中虛火
密蒙花味甘性微寒治青盲赤腫多眵淚入肝經潤
肝燥
白茯苓味甘性溫入肺膀胱二經滲濕安心神調臟

肝胆热则多眠。

山茱萸肉，入肝、肾二经。温肝，补肾气兴阳道，坚阴茎，添精髓，止老人尿多，治脑骨痛，疗耳鸣，暖腰膝。

郁李仁，味酸，性平。入脾经。治大腹水肿，面目四肢水肿，大肠气滞，燥涩不通，因悸而目不暄。

枸骨烧灰淋汁煎膏治白癜风。

五加皮，味辛，性[1]。补中益精，坚筋骨，去皮肌瘀血风湿，治男子阴痿囊下湿，小便淋，女人阴痒腰脊痛同。

远志，煮酒长寿延年。

枸杞子，味苦，性微寒。入肾。补肾气，下胸胁客热，坚筋骨，明目，安神。

地骨皮，味苦，性寒。入肾、三焦二经。退热凉血，治骨蒸肌热，泻肺中伏火、肾中虚火。

密蒙花，味甘，性微寒。治青盲赤肿，多眵泪，入肝经，润肝燥。

白茯苓，味甘，性温。入肺、膀胱二经。渗湿，安心神，调脏

①性：此下当缺“温”字。

氣和中治驚悸生津液小便多者能止小便結者
能通不走氣二病相反何以同治是接引他藥之
功也
赤茯苓入脾心小腸瀉心小腸膀胱之濕熱
茯苓皮治水腫膚脹通水道開腠理
茯神入心經開心益智安魂魄養精神利小便止驚
悸
琥珀味甘性平安五臟定魂魄殺邪魅破兒枕清肺
鍼灸便用　藥性　三
利小腸消瘀血小便尿血燥脾土小便淋瀝
猪苓味甘性微熱入腎膀胱二經除濕利水損腎氣
亡津液無濕者慎用
桑寄生味苦性平助筋骨益血脉治女人崩中內傷
安胎產後病下乳汁懷姙血不止
竹瀝味甘性寒清痰風痰虛痰在胸膈使人癲狂痰
在經絡四肢皮裡膜外非此不能通達
竹茹味甘性微寒止肺痿吐血衄血退熱噎膈傷寒

气和中，治惊悸，生津液，小便多者能止，小便结者能通，不走气，二病相反，何以同治？是接引他药之功也。

赤茯苓，入脾、心、小肠。泻心、小肠、膀胱之湿热。

茯苓皮，治水肿肤胀，通水道，开腠理。

茯神，入心经。开心益智，安魂魄，养精神，利小便，止惊悸。

琥珀，味甘，性平。安五脏，定魂魄，杀邪魅，破儿枕，清肺利小肠，消瘀血，小便尿血，燥脾土，小便淋沥。

猪苓，味甘，性微热。入肾、膀胱二经，除湿，利水，损肾气，亡津液，无湿者慎用。

桑寄生，味苦，性平。助筋骨，益血脉，治女人崩中内伤，安胎，产后病，下乳汁，怀妊，血不止。

竹沥，味甘，性寒。清痰，风痰虚痰在胸膈使人癫狂，痰在经络四肢皮里膜外非此不能通达。

竹茹，味甘，性微寒。止肺痿，吐血衄血，退热，噎膈，伤寒

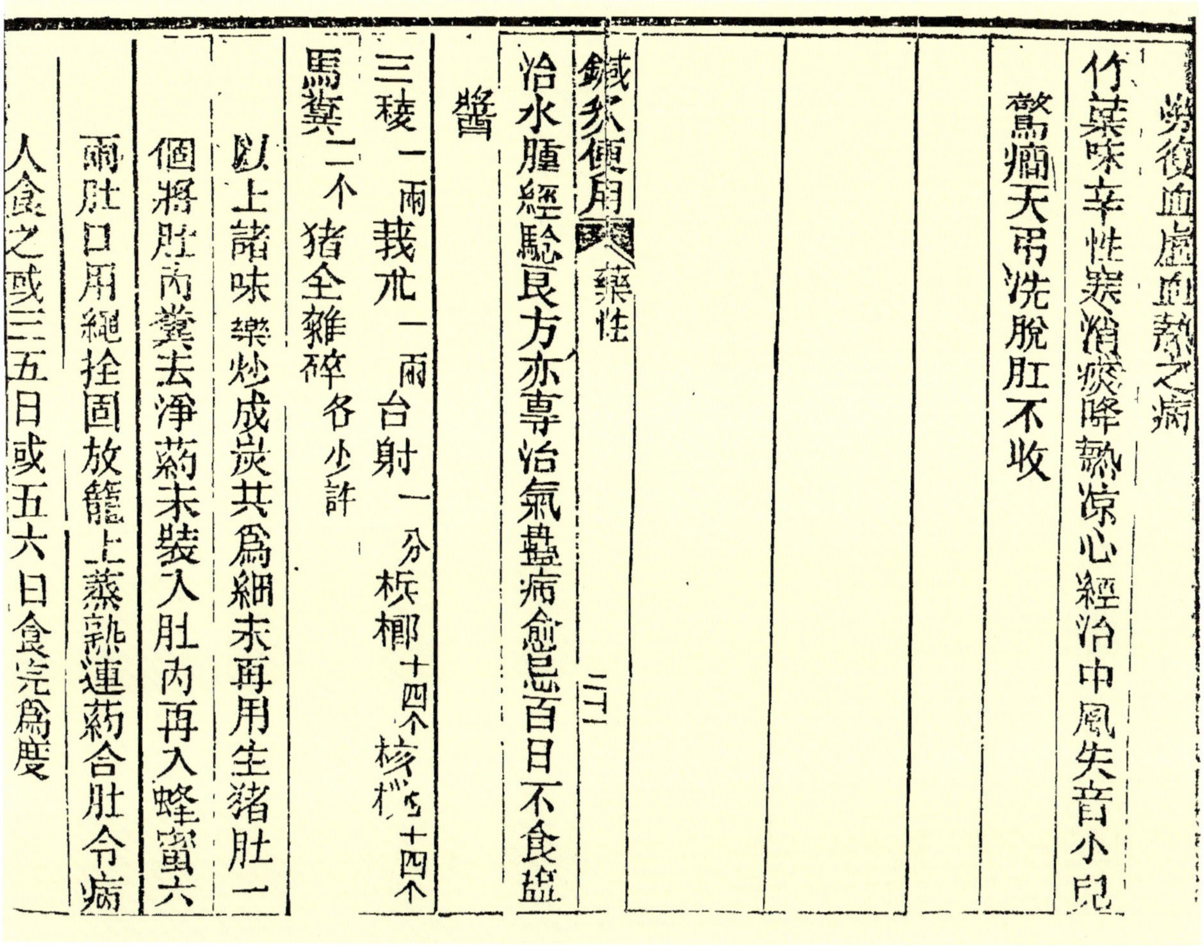
勞復血虛血熱之病
竹葉味辛性寒消痰降熱涼心經治中風失音小兒
驚癇天吊洗脫肛不收
治水腫經驗良方亦專治氣蠱病愈忌百日不食鹽
鍼灸便用 藥性 三二
醬
三稜一兩 莪朮一兩 台射一分 梹榔十四個 桃核十四個
馬糞二個 猪全雜碎各少許
以上諸味藥炒成炭共爲細末再用生猪肚一
個將肚內糞去淨葯末裝入肚內再入蜂蜜六
兩肚口用繩拴固放籠上蒸熟連葯合肚令病
人食之或三五日或五六日食完爲度

劳复，血虚血热之病。

竹叶，味辛，性寒。消痰降热，凉心经，消中风失音，小儿惊痫天吊，洗脱肛不收。

治水肿经验良方，亦专治气蛊，病愈忌百日不食盐酱。

三棱一两　莪术一两　台射一分　槟榔十四个　桃核十四个　马粪二个　猪全杂碎各少许

以上诸味药炒成炭，共为细末，再用生猪肚一个，将肚内粪去净，药末装入肚内，再入蜂蜜六两，肚口用绳拴固，放笼上蒸熟，连药合肚令病人食之，或三五口或五六日，食完为度。

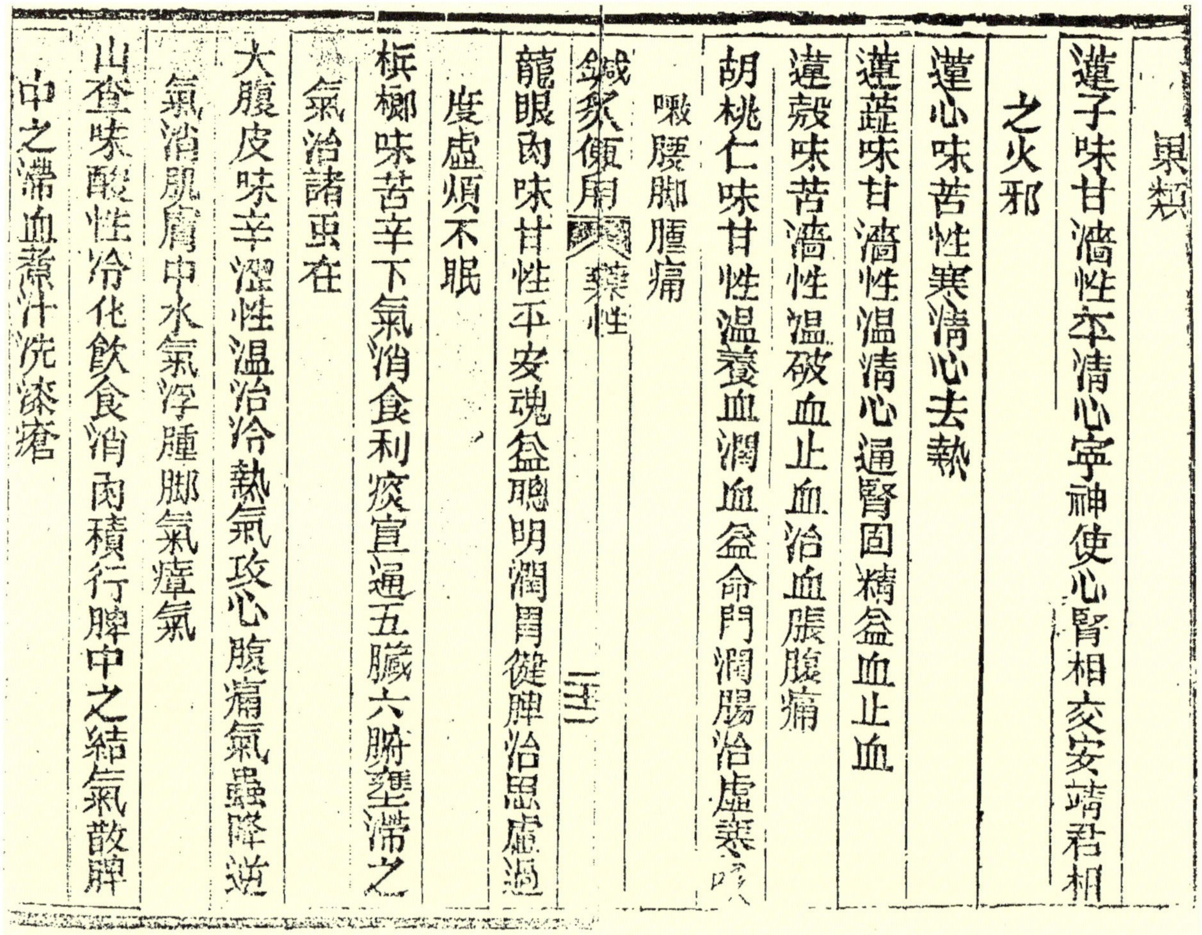
果類
蓮子味甘濇性平清心寧神使心腎相交安靖君相之火邪
蓮心味苦性寒清心去熱
蓮蕋味甘濇性温清心通腎固精益血止血
蓮殼味苦濇性温破血止血治血脹腹痛
胡桃仁味甘性温養血潤血益命門潤腸治虛寒喘嗽腰脚腫痛
鍼灸便用 藥性
龍眼肉味甘性平安魂益聰明潤胃健脾治思慮過度虛煩不眠
梹榔味苦辛下氣消食利痰宣通五臟六腑壅滯之氣治諸虫在
大腹皮味辛濇性温治冷熱氣攻心腹痛氣蟲降逆氣消肌膚中水氣浮腫脚氣瘴氣
山查味酸性冷化飲食消肉積行脾中之結氣散脾中之滯血煮汁洗漆瘡

果类

莲子，味甘、涩，性平。清心宁神，使心肾相交，安靖君相之火邪。

莲心，味苦，性寒。清心去热。

莲蕊，味甘涩，性温。清心，通肾固精，益血止血。

莲壳，味苦涩，性温。破血止血，治血胀腹痛。

胡桃仁，味甘，性温。养血润血，益命门，润肠，治虚寒喘嗽、腰脚肿痛。

龙眼肉，味甘，性平。安魄，益聪明，润胃健脾，治思虑过度，虚烦不眠。

槟榔，味苦、辛。下气消食，利痰，宣通五脏六腑壅滞之气，治诸虫在。

大腹皮，味辛、涩，性温。治冷热气，攻心腹痛，气虫①，降逆气，消肌肤中水气浮肿，脚气瘴气。

山楂，味酸，性温。化饮食，消肉积，行脾中之结气，散脾中之滞血，煮汤洗漆疮。

①气虫：义未详。本草文献未见相关记载。大腹皮虽有较好的行气导滞功效，但并不能杀虫或驱虫。

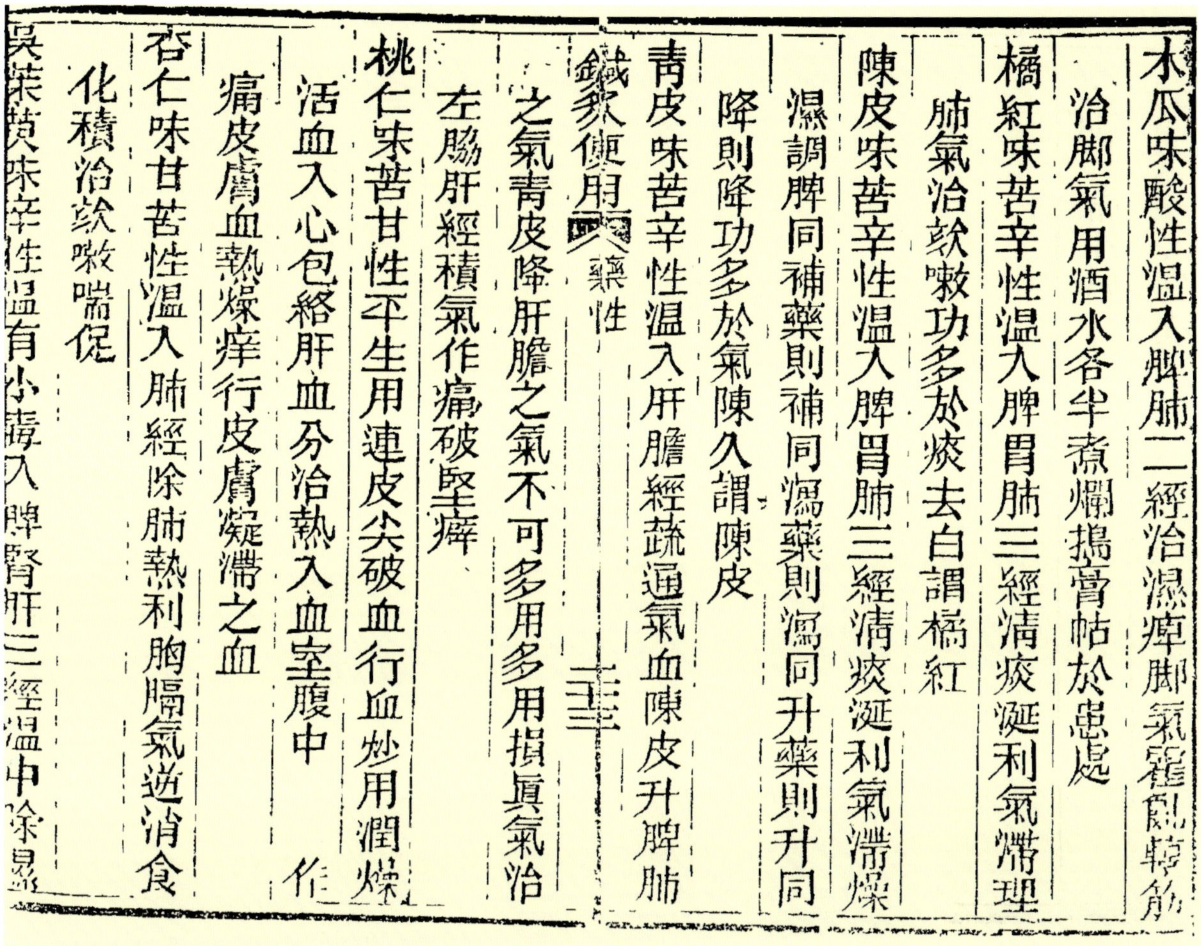
木瓜味酸性温入脾肺二經治濕痺脚氣霍亂轉筋
治脚氣用酒水各半煮爛搗膏帖於患處
橘紅味苦辛性温入脾胃肺三經清痰涎利氣滯理
肺氣治欬嗽功多於痰去白謂橘紅
陳皮味苦辛性温入脾胃肺三經清痰涎利氣滯燥
濕調脾同補藥則補同瀉藥則瀉同升藥則升同
降則降功多於氣陳久謂陳皮
青皮味苦辛性温入肝膽經疏通氣血陳皮升脾肺
之氣青皮降肝膽之氣不可多用多用損真氣治
左脇肝經積氣作痛破堅癖
桃仁味苦甘性平生用連皮尖破血行血炒用潤燥
活血入心包絡肝血分治熱入血室腹中　作
痛皮膚血熱燥痒行皮膚凝滯之血
杏仁味甘苦性温入肺經除肺熱利胸膈氣逆消食
化積治欬嗽喘促
吴茱萸味辛性温有小毒入脾腎肝三經温中除濕

木瓜，味酸，性温。入脾、肺二经。治湿痹、脚气、霍乱、转筋，治脚气，用酒、水各半煮烂，捣膏贴于患处。

橘红，味苦辛，性温。入脾、胃、肺三经。清痰涎，利气滞，理肺气，治咳嗽，功多于痰，去白，谓橘红。

陈皮，味苦辛，性温。入脾、胃、肺三经。清痰涎，利气滞，燥湿调脾，同补药则补，同泻药则泄，同升药则升，同降药则降，功多于气，陈久谓陈皮。

青皮，味苦辛，性温。入肝、胆经。疏通气血，陈皮升脾、肺之气，青皮降肝、胆之气，不可多用，多用损真气，治左胁肝经积气作痛，破坚癖。

桃仁，味苦甘，性平。生用，连皮尖，破血行血；炒用，润燥活血，入心、包络、肝血分。治热入血室，腹中滞血[①]作痛，皮肤血热燥痒，行皮肤凝滞之血。

杏仁，味甘苦，性温。入肺经。除肺热，利胸膈气逆，消食化积，治咳嗽喘促。

吴茱萸，味辛，性温，有小毒。入脾、肾、肝三经。温中除湿，

①滞血：此二字原缺，据《本草纲目》卷二十九补。

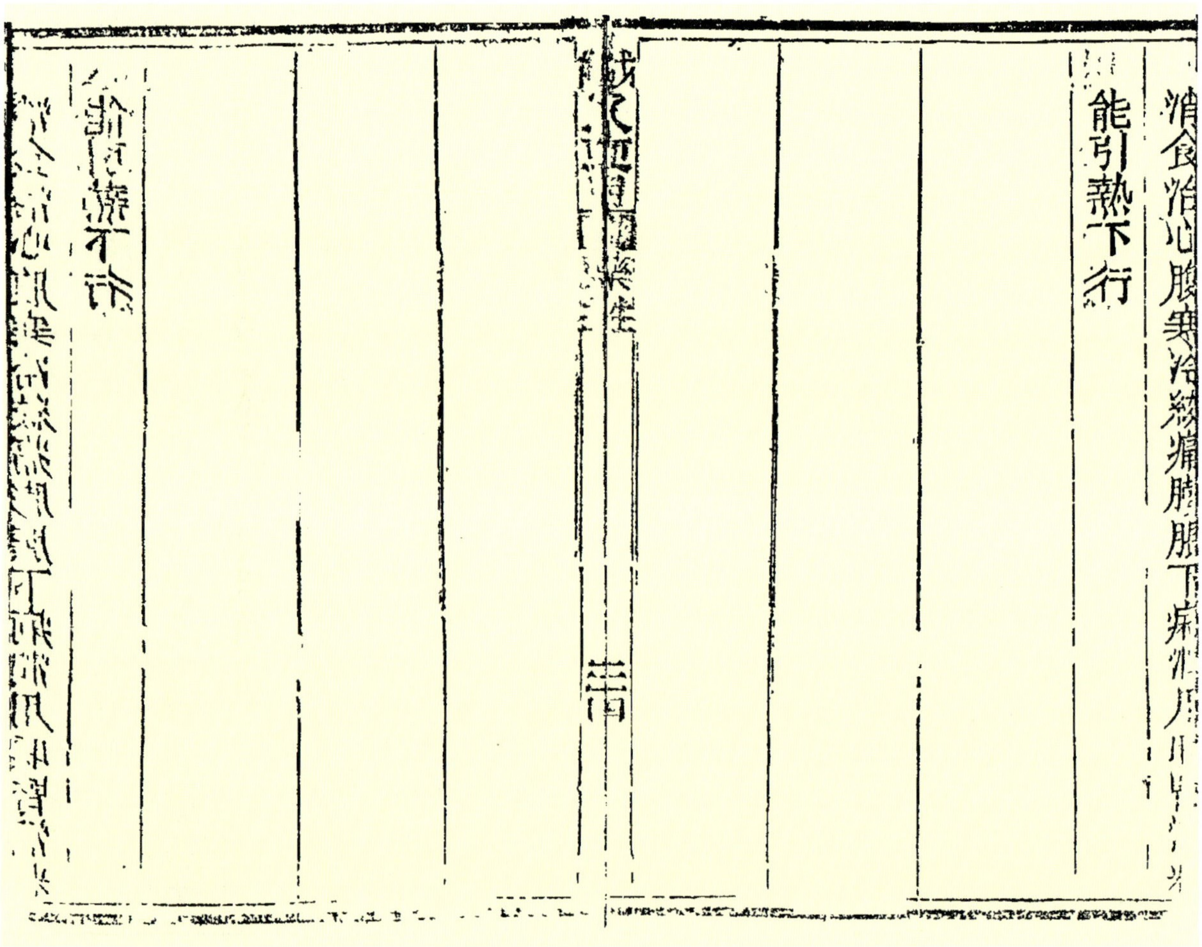
消食治心腹寒冷絞痛膨脹下痢
能引熱下行

消食，治心腹寒冷绞痛，膨胀下痢；润用，暖肾涩精，能引热下行。

菜類

山藥味甘性温入肺腎二經清肺熱益腎氣健脾胃治皮膚乾燥

百合味甘苦性平温肺止嗽治傷寒後百合病坐臥不安涕淚不止如有鬼神狀

生薑味辛性温發散風寒止嘔吐和童便治霍亂開痰下氣降火和茶煎治痢疾

萊菔子味辛甘性平利氣消痰有推墻倒壁之功定痰喘調下痢後重發瘡疹

鍼灸便用 藥性 三三

白芥子味辛性温入肺利氣豁痰除寒暖中散腫止痛治喘嗽皮裡膜外非白芥子不能達也

小茴香味辛性平入心腎小腸膀胱通心腎相交補命門暖丹田茴香二兩薑四兩炒黄爲丸鹽水送下治小腸疝氣

菜类

山药，味甘，性温。入肺、肾二经。清肺热，益肾气，健脾胃，治皮肤干燥。

百合，味甘苦，性平。温肺止嗽，治伤寒后百合病坐卧不安涕泪不止，如有鬼神状。

生姜，味辛，性温。发散风寒，止呕吐，和童便治霍乱，开痰下气降火，和茶煎治痢疾。

莱菔子，味辛甘，性平。利气消痰，有推墙倒壁之功，定痰喘，调下痢后重发疮疹。

白芥子，味辛，性温。入肺。利气豁痰，除寒暖中，散肿止痛，治喘嗽，皮里膜外非白芥子不能达也。

小茴香，味辛，性平。入心、肾、小肠、膀胱。通心肾相交，补命门，暖丹田。茴香二两，姜四两，炒黄为丸，盐水送下，治小肠疝气。

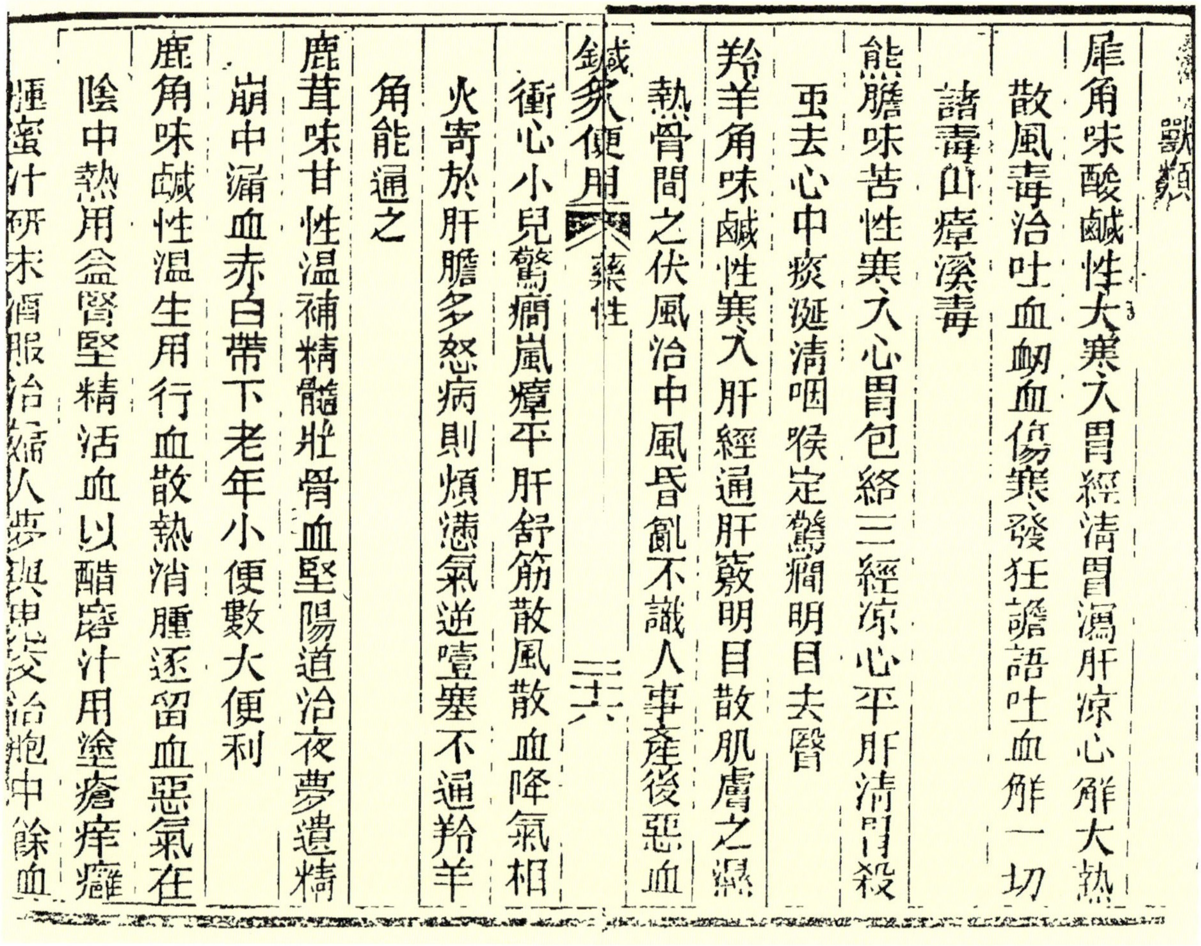
獸類

犀角味酸鹹性大寒入胃經清胃瀉肝涼心觧大熱
散風毒治吐血衄血傷寒發狂譫語吐血觧一切
諸毒山瘴溪毒

熊膽味苦性寒入心胃包絡三經涼心平肝清胃殺
虫去心中痰涎清咽喉定驚癇明目去翳

羚羊角味鹹性寒入肝經通肝竅明目散肌膚之濕
熱骨間之伏風治中風昏亂不識人事產後惡血

衝心小兒驚癇嵐瘴平肝舒筋散風散血降氣相
火寄於肝膽多怒病則煩懣氣逆噎塞不通羚羊
角能通之

鹿茸味甘性溫補精髓壯骨血堅陽道治夜夢遺精
崩中漏血赤白帶下老年小便數大便利

鹿角味鹹性溫生用行血散熱消腫逐留血惡氣在
陰中熱用益腎堅精活血以醋磨汁用塗瘡痒癰
腫蜜汁研末酒服治婦人夢與鬼交治胞中餘血

兽类

犀角，味酸咸，性大寒。入胃经。清胃泄肝，凉心，解大热，散风毒，治吐血衄血，伤寒，发狂谵语，吐血，解一切诸毒，山瘴溪毒。

熊胆，味苦，性寒。入心、胃、包络三经。凉心平肝，清胃杀虫，去心中痰涎，清咽喉定惊痫，明目去翳。

羚羊角，味咸，性寒。入肝经。通肝窍，明目，散肌肤之湿热，骨间之伏风，治中风昏乱不识人事，产后恶血冲心，小儿惊痫岚障，平肝舒筋，散风散血，降气。相火寄于肝胆多怒，病则烦懑气逆，噎塞不通，羚羊角能通之。

鹿茸，味甘，性温。补精髓，壮骨血，坚阳道，治夜梦遗精，崩中漏血，赤白带下，老年小便数、大便利。

鹿角，味咸，性温。生用行血，散热消肿，逐留血恶气在阴中；热用益肾坚精，活血以醋磨汁用，涂疮痈痈肿；蜜汁研末酒服治妇人梦与鬼交，治胞中余血

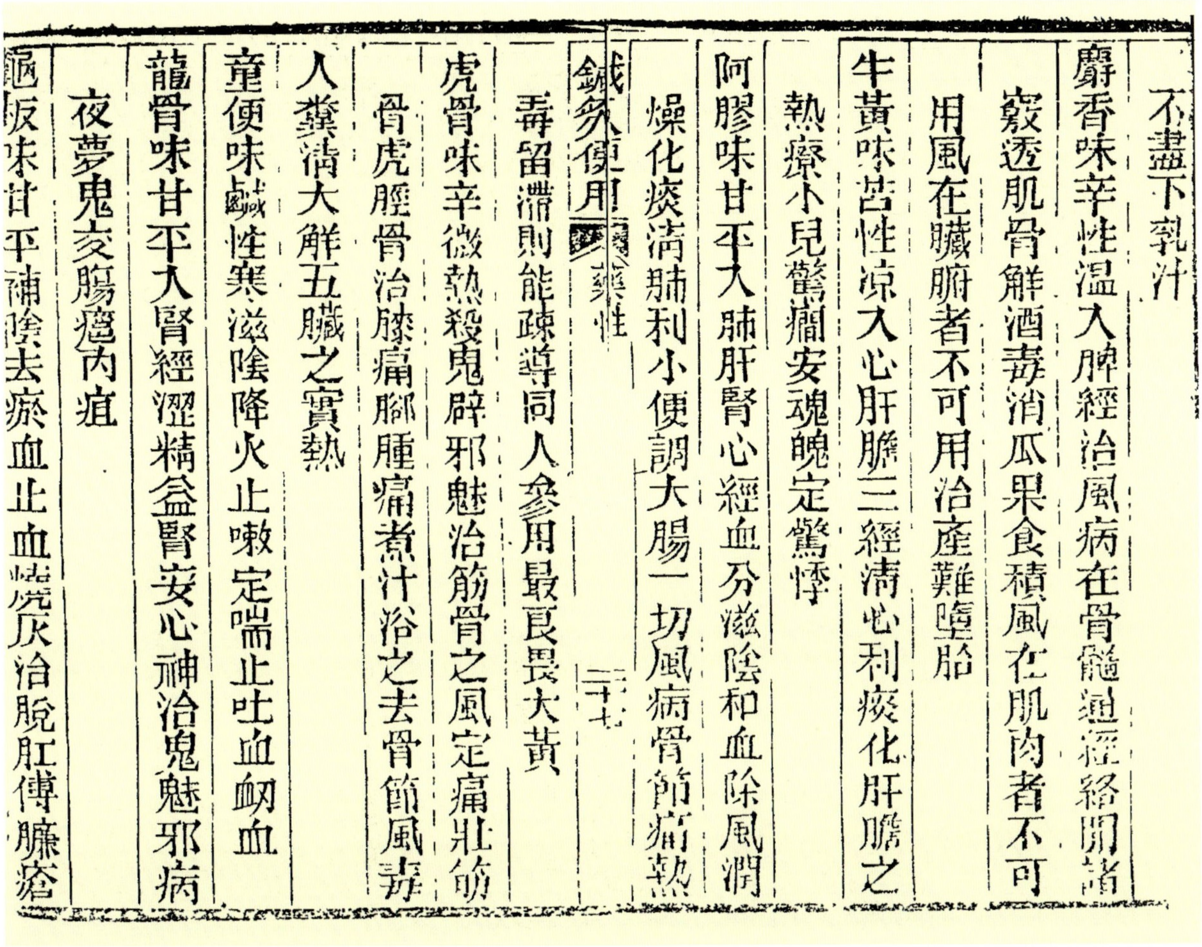
不盡下乳汁
麝香味辛性溫入脾經治風病在骨髓通經絡開諸竅透肌骨解酒毒消瓜果食積風在肌肉者不可用風在臟腑者不可用治產難墮胎
牛黃味苦性凉入心肝膽三經清心利痰化肝膽之熱療小兒驚癇安魂魄定驚悸
阿膠味甘平入肺肝腎心經血分滋陰和血除風潤燥化痰清肺利小便調大腸一切風病骨節痛熱
鍼灸便用　藥性　二十七
毒留滯則能疏導同人參用最良畏大黃
虎骨味辛微熱殺鬼辟邪魅治筋骨之風定痛壯筋骨虎脛骨治膝痛腳腫痛煮汁浴之去骨節風毒
人糞清大解五臟之實熱
童便味鹹性寒滋陰降火止嗽定喘止吐血衄血
龍骨味甘平入腎經澀精益腎安心神治鬼魅邪病夜夢鬼交腸癰內疽
龜板味甘平補陰去瘀血止血燒灰治脫肛傅臁瘡

不尽，下乳汁。

麝香，味辛，性温。入脾经。治风病在骨髓，通经，开诸窍，透肌骨，解酒毒，消瓜果食积，风在肌肉者不可用，风在脏腑者，不可用，治产难堕胎。

牛黄，味苦，性凉。入心、肝、胆三经。清心利痰，化肝胆之热，疗小儿惊痫，安魂魄，定惊悸。

阿胶，味甘，平。入肺、肝、肾、心经血分。滋阴和血，除风润燥，化痰清肺，利小便，调大肠，一切风病，骨节痛，热毒留滞则能疏导，同人参用最良，畏大黄。

虎骨，味辛，微热。杀鬼辟邪魅，治筋骨之风，定痛，壮筋骨，虎胫骨，治膝痛、脚肿痛，煮汁浴之，去骨节风毒。

人粪，清，大解五脏之实热。

童便，味咸，性寒。滋阴降火，止嗽定喘，吐血衄血。

龙骨，味甘平。入肾经。涩精益肾，安心神，治鬼魅邪病，夜梦鬼交，肠痈内疽。

龟板，味甘平。补阴，去淤血，止血，烧灰治阴脱肛敷臁疮。

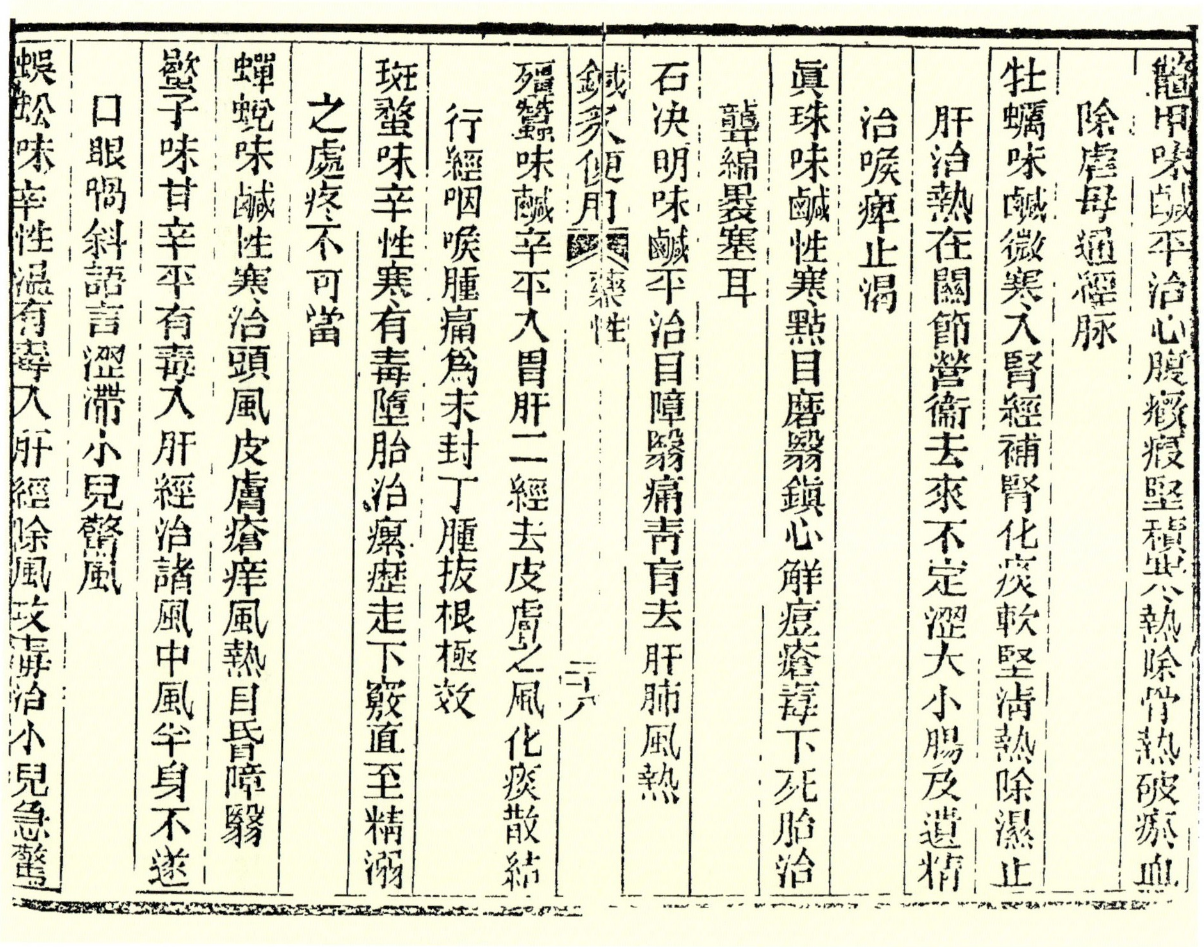

龜甲味鹹平治心腹癥瘕堅積寒熱除骨熱破瘀血
除瘧母通經脉
牡蠣味鹹微寒入腎經補腎化痰軟堅清熱除濕止
肝治熱在關節營衛去來不定澀大小腸及遺精
治喉痹止渴
真珠味鹹性寒點目磨翳鎮心解痘瘡毒下死胎治
聾綿裹塞耳
石決明味鹹平治目障翳痛青盲去肝肺風熱
鍼灸便用圖考 藥性 三六
殭蠶味鹹辛平入胃肝二經去皮膚之風化痰散結
行經咽喉腫痛爲末封丁腫拔根極效
斑蝥味辛性寒有毒墮胎治瘰癧走下竅直至精溺
之處疼不可當
蟬蛻味鹹性寒治頭風皮膚瘡痒風熱目昏障翳
蠍子味甘辛平有毒入肝經治諸風中風半身不遂
口眼喎斜語言澀滯小兒驚風
蜈蚣味辛性溫有毒入肝經除風攻毒治小兒急驚

龟甲，味咸平。治心腹癥瘕坚积，寒热，除骨热，破瘀血，除疟母，通经脉。

牡蛎，味咸，微寒。入肾经。补肾，化痰软坚，清热除湿，止肝，治热在关节营卫去来不定，涩大小肠及遗精，治喉痹止渴。

珍珠，味咸，性寒。点目磨翳，镇心解痘疮毒，下死胎，治聋绵裹塞耳。

石决明，味咸平。治目障翳痛，青盲，去肝肺风热。

僵蚕，味咸、辛，平。入胃、肝二经。去皮肤之风，化痰散结，行经咽喉肿痛为末封，丁肿拔根，极效。

斑蝥，味辛，性寒，有毒。堕胎，治瘰疬，走下窍直至精溺之处，疼不可当。

蝉蜕，味咸，性寒。治头风，皮肤疮痒，风热目昏障翳。

蝎子，味甘辛平，有毒。入肝经。治诸风，中风半身不遂，口眼㖞斜，语言涩滞，小儿惊风。

蜈蚣，味辛，性温，有毒。入肝经。除风攻毒，治小儿急惊

風蠻烟瘴鎖喉痺

朱砂味甘微寒入心經清心熱安魂魄見火有毒則殺人

石膏味辛性大寒入胃經大清胃熱傷寒頭痛皮熱如火大渴慎用

滑石味甘性寒上清肺熱下通膀胱利小便治石淋止消渴

爐甘石味甘温入胃經止血消腫治目之諸病

芒硝味苦性大寒蕩滌五臟積聚久熱除邪氣破留血推陳致新利大便能軟堅去實熱慎用

风，蛮烟瘴，锁喉痹。

朱砂，味甘，微寒。入心经。清心热，安魂魄，见火有毒，则杀人。

石膏，味辛，性大寒。入胃经。大清胃热，伤寒头痛，皮热如火，大渴，慎用。

滑石，味甘，性寒。上清肺热，下通膀胱，利小便，治石淋，止消渴。

炉甘石，味甘温，入胃经。止血消肿，治目之诸病。

芒硝，味苦，性大寒。荡涤五脏积聚久热，除邪气，破留血，推陈致新，利大便，能软坚去实热，慎用。

漢防已味苦性寒入膀胱經下焦血分藥也散熱去溼治下焦水腫痛通行十二經之滯塞利大小便去膀胱溼熱下注脚氣又有三不可用陰虛生內熱不可用以利大小便大渴熱在上焦不可用以利大小便外傷風寒邪傳肺經氣分溼熱在上小便赤黃至於不通此上焦氣分病不用以利大小便

木防已治風溼口面喎斜手足拘攣腫痛散留痰肺氣喘嗽

高粱根洗陰囊作痒

水中柳樹上赤小根同茵陳湯治黃病甚佳

牛鼻同石燕煮汁食乳結能通乳少能多

汉防己，味苦，性寒。入膀胱经下焦血分药也。散热去湿，治下焦水肿痛，通行十二经之滞塞，利大小便，去膀胱湿热下注脚气。又有三不可用：阴虚生内热，不可用以利大小便；大渴、热在上焦，不可用以利大小便；外伤风寒邪传肺经气分，湿热在上，小便赤黄至于不通，此上焦气分病，不用以利大小便。

木防己，治风湿口面㖞斜，手足拘挛肿痛，散流痰，肺气喘嗽。

高粱根，洗阴囊作痒。

水中柳，树上赤小根同茵陈汤，治黄病甚佳。

牛鼻，同石燕煮汁食，乳结能通，乳少能多。

亲验针灸汇录

［清］不著撰人　王旭东　校录

清稿本

《亲验针灸汇录》不分卷，约成书于清光绪末年（约 1900 年前后），作者不详，原书封面有“芸田笔记”落款，但“芸田”其人无考。此书为作者学习、实践针灸之心得体会，类似于临床笔记。内容包括针刺目盲之经验、针刺妇人经闭之经验、少阴病下利便脓血者可刺之经验、针治一切喉症、针灸带症、针刺胬肉侵睛之症、针灸讨论法选刊、针刺痹症之经验、针术得气之研究、灸十二种骨蒸法、针道难补易泻之研究、针刺腿痛经验、针刺腹满谵语症等十几个小单元，多为个案记录及作者经验体会，亦有部分理论研究。此书撰于清末，西方医学在中国渐成气候，中西交流与冲突开始出现，本丛书选取社会底层研习针灸者习作，可从中看到当时中医界实际状况。书影以德国柏林图书馆所藏稿本影印。

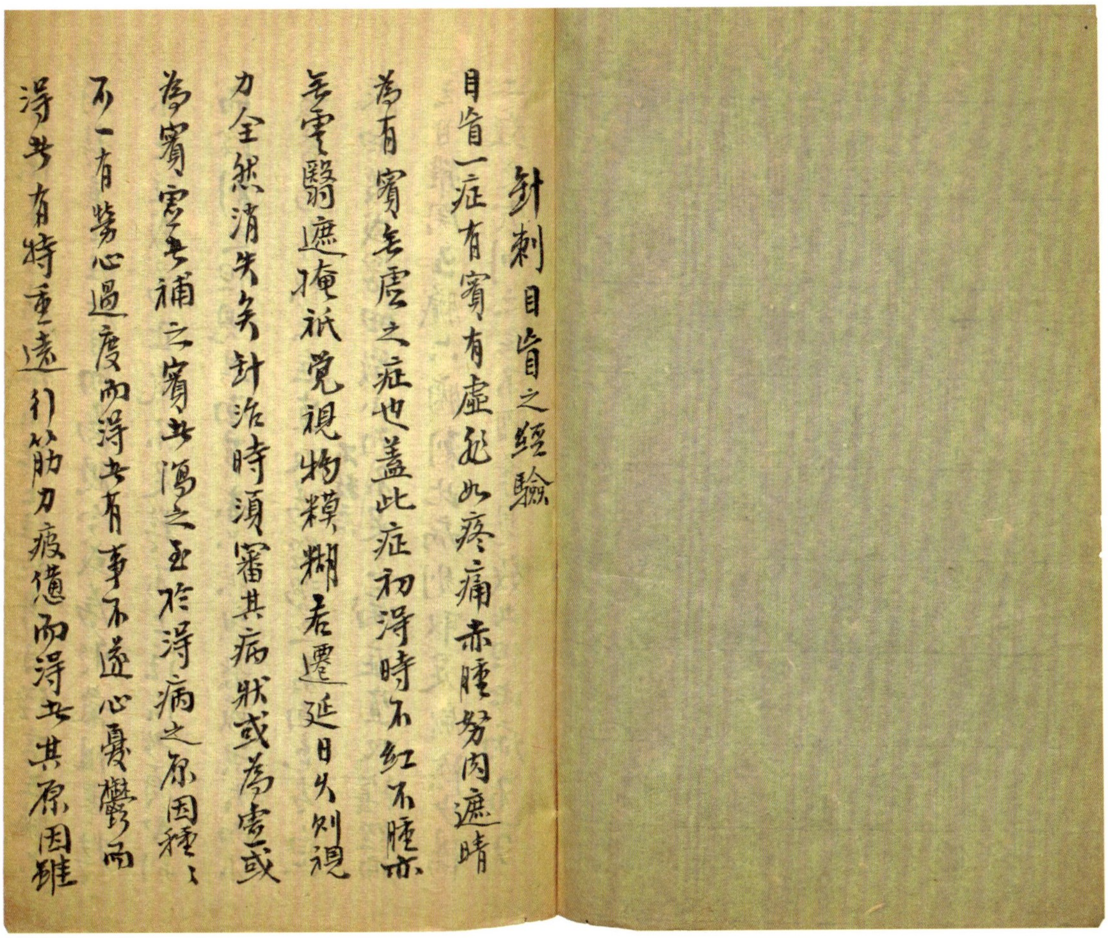
針刺目盲之經驗
目盲一症有實有虛非如疼痛赤腫胬肉遮睛
為有實無虛之症也蓋此症初得時不紅不腫亦
無雲翳遮掩祇覺視物糢糊若遷延日久則視
力全然消失矣針治時須審其病狀或為虛或
為實虛者補之實者瀉之至於得病之原因種種
不一有勞心過度而得者有事不遂心憂鬱而
得者有持重遠行筋力疲憊而得者其原因雖

针刺目盲之经验

目盲一症，有实有虚。非如疼痛赤肿，胬肉遮睛，为有实无虚之症也。盖此症初得时不红不肿，亦无云翳遮掩，只觉视物模糊。若迁延日久，则视力全然消失矣。针治时须审其病状，或为虚或为实。虚者补之，实者泻之。至于得病之原因，种种不一，有劳心过度而得者，有事不遂心忧郁而得者，有持重远行筋力疲惫而得者。其原因虽

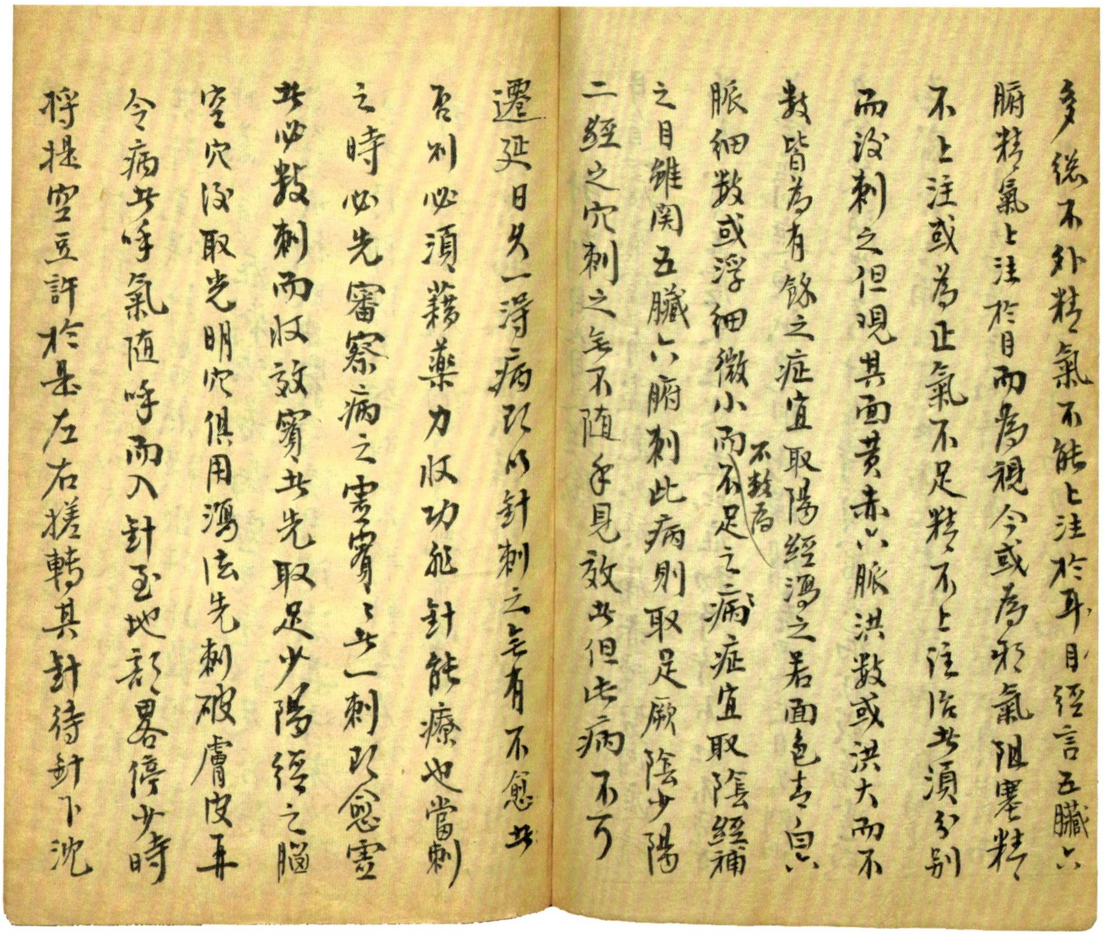

多，总不外精气不能上注于耳目。经言：五脏六腑精气上注于目而为视。今或为邪气阻塞，精不上注；或为正气不足，精不上注。治者须分别而后刺之。但观其面黄赤，六脉洪数，或洪大而不数，皆为有余之症。宜取阳经泻之。若面色青白，六脉细数，或浮细微小而不数，为不足之病症，宜取阴经补之。目虽关五脏六腑，刺此病则取足厥阴、少阳二经之穴刺之，无不随手见效者，但此病不可迁延日久，一得病即以针刺之，无有不愈者，否则必须藉药力收功，非针能疗也。当刺之时，必先审察病之虚实，实者一刺即愈；虚者必数刺而收效。实者先取足少阳经之脑空穴，后取光明穴，俱用泻法；先刺破肤皮，再令病者呼气，随呼而入针，至地部，略停少时，捋提空豆许，于是左右搓转其针，待针下沉

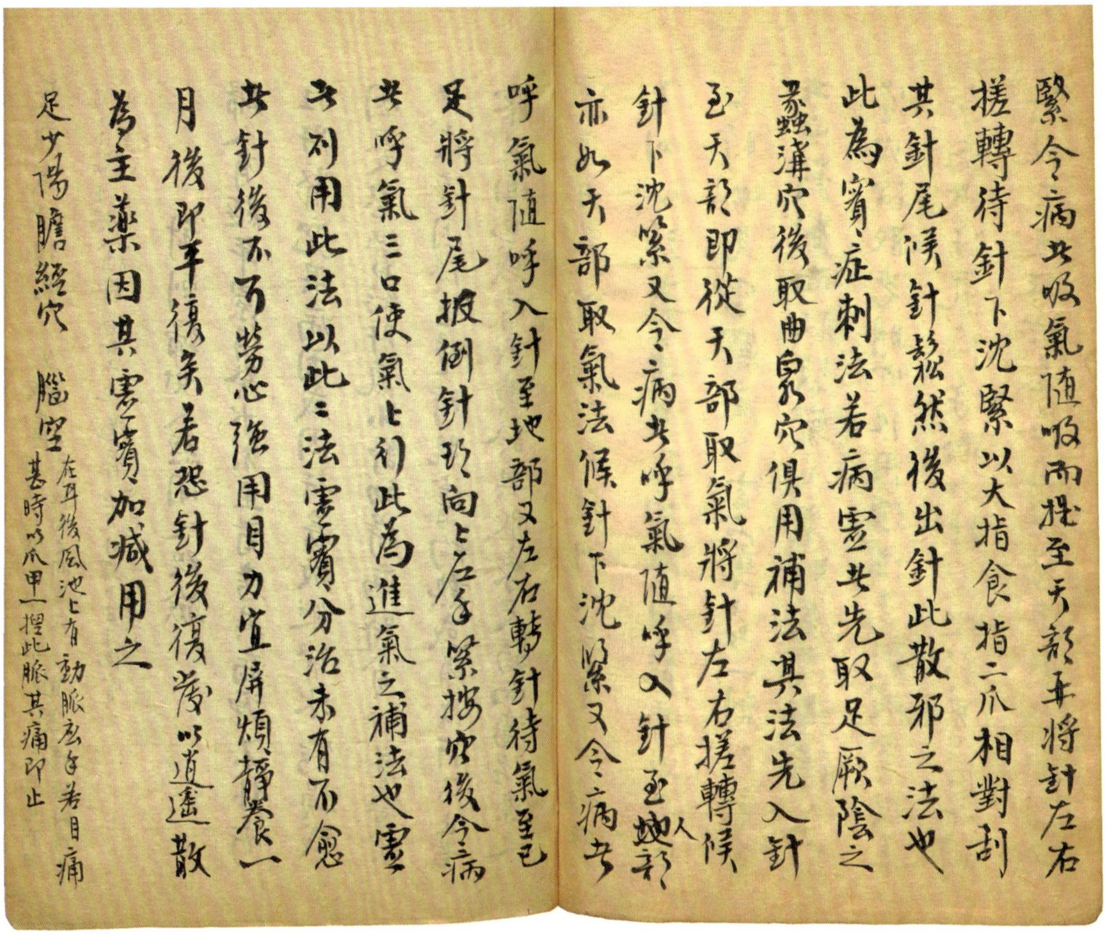

紧，令病者吸气，随吸而提至天部，再将针左右搓转，待针下沉紧，以大指食指二爪相对，刮其针尾，候针松，然后出针。此散邪之法也。此为实症刺法，若病虚者，先取足厥阴之蠡沟穴，后取曲泉穴，俱用补法。其法先入针至天部，即从天部取气，将针左右搓转，候针下沉紧，又令病者呼气，随呼入针至人部，亦如天部取气法，候针下沉紧，又令病者呼气，随呼入针至地部，又左右转针，待气至已足，将针尾扳倒，针头向上，左手紧按穴后，令病者呼气三口，使气上行。此为进气之补法也。虚者则用此法。以此二法，虚实分治，未有不愈者。针后不可劳心，强用目力，宜屏烦静养，一月后即平复矣。若恐针后复发，以逍遥散为主药，因其虚实加减用之。

足少阳胆经穴　脑空在耳后风池上，有动脉应手。若目痛甚时，以爪甲一捏此脉，其痛即止。

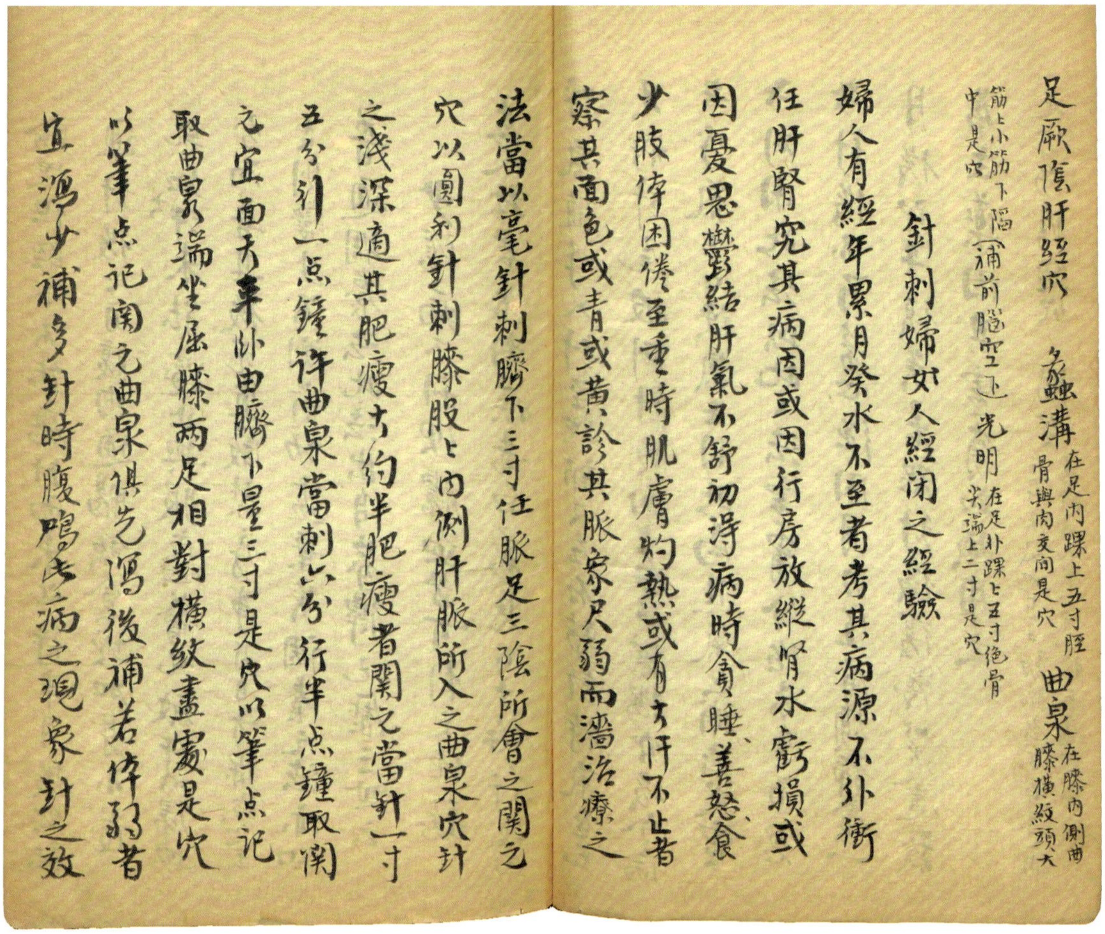
足厥陰肝經穴　蠡溝在足內踝上五寸脛骨與肉交間是穴　曲泉在膝內側曲膝橫紋頭大筋上小筋下陷中是穴（補前脫空）光明在足外踝上五寸絕骨尖端上二寸是穴

針刺婦女人經閉之經驗

婦人有經年累月癸水不至者考其病源不外衝任肝腎究其病因或因行房放縱腎水虧損或因憂思鬱結肝氣不舒初得病時貪睡善怒食少肢體困倦至重時肌膚灼熱或有大汗不止者察其面色或青或黃診其脈象尺弱而澀治療之法當以毫針刺臍下三寸任脈足三陰所會之關元穴以圓利針刺膝股上內側肝脈所入之曲泉穴針之淺深適其肥瘦大約半肥瘦者關元當針一寸五分行一點鐘許曲泉當刺六分行半點鐘取關元宜面天平卧由臍下量三寸是穴以筆點記取曲泉端坐屈膝兩足相對橫紋盡處是穴以筆點記關元曲泉俱先瀉後補若体弱者宜瀉少補多針時腹鳴此病之現象針之效

足厥阴肝经穴　蠡沟在足内踝上五寸，胫骨与肉交间是穴。曲泉在膝内侧曲膝横纹头大筋上、小筋下陷中是穴。光明在足外踝上五寸，绝骨尖端上二寸是穴。

针刺妇人经闭之经验

妇人有经年累月癸水不至者，考其病源，不外冲任肝肾。究其病因，或因行房放纵，肾水亏损；或因忧思郁结，肝气不舒。初得病时，贪睡，善怒，食少，肢体困倦；至重时，肌肤灼热，或有大汗不止者，察其面色，或青或黄。诊其脉象，尺弱而涩。治疗之法，当以毫针刺脐下三寸任脉足三阴所会之关元穴，以圆利针刺膝股上内侧肝脉所入之曲泉穴。针之浅深，适其肥瘦，大约半肥瘦者，关元当针一寸五分，行一点钟许；曲泉当刺六分，行半点钟。取关元宜面天平卧，由脐下量三寸是穴，以笔点记；取曲泉，端坐屈膝，两足相对，横纹尽处是穴，以笔点记。关元、曲泉俱先泻后补。若体弱者，宜泻少补多。针时腹鸣，此病之现象，针之效

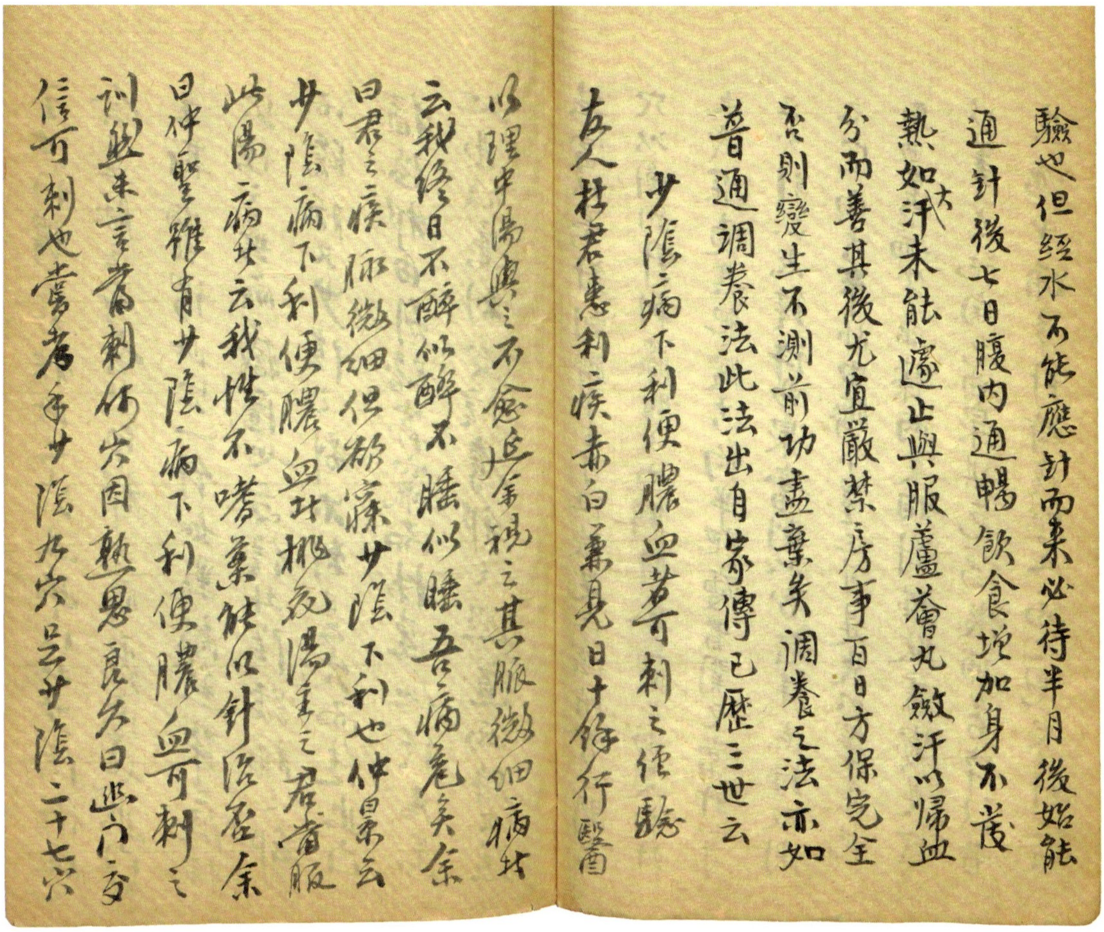

验也。但经水不能应针而来，必待半月后始能通。针后七日，腹内通畅，饮食增加，身不发热。如大汗未能遽止，与服芦荟丸，敛汗以归血分而善其后。尤宜严禁房事，百日方保完全，否则变生不测，前功尽弃矣。调养之法，亦如普通调养法。此法出自家传，已历三世云。

少阴病下利便脓血者可刺之经验

友人杜君患利疾，赤白兼见，日十余行。医以理中汤与之，不愈，延余视之。其脉微细，病者云：我终日不醉似醉，不睡似睡，吾病危矣！余曰：君之疾，脉微细，但欲寐，少阴下利也。仲景云：少阴病下利便脓血者，桃花汤主之。君当服此汤。病者云：我性不嗜药，能以针治否？余曰：仲圣虽有少阴病下利便脓血可刺之训，然未言当刺何穴。因熟思良久，曰：幽门、交信可刺也。尝考手少阴九穴、足少阴二十七穴，

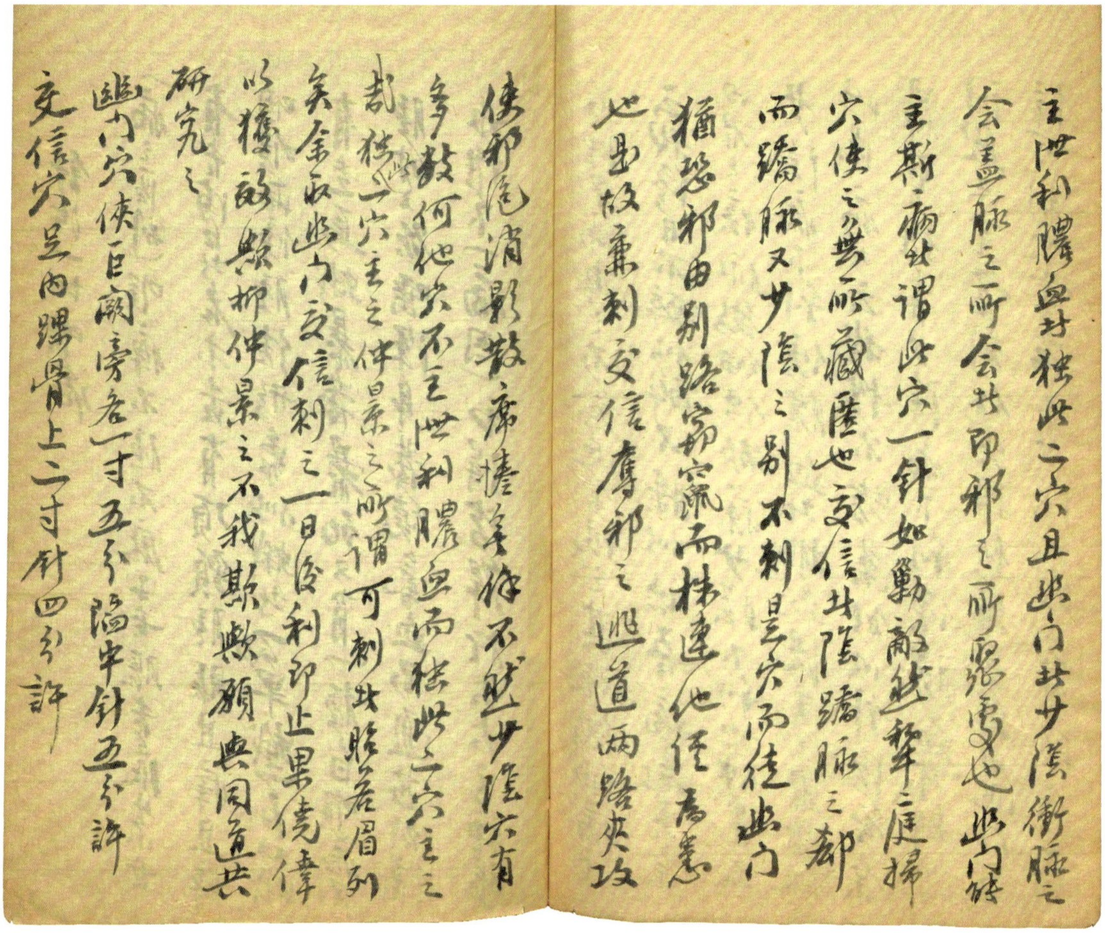

主泄利脓血者，独此二穴，且幽门者，少阴、冲脉之会。盖脉之所会者，即邪之所聚处也。幽门能主斯病者，谓此穴一针如剿敌然，犁庭扫穴，使之无所藏匿也。交信者，阴跷脉之郄，而跷脉又少阴之别，不刺是穴，而徒幽门，尤恐邪由别路窃窜，而株连他经为患也，是故兼刺交信，夺邪之逃道，两路夹攻，使邪绝消影散，席卷无余。不然，少阴穴有多数，何他穴不主泄利脓血，而独此二穴主之哉？独此二穴主之，仲景之所谓可刺者昭若眉列矣。余取幽门、交信刺之，一日后利即止，果侥幸以获效欤？抑仲景之不我欺欤？愿与同道共研究之。

幽门穴挟巨阙旁各一寸五分陷中。针五分许。

交信穴足内踝骨上二寸。针四分许。

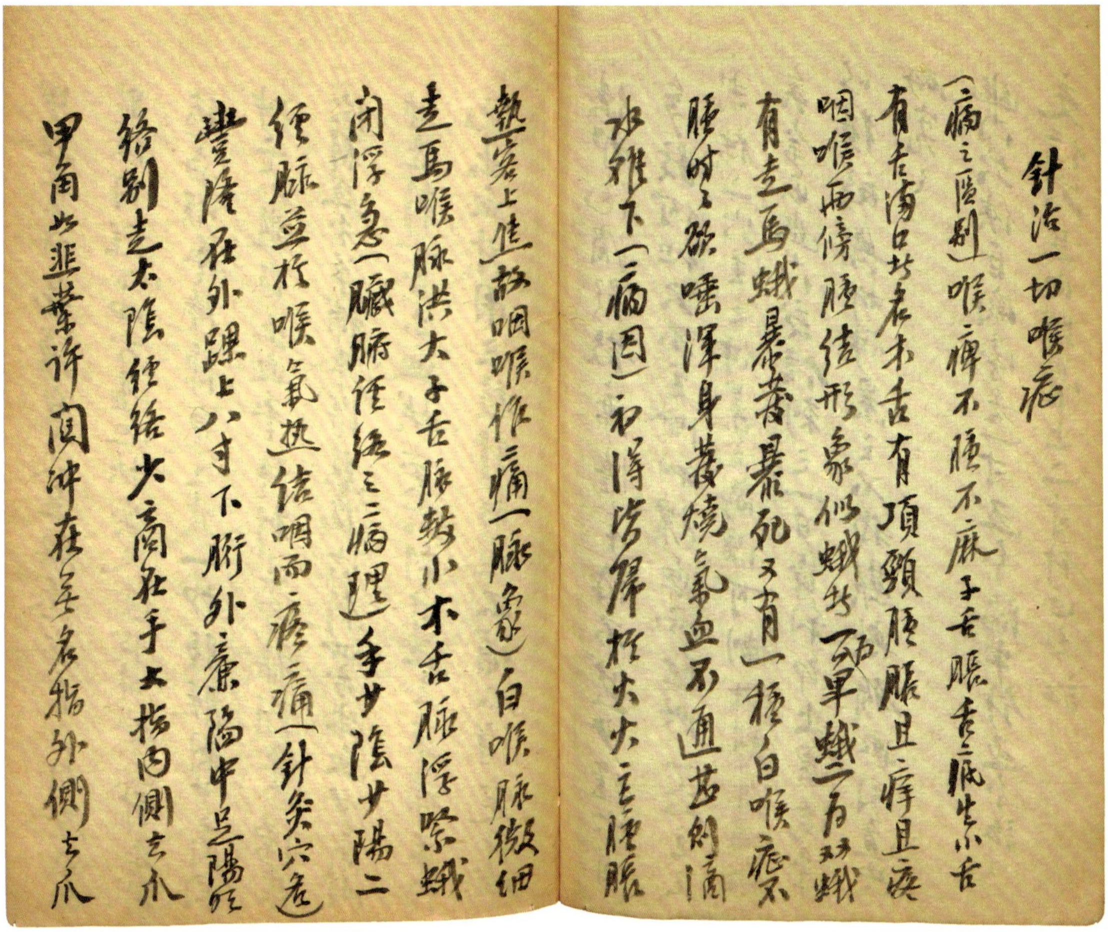

针治一切喉症

〔病之区别〕喉痹不肿不麻；子舌胀，舌底生小舌。有舌满口者，名木舌；有项颈肿胀，且痒且疼，咽喉两旁肿结，形象似蛾者，一为单蛾，二为双蛾。有走马蛾，暴发暴死。又有一种白喉症，不肿，时时欲唾，浑身发烧，气血不通，甚则滴水难下。〔病因〕初得皆归于火，火主肿胀，热客上焦，故咽喉作痛。〔脉象〕白喉脉微细，走马喉脉洪大，子舌脉数小，木舌脉浮紧，蛾闭浮急。〔脏腑经络之病理〕手少阴、少阳二经脉并于喉，气热结咽而疼痛。〔针灸穴名〕丰隆，在外踝上八寸，下胻外廉陷中，足阳明络，别走太阴经络。少商，在手大指内侧，去爪甲如韭叶许。关冲，在无名指外侧，去爪

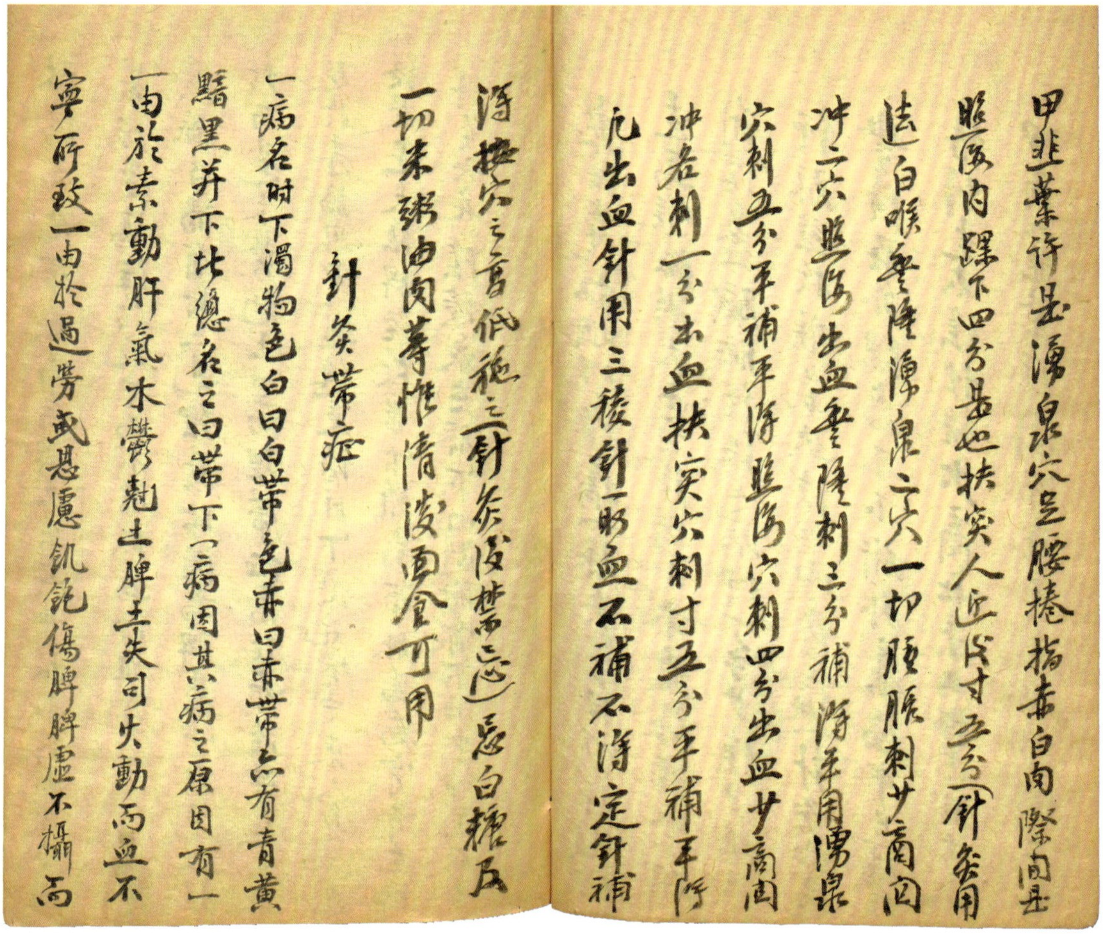

甲韭叶许是。涌泉穴，足腰卷指赤白肉际间是。照海，内踝下四分是也。扶突，人迎后寸五分。〔针灸用法〕白喉：丰隆、涌泉二穴；一切肿胀，刺少商、关冲二穴，照海出血，丰隆刺三分，补泻平用；涌泉穴刺五分，平补平泻；照海穴刺四分，出血；少商、关冲各刺一分，出血；扶突穴刺寸五分，平补平泻。凡出血，针用三棱针取血，不补不泻。定针补泻，按穴之高低施之。〔针灸后禁忌〕忌白糖及一切米粥、油肉等，惟清淡面食可用。

针灸带症

〔病名〕时下浊物，色白曰白带；色赤曰赤带；亦有青黄黯黑并下者，总名之曰带下。〔病因〕其病之原因有：〇由于素动肝气，木郁克土，脾土失司，火动而血不宁所致。〇由于过劳或思虑，饥饱伤脾，脾虚不摄而

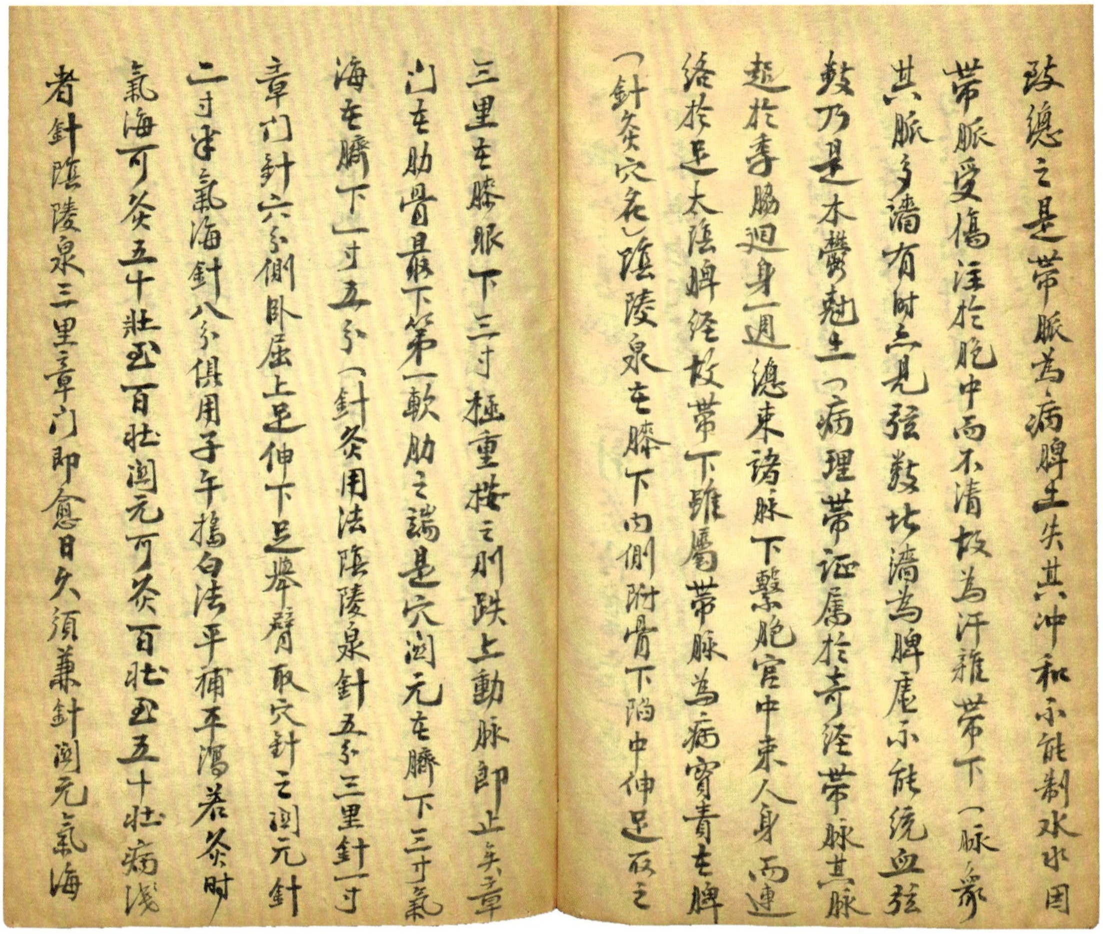

致。总之是带脉为病，脾土失其冲和，不能制水，水因带脉受伤，注于胞中而不清，故为汗杂带下。〔脉象〕其脉多涩，有时亦见弦数者。涩为脾虚，不能统血，弦数乃是木郁克土。〔病理〕带证属于奇经带脉，其脉起于季胁，回身一周，总束诸脉，下系胞宫，中束人身，而连络于足太阴脾经。故带下虽属带脉为病，实责在脾。〔针灸穴名〕阴陵泉，在膝下内侧附骨下陷中，伸足取之；三里，在膝眼下三寸，极重按之，则趺上动脉即止矣；章门，在肋骨最下第一软肋之端是穴；关元，在脐下三寸；气海，在脐下一寸五分。〔针灸用法〕阴陵泉针五分；三里针一寸；章门针六分，侧卧屈上足、伸下足，举臂取穴针之；关元针二寸半；气海针八分。俱用子午捣臼法，平补平泻。若灸时，气海可灸五十壮至百壮，关元可灸百壮至五十壮。病浅者，针阴陵泉、三里、章门即愈；日久须兼针关元、气海，

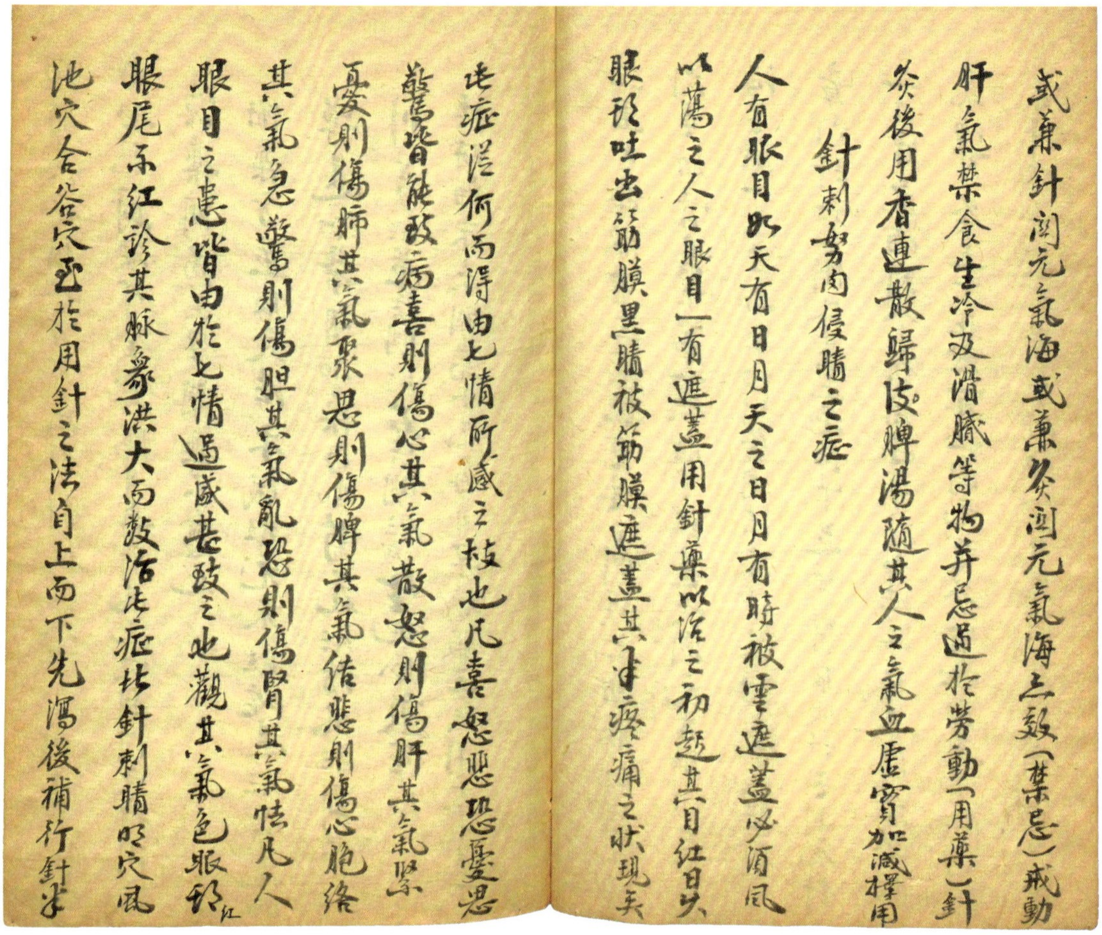

或兼针关元、气海，或兼灸关元、气海亦效。〔禁忌〕戒动肝气，禁食生冷及滑腻等物，并忌过于劳动。〔用药〕针灸后用香连散、归脾汤，随其人之气血虚实加减择用。

针刺胬肉侵睛之症

人有眼目者，天有日月。天之日月有时被云遮盖，必须风以荡之；人之眼目一有遮盖，用针药以治之。初起其目红，日久眼现吐出筋膜，黑睛被筋膜遮盖，其半疼痛之状现矣。此症从何而得？由七情所感之故也。凡喜怒悲恐忧思惊，皆能致病。喜则伤心，其气散；怒则伤肝，其气紧；忧则伤肺，其气聚；思则伤脾，其气结；悲则伤心包络，其气急；惊则伤胆，其气乱；恐则伤肾，其气怯。凡人眼目之患，皆由于七情过甚致之也。观其气色，眼头红，眼尾不红；诊其脉象，洪大而数。治此症者，针刺睛明穴、风池穴、合谷穴。至于用针之法，自上而下，先泻后补，行针半

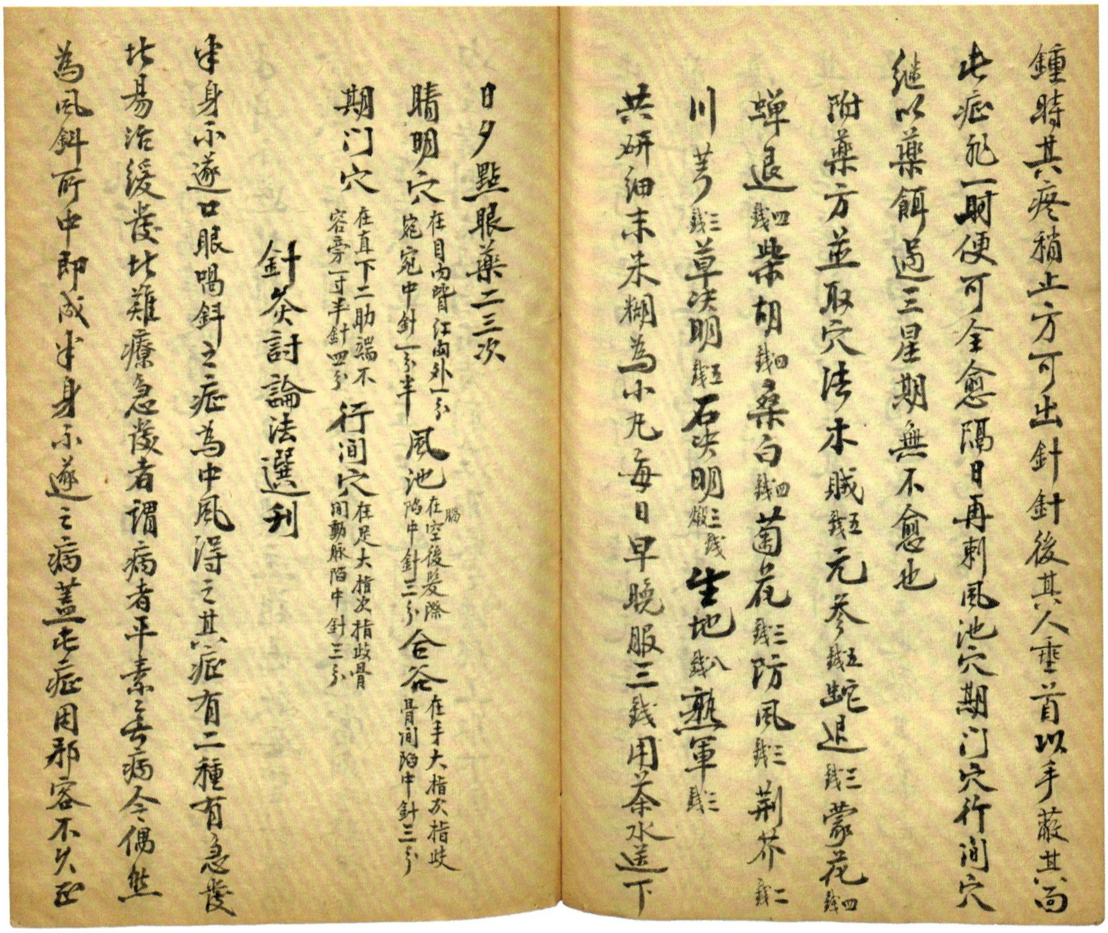

钟时，其疼稍止方可出针。针后其人垂首，以手蔽其面。此症非一时便可全愈，隔日再刺风池穴、期门穴、行间穴，继以药饵，过三星期无不愈也。

附药方并取穴法：木贼五钱　元参五钱　蛇退三钱　蒙花四钱　蝉退四钱　柴胡四钱　桑白四钱　菊花三钱　防风三钱　荆芥二钱　川芎三钱　草决明五钱　石决明三钱，煅　生地八钱　熟军三钱

共研细末，米糊为小丸，每日早晚服三钱，用茶水送下。日夕点眼药二三次。

睛明穴在目内眦红肉外一分宛宛中，针一分半　风池在脑空后发际陷中，针三分　合谷在手大指次指岐骨间陷中，针三分　期门穴在直下二肋端，不容旁一寸半，针四分　行间穴在足大指次指岐骨间动脉陷中，针三分。

针灸讨论法选刊

半身不遂，口眼㖞斜之症，为中风得之。其症有二种，有急发者，易治；缓发者，难疗。急发者，谓病者平素无病，今偶然为风邪所中，即成半身不遂之病，盖此症用邪客不久，正

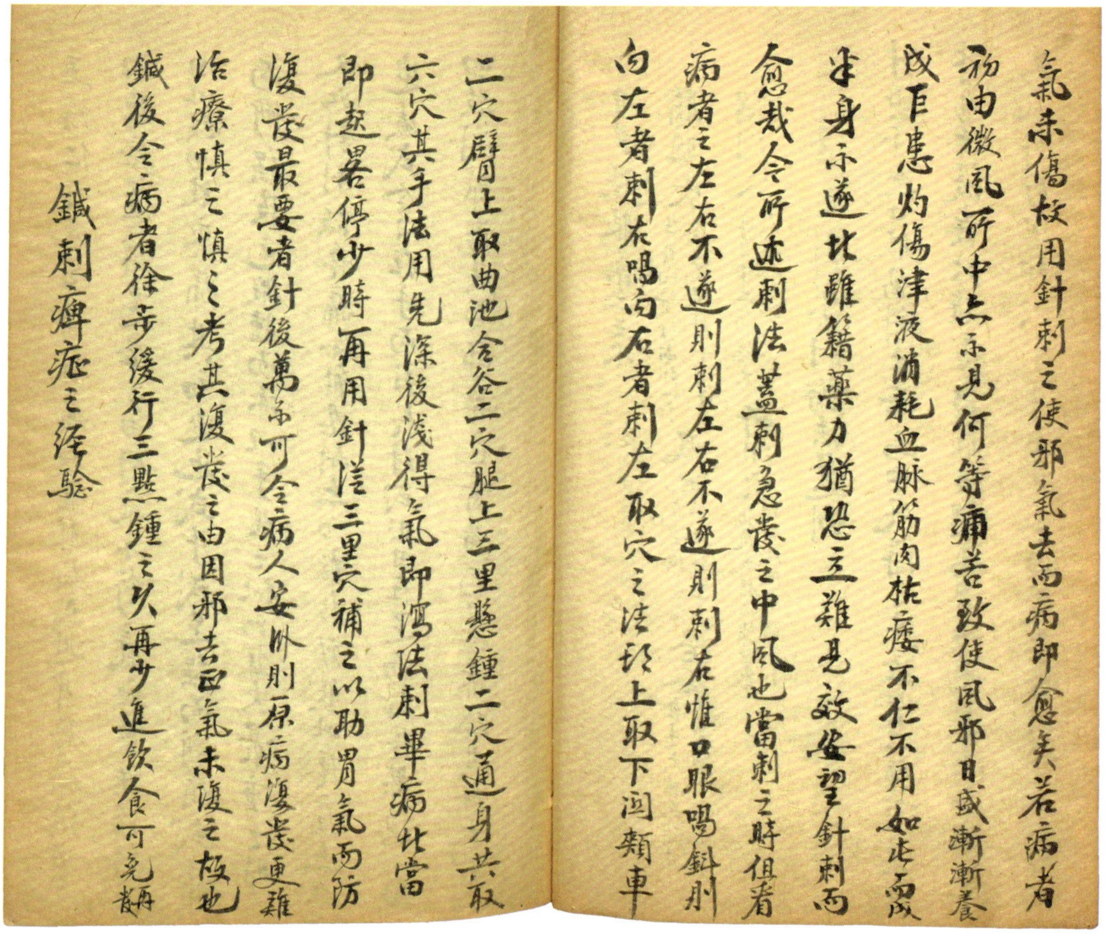
氣未傷故用針刺之使邪氣去而病即愈矣若病者
初由微風所中亦不見何等痛苦致使風邪日盛漸漸養
成巨患灼傷津液消耗血脉筋肉枯痿不仁不用如此而成
半身不遂此雖藉藥力猶恐立難見效安望針刺而
愈哉今所述刺法蓋刺急發之中風也當刺之時但看
病者之左不遂則刺左右不遂則刺右惟口眼喎斜則
向左者刺右喎向右者刺左取穴之法頭上取下関頰車
二穴臂上取曲池合谷二穴腿上三里懸鍾二穴通身共取
六穴其手法用先深後淺得氣即瀉法刺畢病者當
即起略停少時再用針從三里穴補之以助胃氣而防
復發最要者針後萬不可令病人安卧則原病復發更難
治療慎之慎之考其復發之由因邪去正氣未復之故也
鍼後令病者徐步緩行三點鍾之久再少進飲食可免再發
鍼刺痹症之經驗

气未伤，故用针刺之使邪气去而病即愈矣。若病者初由微风所中，亦不见何等痛苦，致使风邪日盛，渐渐养成巨患，灼伤津液，消耗血脉，筋肉枯痿，不仁不用，如此而成半身不遂，此虽藉药力，尤恐立难见效，安望针刺而愈哉？今所述刺法，盖刺急发之中风也。当刺之时，但看病者之左不遂，则刺左；右不遂，则刺右。惟口眼㖞斜，则向左者刺右，㖞向右者刺左。取穴之法，头上取下关、颊车二穴，臂上取曲池、合谷二穴，腿上三里、悬钟二穴，通身共取六穴。其手法用先深后浅，得气即泻法。刺毕病者当即起，略停少时，再用针从三里穴补之，以助胃气而防复发。最要者，针后万不可令病人安卧，则原病复发，更难治疗。慎之！慎之！考其复发之由，因邪去，正气未复之故也。针后令病者徐步缓行三点钟之久，再少进饮食，可免再发。

针刺痹症之经验

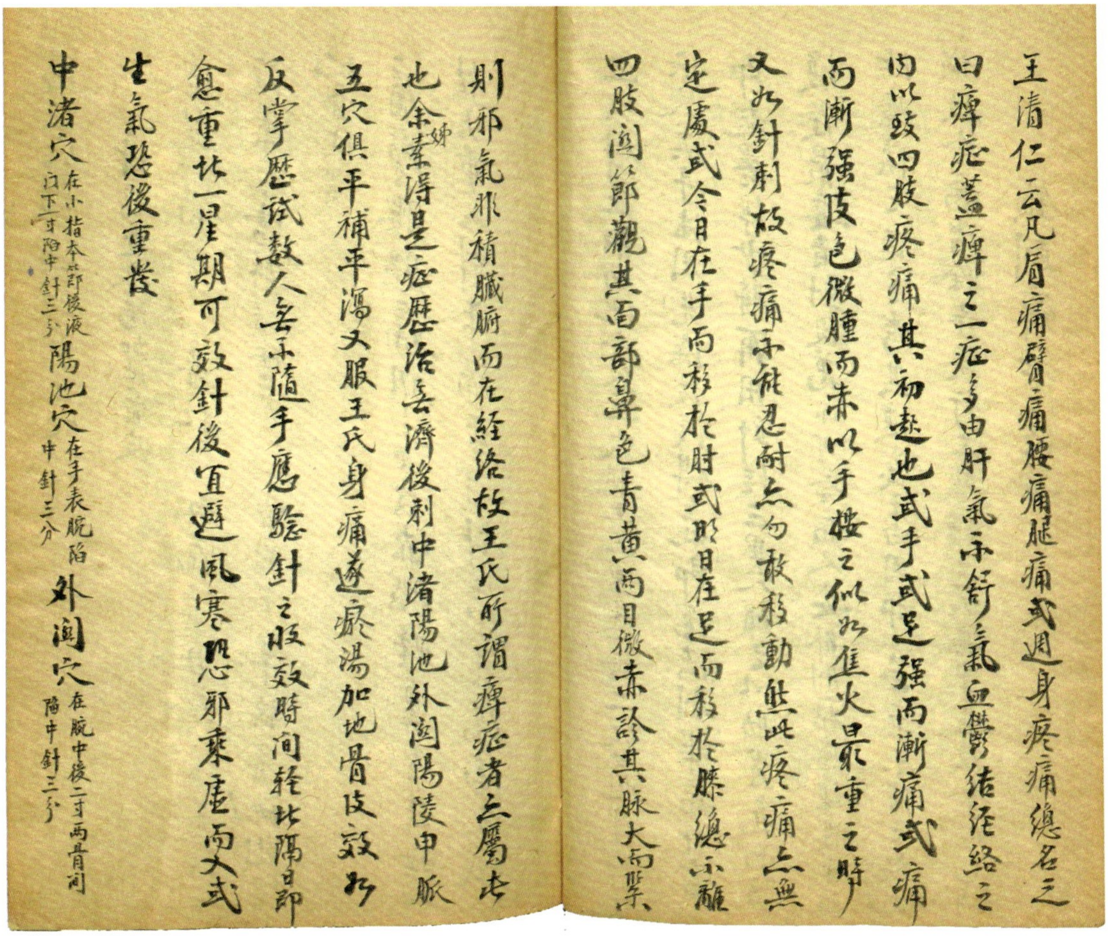

王清仁云：凡肩痛臂痛，腰痛腿痛，或周身疼痛，总名之曰痹症。盖痹之症，多由肝气不舒，气血郁结经络之内，以致四肢疼痛。其初起也，或手或足，强而渐痛。或痛而渐强，皮色微肿而赤，以手按之，似如焦火。最重之时又如针刺，故疼痛不能忍耐，亦勿敢移动。然此疼痛亦无定处，或今日在手而移于肘，或明日在足而移于膝，总不离四肢关节。观其面部，鼻色青黄，两目微赤。诊其脉，大而紧。则邪气非积脏腑而在经络。故王氏所谓痹症者亦属此也。余姊素得是症，历治无济，后刺中渚、阳池、外关、阳陵、申脉五穴，俱平补平泻。又服王氏身痛逐瘀汤，加地骨皮，效如反掌。历试数人，无不随手应验。针之收效时间，轻者隔日即愈，重者一星期可效。针后宜避风寒，恐邪乘虚而入，或生气恐后重发。

中渚穴在小指本节后液门下一寸陷中。针三分。 阳池穴在手表腕陷中。针三分。 外关穴在腕中后二寸两骨间陷中。针三分。

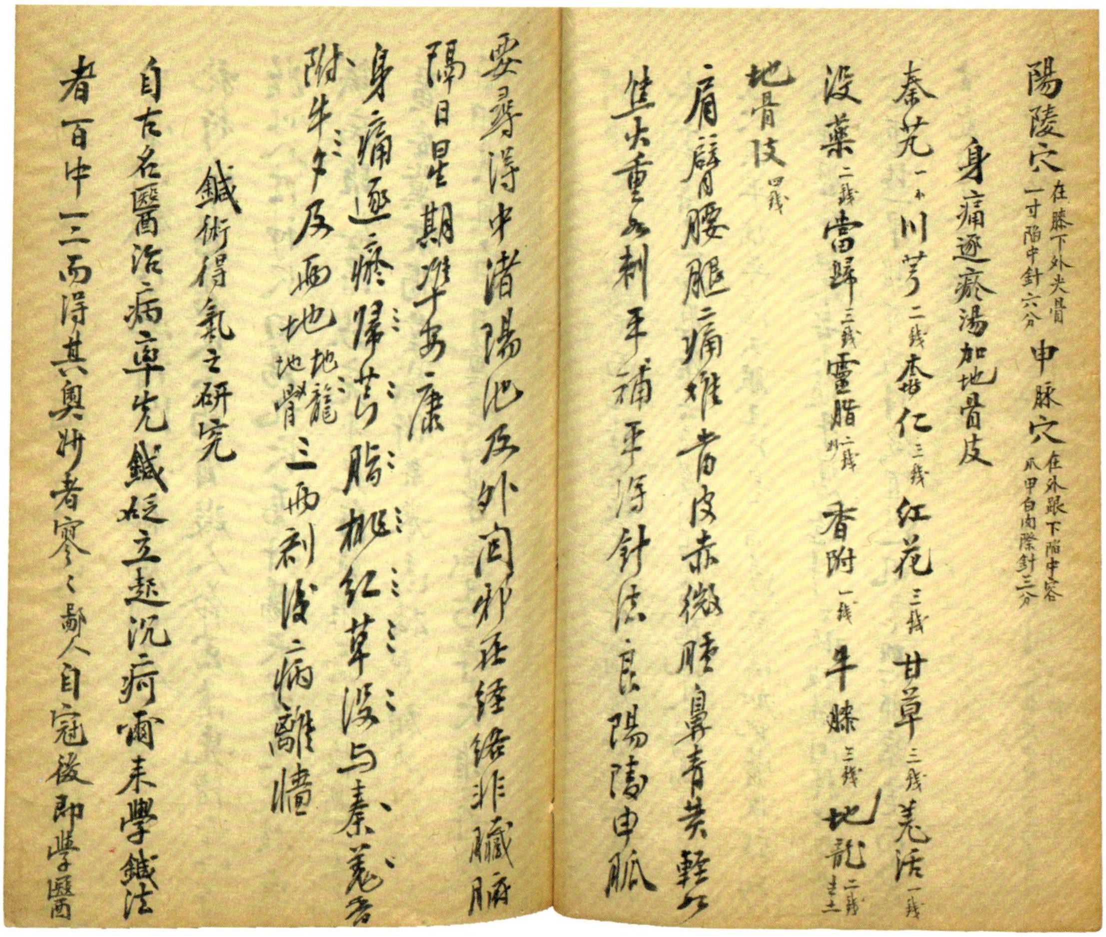

阳陵穴在膝下外尖骨一寸陷中。针六分。 申脉穴在外踝下陷中容爪甲白肉际。针三分。

身痛逐瘀汤加地骨皮：

秦艽一钱 川芎二钱 桃仁三钱 红花三钱 甘草三钱 羌活一钱 没药二钱 当归三钱 灵脂二钱，炒 香附一钱 牛膝三钱 地龙二钱，去土 地骨皮四钱

肩臂腰腿痛难当，皮赤微肿鼻青黄；轻如焦火重如刺，平补平泻针法良。

阳陵申脉要寻得，中渚阳池及外关；邪在经络非脏腑，隔日星期准安康。

身痛逐瘀归芎脂，桃仁草没与秦羌；香附牛膝及两地地龙、地骨，三两剂后病离墙。

针术得气之研究

自古名医治病，率先针砭，立起沉疴。尔来学针法者，百中一二，而得其奥妙者寥寥。敝人自寇后即学医

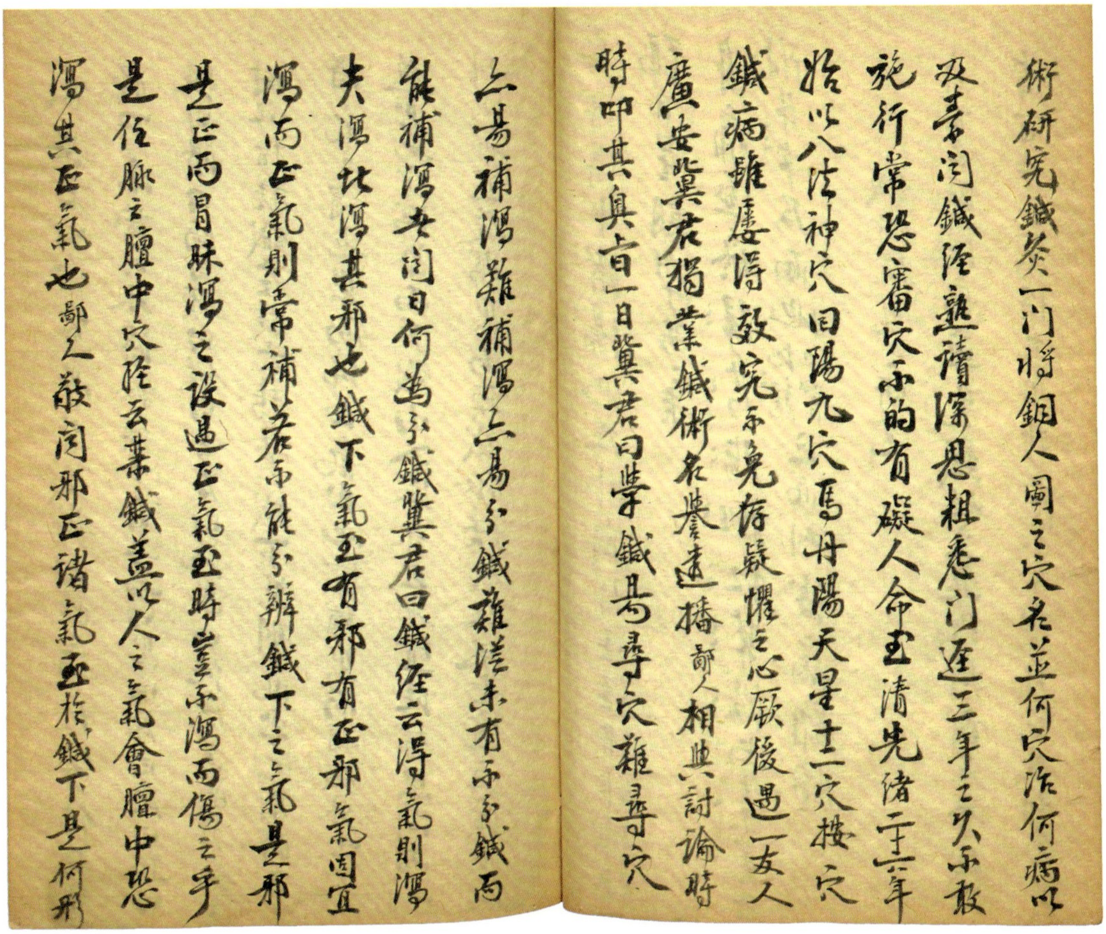

术，研究针灸一门，将铜人图之穴名并何穴治何病，以及《素问》《针经》熟读深思，粗悉门径三年之久，不敢施行，常恐审穴不的，有碍人命。至清光绪二十六年，始以八法神穴、回阳九穴、马丹阳天星十二穴，按穴针病，虽屡得效，究不免存疑惧之心。厥后遇一友人，广安冀君，独业针术，名誉远播。鄙人相与讨论，时时叩其奥旨。一日，冀君曰：学针易，寻穴难；寻穴亦易，补泻难；补泻亦易，分针难。从未有不分针而能补泻者。问曰：何为分针？冀君曰：《针经》云：得气则泻，夫泻者，泻其邪也。针下气至，有邪有正，邪气故宜泻而正气则常补。若不能分辨针下之气是邪是正，而冒昧泻之，设遇正气至时，岂不泻而伤之乎？是任脉之膻中穴，经云禁针，盖以人之气会膻中，恐泻其正气也。鄙人敬问：邪正诸气至于针下，是何形

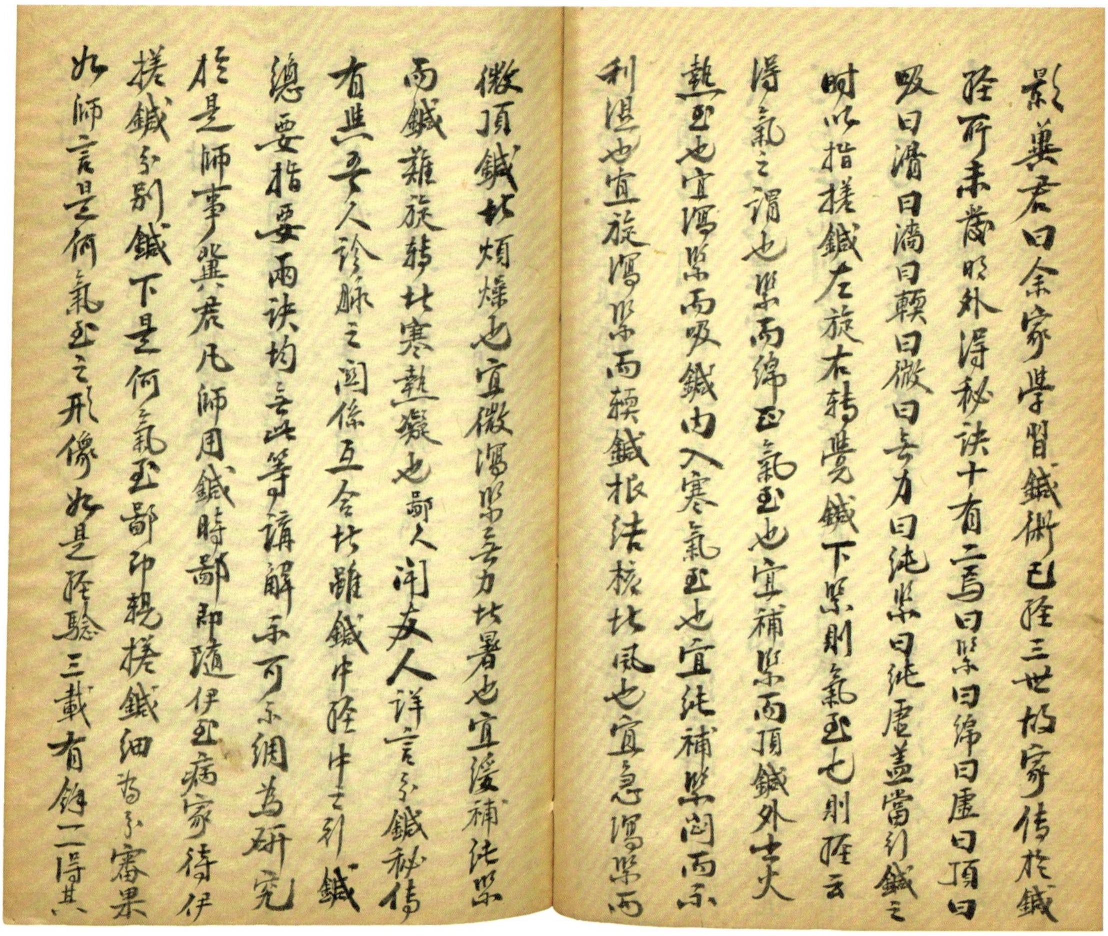

影？冀君曰：余家学习针术已经三世，故家传于《针经》所未发明外，得秘诀十有二焉，曰紧，曰绵，曰虚，曰顶，曰吸，曰滑，曰涩，曰软，曰微，曰无力，曰纯紧，曰纯虚。盖当行针之时，以指搓针，左旋右转，觉针下紧，则气至也，则经云得气之谓也。紧而绵，正气至也，宜补；紧而顶，针外出，火热至也，宜泻；禁而吸，针内人，寒气至也，宜纯补；紧闷而不利，湿也，宜旋泻；紧而软，针根结核者，风也，宜急泻；紧而微，顶针者，烦躁也，宜微泻；紧无力者，暑也，宜缓补；纯紧而针难旋转者，寒热凝也。鄙人闻友人详言分针秘传，有与吾人诊脉之关系互合者，虽针中经中之行针总要、指要两诀均无此等讲解，不可不绸为研究。于是师事冀君，凡师用针时，鄙即随伊至病家，待伊搓针，分别针下是何气至，鄙即亲搓针细为分审，果如师言是何气至之形象。如是经验三载有余，一一得其

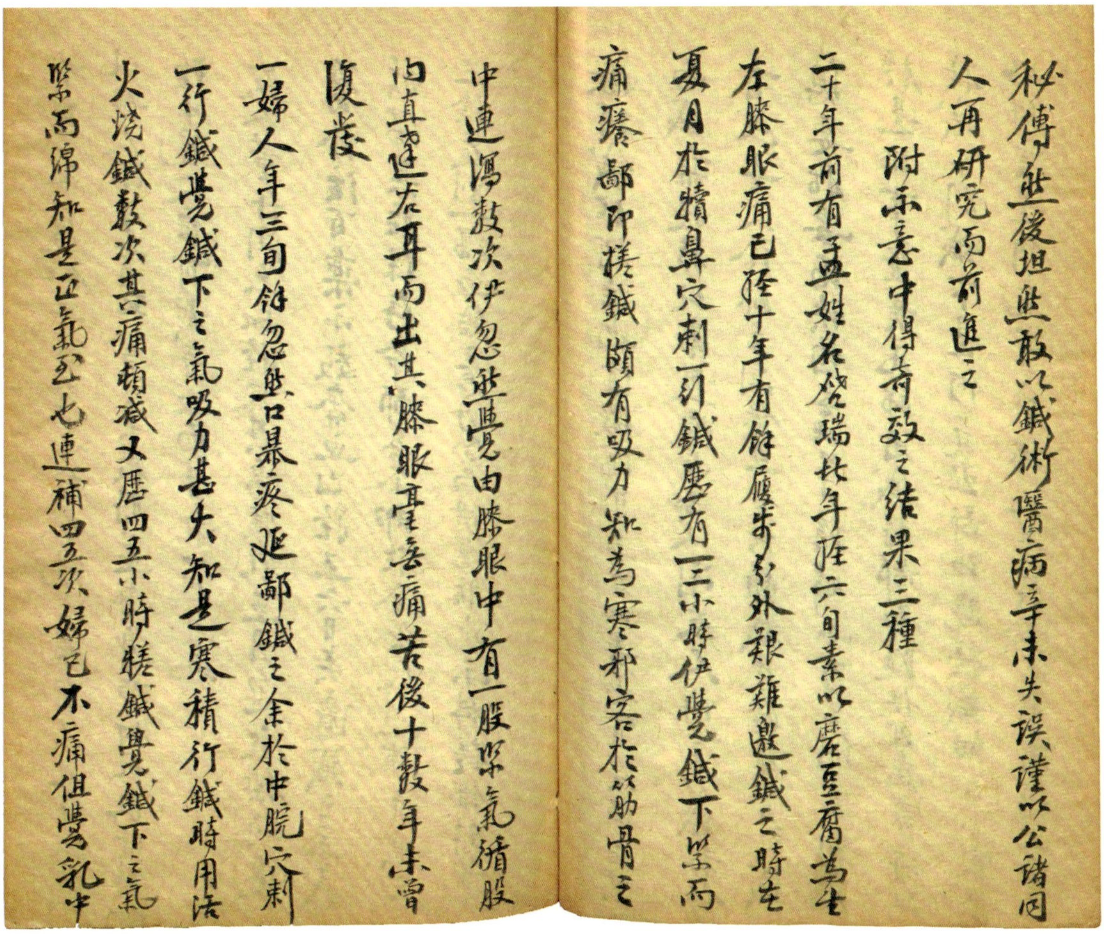
秘傳然後坦然敢以鍼術醫病幸未失誤謹以公諸同
人再研究而前進之
附不意中得奇效之結果三種
二十年前有孟姓名啓瑞者年經六旬素以磨豆腐為生
左膝眼痛已經十年有餘履步分外艱難邀鍼之時在
夏月於犢鼻穴刺一行鍼歷有一二小時伊覺鍼下緊而
痛癢鄙即搓鍼頗有吸力知為寒邪客於筋骨之
中連瀉數次伊忽然覺由膝眼中有一股緊氣循股
內直達右耳而出其膝眼毫無痛苦後十數年未曾
復發
一婦人年三旬餘忽然口暴疼延鄙鍼之余於中脘穴刺
一行鍼覺鍼下之氣吸力甚大知是寒積行鍼時用活
火燒鍼數次其痛頓減又歷四五小時搓鍼覺鍼下之氣
緊而綿知是正氣至也連補四五次婦已不痛但覺乳中

秘传，然后坦然敢以针术医病。幸未失误，谨以公诸同人再研究而前进之。

附：不意中得奇效之结果三种

二十年前，有孟姓名启瑞者，年经六旬，素以磨豆腐为生。左膝眼痛已经十年有余，履步分外艰难。邀针之时在夏月，于犊鼻穴刺一行针，历有一二小时。伊觉针下紧而痛痒，鄙即搓针，颇有吸力，知为寒邪客于筋骨之中。连泻数次，伊忽然觉由膝眼中有一股紧气循股内直达右耳而出，其膝眼毫无痛苦。后十数年未曾复发。

一妇人，年三旬余，忽然口暴疼延，鄙针之余，于中脘穴刺一行针，觉针下之气吸力甚大，知是寒积。行针时用活火烧针数次，其痛顿减；又历四五小时，搓针觉针下之气紧而绵，知是正气至也。连补四五次，妇已不痛，但觉乳中

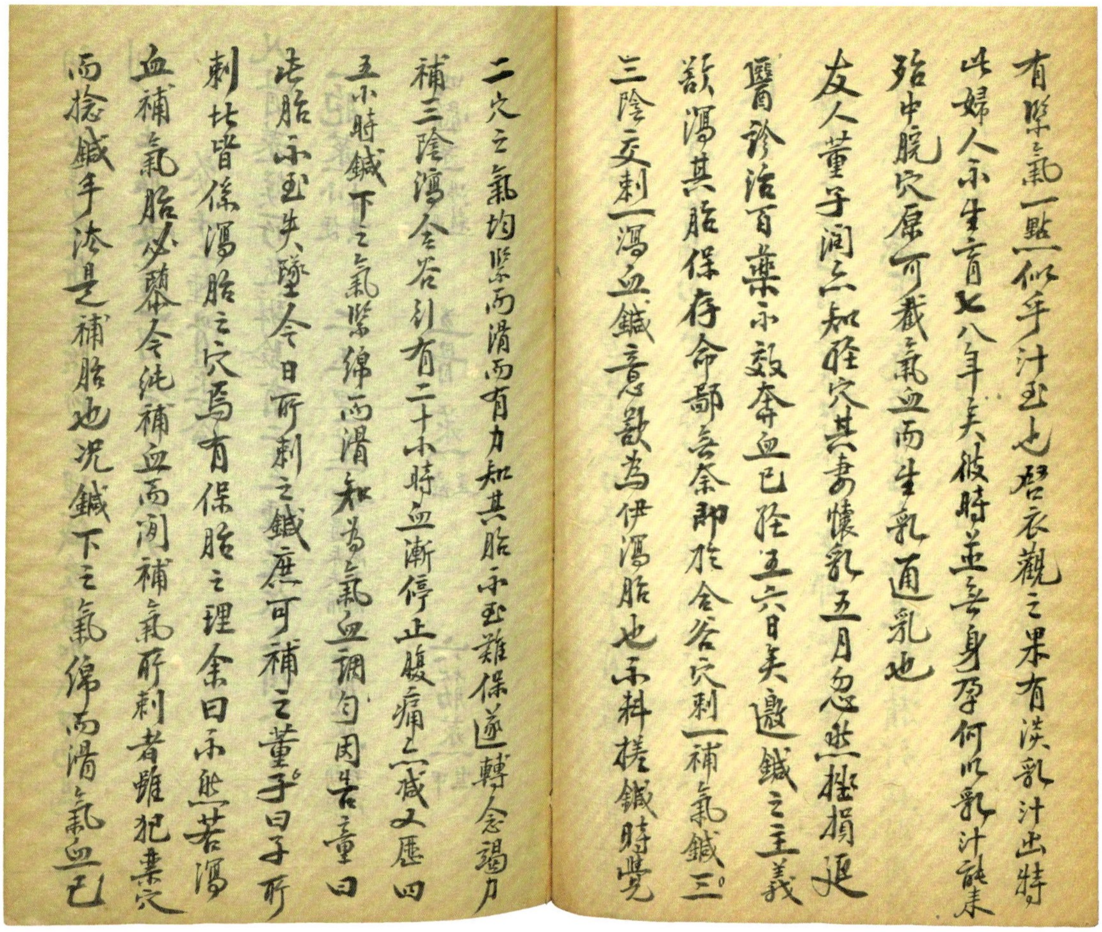

有紧气一点，似乎汁至也，启衣观之，果有淡乳汁出。特此妇人不生育七八年矣，彼时并无身孕，何以乳汁能来？殆中脘穴原可截气血而生乳通乳也。

友人董子润，亦知经穴。其妻怀乳五月，忽然挫损，延医诊治，百药不效，奔血已经五六日矣。邀针之，主义欲泻其胎，保存命。鄙无奈，即于合谷穴刺一补气针三，三阴交刺一泻血针，意欲为伊泻胎也。不料搓针时觉二穴之气均紧而滑而有力，知其胎不至难保，遂转念，竭力补三阴泻合谷，行有二十小时，血渐停止，腹痛亦减。又历四五小时，针下之气紧绵而滑，知为气血调匀。因告董曰：此胎不至失坠。今日所刺之针，庶可补之。董子曰：子所刺者，皆系泻胎之穴，焉有保胎之理？余曰：不然，若泻血补气，胎必堕，今纯补血而间补气，所刺者虽犯禁穴，而捻针手法是补胎也。况针下之气绵而滑，气血已

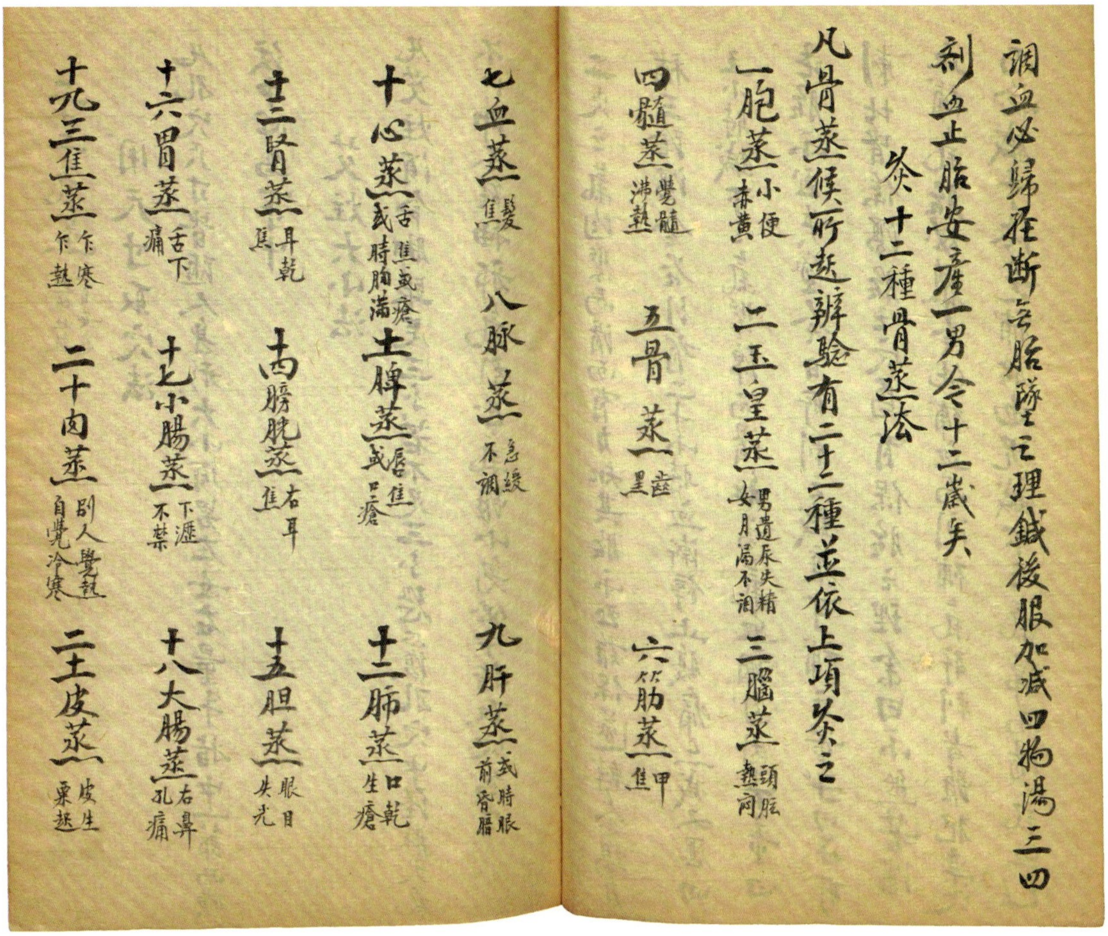

调，血必归经，断无胎堕之理。针后服加减四物汤三四剂，血止胎安，产一男，今十二岁矣。

灸十二种骨蒸法

凡骨蒸，候所起辨验，有二十二种，并依上项灸之。

一、胞蒸小便赤黄　　二、玉皇蒸男遗尿失精，女月漏不调

三、脑蒸头眩热闷　　四、髓蒸觉髓沸热　　五、骨蒸齿黑

六、筋蒸甲焦　　七、血蒸发焦　　八、脉蒸急缓不调

九、肝蒸或时眼前昏暗　　十、心蒸舌焦或疮，或时胸满

十一、脾蒸唇焦或口疮　　十二、肺蒸口干生疮　　十三、肾蒸耳干焦

十四、膀胱蒸右耳焦　　十五、胆蒸眼目失光　　十六、胃蒸舌下痛

十七、小肠蒸下沥不禁　　十八、大肠蒸右鼻孔痛

十九、三焦蒸乍寒乍热　　二十、肉蒸别人觉热，自觉冷寒

二十一、皮蒸皮生粟起

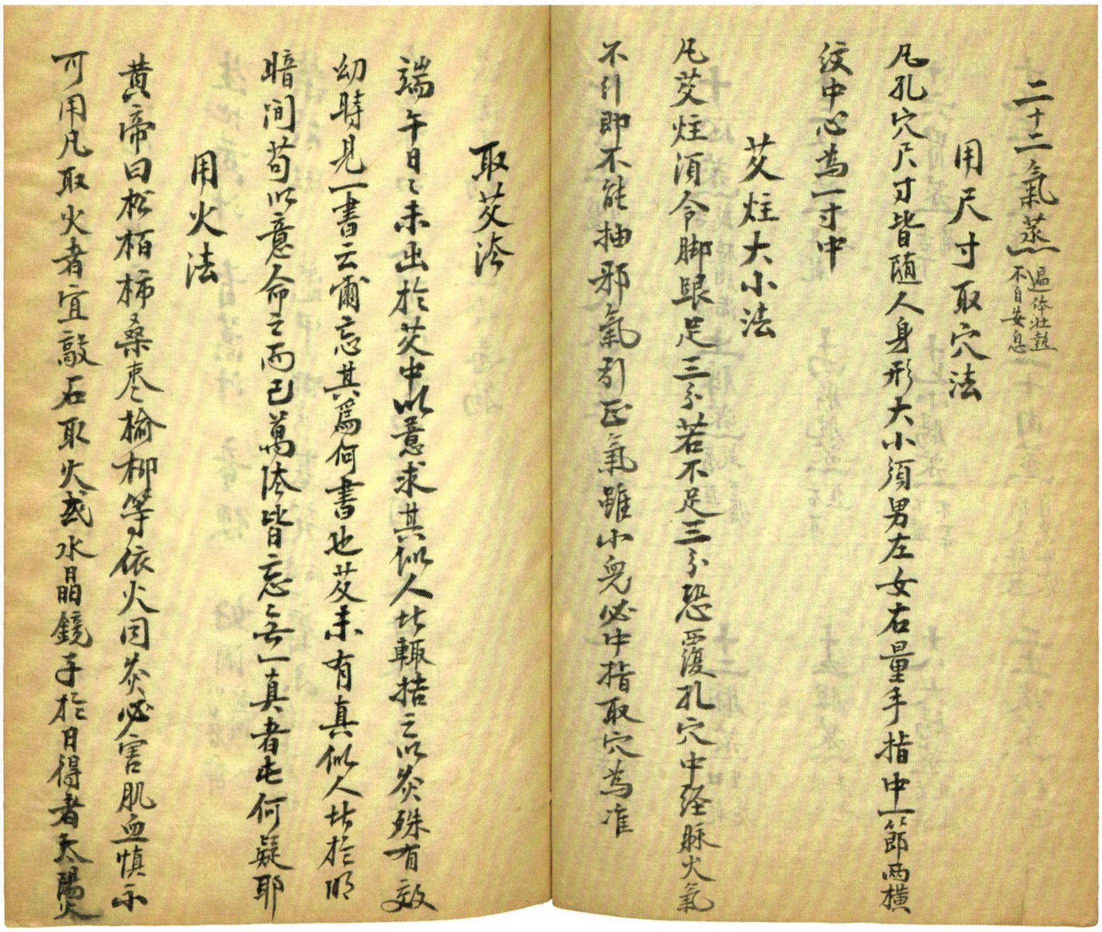

二十二、气蒸遍体壮热，不自安息

用尺寸取穴法

凡孔穴尺寸，皆随人身形大小，须男左女右，量手指中一节两横纹中心为一寸中。

艾炷大小法

凡艾炷，须令脚跟足三分，若不足三分，恐覆孔穴中经脉，火气不行，即不能抽邪气，引正气。虽小儿，必中指取穴为准。

取艾法

端午日，日之未出，于艾中以意求其似人者，辄撷之以灸，殊有效，幼时见一书云尔，忘其为何书也。艾未有真似人者，于明暗间苟以意命之而已。万法皆忘，无一真者，此何疑耶。

用火法

黄帝曰：松、柏、柿、桑、枣、榆、柳等，依火同灸，必害肌血，慎不可用。凡取火者，宜敲石取火，或水晶、镜子于日得者，太阳火

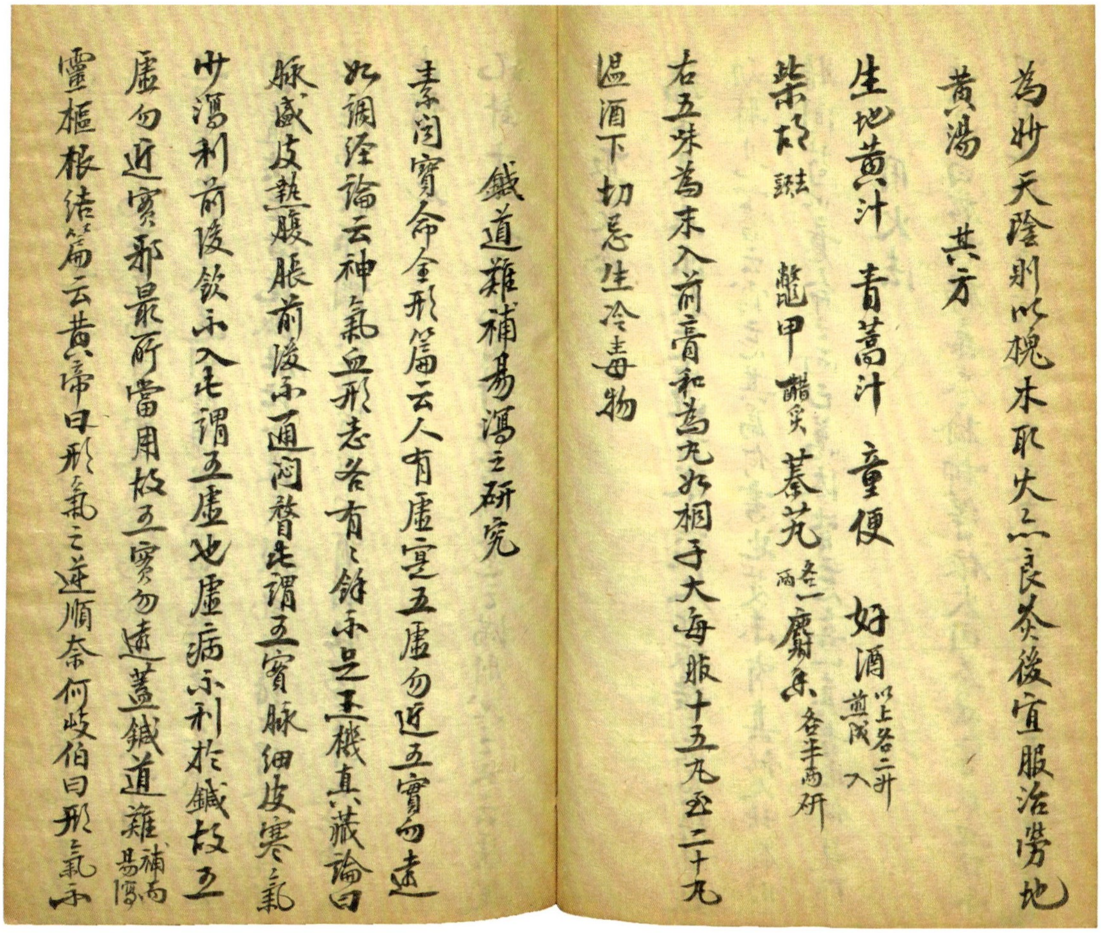

为妙。天阴则以槐木取火亦良。灸后宜服治劳地黄汤。其方：

生地黄汁　青蒿汁　童便　好酒以上各二升，煎成，入

柴胡去头　鳖甲醋炙　秦艽各一两　麝香半两，研

上五味为末，入前膏和为丸，如桐子大。每服十五丸至二十丸，温酒下。切忌生冷毒物。

针道难补易泻之研究

《素问·宝命全形篇》云：人有虚实，五虚勿近，五实勿远。如《调经论》云：神气血形志，各有有余不足。《玉机真脏论》曰：脉盛皮热腹胀，前后不通闷瞀，此谓五实。脉细皮寒，气少，泻利前后，饮食[1]不入者，此谓五虚也。虚病不利于针，故五虚勿近；实邪最所当用，故五实勿远。盖针道难补而易泻。《灵枢·根结篇》云：黄帝曰：形气之逆顺奈何？岐伯曰：形气不

[1]食：原无，据《素问·玉机真脏论》补。

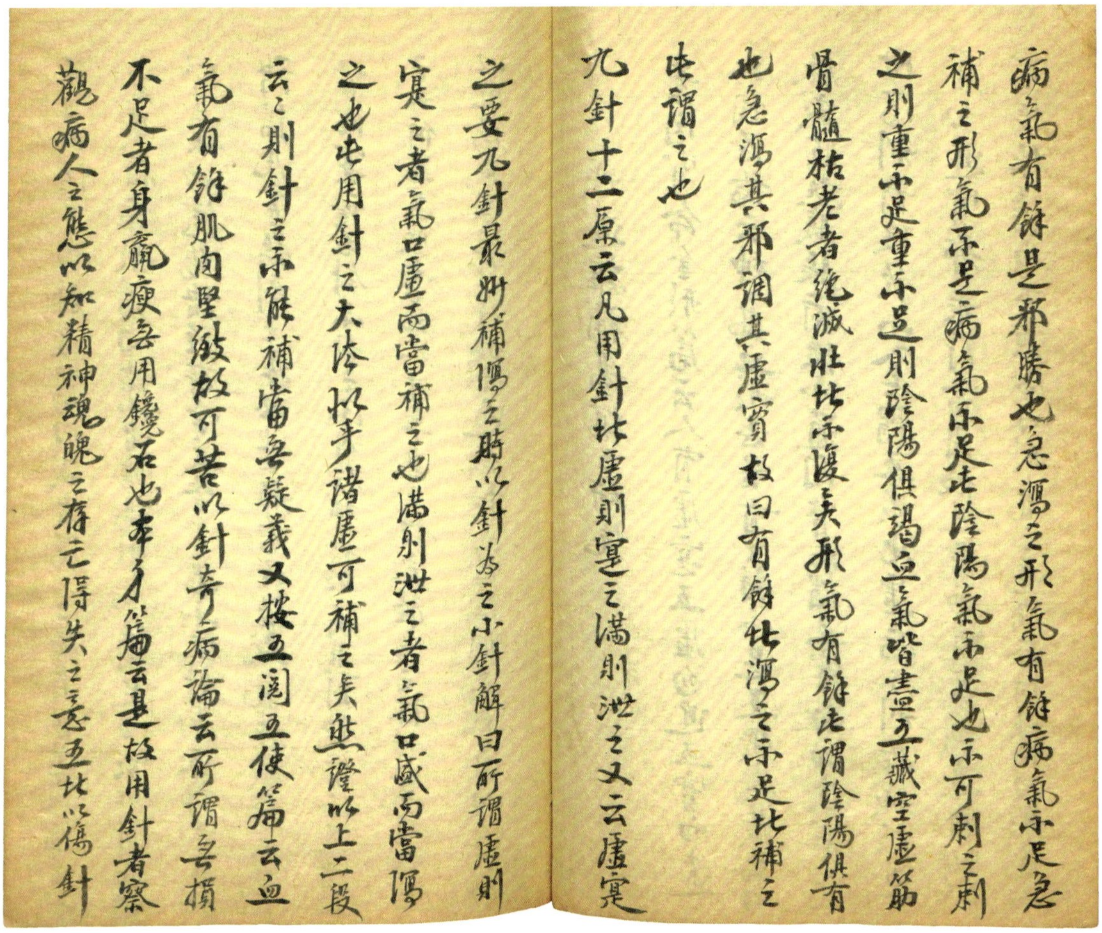

病气有余，是邪胜也，急泻之；形气有余，病气不足，急补之。形气不足，病气不足，此阴阳气不足也，不可刺之，刺之则重不足，则阴阳俱竭，血气皆尽，五脏空虚，筋骨髓枯，老者绝灭，壮者不复矣。形气有余者，谓阴阳俱有余[1]也，急泻其邪，调其虚实。故曰：有余者泻之，不足者补之，此谓之也。

《九针十二原》云：凡用针者，虚则实之，满则泄之。又云：虚实之要，九针最妙；补泻之时，以针为之。《小针解》曰：所谓虚则实之者，气口虚而当补之也；满则泄之者，气口盛而当泻之也者。用针之大法，似乎诸虚可补之矣，然证以上二段云云，则针之不能补，当无疑义。又按《五阅五使篇》云：血气有余，肌肉坚致，故可苦以针。《奇病论》云：所谓无损不足者，身羸瘦，无用镵石也。《本神[2]篇》云：是故用针者，察观病人之态，以知精神魂魄之存亡得失之意，五者以伤针

①余：原无，据文义补。
②神：原作“身”，据《灵枢·本神》改。

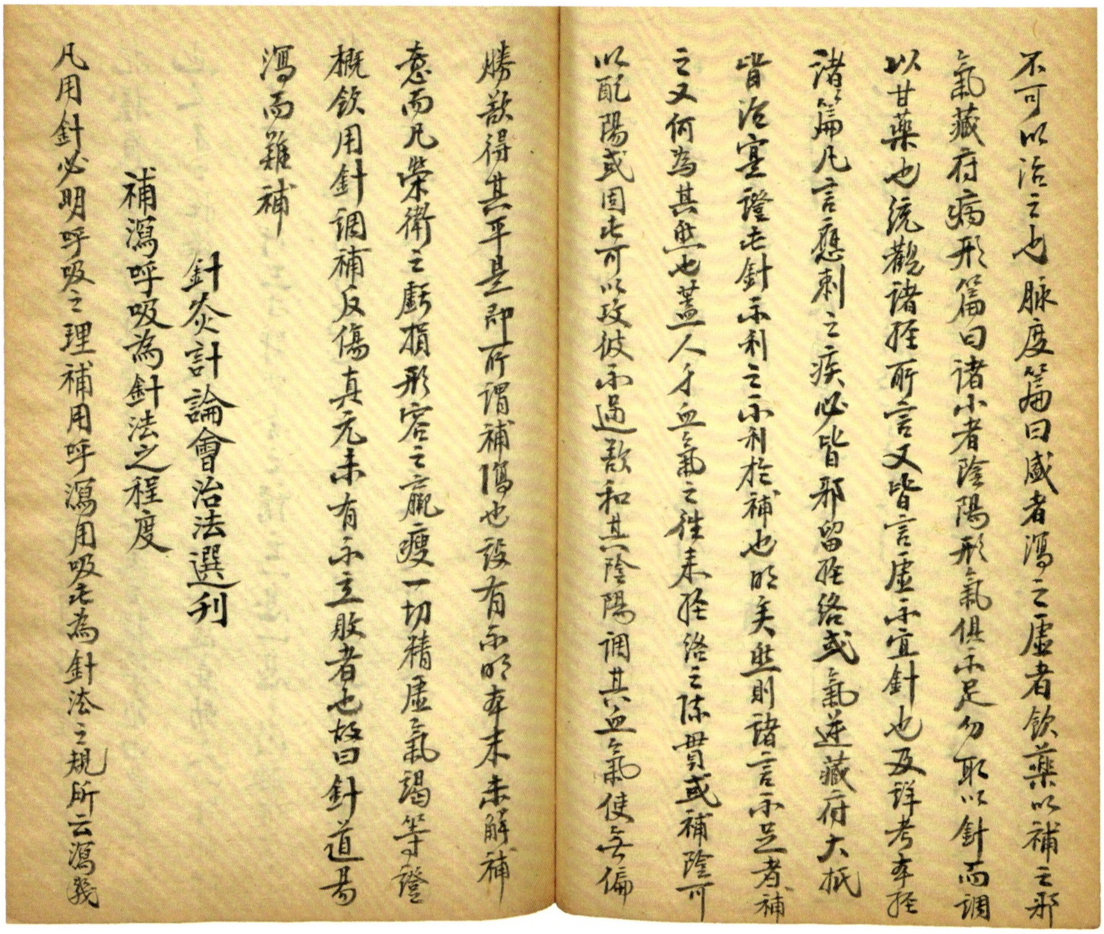
不可以治之也脉度篇曰盛者瀉之虚者飲藥以補之邪
氣藏府病形篇曰諸小者陰陽形氣俱不足勿取以針而調
以甘藥也統觀諸經所言又皆言虚不宜針也及詳考本經
諸篇凡言應刺之疾必皆邪留經絡或氣逆藏府大抵
皆治實證者針不利之不利於補也明矣然則諸言不足者補
之又何為其然也蓋人身血氣之往來經絡之流貫或補陰可
以配陽或固此可以攻彼不過欲和其陰陽調其血氣使無偏
勝欲得其平是即所謂補瀉也設有不明本末未解補
意而凡榮衛之虧損形容之羸瘦一切精虚氣竭等證
概欲用針調補反傷真元未有不立敗者也故曰針道易
瀉而難補
針灸討論會治法選刊
補瀉呼吸為針法之程度
凡用針必明呼吸之理補用呼瀉用吸此為針法之規所云瀉幾

不可以治之也。《脉度篇》曰：盛者泻之，虚者饮药以补之。《邪气脏腑病形篇》曰：诸小者，阴阳形气俱不足，勿取以针，而调以甘药也。统观诸经所言，又皆言虚不宜针也。及详考本经诸篇，凡言应刺之疾，必皆邪留经络，或气逆脏腑，大抵皆治实证者，针不利之，不利于补也明矣。然则诸言不足者，补之又何为其然也。盖人身血气之往来，经络之流贯，或补阴可以配阳，或固此可以攻彼，不过欲和其阴阳，调其血气，使无偏胜，欲得其平，是即所谓补泻也。设有不明本末，未解补意，而凡荣卫之亏损，形容之羸瘦，一切精虚气竭等证，概用针调补，反伤真元，未有不立败者也。故曰：针道易泻而难补。

针灸讨论会治法选刊

补泻呼吸为针法之程度

凡用针，必明呼吸之理，补用呼，泻用吸，此为针法之规，所云泻几

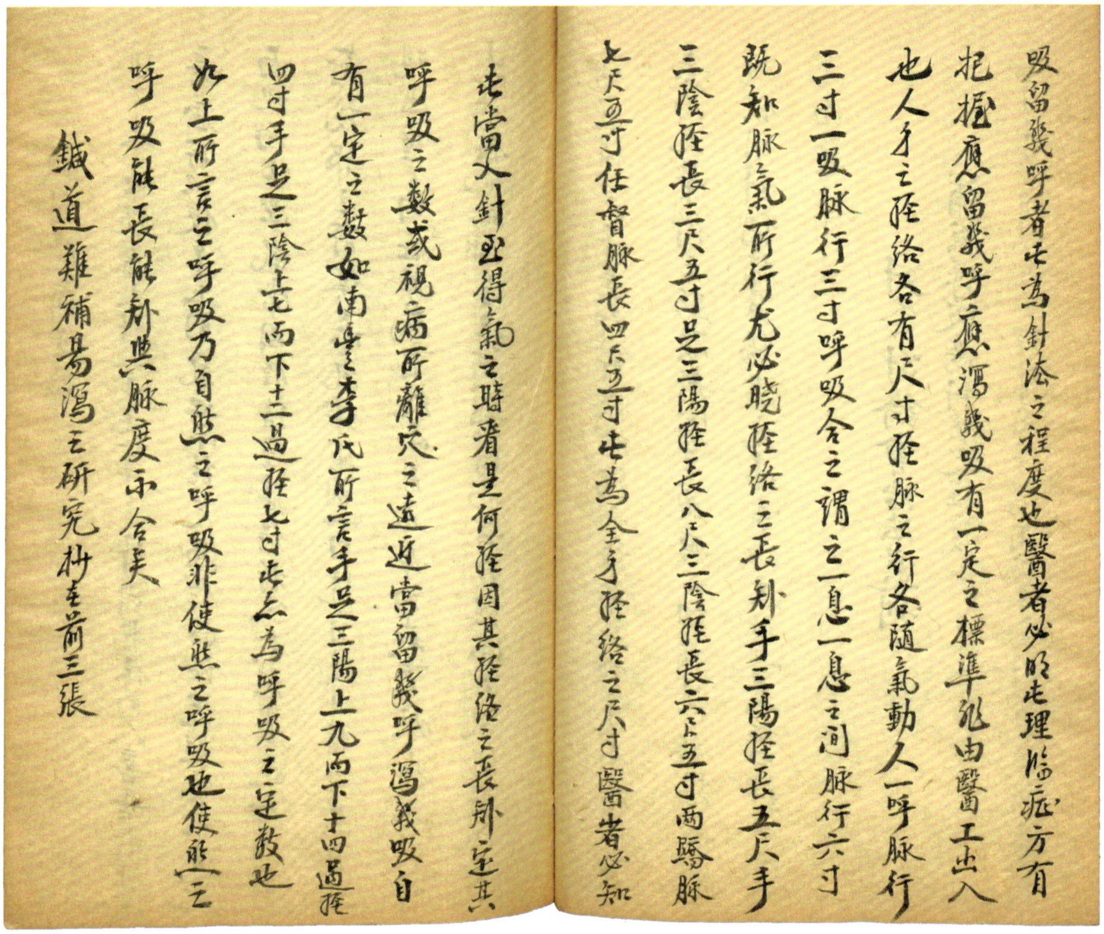
吸留幾呼者此為針法之程度也醫者必明此理臨症方有
把握應留幾呼應瀉幾吸有一定之標準非由醫工出入
也人身之經絡各有尺寸經脈之行各隨氣動人一呼脈行
三寸一吸脈行三寸呼吸合之謂之一息一息之間脈行六寸
既知脈氣所行尤必曉經絡之長短手三陽經長五尺手
三陰經長三尺五寸足三陽經長八尺三陰經長六尺五寸兩蹻脈
七尺五寸任督脈長四尺五寸此為全身經絡之尺寸醫者必知
此當入針至得氣之時看是何經因其經絡之長短定其
呼吸之數或視病所離穴之遠近當留幾呼瀉幾吸自
有一定之數如南豐李氏所言手足三陽上九而下十四過經
四寸手足三陰上七而下十二過經七寸此亦為呼吸之定數也
如上所言之呼吸乃自然之呼吸非使然之呼吸也使然之
呼吸能長能短與脈度不合矣
鍼道難補易瀉之研究妙在前三張

吸，留几呼者，此为针法之程度也。医者必明此理，临证方有把握。应留几呼，应泻几吸，有一定之标准，非由医工出入也。人身之经络各有尺寸，经脉之行各随气动，人一呼脉行三寸，一吸脉行三寸；呼吸合之，谓之一息；一息之间，脉行六寸。既知脉气所行，犹必晓经络之长短，手三阳经长五尺，手三阴经长三尺五寸；足三阳经长八尺，三阴经长六尺五寸；两跷脉七尺五寸，任督脉长四尺五寸。此为全身经络之尺寸，医者必知。此当入针至得气之时，看是何经，因其经络之长短，定其呼吸之数，或视病所离穴之远近，当留几呼，泻几吸，自有一定之数。如南丰李氏所言，手足三阳，上九而下十四，过经四寸；手足三阴，上七而下十二，过经七寸。此亦为呼吸之定数也。如上所言之呼吸，乃自然之呼吸，非使然之呼吸也。使然之呼吸能长能短，与脉度不合矣。

针道难补易泻之研究，妙在前三张

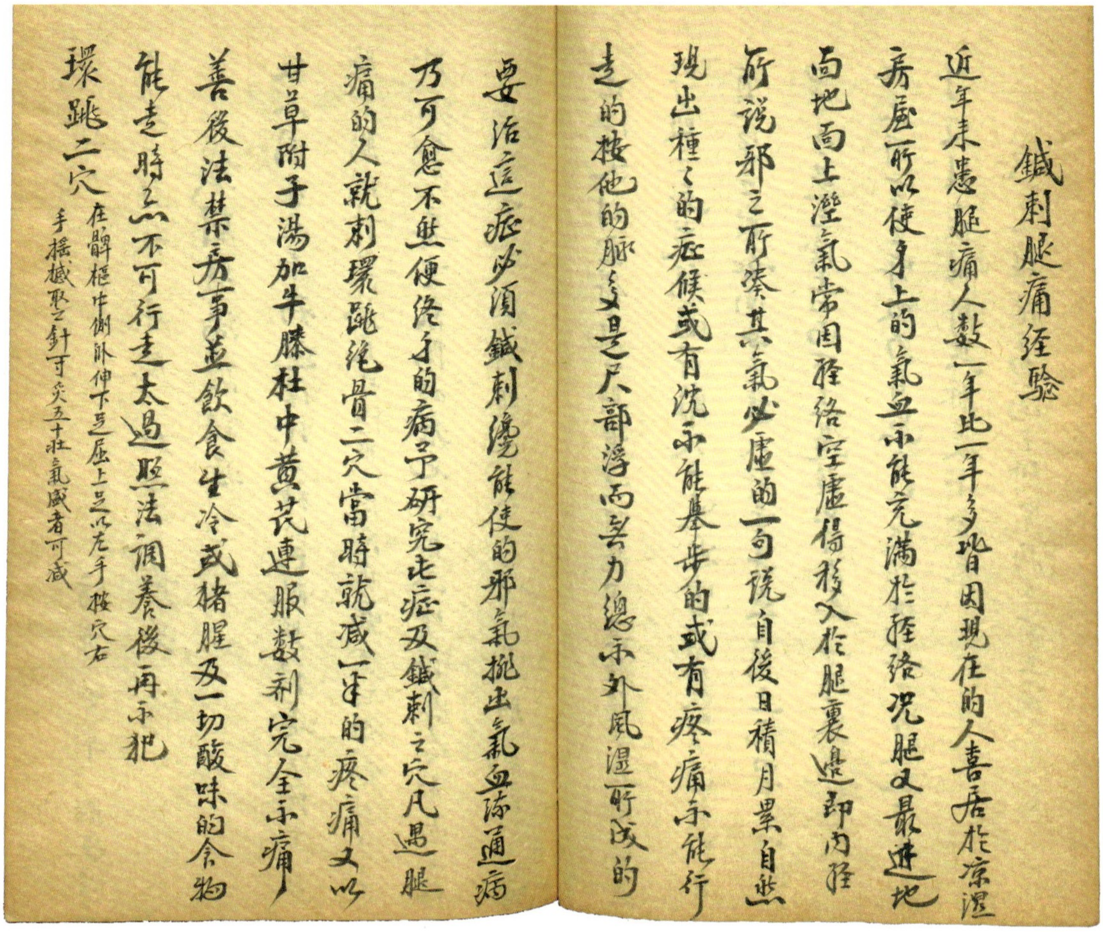
鍼刺腿痛經驗

近年來患腿痛人數一年比一年多皆因現在的人喜居於涼濕房屋所以使身上的氣血不能充滿於經絡況腿又最近地面地面上濕氣常因經絡空虛得移入於腿裏邊即內經所說邪之所湊其氣必虛的一句說自後日積月累自然現出種種的症候或有沉不能舉步的或有疼痛不能行走的按他的脈多是尺部浮而無力總不外風濕所成的

要治這症必須鍼刺纔能使的邪氣排出氣血流通病乃可愈不然便終身的病予研究此症及鍼刺之穴凡遇腿痛的人就刺環跳絕骨二穴當時就減一半的疼痛又以甘草附子湯加牛膝杜仲黃芪連服數劑完全不痛善後法禁房事並飲食生冷或豬腥及一切酸味的食物能走時亦不可行走太過照法調養後再不犯

環跳二穴 在髀樞中側臥伸下足屈上足以左手按穴右手搖撼取之針一寸灸五十壯氣盛者可減

针刺腿痛经验

近年来患腿痛人数一年比一年多，皆因现在的人喜居于凉湿房屋，所以使身上的气血不能充满于经络，况腿又最近地面，地面上湿气常因经络空虚，得移入于腿里边，即《内经》所说邪之所凑，其气必虚的一句说，自后日积月累，自然现出种种的症候，或有沉不能举步的，或有疼痛不能行走的，按他的脉多是尺部浮而无力，总不外风湿所成的。要治这症，必须针刺才能使得邪气排出，气血流通，病乃可愈。不然，便终身的病。予研究此症及针刺之穴，凡遇腿痛的人就刺环跳、绝骨二穴，当时就减一半的疼痛。又以甘草附子汤加牛膝、杜仲、黄芪，连服数剂，完全不痛。善后法：禁房事并饮食生冷，或猪腥，及一切酸味的食物。能走时亦不可行走太过。照法调养，后再不犯。

环跳二穴在髀枢中，侧卧，伸下足，屈上足，以左手按穴，右手摇撼取之。针一寸，灸五十壮。气盛者可减。

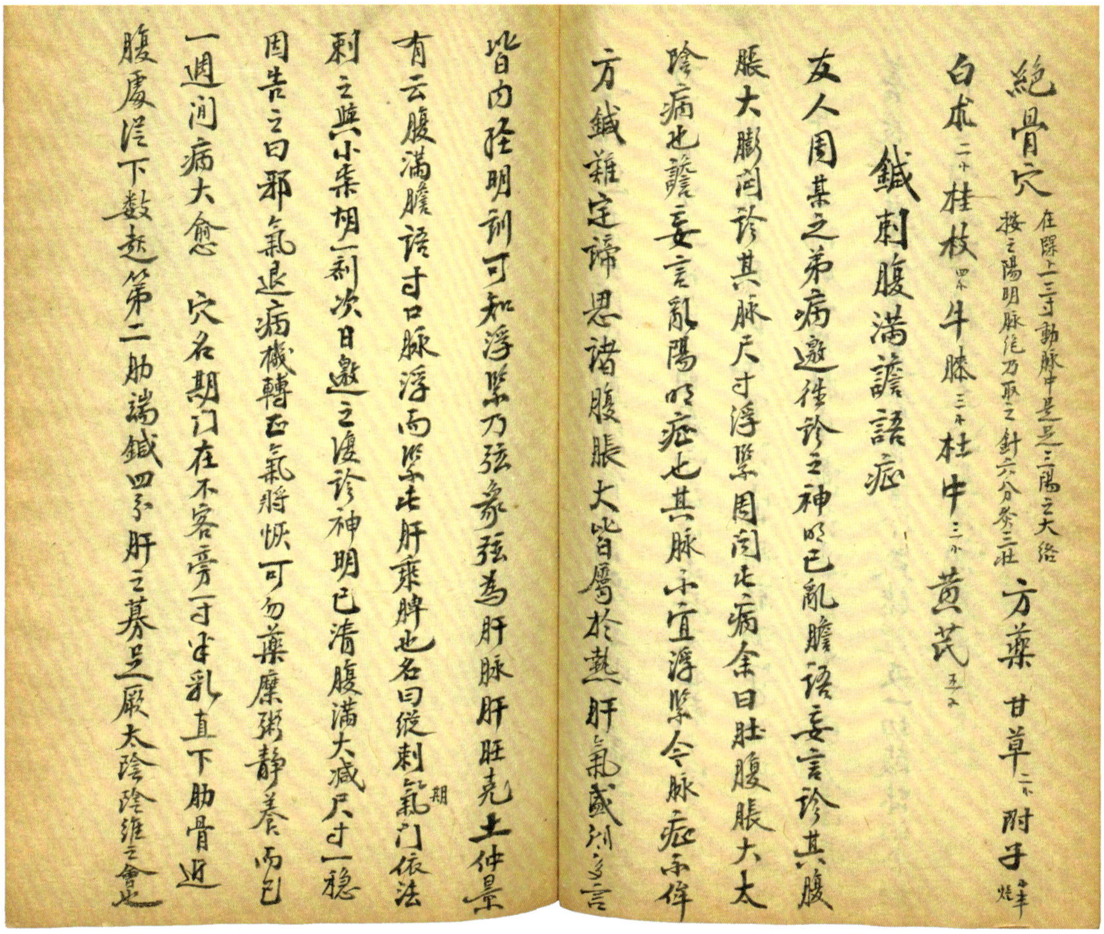

绝骨穴在踝上三寸动脉中，是足三阳之大络，按之阳明脉绝乃取之。针六分，灸三壮。

方药：

甘草二钱　附子钱半，炮　白术二钱　桂枝四钱　牛膝三钱　杜仲三钱　黄芪五钱

针刺腹满谵语症

友人周某之弟病，邀往诊之，神明已乱，谵语妄言。诊其腹胀大膨闷，诊其脉尺寸浮紧。周问此病，余曰：肚腹胀大，太阴病也；谵妄言乱，阳明症也。其脉不宜浮紧，今脉证不侔，方针难定。谛思：诸腹胀大，皆属于热。肝气盛则多言，皆《内经》明训，可知浮紧乃弦象，弦为肝脉，肝旺克土，仲景有云：腹满谵语，寸口脉浮而紧，此肝乘脾也，名曰纵刺。期门依法刺之，与小柴胡一剂。次日邀之复诊，神明已清，腹满大减，尺寸一稳，因告之曰：邪气退，病机转，正气将恢，可勿药，糜粥静养而已。一周间，病大愈。

穴名期门，在不容旁一寸半，乳直下肋骨近腹处，从下数起第二肋端。针四分。肝之募，足厥、太阴、阴维之会也。

图书在版编目（CIP）数据

中国针灸大成. 临证卷. 扁鹊心书；针经摘英集；针灸经验方；针灸要诀；针灸秘书；针灸便用图考；亲验针灸汇录 /石学敏总主编，王旭东，陈丽云，尚力执行主编. — 长沙：湖南科学技术出版社，2022.12

ISBN 978-7-5710-1930-3

Ⅰ. ①中… Ⅱ. ①石… ②王… ③陈… ④尚… Ⅲ. ①《针灸大成》②针灸疗法－中国－古代 Ⅳ. ①R245

中国版本图书馆CIP数据核字(2022)第219936号

中国针灸大成 临证卷

BIANQUE XINSHU ZHENJING ZHAIYINGJI ZHENJIU JINGYANFANG ZHENJIU YAOJUE ZHENJIU MISHU ZHENJIU BIANYONG TUKAO QINYAN ZHENJIU HUILU

扁鹊心书 针经摘英集 针灸经验方 针灸要诀 针灸秘书 针灸便用图考 亲验针灸汇录

总 主 编：石学敏
执行主编：王旭东　陈丽云　尚　力
出 版 人：潘晓山
责任编辑：李　忠
出版发行：湖南科学技术出版社
社　　址：长沙市芙蓉中路一段416号泊富国际金融中心
网　　址：http://www.hnstp.com
湖南科学技术出版社天猫旗舰店网址：
　　　　http://hnkjcbs.tmall.com
邮购联系：0731-84375808
印　　刷：长沙艺铖印刷包装有限公司
　　　　（印装质量问题请直接与本厂联系）
厂　　址：长沙市宁乡高新区金洲南路350号亮之星工业园
邮　　编：410604
版　　次：2022年12月第1版
印　　次：2022年12月第1次印刷
开　　本：889mm×1194mm　1/16
印　　张：44
字　　数：523千字
书　　号：ISBN 978-7-5710-1930-3
定　　价：690.00元